# 2019 年

# 国家医疗服务与质量安全报告

国家卫生健康委员会　编

科学技术文献出版社
SCIENTIFIC AND TECHNICAL DOCUMENTATION PRESS
·北京·

图书在版编目（CIP）数据

2019 年国家医疗服务与质量安全报告／国家卫生健康委员会编 . —北京：科学技术文献出版社，2020. 8

ISBN 978-7-5189-7000-1

Ⅰ . ①2… Ⅱ. ①国… Ⅲ. ①医疗卫生服务—质量管理—安全管理—研究报告—中国—2019 Ⅳ. ①R197. 1

中国版本图书馆 CIP 数据核字（2020）第 139475 号

2019 年国家医疗服务与质量安全报告

策划编辑：孔荣华　胡　丹　责任编辑：胡　丹　责任校对：张永霞　责任出版：张志平

| 出 版 者 | 科学技术文献出版社 |
|---|---|
| 地　　址 | 北京市复兴路 15 号　邮编 100038 |
| 编 务 部 | （010）58882938，58882087（传真） |
| 发 行 部 | （010）58882868，58882870（传真） |
| 邮 购 部 | （010）58882873 |
| 官 方 网 址 | www. stdp. com. cn |
| 发 行 者 | 科学技术文献出版社发行　全国各地新华书店经销 |
| 印 刷 者 | 北京地大彩印有限公司 |
| 版　　次 | 2020 年 8 月第 1 版　2020 年 8 月第 1 次印刷 |
| 开　　本 | 889×1194　1/16 |
| 字　　数 | 1255 千 |
| 印　　张 | 40.5 |
| 书　　号 | ISBN 978-7-5189-7000-1 |
| 审 图 号 | GS（2020）3209 号 |
| 定　　价 | 368.00 元 |

# 编写工作组

主　　编：张宗久

主　　审：郭燕红　焦雅辉　周长强　邢若齐

副 主 编：马旭东

编写组专家：(按姓氏笔画排序)

| 姓 名 | 单 位 | 姓 名 | 单 位 |
|---|---|---|---|
| 于学忠 | 中国医学科学院北京协和医院 | 付 强 | 国家卫生健康委卫生发展研究中心 |
| 么 莉 | 国家卫生健康委医院管理研究所 | 边文超 | 青岛大学附属医院 |
| 马 方 | 中国医学科学院北京协和医院 | 吕一星 | 国家卫生健康委医疗管理服务指导中心 |
| 马 洁 | 南京市第二医院 | 朱华栋 | 中国医学科学院北京协和医院 |
| 马 爽 | 中国医学科学院北京协和医院 | 乔 杰 | 北京大学第三医院 |
| 马宗奎 | 武汉大学人民医院 | 刘 刚 | 首都医科大学宣武医院 |
| 马建辉 | 中国医学科学院肿瘤医院 | 刘 莹 | 中日友好医院 |
| 王 平 | 北京大学第一医院 | 刘 盛 | 中国医学科学院阜外医院 |
| 王 辰 | 中国医学科学院北京协和医学院，中国医学科学院呼吸病学研究院 | 刘 楠 | 北京大学第三医院 |
| | | 刘大为 | 中国医学科学院北京协和医院 |
| 王 怡 | 中国医学科学院北京协和医院 | 刘永军 | 南方医科大学附属南方医院 |
| 王 硕 | 首都医科大学附属北京天坛医院 | 刘兆平 | 北京大学第一医院 |
| 王天骄 | 上海长海医院 | 刘俊峰 | 国家卫生健康委医疗管理服务指导中心 |
| 王丛凤 | 北京大学第一医院 | 刘倩楠 | 国家卫生健康委医院管理研究所 |
| 王红燕 | 中国医学科学院北京协和医院 | 齐玉梅 | 天津市第三中心医院 |
| 王拥军 | 首都医科大学附属北京天坛医院 | 江久汇 | 北京大学口腔医院 |
| 王治国 | 国家卫生健康委临床检验中心 | 安婷婷 | 浙江医院 |
| 王建伟 | 潍坊市益都中心医院 | 孙 安 | 标普医学信息研究中心 |
| 王虹剑 | 中国医学科学院阜外医院 | 孙佳璐 | 国家卫生健康委医院管理研究所 |
| 王洛伟 | 上海长海医院 | 孙雪峰 | 中国人民解放军总医院 |
| 王晓军 | 中国医学科学院北京协和医院 | 苏龙翔 | 中国医学科学院北京协和医院 |
| 王海波 | 中国器官移植发展基金会 | 杜 冰 | 国家卫生健康委医政医管局 |
| 王彩云 | 首都医科大学附属北京天坛医院 | 杜雨轩 | 国家卫生健康委临床检验中心 |
| 尹 畅 | 国家卫生健康委医院管理研究所 | 李小杉 | 无锡市人民医院 |
| 石炳毅 | 中国人民解放军总医院第八医学中心 | 李子孝 | 首都医科大学附属北京天坛医院 |
| 卢朝辉 | 中国医学科学院北京协和医院 | 李兆申 | 上海长海医院 |
| 申 乐 | 中国医学科学院北京协和医院 | 李美英 | 全国合理用药监测网 |
| 史 赢 | 人体器官分配与共享计算机系统 | 李倩倩 | 青岛大学附属医院 |

| 姓 名 | 单 位 | 姓 名 | 单 位 |
|---|---|---|---|
| 李燕明 | 北京医院 | 郑 哲 | 中国医学科学院阜外医院 |
| 杨 蓓 | 全国合理用药监测网 | 郑树森 | 浙江大学医学院附属第一医院 |
| 杨 毅 | 东南大学附属中大医院 | 居 阳 | 北京医院 |
| 杨从山 | 东南大学附属中大医院 | 赵 烁 | 国家卫生健康委医院管理研究所 |
| 吴 健 | 浙江大学医学院附属第一医院 | 赵 娟 | 嘉祥县卫生健康局 |
| 吴昕霞 | 北京大学第三医院 | 赵扬玉 | 北京大学第三医院 |
| 邱亭林 | 中国医学科学院肿瘤医院 | 胡 茵 | 全国合理用药监测网 |
| 邱海波 | 东南大学附属中大医院 | 胡春晓 | 无锡市人民医院 |
| 何湘湘 | 国家卫生健康委医院管理研究所 | 胡盛寿 | 中国医学科学院阜外医院 |
| 张 伟 | 北京大学口腔医院 | 胡靖琛 | 武汉大学人民医院 |
| 张 娜 | 北京大学第三医院 | 侯秀玉 | 北京医院 |
| 张 晖 | 中国医学科学院北京协和医院 | 姜 立 | 广东省人民医院 |
| 张 勤 | 浙江省人民医院 | 姜玉新 | 中国医学科学院北京协和医院 |
| 张 澍 | 国家心血管病中心（中国医学科学院阜外医院） | 姜德超 | 中山大学孙逸仙纪念医院 |
| 张力伟 | 首都医科大学附属北京天坛医院 | 秦环龙 | 上海市第十人民医院 |
| 张戈军 | 中国医学科学院阜外医院 | 索继江 | 中国人民解放军总医院 |
| 张明子 | 中国医学科学院北京协和医院 | 徐 骁 | 浙江大学医学院附属第一医院 |
| 张振伟 | 国家卫生健康委医院管理研究所 | 高学成 | 国家卫生健康委医疗管理服务指导中心 |
| 张海燕 | 国家卫生健康委医院管理研究所 | 高嗣法 | 国家卫生健康委医政医管局 |
| 张超黎 | 西安交通大学第二附属医院 | 郭传瑸 | 北京大学口腔医院 |
| 陈 吟 | 北京市卫生健康委信息中心 | 郭默宁 | 北京市卫生健康委信息中心 |
| 陈 杰 | 中国医学科学院北京协和医院 | 陶蒽蒽 | 中国医学科学院北京协和医院 |
| 陈 练 | 北京大学第三医院 | 黄 洁 | 中国医学科学院阜外医院 |
| 陈 熙 | 国家卫生健康委医院管理研究所 | 黄立朝 | 标普医学信息研究中心 |
| 陈卫碧 | 首都医科大学宣武医院 | 黄宇光 | 中国医学科学院北京协和医院 |
| 陈文祥 | 国家卫生健康委临床检验中心 | 曹 清 | 武汉大学中南医院 |
| 陈香美 | 中国人民解放军总医院 | 崔胜男 | 中国医学科学院北京协和医院 |
| 陈莉萍 | 中国人民解放军总医院第八医学中心 | 宿英英 | 首都医科大学宣武医院 |
| 陈淑如 | 中山大学附属第三医院 | 斯楼斌 | 中国医学科学院北京协和医院 |
| 陈斯鹏 | 中国医学科学院阜外医院 | 董 书 | 北京大学第三医院 |
| 陈静瑜 | 无锡市人民医院 | 蒋世良 | 中国医学科学院阜外医院 |
| 武海滨 | 单病种质量监测系统 | 蒋荣猛 | 首都医科大学附属北京地坛医院 |
| 欧阳文斌 | 中国医学科学院阜外医院 | 韩雅玲 | 北部战区总医院 |
| 尚文涵 | 国家卫生健康委医院管理研究所 | 赫 捷 | 中国医学科学院肿瘤医院 |
| 尚尔嵩 | 标普医学信息研究中心 | 蔡广研 | 中国人民解放军总医院 |
| 罗昊宇 | 国家卫生健康委医疗管理服务指导中心 | 翟晓辉 | 国家卫生健康委医疗管理服务指导中心 |
| 金海龙 | 中国人民解放军总医院第八医学中心 | 熊天威 | 中山大学附属第三医院 |
| 周 帅 | 上海交通大学医学院附属瑞金医院 | 缪中荣 | 首都医科大学附属北京天坛医院 |
| 周 宇 | 宜昌市第一人民医院 | 樊 静 | 中国医学科学院阜外医院 |
| 周 翔 | 中国医学科学院北京协和医院 | 颜 青 | 国家卫生健康委医院管理研究所 |
| 周建新 | 首都医科大学附属北京天坛医院 | 潘湘斌 | 中国医学科学院阜外医院 |
| 周谋望 | 北京大学第三医院 | 霍 勇 | 北京大学第一医院 |
| 周稚烨 | 人体器官分配与共享计算机系统 | | |

　　2019 年是新中国成立 70 周年。70 年来，党和国家始终坚持以人民为中心，不断提高各类医院的医疗水平，切实完善人民健康保障，不断推动我国卫生健康事业快速发展，取得了举世瞩目的伟大成就。特别是党的十八大以来，以习近平同志为核心的党中央，将健康中国上升为国家战略，把人民健康放在优先发展的战略地位，这也标志着中国卫生健康事业进入新时代。卫生健康事业取得的突出成绩，是党和国家事业发展取得历史性成就、实现历史性变革的重要组成部分。

　　没有全民健康，就没有全面小康。没有健康人民，就没有健康中国。而医疗质量和医疗安全直接关系到人民群众健康。党和政府历来高度重视我国医疗质量和医疗安全管理工作。党的十八大提出"为群众提供安全、有效、方便、价廉的公共卫生和基本医疗服务"。十九大明确指出"实施健康中国战略"，将建立优质、高效的医疗卫生服务体系作为健康中国战略的重要组成部分。习近平总书记在 2016 年全国卫生与健康大会上指出："努力全方位、全周期保障人民健康""坚持基本医疗卫生事业的公益性，不断完善制度、扩展服务、提高质量"。李克强总理、孙春兰副总理等中央领导同志多次就提升医疗服务质量、保障医疗安全、促进医疗服务高质量发展作出重要批示。一直以来，国家卫生健康委按照党中央、国务院的决策部署，坚决贯彻落实党的卫生健康工作方针，高度重视医疗技术能力提升与医疗质量水平的发展，在政府主导、行业推动和医务人员的共同努力下，我国医疗技术能力和医疗质量水平显著提升，为实施健康中国战略、构建优质高效医疗卫生服务体系奠定了坚实的基础。

　　持续改进质量，保障医疗安全，为人民群众提供安全、优质的医疗服务是卫生健康工作的核心目标之一，也是落实《"健康中国 2030"规划纲要》的重要内容。随着我国医疗卫生事业的发展和医药卫生体制改革的不断深化，进一步加强医疗质量安全管理，提升循证管理和精细化管理水平，对顺利推进分级诊疗体系建设、落实公立医院改革措施、实现各项医改目标，更好地保障人民群众健康权益具有重要意义。

　　为客观反映我国医疗服务与质量安全基本情况，提高科学化和精细化管理水平，为指导各级卫生健康行政部门和帮助各级各类医疗机构全面了解我国医疗服务和医疗质量安全工作形势，为制定医疗质量管理政策提供循证依据，实现医疗服务和质量安全持续改进，自 2015 年以来，我们连续 5 年编制了《国家医疗服务与质量安全报告》（以下简称《报告》）。《报告》以近年来具有良好代表性的全国监测和调查数据为基础，采用多中心数据来源系统评估的方法，对各年度我国二级以上医疗机构医疗服务和质量安全情况进行了抽样分析，涵盖了我国医疗服务资源和服务量总体情况、不同维度医疗质量管理与控制情况、医疗质量安全（不良）事件发生情况、DRGs绩效评价等内容，全面展现了我国现阶段医疗服务和质量安全的形势与现状，对于进一步加强医疗质量与安全管理、保障患者安全具有重要作用。

2019年《报告》在总结过去4年工作经验的基础上，对报告的结构和内容做了部分调整，重点分析了综合医院和各专科医院的医疗质量情况，各专科部分的医疗质量状况只保留了部分重点指标，各专科详细的质量报告由各专业国家级质控中心独立分析并在行业内反馈。

在《报告》抽样数据填报过程中，得到了各级卫生健康行政部门、各级各专业质控中心和各医疗机构的大力支持和积极配合。《报告》编写工作得到了国家卫生健康委医院管理研究所、国家卫生健康委医疗管理服务指导中心、各专业国家级质控中心、标普医学信息研究中心，以及诸多专家教授们的大力支持。在此，向积极报送医疗质量数据的医疗机构和参与《报告》数据分析、撰写工作的各位专家、学者和全体工作人员表示衷心感谢！由于时间紧张、水平有限，《报告》中所反映的结果亦受抽样医院上报数据质量的影响，难免存在缺点和偏差，不足和错误之处敬请广大读者批评指正！

国家卫生健康委医政医管局

2019 年 12 月

編者说明

医疗质量安全管理是医疗卫生事业管理的重要组成部分。为更好地帮助各级卫生健康行政部门和各级各类医疗机构全面了解我国医疗服务和质量安全现状，提高医疗质量安全管理的科学化和精细化水平，为下一步政策制定和管理工作提供循证依据，实现医疗服务和质量安全的持续改进，在2015—2018年国家医疗服务与质量安全报告编写工作的基础上，我局组织编写了《2019年国家医疗服务与质量安全报告》（以下简称《报告》）。

## 一、报告数据范围和来源

《报告》重点围绕我国内地二级以上医院医疗服务与质量安全情况进行分析，主要截取2018年1月1日至2018年12月31日的相关数据。数据主要来源有以下几个。

1. 全国抽样调查填报的数据：全国31个省、自治区、直辖市（含新疆生产建设兵团，不含港澳台地区）抽样选取的8187家医疗机构（含公立和民营综合医院，妇幼保健院，肿瘤、儿童、精神、妇产、口腔、心血管、传染病专业专科医院）网络填报的相关医疗服务数据（图1），涵盖137 556 624人次住院患者信息（表1）。

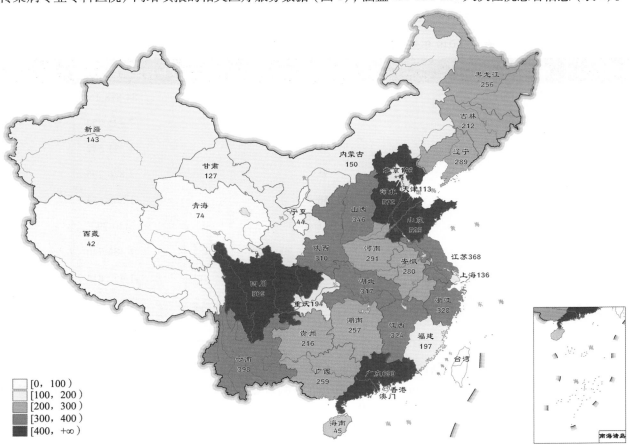

注：地图中数据不包含我国港、澳、台地区，全书同。

图1　2019年全国各省（区、市）参与抽样调查的医院数量

1

表1　2019年全国各类医疗机构样本数量及构成

| 医疗机构 | 抽样医院（家） | 抽样住院患者数量（人次） |
|---|---|---|
| 公立综合医院 | 4476 | 112 025 018 |
| 民营综合医院 | 1181 | 8 392 454 |
| 肿瘤专科医院 | 131 | 2 920 396 |
| 儿童专科医院 | 62 | 1 867 710 |
| 妇产专科医院 | 243 | 1 139 380 |
| 心血管专科医院 | 43 | 449 781 |
| 传染病医院 | 147 | 1 396 213 |
| 口腔医院 | 328 | 137 430 |
| 妇幼保健院 | 1005 | 7 533 025 |
| 妇儿医院 | 24 | 226 029 |
| 精神病专科医院 | 547 | 1 469 188 |
| 合计 | 8187 | 137 556 624 |

　　本年度《报告》在全国随机抽样和相关医院自愿填报的基础上，为提高数据代表性，确保各省（区、市）之间数据的可比性，综合医院在第一次均衡抽样方式的基础上进行了二次抽样，专科医院由于数量相对不足，未进行二次抽样，仅剔除填报数据不合格的医院。最终纳入本年度报告分析的抽样医疗机构共4730家，涵盖101 752 064人次住院患者信息（表2）。

表2　2019年全国各类医疗机构二次抽样后纳入报告样本数量及构成

| 医疗机构 | 二次抽样医院（家） | 二次抽样住院患者数量（人次） |
|---|---|---|
| 综合医院 | 2734 | 84 818 161 |
| 妇幼保健院 | 782 | 7 425 754 |
| 妇产专科医院 | 223 | 1 371 542 |
| 肿瘤专科医院 | 95 | 2 876 295 |
| 儿童专科医院 | 56 | 1 866 654 |
| 心血管专科医院 | 31 | 430 790 |
| 传染病医院 | 138 | 1 386 740 |
| 精神病专科医院 | 472 | 1 457 814 |
| 口腔医院 | 199 | 118 314 |
| 合计 | 4730 | 101 752 064 |

　　2. 国家医疗质量管理与控制信息网（National Clinical Improvement System，NCIS）和全国医院质量监测系统（Hospital Quality Monitoring System，HQMS）共收集了2016—2018年度1861家三级医院和2151家二级医院的295 230 818例住院患者病案首页数据。

　　3. 国家卫生健康委管理的全国单病种质量监测系统、全国医疗安全报告和学习系统、全国满意度管理平台等相关数据信息。

　　4. 国家卫生健康委统计年鉴和官方网站公布的相关数据信息。

## 二、报告主要内容

《报告》分为5个部分，分别为医疗质量安全管理政策、医疗服务资源与服务能力分析、医疗质量管理与控制数据分析、医疗安全基本情况分析、基于DRGs的医疗服务绩效差异评价。

具体内容主要为：

1. 医疗质量安全管理政策。主要包括2019年国家卫生健康委在医疗质量安全管理领域的相关政策措施和重要举措。

2. 医疗服务资源和服务能力数据分析。主要包括2018年我国医疗资源配置情况，以及三级医院服务能力、收治患者病种结构和住院患者异地就医流动情况等相关分析。

3. 医疗质量管理与控制数据分析。从医疗机构、临床专科（含实验室管理）、药事管理和临床药学、重点病种等层面，围绕国家卫生健康委历年来发布的相关医疗质量控制指标进行纵向、横向比较和立体分析。

4. 医疗安全基本情况分析。围绕减少临床诊疗行为导致的相关疾病、关注患者的基本安全及减少对患者的伤害3个方面，对医疗机构的医疗安全情况进行分析。

5. DRGs绩效评价分析。采用"DRGs的医疗服务绩效评价"工具，围绕住院服务"能力""效率""医疗安全"3个维度，对2016—2018年全国及各省（区、市）医疗服务进行绩效评价，同时对呼吸内科等13个临床专科进行服务绩效评价。

## 三、有 关 说 明

1. 本年度《报告》中涉及的疾病分类编码仍采用《疾病和有关健康问题的国际统计分类第十次修订本》第2版，简称ICD-10。手术分类编码仍采用《国际疾病分类手术与操作第九版临床修订本》2011版，简称ICD-9-CM-3。

由于ICD-10诊断编码、ICD-9-CM-3手术编码尚未全国完全统一，为最大限度保持一致性，均采用了四位亚目编码。

2. 本年度全国医院质量监测系统（HQMS）中三级医院数据使用全国三级公立医院绩效考核采集的2016—2018年数据，相关指标均重新计算，因而数据分析结果与以往年度《国家医疗服务与质量安全报告》中相关结果不一致。

3. 关于相关分析的方法。

（1）利用Excel、SPSS、SAS等统计软件，按照不同医院等级（三级、二级）或所有制关系（公立、民营）维度，对抽样调查数据进行基本描述性分析、相关性分析、秩和检验等统计分析。

（2）《报告》中采用的箱线图（Box plot）也称箱须图（Box-whisker Plot），利用数据中的5个统计量：5%分位数、25%分位数、中位数、75%分位数与95%分位数来描述数据。箱线图可以粗略地看出数据是否具有对称性、分布的离散程度等信息。其中，25%分位数（Q1），又称"下四分位数"，等于该样本中所有数值由小到大排列后第25%的数字；75%分位数（Q3），又称"上四分位数"，等于该样本中所有数值由小到大排列后第75%的数字。25%分位数与75%四分位数的差距又称四分位间距（Inter Quartile Range，IQR）。

4. 《报告》中所有涉及金额的数据，均为人民币。

# 目 录

## 第一部分 2019 年医疗质量安全管理政策

## 第二部分 医疗服务资源与服务能力分析

## 第三部分 医疗质量管理与控制数据分析

## 第四部分　医疗安全基本情况分析

# 第五部分　基于 DRGs 的医疗服务绩效差异评价

# 第一部分

# 2019 年医疗质量安全管理政策

2019 年国家卫生健康委员会贯彻落实党的十九大和全国卫生与健康大会精神，落实深化医药卫生体制改革有关要求，继续构建优质、高效的医疗服务体系，加强国家医疗质量管理与控制体系建设，推进医疗卫生事业高质量发展。

## 一、继续推动医疗资源高质量发展，促进优质医疗资源下沉

一是继续开展国家临床重点专科、国家医学中心和国家区域医疗中心建设，扩充优质医疗资源。印发《2019 年医疗服务与保障能力提升（医疗卫生机构能力建设）项目管理办法》《国家医学中心、国家区域医疗中心设置实施方案》，制定区域医疗中心建设试点工作方案。二是有序推进分级诊疗制度，促进优质医疗资源下沉。完善慢性疾病分级诊疗技术文件，印发心力衰竭、心房纤颤等疾病分级诊疗技术方案，制定城市医疗联合体建设试点工作方案。三是加强县级医院建设，提升基层医疗服务能力。启动第二阶段县级医院综合服务能力提升工程，加强贫困县县医院帮扶力度，为国家级深度贫困县提供财政补助资金。

## 二、进一步完善医疗质量管理与控制体系，强化医疗质量安全管理

一是进一步完善质控体系建设，扩大质控工作覆盖范围。指导各地加强质控中心建设，省级质控中心增加至 1400 余个；完善质控指标体系，印发《呼吸内科和产科专业医疗质量控制指标（2019 年版）》。二是规范诊疗行为，保障医疗质量安全。印发《罕见病诊疗指南（2019 年版）》《儿童社区获得性肺炎诊疗规范》等一系列诊疗指南、方案或规范，加强对医疗机构的技术指导。印发《医疗乱象专项整治行动方案》《医疗机构医用耗材管理办法（试行）》，结合当前行业内问题比较突出和集中的领域开展专项治理行动。三是加强社会办医疗机构医疗质量安全管理，促进社会办医健康发展。印发《关于促进社会办医持续健康规范发展的意见》《关于提升社会办医疗机构管理能力和医疗质量安全水平的通知》，提升社会办医疗机构质量安全水平。

## 三、加强事中事后监管，保障质量安全

一是完善医疗技术临床应用管理规范体系。印发《内镜诊疗技术临床应用管理规定》《呼吸内镜诊疗技术》等 13 个内镜诊疗技术和心血管疾病介入技术 4 个介入类诊疗技术的临床应用管理规范，加强重点技术管理。二是加强人体器官移植技术监管工作力度。印发《人体器官捐献与移植数据管理办法》《人体捐献器官获取与分配管理规定》，进一步规范人体器官移植技术管理。三是继续推动医疗技术临床应用信息化管理平台建设工作，对限制类医疗技术临床应用实施信息化监管。四是印发《第一批国家重点监控合理用药药品目录（化药和生物制品）》，完成《中国国家处方集（化药及生物制品卷）》，规范长期处方管理。

## 四、加强考核评价，推动政策落实

一是启动医院评审评价相关政策修订工作，推动建立以"医疗质量安全"为核心的医院评审评价工作体系。二是实施三级公立医院绩效考核工作，制定《国家三级公立医院绩效考核操作手册（2019 版）》，完成国家检测分析报告。三是发布"平安医院"创建工作考核评价办法及考核评价标准，保障医疗安全政策、措施落地。

# 第二部分

# 医疗服务资源与服务能力分析

本部分重点围绕2016—2018年全国医疗服务资源与服务能力的总体情况进行分析。其中医疗服务资源配置情况中医师数、护理人员数和床位数的数据来源于《2019年中国卫生健康统计年鉴》。重点手术/操作开展情况、全国医疗服务量、服务能力，以及区域医疗分析数据均来源于国家医疗质量管理与控制信息网（NCIS）和医院质量监测系统（HQMS），以1861家三级医院和2151家二级医院出院日期为2016年1月1日至2018年12月31日的299 091 671例病案首页数据为分析样本，对其中3 860 853例存在生存状态异常、住院天数异常、年龄异常等问题的病例，以及年度病案首页数据上传月份不足10个月的医院数据予以剔除，最终将295 230 818例病例数据纳入分析。在区域医疗服务分析部分，剔除无法判断住院患者常住地信息的病例；分析住院费用等相关指标时，剔除费用异常的病例信息。

本部分分析数据来源于剔除异常数据后的二级、三级医疗机构，具体各年份医疗机构数量及出院人次数分布情况如表2-1-1-1及表2-1-1-2所示。

表2-1-1-1　2016—2018年全国三级医疗机构分析数据分布情况

| 医院类别 | 医院机构数 | | | 趋势 | 出院人次 | | | 趋势 |
|---|---|---|---|---|---|---|---|---|
| | 2016年 | 2017年 | 2018年 | | 2016年 | 2017年 | 2018年 | |
| 综合医院 | 1242 | 1254 | 1272 | | 58 252 236 | 62 801 707 | 67 305 874 | |
| 精神病医院 | 108 | 111 | 115 | | 692 433 | 765 893 | 842 408 | |
| 妇产（科）医院 | 84 | 87 | 89 | | 2 222 472 | 2 337 227 | 2 426 552 | |
| 其他专科医院 | 64 | 66 | 70 | | 1 488 878 | 1 575 695 | 1 650 808 | |
| 传染病医院 | 57 | 57 | 58 | | 691 542 | 724 326 | 771 330 | |
| 肿瘤医院 | 45 | 46 | 46 | | 1 954 094 | 2 156 831 | 2 470 975 | |
| 儿童医院 | 40 | 41 | 42 | | 1 574 186 | 1 740 194 | 1 925 770 | |
| 口腔医院 | 29 | 30 | 33 | | 81 318 | 87 992 | 96 297 | |
| 眼科医院 | 21 | 21 | 21 | | 269 078 | 262 203 | 282 393 | |
| 心血管病医院 | 10 | 12 | 14 | | 224 337 | 277 632 | 322 491 | |
| 胸科医院 | 11 | 12 | 12 | | 264 704 | 283 184 | 304 071 | |
| 结核病医院 | 9 | 9 | 10 | | 159 024 | 179 209 | 210 474 | |
| 康复医院 | 10 | 10 | 10 | | 63 653 | 69 723 | 76 612 | |
| 皮肤病医院 | 7 | 7 | 8 | | 17 965 | 21 914 | 24 305 | |
| 骨科医院 | 8 | 8 | 8 | | 155 915 | 172 565 | 185 883 | |
| 职业病医院 | 7 | 7 | 7 | | 28 050 | 31 065 | 31 766 | |
| 整形外科医院 | 2 | 2 | 2 | | 24 255 | 26 188 | 24 747 | |
| 耳鼻喉科医院 | 1 | 1 | 1 | | 31 534 | 41 721 | 50 810 | |
| 血液病医院 | 1 | 1 | 1 | | 21 548 | 23 846 | 27 686 | |
| 合计 | 1756 | 1782 | 1819 | | 68 217 222 | 73 579 115 | 79 031 252 | |

表2-1-1-2　2016—2018年全国二级医疗机构分析数据分布情况

| 医院类别 | 医院机构数 | | | 趋势 | 出院人次 | | | 趋势 |
|---|---|---|---|---|---|---|---|---|
| | 2016年 | 2017年 | 2018年 | | 2016年 | 2017年 | 2018年 | |
| 综合医院 | 1305 | 1536 | 1680 | | 19 215 145 | 23 446 563 | 26 441 935 | |
| 妇幼保健院 | 165 | 213 | 241 | | 988 223 | 1 303 934 | 1 498 353 | |
| 精神病医院 | 92 | 111 | 138 | | 153 849 | 196 928 | 242 412 | |
| 妇产（科）医院 | 26 | 32 | 41 | | 79 400 | 98 718 | 86 792 | |
| 传染病医院 | 13 | 17 | 23 | | 44 104 | 56 703 | 94 242 | |
| 肿瘤医院 | 12 | 14 | 9 | | 69 447 | 108 022 | 40 504 | |
| 儿童医院 | 5 | 4 | 7 | | 42 908 | 39 653 | 62 068 | |
| 口腔医院 | 6 | 10 | 6 | | 8138 | 10 902 | 8868 | |
| 心血管病医院 | 2 | 3 | 4 | | 15 851 | 19 932 | 25 480 | |
| 其他专科医院 | 0 | 0 | 1 | | 0 | 0 | 4155 | |
| 合计 | 1626 | 1940 | 2150 | | 20 617 065 | 25 281 355 | 28 504 809 | |

说明：2019年度，三级医院医疗服务资源与服务能力分析使用全国三级公立医院绩效考核采集的2016—2018年数据，与以往《国家医疗服务与质量安全报告》分析使用的数据库有较大差异，相关指标均予以重新计算，特此说明。

## 一、医疗服务资源配置情况

### （一）医师数总体分布情况

截至 2018 年底，我国每千人口执业（助理）医师数 2.63 人，较 2017 年的 2.44 人有所增加（图 2-1-1-1）。从全国水平来看，已达到《全国医疗卫生服务体系规划纲要（2015—2020 年）》中"到 2020 年每千常住人口执业（助理）医师数 2.5 人"的要求。

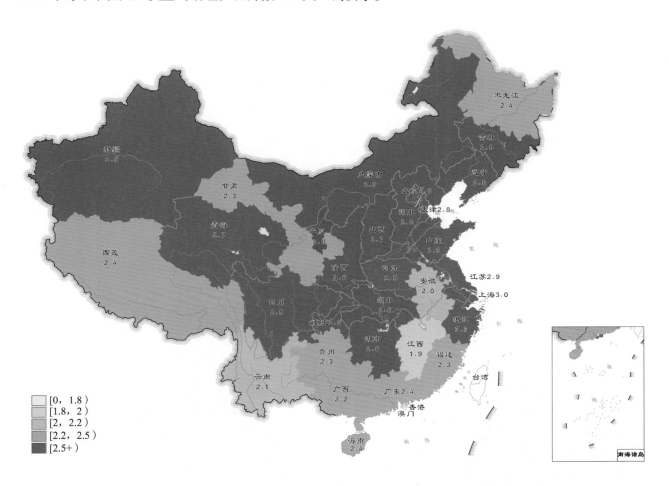

图 2-1-1-1　2018 年各省（区、市）每千人口执业（助理）医师数分布

### （二）护理人员数总体分布情况

截至 2018 年底，我国每千人口拥有注册护士数 2.95 人，较 2017 年的 2.74 人略有增加（图 2-1-1-2）。但未达到《全国医疗卫生服务体系规划纲要（2015—2020 年）》中"到 2020 年每千常住人口注册护士数要达到 3.14 人"的要求。

### （三）医疗机构床位数总体分布情况

截至 2018 年底，我国每千人口医疗卫生机构床位数 5.99 张，较 2017 年的 5.72 张有所增加（图 2-1-1-3）。基本达到《全国医疗卫生服务体系规划纲要（2015—2020 年）》中"到 2020 年每千常住人口医疗卫生机构床位数控制在 6 张"的要求。

比较 2017 年和 2018 年每千人口医疗卫生机构床位数，各省（区、市）每千常住人口医疗卫生机构床位数均有明显增加（图 2-1-1-4），其中增幅最大的前 7 位为甘肃、吉林、河南、河北、江西、安徽和湖南，增幅均在 6% 以上。

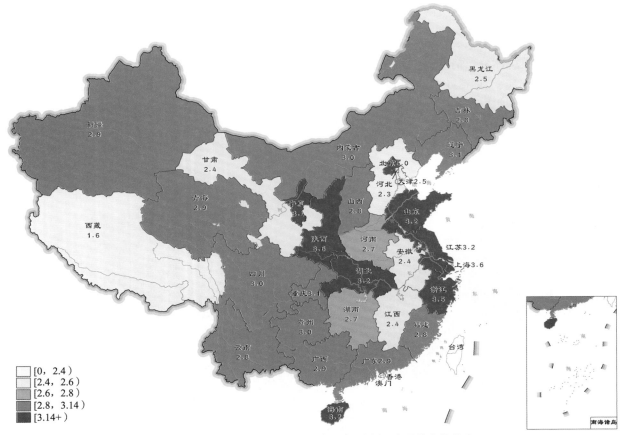

图 2-1-1-2　2018 年各省（区、市）每千人口注册护士数分布

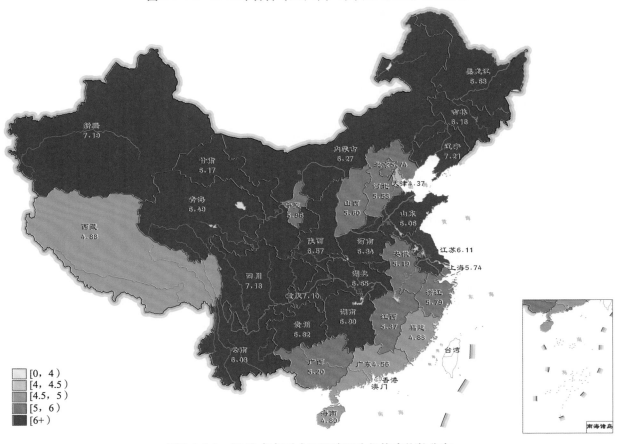

图 2-1-1-3　2018 年每千人口医疗卫生机构床位数分布

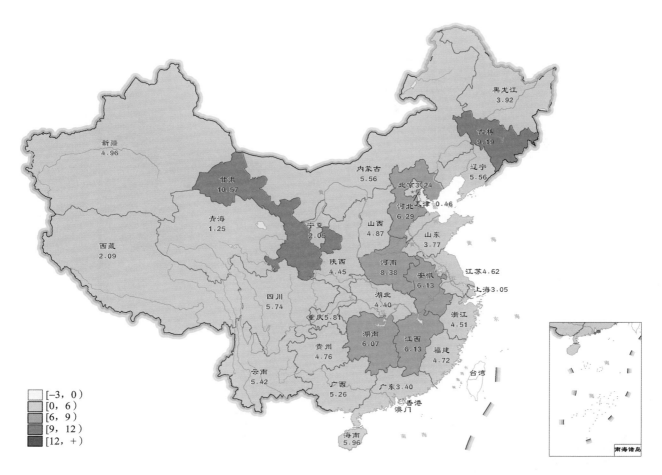

图 2-1-1-4　2018 年各省（区、市）每千人口医疗卫生机构床位数增幅（%）

### （四）重点手术/操作开展情况分布

分析 2018 年全国 1272* 家三级综合医院、1680 家二级综合医院和 2017 年全国 1254 家三级综合医院、1536 家二级综合医院数据，比较 2017 年和 2018 年各省（区、市）20 个重点手术/操作占该省全部手术/操作人次的比例变化情况（图 2-1-1-5）。

*注：2016—2018 三年总共 1273 家三级综合医院，其中 1 家医院在 2018 年未上报，故提及 2016—2018 年时为 1273 家，提及 2018 年时为 1272 家，下同。

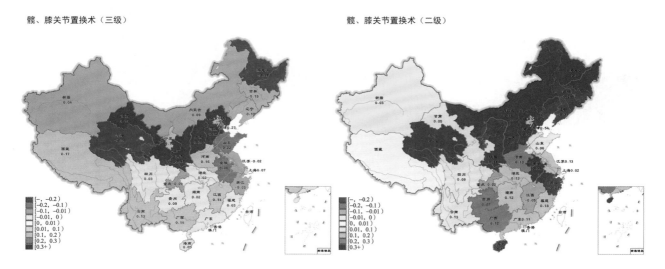

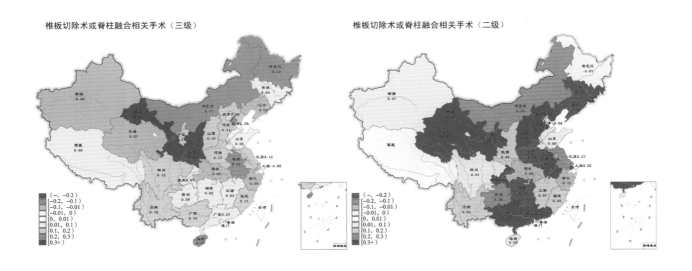

椎板切除术或脊柱融合相关手术（三级）

椎板切除术或脊柱融合相关手术（二级）

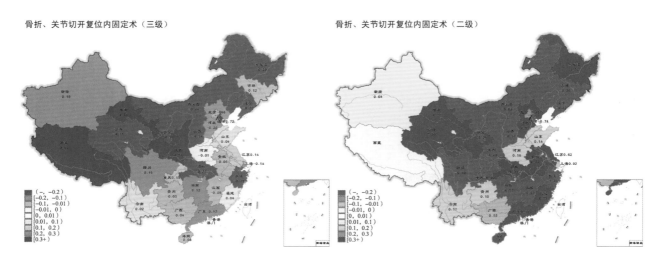

骨折、关节切开复位内固定术（三级）

骨折、关节切开复位内固定术（二级）

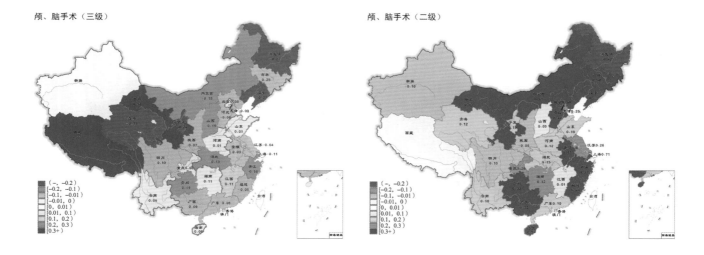

颅、脑手术（三级）

颅、脑手术（二级）

经皮颅内外动脉介入治疗（三级）

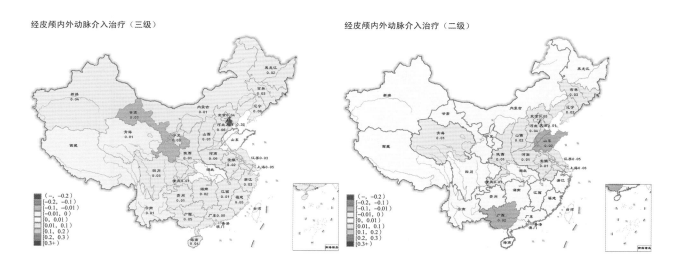

经皮颅内外动脉介入治疗（二级）

冠状动脉旁路移植术（CABG）（三级）

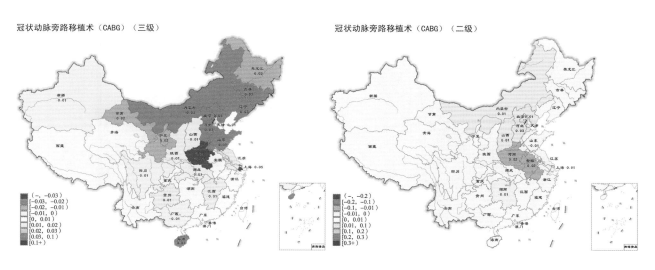

冠状动脉旁路移植术（CABG）（二级）

经皮冠状动脉介入治疗（PCI）（三级）

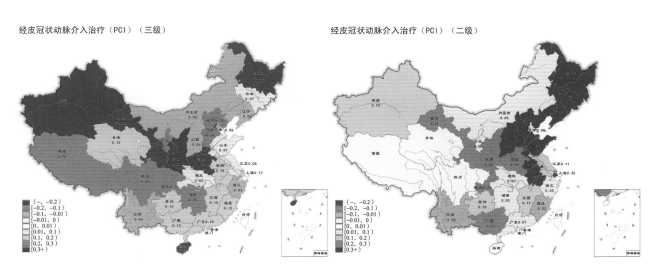

经皮冠状动脉介入治疗（PCI）（二级）

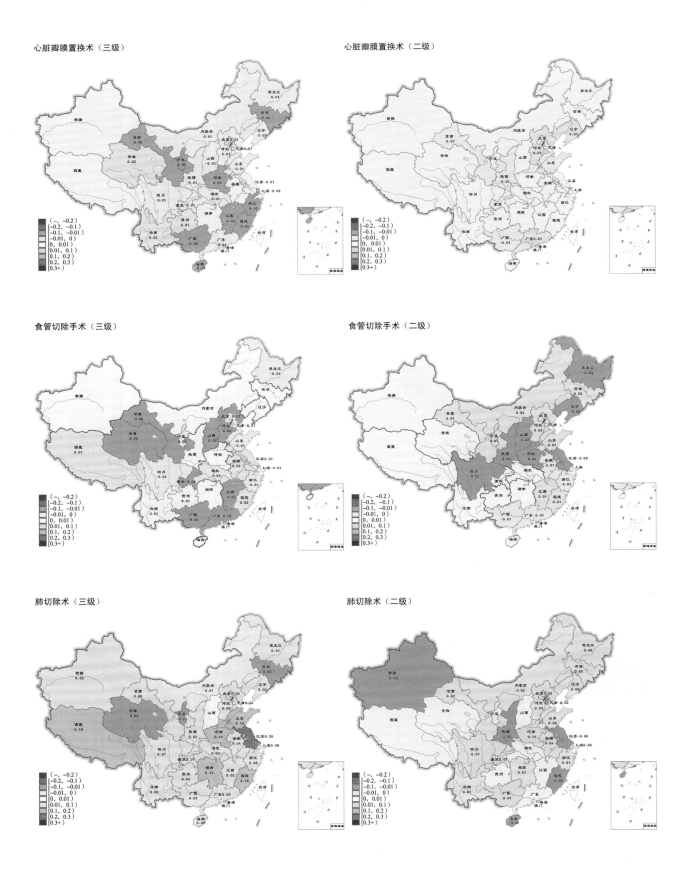

心脏瓣膜置换术（三级）

心脏瓣膜置换术（二级）

食管切除手术（三级）

食管切除手术（二级）

肺切除术（三级）

肺切除术（二级）

胰腺切除手术（三级）

胰腺切除手术（二级）

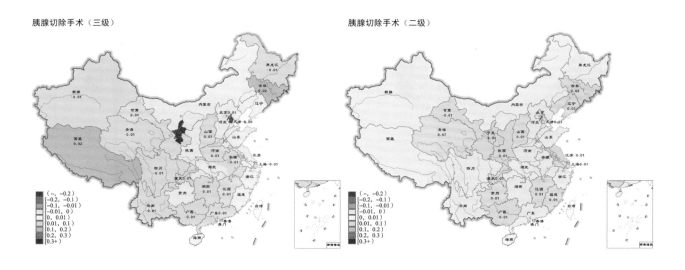

胃切除术（三级）

胃切除术（二级）

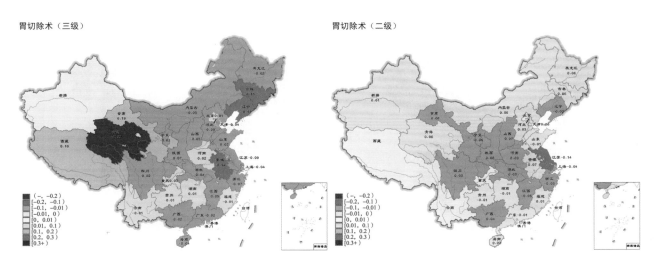

直肠切除术（三级）

直肠切除术（二级）

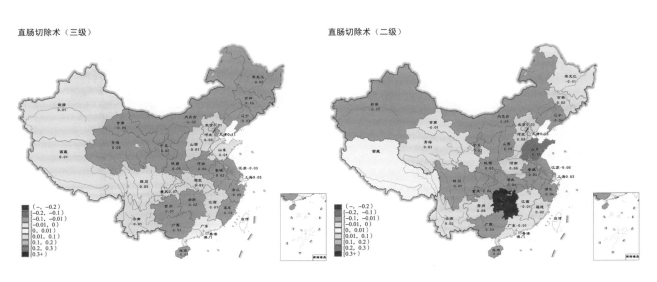

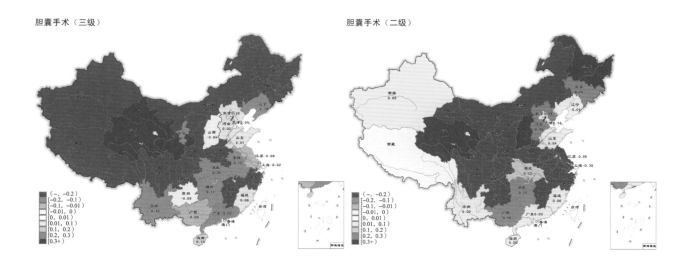

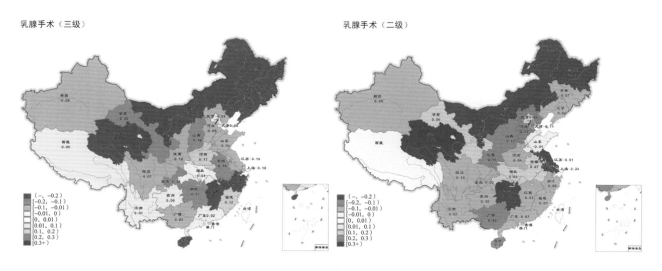

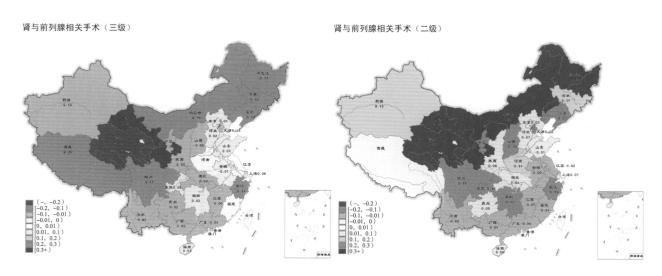

血管内修补术（三级）

血管内修补术（二级）

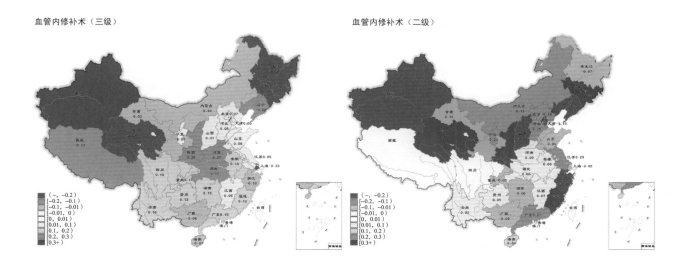

子宫切除术（三级）

子宫切除术（二级）

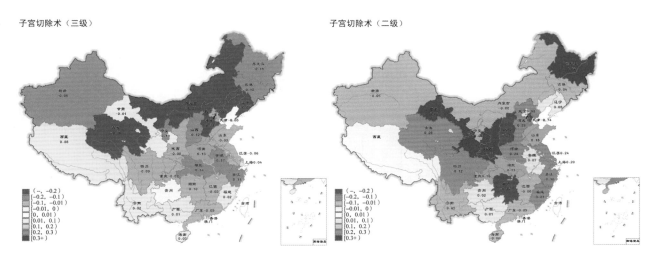

剖宫产（三级）

剖宫产（二级）

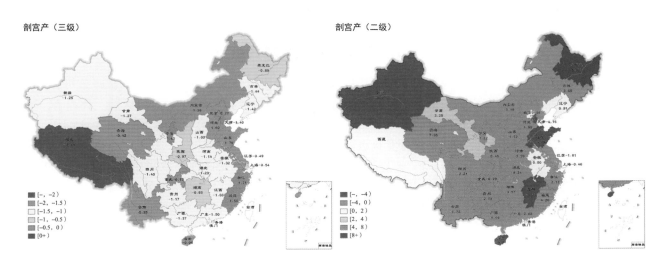

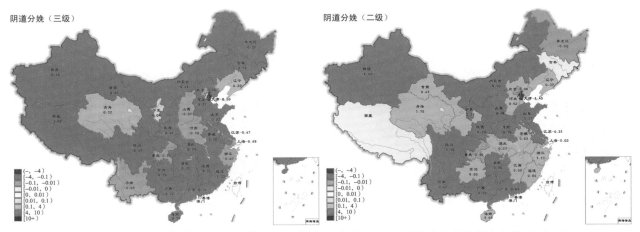

图 2-1-1-5　2018 年较 2017 年各省（区、市）20 个重点手术/操作人次的比例变化情况（%）

## 二、全国二级和三级综合医院服务量分析

2016—2018 年全国 1273 家三级综合医院和 1680 家二级综合医院，月均出院人次维持在 4000 人次和 1300 人次左右。从 3 年的变化结果可以看出，二级、三级综合医院月均出院人次均有所上升。2018 年全国三级综合医院月均出院人次为 4410 人次，较 2016 年的 3909 人次增加 501 人次，增幅达 12.82%。2018 年全国二级综合医院月均出院人次为 1313 人次，较 2016 年的 1229 人次增加 84 人次，增幅达 6.83%。住院人群就医流向仍呈现向三级医院集中的势态，尚无明显改善（图 2-1-1-6）。

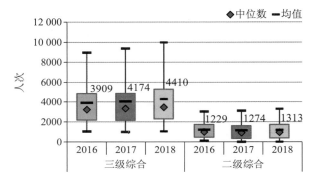

图 2-1-1-6　2016—2018 年二级、三级综合医院月均出院人次

## 三、全国二级和三级医院服务能力

医疗机构住院患者主要诊断的种类，即医疗机构为患者提供诊疗服务所涉及病种的数量，可作为评价医疗机构服务能力范围宽度的一个指标。通过统计 2016—2018 年全国 2151 家二级医院、1822 家三级医院出院患者住院病历首页主要诊断（第一诊断）ICD-10 编码亚目数及第一手术 ICD-9-CM-3 编码亚目数，描述全国二级、三级综合医院与部分专科医院的服务能力。

2016—2018 年全国三级综合医院收治患者主要诊断 ICD-10 编码亚目种类数集中在 1300 ~ 2300 种，2018 年中位数为 1783 种，较 2016 年的 1668 种增加 115 种，较 2017 年的 1732 种增加 51 种；全国各三级专科医院 2018 年收治患者主要诊断 ICD-10 编码亚目种类数的中位数略有增加，但 3 年变化均不大（图 2-1-1-7）。

2016—2018 年全国二级综合医院收治患者主要诊断 ICD-10 编码亚目种类数集中在 500 ~ 1300 种，2018 年中位数为 874 种，较 2017 年的 851 种增加 23 种，较 2016 年的 848 种增加 26 种；全国各类二级专科医院收治住院患者主要诊断 ICD-10 编码亚目数分布情况，妇幼保健院和传染病专科医院 2018 年收治患者主要诊断 ICD-10 编码亚目种类数的中位数逐年增加，分别较 2017 年增加 19 和 34 种，较 2016 年增加 29 种和 40 种，精神病专科及妇产专科医院无明显变化（图 2-1-1-8）。

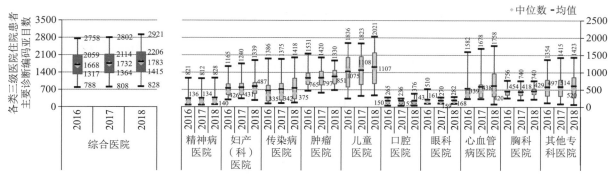

图 2-1-1-7　2016—2018 年三级医院主要诊断 ICD-10 编码亚目种类数

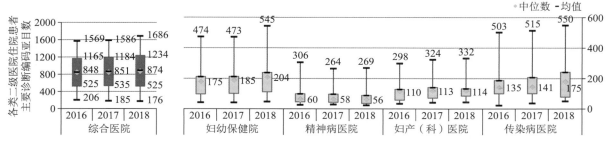

注：数量小于 10 家的医疗机构类型及主要诊断 ICD-10 编码亚目数小于 20 种的医院不纳入此部分分析。

图 2-1-1-8　2016—2018 年二级医院主要诊断 ICD-10 编码亚目种类数

2016—2018 年全国三级综合医院收治患者第一手术 ICD-9-CM-3 编码亚目数集中在 300～800 种，2018 年中位数为 528 种，较 2017 年的 492 种增加 36 种，较 2016 年的 479 种增加 49 种；各三级专科医院中，儿童医院和肿瘤医院收治患者第一手术 ICD-9-CM-3 编码亚目数的中位数有明显的增加，较 2017 年分别增加 51 种和 59 种，较 2016 年增加 75 种和 45 种（图 2-1-1-9）。

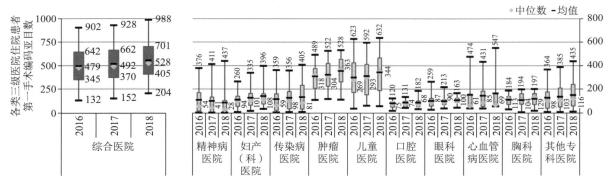

图 2-1-1-9　2016—2018 年三级医院第一手术 ICD-9-CM-3 编码亚目种类数

2016—2018 年全国二级综合医院收治患者第一手术 ICD-9-CM-3 编码亚目数集中在 140～420 种，2018 年中位数为 268 种，较 2017 年的 238 种增加 30 种，较 2016 年的 227 种增加 41 种（图 2-1-1-10）。

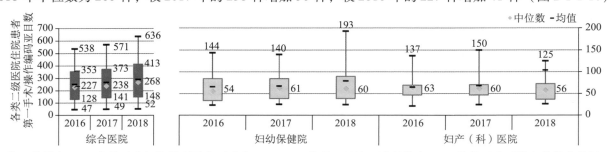

注：数量小于 10 家的医疗机构类型及主要手术 ICD-9-CM 编码亚目第一诊断数小于 20 种的医院不纳入此部分分析。

图 2-1-1-10　2016—2018 年二级医院第一手术 ICD-9-CM-3 编码亚目种类数

15

## 四、二级和三级综合医院住院患者疾病与手术/操作分析

### （一）2016 年与 2018 年二级、三级综合医院住院患者主要诊断疾病谱的数据变化情况

2016 年与 2018 年，三级综合医院住院患者主要诊断疾病谱前 4 位的病种无变化，分别是为肿瘤化学治疗疗程、未特指的脑梗死、动脉硬化性心脏病、未特指的支气管肺炎。头位顺产从 2016 年的第 12 位下降到 2018 年的第 18 位，未特指的细菌性肺炎从原本的 33 位上升至 15 位，变化较为明显（图 2-1-1-11）。

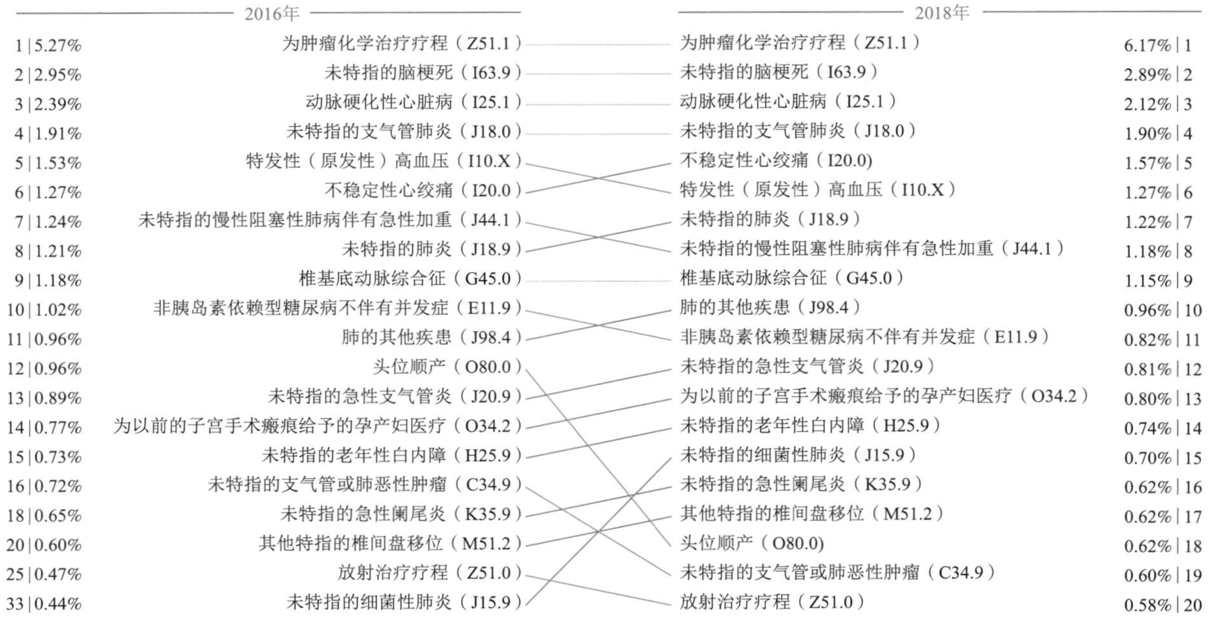

| 2016年 | | 2018年 |
| --- | --- | --- |
| 1｜5.27% | 为肿瘤化学治疗疗程（Z51.1） | 为肿瘤化学治疗疗程（Z51.1） 6.17%｜1 |
| 2｜2.95% | 未特指的脑梗死（I63.9） | 未特指的脑梗死（I63.9） 2.89%｜2 |
| 3｜2.39% | 动脉硬化性心脏病（I25.1） | 动脉硬化性心脏病（I25.1） 2.12%｜3 |
| 4｜1.91% | 未特指的支气管肺炎（J18.0） | 未特指的支气管肺炎（J18.0） 1.90%｜4 |
| 5｜1.53% | 特发性（原发性）高血压（I10.X） | 不稳定性心绞痛（I20.0） 1.57%｜5 |
| 6｜1.27% | 不稳定性心绞痛（I20.0） | 特发性（原发性）高血压（I10.X） 1.27%｜6 |
| 7｜1.24% | 未特指的慢性阻塞性肺病伴有急性加重（J44.1） | 未特指的肺炎（J18.9） 1.22%｜7 |
| 8｜1.21% | 未特指的肺炎（J18.9） | 未特指的慢性阻塞性肺病伴有急性加重（J44.1） 1.18%｜8 |
| 9｜1.18% | 椎基底动脉综合征（G45.0） | 椎基底动脉综合征（G45.0） 1.15%｜9 |
| 10｜1.02% | 非胰岛素依赖型糖尿病不伴有并发症（E11.9） | 肺的其他疾患（J98.4） 0.96%｜10 |
| 11｜0.96% | 肺的其他疾患（J98.4） | 非胰岛素依赖型糖尿病不伴有并发症（E11.9） 0.82%｜11 |
| 12｜0.96% | 头位顺产（O80.0） | 未特指的急性支气管炎（J20.9） 0.81%｜12 |
| 13｜0.89% | 未特指的急性支气管炎（J20.9） | 为以前的子宫手术瘢痕给予的孕产妇医疗（O34.2） 0.80%｜13 |
| 14｜0.77% | 为以前的子宫手术瘢痕给予的孕产妇医疗（O34.2） | 未特指的老年性白内障（H25.9） 0.74%｜14 |
| 15｜0.73% | 未特指的老年性白内障（H25.9） | 未特指的细菌性肺炎（J15.9） 0.70%｜15 |
| 16｜0.72% | 未特指的支气管或肺恶性肿瘤（C34.9） | 未特指的急性阑尾炎（K35.9） 0.62%｜16 |
| 18｜0.65% | 未特指的急性阑尾炎（K35.9） | 其他特指的椎间盘移位（M51.2） 0.62%｜17 |
| 20｜0.60% | 其他特指的椎间盘移位（M51.2） | 头位顺产（O80.0） 0.62%｜18 |
| 25｜0.47% | 放射治疗疗程（Z51.0） | 未特指的支气管或肺恶性肿瘤（C34.9） 0.60%｜19 |
| 33｜0.44% | 未特指的细菌性肺炎（J15.9） | 放射治疗疗程（Z51.0） 0.58%｜20 |

图 2-1-1-11　2016 年、2018 年全国 1273 * 家三级综合医院住院患者主要诊断疾病谱

2016 年与 2018 年，二级综合医院住院患者主要诊断疾病谱无明显变化，排名前 5 位的病种是未特指的脑梗死、未特指的支气管肺炎、动脉硬化性心脏病、未特指的急性支气管炎和未特指的慢性阻塞性肺病伴有急性加重。医疗性流产（完全性或未特指，无并发症）从 2016 年的第 23 位上升至 2018 年的第 20 位，头位顺产从 2016 年的第 12 位下降到 2018 年的第 18 位（图 2-1-1-12）。

二级、三级综合医院住院患者头位顺产均成下降趋势。

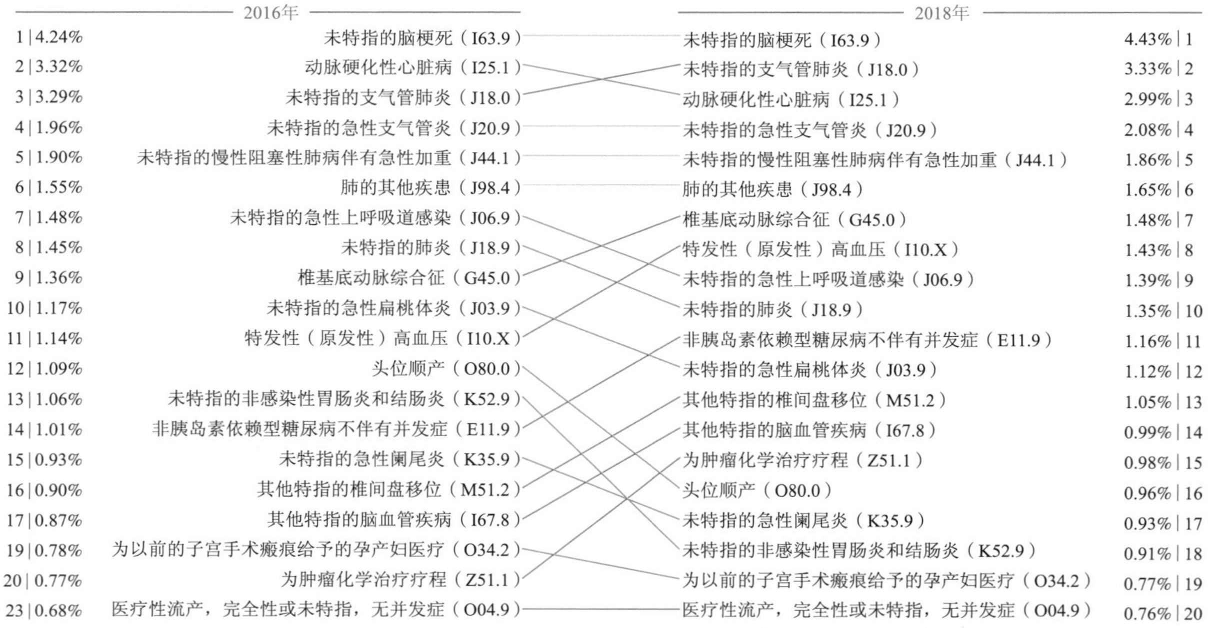

| 2016年 | | 2018年 |
| --- | --- | --- |
| 1｜4.24% | 未特指的脑梗死（I63.9） | 未特指的脑梗死（I63.9） 4.43%｜1 |
| 2｜3.32% | 动脉硬化性心脏病（I25.1） | 未特指的支气管肺炎（J18.0） 3.33%｜2 |
| 3｜3.29% | 未特指的支气管肺炎（J18.0） | 动脉硬化性心脏病（I25.1） 2.99%｜3 |
| 4｜1.96% | 未特指的急性支气管炎（J20.9） | 未特指的急性支气管炎（J20.9） 2.08%｜4 |
| 5｜1.90% | 未特指的慢性阻塞性肺病伴有急性加重（J44.1） | 未特指的慢性阻塞性肺病伴有急性加重（J44.1） 1.86%｜5 |
| 6｜1.55% | 肺的其他疾患（J98.4） | 肺的其他疾患（J98.4） 1.65%｜6 |
| 7｜1.48% | 未特指的急性上呼吸道感染（J06.9） | 椎基底动脉综合征（G45.0） 1.48%｜7 |
| 8｜1.45% | 未特指的肺炎（J18.9） | 特发性（原发性）高血压（I10.X） 1.43%｜8 |
| 9｜1.36% | 椎基底动脉综合征（G45.0） | 未特指的急性上呼吸道感染（J06.9） 1.39%｜9 |
| 10｜1.17% | 未特指的急性扁桃体炎（J03.9） | 未特指的肺炎（J18.9） 1.35%｜10 |
| 11｜1.14% | 特发性（原发性）高血压（I10.X） | 非胰岛素依赖型糖尿病不伴有并发症（E11.9） 1.16%｜11 |
| 12｜1.09% | 头位顺产（O80.0） | 未特指的急性扁桃体炎（J03.9） 1.12%｜12 |
| 13｜1.06% | 未特指的非感染性胃肠炎和结肠炎（K52.9） | 其他特指的椎间盘移位（M51.2） 1.05%｜13 |
| 14｜1.01% | 非胰岛素依赖型糖尿病不伴有并发症（E11.9） | 其他特指的脑血管疾病（I67.8） 0.99%｜14 |
| 15｜0.93% | 未特指的急性阑尾炎（K35.9） | 为肿瘤化学治疗疗程（Z51.1） 0.98%｜15 |
| 16｜0.90% | 其他特指的椎间盘移位（M51.2） | 头位顺产（O80.0） 0.96%｜16 |
| 17｜0.87% | 其他特指的脑血管疾病（I67.8） | 未特指的急性阑尾炎（K35.9） 0.93%｜17 |
| 19｜0.78% | 为以前的子宫手术瘢痕给予的孕产妇医疗（O34.2） | 未特指的非感染性胃肠炎和结肠炎（K52.9） 0.91%｜18 |
| 20｜0.77% | 为肿瘤化学治疗疗程（Z51.1） | 为以前的子宫手术瘢痕给予的孕产妇医疗（O34.2） 0.77%｜19 |
| 23｜0.68% | 医疗性流产，完全性或未特指，无并发症（O04.9） | 医疗性流产，完全性或未特指，无并发症（O04.9） 0.76%｜20 |

图 2-1-1-12　2016 年、2018 年全国 1680 家二级综合医院住院患者主要诊断疾病谱

**（二）2016 年与 2018 年二级、三级综合医院住院患者手术谱的变化情况**

2016 年与 2018 年，三级综合医院住院患者手术谱首位术种无变化，子宫低位剖宫产仍稳居首位；腹腔镜下胆囊切除术、产科裂伤修补术升至第 2 位、第 3 位；外阴切开术从 2016 年的第 2 位下降至 2018 年的第 6 位（图 2-1-1-13）。

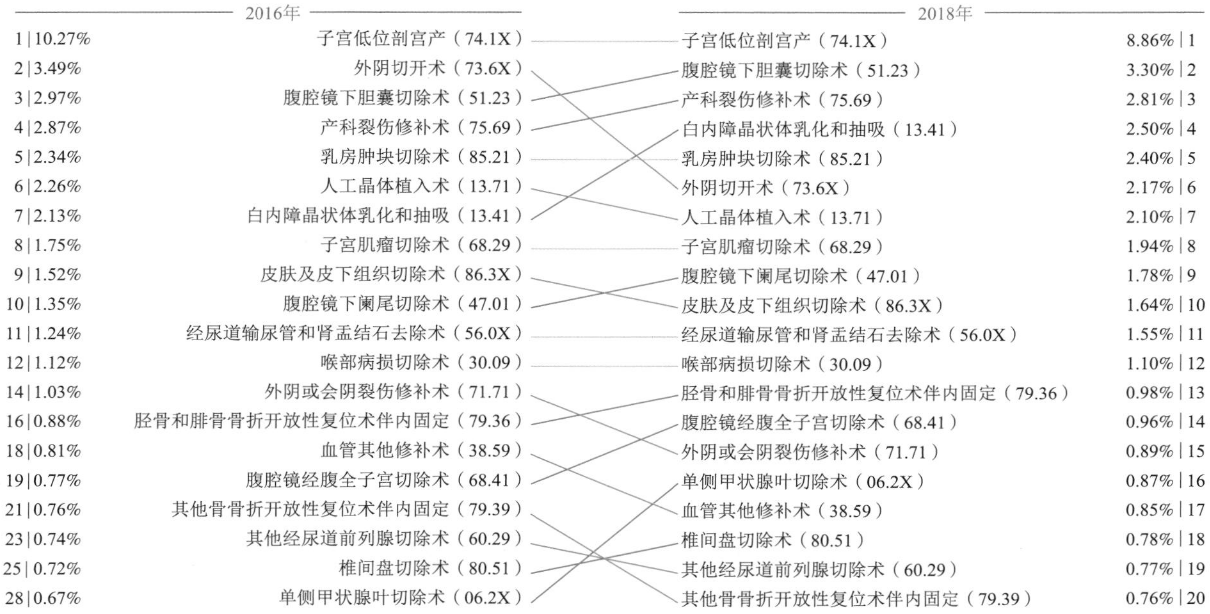

| 2016年 | | 2018年 | |
|---|---|---|---|
| 1｜10.27% | 子宫低位剖宫产（74.1X） | 子宫低位剖宫产（74.1X） | 8.86%｜1 |
| 2｜3.49% | 外阴切开术（73.6X） | 腹腔镜下胆囊切除术（51.23） | 3.30%｜2 |
| 3｜2.97% | 腹腔镜下胆囊切除术（51.23） | 产科裂伤修补术（75.69） | 2.81%｜3 |
| 4｜2.87% | 产科裂伤修补术（75.69） | 白内障晶状体乳化和抽吸（13.41） | 2.50%｜4 |
| 5｜2.34% | 乳房肿块切除术（85.21） | 乳房肿块切除术（85.21） | 2.40%｜5 |
| 6｜2.26% | 人工晶体植入术（13.71） | 外阴切开术（73.6X） | 2.17%｜6 |
| 7｜2.13% | 白内障晶状体乳化和抽吸（13.41） | 人工晶体植入术（13.71） | 2.10%｜7 |
| 8｜1.75% | 子宫肌瘤切除术（68.29） | 子宫肌瘤切除术（68.29） | 1.94%｜8 |
| 9｜1.52% | 皮肤及皮下组织切除术（86.3X） | 腹腔镜下阑尾切除术（47.01） | 1.78%｜9 |
| 10｜1.35% | 腹腔镜下阑尾切除术（47.01） | 皮肤及皮下组织切除术（86.3X） | 1.64%｜10 |
| 11｜1.24% | 经尿道输尿管和肾盂结石去除术（56.0X） | 经尿道输尿管和肾盂结石去除术（56.0X） | 1.55%｜11 |
| 12｜1.12% | 喉部病损切除术（30.09） | 喉部病损切除术（30.09） | 1.10%｜12 |
| 14｜1.03% | 外阴或会阴裂伤修补术（71.71） | 胫骨和腓骨骨折开放性复位术伴内固定（79.36） | 0.98%｜13 |
| 16｜0.88% | 胫骨和腓骨骨折开放性复位术伴内固定（79.36） | 腹腔镜经腹全子宫切除术（68.41） | 0.96%｜14 |
| 18｜0.81% | 血管其他修补术（38.59） | 外阴或会阴裂伤修补术（71.71） | 0.89%｜15 |
| 19｜0.77% | 腹腔镜经腹全子宫切除术（68.41） | 单侧甲状腺叶切除术（06.2X） | 0.87%｜16 |
| 21｜0.76% | 其他骨骨折开放性复位术伴内固定（79.39） | 血管其他修补术（38.59） | 0.85%｜17 |
| 23｜0.74% | 其他经尿道前列腺切除术（60.29） | 椎间盘切除术（80.51） | 0.78%｜18 |
| 25｜0.72% | 椎间盘切除术（80.51） | 其他经尿道前列腺切除术（60.29） | 0.77%｜19 |
| 28｜0.67% | 单侧甲状腺叶切除术（06.2X） | 其他骨骨折开放性复位术伴内固定（79.39） | 0.76%｜20 |

图 2-1-1-13　2016 年、2018 年全国 1273 * 家三级综合医院住院患者手术谱

2018 年，二级综合医院住院患者手术谱前 2 位是低位子宫切开术及产科裂伤修补术，占全部手术量 16.59%（图 2-1-1-14）。

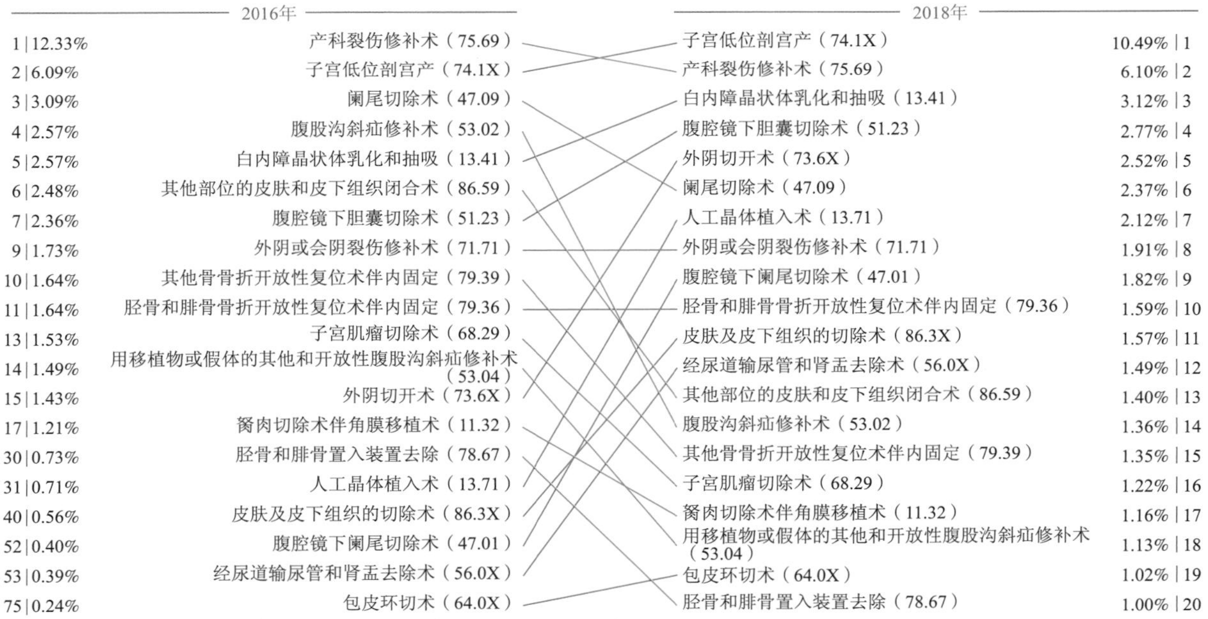

| 2016年 | | 2018年 | |
|---|---|---|---|
| 1｜12.33% | 产科裂伤修补术（75.69） | 子宫低位剖宫产（74.1X） | 10.49%｜1 |
| 2｜6.09% | 子宫低位剖宫产（74.1X） | 产科裂伤修补术（75.69） | 6.10%｜2 |
| 3｜3.09% | 阑尾切除术（47.09） | 白内障晶状体乳化和抽吸（13.41） | 3.12%｜3 |
| 4｜2.57% | 腹股沟斜疝修补术（53.02） | 腹腔镜下胆囊切除术（51.23） | 2.77%｜4 |
| 5｜2.57% | 白内障晶状体乳化和抽吸（13.41） | 外阴切开术（73.6X） | 2.52%｜5 |
| 6｜2.48% | 其他部位的皮肤和皮下组织闭合术（86.59） | 阑尾切除术（47.09） | 2.37%｜6 |
| 7｜2.36% | 腹腔镜下胆囊切除术（51.23） | 人工晶体植入术（13.71） | 2.12%｜7 |
| 9｜1.73% | 外阴或会阴裂伤修补术（71.71） | 外阴或会阴裂伤修补术（71.71） | 1.91%｜8 |
| 10｜1.64% | 其他骨骨折开放性复位术伴内固定（79.39） | 腹腔镜下阑尾切除术（47.01） | 1.82%｜9 |
| 11｜1.64% | 胫骨和腓骨骨折开放性复位术伴内固定（79.36） | 胫骨和腓骨骨折开放性复位术伴内固定（79.36） | 1.59%｜10 |
| 13｜1.53% | 子宫肌瘤切除术（68.29） | 皮肤及皮下组织的切除术（86.3X） | 1.57%｜11 |
| 14｜1.49% | 用移植物或假体的其他和开放性腹股沟斜疝修补术（53.04） | 经尿道输尿管和肾盂去除术（56.0X） | 1.49%｜12 |
| 15｜1.43% | 外阴切开术（73.6X） | 其他部位的皮肤和皮下组织闭合术（86.59） | 1.40%｜13 |
| 17｜1.21% | 胬肉切除术伴角膜移植术（11.32） | 腹股沟斜疝修补术（53.02） | 1.36%｜14 |
| 30｜0.73% | 胫骨和腓骨置入装置去除（78.67） | 其他骨骨折开放性复位术伴内固定（79.39） | 1.35%｜15 |
| 31｜0.71% | 人工晶体植入术（13.71） | 子宫肌瘤切除术（68.29） | 1.22%｜16 |
| 40｜0.56% | 皮肤及皮下组织的切除术（86.3X） | 胬肉切除术伴角膜移植术（11.32） | 1.16%｜17 |
| 52｜0.40% | 腹腔镜下阑尾切除术（47.01） | 用移植物或假体的其他和开放性腹股沟斜疝修补术（53.04） | 1.13%｜18 |
| 53｜0.39% | 经尿道输尿管和肾盂去除术（56.0X） | 包皮环切术（64.0X） | 1.02%｜19 |
| 75｜0.24% | 包皮环切术（64.0X） | 胫骨和腓骨置入装置去除（78.67） | 1.00%｜20 |

图 2-1-1-14　2016 年、2018 年全国 1680 家二级综合医院住院患者手术谱

**（三）2016 年与 2018 年二级、三级综合医院住院患者诊断性操作谱的变化情况**

2016 年与 2018 年，三级综合医院住院患者诊断性操作前 3 位无变化，首位均为单根导管冠状动脉

造影术，其次为胃镜检查，骨髓穿刺活检。进一步分析，冠状动脉造影术（88.55，88.56，88.57）分别占全部诊断性操作的12.88%、3.42%、2.63%，需引起关注（图2-1-1-15）。

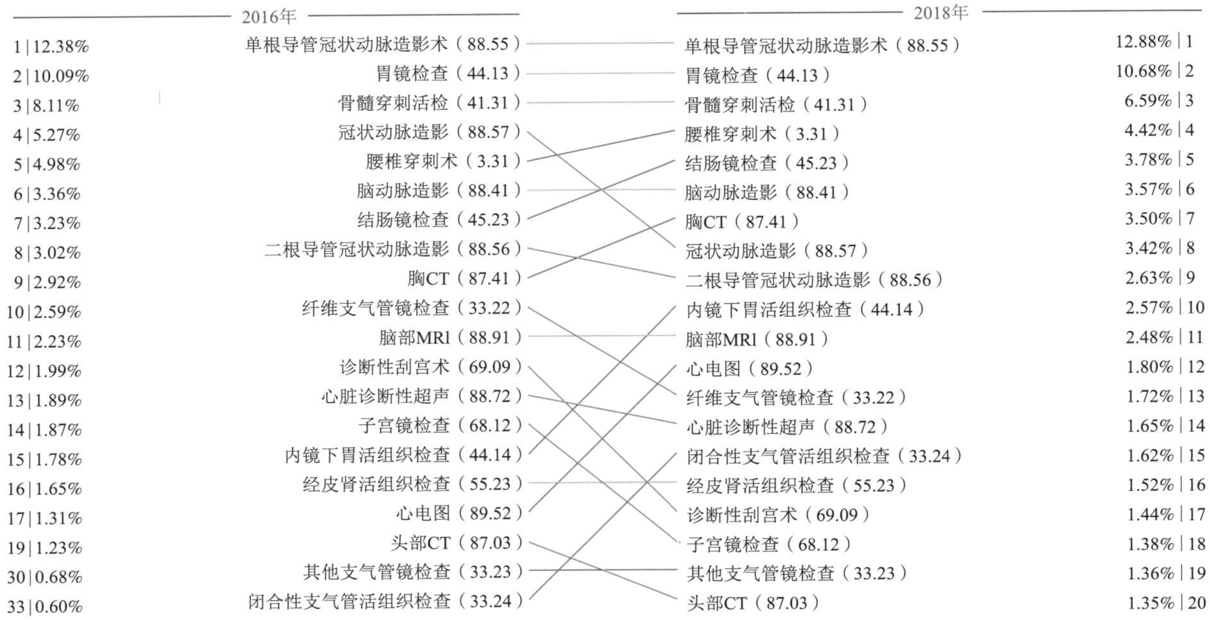

| 2016年 | | 2018年 | |
|---|---|---|---|
| 1 \| 12.38% | 单根导管冠状动脉造影术（88.55） | 单根导管冠状动脉造影术（88.55） | 12.88% \| 1 |
| 2 \| 10.09% | 胃镜检查（44.13） | 胃镜检查（44.13） | 10.68% \| 2 |
| 3 \| 8.11% | 骨髓穿刺活检（41.31） | 骨髓穿刺活检（41.31） | 6.59% \| 3 |
| 4 \| 5.27% | 冠状动脉造影（88.57） | 腰椎穿刺术（3.31） | 4.42% \| 4 |
| 5 \| 4.98% | 腰椎穿刺术（3.31） | 结肠镜检查（45.23） | 3.78% \| 5 |
| 6 \| 3.36% | 脑动脉造影（88.41） | 脑动脉造影（88.41） | 3.57% \| 6 |
| 7 \| 3.23% | 结肠镜检查（45.23） | 胸CT（87.41） | 3.50% \| 7 |
| 8 \| 3.02% | 二根导管冠状动脉造影（88.56） | 冠状动脉造影（88.57） | 3.42% \| 8 |
| 9 \| 2.92% | 胸CT（87.41） | 二根导管冠状动脉造影（88.56） | 2.63% \| 9 |
| 10 \| 2.59% | 纤维支气管镜检查（33.22） | 内镜下胃活组织检查（44.14） | 2.57% \| 10 |
| 11 \| 2.23% | 脑部MRI（88.91） | 脑部MRI（88.91） | 2.48% \| 11 |
| 12 \| 1.99% | 诊断性刮宫术（69.09） | 心电图（89.52） | 1.80% \| 12 |
| 13 \| 1.89% | 心脏诊断性超声（88.72） | 纤维支气管镜检查（33.22） | 1.72% \| 13 |
| 14 \| 1.87% | 子宫镜检查（68.12） | 心脏诊断性超声（88.72） | 1.65% \| 14 |
| 15 \| 1.78% | 内镜下胃活组织检查（44.14） | 闭合性支气管活组织检查（33.24） | 1.62% \| 15 |
| 16 \| 1.65% | 经皮肾活组织检查（55.23） | 经皮肾活组织检查（55.23） | 1.52% \| 16 |
| 17 \| 1.31% | 心电图（89.52） | 诊断性刮宫术（69.09） | 1.44% \| 17 |
| 19 \| 1.23% | 头部CT（87.03） | 子宫镜检查（68.12） | 1.38% \| 18 |
| 30 \| 0.68% | 其他支气管镜检查（33.23） | 其他支气管镜检查（33.23） | 1.36% \| 19 |
| 33 \| 0.60% | 闭合性支气管活组织检查（33.24） | 头部CT（87.03） | 1.35% \| 20 |

图2-1-1-15　2016年、2018年全国1273*家三级综合医院住院患者诊断性操作谱

2016年与2018年，二级综合医院住院患者诊断性操作谱首位均为胃镜检查，除头部CT和腹部诊断性超声无变化/变化不大，其他诊断性操作变化明显；同样，二级综合医院的单根导管冠状动脉造影术占医院全部住院患者诊断性操作总例数比例由2016年的3.21%升至2018年的6.18%，增幅近2倍（图2-1-1-16）。

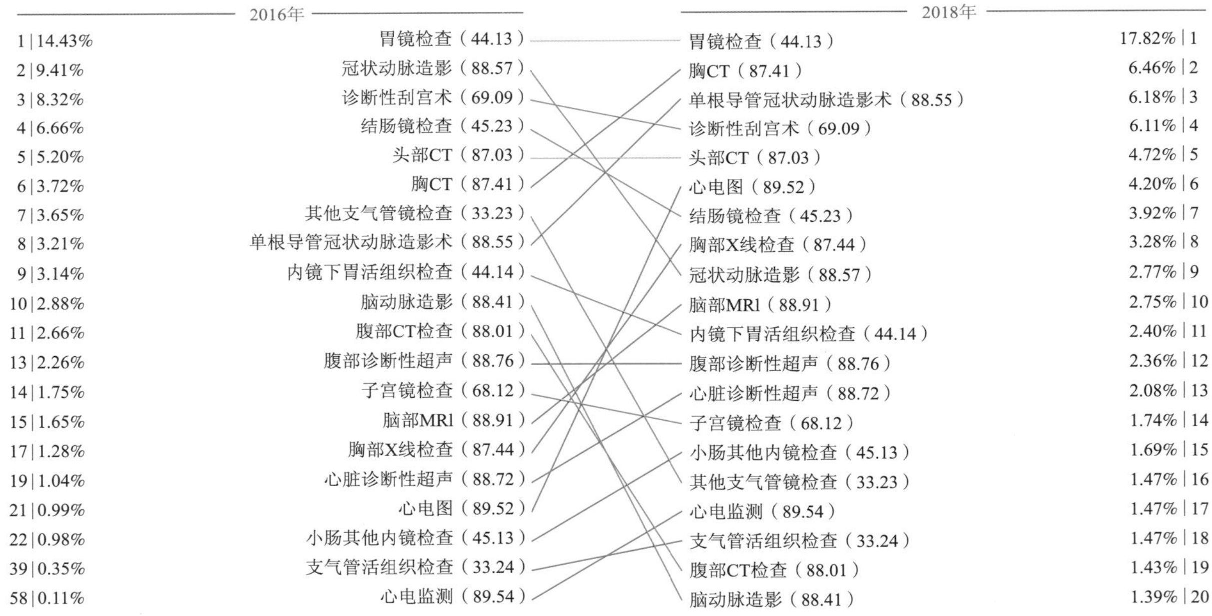

| 2016年 | | 2018年 | |
|---|---|---|---|
| 1 \| 14.43% | 胃镜检查（44.13） | 胃镜检查（44.13） | 17.82% \| 1 |
| 2 \| 9.41% | 冠状动脉造影（88.57） | 胸CT（87.41） | 6.46% \| 2 |
| 3 \| 8.32% | 诊断性刮宫术（69.09） | 单根导管冠状动脉造影术（88.55） | 6.18% \| 3 |
| 4 \| 6.66% | 结肠镜检查（45.23） | 诊断性刮宫术（69.09） | 6.11% \| 4 |
| 5 \| 5.20% | 头部CT（87.03） | 头部CT（87.03） | 4.72% \| 5 |
| 6 \| 3.72% | 胸CT（87.41） | 心电图（89.52） | 4.20% \| 6 |
| 7 \| 3.65% | 其他支气管镜检查（33.23） | 结肠镜检查（45.23） | 3.92% \| 7 |
| 8 \| 3.21% | 单根导管冠状动脉造影术（88.55） | 胸部X线检查（87.44） | 3.28% \| 8 |
| 9 \| 3.14% | 内镜下胃活组织检查（44.14） | 冠状动脉造影（88.57） | 2.77% \| 9 |
| 10 \| 2.88% | 脑动脉造影（88.41） | 脑部MRI（88.91） | 2.75% \| 10 |
| 11 \| 2.66% | 腹部CT检查（88.01） | 内镜下胃活组织检查（44.14） | 2.40% \| 11 |
| 13 \| 2.26% | 腹部诊断性超声（88.76） | 腹部诊断性超声（88.76） | 2.36% \| 12 |
| 14 \| 1.75% | 子宫镜检查（68.12） | 心脏诊断性超声（88.72） | 2.08% \| 13 |
| 15 \| 1.65% | 脑部MRI（88.91） | 子宫镜检查（68.12） | 1.74% \| 14 |
| 17 \| 1.28% | 胸部X线检查（87.44） | 小肠其他内镜检查（45.13） | 1.69% \| 15 |
| 19 \| 1.04% | 心脏诊断性超声（88.72） | 其他支气管镜检查（33.23） | 1.47% \| 16 |
| 21 \| 0.99% | 心电图（89.52） | 心电监测（89.54） | 1.47% \| 17 |
| 22 \| 0.98% | 小肠其他内镜检查（45.13） | 支气管活组织检查（33.24） | 1.47% \| 18 |
| 39 \| 0.35% | 支气管活组织检查（33.24） | 腹部CT检查（88.01） | 1.43% \| 19 |
| 58 \| 0.11% | 心电监测（89.54） | 脑动脉造影（88.41） | 1.39% \| 20 |

图2-1-1-16　2016年、2018年全国1680家二级综合医院住院患者诊断性操作谱

**（四）2016年与2018年二级、三级综合医院住院患者治疗性操作谱的变化情况**

2016年与2018年，三级综合医院住院患者治疗性操作谱前4位无明显变化，居首位仍为注射或输注肿瘤化学治疗药物，占住院患者治疗性操作总人次的比例由2016年的6.96%升至2018年的10.05%，

增幅近 1.5 倍。此外，2 项重要的治疗性操作——血液透析（39.95）从 2016 年的第 17 位上升至 2018 年的第 6 位；无创机械性通气（93.9）从 2016 年的第 39 位上升至 2018 年的第 15 位（图 2-1-1-17）。

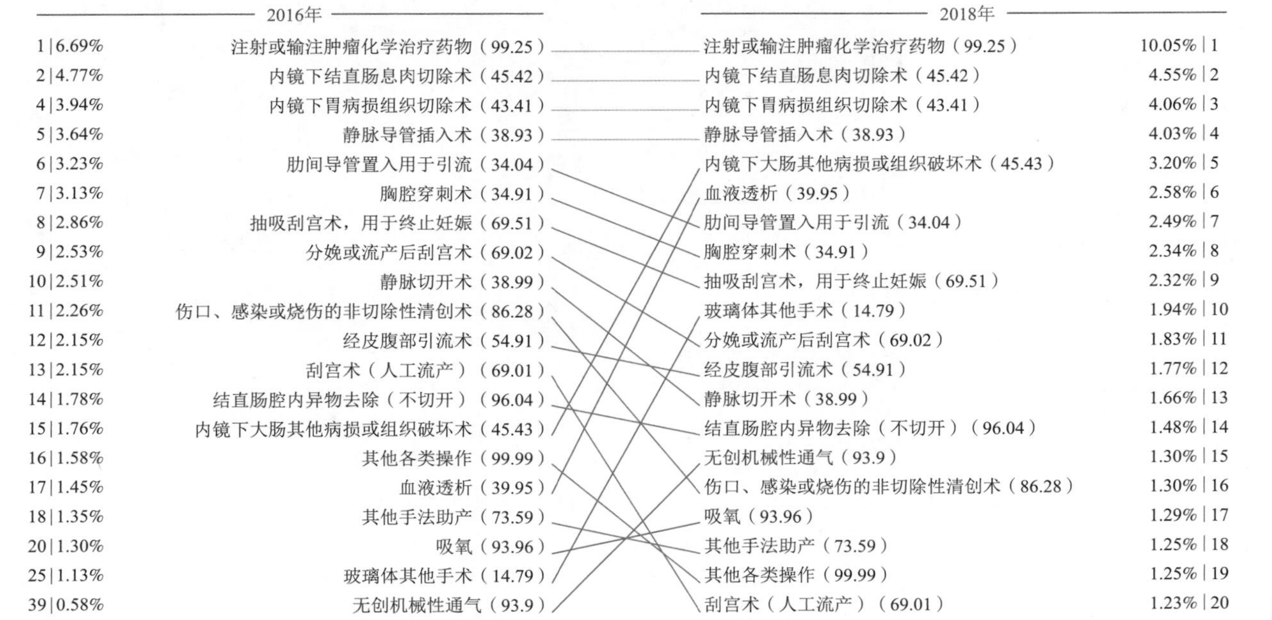

| 2016年 | | 2018年 | |
|---|---|---|---|
| 1\|6.69% | 注射或输注肿瘤化学治疗药物（99.25） | 注射或输注肿瘤化学治疗药物（99.25） | 10.05%\|1 |
| 2\|4.77% | 内镜下结直肠息肉切除术（45.42） | 内镜下结直肠息肉切除术（45.42） | 4.55%\|2 |
| 4\|3.94% | 内镜下胃病损组织切除术（43.41） | 内镜下胃病损组织切除术（43.41） | 4.06%\|3 |
| 5\|3.64% | 静脉导管插入术（38.93） | 静脉导管插入术（38.93） | 4.03%\|4 |
| 6\|3.23% | 肋间导管置入用于引流（34.04） | 内镜下大肠其他病损或组织破坏术（45.43） | 3.20%\|5 |
| 7\|3.13% | 胸腔穿刺术（34.91） | 血液透析（39.95） | 2.58%\|6 |
| 8\|2.86% | 抽吸刮宫术，用于终止妊娠（69.51） | 肋间导管置入用于引流（34.04） | 2.49%\|7 |
| 9\|2.53% | 分娩或流产后刮宫术（69.02） | 胸腔穿刺术（34.91） | 2.34%\|8 |
| 10\|2.51% | 静脉切开术（38.99） | 抽吸刮宫术，用于终止妊娠（69.51） | 2.32%\|9 |
| 11\|2.26% | 伤口、感染或烧伤的非切除性清创术（86.28） | 玻璃体其他手术（14.79） | 1.94%\|10 |
| 12\|2.15% | 经皮腹部引流术（54.91） | 分娩或流产后刮宫术（69.02） | 1.83%\|11 |
| 13\|2.15% | 刮宫术（人工流产）（69.01） | 经皮腹部引流术（54.91） | 1.77%\|12 |
| 14\|1.78% | 结直肠腔内异物去除（不切开）（96.04） | 静脉切开术（38.99） | 1.66%\|13 |
| 15\|1.76% | 内镜下大肠其他病损或组织破坏术（45.43） | 结直肠腔内异物去除（不切开）（96.04） | 1.48%\|14 |
| 16\|1.58% | 其他各类操作（99.99） | 无创机械性通气（93.9） | 1.30%\|15 |
| 17\|1.45% | 血液透析（39.95） | 伤口、感染或烧伤的非切除性清创术（86.28） | 1.30%\|16 |
| 18\|1.35% | 其他手法助产（73.59） | 吸氧（93.96） | 1.29%\|17 |
| 20\|1.30% | 吸氧（93.96） | 其他手法助产（73.59） | 1.25%\|18 |
| 25\|1.13% | 玻璃体其他手术（14.79） | 其他各类操作（99.99） | 1.25%\|19 |
| 39\|0.58% | 无创机械性通气（93.9） | 刮宫术（人工流产）（69.01） | 1.23%\|20 |

图 2-1-1-17　2016 年、2018 年全国 1273 * 家三级综合医院住院患者治疗性操作谱

　　2016 年与 2018 年，二级综合医院住院患者治疗性操作谱变化较为明显。其中，产科治疗性操作工作量占全部治疗性操作的 20% ～ 30%；喷雾法给予呼吸药物和其他针刺分别从 2016 年的第 19 位和第 109 位上升到第 3 位和第 6 位（图 2-1-1-18）。

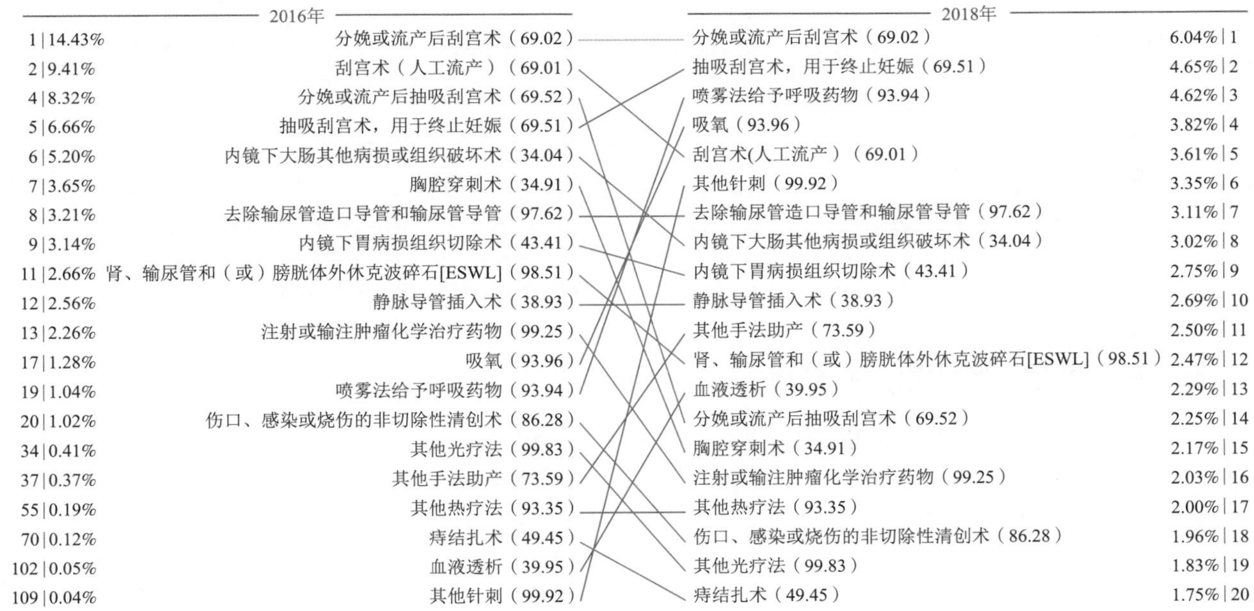

| 2016年 | | 2018年 | |
|---|---|---|---|
| 1\|14.43% | 分娩或流产后刮宫术（69.02） | 分娩或流产后刮宫术（69.02） | 6.04%\|1 |
| 2\|9.41% | 刮宫术（人工流产）（69.01） | 抽吸刮宫术，用于终止妊娠（69.51） | 4.65%\|2 |
| 4\|8.32% | 分娩或流产后抽吸刮宫术（69.52） | 喷雾法给予呼吸药物（93.94） | 4.62%\|3 |
| 5\|6.66% | 抽吸刮宫术，用于终止妊娠（69.51） | 吸氧（93.96） | 3.82%\|4 |
| 6\|5.20% | 内镜下大肠其他病损或组织破坏术（34.04） | 刮宫术（人工流产）（69.01） | 3.61%\|5 |
| 7\|3.65% | 胸腔穿刺术（34.91） | 其他针刺（99.92） | 3.35%\|6 |
| 8\|3.21% | 去除输尿管造口导管和输尿管导管（97.62） | 去除输尿管造口导管和输尿管导管（97.62） | 3.11%\|7 |
| 9\|3.14% | 内镜下胃病损组织切除术（43.41） | 内镜下大肠其他病损或组织破坏术（34.04） | 3.02%\|8 |
| 11\|2.66% | 肾、输尿管和（或）膀胱体外休克波碎石[ESWL]（98.51） | 内镜下胃病损组织切除术（43.41） | 2.75%\|9 |
| 12\|2.56% | 静脉导管插入术（38.93） | 静脉导管插入术（38.93） | 2.69%\|10 |
| 13\|2.26% | 注射或输注肿瘤化学治疗药物（99.25） | 其他手法助产（73.59） | 2.50%\|11 |
| 17\|1.28% | 吸氧（93.96） | 肾、输尿管和（或）膀胱体外休克波碎石[ESWL]（98.51） | 2.47%\|12 |
| 19\|1.04% | 喷雾法给予呼吸药物（93.94） | 血液透析（39.95） | 2.29%\|13 |
| 20\|1.02% | 伤口、感染或烧伤的非切除性清创术（86.28） | 分娩或流产后抽吸刮宫术（69.52） | 2.25%\|14 |
| 34\|0.41% | 其他光疗法（99.83） | 胸腔穿刺术（34.91） | 2.17%\|15 |
| 37\|0.37% | 其他手法助产（73.59） | 注射或输注肿瘤化学治疗药物（99.25） | 2.03%\|16 |
| 55\|0.19% | 其他热疗法（93.35） | 其他热疗法（93.35） | 2.00%\|17 |
| 70\|0.12% | 痔结扎术（49.45） | 伤口、感染或烧伤的非切除性清创术（86.28） | 1.96%\|18 |
| 102\|0.05% | 血液透析（39.95） | 其他光疗法（99.83） | 1.83%\|19 |
| 109\|0.04% | 其他针刺（99.92） | 痔结扎术（49.45） | 1.75%\|20 |

图 2-1-1-18　2016 年、2018 年全国 1680 家二级综合医院住院患者治疗性操作谱

（五）2018 年各省（区、市）二级、三级综合医院住院患者死亡疾病谱情况

　　分析各省（区、市）三级综合医院住院患者死亡疾病谱情况（图 2-1-1-19）。

　　分析各省（区、市）二级综合医院住院患者死亡疾病谱（图 2-1-1-20）。

| 排名 | 三级综合医院 死亡疾病谱前20位 | 北京 | 天津 | 河北 | 山西 | 内蒙古 | 辽宁 | 吉林 | 黑龙江 | 上海 | 江苏 | 浙江 | 安徽 | 福建 | 江西 | 山东 | 河南 | 湖北 | 湖南 | 广东 | 广西 | 海南 | 重庆 | 四川 | 贵州 | 云南 | 陕西 | 甘肃 | 青海 | 宁夏 | 新疆 | 西藏 |
|---|---|---|---|---|---|---|---|---|---|---|---|---|---|---|---|---|---|---|---|---|---|---|---|---|---|---|---|---|---|---|---|---|
| 1 | 未特指的肺炎（J18.9） | 1 | 1 | 2 | 2 | 2 | 3 | 3 | 1 | 6 | 6 | 6 | 5 | 2 | 3 | 3 | 2 | 2 | 1 | 5 | 2 | 1 | 5 | 2 | 1 | 1 | 10 | 7 | 2 | 1 | 8 |  |
| 2 | 未特指的支气管或肺恶性肿瘤（C34.9） | 22 | 2 | 1 | 1 | 1 | 2 | 2 | 3 | 2 | 1 | 1 | 5 | 1 | 1 | 1 | 1 | 1 | 3 | 2 | 1 | 8 | 3 | 2 | 13 | 20 | 3 | 3 | — |  |  |  |
| 3 | 未特指的脑梗死（I63.9） | 4 | 3 | 4 | 3 | 4 | 1 | 1 | 2 | 4 | 5 | 9 | 7 | 2 | 3 | 1 | 2 | 3 | 4 | 3 | 4 | 14 | 4 | 10 | 4 | 5 | 4 | 33 |  |  |  |  |
| 4 | 肺的其他疾患（J98.4） | 3 | 4 | 4 | 3 | 4 | 10 | 9 | 15 | 2 | 1 | 2 | 3 | 5 | 2 | 6 | 17 | 4 | 6 | 14 | 5 | 6 | 28 | 6 | 4 | 9 | 12 | 9 | 12 | 5 | 14 |  |
| 5 | 未特指的肝恶性肿瘤（C22.9） | 46 | 15 | 17 | 21 | 6 | 13 | 7 | 10 | 10 | 25 | 3 | 11 | 7 | 2 | 12 | 5 | 13 | 6 | 2 | 22 | 8 | 20 | 7 | 9 | 28 | 15 | 29 | 9 |  |  |  |
| 6 | 未特指的脑内出血（I61.9） | 15 | 9 | 8 | 19 | 9 | 9 | 13 | 8 | 23 | 15 | 14 | 9 | 19 | 7 | 33 | 16 | 7 | 13 | 14 | 9 | 26 | 5 | 4 | 14 | 18 | 8 | 3 |  |  |  |  |
| 7 | 动脉硬化性心脏病（I25.1） | — | 18 | 12 | 35 | 8 | 6 | 6 | 4 | 8 | 16 | 8 | 18 | 20 | 19 | 7 | 28 | 4 | 17 | 25 | 11 | 10 | 7 | 50 | 6 | 17 | 37 | 19 | 22 |  |  |  |
| 8 | 未特指的呼吸衰竭（J96.9） | 8 | 7 | 7 | 12 | 10 | 6 | 7 | 35 | 26 | 2 | 4 | 8 | 24 | 4 | 15 | 10 | 34 | 14 | 19 | 10 | — | 2 | 14 | 11 | 2 | 1 | 19 | 26 | 47 |  |  |
| 9 | 未特指的急性心肌梗死（I21.9） | 16 | 13 | 5 | 7 | 12 | 7 | 16 | 9 | 9 | 7 | 11 | 20 | 21 | 13 | 4 | 8 | 12 | 22 | 20 | 25 | 16 | 16 | 29 | 6 | 33 | 24 | 10 | 24 |  |  |  |
| 10 | 未特指的胃肠出血（K92.2） | 18 | 11 | 10 | 18 | 7 | 8 | 4 | 5 | 12 | 16 | 20 | 13 | 10 | 8 | 9 | 10 | 5 | 5 | 12 | 20 | 12 | 12 | 10 | 11 | 7 |  |  |  |  |  |  |
| 11 | 未特指的慢性阻塞性肺病伴有急性加重（J44.1） | 10 | 28 | 13 | 16 | 11 | 15 | 18 | 18 | 13 | 14 | 5 | 3 | 16 | 21 | 8 | 26 | 37 | 15 | — |  |  |  |  |  |  |  |  |  |  |  |  |
| 12 | 未特指的胃恶性肿瘤（C16.9） | — | 20 | 11 | 9 | 10 | 14 | 14 | 13 | 3 | 11 | 5 | 10 | 29 | 28 | 10 | 33 | 44 | 32 | 5 | 34 | 31 | 13 | — |  |  |  |  |  |  |  |  |
| 13 | 未特指的脓毒症（A41.9） | 7 | 27 | 21 | 25 | — | 1 | 37 | — | 14 | — | 9 | 41 | 9 | 21 | 15 | 20 | 1 | 7 | 9 | 15 | 26 | 4 | 6 | 18 |  |  |  |  |  |  |  |
| 14 | 弥散性脑损伤（S06.2） | 26 | 35 | 14 | 3 | 29 | 41 | — | 42 | 22 | 8 | 2 | 10 | 21 | 18 | 6 | 12 | 25 | 3 | 7 | 24 | 7 | 24 | 20 |  |  |  |  |  |  |  |  |
| 15 | 未特指的心脏停搏（I46.9） | 28 | 22 | 16 | 22 | 16 | 23 | 11 | 38 | 12 | 14 | 7 | 1 | 33 | 6 | 5 | 17 | 12 | 12 | 8 | 1 | 3 | 8 | 20 | 10 |  |  |  |  |  |  |  |
| 16 | 未特指的心力衰竭（I50.9） | 5 | 5 | 11 | 11 | 19 | 26 | 9 | 15 | 23 | 29 | 24 | 14 | 22 | 6 | 22 | 32 | 42 | 38 | 45 | 22 | 7 | 26 | 43 | — |  |  |  |  |  |  |  |
| 17 | 急性心内膜下心肌梗死（I21.4） | 6 | 6 | 6 | 10 | 41 | 11 | 10 | 24 | 20 | 19 | 40 | 4 | 46 | 29 | 4 | 21 | 36 | 31 | 29 | 15 | 18 | — | 23 | 17 |  |  |  |  |  |  |  |
| 18 | 未特指的细菌性肺炎（J15.9） | 2 | 14 | 18 | 15 | 31 | 27 | 31 | — | 32 | — | 18 | 26 | 13 | 38 | 43 | 31 | 16 | 49 | 30 | 5 | 27 | — | 7 | 17 | — | 40 | 40 | — | 1 | — |  |
| 19 | 前壁急性透壁性心肌硬死（I21.0） | 9 | 8 | 9 | 6 | 17 | 20 | 11 | 28 | 24 | 15 | 30 | — | 41 | 13 | 14 | 22 | 38 | 30 | 21 | 11 | 15 | 24 | 25 | 28 | 5 | 26 |  |  |  |  |  |
| 20 | 大脑半球的脑内出血，皮质下（I61.0） | 17 | 16 | 20 | 13 | 23 | 25 | 17 | 19 | 28 | 28 | 34 | 32 | 33 | 10 | 36 | 13 | 37 | 14 | 18 | 22 | 9 | 4 | — | 16 | 9 | 14 | 6 |  |  |  |  |

图 2-1-1-19　2018 年各省（区、市）三级综合医院住院患者死亡疾病谱

| 排名 | 二级综合医院 死亡疾病谱前20位 | 北京 | 天津 | 河北 | 山西 | 内蒙古 | 辽宁 | 吉林 | 黑龙江 | 上海 | 江苏 | 浙江 | 安徽 | 福建 | 江西 | 山东 | 河南 | 湖北 | 湖南 | 广东 | 广西 | 海南 | 重庆 | 四川 | 贵州 | 云南 | 陕西 | 甘肃 | 青海 | 宁夏 | 新疆 | 西藏 |
|---|---|---|---|---|---|---|---|---|---|---|---|---|---|---|---|---|---|---|---|---|---|---|---|---|---|---|---|---|---|---|---|---|
| 1 | 未特指的脑梗死（I63.9） | 3 | 4 | 3 | 1 | 7 | 1 | 2 | 1 | 5 | 14 | 8 | 3 | 17 | 3 | 2 | 9 | 4 | 2 | 4 | 6 | 7 | 6 | 11 | 19 | 10 | 5 | — |  |  |  |  |
| 2 | 未特指的支气管或肺恶性肿瘤（C34.9） | 11 | 1 | 2 | 18 | 8 | 3 | 3 | 4 | 2 | 11 | 5 | 8 | 19 | 1 | 1 | 1 | 6 | 1 | 1 | 31 | 1 | 3 | 15 | 8 | 1 | 5 | 28 | 5 | — | 14 | — |
| 3 | 动脉硬化性心脏病（I25.1） | — | 2 | 1 | 3 | 3 | 4 | 1 | 2 | 4 | 16 | 2 | 10 | 14 | 3 | 1 | 2 | 12 | 1 | 12 | 8 | 35 | 5 | 6 | 3 | 4 | 8 | 2 | 6 |  |  |  |
| 4 | 肺的其他疾患（J98.4） | 2 | 8 | 4 | 7 | 6 | 12 | 7 | 6 | 3 | 6 | 2 | 9 | 6 | 7 | 3 | 4 | 2 | 22 | 15 | 8 | 31 | 9 | 20 | 9 |  |  |  |  |  |  |  |
| 5 | 未特指的肺炎（J18.9） | 1 | 3 | 10 | 11 | 4 | 2 | 4 | 5 | 1 | 26 | 6 | 16 | 1 | 22 | 4 | 17 | 1 | 5 | 12 | 5 | 16 | 6 | 6 | 9 | 3 |  |  |  |  |  |  |
| 6 | 未特指的慢性阻塞性肺病伴有急性加重（J44.1） | 16 | — | 12 | 26 | 13 | 13 | 18 | 24 | 13 | 4 | 12 | 6 | 9 | 5 | 7 | 19 | 11 | 1 | 8 | 21 | 5 | 44 | 1 | 16 | 4 |  |  |  |  |  |  |
| 7 | 未特指的肝恶性肿瘤（C22.9） | — | 5 | 16 | — | 10 | 10 | 6 | 3 | 7 | 25 | 3 | 15 | 24 | 2 | 13 | 21 | 4 | 1 | 3 | 9 | 10 | 17 | 23 | 27 | 15 | 26 | 20 |  |  |  |  |
| 8 | 未特指的呼吸衰竭（J96.9） | 2 | 19 | 6 | 39 | 20 | 9 | 13 | 21 | 9 | 15 | 1 | 4 | 10 | 6 | 7 | 2 | 3 | 4 | 29 | 1 | 1 | 2 | 43 | 15 | 6 |  |  |  |  |  |  |
| 9 | 未特指的脑内出血（I61.9） | 5 | 13 | 17 | 7 | 19 | 8 | 6 | 12 | 10 | 4 | 28 | 5 | 3 | 11 | 6 | 4 | 13 | 10 | 2 | 8 | 48 | 15 | — |  |  |  |  |  |  |  |  |
| 10 | 未特指的心脏停搏（I46.9） | — | — | 5 | — | 30 | 14 | — | 43 | 2 | 11 | 5 | 2 | 2 | 11 | 5 | 2 | 2 | 1 | 9 | 7 | 7 |  |  |  |  |  |  |  |  |  |  |
| 11 | 未特指的胃肠出血（K92.2） | 17 | 7 | 14 | 31 | 14 | 9 | 20 | 5 | 14 | 7 | 15 | 4 | 13 | 8 | 5 | 11 | 7 | 5 | 5 | 13 | 38 | 21 | 8 | 16 | — |  |  |  |  |  |  |
| 12 | 未特指的心力衰竭（I50.9） | 4 | 10 | 13 | 41 | 22 | 4 | 26 | 9 | 14 | 23 | 14 | 4 | 29 | 5 | 9 | 6 | 20 | 50 | 22 | 18 | 9 | — | 17 | — |  |  |  |  |  |  |  |
| 13 | 被描述为心脏性猝死（I46.1） | 33 | — | 11 | — | 41 | 47 | — | 19 | 35 | 1 | 14 | 9 | 2 | 9 | 2 | 9 | 11 | 1 | 1 | 2 | 2 | 1 | 11 | 1 |  |  |  |  |  |  |  |
| 14 | 未特指的急性心肌梗死（I21.9） | 9 | 12 | 15 | 45 | — | 11 | 36 | 21 | 3 | 2 | 13 | 7 | 2 | 17 | 21 | 22 | 22 | 25 | 25 | 4 | 4 | 7 | — |  |  |  |  |  |  |  |  |
| 15 | 未特指的胃恶性肿瘤（C16.9） | — | 6 | 19 | 46 | 14 | 12 | 14 | 6 | 27 | 1 | 9 | 7 | 13 | 3 | 19 | 3 | 3 | — | 17 | 33 | 34 | — | 39 |  |  |  |  |  |  |  |  |
| 16 | 弥散性脑损伤（S06.2） | 18 | — | 17 | 22 | — | 9 | — | 4 | 17 | 20 | 13 | 9 | 12 | 23 | 8 | — | 2 | 11 | 20 | 35 | 48 | 24 | 4 |  |  |  |  |  |  |  |  |
| 17 | 颅内损伤伴有延长的昏迷（S06.7） | 21 | 36 | 32 | — | 37 | 28 | — | 10 | 3 | 5 | 18 | 10 | 3 | — | 26 | 5 | — | 10 | 46 | 5 | 26 | — | 30 | 1 | — |  |  |  |  |  |  |
| 18 | 未特指的颅内损伤（S06.9） | 4 | — | 50 | 26 | 18 | — | 23 | — | 1 | 36 | 5 | 1 | 24 | 10 | 4 | 50 | 11 | 9 | 36 | 46 | 42 | 16 | — | 7 | 10 | 29 | — |  |  |  |  |
| 19 | 未特指的脓毒病（A41.9） | 5 | 18 | — | — | 21 | — | 1 | 30 | 1 | 39 | — | 15 | 38 | — | 35 | 20 | 13 | 9 | 3 | 21 | 21 | 13 | 2 | 32 |  |  |  |  |  |  |  |
| 20 | 椎基底动脉综合征（G45.0） | — | — | — | 2 | — | — | — | — | — | 9 | — | — | — | — | — | 37 |  |  |  |  |  |  |  |  |  |  |  |  |  |  |  |

图 2-1-1-20　2018 年各省（区、市）二级综合医院住院患者死亡疾病谱

## 五、三级医院区域医疗服务分析

### （一）全国省外就医患者地域分布特点分析

对 2018 年 1754 家三级医院收治的 74 790 008 例的出院患者进行分析，共占 2018 年度全国出院患者总人次 2.53 亿的 29.56%。2018 年 1754 家三级医院省外就医患者 5 015 937 例，占分析的三级医院出院患者总人次的 6.71%，较 2016 年的 6.41% 上升 0.3 个百分点，较 2017 年的 6.54% 上升 0.17 个百分点（图 2-1-1-21）。

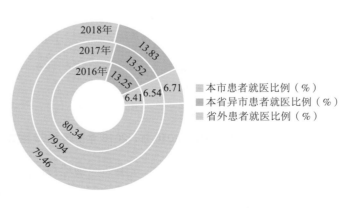

图 2-1-1-21　2016—2018 年三级医院省外就医患者比例

■ 本市患者就医比例（%）
■ 本省异市患者就医比例（%）
■ 省外患者就医比例（%）

（2018年 13.83、6.71、80.34；2017年 13.52、6.54、79.94；2016年 13.25、6.41、79.46）

省外就医的定义为患者离开常住地发生的住院诊疗行为。

常住地的判定方法为根据住院患者病案首页基本信息进行甄别，对于患者工作单位及地址、工作单位电话、工作单位邮编、现住址、现住址电话（手机号码）、现住址邮编等信息项中，逐一判断甄别出患者常住地。

进一步分析各类型医院省外就医患者比例，其中，2018 年心血管病医院收治省外就医患者比 2017 年下降了 2.07 个百分点，比 2016 年下降了 4.35 个百分点，眼科医院较 2016 年下降了 2.93 个百分点；胸科、肿瘤医院较 2017 年分别上升了 1.81、1.80 个百分点，较 2016 年分别上升了 3.08、2.44 个百分点，其余类型的医院收治省外患者的比例无明显变化（图 2-1-1-22）。

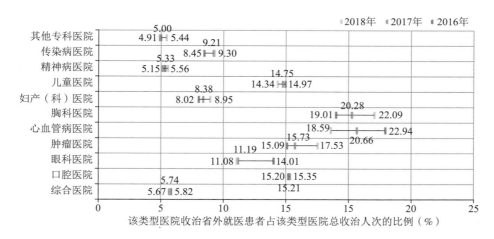

图 2-1-1-22　2016—2018 年三级各类型医院省外就医患者比例

### 1. 各省（区、市）三级医院患者流动基本情况

（1）流入情况

2018 年三级医院收治的省外就医患者中，流入最多的省（区、市）前 5 位分别为上海、北京、江苏、浙江和广东，分别占 5 015 937 例省外就医患者的 17.40%、15.15%、8.52%、6.43% 和 6.12%。这 5 个省（区、市）收治的省外患者占纳入分析的三级医院收治的所有省外就医患者的 53.64%，与 2017 年流入前 5 位省（区、市）（53.56%）相比上升了 0.08 个百分点，其中，西藏和陕西三级医院收治省外就医患者比例上升较为明显，增幅分别为 25.00% 和 7.83%（图 2-1-1-23）。

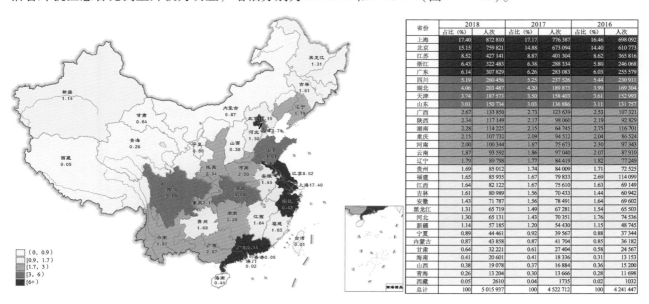

图 2-1-1-23　2018 年三级医院省外就医患者流入地分布（%）

三级医院省外就医住院患者主要来自周边省（区、市）（图2-1-1-24）。上海三级医院收治的住院患者中，38.51%为非上海常住居民，较2017年的38.22%上升了0.29个百分点，省外就医住院患者主要来自周边省（区、市）、华东及中部地区。北京三级医院收治的住院患者中，37.10%为非北京常住居民，较2017年的36.10%上升了1个百分点，省外就医住院患者主要来自周边省（区、市）及华北、东北地区。江苏、浙江、广东三级医院收治的省外住院患者，占该地区收治的住院患者总人次的比例，分别为7.65%、6.43%、5.13%，省外就医住院患者主要来自周边省（区、市）。尽管江苏、浙江、广东是住院患者省外就医的集中地区，但这3个地区三级医院收治的住院患者中，本省常住居民仍占本省收治的住院患者总人次的92%以上，"集中于周边城市"这一趋势未及北京、上海明显。

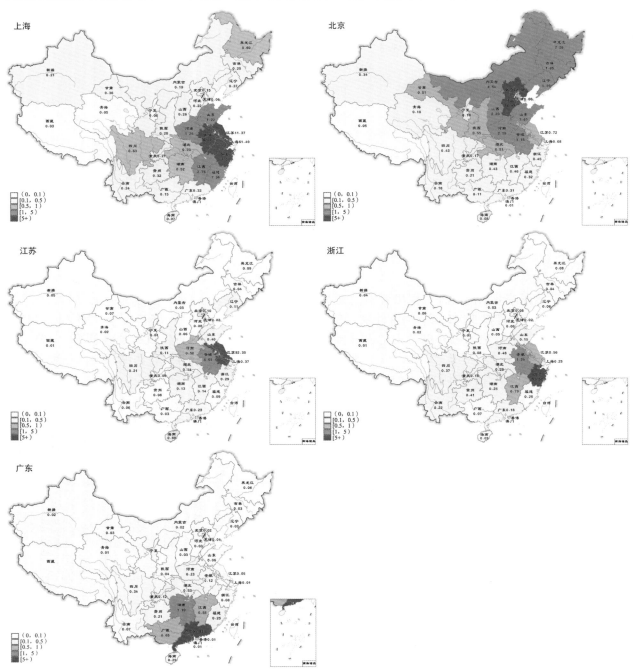

图2-1-1-24　2018年三级医院患者流入最多的5省收治省外患者常住地分布（%）

（2）流出情况

2018年选择去往省外三级医院就医的省外就医患者中，流出最多的省（区、市）前5位分别为安徽、河北、江苏、浙江和河南，分别占 5 015 937 例省外就医患者的 10.68%、7.78%、7.63%、6.14% 和 5.44%。这 5 个省（区、市）选择去往省外三级医院就医的患者占全国三级医院收治省外就医患者的 37.67%，较 2017 年流出前 5 位省（区、市）的 37.87% 下降了 0.20 个百分点（图 2-1-1-25）。

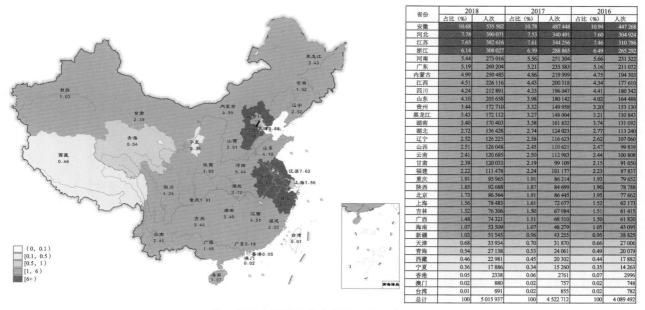

| 省份 | 2018 | | 2017 | | 2016 | |
|---|---|---|---|---|---|---|
| | 占比（%） | 人次 | 占比（%） | 人次 | 占比（%） | 人次 |
| 安徽 | 10.68 | 535 502 | 10.78 | 487 448 | 10.94 | 447 268 |
| 河北 | 7.78 | 390 071 | 7.53 | 340 491 | 7.60 | 304 924 |
| 江苏 | 7.63 | 382 616 | 7.61 | 344 256 | 7.46 | 310 786 |
| 浙江 | 6.14 | 308 027 | 6.39 | 288 865 | 6.49 | 265 292 |
| 河南 | 5.44 | 273 016 | 5.56 | 251 304 | 5.66 | 231 322 |
| 广东 | 5.19 | 260 204 | 5.21 | 235 583 | 5.16 | 211 072 |
| 内蒙古 | 4.99 | 250 485 | 4.86 | 219 999 | 4.75 | 194 303 |
| 江西 | 4.51 | 226 116 | 4.43 | 200 318 | 4.34 | 177 610 |
| 四川 | 4.24 | 212 891 | 4.33 | 196 047 | 4.41 | 180 342 |
| 山东 | 4.10 | 205 658 | 3.98 | 180 142 | 4.02 | 164 488 |
| 贵州 | 3.44 | 172 710 | 3.32 | 149 958 | 3.20 | 153 130 |
| 黑龙江 | 3.43 | 172 112 | 3.27 | 148 004 | 3.21 | 130 843 |
| 湖南 | 3.40 | 170 403 | 3.58 | 161 832 | 3.74 | 131 092 |
| 湖北 | 2.72 | 136 428 | 2.74 | 124 023 | 2.77 | 113 240 |
| 辽宁 | 2.52 | 126 225 | 2.58 | 116 623 | 2.62 | 107 060 |
| 山西 | 2.51 | 126 048 | 2.45 | 110 621 | 2.47 | 99 839 |
| 云南 | 2.41 | 120 685 | 2.50 | 112 983 | 2.44 | 100 808 |
| 甘肃 | 2.39 | 120 033 | 2.19 | 99 109 | 2.15 | 91 050 |
| 福建 | 2.22 | 111 478 | 2.24 | 101 177 | 2.23 | 87 837 |
| 重庆 | 1.91 | 95 965 | 1.91 | 86 214 | 1.93 | 79 652 |
| 陕西 | 1.85 | 92 688 | 1.87 | 84 699 | 1.90 | 78 788 |
| 北京 | 1.73 | 86 564 | 1.91 | 86 445 | 1.95 | 77 662 |
| 上海 | 1.56 | 78 483 | 1.61 | 72 677 | 1.52 | 62 173 |
| 吉林 | 1.52 | 76 306 | 1.50 | 67 984 | 1.51 | 61 415 |
| 广西 | 1.48 | 74 321 | 1.51 | 68 510 | 1.50 | 61 820 |
| 海南 | 1.07 | 53 509 | 1.07 | 48 279 | 1.05 | 43 095 |
| 新疆 | 1.03 | 51 545 | 0.96 | 43 255 | 0.95 | 38 825 |
| 天津 | 0.68 | 33 934 | 0.70 | 31 870 | 0.66 | 27 006 |
| 青海 | 0.54 | 27 138 | 0.53 | 24 061 | 0.49 | 20 079 |
| 西藏 | 0.46 | 22 981 | 0.45 | 20 302 | 0.44 | 17 882 |
| 宁夏 | 0.36 | 17 886 | 0.34 | 15 260 | 0.35 | 14 263 |
| 香港 | 0.05 | 2338 | 0.06 | 2761 | 0.07 | 2996 |
| 澳门 | 0.02 | 880 | 0.02 | 757 | 0.02 | 748 |
| 台湾 | 0.01 | 665 | 0.02 | 855 | 0.02 | 782 |
| 总计 | 100 | 5 015 937 | 100 | 4 522 712 | 100 | 4 089 492 |

注：此图中数据包含我国港、澳、台地区。

图 2-1-1-25　2018 年选择去往省外三级医院就医的患者常住地分布（%）

以常住地为安徽的三级医院患者为例，2018 年 81.17% 的三级医院住院患者选择留在本省三级医院就医；18.83% 的安徽常住居民选择去往邻近的省外三级医院就医，该比例较 2017 年的 18.91% 下降了 0.08 个百分点（图 2-1-1-26）。

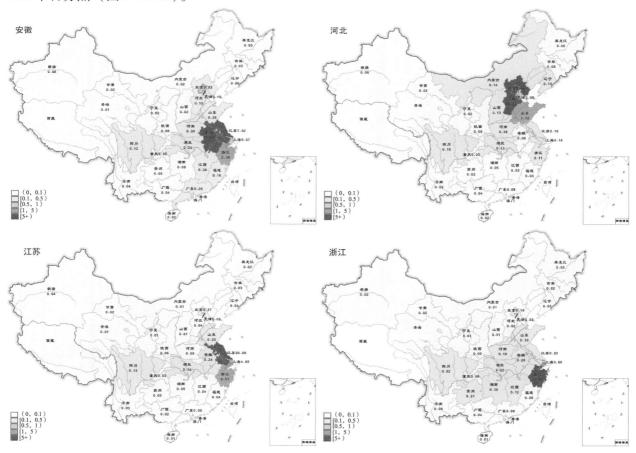

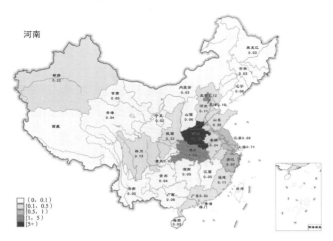

图 2-1-1-26　2018 年选择去往省外三级医院就医最多的 5 省常住居民就医省（区、市）分布（%）

## 2. 各省（区、市）患者流动特点分析

### （1）省外就医患者来源省（区、市）分布

2018 年各省（区、市）三级医院收治的省外就医患者来源省（区、市）分布（列方向查看）（图 2-1-1-27）。以北京三级医院为例，其收治的省外就医患者主要来源于河北、内蒙古和山东，分别占北京三级医院总收治的省外就医患者的 28.3%、12.2% 和 9.8%。

| 省外就医患者的来源省份分布 | 收治省外就医患者的医院省份分布 | | | | | | | | | | | | | | | | | | | | | | | | | | | | | | |
|---|---|---|---|---|---|---|---|---|---|---|---|---|---|---|---|---|---|---|---|---|---|---|---|---|---|---|---|---|---|---|---|
| | 北京 | 天津 | 河北 | 山西 | 内蒙古 | 辽宁 | 吉林 | 黑龙江 | 上海 | 江苏 | 浙江 | 安徽 | 福建 | 江西 | 山东 | 河南 | 湖北 | 湖南 | 广东 | 广西 | 海南 | 重庆 | 四川 | 贵州 | 云南 | 西藏 | 陕西 | 甘肃 | 青海 | 宁夏 | 新疆 |
| 北京 | | 1.3 | 18.6 | 4.1 | 7.5 | 4.1 | 2.8 | 7.8 | 0.4 | 1.3 | 1.2 | 3.4 | 1.1 | 1.5 | 5.9 | 4.9 | 3.2 | 1.6 | 0.3 | 0.6 | 2.8 | 0.9 | 1.7 | 4.3 | 0.7 | 0.7 | 1.6 | 5.0 | 0.8 | 1.5 | 2.1 |
| 天津 | 1.6 | | 5.5 | 1.6 | 1.9 | 0.8 | 1.0 | 1.5 | 0.1 | 0.3 | 0.3 | 1.0 | 0.4 | 0.2 | 2.1 | 1.2 | 0.6 | 0.3 | 0.1 | 0.1 | 0.6 | 0.3 | 0.4 | 0.3 | 0.2 | 0.2 | 0.4 | 1.4 | 0.4 | 0.2 | 0.6 |
| 河北 | 28.3 | 44.5 | | 18.6 | 8.4 | 3.9 | 2.5 | 3.4 | 0.6 | 1.0 | 0.9 | 2.2 | 1.0 | 0.9 | 20.3 | 9.9 | 1.5 | 1.3 | 0.7 | 0.8 | 3.0 | 0.7 | 1.6 | 0.9 | 1.0 | 1.3 | 2.2 | 2.8 | 2.4 | 1.3 | 2.7 |
| 山西 | 7.8 | 2.8 | 4.8 | | 8.6 | 0.8 | 0.7 | 1.8 | 0.7 | 0.7 | 0.7 | 1.0 | 0.9 | 0.4 | 1.7 | 14.0 | 0.8 | 0.7 | 0.5 | 0.4 | 3.0 | 0.6 | 0.9 | 2.4 | 0.6 | 0.8 | 8.7 | 1.2 | 1.3 | 0.9 | 1.2 |
| 内蒙古 | 12.2 | 9.0 | 18.8 | 18.3 | | 24.7 | 35.3 | 39.5 | 0.5 | 0.4 | 0.5 | 0.4 | 0.4 | 0.4 | 2.5 | 1.0 | 0.5 | 0.5 | 0.3 | 0.3 | 2.1 | 0.3 | 0.6 | 0.3 | 0.3 | 0.4 | 3.5 | 8.0 | 0.8 | 48.3 | 2.0 |
| 辽宁 | 5.4 | 3.7 | 6.8 | 1.9 | 18.2 | | 20.4 | 8.9 | 1.0 | 1.5 | 1.0 | 0.9 | 0.9 | 0.6 | 3.3 | 1.3 | 0.8 | 1.5 | 0.7 | 0.6 | 3.3 | 0.4 | 0.9 | 5.7 | 0.8 | 0.7 | 0.8 | 0.9 | 0.7 | 0.5 | 1.0 |
| 吉林 | 2.8 | 2.1 | 2.0 | 1.5 | 4.1 | 14.4 | | 9.9 | 0.7 | 0.5 | 0.7 | 0.7 | 0.6 | 0.4 | 3.8 | 0.9 | 0.4 | 0.6 | 0.5 | 0.9 | 4.4 | 0.2 | 0.6 | 0.7 | 0.6 | 0.2 | 0.5 | 0.7 | 0.5 | 0.3 | 1.0 |
| 黑龙江 | 6.1 | 11.6 | 6.9 | 2.9 | 10.2 | 23.8 | 13.1 | | 1.6 | 1.2 | 1.3 | 1.1 | 1.2 | 0.7 | 10.9 | 2.5 | 0.8 | 0.9 | 1.1 | 1.0 | 16.4 | 0.5 | 0.9 | 0.6 | 1.0 | 0.6 | 1.4 | 0.8 | 0.9 | 0.6 | 1.6 |
| 上海 | 0.2 | 0.2 | 0.6 | 0.5 | 1.1 | 1.0 | 1.3 | 1.2 | | 4.9 | 3.9 | 10.9 | 1.6 | 2.4 | 3.1 | 2.1 | 2.4 | 1.2 | 0.2 | 0.6 | 0.9 | 1.2 | 1.8 | 4.4 | 0.8 | 0.3 | 1.0 | 2.2 | 0.5 | 0.9 | 1.2 |
| 江苏 | 2.0 | 1.0 | 3.6 | 2.7 | 1.7 | 2.4 | 1.8 | 1.8 | 29.5 | | 8.7 | 18.2 | 2.9 | 2.9 | 9.1 | 5.1 | 3.8 | 2.3 | 1.0 | 0.8 | 2.0 | 1.3 | 2.7 | 2.9 | 1.9 | 1.0 | 2.7 | 4.0 | 2.9 | 1.1 | 3.8 |
| 浙江 | 1.2 | 0.7 | 1.6 | 1.9 | 1.7 | 1.7 | 1.4 | 2.3 | 20.6 | 3.8 | | 18.4 | 5.1 | 7.1 | 3.2 | 5.0 | 5.4 | 4.3 | 1.5 | 1.6 | 1.7 | 2.7 | 6.2 | 12.2 | 4.3 | 0.8 | 2.3 | 3.1 | 1.8 | 1.0 | 2.2 |
| 安徽 | 3.1 | 2.3 | 4.5 | 3.0 | 1.1 | 1.8 | 1.1 | 1.5 | 16.5 | 52.7 | 20.8 | | 5.4 | 13.2 | 5.2 | 8.4 | 3.4 | 2.0 | 2.4 | 0.9 | 2.4 | 1.4 | 1.3 | 1.6 | 1.4 | 1.3 | 2.0 | 1.8 | 2.7 | 1.1 | 3.9 |
| 福建 | 0.9 | 0.6 | 0.7 | 1.9 | 0.6 | 0.7 | 0.8 | 0.7 | 3.4 | 1.2 | 3.9 | 2.3 | | 5.6 | 1.4 | 2.0 | 2.4 | 2.4 | 4.8 | 1.7 | 2.3 | 1.9 | 2.7 | 4.4 | 2.2 | 0.7 | 1.2 | 1.3 | 1.0 | 0.8 | 1.5 |
| 江西 | 1.2 | 0.7 | 0.6 | 0.9 | 0.5 | 0.5 | 0.5 | 0.5 | 7.2 | 1.8 | 12.2 | 2.1 | 16.3 | | 1.0 | 1.3 | 3.9 | 13.0 | 17.1 | 1.5 | 2.7 | 0.6 | 1.0 | 1.4 | 1.6 | 0.5 | 0.8 | 1.1 | 1.2 | 0.3 | 0.9 |
| 山东 | 9.8 | 9.3 | 5.5 | 4.6 | 3.2 | 4.1 | 4.1 | 5.4 | 3.2 | 5.2 | 2.4 | 3.6 | 1.8 | 1.3 | | 9.3 | 1.8 | 1.4 | 1.1 | 0.8 | 2.2 | 0.8 | 1.8 | 1.1 | 1.4 | 1.5 | 2.2 | 3.0 | 2.5 | 1.4 | 4.3 |
| 河南 | 5.9 | 3.3 | 6.7 | 13.4 | 2.5 | 2.5 | 1.6 | 1.6 | 3.3 | 6.5 | 7.4 | 13.6 | 5.3 | 2.4 | 8.0 | | 23.6 | 3.1 | 4.5 | 1.9 | 5.2 | 1.2 | 2.0 | 1.7 | 2.0 | 5.7 | 7.4 | 5.6 | 12.7 | 2.2 | 15.2 |
| 湖北 | 1.4 | 0.8 | 1.8 | 2.9 | 1.1 | 1.0 | 0.7 | 1.0 | 1.8 | 1.8 | 4.5 | 2.8 | 5.3 | 20.5 | 1.7 | 4.2 | | 9.7 | 6.5 | 1.6 | 4.0 | 2.7 | 2.0 | 2.2 | 2.3 | 2.8 | 2.5 | 2.1 | 3.3 | 0.7 | 2.9 |
| 湖南 | 1.2 | 0.6 | 0.8 | 1.0 | 0.9 | 0.6 | 0.9 | 0.5 | 1.3 | 1.8 | 3.9 | 1.4 | 5.1 | 4.1 | 1.0 | 1.8 | 7.3 | | 21.4 | 10.0 | 5.5 | 2.3 | 1.8 | 5.6 | 3.5 | 2.7 | 0.9 | 1.2 | 1.8 | 0.5 | 2.0 |
| 广东 | 0.8 | 0.7 | 1.5 | 1.3 | 2.2 | 2.0 | 3.0 | 2.8 | 0.8 | 3.0 | 2.8 | 5.0 | 8.0 | 22.6 | 2.7 | 7.6 | 16.1 | 22.4 | | 45.2 | 10.7 | 6.1 | 10.4 | 10.8 | 4.3 | 1.1 | 3.5 | 3.4 | 1.7 | 1.0 | 2.0 |
| 广西 | 0.3 | 0.4 | 0.3 | 0.2 | 0.6 | 2.2 | 0.7 | 0.7 | 0.4 | 0.4 | 1.1 | 0.8 | 1.9 | 1.5 | 1.0 | 0.9 | 1.2 | 3.4 | 12.7 | | 3.2 | 0.7 | 1.0 | 1.7 | 1.6 | 0.4 | 0.3 | 0.4 | 0.4 | 0.2 | 0.4 |
| 海南 | 0.2 | 0.1 | 0.5 | 0.3 | 1.0 | 0.6 | 0.5 | 2.7 | 0.2 | 1.0 | 0.5 | 1.3 | 0.7 | 3.0 | 1.6 | 0.9 | 1.3 | 1.2 | 5.7 | 3.0 | | 0.8 | 0.5 | 3.0 | 0.8 | 0.2 | 0.4 | 1.4 | 4.1 | 1.2 | 0.4 |
| 重庆 | 0.5 | 0.3 | 0.7 | 1.5 | 0.5 | 0.5 | 0.5 | 0.4 | 0.5 | 0.8 | 2.5 | 0.8 | 5.5 | 1.0 | 0.9 | 1.1 | 3.5 | 2.3 | 2.3 | 0.8 | 3.2 | | 13.2 | 5.1 | 4.0 | 4.8 | 0.9 | 2.0 | 2.0 | 0.3 | 3.5 |
| 四川 | 1.2 | 0.8 | 2.4 | 5.1 | 1.9 | 1.5 | 1.5 | 0.9 | 1.6 | 2.8 | 5.8 | 2.0 | 13.9 | 2.3 | 2.5 | 2.4 | 2.8 | 3.1 | 6.7 | 2.2 | 7.5 | 49.9 | | 13.2 | 12.0 | 44.4 | 5.1 | 5.4 | 14.6 | 1.4 | 14.3 |
| 贵州 | 0.6 | 0.3 | 0.4 | 0.5 | 0.4 | 0.3 | 0.6 | 0.3 | 0.8 | 1.1 | 6.4 | 1.1 | 8.0 | 1.5 | 0.7 | 0.8 | 1.3 | 15.7 | 4.1 | 8.6 | 3.0 | 14.4 | 6.4 | | 46.9 | 1.3 | 0.4 | 0.7 | 0.4 | 0.7 | 0.5 |
| 云南 | 0.5 | 0.3 | 0.5 | 0.6 | 0.5 | 1.0 | 0.4 | 0.4 | 0.6 | 0.8 | 3.4 | 0.9 | 2.9 | 1.0 | 1.0 | 0.7 | 1.1 | 1.8 | 1.4 | 12.8 | 1.0 | 3.7 | 18.5 | 9.7 | | 3.5 | 0.7 | 1.1 | 0.7 | 0.4 | 0.8 |
| 西藏 | 0.1 | 0.0 | 0.1 | 0.2 | 0.3 | 0.2 | 0.1 | 0.9 | 0.1 | 0.1 | 0.1 | 0.4 | 0.1 | 0.1 | 0.2 | 0.5 | 0.1 | 0.2 | 0 | 0 | 0.1 | 0.5 | 5.2 | 0.2 | 1.4 | | 0.4 | 1.6 | 5.3 | 0.1 | 0.3 |
| 陕西 | 1.5 | 0.7 | 1.5 | 5.9 | 10.9 | 0.8 | 1.6 | 0.6 | 0.7 | 1.5 | 1.3 | 1.3 | 1.7 | 0.8 | 1.6 | 3.1 | 7.0 | 1.0 | 0.8 | 0.6 | 1.7 | 1.4 | 2.8 | 2.5 | 0.9 | 3.5 | | 10.0 | 5.3 | 16.3 | 5.9 |
| 甘肃 | 1.4 | 0.9 | 0.9 | 1.2 | 1.8 | 0.5 | 0.4 | 0.4 | 0.9 | 0.9 | 0.9 | 0.7 | 0.7 | 0.6 | 1.2 | 1.4 | 0.7 | 0.7 | 0.5 | 0.3 | 1.4 | 0.6 | 5.7 | 0.3 | 0.5 | 11.7 | 37.8 | | 24.4 | 13.5 | 19.4 |
| 青海 | 0.5 | 0.3 | 0.4 | 0.5 | 3.1 | 1.1 | 0.2 | 0.1 | 0.1 | 0.3 | 0.3 | 0.3 | 0.2 | 0.2 | 0.7 | 1.3 | 0.4 | 0.3 | 0.2 | 0.1 | 0.5 | 0.2 | 1.7 | 0.1 | 0.2 | 6.1 | 2.9 | 8.5 | | 0.3 | 0.8 |
| 宁夏 | 0.5 | 0.4 | 0.2 | 0.3 | 0.7 | 0.2 | 0.1 | 0.1 | 0.2 | 0.1 | 0.2 | 0.2 | 0.1 | 0.1 | 0.4 | 0.5 | 0.2 | 0.1 | 0.1 | 0 | 0.3 | 0.2 | 0.2 | 0.2 | 0.3 | 0.3 | 2.6 | 7.2 | 0.7 | | 1.4 |
| 新疆 | 0.9 | 0.4 | 0.6 | 0.5 | 2.6 | 0.5 | 0.3 | 0.4 | 0.5 | 0.6 | 0.6 | 1.2 | 0.5 | 0.6 | 1.4 | 4.0 | 1.1 | 1.0 | 0.4 | 0.2 | 2.5 | 1.4 | 3.3 | 0.3 | 0.4 | 0.7 | 2.6 | 12.1 | 2.0 | 1.0 | |
| 台湾 | 0 | 0 | 0 | 0 | 0 | 0 | 0 | 0 | 0 | 0 | 0 | 0 | 0.1 | 0 | 0 | 0 | 0.1 | 0 | 0 | 0 | 0 | 0 | 0 | 0 | 0 | | 0 | 0 | 0 | 0 | 0 |
| 香港 | 0 | 0 | 0 | 0 | 0 | 0 | 0 | 0 | 0 | 0 | 0 | 0 | 0.2 | 0 | 0.1 | 0 | 0.4 | 0 | 0.1 | 0 | 0.1 | 0 | 0 | 0.2 | 0 | 0 | 0 | | 0 | 0 | 0.1 |
| 澳门 | 0 | 0 | | 0 | | 0 | | 0 | 0 | 0 | 0 | 0 | 0 | | 0 | 0 | 0.1 | 0 | 0.1 | 0 | 0.0 | 0 | 0 | 0 | 0 | | | | | | |
| 合计 | 100 | 100 | 100 | 100 | 100 | 100 | 100 | 100 | 100 | 100 | 100 | 100 | 100 | 100 | 100 | 100 | 100 | 100 | 100 | 100 | 100 | 100 | 100 | 100 | 100 | 100 | 100 | 100 | 100 | 100 | 100 |

图 2-1-1-27　2018 年全国各省（区、市）三级医院省外就医患者来源分布（%）

（2）常住居民选择省外就医的去向省（区、市）分布

2018 年各省（区、市）常住居民选择省外三级医院就医的去向分布（行方向查看）（图 2-1-1-28）。以安徽常住居民为例，安徽常住居民选择省外三级医院就医的主要去向为江苏、上海和浙江，分别占安徽常住居民选择省外三级医院就医总数的 42.1%、26.9% 和 12.5%。

| 省外就医患者的来源省份分布 | 收治省外就医患者的医院省份分布 | | | | | | | | | | | | | | | | | | | | | | | | | | | | | | | |
|---|---|---|---|---|---|---|---|---|---|---|---|---|---|---|---|---|---|---|---|---|---|---|---|---|---|---|---|---|---|---|---|---|
| | 北京 | 天津 | 河北 | 山西 | 内蒙古 | 辽宁 | 吉林 | 黑龙江 | 上海 | 江苏 | 浙江 | 安徽 | 福建 | 江西 | 山东 | 河南 | 湖北 | 湖南 | 广东 | 广西 | 海南 | 重庆 | 四川 | 贵州 | 云南 | 西藏 | 陕西 | 甘肃 | 青海 | 宁夏 | 新疆 | 全国 |
| 北京 | | 2.7 | 14.0 | 0.9 | 3.8 | 4.2 | 2.6 | 5.9 | 4.0 | 6.3 | 4.5 | 2.8 | 1.1 | 1.4 | 10.2 | 5.7 | 7.6 | 2.0 | 1.1 | 0.9 | 0.7 | 1.1 | 5.0 | 4.2 | 0.8 | 0 | 2.2 | 1.8 | 0.1 | 0.8 | 1.4 | 100 |
| 天津 | 36.0 | | 10.6 | 0.9 | 2.5 | 2.2 | 2.5 | 2.8 | 3.7 | 3.9 | 2.6 | 2.2 | 0.9 | 0.6 | 9.4 | 3.7 | 3.8 | 0.9 | 1.2 | 0.5 | 0.4 | 0.9 | 2.7 | 0.7 | 0.6 | 0 | 1.2 | 1.3 | 0.2 | 0.3 | 1.0 | 100 |
| 河北 | 55.1 | 21.4 | | 0.9 | 0.9 | 0.9 | 0.5 | 0.6 | 1.3 | 1.1 | 0.8 | 0.4 | 0.2 | 0.2 | 7.8 | 2.5 | 0.8 | 0.4 | 0.5 | 0.3 | 0.2 | 0.2 | 1.1 | 0.2 | 0.2 | 0 | 0.7 | 0.2 | 0.1 | 0.1 | 0.4 | 100 |
| 山西 | 46.9 | 4.2 | 2.5 | | 3.0 | 0.6 | 0.4 | 1.0 | 4.6 | 2.5 | 1.9 | 0.5 | 0.6 | 0.3 | 2.1 | 11.2 | 1.3 | 0.6 | 1.2 | 0.4 | 0.5 | 0.5 | 1.9 | 1.6 | 0.4 | 0 | 8.1 | 0.3 | 0.1 | 0.3 | 0.5 | 100 |
| 内蒙古 | 37.1 | 6.8 | 4.9 | 1.4 | | 8.8 | 11.4 | 10.4 | 1.7 | 0.6 | 0.6 | 0.1 | 0.1 | 0.1 | 1.5 | 0.4 | 0.4 | 0.2 | 0.4 | 0.2 | 0.2 | 0.1 | 0.6 | 0.1 | 0.1 | 0 | 1.6 | 1.0 | 0.0 | 8.6 | 0.5 | 100 |
| 辽宁 | 32.3 | 5.5 | 3.5 | 0.3 | 6.3 | | 13.1 | 4.6 | 6.7 | 5.0 | 2.5 | 0.5 | 0.6 | 0.4 | 3.9 | 1.0 | 1.3 | 1.3 | 1.6 | 0.7 | 0.5 | 0.3 | 1.8 | 3.8 | 0.6 | 0 | 0.8 | 0.2 | 0.1 | 0.2 | 0.5 | 100 |
| 吉林 | 28.1 | 5.3 | 1.7 | 0.4 | 2.4 | 16.9 | | 8.5 | 7.6 | 3.1 | 2.8 | 0.7 | 0.7 | 0.5 | 7.5 | 1.2 | 1.2 | 0.9 | 2.1 | 1.5 | 1.2 | 0.3 | 2.0 | 0.8 | 0.7 | 0 | 0.8 | 0.3 | 0.1 | 0.2 | 0.7 | 100 |
| 黑龙江 | 26.8 | 12.6 | 2.6 | 0.3 | 2.6 | 12.4 | 6.2 | | 7.9 | 3.0 | 2.5 | 0.5 | 0.6 | 0.4 | 9.5 | 1.4 | 1.0 | 0.6 | 2.0 | 0.8 | 2.0 | 0.3 | 1.3 | 0.3 | 0.5 | 0 | 1.0 | 0.2 | 0.1 | 0.2 | 0.5 | 100 |
| 上海 | 2.0 | 0.4 | 0.5 | 0.1 | 0.6 | 1.2 | 1.3 | 1.0 | | 26.6 | 16.0 | 10.0 | 1.7 | 2.6 | 6.0 | 2.7 | 6.2 | 1.8 | 0.6 | 1.0 | 0.2 | 1.7 | 6.0 | 4.8 | 1.0 | 0 | 1.5 | 0.9 | 0.1 | 0.5 | 0.9 | 100 |
| 江苏 | 3.9 | 0.5 | 0.6 | 0.1 | 0.2 | 0.6 | 0.4 | 0.3 | 67.4 | | 7.3 | 3.4 | 0.6 | 0.6 | 3.6 | 1.3 | 2.0 | 0.7 | 0.8 | 0.3 | 0.1 | 0.4 | 1.8 | 0.7 | 0.5 | 0 | 0.8 | 0.3 | 0.1 | 0.1 | 0.6 | 100 |
| 浙江 | 3.0 | 0.4 | 0.3 | 0.1 | 0.2 | 0.5 | 0.4 | 0.5 | 58.5 | 5.2 | | 4.3 | 1.4 | 1.9 | 1.6 | 1.6 | 3.6 | 1.6 | 1.5 | 0.7 | 0.1 | 0.9 | 5.2 | 3.4 | 1.3 | 0 | 0.9 | 0.3 | 0.1 | 0.1 | 0.4 | 100 |
| 安徽 | 4.4 | 0.8 | 0.6 | 0.1 | 0.1 | 0.3 | 0.2 | 0.2 | 26.9 | 42.1 | 12.5 | | 0.8 | 2.0 | 1.5 | 1.6 | 1.3 | 0.4 | 1.4 | 0.2 | 0.1 | 0.3 | 0.6 | 0.3 | 0.2 | 0 | 0.4 | 0.1 | 0.1 | 0.1 | 0.4 | 100 |
| 福建 | 5.9 | 1.0 | 0.4 | 0.3 | 0.2 | 0.6 | 0.6 | 0.4 | 26.9 | 4.6 | 11.2 | 1.5 | | 4.1 | 1.9 | 1.8 | 4.4 | 2.4 | 13.3 | 2.0 | 0.4 | 1.8 | 6.3 | 3.4 | 1.8 | 0 | 1.3 | 0.4 | 0.1 | 0.3 | 0.7 | 100 |
| 江西 | 4.1 | 0.6 | 0.2 | 0.1 | 0.1 | 0.2 | 0.2 | 0.2 | 27.7 | 3.4 | 17.5 | 0.7 | 6.0 | | 0.7 | 0.6 | 3.5 | 6.6 | 23.2 | 0.9 | 0.3 | 0.3 | 1.2 | 0.5 | 0.7 | 0 | 0.4 | 0.2 | 0.1 | 0.1 | 0.2 | 100 |
| 山东 | 36.4 | 8.5 | 1.7 | 0.4 | 0.7 | 1.8 | 1.6 | 1.7 | 13.4 | 10.8 | 3.8 | 1.3 | 0.7 | 0.5 | | 4.5 | 1.7 | 0.8 | 1.7 | 0.5 | 0.2 | 0.4 | 2.3 | 0.5 | 0.6 | 0 | 1.3 | 0.5 | 0.2 | 0.3 | 1.2 | 100 |
| 河南 | 16.4 | 2.3 | 1.6 | 0.9 | 0.4 | 0.8 | 0.5 | 0.4 | 10.5 | 10.2 | 8.8 | 3.6 | 1.6 | 0.7 | 4.4 | | 17.6 | 1.3 | 5.1 | 0.9 | 0.4 | 0.5 | 1.9 | 0.5 | 0.7 | 0 | 3.2 | 0.7 | 0.6 | 0.4 | 3.2 | 100 |
| 湖北 | 7.6 | 1.1 | 0.8 | 0.4 | 0.4 | 0.6 | 0.4 | 0.5 | 11.6 | 5.8 | 10.5 | 1.5 | 3.2 | 12.3 | 1.8 | 3.1 | | 8.2 | 14.6 | 1.6 | 0.6 | 2.1 | 3.9 | 1.4 | 1.6 | 0.1 | 2.1 | 0.5 | 0.3 | 0.2 | 1.2 | 100 |
| 湖南 | 5.2 | 0.6 | 0.3 | 0.1 | 0.2 | 0.3 | 0.4 | 0.2 | 6.9 | 4.4 | 7.4 | 0.6 | 2.5 | 2.0 | 0.9 | 1.1 | 8.8 | | 38.7 | 7.9 | 0.7 | 1.5 | 2.8 | 2.8 | 1.9 | 0 | 0.6 | 0.2 | 0.1 | 0.1 | 0.7 | 100 |
| 广东 | 2.4 | 0.5 | 0.4 | 0.1 | 0.4 | 0.7 | 0.9 | 0.7 | 2.8 | 4.9 | 3.5 | 1.4 | 2.5 | 7.1 | 1.5 | 2.9 | 12.6 | 9.8 | | 23.3 | 0.8 | 2.5 | 10.4 | 3.5 | 1.5 | 0 | 1.6 | 0.4 | 0.1 | 0.2 | 0.4 | 100 |
| 广西 | 3.1 | 1.0 | 0.3 | 0.1 | 0.4 | 2.7 | 0.7 | 0.6 | 4.5 | 2.3 | 4.6 | 0.7 | 2.2 | 1.6 | 2.1 | 1.2 | 3.3 | 5.2 | 52.7 | | 0.9 | 1.0 | 3.6 | 1.9 | 2.0 | 0 | 0.5 | 0.2 | 0.1 | 0.1 | 0.3 | 100 |
| 海南 | 2.9 | 0.3 | 0.6 | 0.1 | 0.8 | 0.9 | 0.8 | 3.3 | 2.8 | 8.2 | 3.0 | 1.7 | 1.1 | 4.6 | 4.4 | 1.6 | 5.1 | 2.6 | 33.0 | 7.4 | | 1.7 | 2.7 | 4.7 | 1.4 | 0 | 0.9 | 0.8 | 1.0 | 1.0 | 0.4 | 100 |
| 重庆 | 3.7 | 0.6 | 0.5 | 0.3 | 0.2 | 0.4 | 0.4 | 0.3 | 5.0 | 3.4 | 8.3 | 0.6 | 4.7 | 0.8 | 1.4 | 1.1 | 7.4 | 2.8 | 7.3 | 1.2 | 0.7 | | 35.8 | 4.5 | 3.9 | 0.1 | 1.1 | 0.7 | 0.3 | 0.2 | 2.1 | 100 |
| 四川 | 4.1 | 0.7 | 0.7 | 0.5 | 0.4 | 0.6 | 0.6 | 0.3 | 6.8 | 5.6 | 8.8 | 0.7 | 5.4 | 0.9 | 1.8 | 1.1 | 2.7 | 1.7 | 9.7 | 1.4 | 0.7 | 25.2 | | 5.3 | 5.3 | 0.5 | 2.8 | 0.8 | 0.9 | 0.3 | 3.8 | 100 |
| 贵州 | 2.5 | 0.4 | 0.2 | 0.1 | 0.1 | 0.2 | 0.3 | 0.1 | 4.3 | 2.6 | 12.0 | 0.5 | 3.9 | 0.7 | 0.6 | 0.4 | 1.5 | 10.4 | 7.4 | 6.7 | 0.4 | 9.0 | 9.7 | | 25.4 | 0 | 0.3 | 0.1 | 0.0 | 0.2 | 0.2 | 100 |
| 云南 | 3.0 | 0.4 | 0.2 | 0.1 | 0.2 | 0.7 | 0.3 | 0.2 | 4.6 | 2.9 | 9.0 | 0.5 | 2.0 | 0.7 | 1.2 | 0.6 | 1.8 | 1.7 | 3.6 | 14.1 | 0.2 | 3.3 | 40.0 | 6.8 | | 0.1 | 0.7 | 0.3 | 0.1 | 0.1 | 0.4 | 100 |
| 西藏 | 4.7 | 0.3 | 0.3 | 0.2 | 0.5 | 0.7 | 0.3 | 2.7 | 3.1 | 1.6 | 1.5 | 1.1 | 0.2 | 0.3 | 1.2 | 2.1 | 1.0 | 0.9 | 0.4 | 0.2 | 0.1 | 2.5 | 59.5 | 0.8 | 5.8 | | 2.2 | 2.2 | 3.0 | 0.1 | 0.7 | 100 |
| 陕西 | 12.2 | 1.4 | 1.1 | 1.2 | 5.2 | 0.8 | 1.4 | 0.5 | 7.0 | 6.9 | 4.4 | 1.0 | 1.5 | 0.7 | 2.6 | 3.3 | 15.3 | 1.3 | 2.7 | 0.8 | 0.4 | 1.7 | 7.9 | 2.3 | 0.9 | 0.1 | | 3.5 | 0.8 | 7.8 | 3.7 | 100 |
| 甘肃 | 8.8 | 1.5 | 0.5 | 0.2 | 0.7 | 0.4 | 0.3 | 0.2 | 6.7 | 3.1 | 2.3 | 0.4 | 0.5 | 0.4 | 1.6 | 1.2 | 1.2 | 0.6 | 1.3 | 0.3 | 0.2 | 0.6 | 12.4 | 0.2 | 0.4 | 0.3 | 36.9 | | 2.7 | 5.0 | 9.3 | 100 |
| 青海 | 13.5 | 2.1 | 0.9 | 0.3 | 5.1 | 3.6 | 0.5 | 0.3 | 4.6 | 4.4 | 3.2 | 0.8 | 0.5 | 0.5 | 3.7 | 4.9 | 2.7 | 1.5 | 2.1 | 0.6 | 0.4 | 0.8 | 16.6 | 0.2 | 0.7 | 0.6 | 12.6 | 10.1 | | 0.5 | 1.6 | 100 |
| 宁夏 | 22.1 | 4.1 | 0.9 | 0.3 | 1.6 | 0.9 | 0.5 | 0.4 | 7.8 | 3.4 | 2.8 | 0.9 | 0.6 | 0.4 | 3.5 | 2.6 | 1.8 | 0.7 | 1.5 | 0.3 | 0.4 | 1.3 | 3.5 | 0.8 | 1.6 | 0 | 17.1 | 12.9 | 0.5 | | 4.4 | 100 |
| 新疆 | 13.6 | 1.6 | 0.8 | 0.2 | 2.2 | 0.9 | 0.5 | 0.5 | 9.1 | 5.3 | 3.8 | 1.6 | 0.8 | 1.0 | 4.0 | 7.8 | 4.4 | 2.1 | 2.5 | 0.6 | 1.0 | 2.9 | 16.6 | 0.5 | 0.6 | 0 | 5.9 | 7.6 | 0.5 | 0.9 | | 100 |
| 台湾 | 2.2 | 1.3 | 0.6 | 0.6 | 0.1 | 2.3 | 0.7 | 0.9 | 8.1 | 9.1 | 3.8 | 1.3 | 15.1 | 1.6 | 5.8 | 2.5 | 16.9 | 2.3 | 1.4 | 8.0 | 1.3 | 1.3 | 4.3 | 1.4 | 4.6 | | 0.7 | 0.1 | 0.3 | 1.0 | 0.3 | 100 |
| 香港 | 5.9 | 0.6 | 0.3 | 0.1 | 0.9 | 0.4 | 0.8 | 0.7 | 3.5 | 1.5 | 1.2 | 1.1 | 6.6 | 0.9 | 5.2 | 0.4 | 33.6 | 1.9 | 16.6 | 1.5 | 1.2 | 1.8 | 2.0 | 8.0 | 0.6 | 0 | 0.1 | | 0.0 | 0.0 | 2.5 | 100 |
| 澳门 | 2.0 | 0.1 | | 0.2 | | 0.2 | | 0.1 | 10.7 | 0.7 | 0.1 | 0.1 | 4.1 | | 3.2 | 0.6 | 26.5 | 0.6 | 46.0 | 1.3 | 0.1 | 0.3 | 1.3 | 1.5 | 0.3 | | | | | | | 100 |

图 2-1-1-28　2018 年全国各省（区、市）常住居民选择省外三级医院就医的去向分布（%）

### （二）全国省外就医患者专业分布特点分析

#### 1. 出院科室分布

2018 年 1754 家三级医院 5 015 937 例省外就医患者中，按照出院科室统计，省外患者人次最多的前 5 个科室分别为外科（25.02%）、内科（21.94%）、妇产科（11.59%）、肿瘤科（9.23%）和儿科（7.99%），这 5 个科室共收治 3 800 691 例省外就医患者，占省外就医患者的 75.77%，与 2017 年省外就医前 5 位出院科室一致。与 2017 年相比，三级医院妇产科收治的省外就医患者占所有三级医院收治省外患者的比例下降了 0.76%，外科、内科、肿瘤科和儿科无明显变化（图 2-1-1-29）。

对各省（区、市）常住居民选择省外三级医院就医的患者出院科室分布情况进行分析，对能细化到二级诊疗科目的人群进行归类（图 2-1-1-30，图 2-1-1-31）。

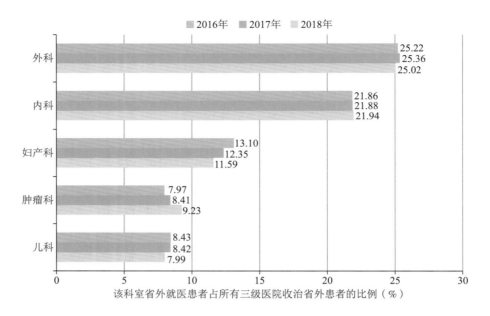

图 2-1-1-29　2016—2018 年三级医院省外就医患者最多的 5 个出院科室比例（%）

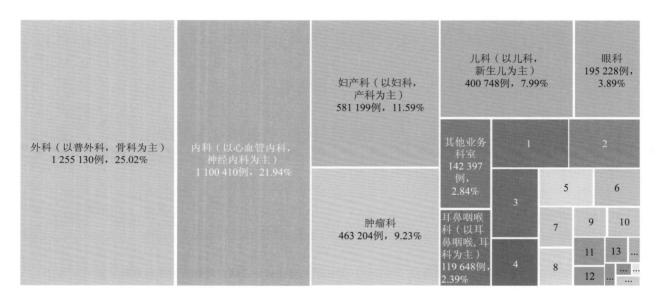

注：1. 中医科（以中医、肿瘤专业为主）118 754 例，2.37%；2. 小儿外科（以小儿普外科、小儿外科为主）109 660 例，2.19%；3. 全科医疗科 99 418 例，1.98%；4. 传染科（以传染科肝炎为主）70 177 例，1.40%；5. 医学影像科（以介入放射、放射治疗为主）63 212 例，1.26%；6. 精神科（以精神、精神病专业为主）53 641 例，1.07%；7. 急诊医学科 42 540 例，0.85%；8. 口腔（以口腔、口颌外为主）41 133 例，0.82%；9. 康复医学科 30 361 例，0.61%；10. 重症医学科 30 262 例，0.60%；11. 结核病科 27 024 例，0.54%；12. 皮肤科（以皮肤科皮肤病为主）19 192 例，0.38%；13. 中西医结合科 18 360 例，0.37%；14. 疼痛科 8887 例，0.18%；15. 运动医学科 8114 例，0.16%；16. 儿童保健科（以儿童康复、儿保为主）5957 例，0.12%；17. 预防保健科 3190 例，0.06%；18. 职业病科（以职业病尘肺为主）2925 例，0.06%；19. 医疗美容科 2499 例，0.05%；20. 民族医学科（以民族医学、蒙医为主）885 例，0.02%；21. 妇女保健科（以青保、妇保为主）659 例，0.01%；22. 麻醉科 411 例，0.01%；23. 临终关怀科 303 例，0.01%；24. 检验（以体液血液、免疫血清为主）189 例，0；25. 地方病科 179 例，0；26. 病理科 27 例，0；27. 特军科 14 例，0。

图 2-1-1-30　2018 年三级医院省外就医患者出院科室分布（%）

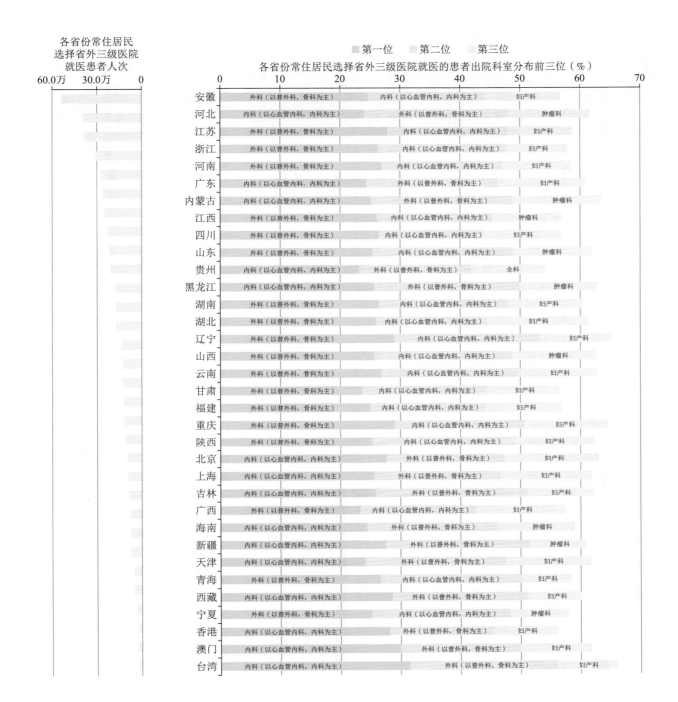

**图 2-1-1-31  2018 年各省（区、市）常住居民选择省外三级医院就医的患者出院科室分布（%）**

### 2. 出院病种、手术/操作分布

对 2018 年 1754 家三级医院 5 015 937 例省外就医患者主要诊断按 ICD-10 编码亚目进行归类，省外就医人次最多的前 10 位病种排序情况见表 2-1-1-3。例如"为肿瘤化学治疗疗程（Z51.1）"，省外就医患者人次为 476 216 例，占全部 5 015 937 例省外就医患者的 9.49%。

进一步分析"为肿瘤化学治疗疗程（Z51.1）"疾病省外就医人群的就医流向，主要去往上海、北京、江苏、天津、广东和浙江等地，人次最多的为从江苏去往上海（34 676 例）、河北去往北京（31 905 例）、浙江去往上海（27 786 例）、安徽去往江苏（21 686 例）、内蒙古去往北京（18 581 例），共占该疾病省外就医总人次的 28.27%（图 2-1-1-32）。

27

表 2-1-1-3　2017-2018 年三级医院省外就医人次最多的疾病（前 10 位）

| 2017 年 | | | 疾病名称（主要诊断 ICD-10 亚目） | 2018 年 | | |
|---|---|---|---|---|---|---|
| 排名 | 该疾病省外三级医院就医患者占所有三级医院省外就医患者比例（%） | 三级医院省外就医患者人次 | | 三级医院省外就医患者人次 | 该疾病省外三级医院就医患者占所有三级医院省外就医患者比例（%） | 排名 |
| 1 | 8.98 | 406 141 | 为肿瘤化学治疗疗程(Z51.1) | 476 216 | 9.49 | 1 |
| 3 | 1.41 | 63 745 | 未特指的脑梗死(I63.9) | 70 713 | 1.41 | 2 |
| 2 | 1.47 | 66 649 | 未特指的支气管肺炎(J18.0) | 69 658 | 1.39 | 3 |
| 4 | 1.19 | 53 900 | 动脉硬化性心脏病(I25.1) | 55 110 | 1.10 | 4 |
| 5 | 1.05 | 47 478 | 未特指的支气管或肺恶性肿瘤(C34.9) | 54 868 | 1.09 | 5 |
| 6 | 0.98 | 44 423 | 不稳定性心绞痛(I20.0) | 52 480 | 1.05 | 6 |
| 7 | 0.78 | 35 221 | 放射治疗疗程(Z51.0) | 43 623 | 0.87 | 7 |
| 8 | 0.77 | 34 886 | 未特指的肺炎(J18.9) | 38 301 | 0.76 | 8 |
| 9 | 0.74 | 33 580 | 医疗性流产，完全性或未特指，无并发症(O04.9) | 37 854 | 0.75 | 9 |
| 14 | 0.56 | 25 375 | 未特指的乳房恶性肿瘤(C50.9) | 34 713 | 0.69 | 10 |

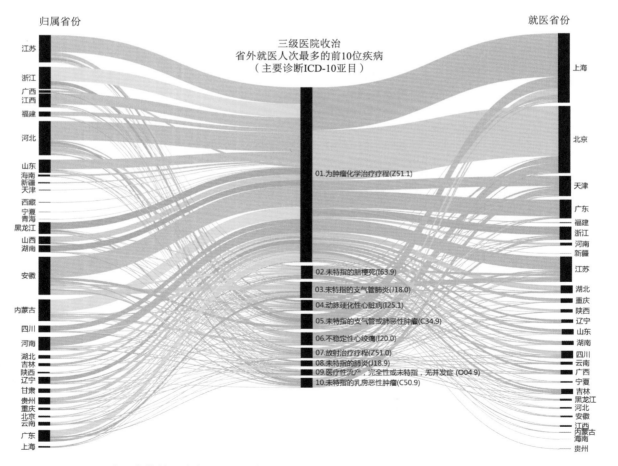

注：省外就医流向（A 地患者往 B 地就医）小于 300 人次的不显示。下同。

图 2-1-1-32　2018 年三级医院省外就医人次最多的前 10 位疾病省外就医流向

对 2018 年 1754 家三级医院 5 015 937 例省外就医患者中,接受手术/操作诊疗的 2 778 796 例患者第一手术/操作编码按 ICD-9-CM-3 编码亚目进行归类,省外就医人次最多的前 10 位手术/操作编码排序情况见表 2-1-1-4,其中,"注射或输注肿瘤化学治疗药物 (99.52)" 及 "子宫低位剖宫产 (74.1X)" 2 年均稳居前 2 位。

表 2-1-1-4  2017 年、2018 年三级医院收治省外就医人次最多的手术/操作 (前 10 位顺位排序)

| | 2017 年 | | 手术/操作名称 (第一手术/操作 ICD-9-CM-3 亚目) | 2018 年 | | |
| 排名 | 该手术/操作省外三级医院就医患者占所有三级医院省外就医患者比例(%) | 三级医院省外就医患者人次 | | 三级医院省外就医患者人次 | 该手术/操作省外三级医院就医患者占所有三级医院省外就医患者比例(%) | 排名 |
|---|---|---|---|---|---|---|
| 1 | 2.61 | 117 903 | 注射或输注肿瘤化学治疗药物(99.25) | 180 597 | 3.60 | 1 |
| 2 | 2.09 | 94 519 | 子宫低位剖宫产(74.1X) | 96 898 | 1.93 | 2 |
| 7 | 0.72 | 32 345 | 骨髓穿刺活检(41.31) | 42 472 | 0.85 | 3 |
| 3 | 0.80 | 36 049 | 单根导管冠状动脉造影(88.55) | 42 147 | 0.84 | 4 |
| 5 | 0.75 | 33 775 | 药物冠脉支架植入术(36.07) | 39 367 | 0.78 | 5 |
| 4 | 0.79 | 35 738 | 产科裂伤修补术(75.69) | 37 875 | 0.76 | 6 |
| 6 | 0.74 | 33 267 | 腰椎穿刺术(03.31) | 36 625 | 0.73 | 7 |
| 8 | 0.65 | 29 309 | 乳房肿块切除术(85.21) | 34 591 | 0.69 | 8 |
| 10 | 0.59 | 26 876 | 子宫肌瘤切除术(68.29) | 32 311 | 0.64 | 9 |
| 11 | 0.58 | 26 305 | 人工晶体植入术(13.71) | 30 054 | 0.60 | 10 |

进一步分析 "注射或输注肿瘤化学治疗药物 (99.25)" 手术省外就医人群的就医流向,主要来自河北、内蒙古、山东、山西、辽宁和河南等省份,主要去往北京、浙江、上海和天津等地就医;人次最多的为从河北去往北京 (30 200 例)、内蒙古去往北京 (17 387 例)、山东去往北京 (13 137 例)、山西去往北京 (10 360 例),共占该手术省外就医总人次的 39.36%。北京三级医院主要收治 "注射或输注肿瘤化学治疗药物 (99.25)" "药物冠脉支架置入术 (36.07)" "单根导管冠状动脉造影 (88.55)" "人工晶体植入术 (13.71)" 等手术 (图 2-1-1-33)。

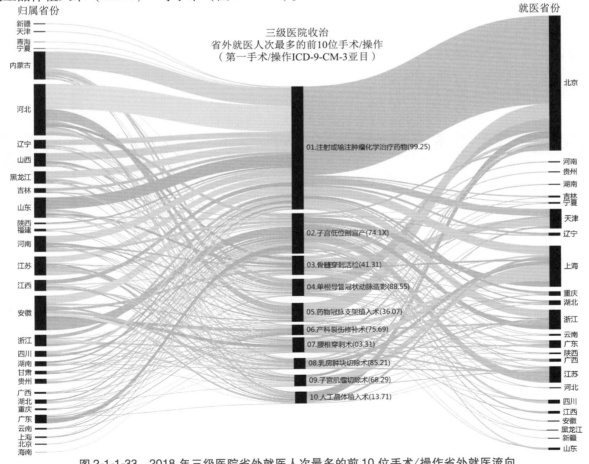

图 2-1-1-33  2018 年三级医院省外就医人次最多的前 10 位手术/操作省外就医流向

29

### （三）全国省外就医患者医疗卫生服务成本分析

2018 年全国 1754 家三级医院收治的省外就医患者中，住院总费用为 811.96 亿元，占所有分析的三级医院出院患者住院总费用的 8.99%，三级医院省外就医每住院人次费用为 1.77 万元，与本省就医的 1.28 万元相比高出 0.49 万元，多支出 38.28%（图 2-1-1-34，表 2-1-1-5）。

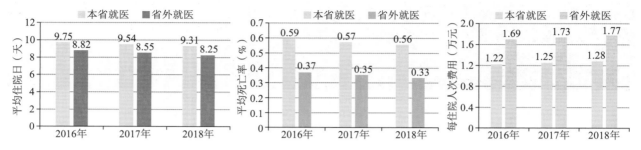

图 2-1-1-34 　2016—2018 年三级医院本省就医和省外就医的成本分析

表 2-1-1-5 　2018 年三级医院本省就医和省外就医的成本分析（省外就医人次前 5 位）

| 排名 | 常住省份 | 平均住院日（天） | | 死亡率（%） | | 每住院人次费用（万元） | |
|---|---|---|---|---|---|---|---|
| | | 本省就医 | 省外就医 | 本省就医 | 省外就医 | 本省就医 | 省外就医 |
| | 全国 | 9.31 | 8.22 | 0.56 | 0.33 | 1.28 | 1.77 |
| 1 | 安徽 | 9.69 | 7.74 | 0.57 | 0.16 | 1.16 | 1.80 |
| 2 | 河北 | 10.34 | 7.98 | 0.57 | 0.29 | 1.61 | 2.13 |
| 3 | 江苏 | 9.00 | 6.86 | 0.19 | 0.17 | 1.38 | 1.89 |
| 4 | 浙江 | 8.14 | 7.25 | 0.24 | 0.17 | 1.19 | 1.84 |
| 5 | 河南 | 10.32 | 8.51 | 0.47 | 0.32 | 1.27 | 1.85 |

注：红色表示平均住院日相对较低，蓝色表示死亡率相对较低，橘色表示每住院人次费用相对较低，下同。

对 2018 年三级医院省外就医人次最多的前 10 位病种进行分析，除"医疗性流产，完全性或未特指，无并发症（O04.9）"外，其余疾病省外就医的死亡率相对本省就医较低；省外就医的每住院人次费用均较本省就医高（表 2-1-1-6）。

表 2-1-1-6 　2018 年三级医院省外就医人次最多的前 10 位疾病成本分析

| 排名 | 疾病名称 | 平均住院日（天） | | 死亡率（%） | | 每住院人次费用（万元） | |
|---|---|---|---|---|---|---|---|
| | | 本省就医 | 省外就医 | 本省就医 | 省外就医 | 本省就医 | 省外就医 |
| 1 | 为肿瘤化学治疗疗程(Z51.1) | 6.84 | 5.12 | 0.02 | 0.01 | 1.05 | 5.12 |
| 2 | 未特指的脑梗死(I63.9) | 11.66 | 10.69 | 0.82 | 0.60 | 1.37 | 10.69 |
| 3 | 未特指的支气管肺炎(J18.0) | 6.79 | 6.68 | 0.02 | 0.02 | 0.43 | 6.68 |
| 4 | 动脉硬化性心脏病(I25.1) | 8.67 | 6.83 | 0.58 | 0.31 | 1.39 | 6.83 |
| 5 | 未特指的支气管或肺恶性肿瘤(C34.9) | 12.42 | 7.55 | 4.60 | 1.12 | 1.95 | 7.55 |
| 6 | 不稳定性心绞痛(I20.0) | 8.02 | 6.58 | 0.14 | 0.09 | 2.01 | 6.58 |
| 7 | 放射治疗疗程(Z51.0) | 23.94 | 16.60 | 0.05 | 0.03 | 3.34 | 16.6 |
| 8 | 未特指的肺炎(J18.9) | 9.88 | 9.42 | 2.33 | 1.52 | 1.32 | 9.42 |
| 9 | 医疗性流产，完全性或未特指，无并发症（O04.9） | 3.59 | 3.05 | 0 | 0.01 | 0.26 | 3.05 |
| 10 | 未特指的乳房恶性肿瘤(C50.9) | 11.27 | 6.02 | 0.99 | 0.21 | 1.61 | 6.02 |

对 2018 年三级医院就医人次最多的前 10 位手术/操作进行分析，除"子宫低位剖宫产（74.1X）""产科裂伤修补术（75.69）"外，其余手术/操作省外就医的平均住院日相对较低；除"子宫肌瘤切除术（68.29）""单根导管冠状动脉造影（88.55）"外，其余手术/操作省外就医每住院人次费用均高于本省（表2-1-1-7）。

表 2-1-1-7 2018 年三级医院省外就医人次最多的前 10 位手术/操作成本分析

| 排名 | 手术/操作名称 | 平均住院日（天） | | 死亡率（%） | | 每住院人次费用（万元） | |
|---|---|---|---|---|---|---|---|
| | | 本省就医 | 省外就医 | 本省就医 | 省外就医 | 本省就医 | 省外就医 |
| 1 | 注射或输注肿瘤化学治疗药物(99.25) | 6.95 | 4.83 | 0.13 | 0.04 | 1.24 | 1.34 |
| 2 | 子宫低位剖宫产(74.1X) | 6.15 | 6.46 | 0.01 | 0.01 | 0.99 | 1.05 |
| 3 | 单根导管冠状动脉造影(88.55) | 6.99 | 5.25 | 0.23 | 0.14 | 1.54 | 1.46 |
| 4 | 骨髓穿刺活检(41.31) | 12.84 | 11.22 | 0.68 | 0.49 | 2.20 | 2.97 |
| 5 | 药物冠脉支架植入术(36.07) | 8.26 | 5.88 | 0.55 | 0.26 | 5.31 | 5.81 |
| 6 | 产科裂伤修补术(75.69) | 3.63 | 3.79 | 0 | 0 | 0.51 | 0.53 |
| 7 | 腰椎穿刺术(03.31) | 12.62 | 11.57 | 0.34 | 0.29 | 1.75 | 1.83 |
| 8 | 乳房肿块切除术(85.21) | 4.97 | 4.11 | 0 | 0 | 0.81 | 0.87 |
| 9 | 子宫肌瘤切除术(68.29) | 6.33 | 5.09 | 0 | 0.01 | 1.12 | 1.07 |
| 10 | 人工晶体植入术(13.71) | 3.60 | 2.71 | 0 | 0 | 0.88 | 0.93 |

## 六、意见与建议

基于"二级和三级综合医院住院患者疾病与手术/操作分析"的结果，建议在新的年度中需要特别关注工作量较大及占比大幅增长的病种、手术、诊断性操作与治疗性操作；为进一步规范诊疗行为，建议各级卫生健康委医政医管部门及各级医院领导，要将落实《医疗质量安全核心制度》的措施转化为自觉行动和习惯，进一步提升医疗服务质量与患者安全的保障措施及监管力度，尤其是要重点关注以下方面的质量与安全的监控：

在恶性肿瘤化学治疗方面：注射或输注肿瘤化学治疗药物（99.25）；

在产科分娩安全方面：子宫低位剖宫产（74.1X）、产科裂伤修补术（75.69）；

在心血管疾病介入诊疗方面：冠状动脉造影（88.55，88.56，88.57）、药物冠脉支架置入术（36.07）。

# 第三部分

# 医疗质量管理与控制数据分析

# 第一章

# 医院医疗质量管理与控制

## 第一节 2016—2018 年二级、三级综合医院医疗质量纵向分析

本部分重点围绕 2016—2018 年二级、三级综合医院医疗质量进行分析，为展现医疗质量近 3 年变化趋势，以国家医疗质量管理与控制信息网（NCIS）和医院质量监测系统（HQMS）中二级、三级综合医院出院日期为 2016 年 1 月 1 日至 2018 年 12 月 31 日的合计 259 941 214 例病案首页数据为分析样本，对其中 2 477 754 例存在生存状态异常、住院天数异常、年龄异常等问题的病例及年上传月份不足 10 个月的医院病例信息予以剔除，最终纳入 257 463 460 例，分析住院费用相关指标时，剔除费用异常的病例信息。

各年份具体分析病例分布情况如表 3-1-1-1 所示。

表 3-1-1-1 2016—2018 年全国三级、二级综合医院分析数据分布情况

| 医院类型等级 | 医院机构数 | | | 趋势 | 出院人次 | | | 趋势 |
|---|---|---|---|---|---|---|---|---|
| | 2016年 | 2017年 | 2018年 | | 2016年 | 2017年 | 2018年 | |
| 三级综合医院 | 1242 | 1254 | 1272 | | 58 252 236 | 62 801 707 | 67 305 874 | |
| 二级综合医院 | 1305 | 1536 | 1680 | | 19 215 145 | 23 446 563 | 26 441 935 | |

通过对医疗质量管理与控制相关指标的纵向分析，展现二级、三级综合医院各项指标变化情况和趋势，以期为各级卫生健康行政部门制定政策提供数据支持。

## 一、全国二级、三级综合医院医疗质量管理与控制纵向分析

### （一）住院死亡类指标

2018 年三级、二级综合医院患者住院总死亡率分别为 0.60% 和 0.40%，较 2016 年分别下降了 0.04 和 0.10 个百分点；非医嘱离院率较 2016 年分别下降了 0.43 和 0.18 个百分点；新生儿患者住院总死亡率较 2016 年分别下降了 0.06 和 0.19 个百分点（图 3-1-1-1）。

注：非医嘱离院，指患者未按照医嘱要求而自动离院。如患者疾病需要住院治疗，但患者出于个人原因要求出院，此种出院并非由医务人员根据患者病情决定，属于非医嘱离院。（引自：国家卫生健康委"住院病案首页填写说明"）

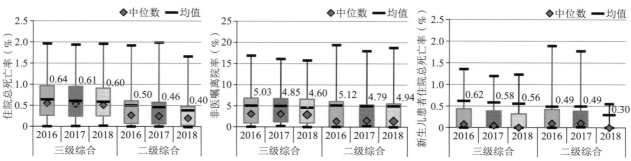

图 3-1-1-1 2016—2018 年三级、二级综合医院住院死亡类指标数据变化情况

### （二）重返类指标

2018 年三级、二级综合医院住院患者出院 0～31 天非计划再住院率均有所下降，较 2016 年分别下降了 0.10 和 0.63 个百分点（图 3-1-1-2）。

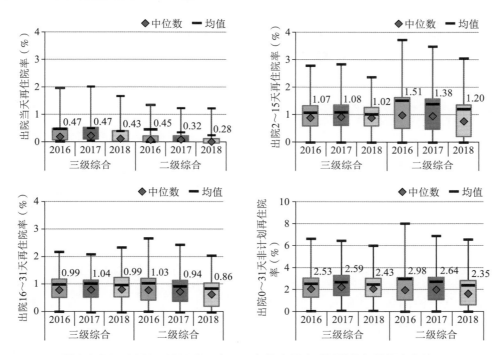

图 3-1-1-2　2016—2018 年三级、二级综合医院重返类指标数据变化情况

### （三）住院患者用药指标

2018 年三级、二级综合医院住院患者使用抗菌药物的百分比，较 2016 年均略有上升，升至 32.35% 和 28.37%。2018 年三级、二级综合医院抗菌药物费用占药费总额的百分比，较 2016 年分别上升了 1.15 和 1.17 个百分点（图 3-1-1-3）。

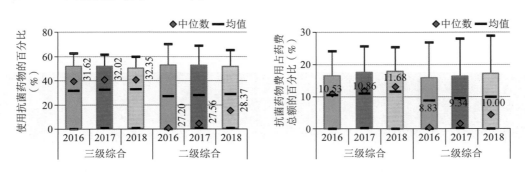

图 3-1-1-3　2016—2018 年三级、二级综合医院住院患者使用抗菌药物指标数据变化情况

### （四）医院运行管理类指标

2018 年三级、二级综合医院院均出院人次较 2016 年均有所上升，分别上升了 12.82% 和 6.90%，2018 年三级综合医院院均出院人次为二级综合医院的 3.36 倍。2018 年三级、二级综合医院住院患者平均住院日较 2016 年均有所下降，分别下降了 0.49 天和 0.07 天。2018 年三级、二级综合医院每住院人次费用较 2016 年分别上升 567.7 元和 228.19 元，上升了 4.48% 和 3.85%。2018 年三级、二级综合医院每住院人次药费较 2016 年均有所下降，分别下降 692.95 元和 266.06 元，下降了 16.54% 和 13.50%（图 3-1-1-4）。

注：相关费用数据均为医保报销前的实际费用。

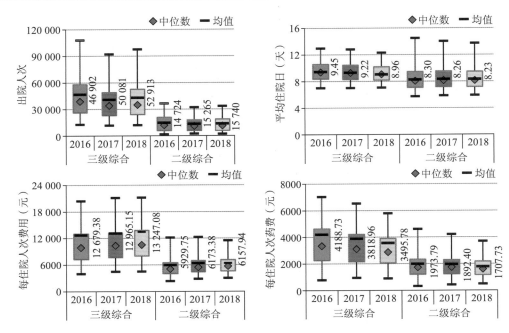

图 3-1-1-4　2016—2018 年三级、二级综合医院医院运行管理类指标数据变化情况

## （五）20 个重点病种例数、住院死亡率、平均住院日、每住院人次费用数据情况

2016—2018 年全国 1273 家三级综合医院和 1680 家二级综合医院的 20 个重点病种出院患者人次占出院患者总人次比例均呈上升趋势，2018 年三级综合医院较 2016 年、2017 年分别上升 1.96% 和 1.07%，2018 年二级综合医院较 2016、2017 年分别上升了 1.13% 和 0.79%。这 20 个重点病种均为具有一定难度的常见多发疾病，其比例的高低可以体现三级、二级综合医院服务质量水平的层次（图 3-1-1-5，表 3-1-1-2）。

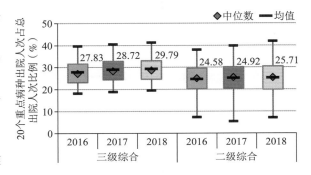

图 3-1-1-5　2016—2018 年三级、二级综合医院 20 个重点病种相关指标数据情况

表 3-1-1-2　2016—2018 年三级、二级综合医院 20 个重点病种相关指标数据情况

| 序号 | 重点病种 | 指标 | 三级综合医院 | | | 二级综合医院 | | | 变化趋势 | |
|---|---|---|---|---|---|---|---|---|---|---|
| | | | 2016 年 (1242 家) | 2017 年 (1254 家) | 2018 年 (1272 家) | 2016 年 (1305 家) | 2017 年 (1536 家) | 2018 年 (1680 家) | 三级 | 二级 |
| 1 | 急性心肌梗死 | 例数 | 199 226 | 220 857 | 232 425 | 45 197 | 53 615 | 61 426 | | |
| | | 住院死亡率（%） | 6.42 | 6.31 | 6.15 | 5.46 | 5.21 | 4.64 | | |
| | | 平均住院日（天） | 9.33 | 8.98 | 8.61 | 8.00 | 7.72 | 7.43 | | |
| | | 每住院人次费用（元） | 19 199.54 | 19 092.38 | 19 094.31 | 11 619.82 | 11 872.58 | 11 061.30 | | |
| 2 | 充血性心力衰竭 | 例数 | 2 307 807 | 2 560 805 | 2 830 134 | 545 748 | 694 063 | 832 548 | | |
| | | 住院死亡率（%） | 1.15 | 1.11 | 1.05 | 0.86 | 0.84 | 0.74 | | |
| | | 平均住院日（天） | 10.41 | 10.05 | 9.64 | 9.37 | 9.12 | 8.96 | | |
| | | 每住院人次费用（元） | 12 421.31 | 12 224.87 | 12 092.71 | 7420.14 | 7525.2 | 7211.68 | | |
| 3 | 脑出血和脑梗死 | 例数 | 2 559 817 | 2 769 348 | 3 031 675 | 1 072 509 | 1 301 716 | 1 558 880 | | |
| | | 住院死亡率（%） | 1.61 | 1.55 | 1.47 | 0.84 | 0.75 | 0.71 | | |
| | | 平均住院日（天） | 13.17 | 12.87 | 12.42 | 11.21 | 11.10 | 10.72 | | |
| | | 每住院人次费用（元） | 18 620.27 | 18 670.81 | 18 853.78 | 9096.78 | 9263.67 | 8775.29 | | |

续表

| 序号 | 重点病种 | 指标 | 三级综合医院 | | | 二级综合医院 | | | 变化趋势 | |
|---|---|---|---|---|---|---|---|---|---|---|
| | | | 2016 年（1242 家） | 2017 年（1254 家） | 2018 年（1272 家） | 2016 年（1305 家） | 2017 年（1536 家） | 2018 年（1680 家） | 三级 | 二级 |
| 4 | 创伤性颅脑损伤 | 例数 | 499 229 | 500 092 | 504 572 | 232 756 | 262 092 | 273 895 | | |
| | | 住院死亡率(%) | 3.56 | 3.76 | 3.78 | 2.01 | 2.07 | 2.01 | | |
| | | 平均住院日（天） | 16.19 | 16.33 | 16.16 | 12.04 | 12.21 | 12.14 | | |
| | | 每住院人次费用(元) | 25 010.22 | 25 910.50 | 26 236.21 | 11 401.44 | 11 931.85 | 11 634.92 | | |
| 5 | 消化道出血 | 例数 | 391 714 | 411 917 | 432 360 | 149 588 | 176 260 | 190 381 | | |
| | | 住院死亡率(%) | 1.71 | 1.64 | 1.70 | 1.04 | 1.04 | 1.02 | | |
| | | 平均住院日（天） | 8.59 | 8.51 | 8.43 | 7.45 | 7.48 | 7.52 | | |
| | | 每住院人次费用(元) | 11 930.65 | 12 023.34 | 12 265.61 | 6715.58 | 6949.2 | 6936.1 | | |
| 6 | 累及身体多个部位的损伤 | 例数 | 137 231 | 131 752 | 120 105 | 90 893 | 97 010 | 97 560 | | |
| | | 住院死亡率(%) | 1.37 | 1.48 | 1.45 | 0.41 | 0.42 | 0.35 | | |
| | | 平均住院日（天） | 13.80 | 13.91 | 14.10 | 8.62 | 8.74 | 9.07 | | |
| | | 每住院人次费用(元) | 21 587.77 | 22 615.08 | 23 386.20 | 5023.31 | 5196.48 | 5269.78 | | |
| 7 | 肺炎（成人） | 例数 | 2139 406 | 2439 058 | 2675 854 | 987 643 | 1249 622 | 1446 391 | | |
| | | 住院死亡率(%) | 0.93 | 0.93 | 1.05 | 0.39 | 0.37 | 0.38 | | |
| | | 平均住院日（天） | 8.48 | 8.40 | 8.40 | 7.24 | 7.30 | 7.42 | | |
| | | 每住院人次费用(元) | 7764.08 | 7887.01 | 8471.94 | 3733.76 | 3901.96 | 4057.32 | | |
| 8 | 慢性阻塞性肺疾病 | 例数 | 933 735 | 1018 790 | 1066 558 | 501 581 | 619 577 | 663 314 | | |
| | | 住院死亡率(%) | 1.17 | 1.08 | 0.99 | 0.63 | 0.59 | 0.55 | | |
| | | 平均住院日（天） | 11.26 | 10.96 | 10.77 | 9.82 | 9.72 | 9.83 | | |
| | | 每住院人次费用(元) | 12 824.88 | 12 455.45 | 12 418.76 | 7369.9 | 7401.55 | 7462.91 | | |
| 9 | 糖尿病伴短期与长期并发症 | 例数 | 724 132 | 867 970 | 1062 393 | 118 143 | 167 917 | 239 310 | | |
| | | 住院死亡率(%) | 0.28 | 0.23 | 0.21 | 0.43 | 0.37 | 0.29 | | |
| | | 平均住院日（天） | 11.42 | 10.95 | 10.48 | 10.42 | 10.01 | 9.81 | | |
| | | 每住院人次费用(元) | 10 649.93 | 10 333.73 | 10 010.60 | 7281 | 7238.51 | 6861.94 | | |
| 10 | 结节性甲状腺肿 | 例数 | 197 166 | 200 447 | 201 836 | 25 546 | 29 625 | 31 977 | | |
| | | 住院死亡率(%) | 0.01 | 0.01 | 0.01 | 0.05 | 0.02 | 0.04 | | |
| | | 平均住院日（天） | 8.06 | 7.77 | 7.30 | 8.11 | 8.03 | 7.70 | | |
| | | 每住院人次费用(元) | 12 986.53 | 13 650.78 | 13 690.79 | 9254.9 | 9462.62 | 9508.73 | | |
| 11 | 急性阑尾炎伴弥漫性腹膜炎及脓肿 | 例数 | 88 684 | 92 267 | 93 253 | 51 035 | 54 199 | 49 003 | | |
| | | 住院死亡率(%) | 0.09 | 0.09 | 0.06 | 0.05 | 0.02 | 0.04 | | |
| | | 平均住院日（天） | 8.64 | 8.56 | 8.51 | 7.96 | 7.92 | 8.14 | | |
| | | 每住院人次费用(元) | 11 967.61 | 12 588.73 | 13 138.53 | 7376.83 | 7665.87 | 7929.04 | | |
| 12 | 前列腺增生 | 例数 | 225 157 | 242 586 | 257 589 | 65 162 | 80 961 | 87 463 | | |
| | | 住院死亡率(%) | 0.04 | 0.03 | 0.02 | 0.08 | 0.07 | 0.08 | | |
| | | 平均住院日（天） | 11.69 | 11.34 | 10.98 | 10.73 | 10.46 | 10.21 | | |
| | | 每住院人次费用(元) | 13 788.33 | 13 923.77 | 13 937.67 | 8748.89 | 8820.68 | 8717.92 | | |

续表

| 序号 | 重点病种 | 指标 | 三级综合医院 | | | 二级综合医院 | | | 变化趋势 | |
|---|---|---|---|---|---|---|---|---|---|---|
| | | | 2016 年<br>(1242 家) | 2017 年<br>(1254 家) | 2018 年<br>(1272 家) | 2016 年<br>(1305 家) | 2017 年<br>(1536 家) | 2018 年<br>(1680 家) | 三级 | 二级 |
| 13 | 肾衰竭 | 例数 | 622 907 | 697 850 | 786 750 | 127 299 | 153 744 | 195 688 | | |
| | | 住院死亡率(%) | 1.20 | 1.08 | 1.02 | 1.33 | 1.01 | 0.85 | | |
| | | 平均住院日(天) | 15.43 | 14.98 | 14.10 | 17.89 | 17.85 | 15.70 | | |
| | | 每住院人次费用(元) | 15 114.69 | 15 346.19 | 15 369.13 | 8349.42 | 9008.39 | 8689.67 | | |
| 14 | 败血症 | 例数 | 98 779 | 122 439 | 157 763 | 14 591 | 21 471 | 31 594 | | |
| | | 住院死亡率(%) | 4.17 | 3.82 | 4.00 | 3.28 | 2.89 | 3.00 | | |
| | | 平均住院日(天) | 10.08 | 9.78 | 9.79 | 7.99 | 8.05 | 7.92 | | |
| | | 每住院人次费用(元) | 18 153.48 | 17 595.63 | 18 334.78 | 9417.46 | 9130.46 | 8274.31 | | |
| 15 | 高血压病 | 例数 | 945 466 | 972 428 | 928 205 | 342 939 | 422 687 | 469 173 | | |
| | | 住院死亡率(%) | 0.16 | 0.16 | 0.15 | 0.15 | 0.13 | 0.19 | | |
| | | 平均住院日(天) | 9.37 | 8.98 | 8.66 | 8.50 | 8.41 | 8.13 | | |
| | | 每住院人次费用(元) | 8538.84 | 8334.81 | 8039.91 | 5291.84 | 5265.14 | 5096.72 | | |
| 16 | 急性胰腺炎 | 例数 | 232 323 | 258 405 | 278 123 | 67 832 | 86 354 | 95 612 | | |
| | | 住院死亡率(%) | 0.47 | 0.43 | 0.43 | 0.33 | 0.27 | 0.26 | | |
| | | 平均住院日(天) | 10.87 | 10.57 | 10.29 | 8.84 | 8.67 | 8.48 | | |
| | | 每住院人次费用(元) | 19 526.03 | 18 893.30 | 18 218.95 | 8862.96 | 8786.01 | 8339.36 | | |
| 17 | 恶性肿瘤化疗 | 例数 | 3649 955 | 4268 390 | 5116 214 | 173 374 | 232 831 | 316 092 | | |
| | | 住院死亡率(%) | 0.09 | 0.08 | 0.08 | 0.29 | 0.19 | 0.16 | | |
| | | 平均住院日(天) | 7.92 | 7.64 | 7.26 | 8.24 | 8.10 | 8.18 | | |
| | | 每住院人次费用(元) | 11 957.54 | 11 644.55 | 11 409.56 | 8363.57 | 8368.23 | 7978.39 | | |
| 18 | 下肢骨与关节损伤 | 例数 | 833 002 | 890 687 | 962 802 | 298 362 | 360 727 | 414 145 | | |
| | | 住院死亡率(%) | 0.81 | 0.81 | 0.78 | 0.58 | 0.54 | 0.50 | | |
| | | 平均住院日(天) | 18.12 | 17.71 | 17.06 | 16.38 | 16.25 | 15.94 | | |
| | | 每住院人次费用(元) | 31 974.28 | 32 737.05 | 32 800.35 | 17 415.77 | 18 094.80 | 17 654.13 | | |
| 19 | 哮喘(成人) | 例数 | 134 895 | 140 322 | 141 850 | 43 669 | 53 625 | 57 848 | | |
| | | 住院死亡率(%) | 0.23 | 0.23 | 0.21 | 0.20 | 0.21 | 0.17 | | |
| | | 平均住院日(天) | 8.73 | 8.59 | 8.37 | 7.85 | 7.91 | 7.86 | | |
| | | 每住院人次费用(元) | 8603.34 | 8620.68 | 8493.13 | 5487.06 | 5632.49 | 5471.99 | | |
| 20 | 细菌性肺炎(儿童) | 例数 | 1440 533 | 1630 575 | 1739 398 | 678 567 | 852 486 | 976 190 | | |
| | | 住院死亡率(%) | 0.05 | 0.04 | 0.04 | 0.06 | 0.05 | 0.04 | | |
| | | 平均住院日(天) | 7.21 | 7.15 | 7.08 | 6.50 | 6.54 | 6.64 | | |
| | | 每住院人次费用(元) | 4235.91 | 4359.1 | 4468.33 | 2496.84 | 2633.85 | 2752.11 | | |

**(六) 20 个重点手术例数、住院死亡率、平均住院日、每住院人次费用数据情况**

2018 年全国 1272 家三级综合医院、1680 家二级综合医院出院患者中手术治疗的比例较 2016 年均有所上升，分别上升了 0.82 和 5.84 个百分点，显示出随着外科技术的发展，手术治疗患者数量呈逐年上涨的趋势（图 3-1-1-6）。

2018 年全国 1272 家三级综合医院的 20 个重点手术出院人次占总手术人次比例较 2016 年、2017 年分别下降 0.55 和 0.48 个百分点；2018 年全国 1680 家二级综合医院较 2016 年、2017 年分别上升 3.11 和 2.69 个百分点（图 3-1-1-7）。具体见表 3-1-1-3。

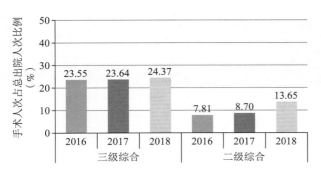

图 3-1-1-6 2016—2018 年三级、二级综合医院 20 个手术人次占出院患者总人次比例

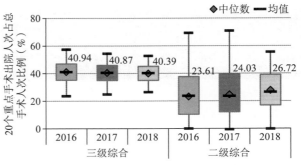

图 3-1-1-7 2016—2018 年三级、二级综合医院 20 个重点手术占总手术人次比例

表 3-1-1-3 2016—2018 年三级、二级综合医院 20 个重点手术/操作相关指标数据情况

| 序号 | 重点病种 | 指标 | 三级综合医院 | | | 二级综合医院 | | | 变化趋势 | |
|---|---|---|---|---|---|---|---|---|---|---|
| | | | 2016 年 (1242 家) | 2017 年 (1254 家) | 2018 年 (1272 家) | 2016 年 (1305 家) | 2017 年 (1536 家) | 2018 年 (1680 家) | 三级 | 二级 |
| 1 | 髋、膝关节置换术 | 例数 | 379 522 | 440 900 | 541 022 | 30 434 | 44 506 | 62 355 | | |
| | | 住院死亡率（%） | 0.16 | 0.15 | 0.13 | 0.29 | 0.21 | 0.17 | | |
| | | 平均住院日（天） | 16.37 | 15.86 | 15.11 | 19.11 | 19.00 | 18.27 | | |
| | | 每住院人次费用（元） | 57 611.66 | 57 658.91 | 56 413.59 | 38 201.92 | 39 057.80 | 38 625.68 | | |
| 2 | 椎板切除术或脊柱融合相关手术 | 例数 | 385 799 | 444 955 | 543 327 | 33 370 | 49 026 | 72 774 | | |
| | | 住院死亡率（%） | 0.12 | 0.12 | 0.11 | 0.18 | 0.10 | 0.13 | | |
| | | 平均住院日（天） | 15.49 | 14.93 | 14.27 | 14.92 | 14.30 | 13.67 | | |
| | | 每住院人次费用（元） | 50 728.63 | 50 664.76 | 49 347.68 | 28 323.08 | 29 144.22 | 27 765.63 | | |
| 3 | 骨折、关节切开复位内固定术 | 例数 | 567 413 | 624 056 | 714 765 | 133 126 | 177 371 | 227 594 | | |
| | | 住院死亡率（%） | 0.09 | 0.09 | 0.09 | 0.09 | 0.07 | 0.09 | | |
| | | 平均住院日（天） | 19.14 | 18.77 | 18.01 | 19.21 | 18.71 | 18.22 | | |
| | | 每住院人次费用（元） | 37 404.13 | 38 189.76 | 37 944.05 | 23 230.32 | 23 705.72 | 22 811.51 | | |
| 4 | 颅、脑手术 | 例数 | 316 786 | 341 968 | 386 118 | 19 264 | 23 856 | 42 327 | | |
| | | 住院死亡率（%） | 4.74 | 4.63 | 4.38 | 7.34 | 6.66 | 5.88 | | |
| | | 平均住院日（天） | 24.14 | 23.91 | 23.46 | 23.14 | 23.39 | 23.28 | | |
| | | 每住院人次费用（元） | 69 444.16 | 71 978.67 | 73 307.45 | 45 427.68 | 47 102.22 | 48 350.09 | | |
| 5 | 经皮颅内外动脉介入治疗 | 例数 | 26 335 | 35 368 | 48 808 | 252 | 585 | 1262 | | |
| | | 住院死亡率（%） | 1.12 | 1.24 | 1.38 | 0.40 | 1.03 | 0.87 | | |
| | | 平均住院日（天） | 14.46 | 14.14 | 14.05 | 14.57 | 15.50 | 14.32 | | |
| | | 每住院人次费用（元） | 90 281.56 | 88 371.83 | 90 349.61 | 62 512.93 | 62 281.66 | 64 219.26 | | |
| 6 | 冠状动脉旁路移植术（CABG） | 例数 | 30 703 | 31 112 | 31 651 | 256 | 440 | 541 | | |
| | | 住院死亡率（%） | 2.18 | 2.09 | 2.49 | 1.17 | 2.50 | 1.11 | | |
| | | 平均住院日（天） | 24.06 | 24.03 | 24.08 | 15.54 | 13.93 | 12.08 | | |
| | | 每住院人次费用（元） | 122 931.39 | 129 261.41 | 129 097.97 | 66 375.53 | 83 031.61 | 71 200.46 | | |

续表

| 序号 | 重点病种 | 指标 | 三级综合医院 | | | 二级综合医院 | | | 变化趋势 | |
|---|---|---|---|---|---|---|---|---|---|---|
| | | | 2016年(1242家) | 2017年(1254家) | 2018年(1272家) | 2016年(1305家) | 2017年(1536家) | 2018年(1680家) | 三级 | 二级 |
| 7 | 经皮冠状动脉介入治疗（PCI） | 例数 | 456 726 | 545 889 | 677 578 | 16 650 | 26 687 | 44 983 | | |
| | | 住院死亡率（%） | 0.62 | 0.65 | 0.70 | 0.67 | 0.61 | 0.70 | | |
| | | 平均住院日（天） | 9.04 | 8.76 | 8.49 | 9.55 | 9.35 | 9.03 | | |
| | | 每住院人次费用（元） | 53 207.97 | 53 202.14 | 52 290.04 | 48 882.73 | 48 592.06 | 46 380.90 | | |
| 8 | 心脏瓣膜置换术 | 例数 | 36 740 | 40 040 | 43 387 | 68 | 143 | 218 | | |
| | | 住院死亡率（%） | 1.81 | 1.77 | 1.84 | 4.41 | 3.50 | 0.92 | | |
| | | 平均住院日（天） | 25.05 | 24.42 | 24.65 | 27.66 | 20.89 | 20.14 | | |
| | | 每住院人次费用（元） | 128 722.80 | 135 163.19 | 139 442.83 | 93 706.93 | 167 558.77 | 146 696.42 | | |
| 9 | 食管切除手术 | 例数 | 31 869 | 32 851 | 36 205 | 1835 | 2197 | 2211 | | |
| | | 住院死亡率（%） | 0.66 | 0.60 | 0.55 | 0.76 | 0.55 | 0.86 | | |
| | | 平均住院日（天） | 25.42 | 25.48 | 25.71 | 25.89 | 25.90 | 26.26 | | |
| | | 每住院人次费用（元） | 73 418.11 | 76 174.95 | 78 938.22 | 45 022.88 | 50 023.84 | 51 413.29 | | |
| 10 | 肺切除术 | 例数 | 128 783 | 163 010 | 212 635 | 4030 | 5938 | 8218 | | |
| | | 住院死亡率（%） | 0.22 | 0.20 | 0.17 | 0.37 | 0.20 | 0.21 | | |
| | | 平均住院日（天） | 16.52 | 15.85 | 15.11 | 18.61 | 18.60 | 17.38 | | |
| | | 每住院人次费用（元） | 52 581.24 | 53 883.33 | 54 245.62 | 35 153.42 | 37 190.80 | 37 442.78 | | |
| 11 | 胰腺切除手术 | 例数 | 26 152 | 30 610 | 35 853 | 719 | 905 | 1250 | | |
| | | 住院死亡率（%） | 1.21 | 1.27 | 1.29 | 3.34 | 2.10 | 2.80 | | |
| | | 平均住院日（天） | 26.43 | 26.06 | 25.33 | 27.84 | 27.10 | 26.82 | | |
| | | 每住院人次费用（元） | 83 765.77 | 85 293.51 | 84 104.04 | 49 314.61 | 51 033.31 | 48 631.39 | | |
| 12 | 胃切除术 | 例数 | 100 306 | 106 614 | 115 085 | 6416 | 7905 | 8642 | | |
| | | 住院死亡率（%） | 0.52 | 0.53 | 0.59 | 0.62 | 0.43 | 0.56 | | |
| | | 平均住院日（天） | 21.27 | 21.08 | 20.91 | 22.36 | 22.65 | 22.99 | | |
| | | 每住院人次费用（元） | 62 388.90 | 64 796.51 | 66 187.60 | 37 760.87 | 39 608.56 | 42 036.37 | | |
| 13 | 直肠切除术 | 例数 | 85 548 | 93 020 | 105 331 | 7506 | 9631 | 10 545 | | |
| | | 住院死亡率（%） | 0.28 | 0.22 | 0.26 | 0.24 | 0.24 | 0.17 | | |
| | | 平均住院日（天） | 19.46 | 19.24 | 18.97 | 17.38 | 17.67 | 18.16 | | |
| | | 每住院人次费用（元） | 48 959.50 | 51 586.17 | 52 264.82 | 24 139.18 | 25 853.40 | 27 411.82 | | |
| 14 | 胆囊手术 | 例数 | 845 276 | 884 538 | 944 540 | 107 626 | 146 722 | 164 515 | | |
| | | 住院死亡率（%） | 0.33 | 0.32 | 0.29 | 0.17 | 0.12 | 0.26 | | |
| | | 平均住院日（天） | 11.39 | 11.12 | 10.76 | 10.47 | 10.16 | 10.04 | | |
| | | 每住院人次费用（元） | 22 004.47 | 23 379.37 | 23 970.44 | 12 218.40 | 12 342.97 | 12 472.01 | | |

续表

| 序号 | 重点病种 | 指标 | 三级综合医院 | | | 二级综合医院 | | | 变化趋势 | |
|---|---|---|---|---|---|---|---|---|---|---|
| | | | 2016 年(1242 家) | 2017 年(1254 家) | 2018 年(1272 家) | 2016 年(1305 家) | 2017 年(1536 家) | 2018 年(1680 家) | 三级 | 二级 |
| 15 | 乳腺手术 | 例数 | 509 086 | 556 476 | 630 566 | 43 089 | 52 530 | 58 988 | | |
| | | 住院死亡率(%) | 0.02 | 0.02 | 0 | 0.07 | 0.02 | 0.02 | | |
| | | 平均住院日(天) | 8.05 | 7.71 | 7.26 | 8.29 | 8.10 | 7.70 | | |
| | | 每住院人次费用(元) | 11 660.70 | 11 958.92 | 11 960.97 | 7468.13 | 7931.06 | 7690.16 | | |
| 16 | 肾与前列腺相关手术 | 例数 | 205 221 | 226 762 | 256 907 | 24 531 | 31 886 | 37 711 | | |
| | | 住院死亡率(%) | 0.18 | 0.18 | 0.13 | 0.20 | 0.12 | 0.10 | | |
| | | 平均住院日(天) | 15.95 | 15.50 | 14.91 | 14.76 | 14.79 | 14.27 | | |
| | | 每住院人次费用(元) | 30 977.06 | 31 967.61 | 31 917.82 | 14 784.47 | 15 599.61 | 15 365.30 | | |
| 17 | 血管内修补术 | 例数 | 418 045 | 484 414 | 582 455 | 41 298 | 55 812 | 73 420 | | |
| | | 住院死亡率(%) | 0.67 | 0.65 | 0.60 | 0.57 | 0.29 | 0.25 | | |
| | | 平均住院日(天) | 13.66 | 13.37 | 12.89 | 11.44 | 11.46 | 11.17 | | |
| | | 每住院人次费用(元) | 38 621.84 | 39 965.31 | 40 680.12 | 13 338.84 | 16 266.61 | 15 779.35 | | |
| 18 | 子宫切除术 | 例数 | 310 845 | 328 422 | 366 721 | 32 423 | 40 258 | 53 869 | | |
| | | 住院死亡率(%) | 0.03 | 0.03 | 0.02 | 0.14 | 0.08 | 0.05 | | |
| | | 平均住院日(天) | 12.50 | 12.41 | 12.23 | 11.70 | 11.63 | 11.59 | | |
| | | 每住院人次费用(元) | 20 835.53 | 22 522.94 | 23 145.32 | 11 446.83 | 12 286.39 | 12 789.98 | | |
| 19 | 剖宫产 | 例数 | 1477 019 | 1577 807 | 1524 280 | 436 981 | 537 002 | 537 600 | | |
| | | 住院死亡率(%) | 0.02 | 0.01 | 0.01 | 0.10 | 0.09 | 0.03 | | |
| | | 平均住院日(天) | 6.36 | 6.19 | 6.21 | 6.23 | 6.03 | 6.09 | | |
| | | 每住院人次费用(元) | 9054.79 | 9463.85 | 9754.09 | 5924.88 | 6210.11 | 6394.54 | | |
| 20 | 阴道分娩 | 例数 | 647 142 | 635 964 | 648 011 | 163 987 | 192 109 | 218 347 | | |
| | | 住院死亡率(%) | 0 | 0 | 0 | 0.06 | 0.09 | 0.07 | | |
| | | 平均住院日(天) | 4.21 | 4.21 | 4.28 | 3.81 | 3.77 | 3.87 | | |
| | | 每住院人次费用(元) | 4555.48 | 4954.57 | 5446.86 | 3031.09 | 3261.31 | 3579.98 | | |

**（七）16 种恶性肿瘤放疗患者、化疗患者及手术患者的例数、住院死亡率、平均住院日、每住院人次费用数据情况**

2018 年全国 1272 家三级综合医院、1680 家二级综合医院分别收治 3 559 529 例、188 922 例恶性肿瘤患者，其中非手术治疗（化学治疗、放射治疗等）占比分别为 77.43%、78.01%，较 2016 年分别上升了 7.92 和 12.71 个百分点，该数据表明恶性肿瘤的非手术治疗（尤其是化学治疗）呈上升趋势。因此，如何促进恶性肿瘤非手术治疗诊疗行为的各项政策、制度、规范、指南等能够得到贯彻落实，如何去监管其服务的质量安全等，已成为当前各级卫生健康行政部门、各级肿瘤质控中心及各级各类医疗机构面临的紧迫问题（图 3-1-1-8，表 3-1-1-4）。

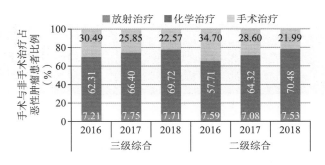

图 3-1-1-8　2016—2018 年恶性肿瘤手术治疗与恶性肿瘤非手术治疗占恶性肿瘤患者比例

表 3-1-1-4　2016—2018 年三级、二级综合医院 16 个恶性肿瘤相关指标数据情况

| 序号 | 恶性肿瘤 | 指标 | 三级综合医院 | | | 二级综合医院 | | | 变化趋势 | |
| --- | --- | --- | --- | --- | --- | --- | --- | --- | --- | --- |
| | | | 2016 年 (1242 家) | 2017 年 (1254 家) | 2018 年 (1272 家) | 2016 年 (1305 家) | 2017 年 (1536 家) | 2018 年 (1680 家) | 三级 | 二级 |
| 1 | 肺癌 | **手术治疗** 例数 | 50 237 | 62 341 | 83 386 | 1116 | 1597 | 2433 | | |
| | | 住院死亡率(%) | 0.29 | 0.25 | 0.20 | 0.27 | 0.25 | 0.29 | | |
| | | 平均住院日(天) | 18.82 | 17.85 | 16.94 | 21.39 | 22.38 | 20.93 | | |
| | | 每住院人次费用(元) | 63 626.89 | 64 376.55 | 64 079.06 | 41 518.47 | 45 702.39 | 45 977.29 | | |
| | | **化学治疗** 例数 | 255 088 | 357 308 | 503 862 | 9937 | 15 818 | 30 545 | | |
| | | 住院死亡率(%) | 0.17 | 0.14 | 0.13 | 0.43 | 0.37 | 0.23 | | |
| | | 平均住院日(天) | 9.66 | 9.10 | 8.52 | 10.88 | 10.71 | 10.38 | | |
| | | 每住院人次费用(元) | 14 078.77 | 13 312.47 | 12 906.54 | 10 464.33 | 10 420.93 | 9984.89 | | |
| | | **放射治疗** 例数 | 36 727 | 51 494 | 69 325 | 1913 | 2672 | 4974 | | |
| | | 住院死亡率(%) | 0.68 | 0.67 | 0.56 | 0.68 | 0.41 | 0.38 | | |
| | | 平均住院日(天) | 23.66 | 23.70 | 23.01 | 24.35 | 26.80 | 28.14 | | |
| | | 每住院人次费用(元) | 29 816.22 | 31 762.48 | 32 621.14 | 19 025.27 | 24 944.75 | 24 767.69 | | |
| 2 | 结直肠癌 | **手术治疗** 例数 | 102 005 | 108 495 | 118 326 | 6537 | 8235 | 9433 | | |
| | | 住院死亡率(%) | 0.53 | 0.44 | 0.51 | 0.50 | 0.44 | 0.42 | | |
| | | 平均住院日(天) | 21.95 | 21.59 | 21.23 | 24.40 | 24.17 | 23.67 | | |
| | | 每住院人次费用(元) | 57 318.07 | 59 324.01 | 59 762.15 | 36 519.10 | 38 601.93 | 39 596.30 | | |
| | | **化学治疗** 例数 | 228 920 | 332 000 | 483 466 | 9332 | 16 541 | 27 831 | | |
| | | 住院死亡率(%) | 0.07 | 0.05 | 0.04 | 0.06 | 0.07 | 0.08 | | |
| | | 平均住院日(天) | 6.53 | 6.15 | 5.85 | 7.15 | 6.83 | 6.90 | | |
| | | 每住院人次费用(元) | 10 363.49 | 10 142.43 | 9978.18 | 7832.17 | 8143.16 | 7347.07 | | |
| | | **放射治疗** 例数 | 11 499 | 16 595 | 22 171 | 354 | 614 | 1040 | | |
| | | 住院死亡率(%) | 0.35 | 0.27 | 0.29 | 0.28 | 0.65 | 0.58 | | |
| | | 平均住院日(天) | 24.13 | 22.77 | 23.33 | 24.21 | 25.84 | 27.10 | | |
| | | 每住院人次费用(元) | 30 197.54 | 30 740.89 | 32 501.85 | 21 690.73 | 25 446.94 | 25 382.85 | | |

续表

| 序号 | 恶性肿瘤 | 指标 | 三级综合医院 | | | 二级综合医院 | | | 变化趋势 | |
|---|---|---|---|---|---|---|---|---|---|---|
| | | | 2016 年 (1242 家) | 2017 年 (1254 家) | 2018 年 (1272 家) | 2016 年 (1305 家) | 2017 年 (1536 家) | 2018 年 (1680 家) | 三级 | 二级 |
| 3 | 胃癌 | 手术治疗 例数 | 74 448 | 78 635 | 83 358 | 4232 | 5374 | 6060 | | |
| | | 住院死亡率(%) | 0.41 | 0.43 | 0.43 | 0.40 | 0.37 | 0.43 | | |
| | | 平均住院日(天) | 21.26 | 21.15 | 21.10 | 22.96 | 23.09 | 23.50 | | |
| | | 每住院人次费用(元) | 62 341.38 | 64 807.86 | 65 823.80 | 38 014.42 | 40 040.79 | 42 602.98 | | |
| | | 化学治疗 例数 | 131 712 | 182 389 | 257 991 | 6233 | 10 561 | 18 545 | | |
| | | 住院死亡率(%) | 0.11 | 0.08 | 0.08 | 0.27 | 0.25 | 0.14 | | |
| | | 平均住院日(天) | 7.06 | 6.65 | 6.34 | 8.15 | 7.66 | 7.92 | | |
| | | 每住院人次费用(元) | 10 707.71 | 10 260.37 | 9848.55 | 8722.83 | 8821.55 | 7781.39 | | |
| | | 放射治疗 例数 | 5260 | 7188 | 9105 | 380 | 530 | 819 | | |
| | | 住院死亡率(%) | 0.42 | 0.56 | 0.49 | 0.79 | 0 | 0.37 | | |
| | | 平均住院日(天) | 22.91 | 22.55 | 23.07 | 29.46 | 29.54 | 29.45 | | |
| | | 每住院人次费用(元) | 27 531.32 | 28 987.36 | 30 816.25 | 24 112.56 | 26 121.44 | 24 830.82 | | |
| 4 | 乳腺癌 | 手术治疗 例数 | 118 132 | 127 593 | 142 704 | 7499 | 9005 | 9993 | | |
| | | 住院死亡率(%) | 0.02 | 0.03 | 0.01 | 0.11 | 0.07 | 0.02 | | |
| | | 平均住院日(天) | 15.77 | 15.21 | 14.51 | 18.78 | 18.35 | 17.68 | | |
| | | 每住院人次费用(元) | 23 531.17 | 23 797.18 | 23 497.53 | 18 427.82 | 19 475.07 | 17 770.83 | | |
| | | 化学治疗 例数 | 295 429 | 420 180 | 582 554 | 8245 | 15 153 | 27 366 | | |
| | | 住院死亡率(%) | 0.04 | 0.02 | 0.02 | 0.04 | 0.07 | 0.04 | | |
| | | 平均住院日(天) | 5.85 | 5.52 | 5.17 | 6.98 | 6.47 | 6.52 | | |
| | | 每住院人次费用(元) | 8714.74 | 8401.44 | 8142.42 | 6657.34 | 6435.81 | 5970.47 | | |
| | | 放射治疗 例数 | 21 188 | 33 597 | 47 549 | 523 | 929 | 1749 | | |
| | | 住院死亡率(%) | 0.16 | 0.13 | 0.09 | 0.38 | 0.32 | 0.29 | | |
| | | 平均住院日(天) | 21.75 | 20.74 | 20.00 | 24.56 | 24.36 | 27.05 | | |
| | | 每住院人次费用(元) | 21 977.88 | 23 752.27 | 26 055.94 | 17 834.20 | 20 108.24 | 22 585.75 | | |
| 5 | 肝癌 | 手术治疗 例数 | 40 487 | 47 422 | 56 775 | 758 | 885 | 1098 | | |
| | | 住院死亡率(%) | 0.48 | 0.39 | 0.41 | 0.79 | 1.02 | 0.91 | | |
| | | 平均住院日(天) | 17.49 | 16.94 | 16.51 | 21.55 | 22.12 | 20.25 | | |
| | | 每住院人次费用(元) | 58 264.46 | 59 032.04 | 57 829.19 | 34 173.18 | 35 752.69 | 33 012.83 | | |
| | | 化学治疗 例数 | 27 691 | 40 679 | 59 606 | 920 | 1416 | 2269 | | |
| | | 住院死亡率(%) | 0.26 | 0.17 | 0.12 | 0.87 | 0.78 | 1.01 | | |
| | | 平均住院日(天) | 9.86 | 9.02 | 8.27 | 11.39 | 10.84 | 10.52 | | |
| | | 每住院人次费用(元) | 20 331.79 | 19 139.76 | 18 285.53 | 11 930.72 | 12 484.74 | 12 312.63 | | |
| | | 放射治疗 例数 | 2978 | 4394 | 5936 | 104 | 178 | 315 | | |
| | | 住院死亡率(%) | 0.81 | 0.75 | 0.91 | 0.96 | 1.12 | 1.90 | | |
| | | 平均住院日(天) | 21.58 | 20.23 | 19.84 | 22.59 | 22.98 | 22.68 | | |
| | | 每住院人次费用(元) | 34 142.62 | 34 749.15 | 35 845.27 | 21 341.42 | 29 141.66 | 24 061.62 | | |

续表

| 序号 | 恶性肿瘤 | 指标 | 三级综合医院 | | | 二级综合医院 | | | 变化趋势 | |
|---|---|---|---|---|---|---|---|---|---|---|
| | | | 2016年(1242家) | 2017年(1254家) | 2018年(1272家) | 2016年(1305家) | 2017年(1536家) | 2018年(1680家) | 三级 | 二级 |
| 6 | 食管癌 | 手术治疗 例数 | 17 320 | 18 203 | 20 257 | 789 | 1058 | 1024 | | |
| | | 住院死亡率(%) | 0.65 | 0.58 | 0.56 | 0.89 | 0.76 | 1.07 | | |
| | | 平均住院日(天) | 25.70 | 25.97 | 26.08 | 27.24 | 26.92 | 26.80 | | |
| | | 每住院人次费用(元) | 75 062.13 | 77 671.37 | 80 788.90 | 46 544.52 | 51 927.17 | 51 857.08 | | |
| | | 化学治疗 例数 | 56 041 | 77 872 | 108 428 | 2652 | 4484 | 8655 | | |
| | | 住院死亡率(%) | 0.16 | 0.11 | 0.08 | 0.11 | 0.20 | 0.20 | | |
| | | 平均住院日(天) | 10.80 | 10.62 | 10.10 | 11.67 | 10.78 | 10.12 | | |
| | | 每住院人次费用(元) | 13 932.52 | 13 716.97 | 13 267.39 | 10 226.53 | 10 304.77 | 8716.22 | | |
| | | 放射治疗 例数 | 19 026 | 25 424 | 33 454 | 1392 | 1868 | 2671 | | |
| | | 住院死亡率(%) | 0.42 | 0.33 | 0.30 | 0.50 | 0.11 | 0.22 | | |
| | | 平均住院日(天) | 27.73 | 27.66 | 27.33 | 30.34 | 29.37 | 30.81 | | |
| | | 每住院人次费用(元) | 32 496.78 | 34 073.97 | 34 365.80 | 23 889.12 | 26 195.90 | 25 558.14 | | |
| 7 | 胰腺癌 | 手术治疗 例数 | 5861 | 6604 | 8035 | 87 | 106 | 184 | | |
| | | 住院死亡率(%) | 1.09 | 1.00 | 1.01 | 1.15 | 1.89 | 1.63 | | |
| | | 平均住院日(天) | 27.50 | 27.58 | 27.17 | 29.39 | 31.53 | 30.72 | | |
| | | 每住院人次费用(元) | 92 711.64 | 94 677.22 | 93 739.08 | 57 573.83 | 64 803.53 | 59 426.67 | | |
| | | 化学治疗 例数 | 13 733 | 22 746 | 37 316 | 495 | 875 | 1611 | | |
| | | 住院死亡率(%) | 0.32 | 0.25 | 0.14 | 0.40 | 0.23 | 0.56 | | |
| | | 平均住院日(天) | 9.78 | 8.57 | 7.44 | 13.47 | 11.58 | 11.87 | | |
| | | 每住院人次费用(元) | 14 129.27 | 13 081.70 | 11 249.55 | 13 527.07 | 13 048.43 | 11 113.11 | | |
| | | 放射治疗 例数 | 11 215 | 14 301 | 19 380 | 154 | 241 | 552 | | |
| | | 住院死亡率(%) | 0.08 | 0.10 | 0.14 | 0 | 0 | 0.18 | | |
| | | 平均住院日(天) | 2.39 | 2.69 | 2.61 | 9.84 | 9.86 | 6.34 | | |
| | | 每住院人次费用(元) | 33 025.88 | 36 031.70 | 35 819.70 | 25 067.99 | 31 828.26 | 29 680.76 | | |
| 8 | 膀胱癌 | 手术治疗 例数 | 6936 | 7786 | 8826 | 205 | 290 | 370 | | |
| | | 住院死亡率(%) | 0.49 | 0.46 | 0.45 | 0.49 | 0.34 | 1.35 | | |
| | | 平均住院日(天) | 27.87 | 26.74 | 25.87 | 29.75 | 30.25 | 27.90 | | |
| | | 每住院人次费用(元) | 68 067.33 | 69 657.03 | 68 750.39 | 38 827.71 | 43 240.24 | 40 432.42 | | |
| | | 化学治疗 例数 | 9933 | 15 061 | 21 522 | 502 | 931 | 1745 | | |
| | | 住院死亡率(%) | 0.16 | 0.10 | 0.07 | 0 | 0.11 | 0.17 | | |
| | | 平均住院日(天) | 9.51 | 8.18 | 7.93 | 9.60 | 8.32 | 8.38 | | |
| | | 每住院人次费用(元) | 11 500.16 | 9757.84 | 9309.41 | 8152.98 | 8006.22 | 6363.16 | | |
| | | 放射治疗 例数 | 1052 | 1462 | 1836 | 27 | 58 | 89 | | |
| | | 住院死亡率(%) | 0.67 | 0.75 | 1.03 | 0 | 0 | 1.12 | | |
| | | 平均住院日(天) | 25.31 | 24.33 | 23.96 | 29.63 | 29.00 | 29.70 | | |
| | | 每住院人次费用(元) | 32 993.85 | 33 940.50 | 35 054.21 | 30 857.81 | 28 395.42 | 25 782.47 | | |

| 序号 | 恶性肿瘤 | 指标 | 三级综合医院 | | | 二级综合医院 | | | 变化趋势 | |
|---|---|---|---|---|---|---|---|---|---|---|
| | | | 2016 年（1242 家） | 2017 年（1254 家） | 2018 年（1272 家） | 2016 年（1305 家） | 2017 年（1536 家） | 2018 年（1680 家） | 三级 | 二级 |
| 9 | 肾癌 | 手术治疗 例数 | 18 833 | 20 398 | 22 262 | 584 | 688 | 860 | | |
| | | 住院死亡率（%） | 0.10 | 0.07 | 0.12 | 0.17 | 0 | 0.23 | | |
| | | 平均住院日（天） | 16.20 | 15.67 | 15.11 | 18.95 | 18.88 | 18.02 | | |
| | | 每住院人次费用（元） | 37 716.67 | 38 822.85 | 37 441.21 | 21 244.36 | 22 740.72 | 23 428.34 | | |
| | | 化学治疗 例数 | 4339 | 5823 | 7047 | 91 | 173 | 232 | | |
| | | 住院死亡率（%） | 0.23 | 0.15 | 0.14 | 1.10 | 0 | 0.86 | | |
| | | 平均住院日（天） | 8.92 | 7.70 | 7.64 | 11.77 | 8.76 | 11.03 | | |
| | | 每住院人次费用（元） | 11 100.86 | 9908.54 | 10 063.37 | 9548.45 | 8629.8 | 8880.06 | | |
| | | 放射治疗 例数 | 1048 | 1344 | 1641 | 25 | 41 | 72 | | |
| | | 住院死亡率（%） | 0.57 | 0.67 | 0.85 | 0 | 0 | 0 | | |
| | | 平均住院日（天） | 21.66 | 21.05 | 21.28 | 25.76 | 22.17 | 21.83 | | |
| | | 每住院人次费用（元） | 29 500.91 | 31 433.83 | 33 390.75 | 19 241.15 | 20 005.55 | 23 667.92 | | |
| 10 | 宫颈癌 | 手术治疗 例数 | 30 534 | 33 253 | 38 417 | 1129 | 1476 | 1919 | | |
| | | 住院死亡率（%） | 0.03 | 0.03 | 0.03 | 0.35 | 0 | 0 | | |
| | | 平均住院日（天） | 17.49 | 17.10 | 16.53 | 17.88 | 17.85 | 17.96 | | |
| | | 每住院人次费用（元） | 30 494.04 | 32 609.51 | 32 566.54 | 17 275.15 | 18 245.04 | 19 504.07 | | |
| | | 化学治疗 例数 | 50 897 | 69 731 | 97 751 | 1011 | 1851 | 3377 | | |
| | | 住院死亡率（%） | 0.05 | 0.04 | 0.05 | 0.40 | 0.05 | 0.09 | | |
| | | 平均住院日（天） | 11.20 | 10.87 | 10.54 | 12.52 | 11.31 | 12.88 | | |
| | | 每住院人次费用（元） | 15 363.89 | 15 320.09 | 15 357.31 | 10 927.30 | 10 090.07 | 10 276.29 | | |
| | | 放射治疗 例数 | 18 241 | 27 823 | 37 077 | 429 | 634 | 1212 | | |
| | | 住院死亡率（%） | 0.09 | 0.06 | 0.08 | 0.23 | 0.16 | 0.08 | | |
| | | 平均住院日（天） | 26.84 | 25.11 | 24.59 | 28.97 | 32.44 | 33.01 | | |
| | | 每住院人次费用（元） | 32 557.29 | 32 730.65 | 33 917.10 | 23 116.50 | 26 340.86 | 25 555.00 | | |
| 11 | 甲状腺癌 | 手术治疗 例数 | 123 900 | 149 124 | 189 155 | 2805 | 4158 | 7196 | | |
| | | 住院死亡率（%） | 0.02 | 0.01 | 0.01 | 0.07 | 0.05 | 0.01 | | |
| | | 平均住院日（天） | 9.04 | 8.89 | 8.65 | 10.69 | 10.44 | 10.17 | | |
| | | 每住院人次费用（元） | 19 330.41 | 20 453.40 | 20 671.27 | 13 243.91 | 14 320.59 | 14 496.40 | | |
| | | 化学治疗 例数 | 2886 | 3856 | 4842 | 67 | 128 | 200 | | |
| | | 住院死亡率（%） | 0.03 | 0.16 | 0.12 | 0 | 0 | 0 | | |
| | | 平均住院日（天） | 8.87 | 8.72 | 8.01 | 9.24 | 7.71 | 9.13 | | |
| | | 每住院人次费用（元） | 13 558.00 | 13 600.16 | 13 250.20 | 8682.82 | 8812.58 | 8676.82 | | |
| | | 放射治疗 例数 | 5848 | 8700 | 10 507 | 95 | 151 | 166 | | |
| | | 住院死亡率（%） | 0 | 0.03 | 0.06 | 0 | 0.66 | 0 | | |
| | | 平均住院日（天） | 7.84 | 7.47 | 7.15 | 10.05 | 8.91 | 8.23 | | |
| | | 每住院人次费用（元） | 16 701.32 | 16 114.03 | 16 474.87 | 15 501.89 | 17 234.21 | 16 967.32 | | |

续表

| 序号 | 恶性肿瘤 | 指标 | 三级综合医院 2016年 (1242家) | 2017年 (1254家) | 2018年 (1272家) | 二级综合医院 2016年 (1305家) | 2017年 (1536家) | 2018年 (1680家) | 变化趋势 三级 | 二级 |
|---|---|---|---|---|---|---|---|---|---|---|
| 12 | 喉癌 | **手术治疗** 例数 | 2712 | 2878 | 3231 | 68 | 56 | 58 | | |
| | | 住院死亡率(%) | 0.04 | 0.21 | 0.09 | 0 | 0 | 0 | | |
| | | 平均住院日(天) | 27.75 | 26.73 | 26.82 | 34.04 | 33.68 | 28.09 | | |
| | | 每住院人次费用(元) | 43 464.33 | 43 968.53 | 46 607.33 | 56 738.12 | 63 064.76 | 32 662.54 | | |
| | | **化学治疗** 例数 | 3920 | 5353 | 7678 | 117 | 289 | 403 | | |
| | | 住院死亡率(%) | 0.26 | 0.11 | 0.16 | 0 | 0.35 | 0.25 | | |
| | | 平均住院日(天) | 13.66 | 13.39 | 13.03 | 11.78 | 11.88 | 12.81 | | |
| | | 每住院人次费用(元) | 17 945.54 | 17 530.92 | 17 486.79 | 11 867.00 | 12 179.61 | 10 932.71 | | |
| | | **放射治疗** 例数 | 2944 | 4243 | 5346 | 112 | 129 | 193 | | |
| | | 住院死亡率(%) | 0.37 | 0.26 | 0.19 | 0 | 0.78 | 0.52 | | |
| | | 平均住院日(天) | 29.77 | 29.41 | 28.10 | 25.14 | 33.57 | 33.32 | | |
| | | 每住院人次费用(元) | 36 933.61 | 38 369.76 | 39 183.05 | 26 570.71 | 30 931.10 | 28 707.24 | | |
| 13 | 卵巢癌 | **手术治疗** 例数 | 11 470 | 13 297 | 15 683 | 287 | 477 | 625 | | |
| | | 住院死亡率(%) | 0.10 | 0.08 | 0.04 | 0.35 | 0 | 0.16 | | |
| | | 平均住院日(天) | 18.41 | 18.33 | 18.16 | 18.54 | 18.66 | 17.96 | | |
| | | 每住院人次费用(元) | 38 118.36 | 40 625.37 | 42 369.28 | 21 458.85 | 23 066.38 | 23 234.16 | | |
| | | **化学治疗** 例数 | 62 059 | 86 569 | 117 874 | 1939 | 3429 | 5682 | | |
| | | 住院死亡率(%) | 0.09 | 0.06 | 0.05 | 0.15 | 0.29 | 0.21 | | |
| | | 平均住院日(天) | 7.66 | 7.33 | 7.00 | 9.40 | 8.67 | 9.29 | | |
| | | 每住院人次费用(元) | 10 763.37 | 10 417.89 | 9830.16 | 8642.63 | 8827.19 | 8366.64 | | |
| | | **放射治疗** 例数 | 1171 | 1596 | 1936 | 51 | 76 | 127 | | |
| | | 住院死亡率(%) | 0.34 | 0.38 | 0.36 | 1.96 | 1.32 | 0 | | |
| | | 平均住院日(天) | 20.10 | 21.54 | 21.49 | 19.98 | 27.63 | 30.93 | | |
| | | 每住院人次费用(元) | 23 816.89 | 28 179.77 | 29 290.77 | 15 108.10 | 22 918.86 | 22 780.26 | | |
| 14 | 前列腺癌 | **手术治疗** 例数 | 7713 | 10 352 | 14 160 | 95 | 182 | 324 | | |
| | | 住院死亡率(%) | 0.08 | 0.05 | 0.07 | 1.05 | 0 | 0 | | |
| | | 平均住院日(天) | 19.07 | 17.94 | 16.55 | 26.18 | 24.79 | 21.17 | | |
| | | 每住院人次费用(元) | 52 761.05 | 50 203.48 | 49 240.32 | 31 932.85 | 31 054.31 | 28 756.11 | | |
| | | **化学治疗** 例数 | 7914 | 11 126 | 17 573 | 213 | 540 | 838 | | |
| | | 住院死亡率(%) | 0.10 | 0.13 | 0.07 | 0.47 | 0 | 0 | | |
| | | 平均住院日(天) | 7.20 | 6.58 | 6.09 | 10.02 | 7.00 | 8.61 | | |
| | | 每住院人次费用(元) | 11 705.16 | 11 217.12 | 10 668.12 | 11 754.55 | 9211.33 | 8794.44 | | |
| | | **放射治疗** 例数 | 2784 | 3790 | 4909 | 70 | 104 | 186 | | |
| | | 住院死亡率(%) | 0.47 | 0.37 | 0.14 | 1.43 | 0 | 0.54 | | |
| | | 平均住院日(天) | 23.74 | 22.87 | 22.47 | 22.59 | 26.43 | 28.43 | | |
| | | 每住院人次费用(元) | 34 521.05 | 35 461.96 | 35 082.69 | 19 356.06 | 28 211.74 | 27 842.48 | | |

| 序号 | 恶性肿瘤 | 指标 | 三级综合医院 | | | 二级综合医院 | | | 变化趋势 | |
|---|---|---|---|---|---|---|---|---|---|---|
| | | | 2016 年 (1242 家) | 2017 年 (1254 家) | 2018 年 (1272 家) | 2016 年 (1305 家) | 2017 年 (1536 家) | 2018 年 (1680 家) | 三级 | 二级 |
| 15 | 鼻咽癌 | 化学治疗 例数 | 33 604 | 45 014 | 64 873 | 673 | 1364 | 2052 | | |
| | | 住院死亡率（%） | 0.08 | 0.06 | 0.05 | 0.30 | 0.07 | 0.15 | | |
| | | 平均住院日（天） | 14.47 | 13.66 | 13.16 | 12.50 | 10.37 | 13.06 | | |
| | | 每住院人次费用（元） | 20 474.72 | 19 612.37 | 19 725.22 | 11 729.11 | 11 419.36 | 11 882.31 | | |
| | | 放射治疗 例数 | 11 215 | 14 301 | 19 380 | 154 | 241 | 552 | | |
| | | 住院死亡率（%） | 0.18 | 0.07 | 0.06 | 1.30 | 0.41 | 0.18 | | |
| | | 平均住院日（天） | 31.58 | 31.61 | 30.26 | 27.45 | 28.83 | 33.79 | | |
| | | 每住院人次费用（元） | 45 753.62 | 48 399.81 | 50 141.83 | 24 299.48 | 31 788.26 | 31 550.46 | | |
| 16 | 淋巴瘤 | 化学治疗 例数 | 78 350 | 109 647 | 147 088 | 1770 | 3189 | 4467 | | |
| | | 住院死亡率（%） | 0.21 | 0.14 | 0.13 | 0.45 | 0.31 | 0.27 | | |
| | | 平均住院日（天） | 9.77 | 9.28 | 8.66 | 10.86 | 10.50 | 10.29 | | |
| | | 每住院人次费用（元） | 16 889.31 | 16 894.23 | 16 852.59 | 11 242.47 | 15 028.24 | 10 515.53 | | |
| | | 放射治疗 例数 | 4430 | 5395 | 7045 | 142 | 182 | 313 | | |
| | | 住院死亡率（%） | 0.27 | 0.41 | 0.37 | 0 | 0 | 0 | | |
| | | 平均住院日（天） | 23.80 | 23.93 | 21.69 | 26.58 | 25.12 | 28.96 | | |
| | | 每住院人次费用（元） | 30 314.92 | 32 408.02 | 32 788.55 | 26 611.55 | 24 240.14 | 27 633.43 | | |

## 二、小　　结

自 2015 年《医疗质量管理办法》发布实施以来，通过 2016—2018 年二级、三级综合医院质量与安全主要指标数据趋势分析，结果显示国家质量管理与控制体系建设初具成效，具体如下：

1. 住院死亡率在 2016—2018 年整体呈下降趋势；

2. 重返类指标 2018 年较 2016 年均有明显下降；

3. 医院运行管理类指标中每住院人次药费在 2016—2018 年均呈现下降趋势。

但是，住院患者用药指标中住院患者使用抗菌药物费用占药费总额比重，2018 年较 2016 年、2017 年均有所上升，表明进一步加强住院患者合理使用抗菌药物的管理与控制工作仍任重而道远。

## 第二节 2018年度各省（区、市）各级各类综合医院医疗质量差异化分析
### （全国综合医院医疗质量抽样调查）

本节的数据是依据医政医管局下达的《2018年度三级、二级综合医院医疗质量管理控制情况调查表》的要求，由参与全国抽样调查的医院通过网络逐项填报而生成。

### 一、全国医疗质量抽样调查综合医院情况

2019年参与全国医疗质量抽样调查的综合医院为5657家，比2018年参与抽样调查的5689家综合医院范围缩小了0.56%。其中，三级公立综合医院1498家（以下简称"三级公立"），比2018年同期抽样调查的1366家医院增加了9.66%；二级公立综合医院2978家（以下简称"二级公立"），比2018年（3093家）减少了3.72%；三级民营综合（以下简称"三级民营"）108家，比2018年（93家）增加了16.13%，二级民营综合医院1073家（以下简称"二级民营"），比2018年（1137家）减少了5.63%（图3-1-2-1，图3-1-2-2）。

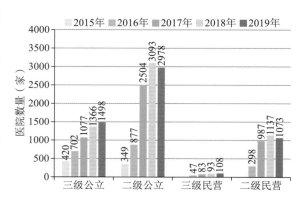

图3-1-2-1 2015—2019年综合医院填报数量

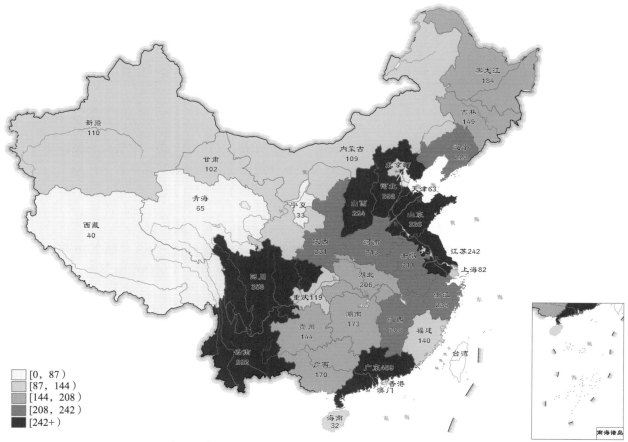

注：此类图中新疆区域包括新疆和新疆兵团数据，下同。

图3-1-2-2 2019年全国各省（区、市）参加数据调查的综合医院分布情况

2018年全国各级综合医院数据有效性判断情况和省（区、市）抽样方式均与上年度保持一致，以保持各省（区、市）间抽样样本相对均衡（表3-1-2-1）。

表 3-1-2-1　2018 年全国各省（区、市）综合医院纳入抽样分析样本的医院数量

| 省份 | 公立医院 | | | | | | | | | 民营医院 | | 纳入分析总样本量 |
| | 三级医院 | | | | 二级医院 | | | | | 三级 | 二级 | |
| | 委属委管 | 省级 | | 地市级 | 县级 | 省级 | | 地市级 | 县级 | | | |
| | | 大学附属 | 非大学附属 | | | 大学附属 | 非大学附属 | | | | | |
| 北京 | 6 | 7 | 4 | 8 | 6 | 2 | 1 | 3 | 14 | 4 | 4 | 59 |
| 天津 | / | 6 | 4 | 3 | 4 | / | 1 | 8 | 7 | / | 3 | 36 |
| 河北 | / | 10 | 3 | 17 | 4 | / | 2 | 5 | 45 | 3 | 57 | 146 |
| 山西 | / | 5 | 4 | 13 | 3 | 1 | 1 | 9 | 41 | 0 | 12 | 89 |
| 内蒙古 | / | 1 | 3 | 12 | 3 | / | 0 | 3 | 23 | / | 2 | 47 |
| 辽宁 | / | 8 | 3 | 21 | 6 | 1 | 2 | 4 | 21 | 2 | 19 | 87 |
| 吉林 | 3 | 3 | 4 | 13 | 4 | 1 | 1 | 3 | 18 | 2 | 9 | 61 |
| 黑龙江 | / | 8 | 4 | 18 | 4 | 0 | 0 | 2 | 32 | 5 | 11 | 84 |
| 上海 | 2 | 10 | 3 | 3 | 5 | / | 2 | 8 | 23 | / | 3 | 59 |
| 江苏 | / | 8 | 2 | 20 | 28 | 0 | 1 | 4 | 30 | 9 | 41 | 143 |
| 浙江 | / | 7 | 3 | 19 | 25 | / | 1 | 2 | 42 | 2 | 13 | 114 |
| 安徽 | / | 10 | 0 | 24 | 3 | / | / | 2 | 41 | 6 | 28 | 114 |
| 福建 | / | 4 | 2 | 15 | 8 | 1 | 2 | 0 | 29 | 4 | 11 | 76 |
| 江西 | / | 6 | 1 | 15 | 6 | 1 | 0 | 4 | 33 | 3 | 35 | 104 |
| 山东 | 2 | 7 | 4 | 22 | 20 | 1 | 1 | 9 | 52 | 9 | 31 | 158 |
| 河南 | / | 6 | 4 | 22 | 2 | 0 | 2 | 2 | 52 | 4 | 25 | 119 |
| 湖北 | 3 | 5 | 3 | 23 | 12 | 0 | 0 | 2 | 35 | 4 | 11 | 98 |
| 湖南 | 3 | 7 | 2 | 15 | 5 | 1 | 1 | 4 | 32 | 1 | 15 | 86 |
| 广东 | 3 | 13 | 3 | 31 | 26 | 0 | 2 | 8 | 74 | 12 | 56 | 228 |
| 广西 | / | 7 | 2 | 19 | 4 | 0 | 0 | 3 | 39 | 0 | 7 | 81 |
| 海南 | / | 2 | 2 | 5 | 2 | / | 1 | 1 | 3 | / | 0 | 16 |
| 重庆 | / | 3 | 3 | 3 | 14 | 1 | 2 | 4 | 31 | 2 | 24 | 87 |
| 四川 | 1 | 4 | 1 | 29 | 47 | 0 | 0 | 3 | 56 | 2 | 36 | 179 |
| 贵州 | / | 4 | 3 | 13 | 7 | / | 0 | 2 | 27 | 1 | 16 | 73 |
| 云南 | / | 3 | 3 | 19 | 1 | / | 0 | 4 | 56 | 2 | 31 | 119 |
| 陕西 | 2 | 2 | 4 | 15 | 2 | 3 | 1 | 3 | 35 | 5 | 15 | 87 |
| 甘肃 | / | 2 | 4 | 14 | 3 | / | / | 0 | 31 | 0 | 2 | 56 |
| 青海 | / | 1 | 4 | 4 | 2 | / | 1 | 4 | 11 | 0 | 0 | 27 |
| 宁夏 | / | 1 | 2 | 6 | 1 | / | 1 | 1 | 8 | / | 2 | 22 |
| 新疆 | / | 3 | 2 | 12 | 0 | 0 | 1 | 4 | 29 | / | 1 | 52 |
| 新疆兵团 | / | 1 | 1 | 6 | 1 | / | 1 | 6 | 1 | / | / | 17 |
| 西藏 | / | 0 | 1 | 6 | 1 | / | 0 | 0 | 2 | / | / | 10 |
| 全国 | 25 | 164 | 88 | 465 | 259 | 13 | 28 | 117 | 973 | 82 | 520 | 2734 |

注：／指该省（区、市）未上报医院数据；0 指该省（区、市）有上报医院数据，但未纳入抽样分析。

2018年度各级各类、各省（区、市）综合医院医疗质量差异化分析主要围绕住院死亡类、重返类和医院运行管理类等指标进行分析，其他指标在其他章节另有阐述。

## 二、住院死亡类指标分析

### （一）全国各级综合医院患者住院相关死亡率（图3-1-2-3至图3-1-2-5）

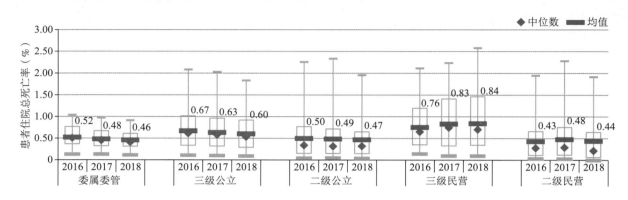

注：三级公立医院数据中包含委属委管医院，下同。

图3-1-2-3　2016—2018年全国各级综合医院患者住院总死亡率

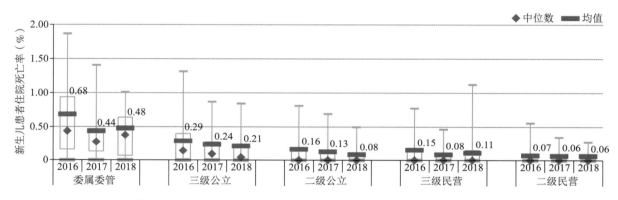

图3-1-2-4　2016—2018年全国各级综合医院新生儿患者住院死亡率

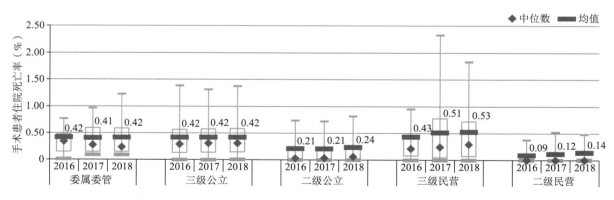

图3-1-2-5　2016—2018年全国各级综合医院手术患者住院死亡率

### （二）全国各省（区、市）各级综合医院患者住院相关死亡率

**1. 患者住院总死亡率**

三级公立医院2018年平均为0.60%，2017年平均为0.63%，2016年平均为0.67%；二级公立医院2018年平均为0.47%，2017年平均为0.49%，2016年平均为0.50%（图3-1-2-6，图3-1-2-7）。

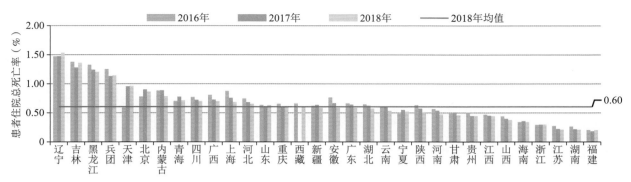

注：1. 此类图中各省（区、市）三级公立医院数据中包含当地委属委管医院，下同。
　　2. 此类图中新疆兵团简称兵团，下同。

图 3-1-2-6　2016—2018 年全国各省（区、市）三级公立医院患者住院总死亡率

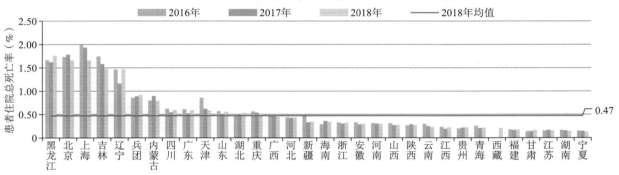

图 3-1-2-7　2016—2018 年全国各省（区、市）二级公立医院患者住院总死亡率

三级民营医院 2018 年平均为 0.84%，2017 年平均为 0.83%，2016 年平均为 0.76%；二级民营医院 2018 年平均为 0.44%，2017 年平均为 0.48%，2016 年平均为 0.43%（图 3-1-2-8，图 3-1-2-9）。

各级公立医院呈逐年下降趋势，三级民营逐年升高，二级民营 2018 年较 2017 年降低、与 2016 年基本持平。

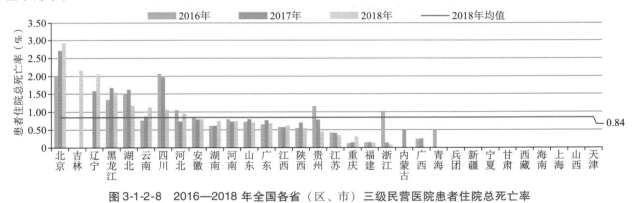

图 3-1-2-8　2016—2018 年全国各省（区、市）三级民营医院患者住院总死亡率

图 3-1-2-9　2016—2018 年全国各省（区、市）二级民营医院患者住院总死亡率

## 2. 新生儿患者住院死亡率

三级公立医院2018年平均为0.21%，2017年平均为0.24%，2016年平均为0.29%；二级公立医院2018年平均为0.08%，2017年平均为0.13%，2016年平均为0.16%（图3-1-2-10，图3-1-2-11）。

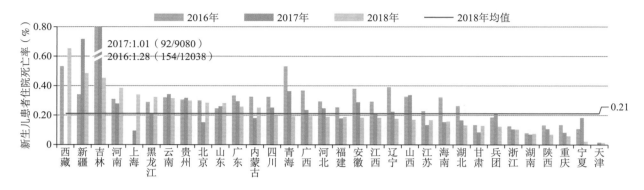

图 3-1-2-10　2016—2018 年全国各省（区、市）三级公立医院新生儿患者住院死亡率

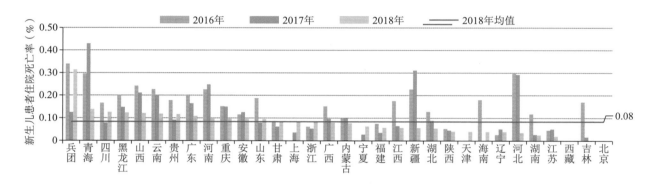

图 3-1-2-11　2016—2018 年全国各省（区、市）二级公立医院新生儿患者住院死亡率

三级民营医院2018年平均为0.11%，2017年平均为0.08%，2016年平均为0.15%；二级民营医院2018年平均为0.06%，2017年平均为0.06%，2016年平均为0.07%（图3-1-2-12，图3-1-2-13）。

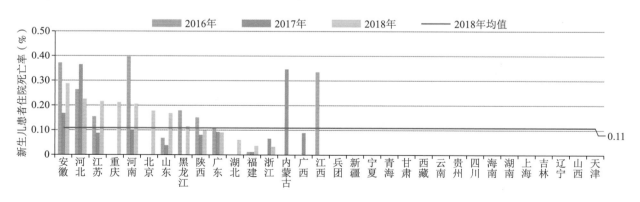

图 3-1-2-12　2016—2018 年全国各省（区、市）三级民营医院新生儿患者住院死亡率

## 3. 手术患者住院死亡率

三级公立医院2018年平均为0.42%，2017年平均为0.42%，2016年平均为0.42%；二级公立医院2018年平均为0.24%，2017年平均为0.21%，2016年平均为0.21%（图3-1-2-14，图3-1-2-15）。

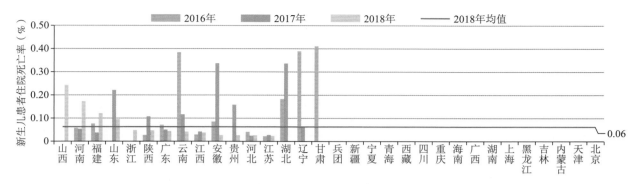

图 3-1-2-13　2016—2018 年全国各省（区、市）二级民营医院新生儿患者住院死亡率

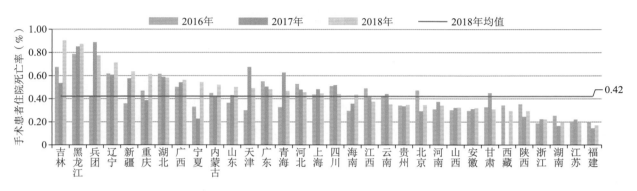

图 3-1-2-14　2016—2018 年全国各省（区、市）三级公立医院手术患者住院死亡率

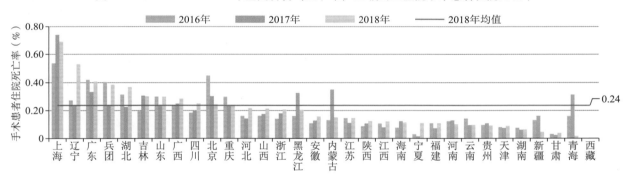

图 3-1-2-15　2016—2018 年全国各省（区、市）二级公立医院手术患者住院死亡率

　　三级民营医院 2018 年平均为 0.53%，2017 年平均为 0.51%，2016 年平均为 0.43%；二级民营医院 2018 年平均为 0.14%，2017 年平均为 0.12%，2016 年平均为 0.09%（图 3-1-2-16，图 3-1-2-17）。

　　三级公立医院 3 年持平，三级民营医院 2017 年与 2016 年持平、2018 年较前 2 年略有升高，二级公立、民营医院有逐年升高趋势。

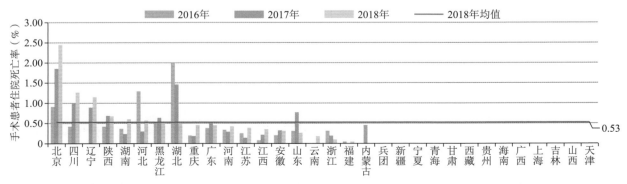

图 3-1-2-16　2016—2018 年全国各省（区、市）三级民营医院手术患者住院死亡率

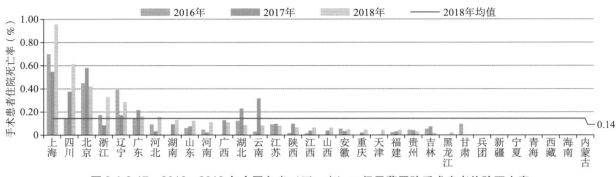

图 3-1-2-17　2016—2018 年全国各省（区、市）二级民营医院手术患者住院死亡率

## 三、重返类指标分析

### （一）全国各级综合医院重返类相关指标（图 3-1-2-18 至图 3-1-2-26）

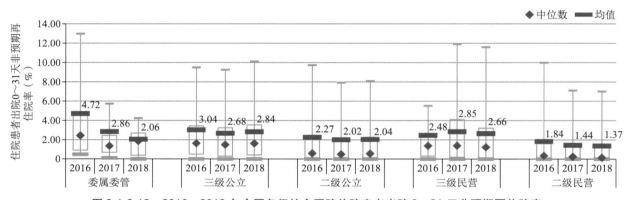

图 3-1-2-18　2016—2018 年全国各级综合医院住院患者出院 0～31 天非预期再住院率

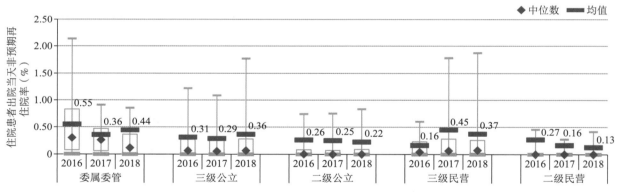

图 3-1-2-19　2016—2018 年全国各级综合医院住院患者出院当天非预期再住院率

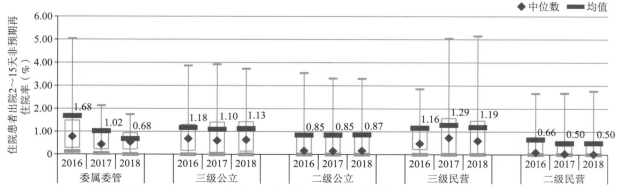

图 3-1-2-20　2016—2018 年全国各级综合医院住院患者出院 2～15 天非预期再住院率

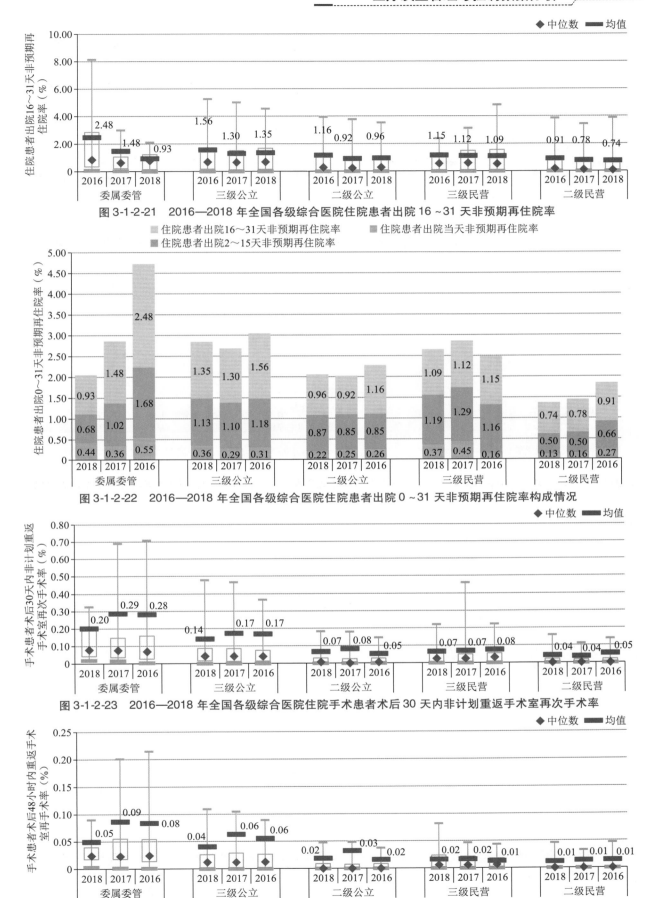

图 3-1-2-21　2016—2018 年全国各级综合医院住院患者出院 16 ~ 31 天非预期再住院率

图 3-1-2-22　2016—2018 年全国各级综合医院住院患者出院 0 ~ 31 天非预期再住院率构成情况

图 3-1-2-23　2016—2018 年全国各级综合医院住院手术患者术后 30 天内非计划重返手术室再次手术率

图 3-1-2-24　2016—2018 年全国各级综合医院住院手术患者术后 48 小时内非计划重返手术室再次手术率

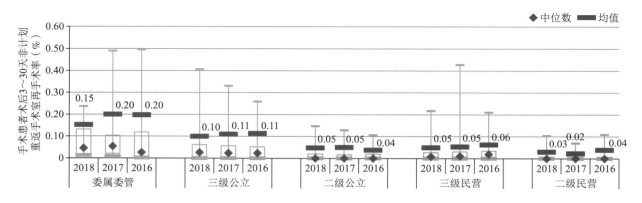

图 3-1-2-25　2016—2018 年全国各级综合医院住院手术患者术后 3～30 天非计划重返手术室再次手术率

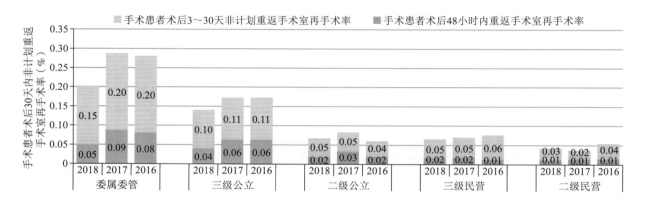

图 3-1-2-26　2016—2018 年全国各级综合医院住院手术患者术后 30 天内非计划重返手术室再次手术率构成情况

图 3-1-2-26 显示委属委管医院的患者非计划重返手术室再次手术率较高，考虑可能与此类医院大量收治来自全国疑难、高危病患相关。

**（二）全国各省（区、市）各级综合医院重返类相关指标**

**1. 住院患者出院 0～31 天非预期再住院率**

三级公立医院 2018 年平均为 2.84%，2017 年平均为 2.68%，2016 年平均为 3.04%；二级公立医院 2018 年平均为 2.04%，2017 年平均为 2.02%，2016 年平均为 2.27%（图 3-1-2-27，图 3-1-2-28）。

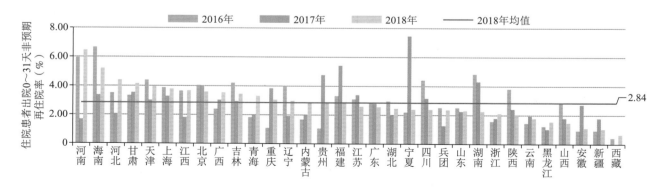

图 3-1-2-27　2016—2018 年全国各省（区、市）三级公立医院住院患者出院 0～31 天非预期再住院率

三级民营医院 2018 年平均为 2.66%，2017 年平均为 2.85%，2016 年平均为 2.48%；二级民营医院 2018 年平均为 1.37%，2017 年平均为 1.44%，2016 年平均为 1.84%（图 3-1-2-29，图 3-1-2-30）。

各级公立医院2018年均较2017年升高但低于2016年，三级民营医院2018年较2017年下降但高于2016年，二级民营医院逐年下降。

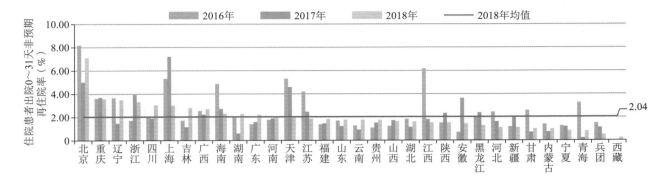

图3-1-2-28 2016—2018年全国各省（区、市）二级公立医院住院患者出院0~31天非预期再住院率

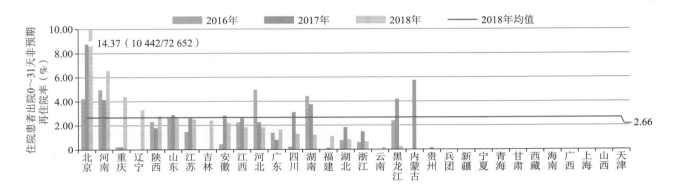

图3-1-2-29 2016—2018年全国各省（区、市）三级民营医院住院患者出院0~31天非预期再住院率

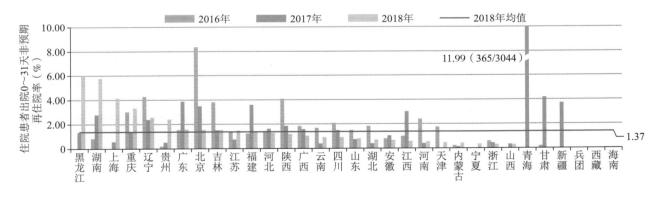

图3-1-2-30 2016—2018年全国各省（区、市）二级民营医院住院患者出院0~31天非预期再住院率

### 2. 手术患者手术后30天内非计划重返手术室再手术率

三级公立医院2018年平均为0.17%，2017年平均为0.17%，2016年平均为0.14%；二级公立医院2018年平均为0.05%，2017年平均为0.08%，2016年平均为0.07%（图3-1-2-31，图3-1-2-32）。

三级民营医院2018年平均为0.08%，2017年平均为0.07%，2016年平均为0.07%；二级民营医院2018年平均为0.05%，2017年平均为0.04%，2016年平均为0.04%（图3-1-2-33，图3-1-2-34）。

三级公立医院2018年与2017年持平但高于2016年；二级公立医院2017年较2016年升高，2018年低于前2年；各级民营医院2017年与2016年均持平，2018年均高于前2年。

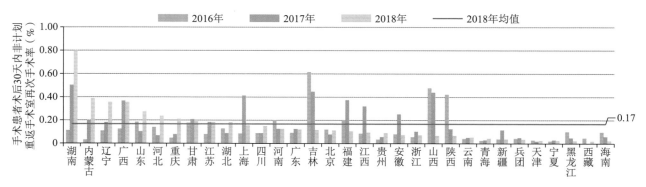

图 3-1-2-31　2016—2018 年全国各省（区、市）三级公立医院手术患者手术后 30 天内非计划重返手术室再次手术率

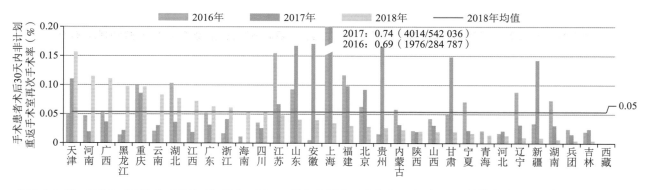

图 3-1-2-32　2016—2018 年全国各省（区、市）二级公立医院手术患者手术后 30 天内非计划重返手术室再次手术率

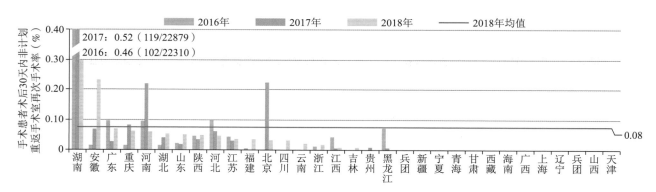

图 3-1-2-33　2016—2018 年全国各省（区、市）三级民营医院手术患者手术后 30 天内非计划重返手术室再次手术率

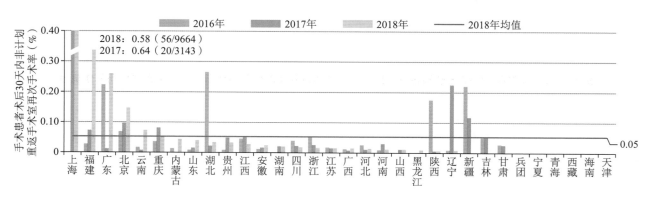

图 3-1-2-34　2016—2018 年全国各省（区、市）二级民营医院手术患者手术后 30 天内非计划重返手术室再次手术率

## 四、重点病种患者相关指标分析

此次调查以 20 个重点病种、20 个重点手术、16 种非手术治疗重点恶性肿瘤及 14 种手术治疗重点恶性肿瘤的相关质量指标进行分析，限于篇幅，从 2017 年开始，以每年分析 4 ~ 8 个病种、手术、肿瘤的方式对重点病种、重点手术、重点肿瘤（非手术治疗、手术治疗）的形式循环完成。

以下结果中，排在较后位置的省（区、市）不代表某些指标的发生率低，而是可能存在无可用数据纳入的情况（表 3-1-2-2）。

表 3-1-2-2　2017 年、2018 年重点病种患者住院死亡率（以 2018 年三级公立医院排序）

| 2017年 | | | 重点病种名称及ICD编码 | 2018年 | | |
|---|---|---|---|---|---|---|
| 排名 | 数值（%） | 分类 | | 分类 | 数值（%） | 排名 |
| 第1位 | 4.12 | 委属委管 | 急性心肌梗死（I21.0~I21.3，I21.4，I21.9） | 委属委管 | 4.07 | 第1位 |
| | 5.02 | 三级公立 | | 三级公立 | 4.66 | |
| | 4.51 | 二级公立 | | 二级公立 | 4.98 | |
| | 5.57 | 三级民营 | | 三级民营 | 6.25 | |
| | 5.11 | 二级民营 | | 二级民营 | 2.81 | |
| 第2位 | 4.32 | 委属委管 | 败血症〔A40-A41，A22.7，A26.7，A28.001，A32.7，B37.7（若北京版ICD-10则为B00.701）〕 | 委属委管 | 4.60 | 第2位 |
| | 4.63 | 三级公立 | | 三级公立 | 4.44 | |
| | 3.36 | 二级公立 | | 二级公立 | 3.76 | |
| | 5.78 | 三级民营 | | 三级民营 | 6.84 | |
| | 2.37 | 二级民营 | | 二级民营 | 4.92 | |
| 第3位 | 8.39 | 委属委管 | 创伤性颅内损伤（S06） | 委属委管 | 8.25 | 第3位 |
| | 4.07 | 三级公立 | | 三级公立 | 3.97 | |
| | 2.40 | 二级公立 | | 二级公立 | 2.35 | |
| | 3.64 | 三级民营 | | 三级民营 | 3.21 | |
| | 2.26 | 二级民营 | | 二级民营 | 2.05 | |
| 第4位 | 3.40 | 委属委管 | 肺炎（成人）J12~J18，不包括J17*） | 委属委管 | 4.15 | 第4位 |
| | 2.27 | 三级公立 | | 三级公立 | 2.48 | |
| | 0.84 | 二级公立 | | 二级公立 | 0.88 | |
| | 2.11 | 三级民营 | | 三级民营 | 2.70 | |
| | 0.92 | 二级民营 | | 二级民营 | 1.12 | |
| 第5位 | 1.19 | 委属委管 | 充血性心力衰竭（原发病I05~I09、I11~I13、I20、I21伴I50） | 委属委管 | 1.62 | 第5位 |
| | 1.87 | 三级公立 | | 三级公立 | 1.89 | |
| | 1.31 | 二级公立 | | 二级公立 | 1.27 | |
| | 2.92 | 三级民营 | | 三级民营 | 2.30 | |
| | 1.50 | 二级民营 | | 二级民营 | 1.41 | |
| 第6位 | 1.39 | 委属委管 | 消化道出血（K25~K28伴0-、2-、4-、6-亚目编码，K29.0，K92.2） | 委属委管 | 2.02 | 第6位 |
| | 1.72 | 三级公立 | | 三级公立 | 1.71 | |
| | 0.97 | 二级公立 | | 二级公立 | 1.05 | |
| | 0.54 | 三级民营 | | 三级民营 | 0.46 | |
| | 1.22 | 二级民营 | | 二级民营 | 0.72 | |
| 第8位 | 2.11 | 委属委管 | 脑出血和脑梗死（I60，I61，I62，I63） | 委属委管 | 2.10 | 第7位 |
| | 1.54 | 三级公立 | | 三级公立 | 1.57 | |
| | 1.00 | 二级公立 | | 二级公立 | 0.88 | |
| | 1.15 | 三级民营 | | 三级民营 | 1.19 | |
| | 0.80 | 二级民营 | | 二级民营 | 0.56 | |
| 第7位 | 2.07 | 委属委管 | 累及身体多个部位的损伤（T00~T07） | 委属委管 | 1.75 | 第8位 |
| | 1.59 | 三级公立 | | 三级公立 | 1.47 | |
| | 0.55 | 二级公立 | | 二级公立 | 0.55 | |
| | 1.09 | 三级民营 | | 三级民营 | 1.31 | |
| | 0.58 | 二级民营 | | 二级民营 | 0.34 | |
| 第9位 | 0.55 | 委属委管 | 肾衰竭（N17~N19） | 委属委管 | 0.72 | 第9位 |
| | 1.26 | 三级公立 | | 三级公立 | 1.13 | |
| | 1.17 | 二级公立 | | 二级公立 | 1.26 | |
| | 1.40 | 三级民营 | | 三级民营 | 1.73 | |
| | 1.23 | 二级民营 | | 二级民营 | 1.09 | |

续表

| 排名 | 2017年 数值（%） | 分类 | 重点病种名称及ICD编码 | 分类 | 2018年 数值（%） | 排名 |
|---|---|---|---|---|---|---|
| 第10位 | 1.55 | 委属委管 | 慢性阻塞性肺疾病（J44） | 委属委管 | 1.74 | 第10位 |
|  | 1.20 | 三级公立 |  | 三级公立 | 1.10 |  |
|  | 0.73 | 二级公立 |  | 二级公立 | 0.59 |  |
|  | 1.56 | 三级民营 |  | 三级民营 | 1.24 |  |
|  | 0.77 | 二级民营 |  | 二级民营 | 0.67 |  |
| 第11位 | 0.86 | 委属委管 | 糖尿病伴短期并发症（E10～E14伴有0，1亚目） | 委属委管 | 0.57 | 第11位 |
|  | 0.66 | 三级公立 |  | 三级公立 | 0.63 |  |
|  | 0.32 | 二级公立 |  | 二级公立 | 0.39 |  |
|  | 0.62 | 三级民营 |  | 三级民营 | 0.47 |  |
|  | 0.23 | 二级民营 |  | 二级民营 | 0.43 |  |
| 第12位 | 0.73 | 委属委管 | 急性胰腺炎（K85） | 委属委管 | 0.60 | 第12位 |
|  | 0.48 | 三级公立 |  | 三级公立 | 0.46 |  |
|  | 0.26 | 二级公立 |  | 二级公立 | 0.25 |  |
|  | 0.67 | 三级民营 |  | 三级民营 | 0.47 |  |
|  | 0.19 | 二级民营 |  | 二级民营 | 0.24 |  |
| 第13位 | 0.42 | 委属委管 | 下肢骨与关节损伤（S71～S73，S82，S83） | 委属委管 | 0.57 | 第13位 |
|  | 0.40 | 三级公立 |  | 三级公立 | 0.44 |  |
|  | 0.20 | 二级公立 |  | 二级公立 | 0.22 |  |
|  | 0.39 | 三级民营 |  | 三级民营 | 0.54 |  |
|  | 0.09 | 二级民营 |  | 二级民营 | 0.12 |  |
| 第15位 | 0.05 | 委属委管 | 高血压病（I10～I15） | 委属委管 | 0.07 | 第14位 |
|  | 0.32 | 三级公立 |  | 三级公立 | 0.40 |  |
|  | 0.22 | 二级公立 |  | 二级公立 | 0.23 |  |
|  | 0.41 | 三级民营 |  | 三级民营 | 0.12 |  |
|  | 0.23 | 二级民营 |  | 二级民营 | 0.10 |  |
| 第14位 | 0.31 | 委属委管 | 哮喘（成人）（J45，J46） | 委属委管 | 0.35 | 第15位 |
|  | 0.37 | 三级公立 |  | 三级公立 | 0.27 |  |
|  | 0.14 | 二级公立 |  | 二级公立 | 0.18 |  |
|  | 0.37 | 三级民营 |  | 三级民营 | 0.15 |  |
|  | 0.38 | 二级民营 |  | 二级民营 | 0.09 |  |
| 第16位 | 0.09 | 委属委管 | 糖尿病伴长期并发症（E10～E14伴有2，3+，4+，5，6，7，8亚目） | 委属委管 | 0.10 | 第16位 |
|  | 0.17 | 三级公立 |  | 三级公立 | 0.19 |  |
|  | 0.29 | 二级公立 |  | 二级公立 | 0.24 |  |
|  | 0.26 | 三级民营 |  | 三级民营 | 0.23 |  |
|  | 0.24 | 二级民营 |  | 二级民营 | 0.27 |  |
| 第17位 | 0.04 | 委属委管 | 前列腺增生（N40） | 委属委管 | 0.04 | 第17位 |
|  | 0.13 | 三级公立 |  | 三级公立 | 0.16 |  |
|  | 0.10 | 二级公立 |  | 二级公立 | 0.10 |  |
|  | 0.28 | 三级民营 |  | 三级民营 | 0.30 |  |
|  | 0.08 | 二级民营 |  | 二级民营 | 0.05 |  |
| 第18位 | 0.05 | 委属委管 | 恶性肿瘤化疗（住院）（Z51.1肿瘤化学治疗疗程，Z51.2其他化学治疗，Z51.8其他特指治疗） | 委属委管 | 0.04 | 第18位 |
|  | 0.10 | 三级公立 |  | 三级公立 | 0.09 |  |
|  | 0.70 | 二级公立 |  | 二级公立 | 0.50 |  |
|  | 0.29 | 三级民营 |  | 三级民营 | 0.74 |  |
|  | 1.94 | 二级民营 |  | 二级民营 | 1.12 |  |
| 第19位 | 0.25 | 委属委管 | 肺炎（儿童）（J10.0，J11.0，J12～J18不包括J17） | 委属委管 | 0.15 | 第19位 |
|  | 0.08 | 三级公立 |  | 三级公立 | 0.08 |  |
|  | 0.03 | 二级公立 |  | 二级公立 | 0.03 |  |
|  | 0.01 | 三级民营 |  | 三级民营 | 0.04 |  |
|  | 0.04 | 二级民营 |  | 二级民营 | 0.09 |  |

续表

| 排名 | 2017年 数值（%） | 分类 | 重点病种名称及ICD编码 | 分类 | 2018年 数值（%） | 排名 |
|---|---|---|---|---|---|---|
| 第20位 | 0.12 | 委属委管 | 急性阑尾炎伴弥漫性腹膜炎及脓肿（K35.0，K35.1） | 委属委管 | 0.05 | 第20位 |
| | 0.06 | 三级公立 | | 三级公立 | 0.06 | |
| | 0.02 | 二级公立 | | 二级公立 | 0.03 | |
| | 0.02 | 三级民营 | | 三级民营 | 0.02 | |
| | 0.05 | 二级民营 | | 二级民营 | 0.04 | |
| 第21位 | 0.00 | 委属委管 | 结节性甲状腺肿（E04） | 委属委管 | 0 | 第21位 |
| | 0.03 | 三级公立 | | 三级公立 | 0.05 | |
| | 0.03 | 二级公立 | | 二级公立 | 0.03 | |
| | 0.03 | 三级民营 | | 三级民营 | 0.02 | |
| | 0.05 | 二级民营 | | 二级民营 | 0.05 | |

2017 年和 2018 年 20 个重点病种中，急性心肌梗死的死亡率均为最高，肾衰竭的出院后 0～31 天非预期再住院率均为最高（表3-1-2-3）。

表 3-1-2-3　2017 年、2018 年重点病种患者 0～31 天非预期再住院率（以 2018 年三级公立医院排序）

| 排名 | 2017年 数值（%） | 分类 | 重点手术名称及ICD编码 | 分类 | 2018年 数值（%） | 排名 |
|---|---|---|---|---|---|---|
| 第1位 | 6.29 | 委属委管 | 肾衰竭（N17～N19） | 委属委管 | 4.28 | 第1位 |
| | 9.05 | 三级公立 | | 三级公立 | 8.12 | |
| | 9.18 | 二级公立 | | 二级公立 | 13.83 | |
| | 6.57 | 三级民营 | | 三级民营 | 7.95 | |
| | 5.24 | 二级民营 | | 二级民营 | 10.11 | |
| 第2位 | 4.88 | 委属委管 | 慢性阻塞性肺疾病（J44） | 委属委管 | 3.74 | 第2位 |
| | 5.49 | 三级公立 | | 三级公立 | 5.08 | |
| | 4.24 | 二级公立 | | 二级公立 | 4.57 | |
| | 6.13 | 三级民营 | | 三级民营 | 5.46 | |
| | 5.33 | 二级民营 | | 二级民营 | 4.73 | |
| 第3位 | 3.62 | 委属委管 | 充血性心力衰竭（原发病I05～I09、I11～I13、I20、I21伴I50） | 委属委管 | 3.22 | 第3位 |
| | 4.08 | 三级公立 | | 三级公立 | 4.36 | |
| | 4.58 | 二级公立 | | 二级公立 | 4.19 | |
| | 5.42 | 三级民营 | | 三级民营 | 3.83 | |
| | 4.91 | 二级民营 | | 二级民营 | 2.42 | |
| 第9位 | 5.95 | 委属委管 | 高血压病（I10～I15） | 委属委管 | 1.56 | 第4位 |
| | 2.66 | 三级公立 | | 三级公立 | 3.08 | |
| | 2.20 | 二级公立 | | 二级公立 | 1.78 | |
| | 1.73 | 三级民营 | | 三级民营 | 1.86 | |
| | 2.59 | 二级民营 | | 二级民营 | 1.89 | |
| 第6位 | 5.14 | 委属委管 | 前列腺增生（N40） | 委属委管 | 2.78 | 第5位 |
| | 2.82 | 三级公立 | | 三级公立 | 3.03 | |
| | 1.81 | 二级公立 | | 二级公立 | 3.17 | |
| | 2.29 | 三级民营 | | 三级民营 | 1.56 | |
| | 1.48 | 二级民营 | | 二级民营 | 2.14 | |
| 第5位 | 3.56 | 委属委管 | 急性胰腺炎（K85） | 委属委管 | 1.97 | 第6位 |
| | 2.82 | 三级公立 | | 三级公立 | 2.91 | |
| | 2.07 | 二级公立 | | 二级公立 | 2.02 | |
| | 2.48 | 三级民营 | | 三级民营 | 2.51 | |
| | 1.86 | 二级民营 | | 二级民营 | 1.45 | |
| 第7位 | 2.69 | 委属委管 | 糖尿病伴短期并发症（E10～E14伴有0，1亚目） | 委属委管 | 0.79 | 第7位 |
| | 2.80 | 三级公立 | | 三级公立 | 2.74 | |
| | 1.99 | 二级公立 | | 二级公立 | 1.58 | |
| | 1.39 | 三级民营 | | 三级民营 | 1.43 | |
| | 1.92 | 二级民营 | | 二级民营 | 1.50 | |
| 第8位 | 3.69 | 委属委管 | 消化道出血（K25～K28伴有0-，2-，4-，6-亚目编码，K29.0，K92.2） | 委属委管 | 2.46 | 第8位 |
| | 2.69 | 三级公立 | | 三级公立 | 2.58 | |
| | 1.98 | 二级公立 | | 二级公立 | 1.96 | |
| | 0.58 | 三级民营 | | 三级民营 | 0.56 | |
| | 2.30 | 二级民营 | | 二级民营 | 1.89 | |

续表

| 2017年 | | | 重点手术名称及 ICD编码 | 2018年 | | |
|---|---|---|---|---|---|---|
| 排名 | 数值（%） | 分类 | | 分类 | 数值（%） | 排名 |
| 第10位 | 2.84 | 委属委管 | 急性心肌梗死（I21.0～I21.3，I21.4，I21.9） | 委属委管 | 1.51 | 第9位 |
| | 2.61 | 三级公立 | | 三级公立 | 2.58 | |
| | 3.12 | 二级公立 | | 二级公立 | 2.64 | |
| | 3.65 | 三级民营 | | 三级民营 | 1.99 | |
| | 3.77 | 二级民营 | | 二级民营 | 3.00 | |
| 第4位 | 2.43 | 委属委管 | 脑出血和脑梗死（I60，I61，I62，I63） | 委属委管 | 2.68 | 第10位 |
| | 3.02 | 三级公立 | | 三级公立 | 2.57 | |
| | 2.46 | 二级公立 | | 二级公立 | 2.42 | |
| | 3.41 | 三级民营 | | 三级民营 | 1.99 | |
| | 2.01 | 二级民营 | | 二级民营 | 2.54 | |
| 第11位 | 3.52 | 委属委管 | 肺炎（成人）（J12～J18，不包括J17*） | 委属委管 | 3.08 | 第11位 |
| | 2.55 | 三级公立 | | 三级公立 | 2.51 | |
| | 1.84 | 二级公立 | | 二级公立 | 1.63 | |
| | 2.15 | 三级民营 | | 三级民营 | 2.04 | |
| | 1.72 | 二级民营 | | 二级民营 | 1.53 | |
| 第12位 | 4.06 | 委属委管 | 糖尿病伴长期并发症（E10～E14伴有2，3+，4+，5，6，7，8亚目） | 委属委管 | 2.01 | 第12位 |
| | 2.42 | 三级公立 | | 三级公立 | 2.29 | |
| | 2.14 | 二级公立 | | 二级公立 | 2.44 | |
| | 2.18 | 三级民营 | | 三级民营 | 1.63 | |
| | 1.98 | 二级民营 | | 二级民营 | 1.99 | |
| 第14位 | 3.86 | 委属委管 | 哮喘（成人）（J45，J46） | 委属委管 | 2.22 | 第13位 |
| | 2.05 | 三级公立 | | 三级公立 | 2.19 | |
| | 2.68 | 二级公立 | | 二级公立 | 2.85 | |
| | 1.81 | 三级民营 | | 三级民营 | 1.37 | |
| | 3.15 | 二级民营 | | 二级民营 | 2.49 | |
| 第13位 | 2.76 | 委属委管 | 败血症［A40～A41，A22.7，A26.7，A28.001，A32.7，B37.7（若北京版ICD-10则为B00.701）］ | 委属委管 | 3.16 | 第14位 |
| | 2.33 | 三级公立 | | 三级公立 | 2.16 | |
| | 1.82 | 二级公立 | | 二级公立 | 1.67 | |
| | 1.80 | 三级民营 | | 三级民营 | 1.90 | |
| | 1.55 | 二级民营 | | 二级民营 | 2.35 | |
| 第15位 | 2.58 | 委属委管 | 肺炎（儿童）（J10.0，J11.0，J12～J18，不包括J17） | 委属委管 | 2.16 | 第15位 |
| | 1.45 | 三级公立 | | 三级公立 | 1.60 | |
| | 1.43 | 二级公立 | | 二级公立 | 1.52 | |
| | 1.54 | 三级民营 | | 三级民营 | 1.19 | |
| | 2.50 | 二级民营 | | 二级民营 | 1.43 | |
| 第18位 | 1.61 | 委属委管 | 结节性甲状腺肿（E04） | 委属委管 | 0.36 | 第16位 |
| | 0.91 | 三级公立 | | 三级公立 | 1.52 | |
| | 0.63 | 二级公立 | | 二级公立 | 1.01 | |
| | 0.33 | 三级民营 | | 三级民营 | 0.33 | |
| | 0.47 | 二级民营 | | 二级民营 | 0.96 | |
| 第17位 | 1.25 | 委属委管 | 创伤性颅内损伤（S06） | 委属委管 | 1.72 | 第17位 |
| | 1.15 | 三级公立 | | 三级公立 | 1.01 | |
| | 1.08 | 二级公立 | | 二级公立 | 1.19 | |
| | 0.74 | 三级民营 | | 三级民营 | 0.75 | |
| | 0.69 | 二级民营 | | 二级民营 | 0.90 | |
| 第19位 | 1.80 | 委属委管 | 累及身体多个部位的损伤（T00～T07） | 委属委管 | 1.75 | 第18位 |
| | 0.90 | 三级公立 | | 三级公立 | 0.96 | |
| | 0.49 | 二级公立 | | 二级公立 | 0.53 | |
| | 0.49 | 三级民营 | | 三级民营 | 0.40 | |
| | 0.35 | 二级民营 | | 二级民营 | 0.58 | |

续表

| 2017年 | | | 重点手术名称及ICD编码 | 2018年 | | |
|---|---|---|---|---|---|---|
| 排名 | 数值（%） | 分类 | | 分类 | 数值（%） | 排名 |
| 第20位 | 0.79 | 委属委管 | 下肢骨与关节损伤（S71～S73，S82，S83） | 委属委管 | 1.21 | 第19位 |
| | 0.71 | 三级公立 | | 三级公立 | 0.89 | |
| | 0.79 | 二级公立 | | 二级公立 | 0.71 | |
| | 0.53 | 三级民营 | | 三级民营 | 0.56 | |
| | 0.33 | 二级民营 | | 二级民营 | 0.50 | |
| 第16位 | 1.28 | 委属委管 | 急性阑尾炎伴弥漫性腹膜炎及脓肿（K35.0，K35.1） | 委属委管 | 0.62 | 第20位 |
| | 1.38 | 三级公立 | | 三级公立 | 0.88 | |
| | 0.81 | 二级公立 | | 二级公立 | 1.22 | |
| | 0.22 | 三级民营 | | 三级民营 | 0.45 | |
| | 0.34 | 二级民营 | | 二级民营 | 0.51 | |

20 个重点病种患者占出院人次比例三级民营比例最高，2018 年为 29.19%，2017 年为 28.84%（图 3-1-2-35）。

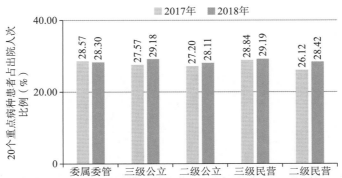

图 3-1-2-35　2017 年、2018 年全国各级综合医院 20 个重点病种患者占出院人次的比例

本年度抽取以下 4 个重点病种，对其住院死亡率、0～31 天非预期再住院率、平均住院日和每住院人次费用进行分析。

**（一）创伤性颅内损伤**

（主要诊断 ICD-10："S06" 的非产妇出院患者）

**1. 全国情况**（图 3-1-2-36 至图 3-1-2-39）

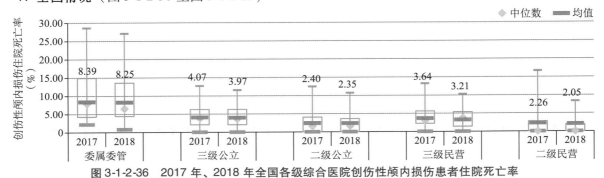

图 3-1-2-36　2017 年、2018 年全国各级综合医院创伤性颅内损伤患者住院死亡率

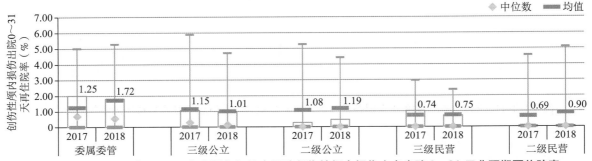

图 3-1-2-37　2017 年、2018 年全国各级综合医院创伤性颅内损伤患者出院 0～31 天非预期再住院率

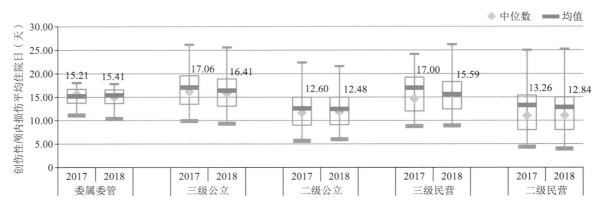

图 3-1-2-38　2017 年、2018 年全国各级综合医院创伤性颅内损伤患者平均住院日

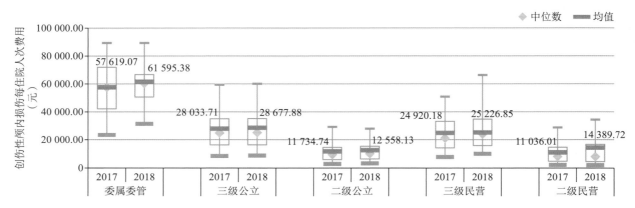

图 3-1-2-39　2017 年、2018 年全国各级综合医院创伤性颅内损伤患者每住院人次费用

## 2．各省（区、市）情况

（1）住院死亡率

三级公立医院 2018 年平均为 3.97%，2017 年平均为 4.07%；二级公立医院 2018 年平均为 2.35%，2017 年平均为 2.40%（图 3-1-2-40，图 3-1-2-41）。

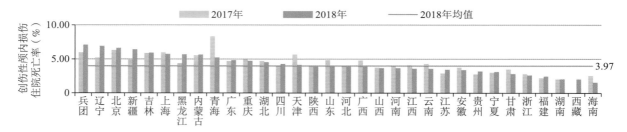

图 3-1-2-40　2017 年、2018 年全国各省（区、市）三级公立医院创伤性颅内损伤患者住院死亡率

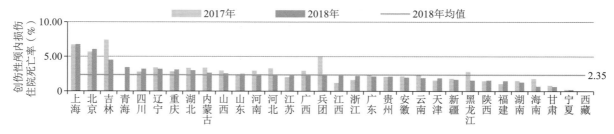

图 3-1-2-41　2017 年、2018 年全国各省（区、市）二级公立医院创伤性颅内损伤患者住院死亡率

三级民营医院 2018 年平均为 3.21%，2017 年平均为 3.64%；二级民营医院 2018 年平均为 2.05%，2017 年平均为 2.26%（图 3-1-2-42，图 3-1-2-43）。

患者住院死亡率各级公立、民营医院2018年均较2017年下降。

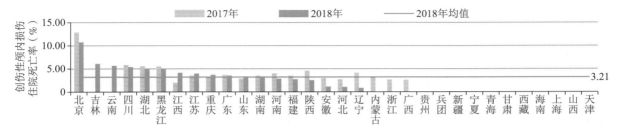

图3-1-2-42 2017年、2018年全国各省（区、市）三级民营医院创伤性颅内损伤患者住院死亡率

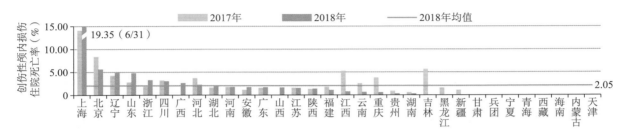

图3-1-2-43 2017年、2018年全国各省（区、市）二级民营医院创伤性颅内损伤患者住院死亡率

（2）0~31天非预期再住院率

三级公立医院2018年平均为1.01%，2017年平均为1.15%；二级公立医院2018年平均为1.19%，2017年平均为1.08%（图3-1-2-44，图3-1-2-45）。

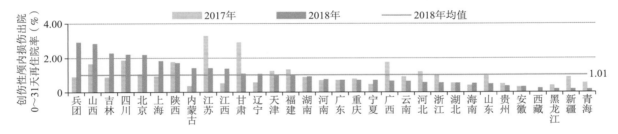

图3-1-2-44 2017年、2018年全国各省（区、市）三级公立医院创伤性颅内损伤患者出院0~31天非预期再住院率

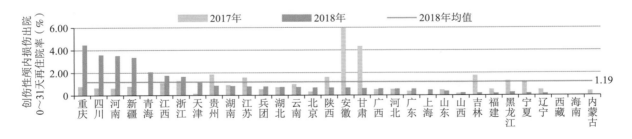

图3-1-2-45 2017年、2018年全国各省（区、市）二级公立医院创伤性颅内损伤患者出院0~31天非预期再住院率

三级民营医院2018年平均为0.75%，2017年平均为0.74%；二级民营医院2018年平均为0.90%，2017年平均为0.69%（图3-1-2-46，图3-1-2-47）。

三级公立医院2018年较2017年下降，二级公立、各级民营医院同比上升。

（2）平均住院日

三级公立医院2018年平均为16.41天，2017年平均为17.06天；二级公立医院2018年平均为12.48天，2017年平均为12.60天（图3-1-2-48，图3-1-2-49）。

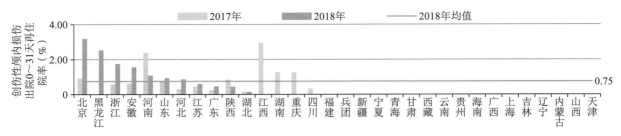

图 3-1-2-46　2017 年、2018 年全国各省（区、市）三级民营医院创伤性颅内损伤患者出院 0～31 天非预期再住院率

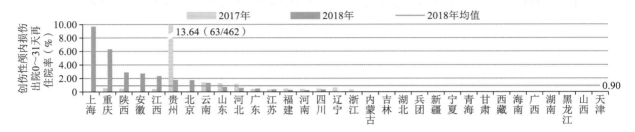

图 3-1-2-47　2017 年、2018 年全国各省（区、市）二级民营医院创伤性颅内损伤患者出院 0～31 天非预期再住院率

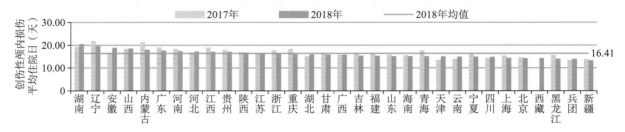

图 3-1-2-48　2017 年、2018 年全国各省（区、市）三级公立医院创伤性颅内损伤患者平均住院日

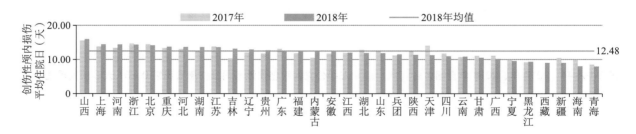

图 3-1-2-49　2017 年、2018 年全国各省（区、市）二级公立医院创伤性颅内损伤患者平均住院日

　　三级民营医院 2018 年平均为 15.59 天，2017 年平均为 17.00 天；二级民营医院 2018 年平均为 12.84 天，2017 年平均为 13.26 天（图 3-1-2-50，图 3-1-2-51）。

　　各级公立、民营医院 2018 年均较 2017 年缩短。

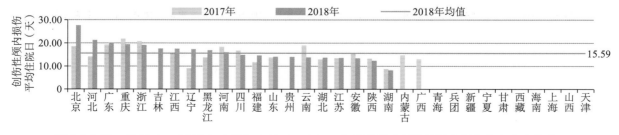

图 3-1-2-50　2017 年、2018 年全国各省（区、市）三级民营医院创伤性颅内损伤患者平均住院日

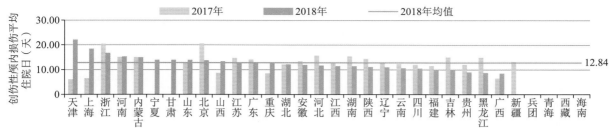

图 3-1-2-51　2017 年、2018 年全国各省（区、市）二级民营医院创伤性颅内损伤患者平均住院日

（3）每住院人次费用

三级公立医院 2018 年平均为 28 677.88 元，2017 年平均为 28 033.71 元；二级公立医院 2018 年平均为 12 558.13 元，2017 年平均为 11 734.74 元（图 3-1-2-52，图 3-1-2-53）。

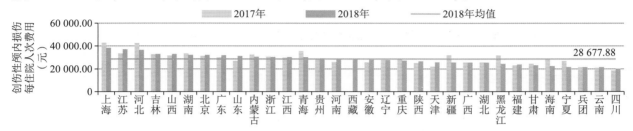

图 3-1-2-52　2017 年、2018 年全国各省（区、市）三级公立医院创伤性颅内损伤患者每住院人次费用

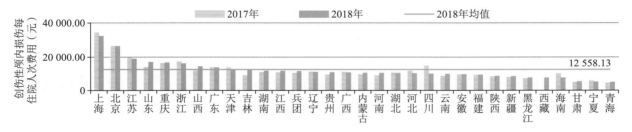

图 3-1-2-53　2017 年、2018 年全国各省（区、市）二级公立医院创伤性颅内损伤患者每住院人次费用

三级民营医院 2018 年平均为 25 226.85 元，2017 年平均为 24 920.18 元；二级民营医院 2018 年平均为 14 389.72 元，2017 年平均为 11 036.01 元（图 3-1-2-54，图3-1-2-55）。

各级公立、民营医院 2018 年均较 2017 年有所增长。

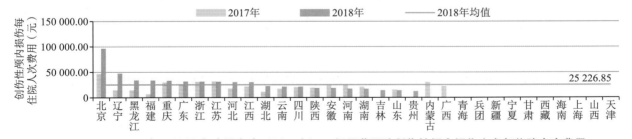

图 3-1-2-54　2017 年、2018 年全国各省（区、市）三级民营医院创伤性颅内损伤患者每住院人次费用

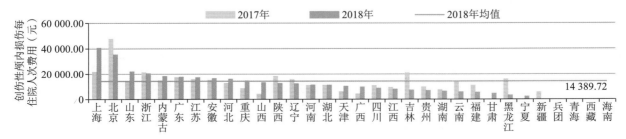

图 3-1-2-55　2017 年、2018 年全国各省（区、市）二级民营医院创伤性颅内损伤患者每住院人次费用

### （二）糖尿病伴长期并发症

（主要诊断 ICD-10："E10-14"伴有 2，3 ＋，4 ＋，5，6，7，8 亚目的非产妇出院患者）

**1. 全国情况**（图 3-1-2-56 至图 3-1-2-59）

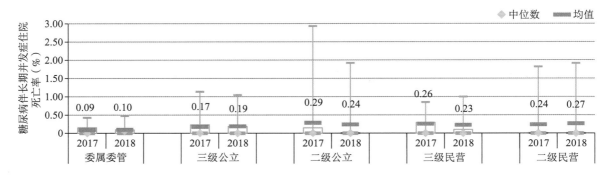

图 3-1-2-56　2017 年、2018 年全国各级综合医院糖尿病伴长期并发症患者住院死亡率

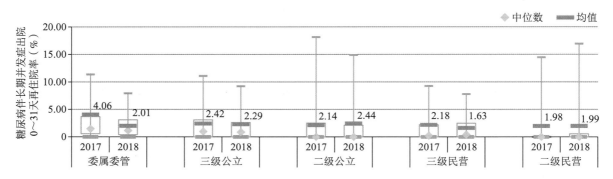

图 3-1-2-57　2017 年、2018 年全国各级综合医院糖尿病伴长期并发症患者出院 0～31 天非预期再住院率

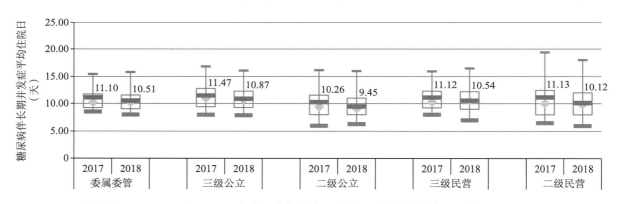

图 3-1-2-58　2017 年、2018 年全国各级综合医院糖尿病伴长期并发症患者平均住院日

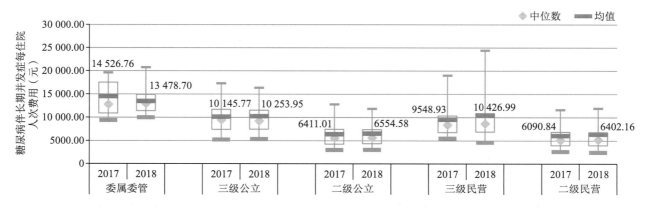

图 3-1-2-59　2017 年、2018 年全国各级综合医院糖尿病伴长期并发症患者每住院人次费用

**2. 各省（区、市）情况**

（1）住院死亡率

三级公立医院 2018 年平均为 0.19%，2017 年平均为 0.17%；二级公立医院 2018 年平均为 0.24%，2017 年平均为 0.29%（图 3-1-2-60，图 3-1-2-61）。

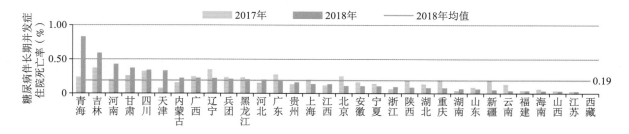

图 3-1-2-60　2017 年、2018 年全国各省（区、市）三级公立医院糖尿病伴长期并发症患者住院死亡率

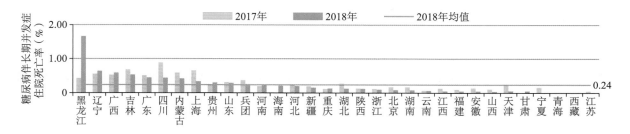

图 3-1-2-61　2017 年、2018 年全国各省（区、市）二级公立医院糖尿病伴长期并发症患者住院死亡率

三级民营医院 2018 年平均为 0.23%，2017 年平均为 0.26%；二级民营医院 2018 年平均为 0.27%，2017 年平均为 0.24%（图 3-1-2-62，图 3-1-2-63）。

三级公立、二级民营医院 2018 年均较 2017 年上升，二级公立、三级民营医院同比下降。

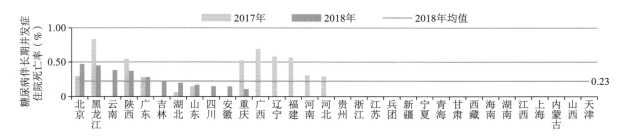

图 3-1-2-62　2017 年、2018 年全国各省（区、市）三级民营医院糖尿病伴长期并发症患者住院死亡率

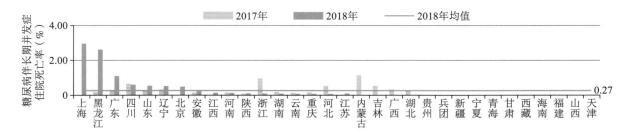

图 3-1-2-63　2017 年、2018 年全国各省（区、市）二级民营医院糖尿病伴长期并发症患者住院死亡率

（2）0 ~ 31 天非预期再住院率

三级公立医院 2018 年平均为 2.29%，2017 年平均为 2.42%；二级公立医院 2018 年平均为 2.44%，2017 年平均为 2.14%（图 3-1-2-64，图 3-1-2-65）。

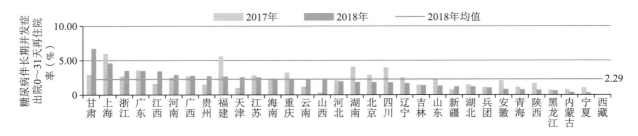

图 3-1-2-64　2017 年、2018 年全国各省（区、市）三级公立医院糖尿病伴长期并发症患者出院 0～31 天非预期再住院率

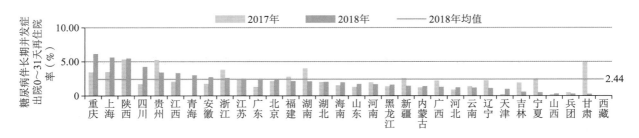

图 3-1-2-65　2017 年、2018 年全国各省（区、市）二级公立医院糖尿病伴长期并发症患者出院 0～31 天非预期再住院率

三级民营医院 2018 年平均为 1.63%，2017 年平均为 2.18%；二级民营医院 2018 年平均为 1.99%，2017 年平均为 1.98%（图 3-1-2-66，图 3-1-2-67）。

三级公立、民营医院 2018 年均较 2017 年下降，二级公立、民营医院同比上升。

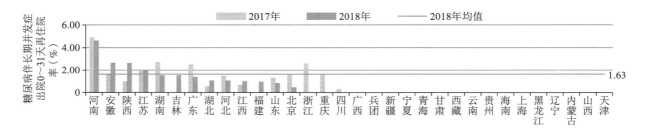

图 3-1-2-66　2017 年、2018 年全国各省（区、市）三级民营医院糖尿病伴长期并发症患者出院 0～31 天非预期再住院率

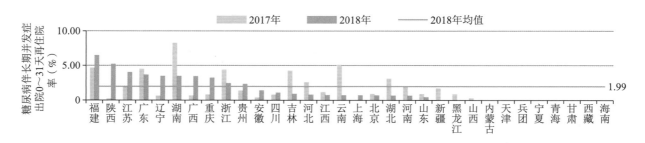

图 3-1-2-67　2017 年、2018 年全国各省（区、市）二级民营医院糖尿病伴长期并发症患者出院 0～31 天非预期再住院率

（4）平均住院日

三级公立医院 2018 年平均为 10.87 天，2017 年平均为 11.47 天；二级公立医院 2018 年平均为 9.47 天，2017 年平均为 10.26 天（图 3-1-2-68，图 3-1-2-69）。

三级民营医院 2018 年平均为 10.54 天，2017 年平均为 11.12 天；二级民营医院 2018 年平均为 10.12 天，2017 年平均为 11.13 天（图 3-1-2-70，图 3-1-2-71）。

各级公立、民营医院 2018 年均较 2017 年下降。

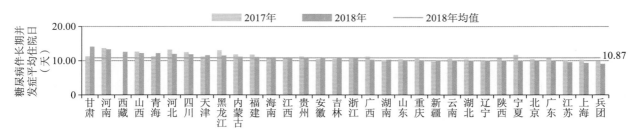

图 3-1-2-68　2017 年、2018 年全国各省（区、市）三级公立医院糖尿病伴长期并发症患者平均住院日

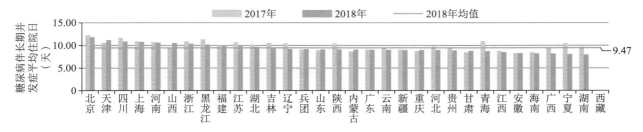

图 3-1-2-69　2017 年、2018 年全国各省（区、市）二级公立医院糖尿病伴长期并发症患者平均住院日

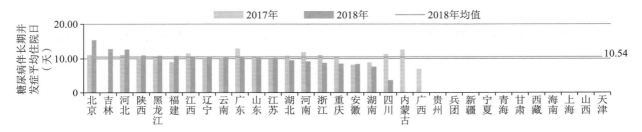

图 3-1-2-70　2017 年、2018 年全国各省（区、市）三级民营医院糖尿病伴长期并发症患者平均住院日

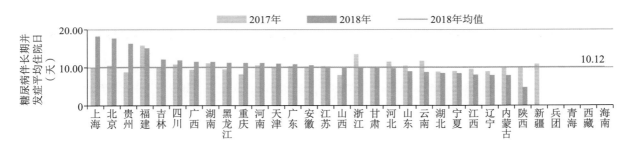

图 3-1-2-71　2017 年、2018 年全国各省（区、市）二级民营医院糖尿病伴长期并发症患者平均住院日

（5）每住院人次费用

三级公立医院 2018 年平均为 10 253.95 元，2017 年平均为 10 145.77 元；二级公立医院 2018 年平均为 6554.58 元，2017 年平均为 6411.01 元（图 3-1-2-72，图 3-1-2-73）。

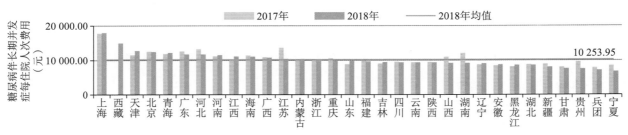

图 3-1-2-72　2017 年、2018 年全国各省（区、市）三级公立医院糖尿病伴长期并发症患者每住院人次费用

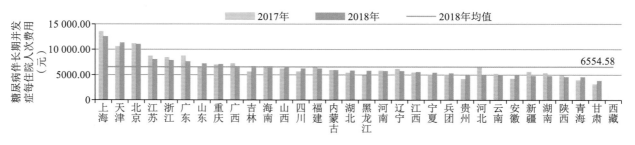

图 3-1-2-73　2017 年、2018 年全国各省（区、市）二级公立医院糖尿病伴长期并发症患者每住院人次费用

三级民营医院 2018 年平均为 10 426.99 元，2017 年平均为 9548.93 元；二级民营医院 2018 年平均为 6402.16 元，2017 年平均为 6090.84 元（图 3-1-2-74，图 3-1-2-75）。

各级公立、民营医院 2018 年均较 2017 年增加。

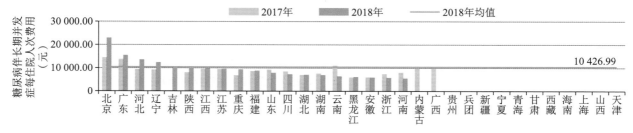

图 3-1-2-74　2017 年、2018 年全国各省（区、市）三级民营医院糖尿病伴长期并发症患者每住院人次费用

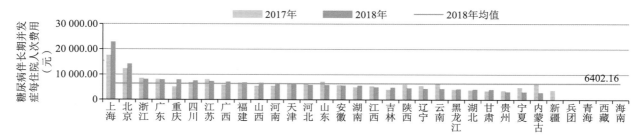

图 3-1-2-75　2017 年、2018 年全国各省（区、市）二级民营医院糖尿病伴长期并发症患者每住院人次费用

## （三）败血症

（主要诊断 ICD-10："A40-A41，A22.7，A26.7，A28.001，A32.7，B37.7"的非产妇出院患者）

### 1. 全国情况（图 3-1-2-76 至图 3-1-2-79）

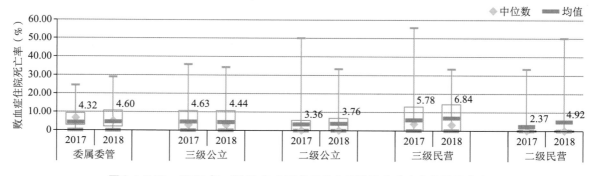

图 3-1-2-76　2017 年、2018 年全国各级综合医院败血症患者住院死亡率

### 2. 各省（区、市）情况

（1）住院死亡率

三级公立医院 2018 年平均为 4.44%，2017 年平均为 4.63%；二级公立医院 2018 年平均为 3.76%，2017 年平均为 3.36%（图 3-1-2-80，图 3-1-2-81）。

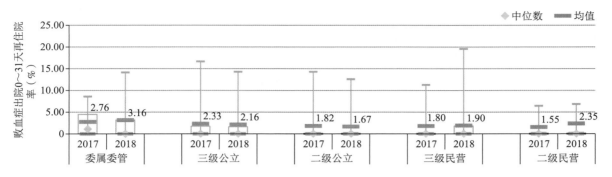

图 3-1-2-77　2017 年、2018 年全国各级综合医院败血症患者出院 0 ~ 31 天非预期再住院率

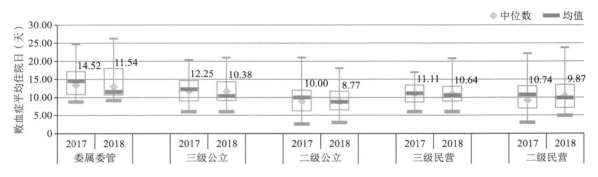

图 3-1-2-78　2017 年、2018 年全国各级综合医院败血症患者平均住院日

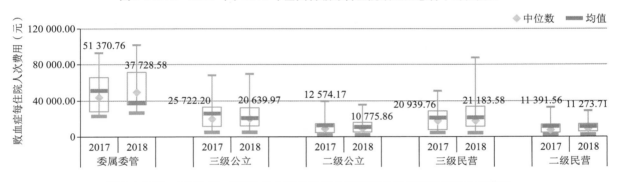

图 3-1-2-79　2017 年、2018 年全国各级综合医院败血症患者每住院人次费用

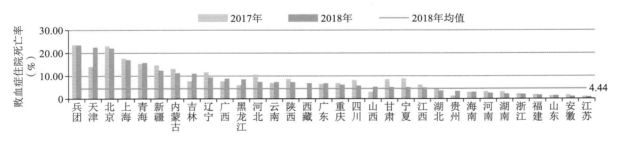

图 3-1-2-80　2017 年、2018 年全国各省（区、市）三级公立医院败血症患者住院死亡率

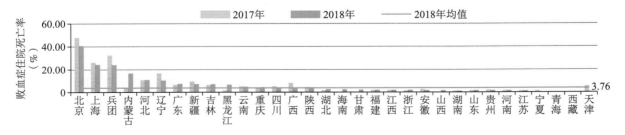

图 3-1-2-81　2017 年、2018 年全国各省（区、市）二级公立医院败血症患者住院死亡率

三级民营医院2018年平均为6.84%，2017年平均为5.78%；二级民营医院2018年平均为4.92%，2017年平均为2.37%（图3-1-2-82，图3-1-2-83）。

三级公立医院2018年较2017年下降，二级公立、各级民营医院均同比上升。

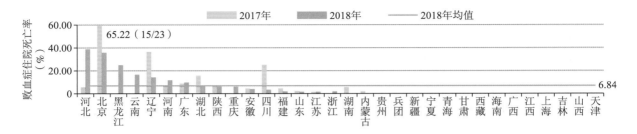

图3-1-2-82　2017年、2018年全国各省（区、市）三级民营医院败血症患者住院死亡率

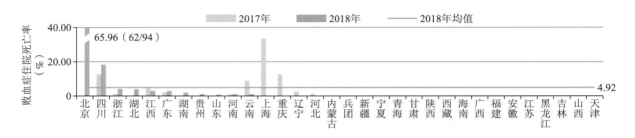

图3-1-2-83　2017年、2018年全国各省（区、市）二级民营医院败血症患者住院死亡率

（2）0～31天非预期再住院率

三级公立医院2018年平均为2.16%，2017年平均为2.33%；二级公立医院2018年平均为1.67%，2017年平均为1.82%（图3-1-2-84，图3-1-2-85）。

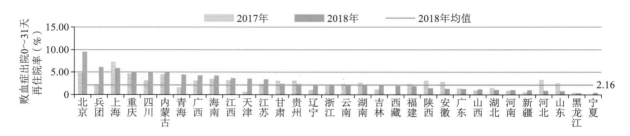

图3-1-2-84　2017年、2018年全国各省（区、市）三级公立医院败血症患者出院0-31天内非预期再住院率

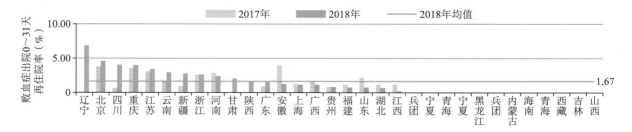

图3-1-2-85　2017年、2018年全国各省（区、市）二级公立医院败血症患者出院0～31天非预期再住院率

三级民营医院2018年平均为1.90%，2017年平均为1.80%；二级民营医院2018年平均为2.35%，2017年平均为1.55%（图3-1-2-86，图3-1-2-87）。

各级公立医院2018年均较2017年下降，各级民营医院则同比上升。

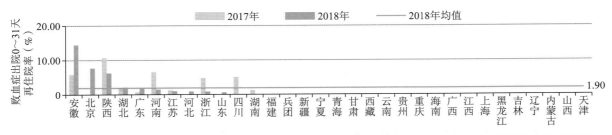

图 3-1-2-86　2017 年、2018 年全国各省（区、市）三级民营医院败血症患者出院 0 ~ 31 天非预期再住院率

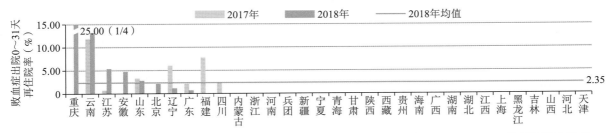

图 3-1-2-87　2017 年、2018 年全国各省（区、市）二级民营医院败血症患者出院 0 ~ 31 天非预期再住院率

（3）平均住院日

三级公立医院 2018 年平均为 10.38 天，2017 年平均为 12.25 天；二级公立医院 2018 年平均为 8.77 天，2017 年平均为 10.00 天（图 3-1-2-88，图 3-1-2-89）。

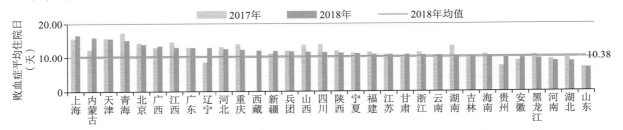

图 3-1-2-88　2017 年、2018 年全国各省（区、市）三级公立医院败血症患者平均住院日

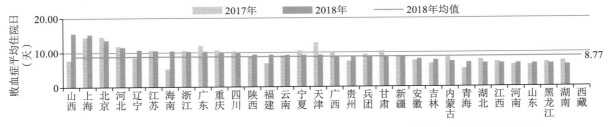

图 3-1-2-89　2017 年、2018 年全国各省（区、市）二级公立医院败血症患者平均住院日

三级民营医院 2018 年平均为 10.64 天，2017 年平均为 11.11 天；二级民营医院 2018 年平均为 9.87 天，2017 年平均为 10.74 天（图 3-1-2-90，图 3-1-2-91）。

各级公立、民营医院 2018 年均较 2017 年缩短。

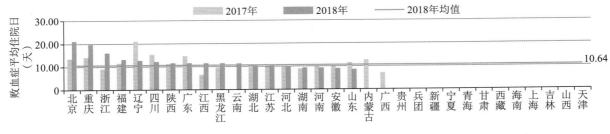

图 3-1-2-90　2017 年、2018 年全国各省（区、市）三级民营医院败血症患者平均住院日

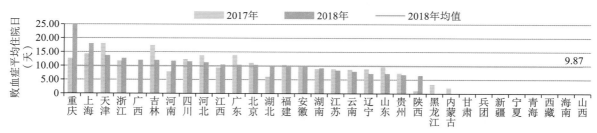

图 3-1-2-91　2017 年、2018 年全国各省（区、市）二级民营医院败血症患者平均住院日

（4）每住院人次费用

三级公立医院 2018 年平均为 20 639.97 元，2017 年平均为 25 722.20 元；二级公立医院 2018 年平均为 10 775.86 元，2017 年平均为 12 574.17 元（图 3-1-2-92，图 3-1-2-93）。

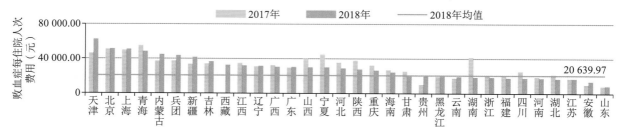

图 3-1-2-92　2017 年、2018 年全国各省（区、市）三级公立医院败血症患者每住院人次费用

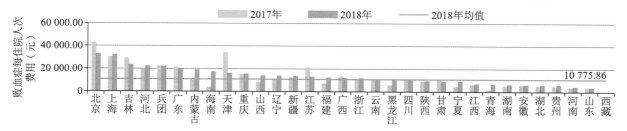

图 3-1-2-93　2017 年、2018 年全国各省（区、市）二级公立医院败血症患者每住院人次费用

三级民营医院 2018 年平均为 21 183.58 元，2017 年平均为 20 939.76 元；二级民营医院 2018 年平均为 11 273.71 元，2017 年平均为 11 391.56 元（图 3-1-2-94，图3-1-2-95）。

各级公立、民营医院 2018 年均较 2017 年降低。

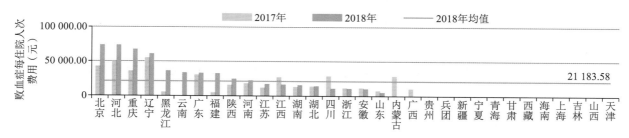

图 3-1-2-94　2017 年、2018 年全国各省（区、市）三级民营医院败血症患者每住院人次费用

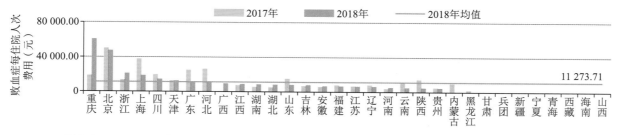

图 3-1-2-95　2017 年、2018 年全国各省（区、市）二级民营医院败血症患者每住院人次费用

**（四）急性胰腺炎**

（主要诊断 ICD-10："K85" 的非产妇出院患者）

**1．全国情况**（图 3-1-2-96 至图 3-1-2-99）

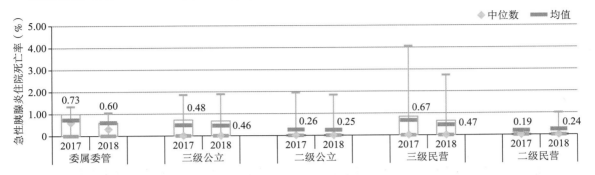

图 3-1-2-96　2017 年、2018 年全国各级综合医院急性胰腺炎患者住院死亡率

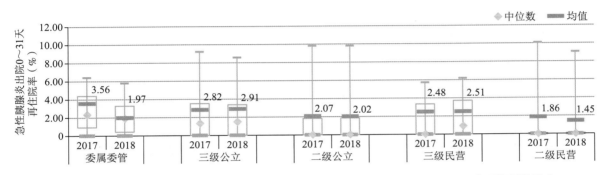

图 3-1-2-97　2017 年、2018 年全国各级综合医院急性胰腺炎患者出院 0～31 天非预期再住院率

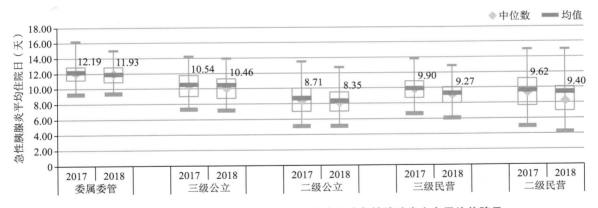

图 3-1-2-98　2017 年、2018 年全国各级综合医院急性胰腺炎患者平均住院日

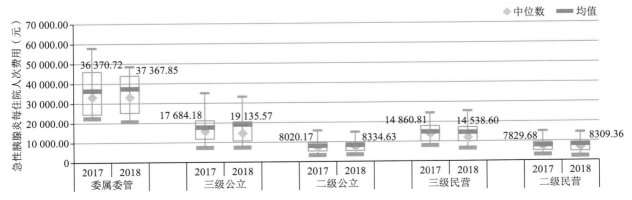

图 3-1-2-99　2017 年、2018 年全国各级综合医院急性胰腺炎患者每住院人次费用

**2.各省（区、市）情况**

（1）住院死亡率

三级公立医院2018年平均为0.46%，2017年平均为0.48%；二级公立医院2018年平均为0.25%，2017年平均为0.26%（图3-1-2-100，图3-1-2-101）。

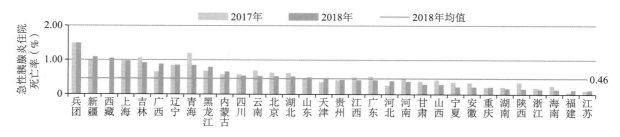

图3-1-2-100　2017年、2018年全国各省（区、市）三级公立医院急性胰腺炎患者住院死亡率

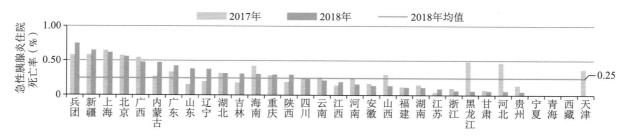

图3-1-2-101　2017年、2018年全国各省（区、市）二级公立医院急性胰腺炎患者住院死亡率

三级民营医院2018年平均为0.47%，2017年平均为0.67%；二级民营医院2018年平均为0.24%，2017年平均为0.19%（图3-1-2-102，图3-1-2-103）。

各级公立、三级民营医院2018年均较2017年下降，二级民营医院同比上升。

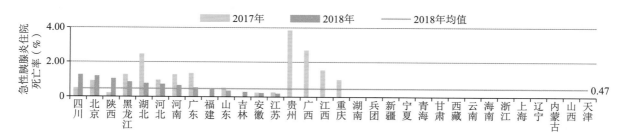

图3-1-2-102　2017年、2018年全国各省（区、市）三级民营医院急性胰腺炎患者住院死亡率

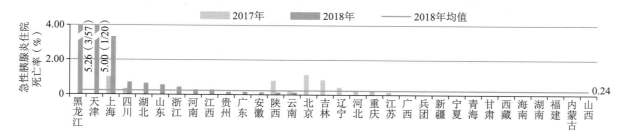

图3-1-2-103　2017年、2018年全国各省（区、市）二级民营医院急性胰腺炎患者住院死亡率

（2）0~31天非预期再住院率

三级公立医院2018年平均为2.91%，2017年平均为2.82%；二级公立医院2018年平均为2.02%，2017年平均为2.07%（图3-1-2-104，图3-1-2-105）。

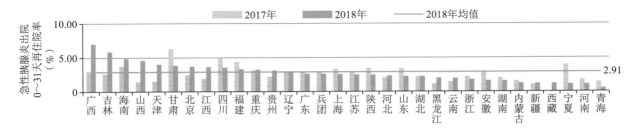

图 3-1-2-104 2017 年、2018 年全国各省（区、市）三级公立医院急性胰腺炎患者出院 0～31 天非预期再住院率

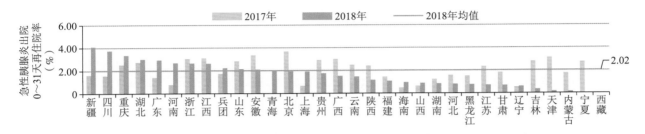

图 3-1-2-105 2017 年、2018 年全国各省（区、市）二级公立医院急性胰腺炎患者出院 0～31 天非预期再住院率

三级民营医院 2018 年平均为 2.51%，2017 年平均为 2.48%；二级民营医院 2018 年平均为 1.45%，2017 年平均为 1.86%（图 3-1-2-106，图 3-1-2-107）。

三级公立、民营医院 2018 年较 2017 年上升，二级公立、民营医院同比下降。

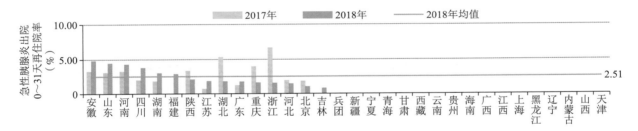

图 3-1-2-106 2017 年、2018 年全国各省（区、市）三级民营医院急性胰腺炎患者出院 0～31 天非预期再住院率

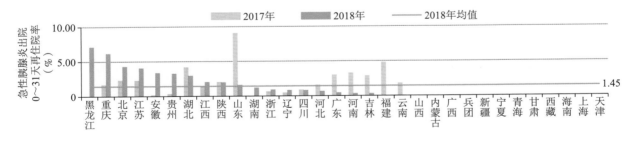

图 3-1-2-107 2017 年、2018 年全国各省（区、市）二级民营医院急性胰腺炎患者出院 0～31 天非预期再住院率

（3）平均住院日

三级公立医院 2018 年平均为 10.46 天，2017 年平均为 10.54 天；二级公立医院 2018 年平均为 8.35 天，2017 年平均为 8.71 天（图 3-1-2-108，图 3-1-2-109）。

三级民营医院 2018 年平均为 9.27 天，2017 年平均为 9.90 天；二级民营医院 2018 年平均为 9.40 天，2017 年平均为 9.62 天（图 3-1-2-110，图 3-1-2-111）。

各级公立、民营医院 2018 年均较 2017 年缩短。

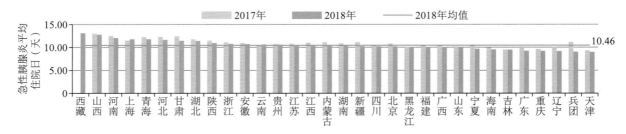

图 3-1-2-108  2017 年、2018 年全国各省（区、市）三级公立医院急性胰腺炎患者平均住院日

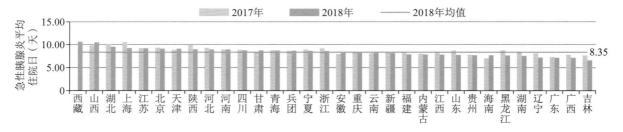

图 3-1-2-109  2017 年、2018 年全国各省（区、市）二级公立医院急性胰腺炎患者平均住院日

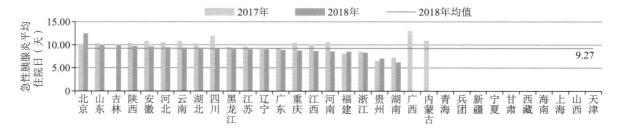

图 3-1-2-110  2017 年、2018 年全国各省（区、市）三级民营医院急性胰腺炎患者平均住院日

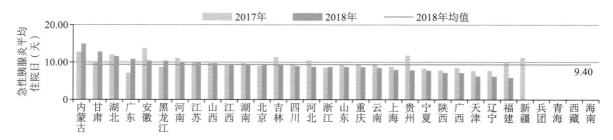

图 3-1-2-111  2017 年、2018 年全国各省（区、市）二级民营医院急性胰腺炎患者平均住院日

（4）每住院人次费用

　　三级公立医院 2018 年平均为 19 135.57 元，2017 年平均为 17 684.18 元；二级公立医院 2018 年平均为 8334.63 元，2017 年平均为 8020.17 元（图 3-1-2-112，图 3-1-2-113）。

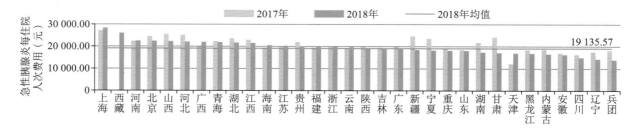

图 3-1-2-112  2017 年、2018 年全国各省（区、市）三级公立医院急性胰腺炎患者每住院人次费用

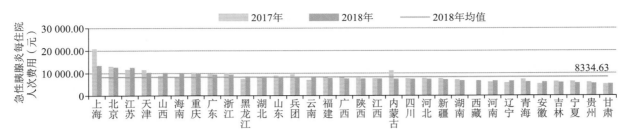

图 3-1-2-113 2017 年、2018 年全国各省（区、市）二级公立医院急性胰腺炎患者每住院人次费用

三级民营医院 2018 年平均为 14 538.60 元，2017 年平均为 14 860.81 元；二级民营医院 2018 年平均为 8309.36 元，2017 年平均为 7829.68 元（图 3-1-2-114，图 3-1-2-115）。

各级公立和二级民营医院 2018 年均较 2017 年增加，三级民营医院同比略有降低。

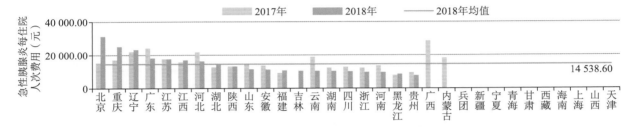

图 3-1-2-114 2017 年、2018 年全国各省（区、市）三级民营医院急性胰腺炎患者每住院人次费用

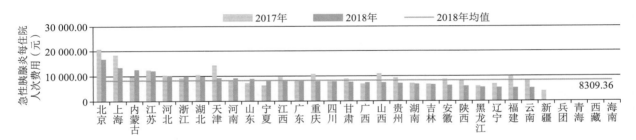

图 3-1-2-115 2017 年、2018 年全国各省（区、市）二级民营医院急性胰腺炎患者每住院人次费用

## 五、重点手术患者相关指标分析

20 个重点手术是各级综合医院治疗多发病常见病的主要手术种类。2017 年、2018 年抽样调查的重点手术中，颅、脑手术的住院死亡率均最高（表 3-1-2-4），胰腺切除手术的患者术后 0 ~ 31 天非计划重返手术室再次手术率均最高（表 3-1-2-5）。20 个重点手术患者人数占住院手术患者人次比例，2 年均是二级公立比例最高，2018 年为 50.40%，2017 年为 56.15%（图 3-1-2-116）。

表 3-1-2-4 2017 年、2018 年重点手术患者住院死亡率（以 2018 年三级公立医院排序）

| 2017年 | | | 重点手术名称及 ICD编码 | 2018年 | | |
|---|---|---|---|---|---|---|
| 排名 | 数值（%） | 分类 | | 分类 | 数值（%） | 排名 |
| 第1位 | 1.72 | 委属委管 | 颅、脑手术（01.21至01.59，02.01至02.99） | 委属委管 | 1.44 | 第1位 |
| | 3.84 | 三级公立 | | 三级公立 | 3.93 | |
| | 5.34 | 二级公立 | | 二级公立 | 5.26 | |
| | 6.79 | 三级民营 | | 三级民营 | 6.64 | |
| | 5.22 | 二级民营 | | 二级民营 | 5.45 | |
| 第2位 | 0.91 | 委属委管 | 胰腺切除手术（52.51至52.96） | 委属委管 | 1.04 | 第2位 |
| | 1.23 | 三级公立 | | 三级公立 | 1.10 | |
| | 1.43 | 二级公立 | | 二级公立 | 1.39 | |
| | 2.16 | 三级民营 | | 三级民营 | 2.18 | |
| | 1.14 | 二级民营 | | 二级民营 | 3.40 | |

续表

| 排名 | 数值（%） | 分类 | 重点手术名称及ICD编码 | 分类 | 数值（%） | 排名 |
|---|---|---|---|---|---|---|
| | | | | | 2018年 | |
| | 2017年 | | | | | |
| 第3位 | 0.66 | 委属委管 | 血管内修补相关术（38.02至38.18，38.30至38.89，39.00至39.59） | 委属委管 | 0.68 | 第3位 |
| | 0.81 | 三级公立 | | 三级公立 | 0.85 | |
| | 0.31 | 二级公立 | | 二级公立 | 0.38 | |
| | 0.64 | 三级民营 | | 三级民营 | 0.65 | |
| | 0.17 | 二级民营 | | 二级民营 | 0.59 | |
| 第4位 | 0.51 | 委属委管 | 经皮冠状动脉介入治疗（00.66，36.06，36.07） | 委属委管 | 0.61 | 第4位 |
| | 0.60 | 三级公立 | | 三级公立 | 0.66 | |
| | 0.42 | 二级公立 | | 二级公立 | 0.53 | |
| | 0.75 | 三级民营 | | 三级民营 | 0.75 | |
| | 0.24 | 二级民营 | | 二级民营 | 0.52 | |
| 第5位 | 0.42 | 委属委管 | 胃切除术（43.50至43.99） | 委属委管 | 0.47 | 第5位 |
| | 0.55 | 三级公立 | | 三级公立 | 0.53 | |
| | 0.58 | 二级公立 | | 二级公立 | 0.58 | |
| | 1.18 | 三级民营 | | 三级民营 | 0.94 | |
| | 0.24 | 二级民营 | | 二级民营 | 0.39 | |
| 第6位 | 0.69 | 委属委管 | 食管切除手术（42.41至42.65） | 委属委管 | 0.41 | 第6位 |
| | 0.51 | 三级公立 | | 三级公立 | 0.50 | |
| | 0.85 | 二级公立 | | 二级公立 | 0.61 | |
| | 1.53 | 三级民营 | | 三级民营 | 0.83 | |
| | 0.28 | 二级民营 | | 二级民营 | 0.98 | |
| 第8位 | 0.13 | 委属委管 | 直肠切除术（48.40至48.69） | 委属委管 | 0.23 | 第7位 |
| | 0.23 | 三级公立 | | 三级公立 | 0.27 | |
| | 0.23 | 二级公立 | | 二级公立 | 0.16 | |
| | 0.22 | 三级民营 | | 三级民营 | 0.77 | |
| | 0.10 | 二级民营 | | 二级民营 | 0.46 | |
| 第7位 | 0.33 | 委属委管 | 胆囊相关手术（51.03至51.99） | 委属委管 | 0.31 | 第8位 |
| | 0.26 | 三级公立 | | 三级公立 | 0.26 | |
| | 0.11 | 二级公立 | | 二级公立 | 0.08 | |
| | 0.35 | 三级民营 | | 三级民营 | 0.37 | |
| | 0.02 | 二级民营 | | 二级民营 | 0.06 | |
| 第10位 | 0.22 | 委属委管 | 髋、膝关节置换术（00.70至00.77、00.80至00.83，81.01至81.55） | 委属委管 | 0.16 | 第9位 |
| | 0.19 | 三级公立 | | 三级公立 | 0.19 | |
| | 0.19 | 二级公立 | | 二级公立 | 0.23 | |
| | 0.17 | 三级民营 | | 三级民营 | 0.19 | |
| | 0.05 | 二级民营 | | 二级民营 | 0.10 | |
| 第9位 | 0.20 | 委属委管 | 肺切除术（32.20至32.60） | 委属委管 | 0.16 | 第10位 |
| | 0.21 | 三级公立 | | 三级公立 | 0.18 | |
| | 0.27 | 二级公立 | | 二级公立 | 0.22 | |
| | 0.39 | 三级民营 | | 三级民营 | 0.52 | |
| | 0.16 | 二级民营 | | 二级民营 | 0.10 | |
| 第12位 | 0.14 | 委属委管 | 椎板切除术或脊柱融合相关手术（03.01至03.09，03.40至03.79，80.51至80.59，81.01至81.38，81.62至81.66，84.61至84.68） | 委属委管 | 0.07 | 第11位 |
| | 0.12 | 三级公立 | | 三级公立 | 0.12 | |
| | 0.08 | 二级公立 | | 二级公立 | 0.08 | |
| | 0.19 | 三级民营 | | 三级民营 | 0.13 | |
| | 0.04 | 二级民营 | | 二级民营 | 0.12 | |
| 第11位 | 0.40 | 委属委管 | 肾与前列腺相关手术（55.40至55.69，60.21至60.69） | 委属委管 | 0.18 | 第12位 |
| | 0.18 | 三级公立 | | 三级公立 | 0.12 | |
| | 0.08 | 二级公立 | | 二级公立 | 0.08 | |
| | 0.20 | 三级民营 | | 三级民营 | 0.35 | |
| | 0.03 | 二级民营 | | 二级民营 | 0.07 | |
| 第13位 | 0.06 | 委属委管 | 骨折、关节切开复位内固定术（79.31至79.39，79.81至79.89） | 委属委管 | 0.09 | 第13位 |
| | 0.08 | 三级公立 | | 三级公立 | 0.09 | |
| | 0.04 | 二级公立 | | 二级公立 | 0.04 | |
| | 0.07 | 三级民营 | | 三级民营 | 0.03 | |
| | 0.02 | 二级民营 | | 二级民营 | 0.02 | |
| 第14位 | 0.04 | 委属委管 | 子宫切除术（68.41至68.90） | 委属委管 | 0.02 | 第14位 |
| | 0.03 | 三级公立 | | 三级公立 | 0.02 | |
| | 0.03 | 二级公立 | | 二级公立 | 0.03 | |
| | 0.04 | 三级民营 | | 三级民营 | 0.05 | |
| | 0.02 | 二级民营 | | 二级民营 | 0.01 | |

续表

| 2017年 排名 | 2017年 数值（%） | 2017年 分类 | 重点手术名称及ICD编码 | 2018年 分类 | 2018年 数值（%） | 2018年 排名 |
|---|---|---|---|---|---|---|
| 第16位 | 0.01 | 委属委管 | 剖宫产（74.0，74.1，74.2，74.4，74.99） | 委属委管 | 0.02 | 第15位 |
| | 0.01 | 三级公立 | | 三级公立 | 0.01 | |
| | 0.01 | 二级公立 | | 二级公立 | 0 | |
| | 0 | 三级民营 | | 三级民营 | 0 | |
| | 0 | 二级民营 | | 二级民营 | 0 | |
| 第15位 | 0.02 | 委属委管 | 乳腺相关手术（85.21至85.89） | 委属委管 | 0 | 第16位 |
| | 0.01 | 三级公立 | | 三级公立 | 0.01 | |
| | 0.01 | 二级公立 | | 二级公立 | 0.02 | |
| | 0.03 | 三级民营 | | 三级民营 | 0.09 | |
| | 0.04 | 二级民营 | | 二级民营 | 0.03 | |
| 第17位 | 0.02 | 委属委管 | 阴道分娩（72.00至72.79，73.01至73.21，73.40至73.94（伴ICD-10:Z37）） | 委属委管 | 0.01 | 第17位 |
| | 0 | 三级公立 | | 三级公立 | 0 | |
| | 0 | 二级公立 | | 二级公立 | 0 | |
| | 0 | 三级民营 | | 三级民营 | 0 | |
| | 0 | 二级民营 | | 二级民营 | 0 | |

注：只选取二级综合和三级综合医院相同的17个重点手术进行对比，表3-1-2-5同。

表3-1-2-5 2017年、2018年重点手术患者术后0~31天非计划重返手术室再次手术率（以2018年三级公立医院排序）

| 2017年 排名 | 2017年 数值（%） | 2017年 分类 | 重点手术名称及ICD编码 | 2018年 分类 | 2018年 数值（%） | 2018年 排名 |
|---|---|---|---|---|---|---|
| 第2位 | 1.84 | 委属委管 | 胰腺切除手术（52.51至52.96） | 委属委管 | 2.27 | 第1位 |
| | 1.28 | 三级公立 | | 三级公立 | 1.59 | |
| | 0.22 | 二级公立 | | 二级公立 | 0.72 | |
| | 1.36 | 三级民营 | | 三级民营 | 0 | |
| | 0 | 二级民营 | | 二级民营 | 0 | |
| 第1位 | 1.38 | 委属委管 | 颅、脑手术（01.21至01.59，02.01至02.99） | 委属委管 | 1.47 | 第2位 |
| | 1.67 | 三级公立 | | 三级公立 | 1.27 | |
| | 1.12 | 二级公立 | | 二级公立 | 0.99 | |
| | 1.09 | 三级民营 | | 三级民营 | 2.93 | |
| | 1.21 | 二级民营 | | 二级民营 | 1.71 | |
| 第3位 | 1.06 | 委属委管 | 食管切除手术（42.41至42.65） | 委属委管 | 0.95 | 第3位 |
| | 1.07 | 三级公立 | | 三级公立 | 0.93 | |
| | 0.41 | 二级公立 | | 二级公立 | 0.75 | |
| | 0.00 | 三级民营 | | 三级民营 | 0.55 | |
| | 0.47 | 二级民营 | | 二级民营 | 0.77 | |
| 第4位 | 1.30 | 委属委管 | 直肠切除术（48.40至48.69） | 委属委管 | 0.84 | 第4位 |
| | 0.91 | 三级公立 | | 三级公立 | 0.92 | |
| | 0.63 | 二级公立 | | 二级公立 | 0.82 | |
| | 0.77 | 三级民营 | | 三级民营 | 0.39 | |
| | 0.37 | 二级民营 | | 二级民营 | 0.62 | |
| 第5位 | 0.97 | 委属委管 | 胃切除术（43.50至43.99） | 委属委管 | 0.46 | 第5位 |
| | 0.77 | 三级公立 | | 三级公立 | 0.68 | |
| | 0.43 | 二级公立 | | 二级公立 | 0.69 | |
| | 0.46 | 三级民营 | | 三级民营 | 0.47 | |
| | 0.26 | 二级民营 | | 二级民营 | 0.52 | |
| 第6位 | 0.41 | 委属委管 | 血管内修补相关术（38.02至38.18，38.30至38.89，39.00至39.59） | 委属委管 | 0.57 | 第6位 |
| | 0.56 | 三级公立 | | 三级公立 | 0.54 | |
| | 0.37 | 二级公立 | | 二级公立 | 0.29 | |
| | 0.52 | 三级民营 | | 三级民营 | 0.59 | |
| | 0.55 | 二级民营 | | 二级民营 | 0.08 | |
| 第8位 | 0.34 | 委属委管 | 髋、膝关节置换术（00.70至00.77、00.80至00.83，81.01-81.55） | 委属委管 | 0.34 | 第7位 |
| | 0.44 | 三级公立 | | 三级公立 | 0.37 | |
| | 0.50 | 二级公立 | | 二级公立 | 0.23 | |
| | 0.27 | 三级民营 | | 三级民营 | 0.32 | |
| | 0.19 | 二级民营 | | 二级民营 | 0.37 | |
| 第9位 | 0.47 | 委属委管 | 骨折、关节切开复位内固定术（79.31至79.39，79.81至79.89） | 委属委管 | 0.55 | 第8位 |
| | 0.41 | 三级公立 | | 三级公立 | 0.35 | |
| | 0.22 | 二级公立 | | 二级公立 | 0.24 | |
| | 0.14 | 三级民营 | | 三级民营 | 0.26 | |
| | 0.14 | 二级民营 | | 二级民营 | 0.24 | |

续表

| 2017年 | | | 重点手术名称及ICD编码 | 2018年 | | |
|---|---|---|---|---|---|---|
| 排名 | 数值（%） | 分类 | | 分类 | 数值（%） | 排名 |
| 第7位 | 0.39 | 委属委管 | 肾与前列腺相关手术（55.40至55.69，60.21至60.69） | 委属委管 | 0.45 | 第9位 |
| | 0.44 | 三级公立 | | 三级公立 | 0.35 | |
| | 0.29 | 二级公立 | | 二级公立 | 0.31 | |
| | 0.28 | 三级民营 | | 三级民营 | 0.52 | |
| | 0.17 | 二级民营 | | 二级民营 | 0.23 | |
| 第10位 | 0.48 | 委属委管 | 椎板切除术或脊柱融合相关手术（03.01至03.09，03.40至03.79，80.51至80.59，81.01至81.38，81.62至81.66，84.61至84.68） | 委属委管 | 0.42 | 第10位 |
| | 0.39 | 三级公立 | | 三级公立 | 0.32 | |
| | 0.55 | 二级公立 | | 二级公立 | 0.51 | |
| | 0.23 | 三级民营 | | 三级民营 | 0.46 | |
| | 0.19 | 二级民营 | | 二级民营 | 0.21 | |
| 第13位 | 0.25 | 委属委管 | 经皮冠状动脉介入治疗（00.66，36.06，36.07） | 委属委管 | 0.09 | 第11位 |
| | 0.31 | 三级公立 | | 三级公立 | 0.32 | |
| | 0.25 | 二级公立 | | 二级公立 | 0.42 | |
| | 0.18 | 三级民营 | | 三级民营 | 0.20 | |
| | 0.60 | 二级民营 | | 二级民营 | 1.07 | |
| 第12位 | 0.15 | 委属委管 | 子宫切除术（68.41至68.90） | 委属委管 | 0.17 | 第12位 |
| | 0.32 | 三级公立 | | 三级公立 | 0.29 | |
| | 0.21 | 二级公立 | | 二级公立 | 0.21 | |
| | 0.24 | 三级民营 | | 三级民营 | 0.18 | |
| | 0.17 | 二级民营 | | 二级民营 | 0.28 | |
| 第11位 | 0.30 | 委属委管 | 肺切除术（32.20至32.60） | 委属委管 | 0.20 | 第13位 |
| | 0.33 | 三级公立 | | 三级公立 | 0.29 | |
| | 0.61 | 二级公立 | | 二级公立 | 0.62 | |
| | 0.42 | 三级民营 | | 三级民营 | 0.43 | |
| | 0.84 | 二级民营 | | 二级民营 | 0.29 | |
| 第14位 | 0.35 | 委属委管 | 胆囊相关手术（51.03至51.99） | 委属委管 | 0.27 | 第14位 |
| | 0.27 | 三级公立 | | 三级公立 | 0.25 | |
| | 0.20 | 二级公立 | | 二级公立 | 0.13 | |
| | 0.14 | 三级民营 | | 三级民营 | 0.33 | |
| | 0.16 | 二级民营 | | 二级民营 | 0.08 | |
| 第15位 | 0.10 | 委属委管 | 乳腺相关手术（85.21至85.89） | 委属委管 | 0.19 | 第15位 |
| | 0.27 | 三级公立 | | 三级公立 | 0.15 | |
| | 0.25 | 二级公立 | | 二级公立 | 0.22 | |
| | 0.16 | 三级民营 | | 三级民营 | 0.22 | |
| | 0.25 | 二级民营 | | 二级民营 | 0.26 | |
| 第17位 | 0.18 | 委属委管 | 阴道分娩（72.00至72.79，73.01至73.21，73.40至73.94（伴ICD-10:Z37）） | 委属委管 | 0.02 | 第16位 |
| | 0.03 | 三级公立 | | 三级公立 | 0.13 | |
| | 0.03 | 二级公立 | | 二级公立 | 0.64 | |
| | 0 | 三级民营 | | 三级民营 | 0.03 | |
| | 0 | 二级民营 | | 二级民营 | 0.01 | |
| 第16位 | 0.05 | 委属委管 | 剖宫产（74.0，74.1，74.2，74.4，74.99） | 委属委管 | 0.02 | 第17位 |
| | 0.08 | 三级公立 | | 三级公立 | 0.05 | |
| | 0.06 | 二级公立 | | 二级公立 | 0.06 | |
| | 0.01 | 三级民营 | | 三级民营 | 0.02 | |
| | 0.01 | 二级民营 | | 二级民营 | 0.01 | |

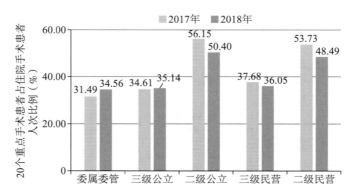

图 3-1-2-116　2017 年、2018 年全国各级综合医院 20 个重点手术患者占住院患者手术人次的比例

本年度抽取椎板切除术或脊柱融合相关手术（ICD-9-CM-3 编码：03.01~03.09，03.40~03.79，80.51~80.59，81.01~81.38，81.62~81.66，84.61~84.68）、肺切除术（ICD-9-CM-3 编码：32.20~32.60）、胆囊相关手术（ICD-9-CM-3 编码：51.03~51.99）3 个重点手术的出院患者，对其住院死亡率、术后非计划重返手术室再次手术率、平均住院日和每住院人次费用进行分析。

**（一）椎板切除术或脊柱融合相关手术**

（ICD-9-CM-3 编码：03.01~03.09，03.40~03.79，80.51~80.59，81.01~81.38，81.62~81.66，84.61~84.68）

**1. 全国情况**（图 3-1-2-117 至图 3-1-2-120）

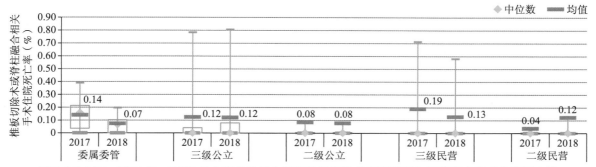

图 3-1-2-117　2017 年、2018 年全国各级综合医院椎板切除术或脊柱融合相关手术患者住院死亡率

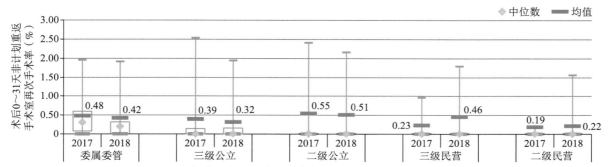

图 3-1-2-118　2017 年、2018 年全国各级综合医院椎板切除术或脊柱融合相关手术患者手术后 0-31 天内非计划重返手术室再次手术率

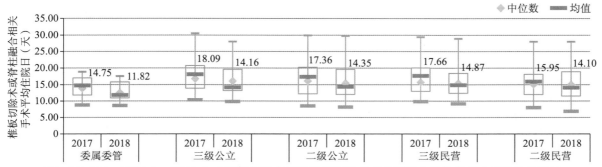

图 3-1-2-119　2017 年、2018 年全国各级综合医院椎板切除术或脊柱融合相关手术患者平均住院日

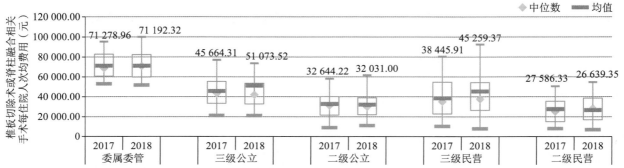

图 3-1-2-120　2017 年、2018 年全国各级综合医院椎板切除术或脊柱融合相关手术患者每住院人次均费用

**2. 各省（区、市）情况**

（1）住院死亡率

三级公立医院 2018 年平均为 0.12%，2017 年平均为 0.12%；二级公立医院 2018 年平均为 0.08%，2017 年平均为 0.08%（图 3-1-2-121，图 3-1-2-122）。

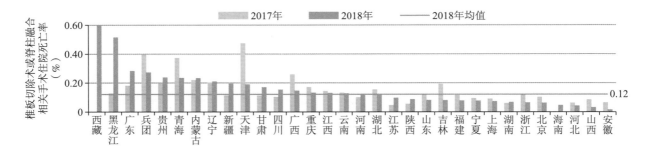

图 3-1-2-121 2017 年、2018 年全国各省（区、市）三级公立医院椎板切除术或脊柱融合相关手术患者住院死亡率

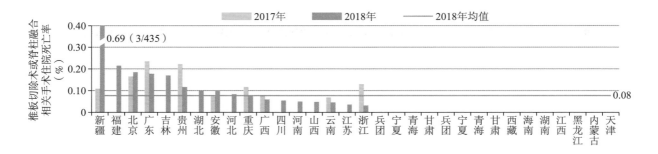

图 3-1-2-122 2017 年、2018 年全国各省（区、市）二级公立医院椎板切除术或脊柱融合相关手术患者住院死亡率

三级民营医院 2018 年平均为 0.13%，2017 年平均为 0.19%（图 3-1-2-123）；二级民营医院 2018 年平均为 0.12%，2017 年平均为 0.04%。

各级公立医院 2018 年均与 2017 年持平，三级民营医院同比下降，二级民营医院同比上升。

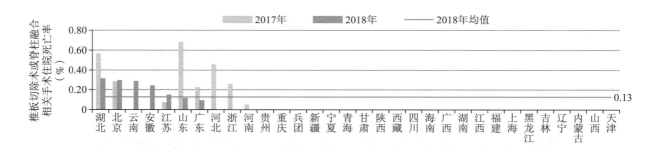

图 3-1-2-123 2017 年、2018 年全国各省（区、市）三级民营医院椎板切除术或脊柱融合相关手术患者住院死亡率

（2）手术后 0 ~ 31 天非计划重返手术室再次手术率

三级公立医院 2018 年平均为 0.32%，2017 年平均为 0.39%；二级公立医院 2018 年平均为 0.51%，2017 年平均为 0.55%（图 3-1-2-124，图 3-1-2-125）。

三级民营医院 2018 年平均为 0.46%，2017 年平均为 0.23%；二级民营医院 2018 年平均为 0.22%，2017 年平均为 0.19%（图 3-1-2-126，图 3-1-2-127）。

各级公立医院 2018 年均较 2017 年下降，各级民营医院同比上升。

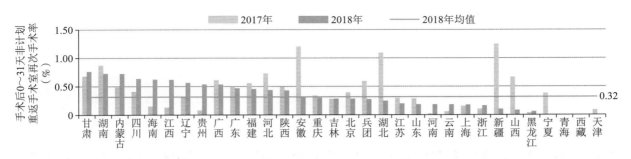

图 3-1-2-124　2017 年、2018 年全国各省（区、市）三级公立医院椎板切除术或脊柱融合相关手术患者手术后
0 ~ 31 天非计划重返手术室再次手术率

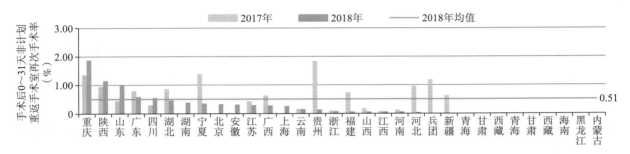

图 3-1-2-125　2017 年、2018 年全国各省（区、市）二级公立医院椎板切除术或脊柱融合相关手术患者手术后
0 ~ 31 天非计划重返手术室再次手术率

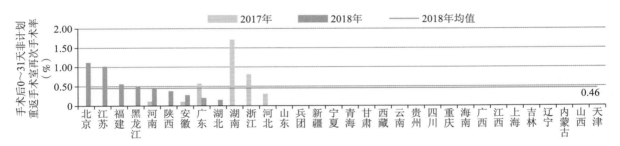

图 3-1-2-126　2017 年、2018 年全国各省（区、市）三级民营医院椎板切除术或脊柱融合相关手术患者手术后
0 ~ 31 天非计划重返手术室再次手术率

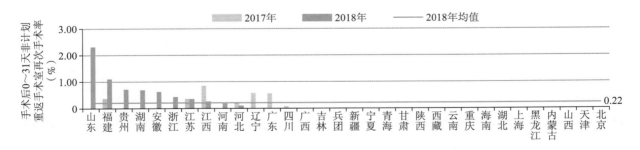

图 3-1-2-127　2017 年、2018 年全国各省（区、市）二级民营医院椎板切除术或脊柱融合相关手术患者手术后
0 ~ 31 天非计划重返手术室再次手术率

（3）平均住院日

　　三级公立医院 2018 年平均为 14.16 天，2017 年平均为 18.09 天；二级公立医院 2018 年平均为 14.35 天，
2017 年平均为 17.36 天（图 3-1-2-128，图 3-1-2-129）。

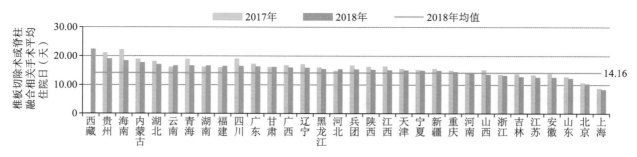

图 3-1-2-128　2017 年、2018 年全国各省（区、市）三级公立医院椎板切除术或脊柱融合相关手术患者平均住院日

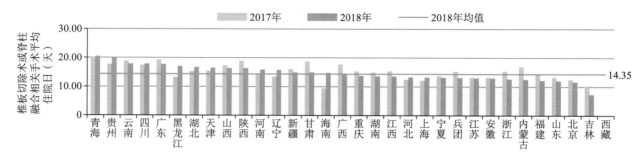

图 3-1-2-129　2017 年、2018 年全国各省（区、市）二级公立医院椎板切除术或脊柱融合相关手术患者平均住院日

三级民营医院 2018 年平均为 14.87 天，2017 年平均为 17.66 天；二级民营医院 2018 年平均为 14.10 天，2017 年平均为 15.95 天（图 3-1-2-130，图 3-1-2-131）。

各级公立、民营医院 2018 年均较 2017 年缩短。

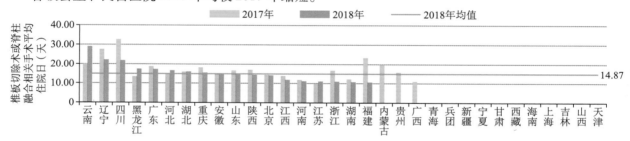

图 3-1-2-130　2017 年、2018 年全国各省（区、市）三级民营医院椎板切除术或脊柱融合相关手术患者平均住院日

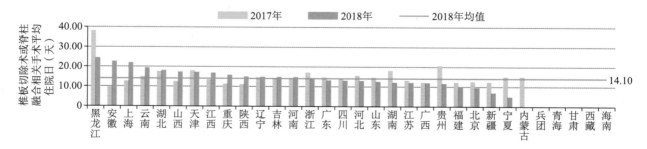

图 3-1-2-131　2017 年、2018 年全国各省（区、市）二级民营医院椎板切除术或脊柱融合相关手术患者平均住院日

（4）每住院人次费用

三级公立医院 2018 年平均为 51 073.52 元，2017 年平均为 45 664.31 元；二级公立医院 2018 年平均为 32 031.00 元，2017 年平均为 32 644.22 元（图 3-1-2-132，图 3-1-2-133）。

三级民营医院 2018 年平均为 45 259.37 元，2017 年平均为 38 445.91 元；二级民营医院 2018 年平均为 26 639.35 元，2017 年平均为 27 586.33 元（3-1-2-134，图 3-1-2-135）。

二级医院 2018 年均较 2017 年降低，三级医院同比增长。

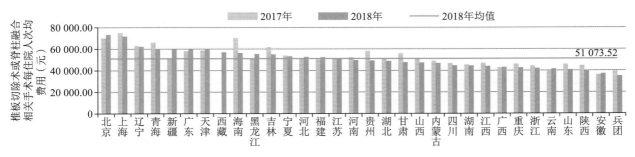

图 3-1-2-132　2017 年、2018 年全国各省（区、市）三级公立医院椎板切除术或脊柱融合相关手术患者每住院人次费用

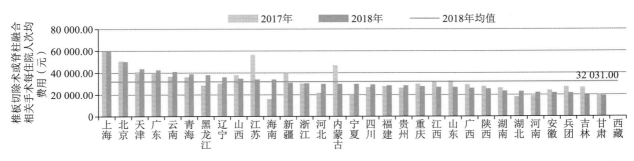

图 3-1-2-133　2017 年、2018 年全国各省（区、市）二级公立医院椎板切除术或脊柱融合相关手术患者每住院人次费用

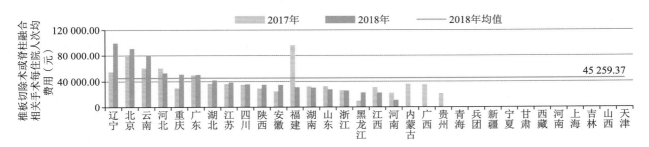

图 3-1-2-134　2017 年、2018 年全国各省（区、市）三级民营医院椎板切除术或脊柱融合相关手术患者每住院人次费用

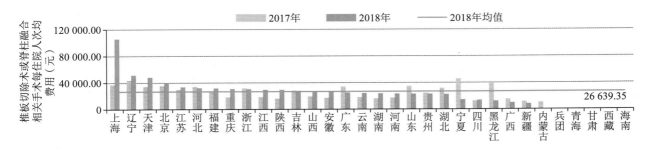

图 3-1-2-135　2017 年、2018 年全国各省（区、市）二级民营医院椎板切除术或脊柱融合相关手术患者每住院人次费用

**（二）肺切除术**

（ICD-9-CM-3 编码：32.20～32.60）

**1. 全国情况**（图 3-1-2-136 至图 3-1-2-139）

**2. 各省（区、市）情况**

（1）住院死亡率

三级公立医院 2018 年平均为 0.18%，2017 年平均为 0.21%；二级公立医院 2018 年平均为 0.22%，2017 年平均为 0.27%（图 3-1-2-140，图 3-1-2-141）。

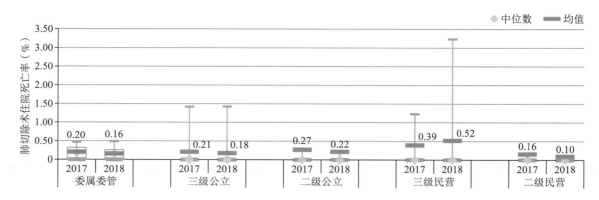

图 3-1-2-136　2017 年、2018 年全国各级综合医院肺切除术患者住院死亡率

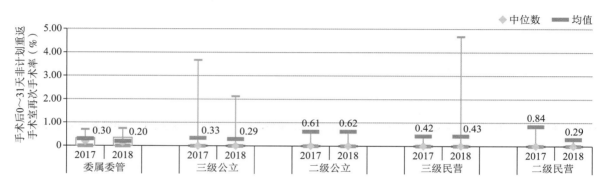

图 3-1-2-137　2017 年、2018 年全国各级综合医院肺切除术患者术后 0～31 天重返手术室再次手术率

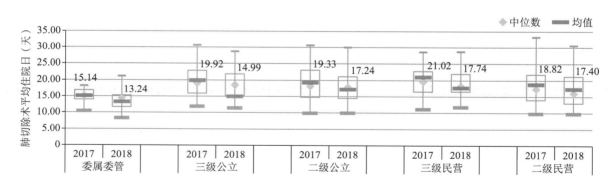

图 3-1-2-138　2017 年、2018 年全国各级综合医院肺切除术患者平均住院日

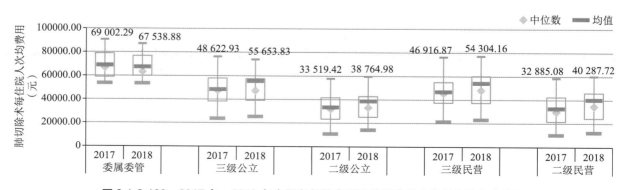

图 3-1-2-139　2017 年、2018 年全国各级综合医院肺切除术患者每住院人次费用

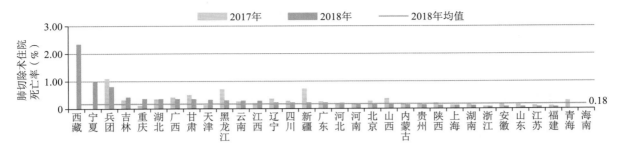

图 3-1-2-140　2017 年、2018 年全国各省（区、市）三级公立医院肺切除术患者住院死亡率

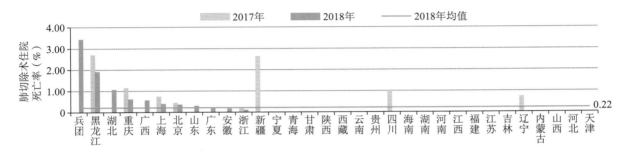

图 3-1-2-141　2017 年、2018 年全国各省（区、市）二级公立医院肺切除术患者住院死亡率

三级民营医院 2018 年平均为 0.52%，2017 年平均为 0.39%；二级民营医院 2018 年平均为 0.10%，2017 年平均为 0.16%（图 3-1-2-142）。

各级公立、二级民营医院 2018 年均较 2017 年下降，三级民营医院同比上升。

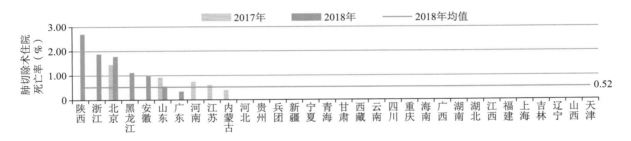

图 3-1-2-142　2017 年、2018 年全国各省（区、市）三级民营医院肺切除术患者住院死亡率

（2）手术后 0～31 天非计划重返手术室再次手术率

三级公立医院 2018 年平均为 0.29%，2017 年平均为 0.33%；二级公立医院 2018 年平均为 0.62%，2017 年平均为 0.61%（图 3-1-2-143，图 3-1-2-144）。

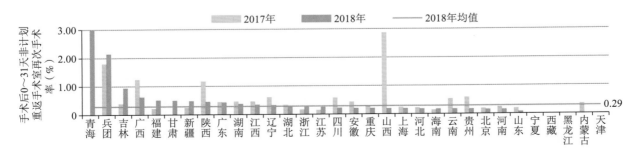

图 3-1-2-143　2017 年、2018 年全国各省（区、市）三级公立医院肺切除术患者手术后 0～31 天重返手术室再次手术率

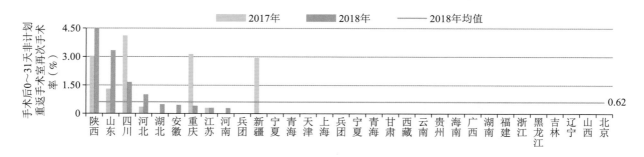

图 3-1-2-144 2017 年、2018 年全国各省（区、市）二级公立医院肺切除术患者手术后 0～31 天重返手术室再次手术率

三级民营医院 2018 年平均为 0.43%，2017 年平均为 0.42%；二级民营医院 2018 年平均为 0.29%，2017 年平均为 0.84%（图 3-1-2-145，图 3-1-2-146）。

三级公立、二级民营医院 2018 年较 2017 年下降，二级公立、三级民营医院同比上升。

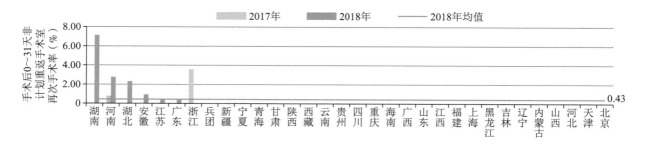

图 3-1-2-145 2017 年、2018 年全国各省（区、市）三级民营医院肺切除术患者手术后 0～31 天重返手术室再次手术率

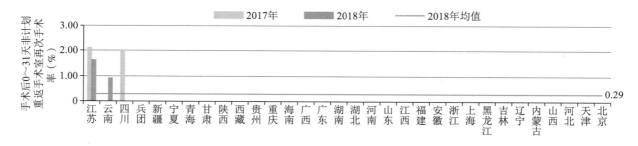

图 3-1-2-146 2017 年、2018 年全国各省（区、市）二级民营医院肺切除术患者手术后 0～31 天重返手术室再次手术率

（3）平均住院日

三级公立医院 2018 年平均为 14.99 天，2017 年平均为 19.92 天；二级公立医院 2018 年平均为 17.24 天，2017 年平均为 19.33 天（图 3-1-2-147，图 3-1-2-148）。

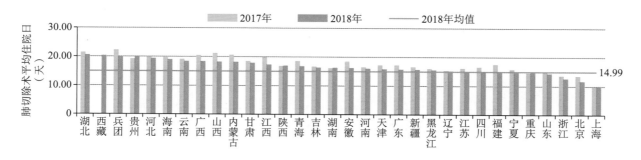

图 3-1-2-147 2017 年、2018 年全国各省（区、市）三级公立医院肺切除术患者平均住院日

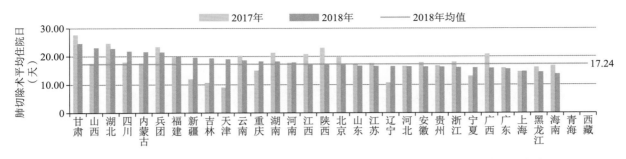

图 3-1-2-148 2017 年、2018 年全国各省（区、市）二级公立医院肺切除术患者平均住院日

三级民营医院 2018 年平均为 17.74 天，2017 年平均为 21.02 天；二级民营医院 2018 年平均为 17.40 天，2017 年平均为 18.82 天（图 3-1-2-149，图 3-1-2-150）。

各级公立、民营医院 2018 年均较 2017 年缩短。

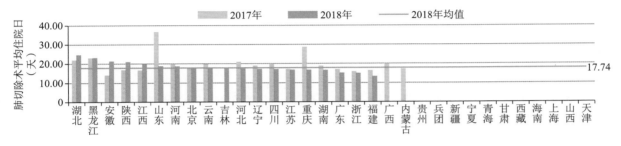

图 3-1-2-149 2017 年、2018 年全国各省（区、市）三级民营医院肺切除术患者平均住院日

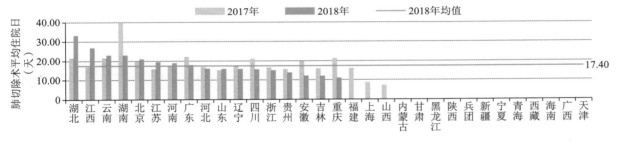

图 3-1-2-150 2017 年、2018 年全国各省（区、市）二级民营医院肺切除术患者平均住院日

（4）每住院人次费用

三级公立医院 2018 年平均为 55 653.83 元，2017 年平均为 48 622.93 元；二级公立医院 2018 年平均为 38 764.98 元，2017 年平均为 33 519.42 元（图 3-1-2-151，图 3-1-2-152）。

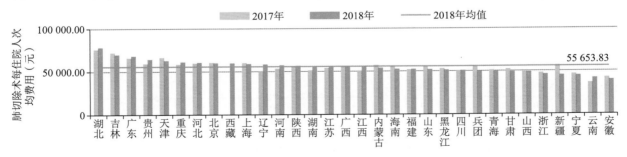

图 3-1-2-151 2017 年、2018 年全国各省（区、市）三级公立医院肺切除术患者每住院人次均费用

三级民营医院 2018 年平均为 54 304.16 元，2017 年平均为 46 916.87 元；二级民营医院 2018 年平均为 40 287.72 元，2017 年平均为 32 885.08 元（图 3-1-2-153，图 3-1-2-154）。

各级公立、民营医院 2018 年均较 2017 年增长。

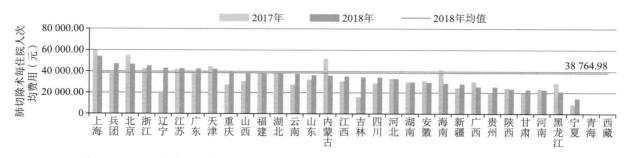

图 3-1-2-152 2017 年、2018 年全国各省（区、市）二级公立医院肺切除术患者每住院人次均费用

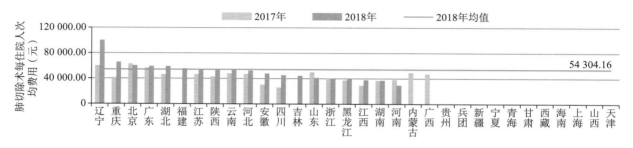

图 3-1-2-153 2017 年、2018 年全国各省（区、市）三级民营医院肺切除术患者每住院人次均费用

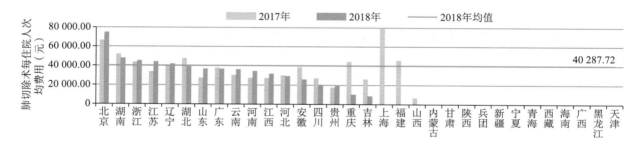

图 3-1-2-154 2017 年、2018 年全国各省（区、市）二级民营医院肺切除术患者每住院人次均费用

## （三）胆囊相关手术

（ICD-9-CM-3 编码：51.03 ~ 51.99）

### 1. 全国情况（图 3-1-2-155 至图 3-1-2-158）

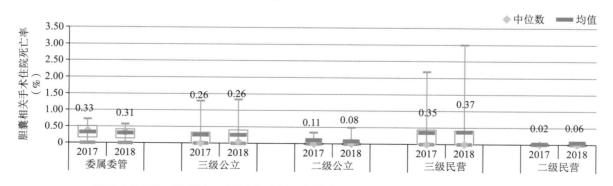

图 3-1-2-155 2017 年、2018 年全国各级综合医院胆囊相关手术患者住院死亡率

### 2. 各省（区、市）情况

（1）住院死亡率

三级公立医院 2018 年平均为 0.26%，2017 年平均为 0.26%；二级公立医院 2018 年平均为 0.08%，2017 年平均为 0.11%（图 3-1-2-159，图 3-1-2-160）。

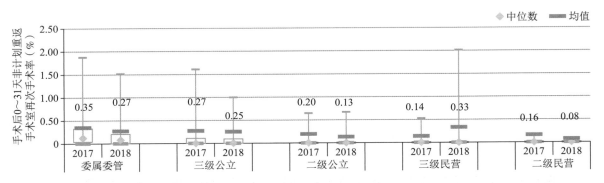

图 3-1-2-156　2017 年、2018 年全国各级综合医院胆囊相关手术患者术后 0～31 天重返手术室再次手术率

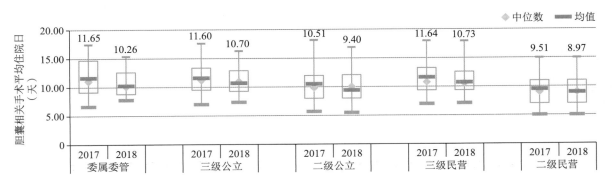

图 3-1-2-157　2017 年、2018 年全国各级综合医院胆囊相关手术患者平均住院日

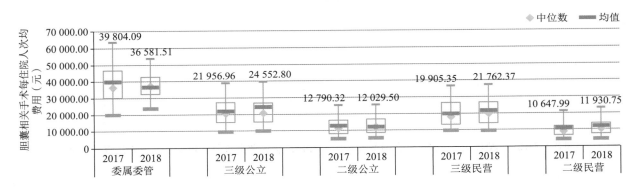

图 3-1-2-158　2017 年、2018 年全国各级综合医院胆囊相关手术患者每住院人次均费用

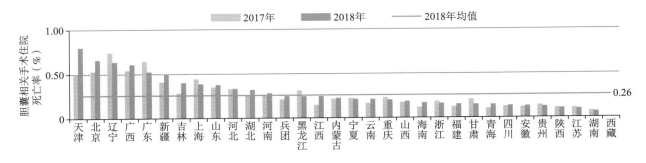

图 3-1-2-159　2017 年、2018 年全国各省（区、市）三级公立医院胆囊相关手术患者住院死亡率

　　三级民营医院 2018 年平均为 0.37%，2017 年平均为 0.35%；二级民营医院 2018 年平均为 0.06%，2017 年平均为 0.02%（图 3-1-2-161，图 3-1-2-162）。

　　三级公立医院 2018 年与 2017 年持平，二级公立医院同比下降，各级民营医院同比上升。

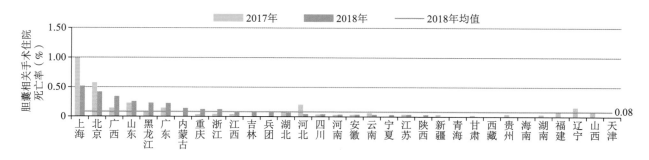

图 3-1-2-160　2017 年、2018 年全国各省（区、市）二级公立医院胆囊相关手术患者住院死亡率

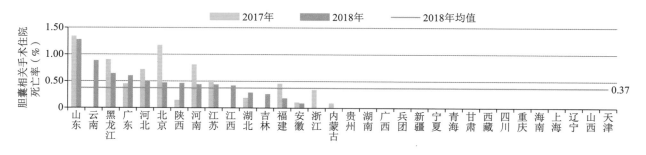

图 3-1-2-161　2017 年、2018 年全国各省（区、市）三级民营医院胆囊相关手术患者住院死亡率

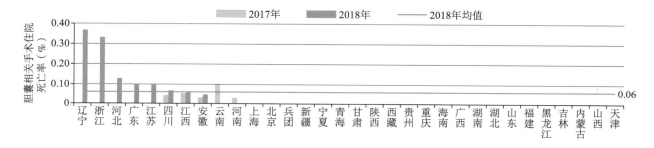

图 3-1-2-162　2017 年、2018 年全国各省（区、市）二级民营医院胆囊相关手术患者住院死亡率

（2）手术后 0～31 天非计划重返手术室再次手术率

三级公立医院 2018 年平均为 0.25%，2017 年平均为 0.27%；二级公立医院 2018 年平均为 0.13%，2017 年平均为 0.20%（图 3-1-2-163，图 3-1-2-164）。

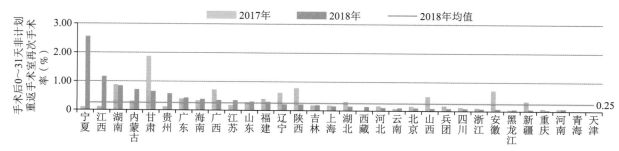

图 3-1-2-163　全国各省（区、市）三级公立医院胆囊相关手术患者手术后 0～31 天重返手术室再次手术率

三级民营医院 2018 年平均为 0.33%，2017 年平均为 0.14%；二级民营医院 2018 年平均为 0.08%，2017 年平均为 0.16%（图 3-1-2-165，图 3-1-2-166）。

各级公立、二级民营医院 2018 年均较 2017 年下降，三级民营医院同比上升。

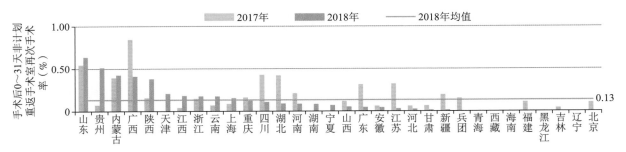

图 3-1-2-164　2017 年、2018 年全国各省（区、市）二级公立医院胆囊相关手术患者手术后 0~31 天重返手术室再次手术率

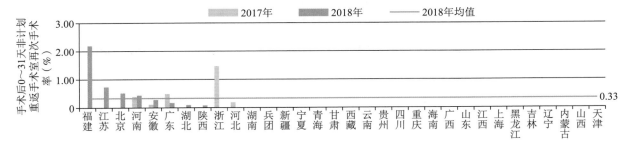

图 3-1-2-165　2017 年、2018 年全国各省（区、市）三级民营医院胆囊相关手术患者手术后 0~31 天重返手术室再次手术率

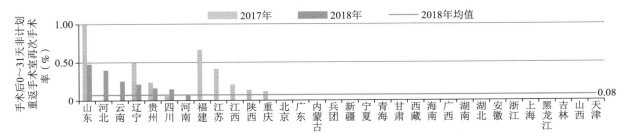

图 3-1-2-166　2017 年、2018 年全国各省（区、市）二级民营医院胆囊相关手术患者手术后 0~31 天重返手术室再次手术率

（3）平均住院日

三级公立医院 2018 年平均为 10.70 天，2017 年平均为 11.60 天；二级公立医院 2018 年平均为 9.40 天，2017 年平均为 10.51 天（图 3-1-2-167，图 3-1-2-168）。

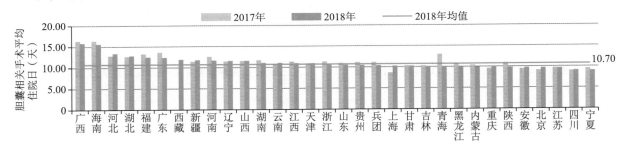

图 3-1-2-167　2017 年、2018 年全国各省（区、市）三级公立医院胆囊相关手术患者平均住院日

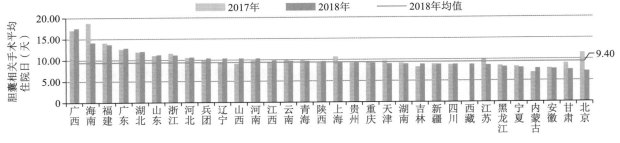

图 3-1-2-168　2017 年、2018 年全国各省（区、市）二级公立医院胆囊相关手术患者平均住院日

三级民营医院 2018 年平均为 10.73 天，2017 年平均为 11.64 天；二级民营医院 2018 年平均为 8.97 天，2017 年平均为 9.51 天（图 3-1-2-169，图 3-1-2-170）。

各级公立、民营医院 2018 年均较 2017 年缩短。

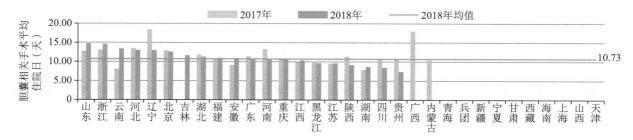

图 3-1-2-169　2017 年、2018 年全国各省（区、市）三级民营医院胆囊相关手术患者平均住院日

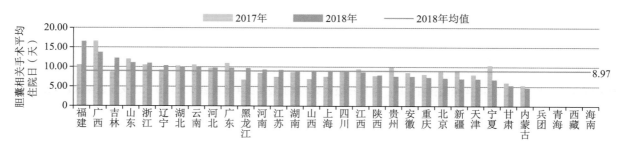

图 3-1-2-170　2017 年、2018 年全国各省（区、市）二级民营医院胆囊相关手术患者平均住院日

（4）每住院人次费用

三级公立医院 2018 年平均为 24 552.80 元，2017 年平均为 21 956.96 元；二级公立医院 2018 年平均为 12 029.50 元，2017 年平均为 12 790.32 元（图 3-1-2-171，图 3-1-2-172）。

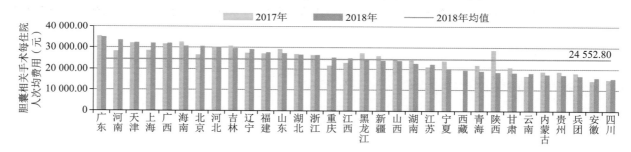

图 3-1-2-171　2017 年、2018 年全国各省（区、市）三级公立医院胆囊相关手术每住院人次费用

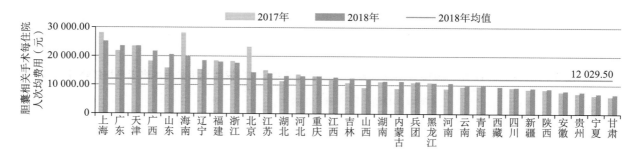

图 3-1-2-172　2017 年、2018 年全国各省（区、市）二级公立医院胆囊相关手术每住院人次费用

三级民营医院 2018 年平均为 21 762.37 元，2017 年平均为 19 905.35 元；二级民营医院 2018 年平均为 11 930.75 元，2017 年平均为 10 647.99 元（图 3-1-2-173，图 3-1-2-174）。

三级公立、各级民营医院 2018 年较 2017 年增长，二级公立医院同比略有降低。

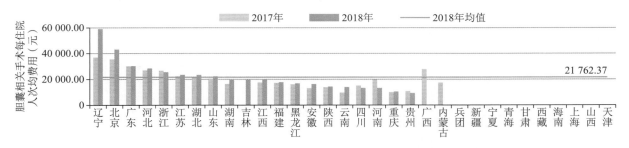

图 3-1-2-173　2017 年、2018 年全国各省（区、市）三级民营医院胆囊相关手术每住院人次均费用

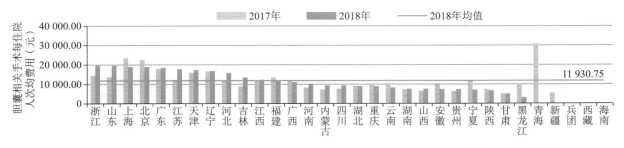

图 3-1-2-174　2017 年、2018 年全国各省（区、市）二级民营医院胆囊相关手术每住院人次均费用

## 六、重点肿瘤患者（住院非手术治疗/住院手术治疗）相关指标分析

16 种重点肿瘤患者（住院非手术治疗）和 14 种重点肿瘤患者（住院手术治疗）人数占出院人次比例，3 年均以委属委管医院最高，二级民营医院最低，其中重点肿瘤患者（住院手术治疗）人数占住院手术患者人次比例以委属委管医院最高（表 3-1-2-6，表 3-1-2-7，图 3-1-2-175 至图 3-1-2-177）。

表 3-1-2-6　2017 年、2018 年重点肿瘤患者住院死亡率（以住院非手术治疗 2018 年三级公立医院排序）

| 重点肿瘤名称及ICD编码 | 重点肿瘤患者（住院非手术治疗） | | | | 分类 | 重点肿瘤患者（住院手术治疗） | | | |
| | 2017年 | | 2018年 | | | 2017年 | | 2018年 | |
| | 排名 | 数值（%） | 数值（%） | 排名 | | 排名 | 数值（%） | 数值（%） | 排名 |
| 胰腺癌（C25） | 第1位 | 1.31 | 0.69 | 第1位 | 委属委管 | 第1位 | 1.42 | 0.72 | 第1位 |
| | | 4.49 | 3.50 | | 三级公立 | | 2.38 | 1.24 | |
| | | 8.28 | 7.73 | | 二级公立 | | 6.80 | 4.33 | |
| | | 8.87 | 11.11 | | 三级民营 | | 0 | 2.49 | |
| | | 9.30 | 8.51 | | 二级民营 | | 5.37 | 4.59 | |
| 肝癌（C22） | 第2位 | 0.81 | 0.58 | 第2位 | 委属委管 | 第3位 | 0.47 | 0.27 | 第4位 |
| | | 3.97 | 3.28 | | 三级公立 | | 0.98 | 0.69 | |
| | | 5.83 | 5.88 | | 二级公立 | | 4.67 | 3.56 | |
| | | 8.01 | 8.30 | | 三级民营 | | 0.68 | 3.61 | |
| | | 6.89 | 6.39 | | 二级民营 | | 2.51 | 3.76 | |
| 肾癌（C64） | 第4位 | 0.71 | 0.58 | 第3位 | 委属委管 | 第11位 | 0.15 | 0.06 | 第11位 |
| | | 2.33 | 2.05 | | 三级公立 | | 0.21 | 0.15 | |
| | | 4.38 | 2.82 | | 二级公立 | | 0.92 | 0.30 | |
| | | 4.76 | 4.76 | | 三级民营 | | 0.78 | 0.79 | |
| | | 4.89 | 4.28 | | 二级民营 | | 1.14 | 2.56 | |
| 肺癌（C34） | 第3位 | 0.56 | 0.46 | 第4位 | 委属委管 | 第2位 | 0.53 | 0.19 | 第3位 |
| | | 2.33 | 1.77 | | 三级公立 | | 1.22 | 0.74 | |
| | | 4.46 | 4.16 | | 二级公立 | | 4.99 | 2.61 | |
| | | 5.93 | 5.39 | | 三级民营 | | 1.29 | 2.72 | |
| | | 5.37 | 4.46 | | 二级民营 | | 5.79 | 4.04 | |

续表

| 重点肿瘤名称及ICD编码 | 重点肿瘤患者（住院非手术治疗） 2017年 排名 | 2017年 数值（%） | 2018年 数值（%） | 2018年 排名 | 分类 | 重点肿瘤患者（住院手术治疗） 2017年 排名 | 2017年 数值（%） | 2018年 数值（%） | 2018年 排名 |
|---|---|---|---|---|---|---|---|---|---|
| 膀胱癌（C67） | 第5位 | 1.26 | 0.94 | 第5位 | 委属委管 | 第7位 | 0.30 | 0.50 | 第7位 |
| | | 1.83 | 1.69 | | 三级公立 | | 0.41 | 0.34 | |
| | | 2.58 | 2.44 | | 二级公立 | | 0.94 | 0.43 | |
| | | 2.87 | 3.91 | | 三级民营 | | 0.70 | 1.10 | |
| | | 2.57 | 3.60 | | 二级民营 | | 0.63 | 0.77 | |
| 喉癌（C32） | 第8位 | 0.48 | 0.21 | 第6位 | 委属委管 | 第8位 | 0.09 | 0.05 | 第8位 |
| | | 1.47 | 1.57 | | 三级公立 | | 0.36 | 0.26 | |
| | | 4.14 | 3.50 | | 二级公立 | | 2.65 | 0.90 | |
| | | 1.94 | 3.78 | | 三级民营 | | 0 | 0 | |
| | | 3.76 | 2.66 | | 二级民营 | | 0 | 1.61 | |
| 食管癌（C15） | 第6位 | 0.28 | 0.27 | 第7位 | 委属委管 | 第4位 | 1.20 | 0.50 | 第2位 |
| | | 1.56 | 1.38 | | 三级公立 | | 0.90 | 0.79 | |
| | | 2.88 | 2.48 | | 二级公立 | | 2.42 | 1.05 | |
| | | 2.72 | 2.93 | | 三级民营 | | 0.70 | 1.89 | |
| | | 2.84 | 2.52 | | 二级民营 | | 1.03 | 1.30 | |
| 胃癌（C16） | 第7位 | 0.40 | 0.31 | 第8位 | 委属委管 | 第5位 | 0.70 | 0.32 | 第6位 |
| | | 1.51 | 1.19 | | 三级公立 | | 0.67 | 0.58 | |
| | | 2.91 | 2.39 | | 二级公立 | | 1.77 | 1.25 | |
| | | 4.35 | 4.82 | | 三级民营 | | 0.90 | 2.12 | |
| | | 3.74 | 3.00 | | 二级民营 | | 1.68 | 1.53 | |
| 前列腺癌（C61） | 第9位 | 0.56 | 0.72 | 第9位 | 委属委管 | 第10位 | 0.17 | 0.04 | 第9位 |
| | | 1.16 | 0.98 | | 三级公立 | | 0.27 | 0.24 | |
| | | 2.21 | 1.80 | | 二级公立 | | 0.95 | 0.48 | |
| | | 1.88 | 3.65 | | 三级民营 | | 0 | 1.01 | |
| | | 2.70 | 2.31 | | 二级民营 | | 0.45 | 0.55 | |
| 结直肠癌（C18，C20） | 第10位 | 0.23 | 0.20 | 第10位 | 委属委管 | 第6位 | 0.34 | 0.41 | 第5位 |
| | | 1.06 | 0.83 | | 三级公立 | | 0.58 | 0.60 | |
| | | 2.96 | 2.56 | | 二级公立 | | 1.54 | 1.20 | |
| | | 3.87 | 3.46 | | 三级民营 | | 0.81 | 1.20 | |
| | | 3.53 | 3.26 | | 二级民营 | | 0.76 | 1.40 | |
| 淋巴瘤（C81-C85） | 第11位 | 0.39 | 0.27 | 第11位 | 委属委管 | / | / | / | / |
| | | 1.02 | 0.76 | | 三级公立 | | / | / | |
| | | 3.54 | 2.69 | | 二级公立 | | / | / | |
| | | 2.86 | 2.91 | | 三级民营 | | / | / | |
| | | 2.96 | 2.11 | | 二级民营 | | / | / | |
| 卵巢癌（C56） | 第12位 | 0.20 | 0.17 | 第12位 | 委属委管 | 第9位 | 0.05 | 0.07 | 第10位 |
| | | 0.83 | 0.67 | | 三级公立 | | 0.35 | 0.22 | |
| | | 2.60 | 2.35 | | 二级公立 | | 1.24 | 0.52 | |
| | | 3.67 | 2.95 | | 三级民营 | | 0.29 | 1.15 | |
| | | 3.55 | 1.83 | | 二级民营 | | 0.55 | 0.84 | |
| 鼻咽癌（C11） | 第13位 | 0.06 | 0.05 | 第13位 | 委属委管 | / | / | / | / |
| | | 0.66 | 0.55 | | 三级公立 | | / | / | |
| | | 2.61 | 2.14 | | 二级公立 | | / | / | |
| | | 1.35 | 2.98 | | 三级民营 | | / | / | |
| | | 2.39 | 3.38 | | 二级民营 | | / | / | |
| 宫颈癌（C53，D06） | 第14位 | 0.10 | 0.05 | 第14位 | 委属委管 | 第13位 | 0.04 | 0 | 第13位 |
| | | 0.58 | 0.47 | | 三级公立 | | 0.08 | 0.05 | |
| | | 2.03 | 1.42 | | 二级公立 | | 0.47 | 0.29 | |
| | | 1.49 | 2.67 | | 三级民营 | | 0.28 | 0.35 | |
| | | 1.61 | 1.43 | | 二级民营 | | 0.82 | 0.07 | |

续表

| 重点肿瘤名称及ICD编码 | 重点肿瘤患者（住院非手术治疗） | | | | 分类 | 重点肿瘤患者（住院手术治疗） | | | | |
|---|---|---|---|---|---|---|---|---|---|---|
| | 2017年 | | 2018年 | | | 2017年 | | 2018年 | | |
| | 排名 | 数值（%） | 数值（%） | 排名 | | 排名 | 数值（%） | 数值（%） | 排名 | |
| 甲状腺癌（C37） | 第15位 | 0.04 | 0.05 | 第15位 | 委属委管 | 第14位 | 0.02 | 0.01 | 第14位 | |
| | | 0.36 | 0.29 | | 三级公立 | | 0.02 | 0.02 | | |
| | | 1.02 | 1.18 | | 二级公立 | | 0.06 | 0.04 | | |
| | | 1.15 | 1.22 | | 三级民营 | | 0 | 0.04 | | |
| | | 0.51 | 0.17 | | 二级民营 | | 0.13 | 0.15 | | |
| 乳腺癌（C50） | 第16位 | 0.07 | 0.06 | 第16位 | 委属委管 | 第12位 | 0.11 | 0.01 | 第12位 | |
| | | 0.31 | 0.25 | | 三级公立 | | 0.10 | 0.10 | | |
| | | 1.25 | 1.06 | | 二级公立 | | 0.53 | 0.38 | | |
| | | 0.95 | 0.97 | | 三级民营 | | 0.03 | 0.30 | | |
| | | 2.03 | 1.25 | | 二级民营 | | 0.54 | 0.45 | | |

表 3-1-2-7　2017 年、2018 年重点肿瘤患者（住院手术治疗）术后 0～31 天非计划重返手术室再次手术率（%）

（以 2018 年三级公立医院排序）

| 2017年 | | | 重点手术名称及ICD编码 | 2018年 | | |
|---|---|---|---|---|---|---|
| 排名 | 数值（%） | 分类 | | 分类 | 数值（%） | 排名 |
| 第1位 | 2.45 | 委属委管 | 胰腺癌（C25） | 委属委管 | 2.14 | 第1位 |
| | 1.58 | 三级公立 | | 三级公立 | 1.66 | |
| | 0.88 | 二级公立 | | 二级公立 | 0.36 | |
| | 0 | 三级民营 | | 三级民营 | 1.19 | |
| | 0 | 二级民营 | | 二级民营 | 0 | |
| 第4位 | 1.08 | 委属委管 | 结直肠癌（C18，C20） | 委属委管 | 2.37 | 第2位 |
| | 1.00 | 三级公立 | | 三级公立 | 1.52 | |
| | 0.90 | 二级公立 | | 二级公立 | 0.62 | |
| | 0.67 | 三级民营 | | 三级民营 | 0.61 | |
| | 0.59 | 二级民营 | | 二级民营 | 0.56 | |
| 第3位 | 1.13 | 委属委管 | 喉癌（C32） | 委属委管 | 0.91 | 第3位 |
| | 1.14 | 三级公立 | | 三级公立 | 1.43 | |
| | 1.16 | 二级公立 | | 二级公立 | 0.88 | |
| | 0 | 三级民营 | | 三级民营 | 0 | |
| | 0 | 二级民营 | | 二级民营 | 0 | |
| 第8位 | 0.88 | 委属委管 | 食管癌（C15） | 委属委管 | 1.08 | 第4位 |
| | 0.65 | 三级公立 | | 三级公立 | 1.03 | |
| | 0.77 | 二级公立 | | 二级公立 | 0.50 | |
| | 0.25 | 三级民营 | | 三级民营 | 0.33 | |
| | 0.49 | 二级民营 | | 二级民营 | 0.56 | |
| 第6位 | 1.44 | 委属委管 | 膀胱癌（C67） | 委属委管 | 3.16 | 第5位 |
| | 0.97 | 三级公立 | | 三级公立 | 1.03 | |
| | 0.49 | 二级公立 | | 二级公立 | 0.27 | |
| | 0.55 | 三级民营 | | 三级民营 | 0.32 | |
| | 0 | 二级民营 | | 二级民营 | 0 | |
| 第7位 | 0.78 | 委属委管 | 胃癌（C16） | 委属委管 | 0.82 | 第6位 |
| | 0.79 | 三级公立 | | 三级公立 | 0.83 | |
| | 1.07 | 二级公立 | | 二级公立 | 0.33 | |
| | 0.58 | 三级民营 | | 三级民营 | 0.69 | |
| | 0.25 | 二级民营 | | 二级民营 | 0.40 | |

续表

| 2017年 排名 | 2017年 数值（%） | 2017年 分类 | 重点手术名称及ICD编码 | 2018年 分类 | 2018年 数值（%） | 2018年 排名 |
|---|---|---|---|---|---|---|
| 第5位 | 1.22 | 委属委管 | 乳腺癌（C50） | 委属委管 | 0.50 | 第7位 |
| | 1.00 | 三级公立 | | 三级公立 | 0.65 | |
| | 0.61 | 二级公立 | | 二级公立 | 0.28 | |
| | 0.18 | 三级民营 | | 三级民营 | 0.17 | |
| | 0.15 | 二级民营 | | 二级民营 | 0.50 | |
| 第2位 | 0.47 | 委属委管 | 肝癌（C22） | 委属委管 | 0.59 | 第8位 |
| | 1.39 | 三级公立 | | 三级公立 | 0.53 | |
| | 1.70 | 二级公立 | | 二级公立 | 0.40 | |
| | 0.32 | 三级民营 | | 三级民营 | 0.20 | |
| | 0.89 | 二级民营 | | 二级民营 | 0 | |
| 第13位 | 0.30 | 委属委管 | 宫颈癌（C53,D06） | 委属委管 | 0.39 | 第9位 |
| | 0.39 | 三级公立 | | 三级公立 | 0.52 | |
| | 0.39 | 二级公立 | | 二级公立 | 0.43 | |
| | 0.94 | 三级民营 | | 三级民营 | 0.24 | |
| | 0.38 | 二级民营 | | 二级民营 | 0 | |
| 第11位 | 0.27 | 委属委管 | 卵巢癌（C56） | 委属委管 | 0.31 | 第10位 |
| | 0.44 | 三级公立 | | 三级公立 | 0.50 | |
| | 0.61 | 二级公立 | | 二级公立 | 0.60 | |
| | 0 | 三级民营 | | 三级民营 | 0 | |
| | 0 | 二级民营 | | 二级民营 | 0.30 | |
| 第10位 | 0.32 | 委属委管 | 肾癌（C64） | 委属委管 | 0.27 | 第11位 |
| | 0.45 | 三级公立 | | 三级公立 | 0.40 | |
| | 0.14 | 二级公立 | | 二级公立 | 0.10 | |
| | 0.68 | 三级民营 | | 三级民营 | 1.02 | |
| | 0 | 二级民营 | | 二级民营 | | |
| 第12位 | 0.45 | 委属委管 | 前列腺癌（C61） | 委属委管 | 0.41 | 第12位 |
| | 0.40 | 三级公立 | | 三级公立 | 0.40 | |
| | 0.32 | 二级公立 | | 二级公立 | 0.12 | |
| | 0 | 三级民营 | | 三级民营 | 0.91 | |
| | 0 | 二级民营 | | 二级民营 | 0 | |
| 第9位 | 0.40 | 委属委管 | 肺癌（C34） | 委属委管 | 0.28 | 第13位 |
| | 0.53 | 三级公立 | | 三级公立 | 0.35 | |
| | 0.59 | 二级公立 | | 二级公立 | 0.21 | |
| | 0 | 三级民营 | | 三级民营 | 0 | |
| | 0.34 | 二级民营 | | 二级民营 | 0.05 | |
| 第14位 | 0.18 | 委属委管 | 甲状腺癌（C37） | 委属委管 | 0.22 | 第14位 |
| | 0.28 | 三级公立 | | 三级公立 | 0.23 | |
| | 0.14 | 二级公立 | | 二级公立 | 0.25 | |
| | 0.54 | 三级民营 | | 三级民营 | 0.18 | |
| | 0.33 | 二级民营 | | 二级民营 | 0.52 | |

本年度随机抽取甲状腺癌、喉癌、卵巢癌、前列腺癌、鼻咽癌和淋巴瘤6个重点肿瘤，对其住院非手术治疗［肿瘤非手术治疗是指通过放疗、化疗、介入、生物治疗、内分泌治疗、中医中药治疗、热疗和射频消融等（非外科手术切除）方法治疗肿瘤，包括ICD-10四位亚目编码是：Z51.0放射治疗疗程，Z51.1肿瘤化学治疗疗程，Z51.2其他化学治疗，Z51.5恶性肿瘤支持治疗，Z51.8其他特指治疗］患者和住院手术治疗患者的相关指标进行分析，其中住院非手术治疗的病种未统计重返类指标，鼻咽癌和淋巴瘤仅统计住院非手术治疗的相关指标。

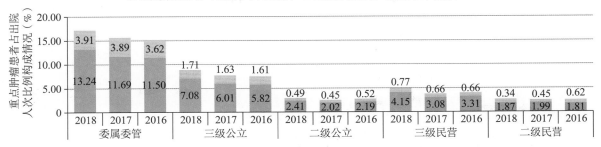

图 3-1-2-175　2016—2018 年全国各级综合医院重点肿瘤患者占出院人次比例构成情况

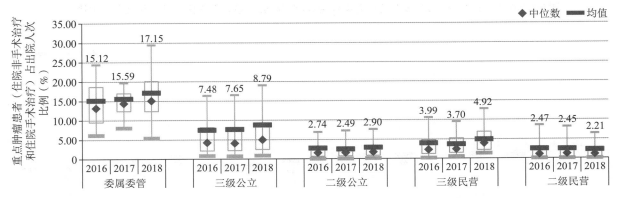

图 3-1-2-176　2016—2018 年全国各级综合医院重点肿瘤患者（住院非手术治疗和住院手术治疗）占出院人次比例

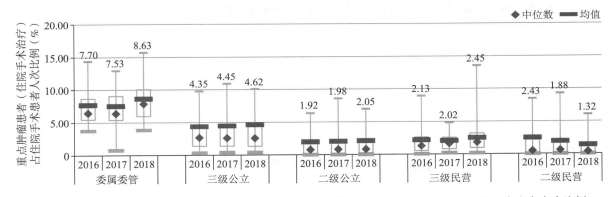

图 3-1-2-177　2016—2018 年全国各级综合医院重点肿瘤患者（住院手术治疗）占住院手术患者人次比例

**（一）甲状腺癌**

**1. 全国情况**（图 3-1-2-178 至图 3-1-2-184）

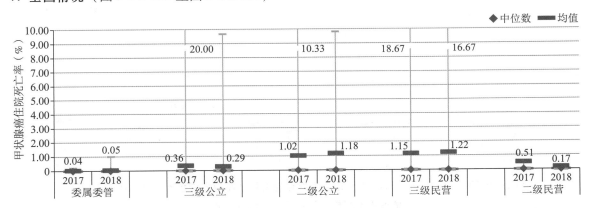

图 3-1-2-178　2017 年、2018 年全国各级综合医院甲状腺癌患者住院死亡率（住院非手术治疗）

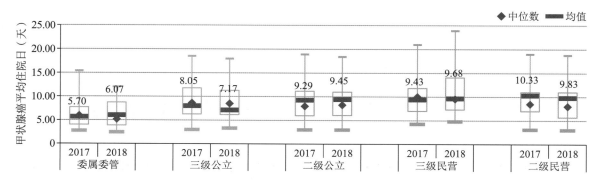

图 3-1-2-179　2017 年、2018 年全国各级综合医院甲状腺癌患者平均住院日（住院非手术治疗）

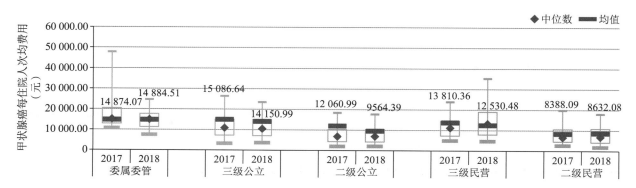

图 3-1-2-180　2017 年、2018 年全国各级综合医院甲状腺癌每住院人次费用（住院非手术治疗）

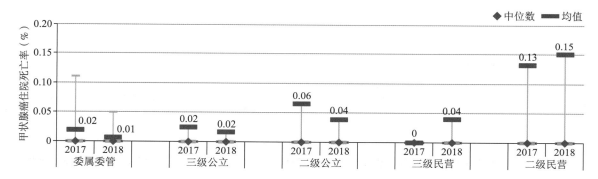

图 3-1-2-181　2017 年、2018 年全国各级综合医院甲状腺癌患者住院死亡率（住院手术治疗）

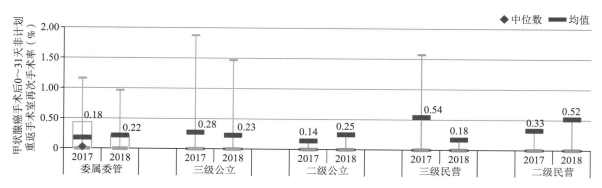

图 3-1-2-182　2017 年、2018 年全国各级综合医院甲状腺癌患者手术后 0 ~ 31 天非计划
重返手术室再次手术率（住院手术治疗）

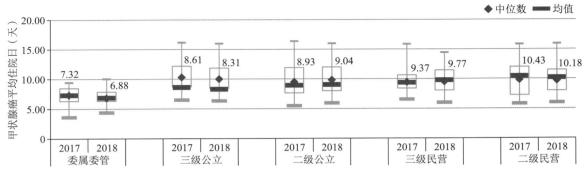

图 3-1-2-183 2017 年、2018 年全国各级综合医院甲状腺癌患者平均住院日（住院手术治疗）

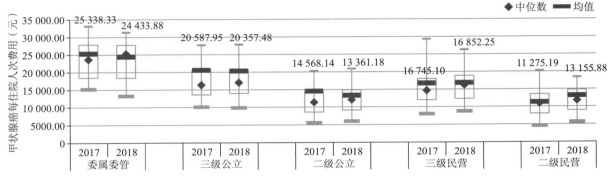

图 3-1-2-184 2017 年、2018 年全国各级综合医院甲状腺癌每住院人次费用（住院手术治疗）

## 2．各省（区、市）情况

（1）住院死亡率

1）住院非手术治疗

三级公立医院 2018 年平均为 0.29%，2017 年平均为 0.36%；二级公立医院 2018 年平均为 1.18%，2017 年平均为 1.02%（图 3-1-2-185，图 3-1-2-186）。

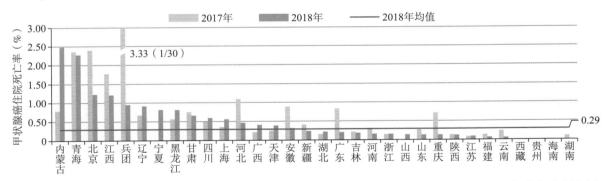

图 3-1-2-185 2017 年、2018 年全国各省（区、市）三级公立医院甲状腺癌患者住院死亡率（住院非手术治疗）

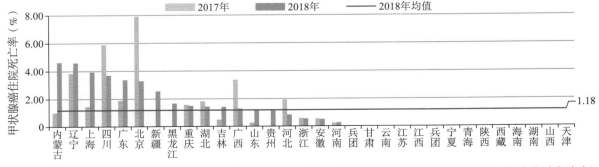

图 3-1-2-186 2017 年、2018 年全国各省（区、市）二级公立医院甲状腺癌患者住院死亡率（住院非手术治疗）

三级民营医院 2018 年平均为 1.22%，2017 年平均为 1.15%（图 3-1-2-187）；二级民营医院 2018 年平均为 0.17%，2017 年平均为 0.51%。

三级公立、二级民营医院 2018 年均较 2017 年下降，二级公立、三级民营医院同比上升。

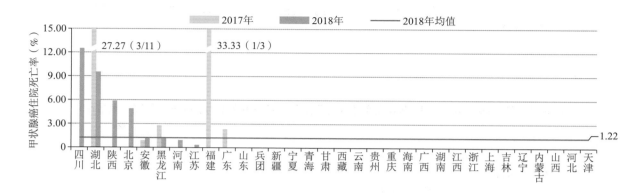

图 3-1-2-187　2017 年、2018 年全国各省（区、市）三级民营医院甲状腺癌患者住院死亡率（住院非手术治疗）

2）住院手术治疗

三级公立医院 2018 年平均为 0.02%，2017 年平均为 0.02%（图 3-1-2-188）；二级公立医院 2018 年平均为 0.04%，2017 年平均为 0.06%。

三级民营医院 2018 年平均为 0.04%，2017 年反馈 19 省均为 0；二级民营医院 2018 年平均为 0.15%，2017 年平均为 0.13%。

三级公立 2018 年与 2017 年持平，二级公立医院同比下降，各级民营医院同比上升。

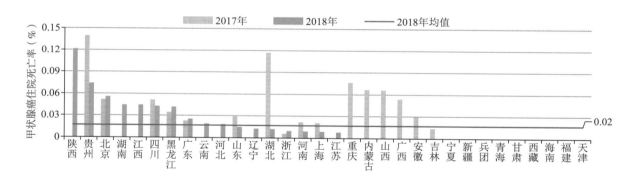

图 3-1-2-188　2017 年、2018 年全国各省（区、市）三级公立医院甲状腺癌患者住院死亡率（住院手术治疗）

（2）重返类指标

甲状癌患者（住院手术治疗）手术后 0～31 天非计划重返手术室再次手术率：

三级公立医院 2018 年平均为 0.23%，2017 年平均为 0.28%；二级公立医院 2018 年平均为 0.25%，2017 年平均为 0.14%（图 3-1-2-189，图 3-1-2-190）。

三级民营医院 2018 年平均为 0.18%，2017 年平均为 0.54%；二级民营医院 2018 年平均为 0.52%，2017 年平均为 0.33%。

三级公立、民营医院 2018 年较 2017 年均下降，二级公立、民营医院同比上升。

（3）患者平均住院日

1）住院非手术治疗

三级公立医院 2018 年平均为 7.17 天，2017 年平均为 8.05 天；二级公立医院 2018 年平均为 9.45 天，2017 年平均为 9.29 天（图 3-1-2-191，图 3-1-2-192）。

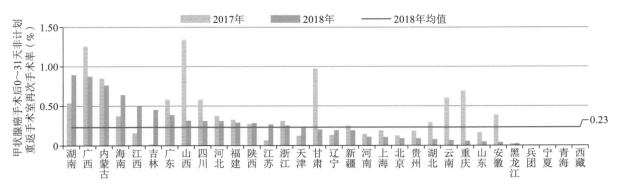

图 3-1-2-189　2017 年、2018 年全国各省（区、市）三级公立医院甲状癌患者手术后 0 ~ 31 天非计划
重返手术室再次手术率（住院手术治疗）

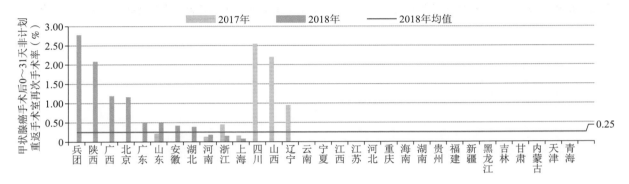

图 3-1-2-190　2017 年、2018 年全国各省（区、市）二级公立医院甲状癌患者手术后 0 ~ 31 天非计划
重返手术室再次手术率（住院手术治疗）

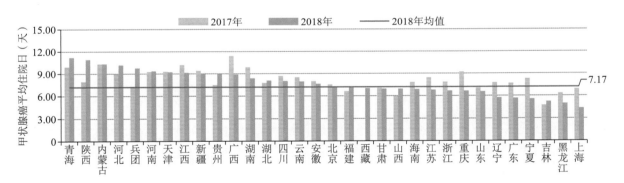

图 3-1-2-191　2017 年、2018 年全国各省（区、市）三级公立医院甲状腺癌患者平均住院日（住院非手术治疗）

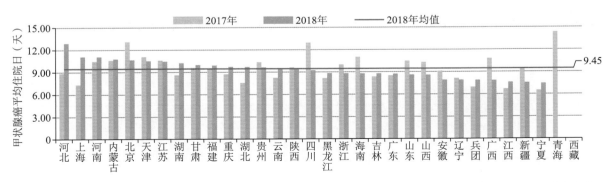

图 3-1-2-192　2017 年、2018 年全国各省（区、市）二级公立医院甲状腺癌患者平均住院日（住院非手术治疗）

三级民营医院 2018 年平均为 9.68 天，2017 年平均为 9.43 天；二级民营医院 2018 年平均为 9.83 天，2017 年平均为 10.33 天（图 3-1-2-193，图 3-1-2-194）。

三级公立、二级民营医院 2018 年均较 2017 年缩短，二级公立、三级民营医院同比延长。

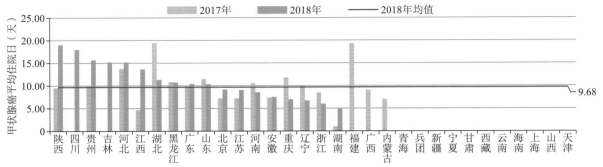

图 3-1-2-193　2017 年、2018 年全国各省（区、市）三级民营医院甲状腺癌患者平均住院日（住院非手术治疗）

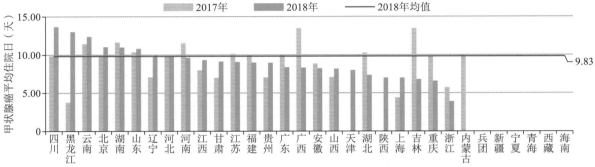

图 3-1-2-194　2017 年、2018 年全国各省（区、市）二级民营医院甲状腺癌患者平均住院日（住院非手术治疗）

2）住院手术治疗

三级公立医院 2018 年平均为 8.31 天，2017 年平均为 8.61 天；二级公立医院 2018 年平均为 9.04 天，2017 年平均为 8.93 天（图 3-1-2-195，图 3-1-2-196）。

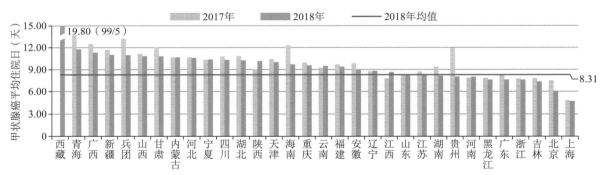

图 3-1-2-195　2017 年、2018 年全国各省（区、市）三级公立医院甲状腺癌患者平均住院日（住院手术治疗）

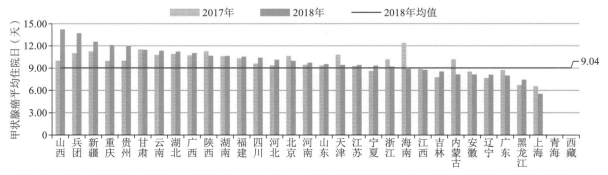

图 3-1-2-196　2017 年、2018 年全国各省（区、市）二级公立医院甲状腺癌患者平均住院日（住院手术治疗）

三级民营医院 2018 年平均为 9.77 天，2017 年平均为 9.37 天；二级民营医院 2018 年平均为 10.18 天，2017 年平均为 10.43 天（图 3-1-2-197，图 3-1-2-198）。

三级公立、二级民营医院 2018 年较 2017 年缩短，二级公立、三级民营同比延长。

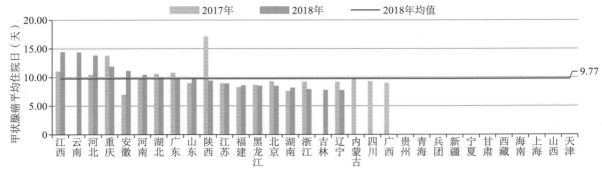

**图 3-1-2-197　2017 年、2018 年全国各省（区、市）三级民营医院甲状腺癌患者平均住院日（住院手术治疗）**

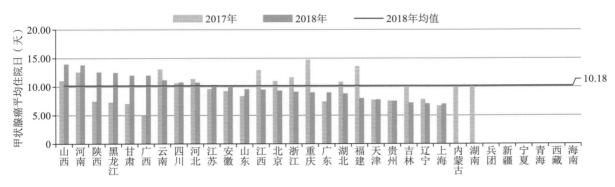

**图 3-1-2-198　2017 年、2018 年全国各省（区、市）二级民营医院甲状腺癌患者平均住院日（住院手术治疗）**

（4）每住院人次费用

1）住院非手术治疗

三级公立医院 2018 年平均为 14 150.99 元，2017 年平均为 15 086.64 元；二级公立医院 2018 年平均为 9564.39 元，2017 年平均为 12 060.99 元（图 3-1-2-199，图 3-1-2-200）。

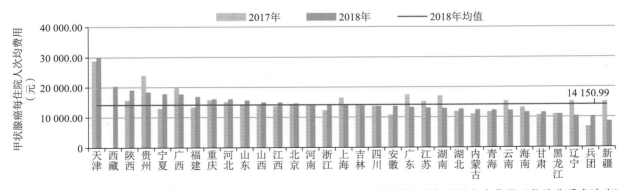

**图 3-1-2-199　2017 年、2018 年全国各省（区、市）三级公立医院甲状腺癌患者每住院人次费用（住院非手术治疗）**

三级民营医院 2018 年平均为 12 530.48 元，2017 年平均为 13 810.36 元；二级民营医院 2018 年平均为 8632.08 元，2017 年平均为 8388.09 元（图 3-1-2-201，图 3-1-2-202）。

各级公立、三级民营医院 2018 年均较 2017 年降低，二级民营医院同比增长。

2）住院手术治疗

三级公立医院 2018 年平均为 20 357.48 元，2017 年平均为 20 587.95 元；二级公立医院 2018 年平均为 13 361.18 元，2017 年平均为 14 568.14 元（图 3-1-2-203，图 3-1-2-204）。

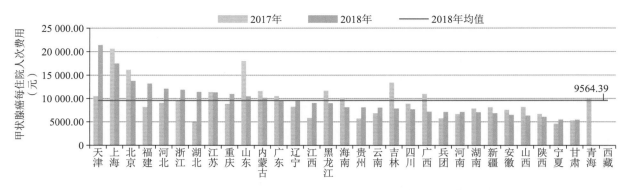

图 3-1-2-200　2017 年、2018 年全国各省（区、市）二级公立医院甲状腺癌患者每住院人次费用（住院非手术治疗）

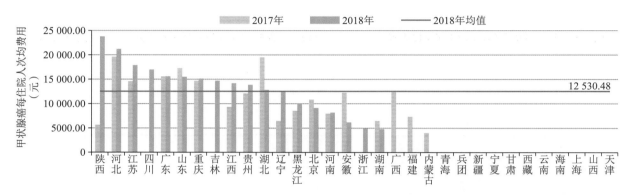

图 3-1-2-201　2017 年、2018 年全国各省（区、市）三级民营医院甲状腺癌患者每住院人次费用（住院非手术治疗）

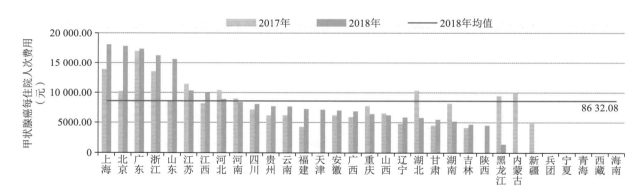

图 3-1-2-202　2017 年、2018 年全国各省（区、市）二级民营医院甲状腺癌患者每住院人次费用（住院非手术治疗）

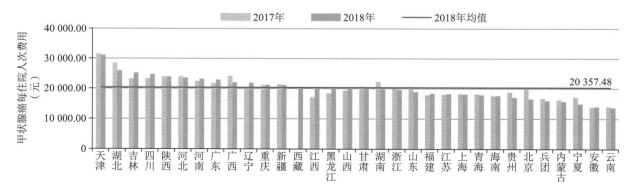

图 3-1-2-203　2017 年、2018 年全国各省（区、市）三级公立医院甲状腺癌患者每住院人次费用（住院手术治疗）

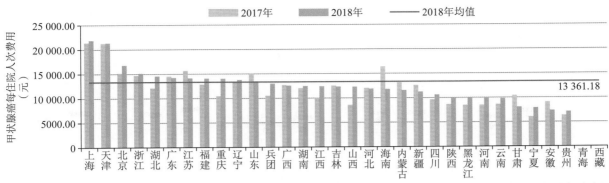

图 3-1-2-204　2017 年、2018 年全国各省（区、市）二级公立医院甲状腺癌患者每住院人次费用（住院手术治疗）

　　三级民营医院 2018 年平均为 16 852.25 元，2017 年平均为 16 745.10 元；二级民营医院 2018 年平均为 13 155.88 元，2017 年平均为 11 275.19 元（图 3-1-2-205，图 3-1-2-206）。

　　各级公立医院 2018 年均较 2017 年降低，各级民营医院同比增长。

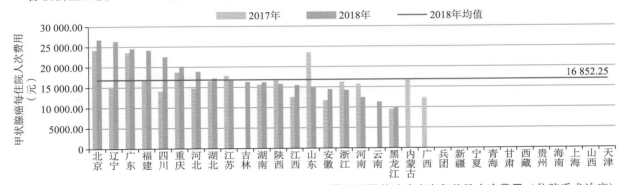

图 3-1-2-205　2017 年、2018 年全国各省（区、市）三级民营医院甲状腺癌患者每住院人次费用（住院手术治疗）

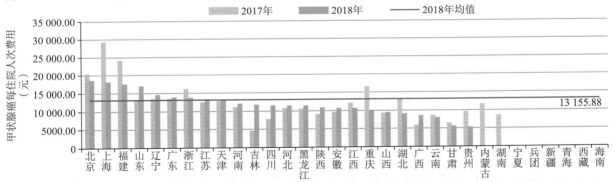

图 3-1-2-206　2017 年、2018 年全国各省（区、市）二级民营医院甲状腺癌患者每住院人次费用（住院手术治疗）

**（二）喉癌**

**1. 全国情况**（图 3-1-2-207 至图 3-1-2-213）

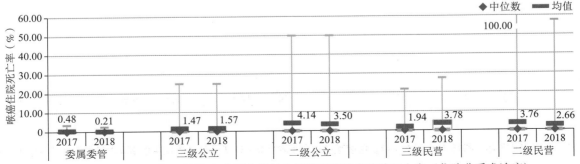

图 3-1-2-207　2017 年、2018 年全国各级综合医院喉癌患者住院死亡率（住院非手术治疗）

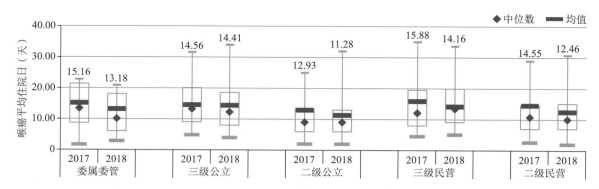

图 3-1-2-208　2017 年、2018 年全国各级综合医院喉癌患者平均住院日（住院非手术治疗）

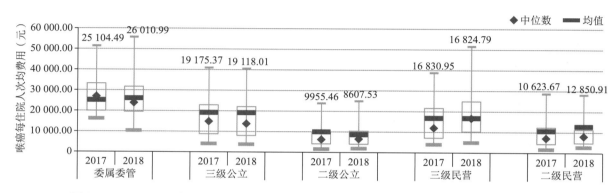

图 3-1-2-209　2017 年、2018 年全国各级综合医院喉癌每住院人次费用（住院非手术治疗）

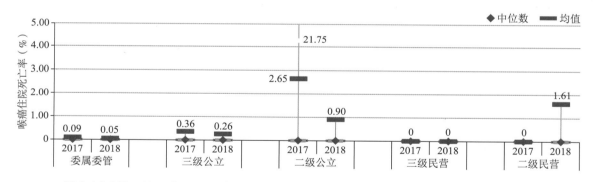

图 3-1-2-210　2017 年、2018 年全国各级综合医院喉癌患者住院死亡率（住院手术治疗）

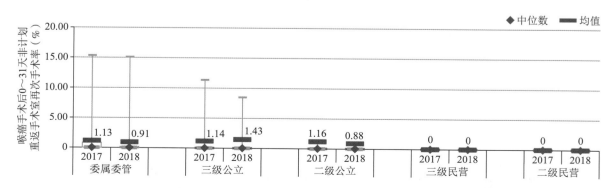

图 3-1-2-211　2017 年、2018 年全国各级综合医院喉癌患者手术后 0～31 天非计划重返手术室再次手术率（住院手术治疗）

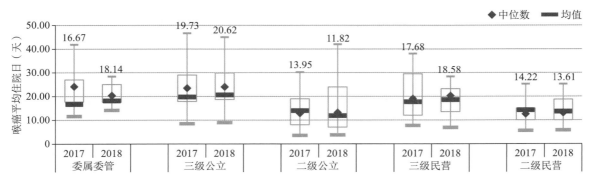

图 3-1-2-212 2017 年、2018 年全国各级综合医院喉癌患者平均住院日（住院手术治疗）

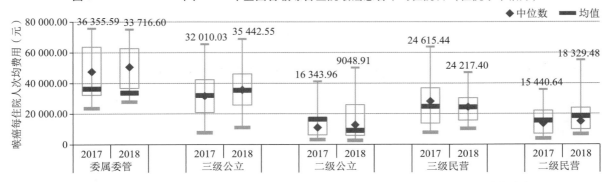

图 3-1-2-213 2017 年、2018 年全国各级综合医院喉癌每住院人次费用（住院手术治疗）

## 2．各省（区、市）情况

（1）住院死亡率

1）住院非手术治疗

三级公立医院 2018 年平均为 1.57%，2017 年平均为 1.47%；二级公立医院 2018 年平均为 3.50%，2017 年平均为 4.14%（图 3-1-2-214，图 3-1-2-215）。

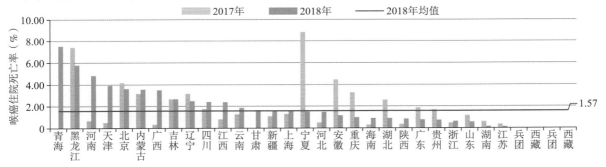

图 3-1-2-214 2017 年、2018 年全国各省（区、市）三级公立医院喉癌患者死亡率（住院非手术治疗）

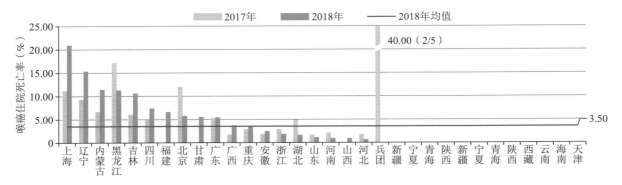

图 3-1-2-215 2017 年、2018 年全国各省（区、市）二级公立医院喉癌患者死亡率（住院非手术治疗）

三级民营医院 2018 年平均为 3.78%，2017 年平均为 1.94%；二级民营医院 2018 年平均为 2.66%，2017 年平均为 3.76%（图 3-1-2-216，图 3-1-2-217）。

三级公立、民营医院 2018 年均较 2017 年上升，二级公立、民营医院同比下降。

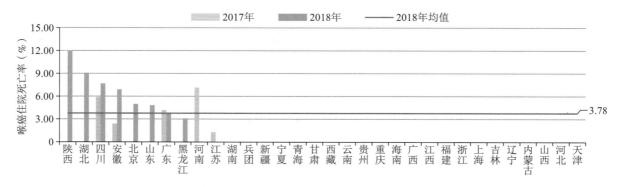

图 3-1-2-216　2017 年、2018 年全国各省（区、市）三级民营医院喉癌患者死亡率（住院非手术治疗）

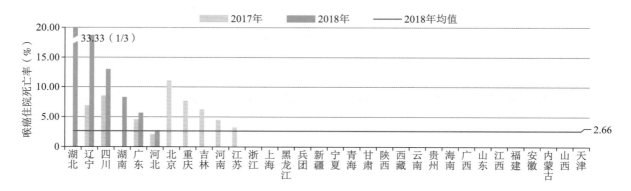

图 3-1-2-217　2017 年、2018 年全国各省（区、市）二级民营医院喉癌患者死亡率（住院非手术治疗）

2）住院手术治疗

三级公立医院 2018 年平均为 0.26%，2017 年平均为 0.36%；二级公立医院 2018 年平均为 0.90%，2017 年平均为 2.65%（图 3-1-2-218）。

三级民营医院 2018 年和 2017 年各反馈 11 省均为 0；二级民营医院 2018 年平均为 1.61%，2017 年反馈 14 省均为 0。

各级公立医院 2018 年均较 2017 年下降，三级民营医院 2 年均为 0，二级民营医院同比上升。

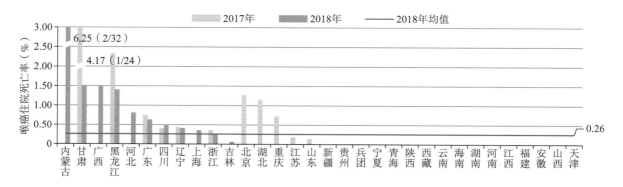

图 3-1-2-218　2017 年、2018 年全国各省（区、市）三级公立医院喉癌患者住院死亡率（住院手术治疗）

（2）重返类指标

喉癌患者（住院手术治疗）手术后 0 ~ 31 天非计划重返手术室再次手术率：

三级公立医院 2018 年平均为 1.43%，2017 年平均为 1.14%（图 3-1-2-219）；二级公立医院 2018 年平均为 0.88%，2017 年平均为 1.16%。

三级民营医院 2018 年反馈 10 省和 2017 年反馈 9 省均为 0，二级民营医院 2018 年反馈 10 省和 2017 年反馈 12 省均为 0。

三级公立医院 2018 年较 2017 年上升。

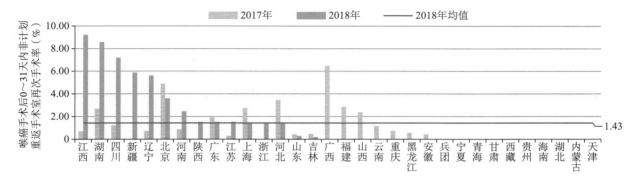

图 3-1-2-219　2017 年、2018 年全国各省（区、市）三级公立医院喉癌患者手术后 0～31 天非计划重返手术室再次手术率（住院手术治疗）

（3）患者平均住院日

1）住院非手术治疗

三级公立医院 2018 年平均为 14.41 天，2017 年平均为 14.56 天；二级公立医院 2018 年平均为 11.28 天，2017 年平均为 12.93 天（图 3-1-2-220，图 3-1-2-221）。

三级民营医院 2018 年平均为 14.16 天，2017 年平均为 15.88 天；二级民营医院 2018 年平均为 12.46 天，2017 年平均为 14.55 天（图 3-1-2-222，图 3-1-2-223）。

各级公立、民营医院 2018 年均较 2017 年缩短。

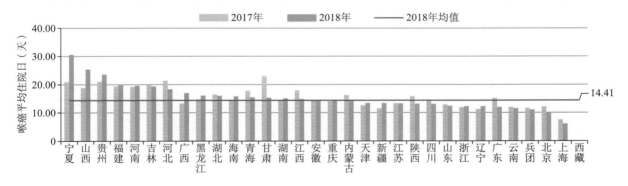

图 3-1-2-220　2017 年、2018 年全国各省（区、市）三级公立医院喉癌患者平均住院日（住院非手术治疗）

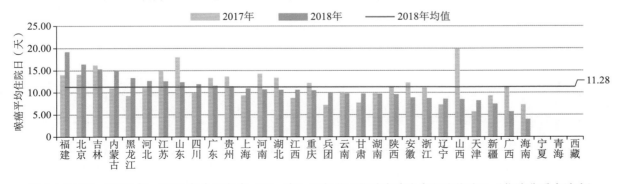

图 3-1-2-221　2017 年、2018 年全国各省（区、市）二级公立医院喉癌患者平均住院日（住院非手术治疗）

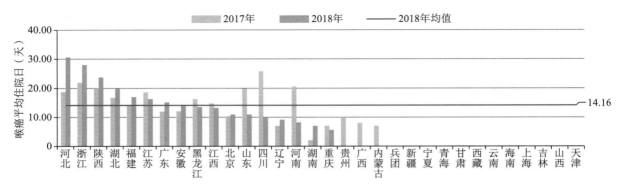

图 3-1-2-222　2017 年、2018 年全国各省（区、市）三级民营医院喉癌患者平均住院日（住院非手术治疗）

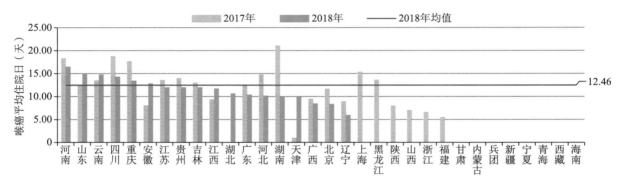

图 3-1-2-223　2017 年、2018 年全国各省（区、市）二级民营医院喉癌患者平均住院日（住院非手术治疗）

2）住院手术治疗

三级公立医院 2018 年平均为 20.62 天，2017 年平均为 19.73 天；二级公立医院 2018 年平均为 11.82 天，2017 年平均为 13.95 天（图 3-1-2-224，图 3-1-2-225）。

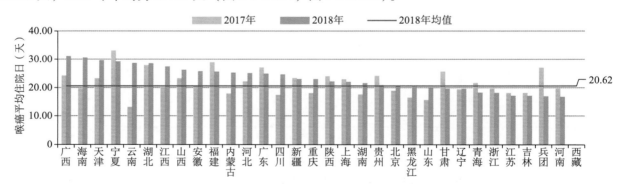

图 3-1-2-224　2017 年、2018 年全国各省（区、市）三级公立医院喉癌患者平均住院日（住院手术治疗）

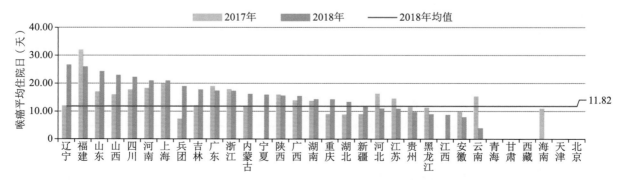

图 3-1-2-225　2017 年、2018 年全国各省（区、市）二级公立医院喉癌患者平均住院日（住院手术治疗）

三级民营医院 2018 年平均为 18.58 天，2017 年平均为 17.68 天；二级民营医院 2018 年平均为 13.61 天，2017 年平均为 14.22 天（图 3-1-2-226，图 3-1-2-227）。

三级公立、民营医院 2018 年较 2017 年均延长，二级公立、民营医院同比缩短。

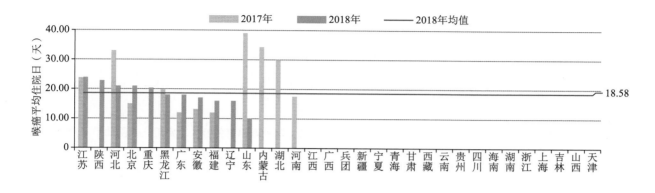

图 3-1-2-226 2017 年、2018 年全国各省（区、市）三级民营医院喉癌患者平均住院日（住院手术治疗）

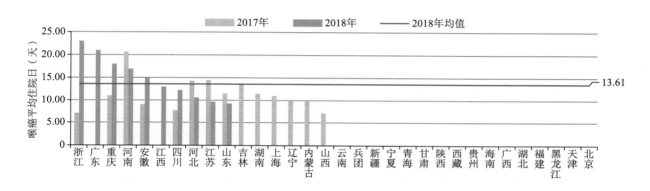

图 3-1-2-227 2017 年、2018 年全国各省（区、市）二级民营医院喉癌患者平均住院日（住院手术治疗）

（4）每住院人次费用

1）住院非手术治疗

三级公立医院 2018 年平均为 19 118.01 元，2017 年平均为 19 175.37 元；二级公立医院 2018 年平均为 8607.53 元，2017 年平均为 9955.46 元（图 3-1-2-228，图 3-1-2-229）。

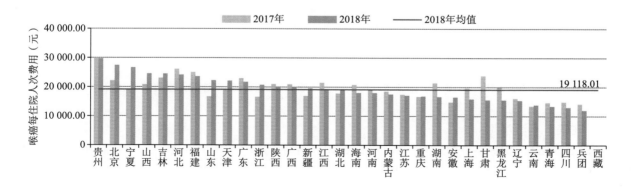

图 3-1-2-228 2017 年、2018 年全国各省（区、市）三级公立医院喉癌每住院人次费用（住院非手术治疗）

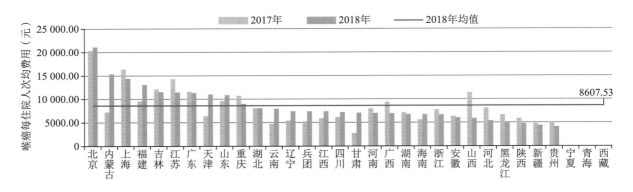

图 3-1-2-229　2017 年、2018 年全国各省（区、市）二级公立医院喉癌每住院人次费用（住院非手术治疗）

三级民营医院 2018 年平均为 16 824.79 元，2017 年平均为 16 830.95 元；二级民营医院 2018 年平均为 12 850.91 元，2017 年平均为 10 623.67 元（图 3-1-2-230，图 3-1-2-231）。

各级公立、三级民营医院 2018 年均较 2017 年降低，二级民营医院同比增长。

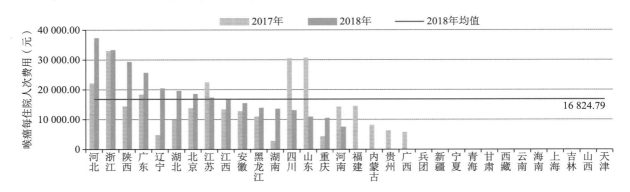

图 3-1-2-230　2017 年、2018 年全国各省（区、市）三级民营医院喉癌每住院人次费用（住院非手术治疗）

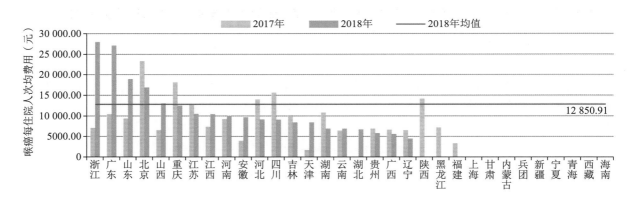

图 3-1-2-231　2017 年、2018 年全国各省（区、市）二级民营医院喉癌每住院人次费用（住院非手术治疗）

2）住院手术治疗

三级公立医院 2018 年平均为 35 442.55 元，2017 年平均为 32 010.03 元；二级公立医院 2018 年平均为 9048.91 元，2017 年平均为 16 343.96 元（图 3-1-2-232，图 3-1-2-233）。

三级民营医院 2018 年平均为 24 217.40 元，2017 年平均为 24 615.44 元；二级民营医院 2018 年平均为 18 329.48 元，2017 年平均为 15 440.64 元（图 3-1-2-234，图 3-1-2-235）。

三级公立、二级民营 2018 年较 2017 年增长，二级公立、三级民营同比降低。

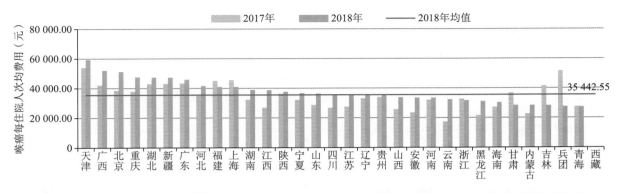

图 3-1-2-232　2017 年、2018 年全国各省（区、市）三级公立医院喉癌每住院人次费用（住院手术治疗）

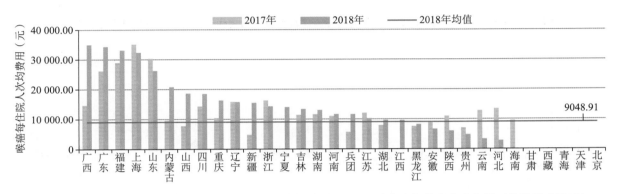

图 3-1-2-233　2017 年、2018 年全国各省（区、市）二级公立医院喉癌每住院人次费用（住院手术治疗）

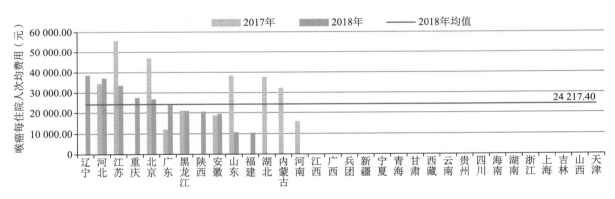

图 3-1-2-234　2017 年、2018 年全国各省（区、市）三级民营医院喉癌每住院人次费用（住院手术治疗）

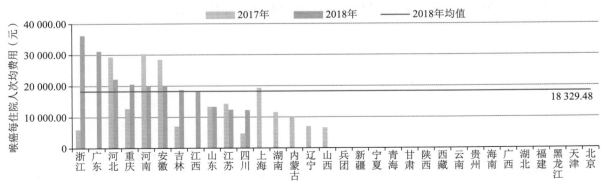

图 3-1-2-235　2017 年、2018 年全国各省（区、市）二级民营医院喉癌每住院人次费用（住院手术治疗）

（三）卵巢癌

1. 全国情况（图 3-1-2-236 至图 3-1-2-242）

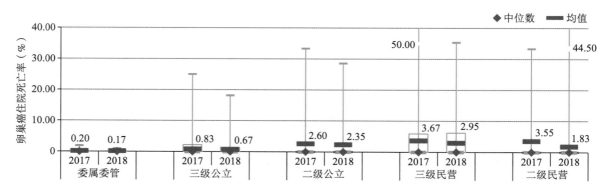

图 3-1-2-236　2017 年、2018 年全国各级综合医院卵巢癌患者住院死亡率（住院非手术治疗）

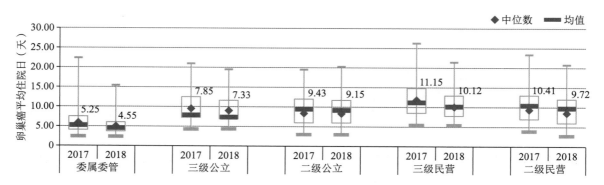

图 3-1-2-237　2017 年、2018 年全国各级综合医院卵巢癌患者平均住院日（住院非手术治疗）

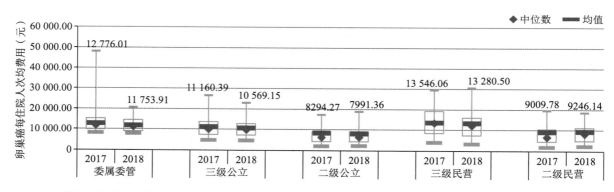

图 3-1-2-238　2017 年、2018 年全国各级综合医院卵巢癌每住院人次费用（住院非手术治疗）

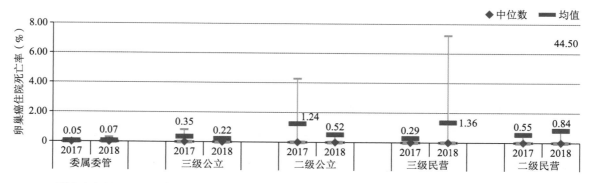

图 3-1-2-239　2017 年、2018 年全国各级综合医院卵巢癌患者住院死亡率（住院手术治疗）

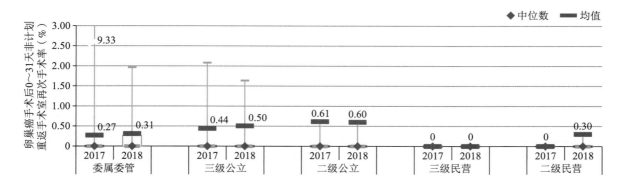

图 3-1-2-240　2017 年、2018 年全国各级综合医院卵巢癌患者手术后 0～31 天非计划重返
手术室再次手术率（住院手术治疗）

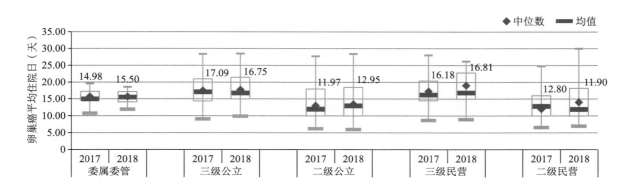

图 3-1-2-241　2017 年、2018 年全国各级综合医院卵巢癌患者平均住院日（住院手术治疗）

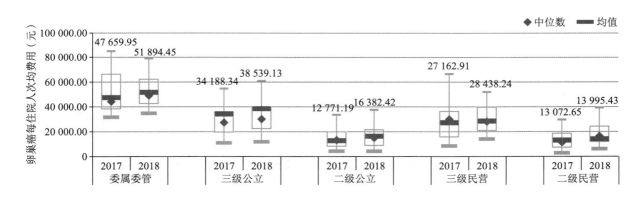

图 3-1-2-242　2017 年、2018 年全国各级综合医院卵巢癌每住院人次费用（住院手术治疗）

**2. 各省（区、市）情况**

（1）住院死亡率

1）住院非手术治疗

三级公立医院 2018 年平均为 0.67%，2017 年平均为 0.83%；二级公立医院 2018 年平均为 2.35%，2017 年平均为 2.60%（图 3-1-2-243，图 3-1-2-244）。

三级民营医院 2018 年平均为 2.95%，2017 年平均为 3.67%；二级民营医院 2018 年平均为 1.83%，2017 年平均为 3.55%（图 3-1-2-245，图 3-1-2-246）。

各级公立、民营医院 2018 年较 2017 年下降。

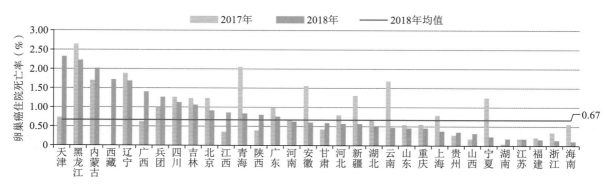

图 3-1-2-243　2017 年、2018 年全国各省（区、市）三级公立医院卵巢癌患者住院死亡率（住院非手术治疗）

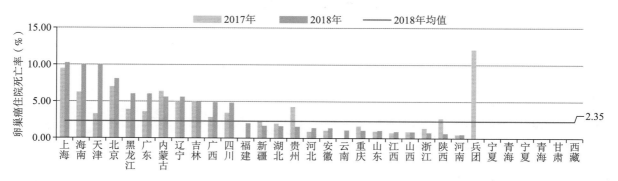

图 3-1-2-244　2017 年、2018 年全国各省（区、市）二级公立医院卵巢癌患者住院死亡率（住院非手术治疗）

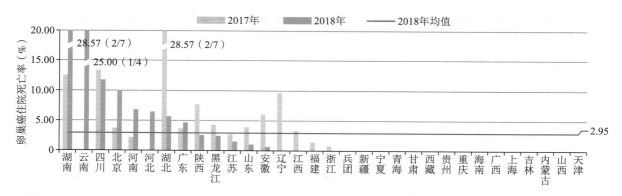

图 3-1-2-245　2017 年、2018 年全国各省（区、市）三级民营医院卵巢癌患者住院死亡率（住院非手术治疗）

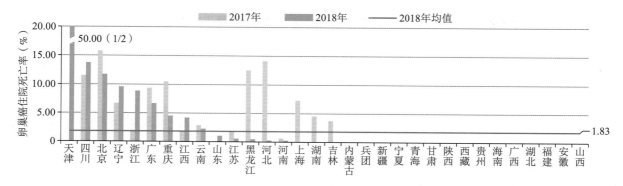

图 3-1-2-246　2017 年、2018 年全国各省（区、市）二级民营医院卵巢癌患者住院死亡率（住院非手术治疗）

2）住院手术治疗

三级公立医院 2018 年平均为 0.22%，2017 年平均为 0.35%；二级公立医院 2018 年平均为 0.52%，2017 年平均为 1.24%（图 3-1-2-247，图 3-1-2-248）。

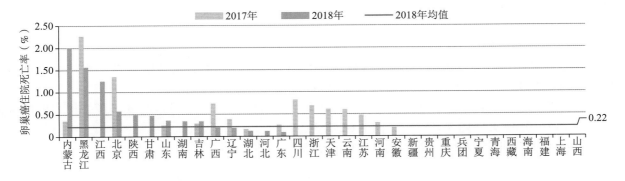

图 3-1-2-247　2017 年、2018 年全国各省（区、市）三级公立医院卵巢癌患者住院死亡率（住院手术治疗）

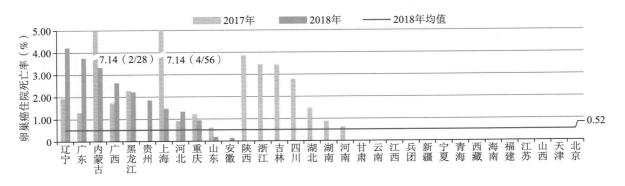

图 3-1-2-248　2017 年、2018 年全国各省（区、市）二级公立医院卵巢癌患者住院死亡率（住院手术治疗）

三级民营医院 2018 年平均为 1.36%，2017 年平均为 0.29%；二级民营医院 2018 年平均为 0.84%，2017 年平均为 0.55%。

各级公立医院 2018 年均较 2017 年下降，各级民营医院同比上升。

（2）重返类指标

卵巢癌患者（住院手术治疗）手术后 0～31 天非计划重返手术室再次手术率：

三级公立医院 2018 年平均为 0.50%，2017 年平均为 0.44%；二级公立医院 2018 年平均为 0.60%，2017 年平均为 0.61%（图 3-1-2-249）。

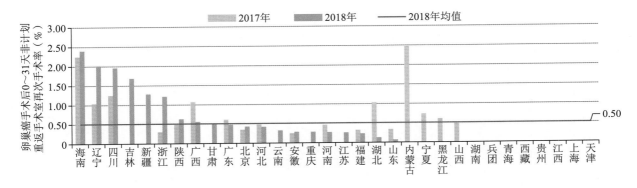

图 3-1-2-249　2017 年、2018 年全国各省（区、市）三级公立医院卵巢癌患者手术后 0～31 天非计划重返手术室再次手术率（住院手术治疗）

三级民营医院 2018 年反馈 14 省、2017 年反馈 15 省均为 0；二级民营医院 2018 年平均为 0.30%，2017 年反馈 21 省均为 0。

三级公立、二级民营医院 2018 年较 2017 年上升，二级公立医院同比略有下降，三级民营医院 2 年为 0。

（3）患者平均住院日

1）住院非手术治疗

三级公立医院 2018 年平均为 7.33 天，2017 年平均为 7.85 天；二级公立医院 2018 年平均为 9.15 天，2017 年平均为 9.43 天（图 3-1-2-250，图 3-1-2-251）。

三级民营医院 2018 年平均为 10.12 天，2017 年平均为 11.15 天；二级民营医院 2018 年平均为 9.72 天，2017 年平均为 10.41 天（图 3-1-2-252，图 3-1-2-253）。

各级公立、民营医院 2018 年较 2017 年均有所缩短。

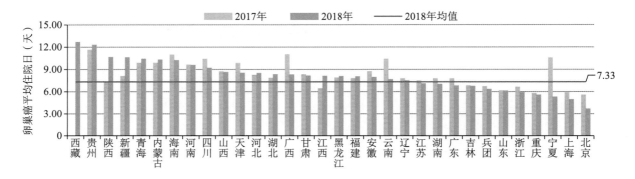

图 3-1-2-250　2017 年、2018 年全国各省（区、市）三级公立医院卵巢癌患者平均住院日（住院非手术治疗）

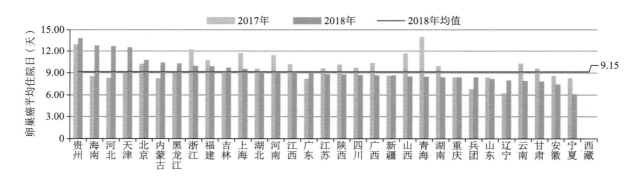

图 3-1-2-251　2017 年、2018 年全国各省（区、市）二级公立医院卵巢癌患者平均住院日（住院非手术治疗）

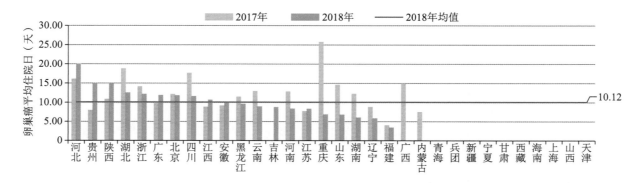

图 3-1-2-252　2017 年、2018 年全国各省（区、市）三级民营医院卵巢癌患者平均住院日（住院非手术治疗）

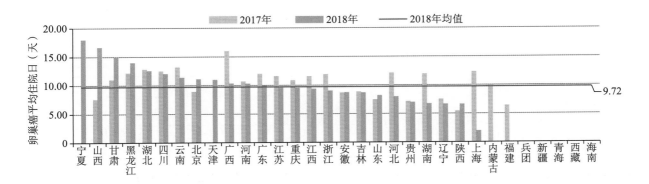

图 3-1-2-253　2017 年、2018 年全国各省（区、市）二级民营医院卵巢癌患者平均住院日（住院非手术治疗）

2）住院手术治疗

三级公立医院 2018 年平均为 16.75 天，2017 年平均为 17.09 天；二级公立医院 2018 年平均为 12.95 天，2017 年平均为 11.97 天（图 3-1-2-254，图 3-1-2-255）。

三级民营医院 2018 年平均为 16.81 天，2017 年平均为 16.18 天；二级民营医院 2018 年平均为 11.90 天，2017 年平均为 12.80 天（图 3-1-2-256，图 3-1-2-257）。

三级公立、二级民营医院 2018 年较 2017 年缩短，二级公立、三级民营医院同比延长。

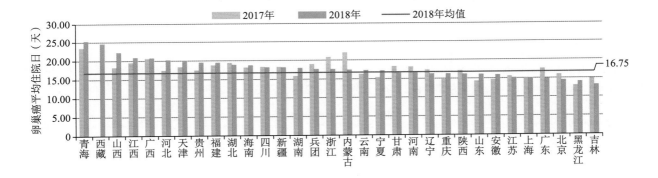

图 3-1-2-254　2017 年、2018 年全国各省（区、市）三级公立医院卵巢癌患者平均住院日（住院手术治疗）

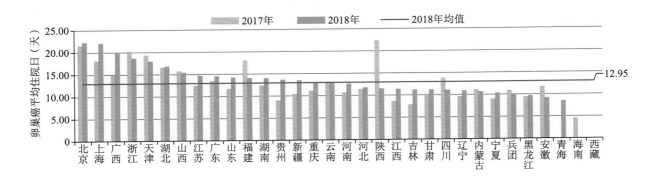

图 3-1-2-255　2017 年、2018 年全国各省（区、市）二级公立医院卵巢癌患者平均住院日（住院手术治疗）

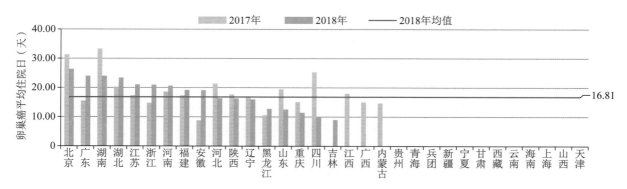

图 3-1-2-256　2017 年、2018 年全国各省（区、市）三级民营医院卵巢癌患者平均住院日（住院手术治疗）

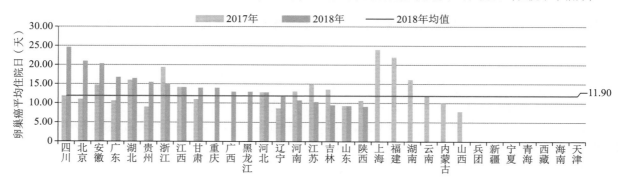

图 3-1-2-257　2017 年、2018 年全国各省（区、市）二级民营医院卵巢癌患者平均住院日（住院手术治疗）

（4）每住院人次费用

1）住院非手术治疗

三级公立医院 2018 年平均为 10 569.15 元，2017 年平均为 11 160.39 元；二级公立医院 2018 年平均为 7991.36 元，2017 年平均为 8294.27 元（图 3-1-2-258，图 3-1-2-259）。

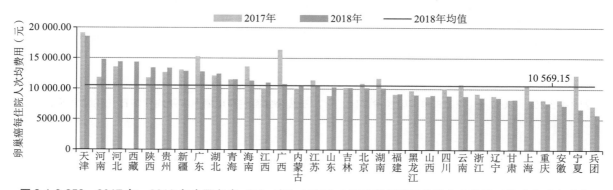

图 3-1-2-258　2017 年、2018 年全国各省（区、市）三级公立医院卵巢癌每住院人次费用（住院非手术治疗）

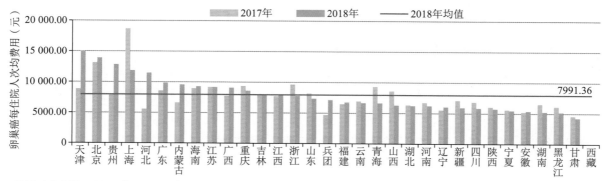

图 3-1-2-259　2017 年、2018 年全国各省（区、市）二级公立医院卵巢癌每住院人次费用（住院非手术治疗）

三级民营医院 2018 年平均为 13 280.50 元，2017 年平均为 13 546.06 元；二级民营医院 2018 年平均为 9246.14 元，2017 年平均为 9009.78 元（图 3-1-2-260，图 3-1-2-261）。

各级公立、三级民营医院 2018 年均较 2017 年降低，二级民营医院同比增长。

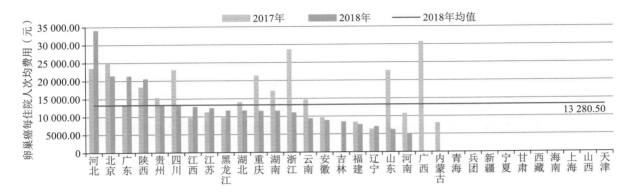

图 3-1-2-260　2017 年、2018 年全国各省（区、市）三级民营医院卵巢癌每住院人次费用（住院非手术治疗）

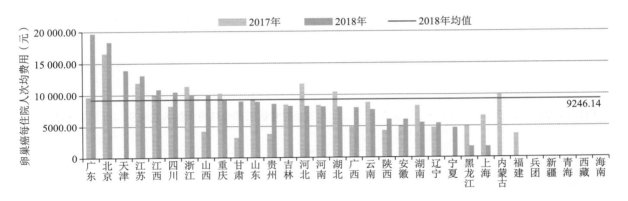

图 3-1-2-261　2017 年、2018 年全国各省（区、市）二级民营医院卵巢癌每住院人次费用（住院非手术治疗）

2）住院手术治疗

三级公立医院 2018 年平均为 38 539.13 元，2017 年平均为 34 188.34 元；二级公立医院 2018 年平均为 16 382.42 元，2017 年平均为 12 771.19 元（图 3-1-2-262，图 3-1-2-263）。

三级民营医院 2018 年平均为 28 438.24 元，2017 年平均为 27 162.91 元；二级民营医院 2018 年平均为 13 995.43 元，2017 年平均为 13 072.65 元（图 3-1-2-264，图 3-1-2-265）。

各级公立、民营医院 2018 年均较 2017 年增长。

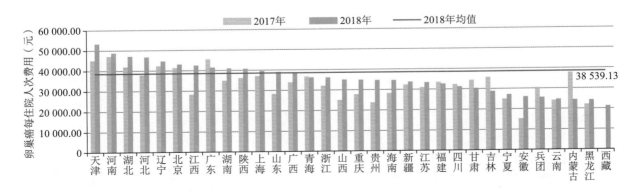

图 3-1-2-262　2017 年、2018 年全国各省（区、市）三级公立医院卵巢癌每住院人次费用（住院手术治疗）

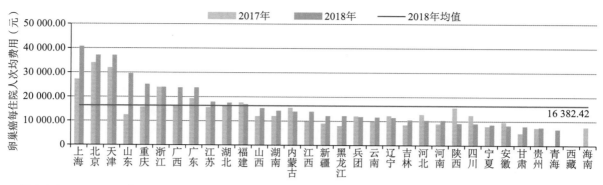

图 3-1-2-263　2017 年、2018 年全国各省（区、市）二级公立医院卵巢癌每住院人次费用（住院手术治疗）

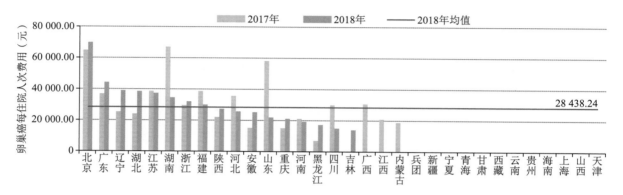

图 3-1-2-264　2017 年、2018 年全国各省（区、市）三级民营医院卵巢癌每住院人次费用（住院手术治疗）

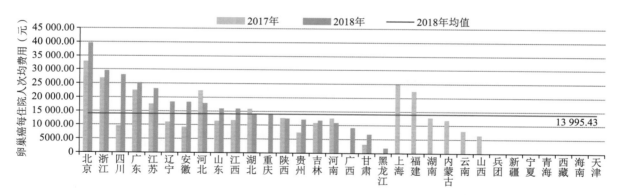

图 3-1-2-265　2017 年、2018 年全国各省（区、市）二级民营医院卵巢癌每住院人次费用（住院手术治疗）

**（四）前列腺癌**

**1. 全国情况**（图 3-1-2-266 至图 3-1-2-272）

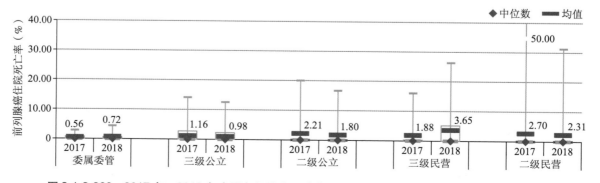

图 3-1-2-266　2017 年、2018 年全国各级综合医院前列腺癌患者住院死亡率（住院非手术治疗）

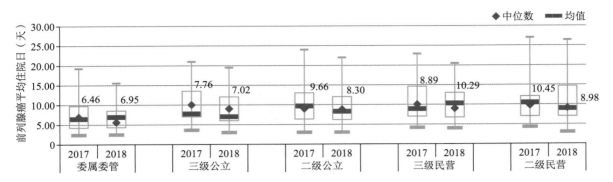

图 3-1-2-267　2017 年、2018 年全国各级综合医院前列腺癌患者平均住院日（住院非手术治疗）

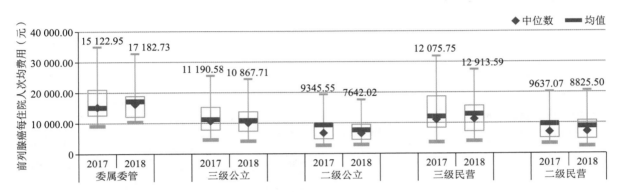

图 3-1-2-268　2017 年、2018 年全国各级综合医院前列腺癌每住院人次费用（住院非手术治疗）

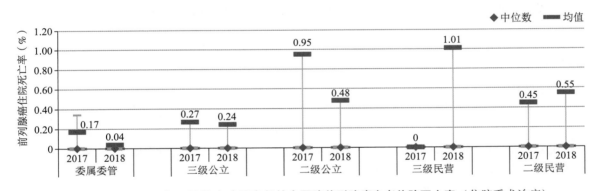

图 3-1-2-269　2017 年、2018 年全国各级综合医院前列腺癌患者住院死亡率（住院手术治疗）

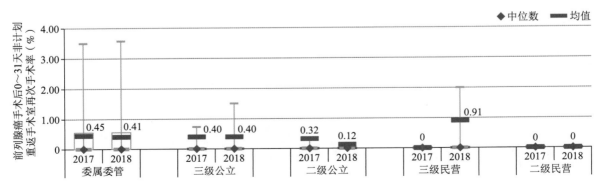

图 3-1-2-270　2017 年、2018 年全国各级综合医院前列腺癌患者手术后 0～31 天非计划
重返手术室再次手术率（住院手术治疗）

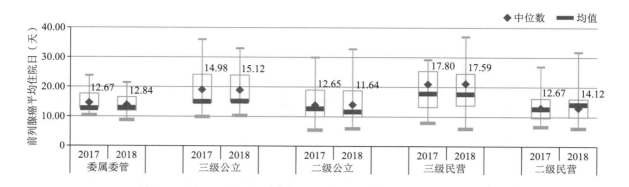

图 3-1-2-271　2017 年、2018 年全国各级综合医院前列腺癌患者平均住院日（住院手术治疗）

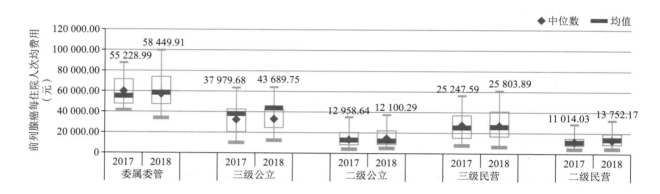

图 3-1-2-272　2017 年、2018 年全国各级综合医院前列腺癌每住院人次费用（住院手术治疗）

## 2. 各省（区、市）情况

（1）住院死亡率

1）住院非手术治疗

三级公立医院 2018 年平均为 0.98%，2017 年平均为 1.16%；二级公立医院 2018 年平均为 1.80%，2017 年平均为 2.21%（图 3-1-2-273，图 3-1-2-274）。

三级民营医院 2018 年平均为 3.65%，2017 年平均为 1.88%；二级民营医院 2018 年平均为 2.31%，2017 年平均为 2.70%（图 3-1-2-275，图 3-1-2-276）。

各级公立、二级民营医院 2018 年均较 2017 年下降，三级民营同比上升。

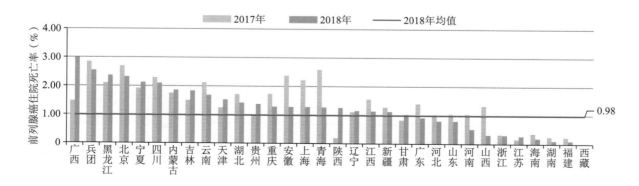

图 3-1-2-273　2017 年、2018 年全国各省（区、市）三级公立医院前列腺癌患者住院死亡率（住院非手术治疗）

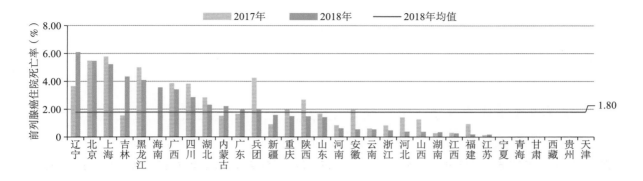

图 3-1-2-274　2017 年、2018 年全国各省（区、市）二级公立医院前列腺癌患者住院死亡率（住院非手术治疗）

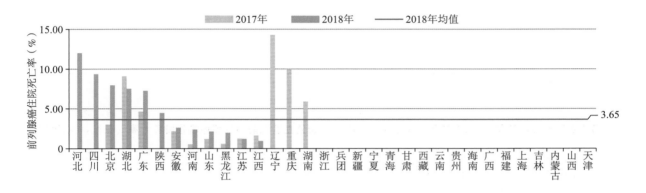

图 3-1-2-275　2017 年、2018 年全国各省（区、市）三级民营医院前列腺癌患者住院死亡率（住院非手术治疗）

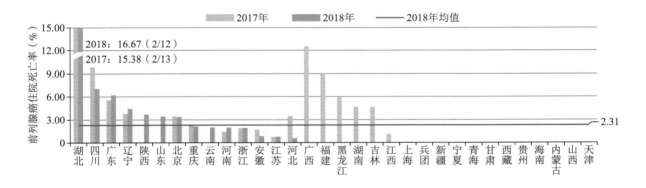

图 3-1-2-276　2017 年、2018 年全国各省（区、市）二级民营医院前列腺癌患者住院死亡率（住院非手术治疗）

2）住院手术治疗

三级公立医院 2018 年平均为 0.24%，2017 年平均为 0.27%；二级公立医院 2018 年平均为 0.48%，2017 年平均为 0.95%（图 3-1-2-277，图 3-1-2-278）。

三级民营医院 2018 年平均为 1.01%，2017 年 13 省反馈均为 0；二级民营医院 2018 年平均为 0.55%，2017 年平均为 0.45%。

各级公立医院 2018 年均较 2017 年下降，各级民营医院同比上升。

131

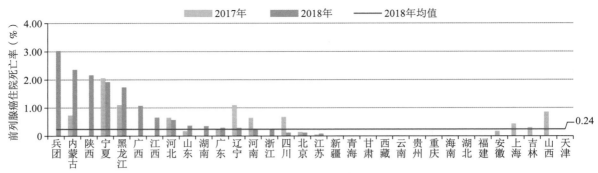

图 3-1-2-277　2017 年、2018 年全国各省（区、市）三级公立医院前列腺癌患者住院死亡率（住院手术治疗）

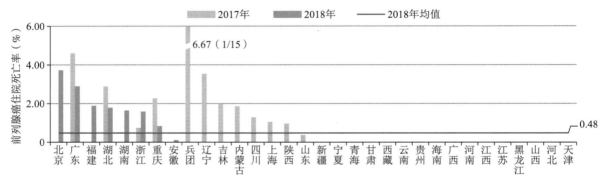

图 3-1-2-278　2017 年、2018 年全国各省（区、市）二级公立医院前列腺癌患者住院死亡率（住院手术治疗）

（2）重返类指标

前列腺癌患者（住院手术治疗）手术后 0～31 天非计划重返手术室再次手术率：

三级公立医院 2018 年平均为 0.40%，2017 年平均为 0.40%（图 3-1-2-279）；二级公立医院 2018 年平均为 0.12%，2017 年平均为 0.32%。

三级民营医院 2018 年平均为 0.91%，2017 年反馈 9 省均为 0；二级民营医院 2018 年反馈 19 省、2017 年反馈 23 省均为 0。

三级公立医院 2018 年与 2017 年持平，二级公立医院同比降低，三级民营医院同比上升，二级民营医院 2 年均为 0。

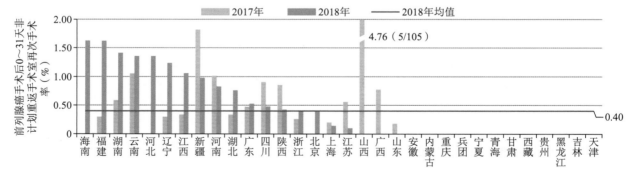

图 3-1-2-279　2017 年、2018 年全国各省（区、市）三级公立医院前列腺癌患者手术后 0～31 天非计划重返手术室再次手术率（住院手术治疗）

（3）患者平均住院日

1）住院非手术治疗

三级公立医院 2018 年平均为 7.02 天，2017 年平均为 7.76 天；二级公立医院 2018 年平均为 8.30 天，2017 年平均为 9.66 天（图 3-1-2-280，图 3-1-2-281）。

三级民营医院 2018 年平均为 10.29 天，2017 年平均为 8.89 天；二级民营医院 2018 年平均为 8.98 天，2017 年平均为 10.45 天（图 3-1-2-282，图 3-1-2-283）。

各级公立、二级民营医院 2018 年均较 2017 年缩短，三级民营医院同比延长。

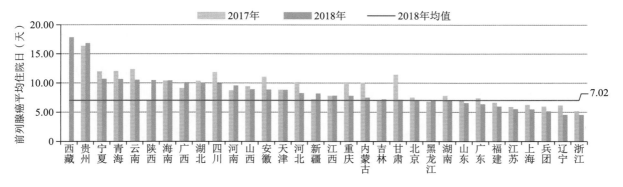

图 3-1-2-280 2017 年、2018 年全国各省（区、市）三级公立医院前列腺癌患者平均住院日（住院非手术治疗）

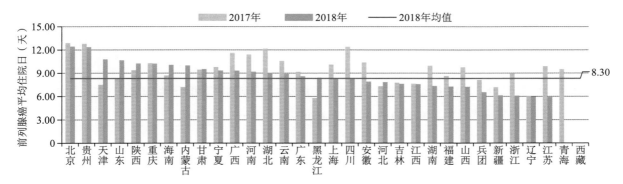

图 3-1-2-281 2017 年、2018 年全国各省（区、市）二级公立医院前列腺癌患者平均住院日（住院非手术治疗）

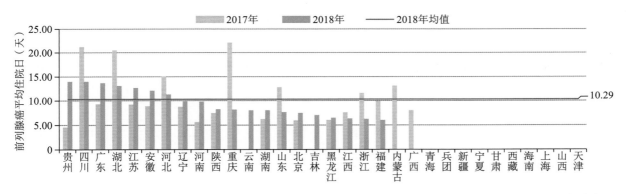

图 3-1-2-282 2017 年、2018 年全国各省（区、市）三级民营医院前列腺癌患者平均住院日（住院非手术治疗）

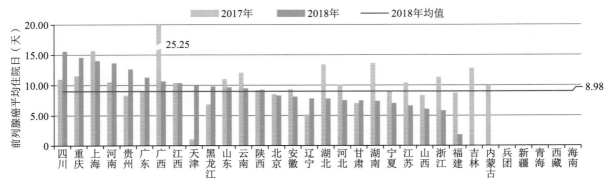

图 3-1-2-283 2017 年、2018 年全国各省（区、市）二级民营医院前列腺癌患者平均住院日（住院非手术治疗）

2）住院手术治疗

三级公立医院2018年平均为15.12天，2017年平均为14.98天；二级公立医院2018年平均为11.64天，2017年平均为12.65天（图3-1-2-284，图3-1-2-285）。

三级民营医院2018年平均为17.59天，2017年平均为17.80天；二级民营医院2018年平均为14.12天，2017年平均为12.67天（图3-1-2-286，图3-1-2-287）。

三级公立、二级民营医院2018年均较2017年延长，二级公立、三级民营同比缩短。

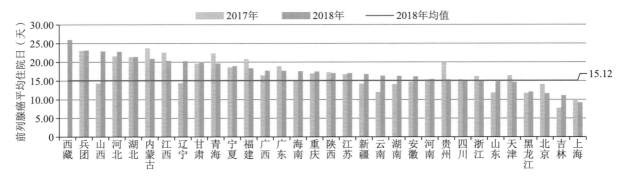

图3-1-2-284　2017年、2018年全国各省（区、市）三级公立医院前列腺癌患者平均住院日（住院手术治疗）

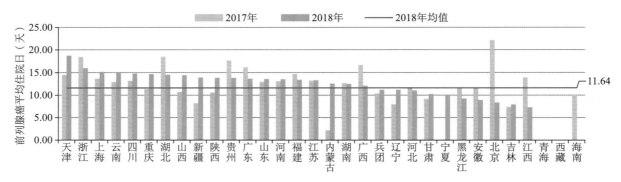

图3-1-2-285　2017年、2018年全国各省（区、市）二级公立医院前列腺癌患者平均住院日（住院手术治疗）

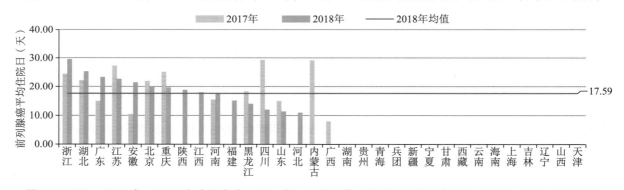

图3-1-2-286　2017年、2018年全国各省（区、市）三级民营医院前列腺癌患者平均住院日（住院手术治疗）

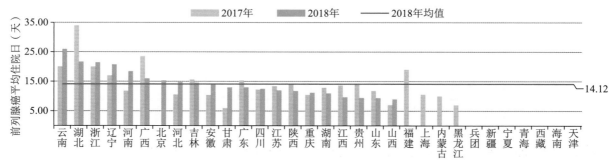

图3-1-2-287　2017年、2018年全国各省（区、市）二级民营医院前列腺癌患者平均住院日（住院手术治疗）

（4）每住院人次费用

1）住院非手术治疗

三级公立医院 2018 年平均为 10 867.71 元，2017 年平均为 11 190.58 元；二级公立医院 2018 年平均为 7642.02 元，2017 年平均为 9345.55 元（图 3-1-2-288，图 3-1-2-289）。

三级民营医院 2018 年平均为 12 913.59 元，2017 年平均为 12 075.75 元；二级民营医院 2018 年平均为 8825.50 元，2017 年平均为 9637.07 元（图 3-1-2-290，图 3-1-2-291）。

各级公立、二级民营医院 2018 年均较 2017 年降低，三级民营医院同比增长。

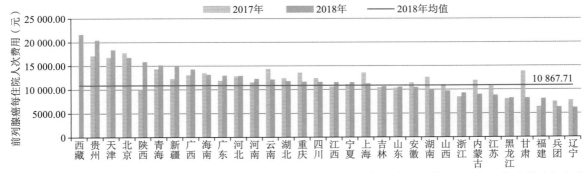

图 3-1-2-288　2017 年、2018 年全国各省（区、市）三级公立医院前列腺癌每住院人次费用（住院非手术治疗）

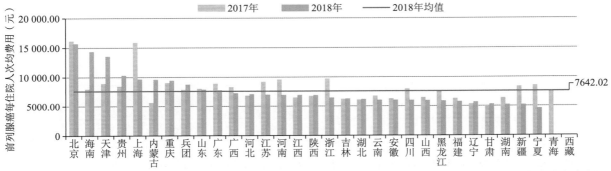

图 3-1-2-289　2017 年、2018 年全国各省（区、市）二级公立医院前列腺癌每住院人次费用（住院非手术治疗）

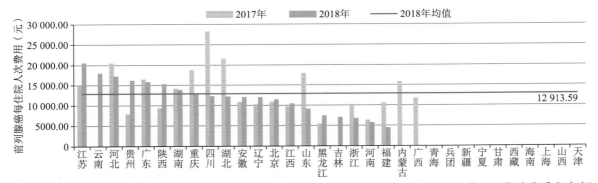

图 3-1-2-290　2017 年、2018 年全国各省（区、市）三级民营医院前列腺癌每住院人次费用（住院非手术治疗）

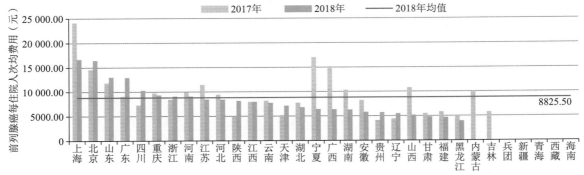

图 3-1-2-291　2017 年、2018 年全国各省（区、市）二级民营医院前列腺癌每住院人次费用（住院非手术治疗）

2）住院手术治疗

三级公立医院 2018 年平均为 43 689.75 元，2017 年平均为 37 979.68 元；二级公立医院 2018 年平均为 12 100.29 元，2017 年平均为 12 958.64 元（图 3-1-2-292，图 3-1-2-293）。

三级民营医院 2018 年平均为 25 803.89 元，2017 年平均为 25 247.59 元；二级民营医院 2018 年平均为 13 752.17 元，2017 年平均为 11 014.03 元（图 3-1-2-294，图 3-1-2-295）。

三级公立、各级民营医院 2018 年均较 2017 年增长，二级公立医院同比降低。

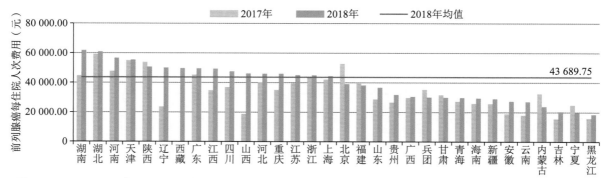

图 3-1-2-292　2017 年、2018 年全国各省（区、市）三级公立医院前列腺癌每住院人次费用（住院手术治疗）

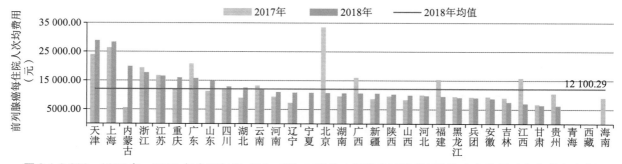

图 3-1-2-293　2017 年、2018 年全国各省（区、市）二级公立医院前列腺癌每住院人次费用（住院手术治疗）

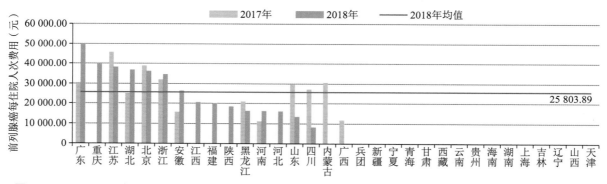

图 3-1-2-294　2017 年、2018 年全国各省（区、市）三级民营医院前列腺癌每住院人次费用（住院手术治疗）

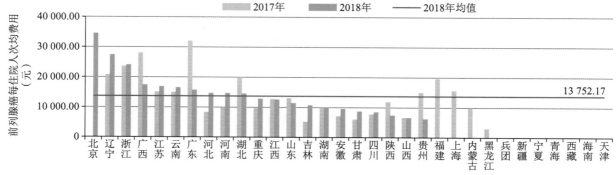

图 3-1-2-295　2017 年、2018 年全国各省（区、市）二级民营医院前列腺癌每住院人次费用（住院手术治疗）

**（五）鼻咽癌**

**1. 全国情况**（图 3-1-2-296 至图 3-1-2-298）

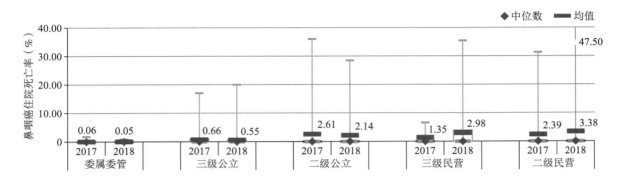

图 3-1-2-296　2017 年、2018 年全国各级综合医院鼻咽癌患者住院死亡率（住院非手术治疗）

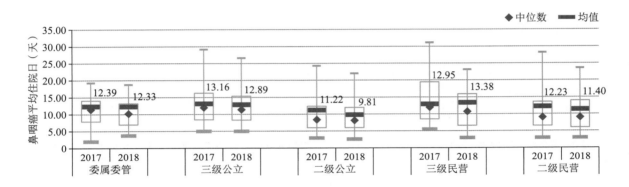

图 3-1-2-297　2017 年、2018 年全国各级综合医院鼻咽癌患者平均住院日（住院非手术治疗）

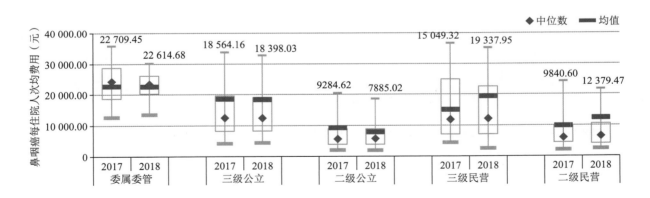

图 3-1-2-298　2017 年、2018 年全国各级综合医院鼻咽癌每住院人次费用（住院非手术治疗）

**2. 各省（区、市）情况**

**（1）住院死亡率（住院非手术治疗）**

三级公立医院 2018 年平均为 0.55%，2017 年平均为 0.66%；二级公立医院 2018 年平均为 2.14%，2017 年平均为 2.61%（图 3-1-2-299，图 3-1-2-300）。

三级民营医院 2018 年平均为 2.98%，2017 年平均为 1.35%；二级民营医院 2018 年平均为 3.38%，2017 年平均为 2.39%（图 3-1-2-301，图 3-1-2-302）。

各级公立医院 2018 年均较 2017 年下降，各级民营医院同比上升。

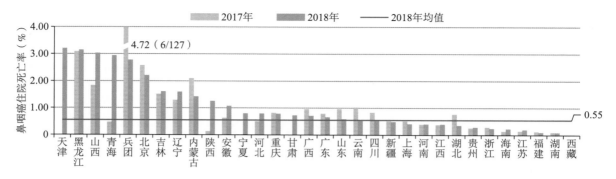

图 3-1-2-299　2017 年、2018 年全国各省（区、市）三级公立医院鼻咽癌患者死亡率（住院非手术治疗）

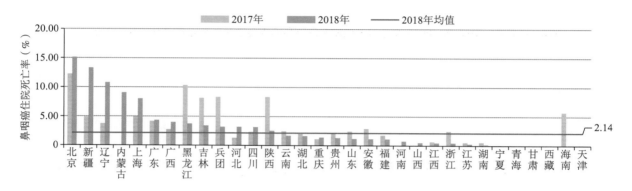

图 3-1-2-300　2017 年、2018 年全国各省（区、市）二级公立医院鼻咽癌患者死亡率（住院非手术治疗）

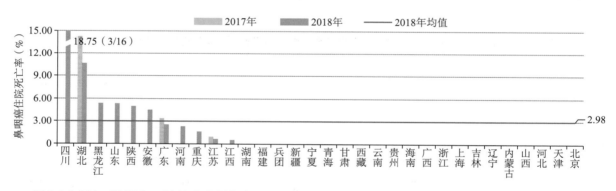

图 3-1-2-301　2017 年、2018 年全国各省（区、市）三级民营医院鼻咽癌患者死亡率（住院非手术治疗）

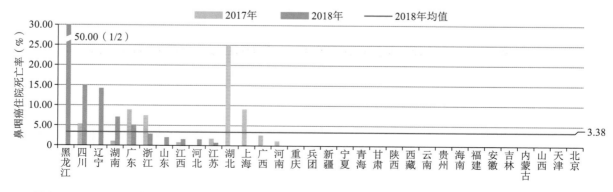

图 3-1-2-302　2017 年、2018 年全国各省（区、市）二级民营医院鼻咽癌患者死亡率（住院非手术治疗）

（2）患者平均住院日（住院非手术治疗）

三级公立医院 2018 年平均为 12.89 天，2017 年平均为 13.16 天；二级公立医院 2018 年平均为 9.81 天，2017 年平均为 11.22 天（图 3-1-2-303，图 3-1-2-304）。

三级民营医院 2018 年平均为 13.38 天，2017 年平均为 12.95 天；二级民营医院 2018 年平均为 11.40 天，2017 年平均为 12.23 天（图 3-1-2-305，图 3-1-2-306）。

各级公立、二级民营医院 2018 年均较 2017 年缩短，三级民营医院同比延长。

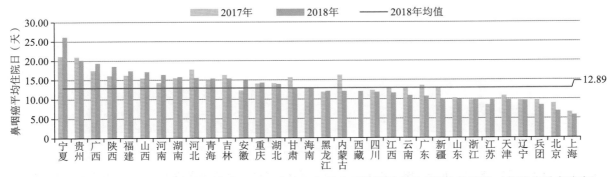

图 3-1-2-303　2017 年、2018 年全国各省（区、市）三级公立医院鼻咽癌患者平均住院日（住院非手术治疗）

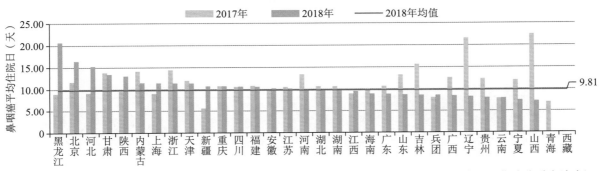

图 3-1-2-304　2017 年、2018 年全国各省（区、市）二级公立医院鼻咽癌患者平均住院日（住院非手术治疗）

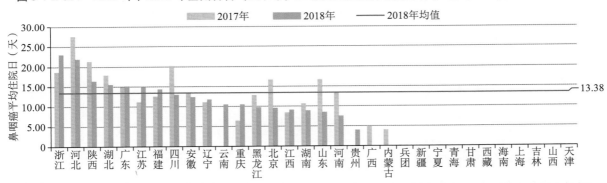

图 3-1-2-305　2017 年、2018 年全国各省（区、市）三级民营医院鼻咽癌患者平均住院日（住院非手术治疗）

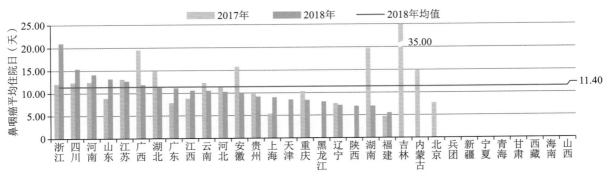

图 3-1-2-306　2017 年、2018 年全国各省（区、市）二级民营医院鼻咽癌患者平均住院日（住院非手术治疗）

（3）每住院人次费用（住院非手术治疗）

三级公立医院 2018 年平均为 18 398.03 元，2017 年平均为 18 564.16 元；二级公立医院 2018 年平均为 7885.02 元，2017 年平均为 9284.62 元（图 3-1-2-307，图 3-1-2-308）。

三级民营医院 2018 年平均为 19 337.95 元，2017 年平均为 15 049.32 元；二级民营医院 2018 年平均为 12 379.47 元，2017 年平均为 9840.60 元（图 3-1-2-309，图 3-1-2-310）。

各级公立医院 2018 年均较 2017 年降低，各级民营医院同比增长。

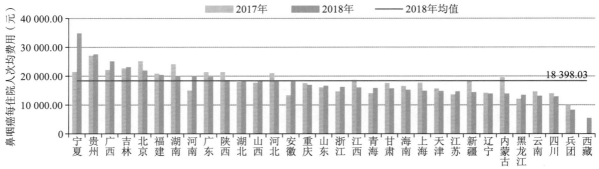

图 3-1-2-307　2017 年、2018 年全国各省（区、市）三级公立医院鼻咽癌每住院人次费用（住院非手术治疗）

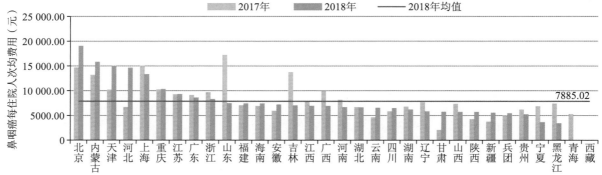

图 3-1-2-308　2017 年、2018 年全国各省（区、市）二级公立医院鼻咽癌每住院人次费用（住院非手术治疗）

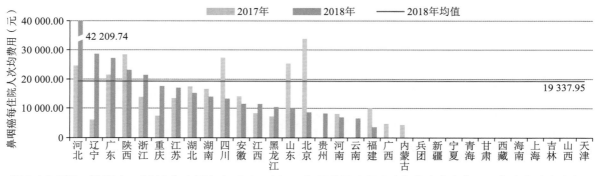

图 3-1-2-309　2017 年、2018 年全国各省（区、市）三级民营医院鼻咽癌每住院人次费用（住院非手术治疗）

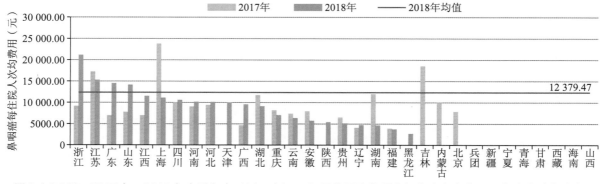

图 3-1-2-310　2017 年、2018 年全国各省（区、市）二级民营医院鼻咽癌每住院人次费用（住院非手术治疗）

**（六）淋巴瘤**

**1. 全国情况**（图 3-1-2-311 至图 3-1-2-313）

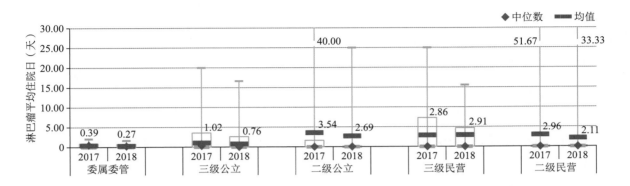

图 3-1-2-311　2017 年、2018 年全国各级综合医院淋巴瘤患者住院死亡率（住院非手术治疗）

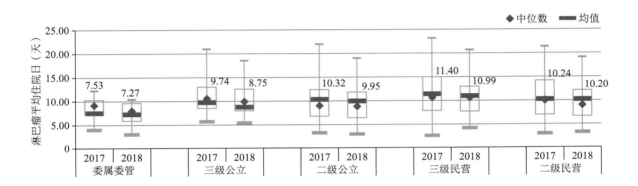

图 3-1-2-312　2017 年、2018 年全国各级综合医院淋巴瘤患者平均住院日（住院非手术治疗）

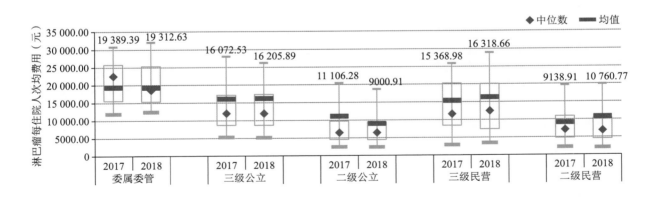

图 3-1-2-313　2017 年、2018 年全国各级综合医院淋巴瘤每住院人次费用（住院非手术治疗）

**2. 各省（区、市）情况**

（1）住院死亡率（住院非手术治疗）

三级公立医院 2018 年平均为 0.76%，2017 年平均为 1.02%；二级公立医院 2018 年平均为 2.69%，2017 年平均为 3.54%（图 3-1-2-314，图 3-1-2-315）。

三级民营医院 2018 年平均为 2.91%，2017 年平均为 2.86%；二级民营医院 2018 年平均为 2.11%，2017 年平均为 2.96%（图 3-1-2-316，图 3-1-2-317）。

各级公立、二级民营医院 2018 年均较 2017 年下降，三级民营医院同比上升。

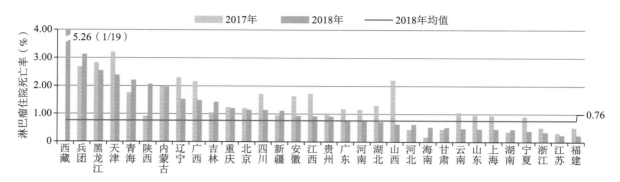

图 3-1-2-314　2017 年、2018 年全国各省（区、市）三级公立医院淋巴瘤患者死亡率（住院非手术治疗）

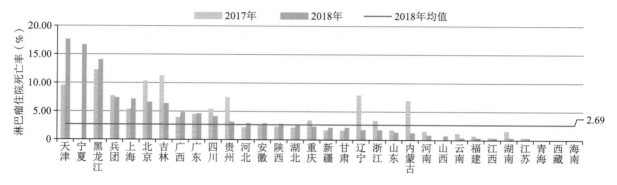

图 3-1-2-315　2017 年、2018 年全国各省（区、市）二级公立医院淋巴瘤患者死亡率（住院非手术治疗）

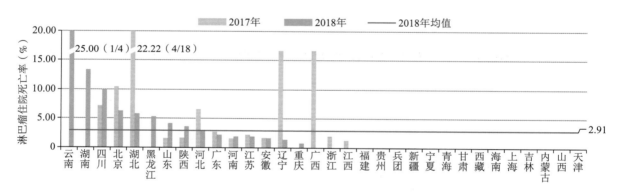

图 3-1-2-316　2017 年、2018 年全国各省（区、市）三级民营医院淋巴瘤患者死亡率（住院非手术治疗）

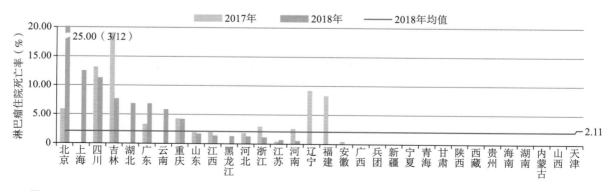

图 3-1-2-317　2017 年、2018 年全国各省（区、市）二级民营医院淋巴瘤患者死亡率（住院非手术治疗）

（2）患者平均住院日（住院非手术治疗）

三级公立医院 2018 年平均为 8.75 天，2017 年平均为 9.74 天；二级公立医院 2018 年平均为 9.95 天，2017 年平均为 10.32 天（图 3-1-2-318，图 3-1-2-319）。

三级民营医院 2018 年平均为 10.99 天，2017 年平均为 11.40 天；二级民营医院 2018 年平均为 10.20 天，2017 年平均为 10.24 天（图 3-1-2-320，图 3-1-2-321）。

各级公立、民营医院 2018 年较 2017 年均有所缩短。

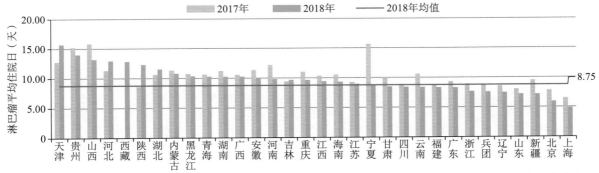

图 3-1-2-318　2017 年、2018 年全国各省（区、市）三级公立医院淋巴瘤患者平均住院日（住院非手术治疗）

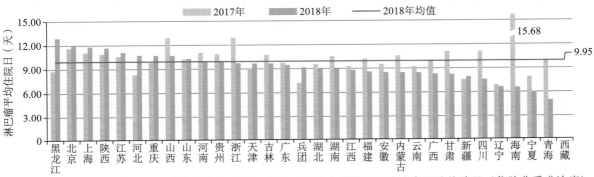

图 3-1-2-319　2017 年、2018 年全国各省（区、市）二级公立医院淋巴瘤患者平均住院日（住院非手术治疗）

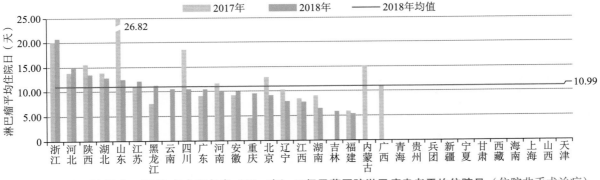

图 3-1-2-320　2017 年、2018 年全国各省（区、市）三级民营医院淋巴瘤患者平均住院日（住院非手术治疗）

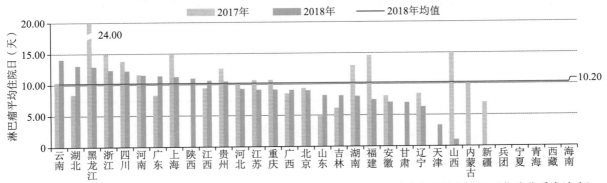

图 3-1-2-321　2017 年、2018 年全国各省（区、市）二级民营医院淋巴瘤患者平均住院日（住院非手术治疗）

（3）每住院人次费用（住院非手术治疗）

三级公立医院2018年平均为16 205.89元，2017年平均为16 072.53元；二级公立医院2018年平均为9000.91元，2017年平均为11 106.28元（图3-1-2-322，图3-1-2-323）。

三级民营医院2018年平均为16 318.66元，2017年平均为15 368.98元；二级民营医院2018年平均为10 760.77元，2017年平均为9138.91元（图3-1-2-324，图3-1-2-325）。

三级公立、各级民营医院2018年均较2017年增长，二级公立医院同比降低。

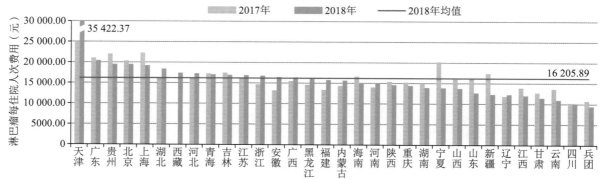

图3-1-2-322　2017年、2018年全国各省（区、市）三级公立医院淋巴瘤每住院人次费用（住院非手术治疗）

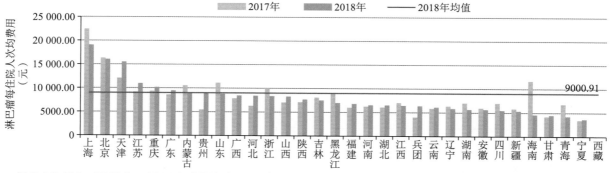

图3-1-2-323　2017年、2018年全国各省（区、市）二级公立医院淋巴瘤每住院人次费用（住院非手术治疗）

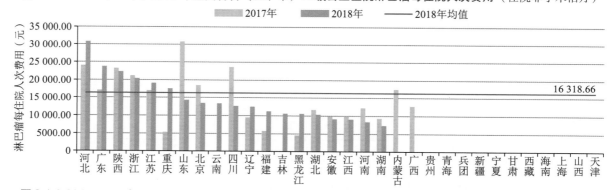

图3-1-2-324　2017年、2018年全国各省（区、市）三级民营医院淋巴瘤每住院人次费用（住院非手术治疗）

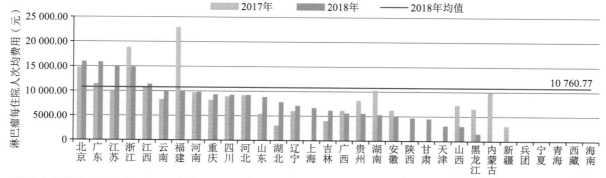

图3-1-2-325　2017年、2018年全国各省（区、市）二级民营医院淋巴瘤每住院人次费用（住院非手术治疗）

## 七、医院运行管理类指标分析

### （一）资源配置

**1．实际开放床位数**

（1）全国各级综合医院实际开放床位数（图 3-1-2-326 至图 3-1-2-328）

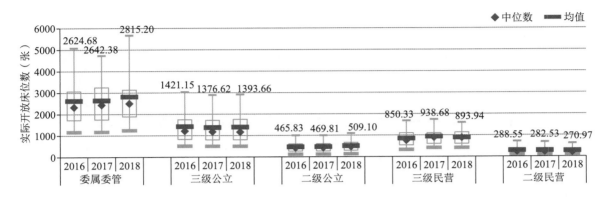

图 3-1-2-326　2016—2018 年全国各级综合医院实际开放床位数

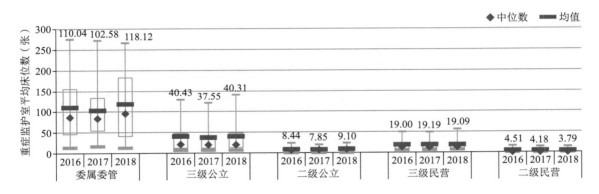

图 3-1-2-327　2016—2018 年全国各级综合医院重症医学科平均床位数

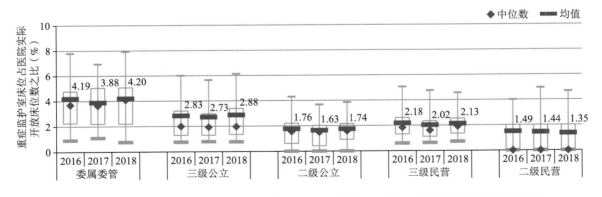

图 3-1-2-328　2016—2018 年全国各级综合医院重症医学科床位数占医院实际开放床位数之比

（2）全国各省（区、市）各级综合医院实际开放床位数

2018 年、2017 年、2016 年平均值，三级公立医院依次为 1393.66 张、1376.62 张、1421.15 张，二级公立医院为 509.10 张、469.81 张、465.83 张（图 3-1-2-329，图 3-1-2-330）。

三级民营医院为 893.94 张、938.68 张、850.33 张，二级民营医院为 270.97 张、282.53 张、288.55 张（图 3-1-2-331，图 3-1-2-332）。

三级公立医院 2018 年较 2017 年增加但低于 2016 年，三级民营医院 2018 年较 2017 年减少但高于 2016 年，二级公立医院呈逐年增加趋势，二级民营医院呈逐年减少趋势。

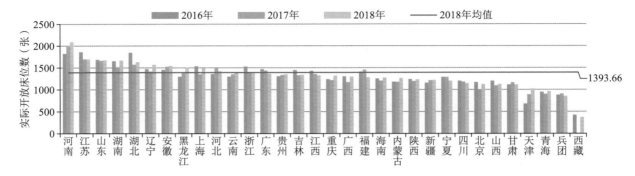

图 3-1-2-329　2016—2018 年全国各省（区、市）三级公立医院实际开放床位数

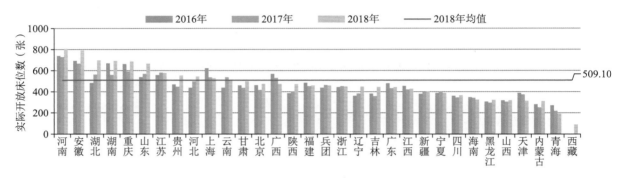

图 3-1-2-330　2016—2018 年全国各省（区、市）二级公立医院实际开放床位数

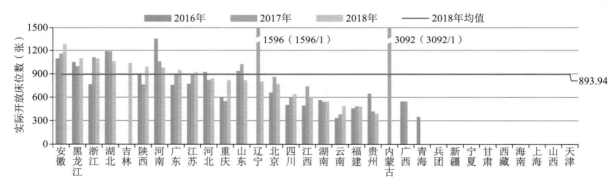

图 3-1-2-331　2016—2018 年全国各省（区、市）三级民营医院实际开放床位数

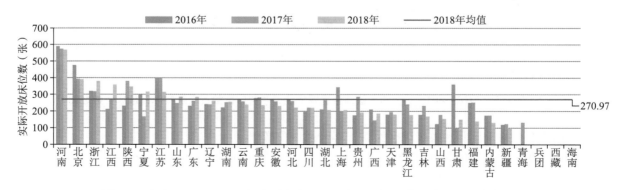

图 3-1-2-332　2016—2018 年全国各省（区、市）二级民营医院实际开放床位数

（3）重症医学科实际开放床位数

1）重症医学科床位数

2018 年、2017 年、2016 年平均值，三级公立医院依次为 40.31 张、37.55 张、40.43 张；二级公立医院为 9.10 张、7.85 张、8.44 张（图 3-1-2-333，图 3-1-2-334）。

三级民营医院为 19.09 张、19.19 张、19.00 张；二级民营医院为 3.79 张、4.18 张、4.51 张（图 3-1-2-335，图 3-1-2-336）。

三级公立医院 2018 年较 2017 年增加但略低于 2016 年，二级公立医院 2017 年低于 2016 年，但 2018 年高于前 2 年；三级民营医院 2018 年较 2017 年减少但略高于 2016 年，二级民营医院呈逐年减少趋势。

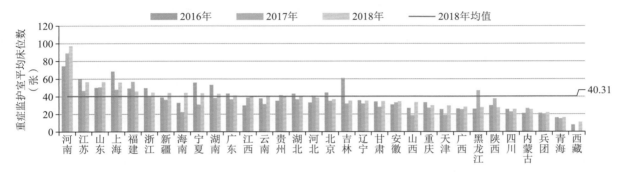

图 3-1-2-333 2016—2018 年全国各省（区、市）三级公立医院重症医学科平均床位数

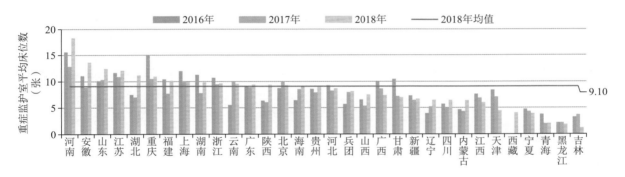

图 3-1-2-334 2016—2018 年全国各省（区、市）二级公立医院重症医学科平均床位数

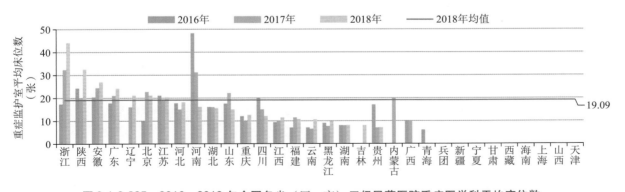

图 3-1-2-335 2016—2018 年全国各省（区、市）三级民营医院重症医学科平均床位数

2）重症监护室床位占医院实际开放床位数之比

重症医学科作为医院运行管理的重点部门，其设置规模和质量安全也是衡量医院管理水平和急危重症患者救治能力的重要指标。2011 版医院评审标准要求重症医学科床位数应当占医院总床位数 2% 以上。

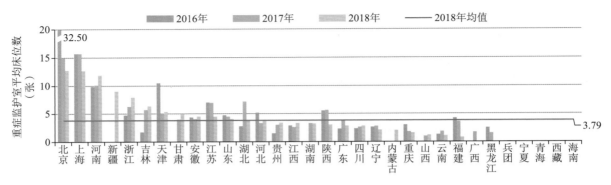

图 3-1-2-336　2016—2018 年全国各省（区、市）二级民营医院重症医学科平均床位数

　　3 年抽样调查中，重症监护室床位占医院实际开放床位数之比三级公立医院、二级公立医院、三级民营医院、二级民营医院 2018 年平均为 2.88%、1.74%、2.13%、1.35%，2017 年平均为 2.73%、1.63%、2.02%、1.44%，2016 年平均为 2.83%、1.76%、2.18%、1.49%（图 3-1-2-337 至图 3-1-2-340）。

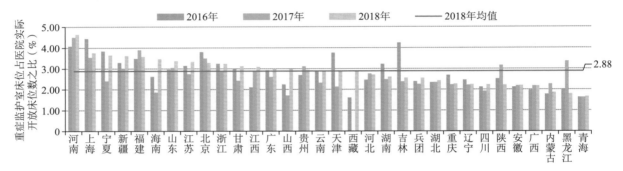

图 3-1-2-337　2016—2018 年全国各省（区、市）三级公立医院重症医学科床位数占医院实际开放床位数之比

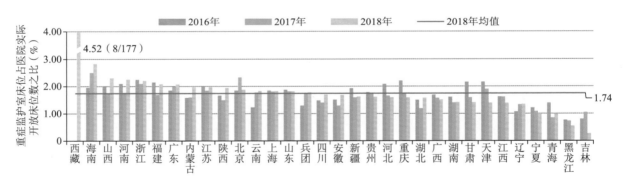

图 3-1-2-338　2016—2018 年全国各省（区、市）二级公立医院重症医学科床位数占医院实际开放床位数之比

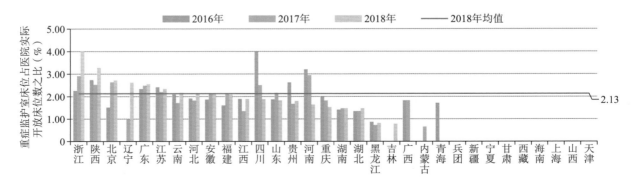

图 3-1-2-339　2016—2018 年全国各省（区、市）三级民营医院重症医学科床位数占医院实际开放床位数之比

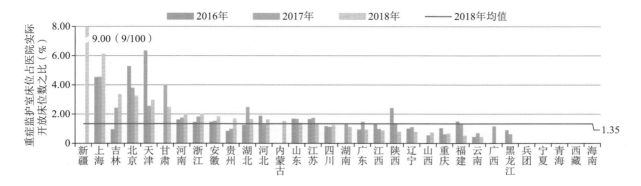

图 3-1-2-340 2016—2018 年全国各省（区、市）二级民营医院重症医学科床位数占医院实际开放床位数之比

### 2. 医疗质量管理部门配备的专职人员

医疗质量管理部门配备的专职人员指医疗机构为医疗质量管理而设置的专职部门或/和医务部、护理部中指定负责医疗质量管理工作的专职人员，非通常的医务处、护理部等部门的全部人员，不包括临床科室质量控制员、医疗质量管理委员会成员。

三级公立医院 2018 年平均为 16.28 人，13 省高于均值，最大值为湖南 27.79 人，最小值为西藏7.20 人；2017 年平均为 16.81 人，18 省高于均值，最大值为上海 32.82 人，最小值为新疆兵团 5.67 人；2016 年平均为 9.65 人，11 省高于均值，最大值为云南 16.00 人，最小值为西藏 0.50 人。

二级公立医院 2018 年平均为 12.60 人，10 省高于均值，最大值为湖南 20.32 人，最小值为青海3.56 人；2017 年平均为 11.33 人，11 省高于均值，最大值为河北 16.86 人，最小值为浙江 5.09 人；2016 年平均为 6.48 人，13 省高于均值，最大值为上海 12.63 人，最小值为新疆兵团 2.25 人。

三级民营医院 2018 年平均为 13.57 人，8 省高于均值，最大值为陕西 30.50 人，最小值为黑龙江3.25 人；2017 年平均为 12.96 人，6 省高于均值，最大值为北京 36.00 人；2016 年平均为 7.46 人，8 省高于均值，最大值为湖南 16.00 人。

二级民营医院 2018 年平均为 10.09 人，11 省高于均值，最大值为湖北 17.71 人，最小值为广西2.50 人；2017 年平均为 9.44 人，9 省高于均值，最大值为吉林 15.29 人，最小值为山西 4.00 人；2016 年平均为 5.63 人，10 省高于均值，最大值为宁夏 11.00 人，最小值为贵州 1.00 人。

医疗质量管理部门配备的专职人员数二级公立、各级民营医院均呈逐年增加趋势，三级公立医院2018 年略较 2017 年减少但高于 2016 年（图 3-1-2-341 至图 3-1-2-346）。

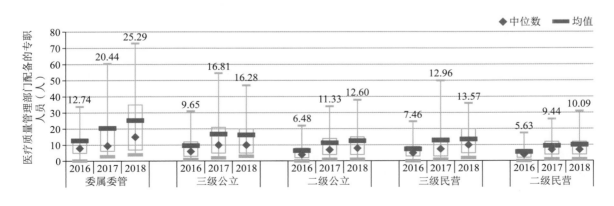

图 3-1-2-341 2016—2018 年全国各级综合医院医疗质量管理部门配备的专职人员数

不过，2018 年抽样纳入的 2734 家医院中，有 638 家医院（23.34%）填报"医疗质量管理部门配备的专职人员"超过其在岗职工人员数的 10%，2017 年抽样纳入的 2823 家医院中，该指标填报超过其

在岗职工人员数 10% 的医院有 800 家（28.33%）。可见各省（区、市）对国家卫生健康委《医疗质量管理办法》（以下简称《办法》）的执行力度有所不同。《办法》发布后 3 年间，各省（区、市）对医疗质量管理部门配备的专职人员重视度提高，且对"专职人员"理解的程度也逐步提升。各地应依据《办法》要求，结合工作需要，尽快配备医疗质量管理专职人员着手开展医疗质量管理专职工作。

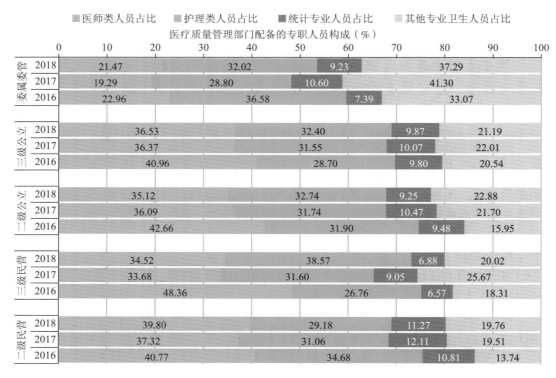

图 3-1-2-342　2016—2018 年医疗质量管理部门专职人员中各类人员构成情况

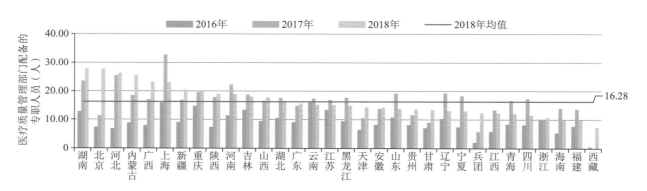

图 3-1-2-343　2016—2018 年全国各省（区、市）三级公立医院医疗质量管理部门配备的专职人员数

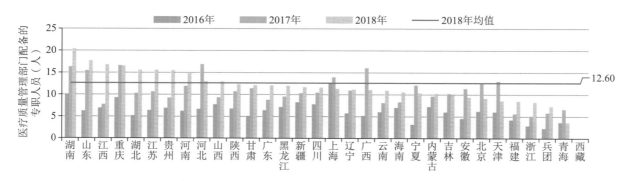

图 3-1-2-344　2016—2018 年全国各省（区、市）二级公立医院医疗质量管理部门配备的专职人员数

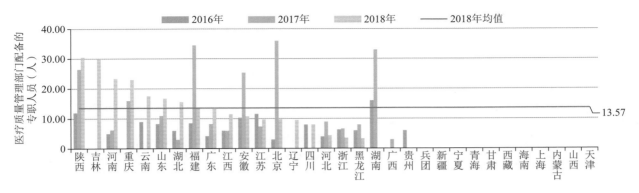

图 3-1-2-345 2016—2018 年全国各省（区、市）三级民营医院医疗质量管理部门配备的专职人员数

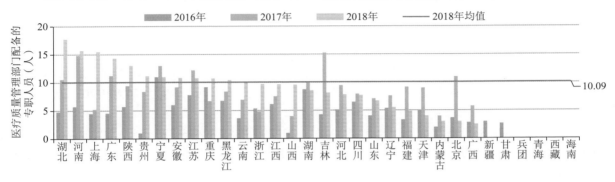

图 3-1-2-346 2016—2018 年全国各省（区、市）二级民营医院医疗质量管理部门配备的专职人员数

## （二）工作负荷

### 1. 年门诊人次、年急诊人次、年留观人次

（1）全国情况（图 3-1-2-347 至图 3-1-2-349）

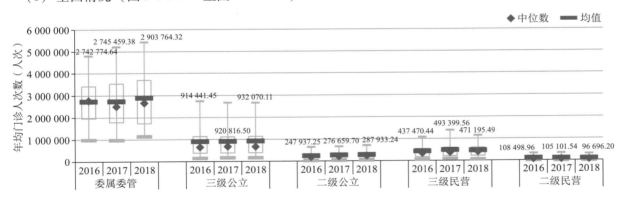

图 3-1-2-347 2016—2018 年全国各级综合医院年平均门诊人次数

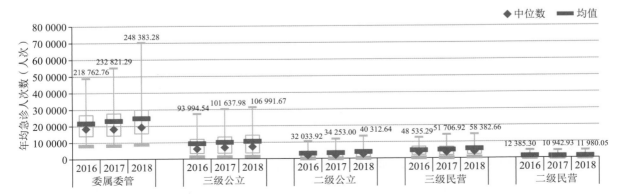

图 3-1-2-348 2016—2018 年全国各级综合医院年平均急诊人次数

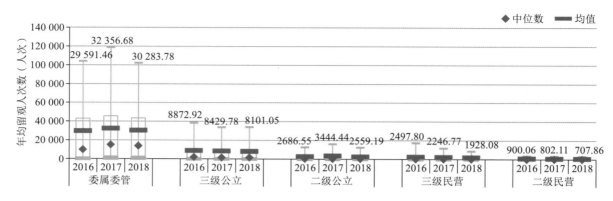

图 3-1-2-349　2016—2018 年全国各级综合医院年平均留观人次数

（2）各省（区、市）情况

1）年平均门诊人次

三级公立医院 2018 年平均为 932 070.11 人次，2017 年平均为 920 816.50 人次，2016 年平均为 914 441.45 人次；二级公立医院 2018 年平均为 287 933.24 人次，2017 年平均为 276 659.70 人次，2016 年平均为 247 937.25 人次（图 3-1-2-350，图 3-1-2-351）。

三级民营医院 2018 年平均为 471 195.49 人次，2017 年平均为 493 399.56 人次，2016 年平均为 437 470.44 人次；二级民营医院 2018 年平均为 96 696.20 人次、2017 年平均为 105 101.54 人次、2016 年平均为 108 498.96 人次（图 3-1-2-352，图 3-1-2-353）。

各级公立医院逐年增加，三级民营医院 2018 年较 2017 年略有下降但高于 2016 年水平，二级民营医院呈逐年降低趋势。

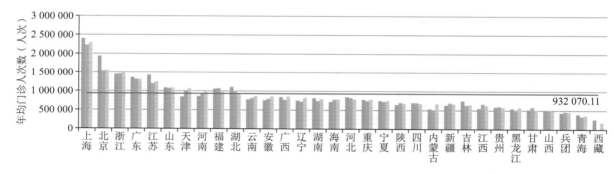

图 3-1-2-350　2016—2018 年全国各省（区、市）三级公立医院年平均门诊人次

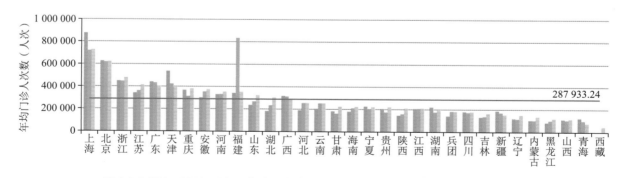

图 3-1-2-351　2016—2018 年全国各省（区、市）二级公立医院年平均门诊人次

2）年平均急诊人次

三级公立医院 2018 年平均为 106 991.67 人次，2017 年平均为 101 637.98 人次，2016 年平均为 93 994.54 人次；二级公立医院 2018 年平均为 40 312.64 人次，2017 年平均为 34 253.00 人次，2016 年平均为 32 033.92 人次（图 3-1-2-354，图 3-1-2-355）。

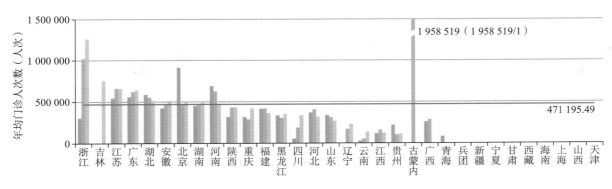

图 3-1-2-352　2016—2018 年全国各省（区、市）三级民营医院年平均门诊人次

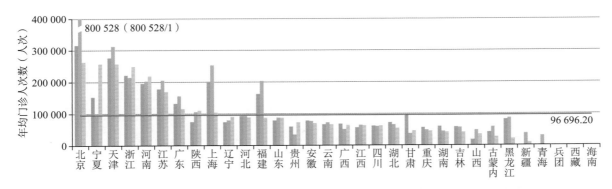

图 3-1-2-353　2016—2018 年全国各省（区、市）二级民营医院年平均门诊人次

三级民营医院 2018 年平均为 58 382.66 人次，2017 年平均为 51 706.92 人次，2016 年平均为 48 535.29 人次；二级民营医院 2018 年平均为 11 980.05 人次，2017 年平均为 10 942.93 人次，2016 年平均为 12 385.30 人次（图 3-1-2-356，图 3-1-2-357）。

各级公立医院、三级民营医院均逐年增加，二级民营 2018 年较 2017 年升高但低于 2016 年。

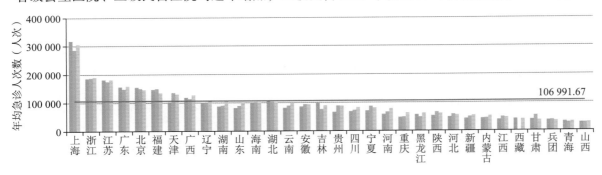

图 3-1-2-354　2016—2018 年全国各省（区、市）三级公立医院年平均急诊人次

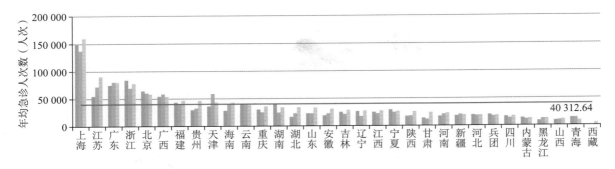

图 3-1-2-355　2016—2018 年全国各省（区、市）二级公立医院年平均急诊人次

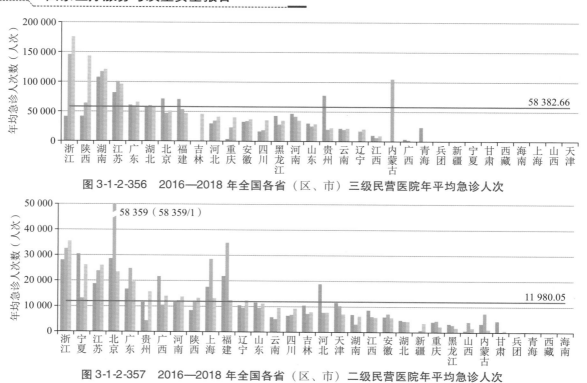

图 3-1-2-356　2016—2018 年全国各省（区、市）三级民营医院年平均急诊人次

图 3-1-2-357　2016—2018 年全国各省（区、市）二级民营医院年平均急诊人次

3）年平均留观人次

三级公立医院 2018 年平均为 8101.05 人次，2017 年平均为 8429.78 人次，2016 年平均为 8872.92 人次；二级公立医院 2018 年平均为 2559.19 人次，2017 年平均为 3444.44 人次，2016 年平均为 2686.55 人次（图 3-1-2-358，图 3-1-2-359）。

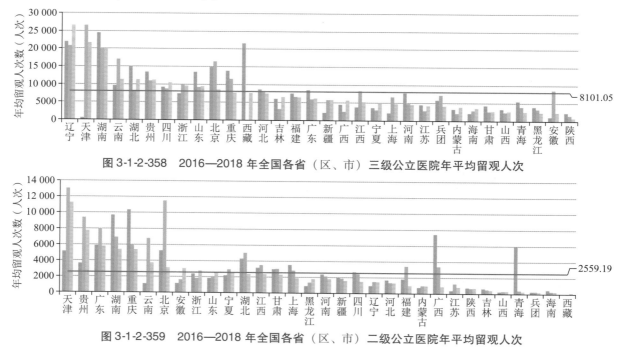

图 3-1-2-358　2016—2018 年全国各省（区、市）三级公立医院年平均留观人次

图 3-1-2-359　2016—2018 年全国各省（区、市）二级公立医院年平均留观人次

三级民营医院 2018 年平均为 1928.08 人次，2017 年平均为 2246.77 人次，2016 年平均为 2497.80 人次；二级民营医院 2018 年平均为 707.86 人次，2017 年平均为 802.11 人次，2016 年平均为 900.06 人次（图 3-1-2-360，图 3-1-2-361）。

三级公立和各级民营医院均呈逐年下降趋势，二级公立医院 2017 年较 2016 年上升而 2018 年低于前 2 年水平。

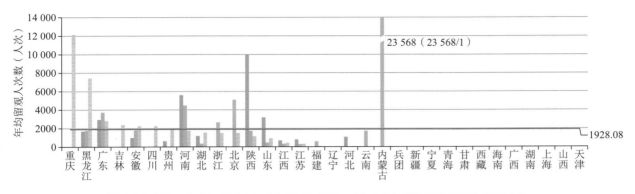

图 3-1-2-360　2016—2018 年全国各省（区、市）三级民营医院年平均留观人次

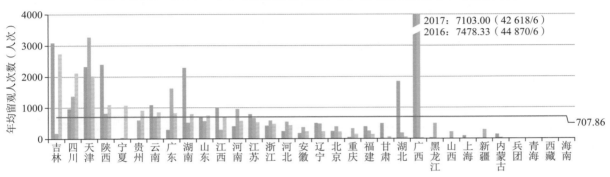

图 3-1-2-361　2016—2018 年全国各省（区、市）二级民营医院年平均留观人次

## 2．年住院患者出院例数

（1）全国情况（图 3-1-2-362，图 3-1-2-363）

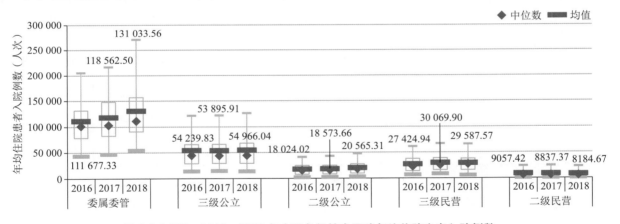

图 3-1-2-362　2016—2018 年全国各级综合医院年均住院患者入院例数

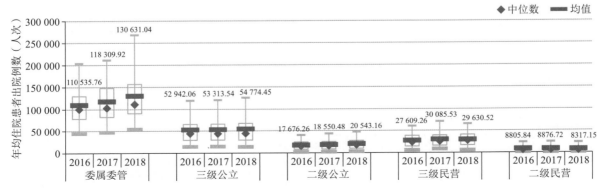

图 3-1-2-363　2016—2018 年全国各级综合医院年平均住院患者出院例数

（2）各省（区、市）情况

三级公立医院 2018 年平均为 54 774.45 人次，2017 年平均为 53 313.54 人次，2016 年平均为 52 942.06 人次；二级公立医院 2018 年平均为 20 543.16 人次，2017 年平均为 18 550.48 人次，2016 年平均为 17 676.26 人次（图 3-1-2-364，图 3-1-2-365）。

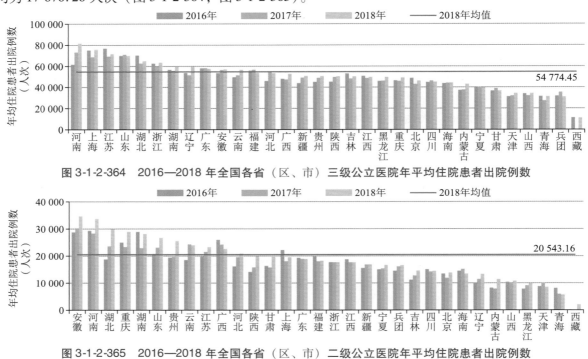

图 3-1-2-364　2016—2018 年全国各省（区、市）三级公立医院年平均住院患者出院例数

图 3-1-2-365　2016—2018 年全国各省（区、市）二级公立医院年平均住院患者出院例数

三级民营医院 2018 年平均为 29 630.52 人次，2017 年平均为 30 085.53 人次，2016 年平均为 27 609.26 人次；二级民营医院 2018 年平均为 8317.15 人次，2017 年平均为 8876.72 人次，2016 年平均为 8805.84 人次（图 3-1-2-366，图 3-1-2-367）。

各级公立医院均呈逐年上升趋势，三级民营医院 2018 年较 2017 年下降但高于 2016 年，二级民营医院 2017 年较 2016 年上升但 2018 年低于前 2 年水平。

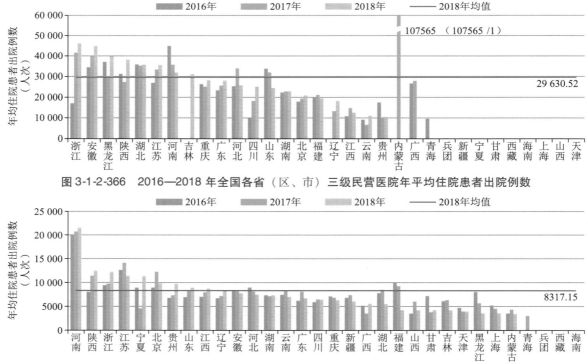

图 3-1-2-366　2016—2018 年全国各省（区、市）三级民营医院年平均住院患者出院例数

图 3-1-2-367　2016—2018 年全国各省（区、市）二级民营医院年平均住院患者出院例数

### 3．年住院患者手术例数

（1）全国情况（图 3-1-2-368）

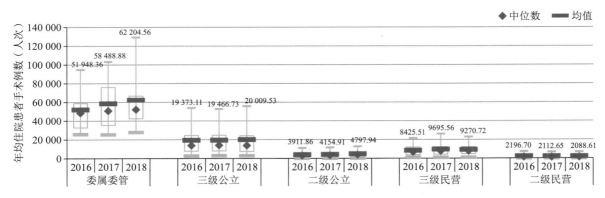

图 3-1-2-368 2016—2018 年全国各级综合医院年平均住院患者手术例数

（2）各省（区、市）情况

三级公立医院 2018 年平均为 20 009.53 人次，2017 年平均为 19 466.73 人次，2016 年平均为 19 373.11 人次；二级公立医院 2018 年平均为 4797.94 人次，2017 年平均为 4154.91 人次，2016 年平均为 3911.86 人次（图 3-1-2-369，图 3-1-2-370）。

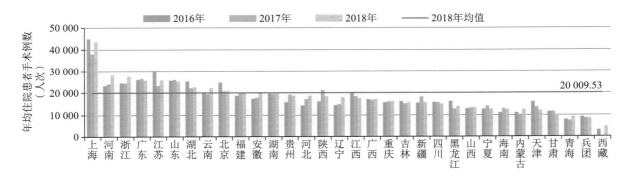

图 3-1-2-369 2016—2018 年全国各省（区、市）三级公立医院年平均住院患者手术例数

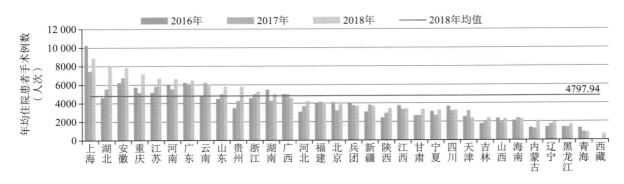

图 3-1-2-370 2016—2018 年全国各省（区、市）二级公立医院年平均住院患者手术例数

三级民营医院 2018 年平均为 9270.72 人次，2017 年平均为 9695.56 人次，2016 年平均为 8425.51 人次；二级民营医院 2018 年平均为 2088.61 人次，2017 年平均为 2112.65 人次，2016 年平均为 2196.70 人次（图 3-1-2-371，图 3-1-2-372）。

各级公立医院均呈逐年上升趋势，三级民营医院 2018 年较 2017 年下降但高于 2016 年，二级民营医院呈逐年下降趋势。

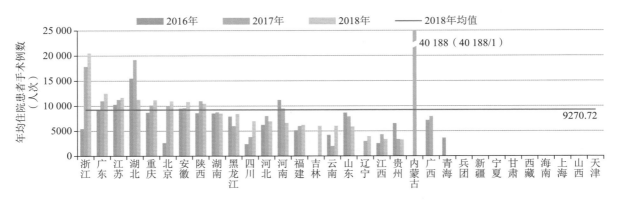

图 3-1-2-371　2016—2018 年全国各省（区、市）三级民营医院年平均住院患者手术例数

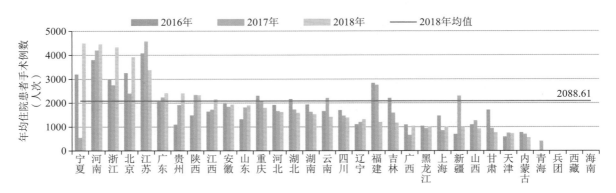

图 3-1-2-372　2016—2018 年全国各省（区、市）二级民营医院年平均住院患者手术例数

## 4．CT、MRI、彩超年度每百名门急诊、住院患者服务人次

（1）全国情况（图 3-1-2-373 至图 3-1-2-378）

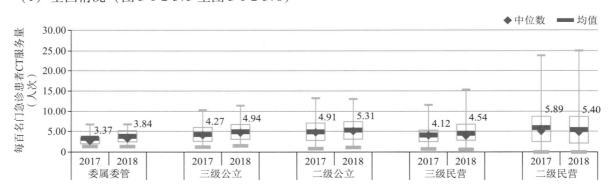

图 3-1-2-373　2016—2018 年全国各级综合医院每百名门急诊患者 CT 服务人次

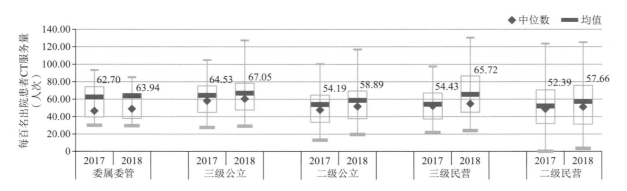

图 3-1-2-374　2016—2018 年全国各级综合医院每百名出院患者 CT 服务人次

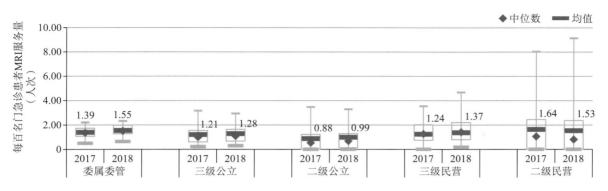

图 3-1-2-375　2017 年、2018 年全国各级综合医院每百名门急诊患者 MRI 服务人次

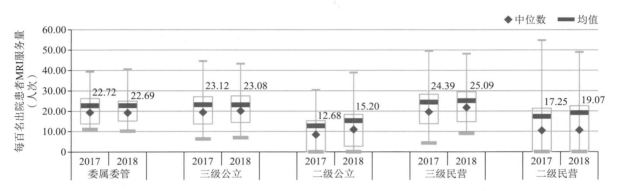

图 3-1-2-376　2017 年、2018 年全国各级综合医院每百名出院患者 MRI 服务人次

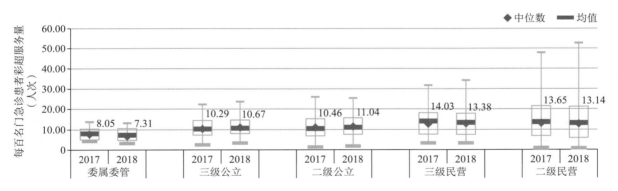

图 3-1-2-377　2017 年、2018 年全国各级综合医院每百名门急诊患者彩超服务人次

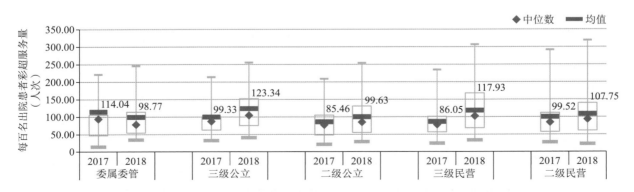

图 3-1-2-378　2017 年、2018 年全国各级综合医院每百名出院患者彩超服务人次

（2）各省（区、市）情况

1）每百名门急诊患者 CT 服务人次

三级公立医院 2018 年平均为 4.94 人次，2017 年平均为 4.27 人次；二级公立医院 2018 年平均为 5.31 人次，2017 年平均为 4.91 人次（图 3-1-2-379，图 3-1-2-380）。

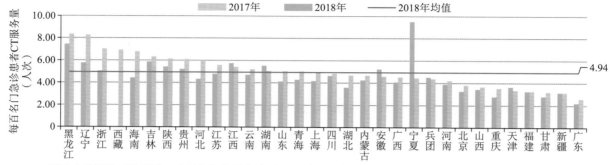

图 3-1-2-379　2017 年、2018 年全国各省（区、市）三级公立医院每百名门急诊患者 CT 服务人次

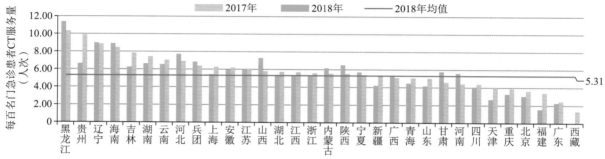

图 3-1-2-380　2017 年、2018 年全国各省（区、市）二级公立医院每百名门急诊患者 CT 服务人次

三级民营医院 2018 年平均为 4.54 人次，2017 年平均为 4.12 人次；二级民营医院 2018 年平均为 5.40 人次，2017 年平均为 5.89 人次（图 3-1-2-381，图 3-1-2-382）。

各级公立和三级民营医院 2018 年均较 2017 年上升，二级民营同比略有下降。

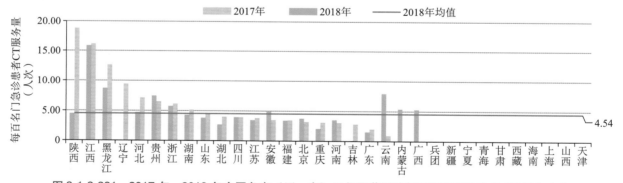

图 3-1-2-381　2017 年、2018 年全国各省（区、市）三级民营医院每百名门急诊患者 CT 服务人次

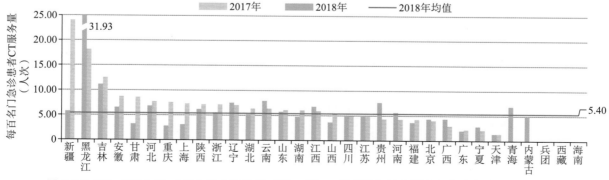

图 3-1-2-382　2017 年、2018 年全国各省（区、市）二级民营医院每百名门急诊患者 CT 服务人次

2）每百名出院患者 CT 服务人次

三级公立医院 2018 年平均为 67.05 人次，2017 年平均为 64.53 人次；二级公立医院 2018 年平均为 58.89 人次，2017 年平均为 54.19 人次（图 3-1-2-383，图 3-1-2-384）。

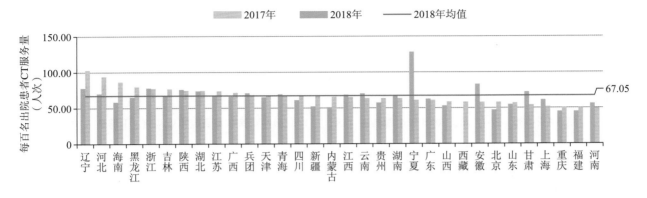

图 3-1-2-383　2017 年、2018 年全国各省（区、市）三级公立医院每百名出院患者 CT 服务人次

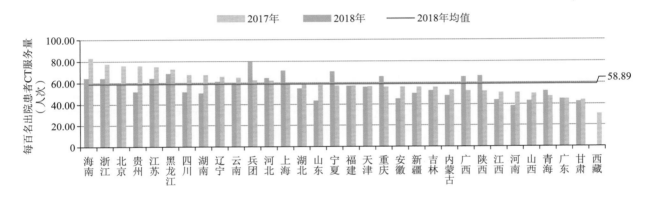

图 3-1-2-384　2017 年、2018 年全国各省（区、市）二级公立医院每百名出院患者 CT 服务人次

三级民营医院 2018 年平均为 65.72 人次，2017 年平均为 54.43 人次；二级民营医院 2018 年平均为 57.66 人次，2017 年平均为 52.39 人次（图 3-1-2-385，图 3-1-2-386）。

各级公立、民营医院 2018 年均较 2017 年上升。

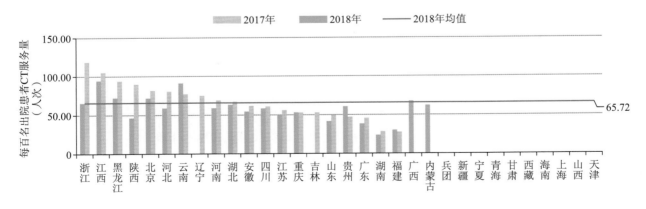

图 3-1-2-385　2017 年、2018 年全国各省（区、市）三级民营医院每百名出院患者 CT 服务人次

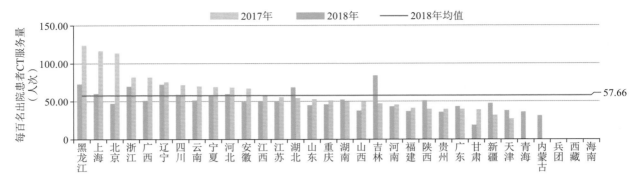

图 3-1-2-386　2017 年、2018 年全国各省（区、市）二级民营医院每百名出院患者 CT 服务人次

3）每百名门急诊患者 MRI 服务人次

三级公立医院 2018 年平均为 1.28 人次，2017 年平均为 1.21 人次；二级公立医院 2018 年平均为 0.99 人次，2017 年平均为 0.88 人次（图 3-1-2-387，图 3-1-2-388）。

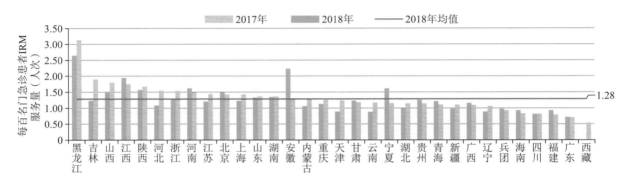

图 3-1-2-387　2017 年、2018 年全国各省（区、市）三级公立医院每百名门急诊患者 MRI 服务人次

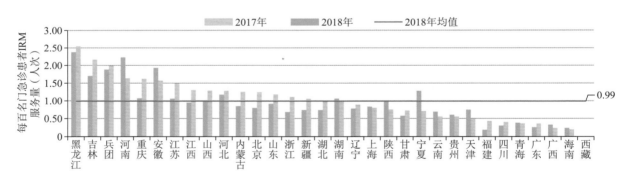

图 3-1-2-388　2017 年、2018 年全国各省（区、市）二级公立医院每百名门急诊患者 MRI 服务人次

三级民营医院 2018 年平均为 1.37 人次，2017 年平均为 1.24 人次；二级民营医院 2018 年平均为 1.53 人次，2017 年平均为 1.64 人次（图 3-1-2-389，图 3-1-2-390）。

各级公立、三级民营医院 2018 年均较 2017 年上升，二级民营同比略有下降。

4）每百名出院患者 MRI 服务人次

三级公立医院 2018 年平均为 23.08 人次，2017 年平均为 23.12 人次；二级公立医院 2018 年平均为 15.20 人次，2017 年平均为 12.68 人次（图 3-1-2-391，图 3-1-2-392）。

三级民营医院 2018 年平均为 25.09 人次，2017 年平均为 24.39 人次；二级民营医院 2018 年平均为 19.07 人次，2017 年平均为 17.25 人次（图 3-1-2-393，图 3-1-2-394）。

三级公立医院 2018 年较 2017 年略有下降，二级公立和各级民营医院同比上升。

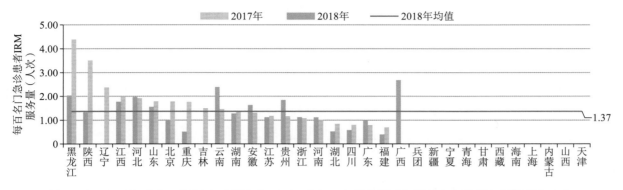

图 3-1-2-389 2017 年、2018 年全国各省（区、市）三级民营医院每百名门急诊患者 MRI 服务人次

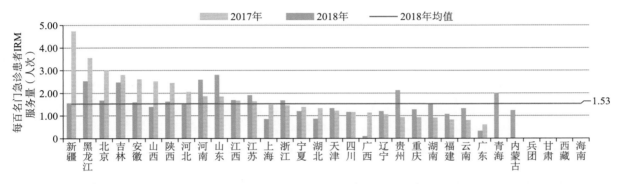

图 3-1-2-390 2017 年、2018 年全国各省（区、市）二级民营医院每百名门急诊患者 MRI 服务人次

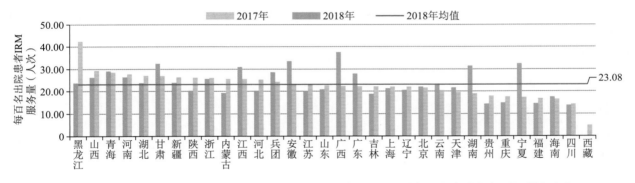

图 3-1-2-391 2017 年、2018 年全国各省（区、市）三级公立医院每百名出院患者 MRI 服务人次

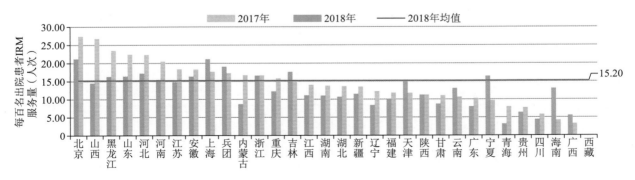

图 3-1-2-392 2017 年、2018 年全国各省（区、市）二级公立医院每百名出院患者 MRI 服务人次

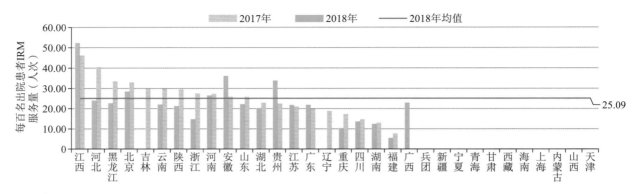

图 3-1-2-393　2017 年、2018 年全国各省（区、市）三级民营医院每百名出院患者 MRI 服务人次

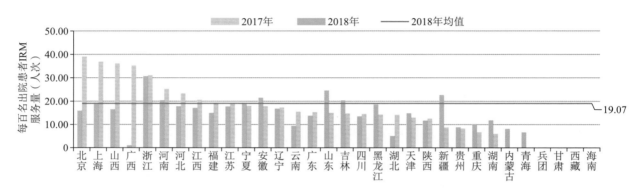

图 3-1-2-394　2017 年、2018 年全国各省（区、市）二级民营医院每百名出院患者 MRI 服务人次

5）每百名门急诊患者彩超服务人次

三级公立医院 2018 年平均为 10.67 人次，2017 年平均为 10.29 人次；二级公立医院 2018 年平均为 11.04 人次，2017 年平均为 10.46 人次（图 3-1-2-395，图 3-1-2-396）。

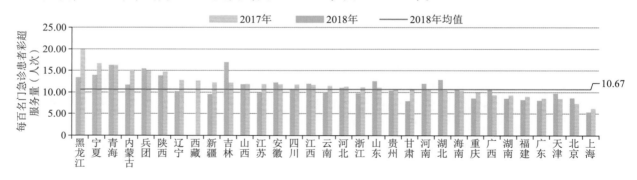

图 3-1-2-395　2017 年、2018 年全国各省（区、市）三级公立医院每百名门急诊患者彩超服务人次

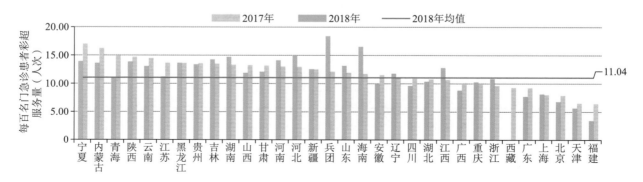

图 3-1-2-396　2017 年、2018 年全国各省（区、市）二级公立医院每百名门急诊患者彩超服务人次

三级民营医院 2018 年平均为 13.38 人次，2017 年平均为 14.03 人次；二级民营医院 2018 年平均为 13.14 人次，2017 年平均为 13.65 人次（图 3-1-2-397，图 3-1-2-398）。

各级公立 2018 年均较 2017 年上升、各级民营医院同比下降。

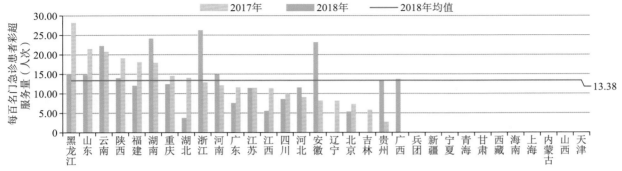

图 3-1-2-397　2017 年、2018 年全国各省（区、市）三级民营医院每百名门急诊患者彩超服务人次

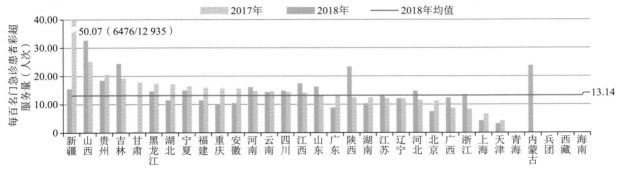

图 3-1-2-398　2017 年、2018 年全国各省（区、市）二级民营医院每百名门急诊患者彩超服务人次

6）每百名出院患者彩超服务人次

三级公立医院 2018 年平均为 123.34 人次，2017 年平均为 99.33 人次；二级公立医院 2018 年平均为 99.63 人次，2017 年平均为 85.46 人次（图 3-1-2-399，图 3-1-2-400）。

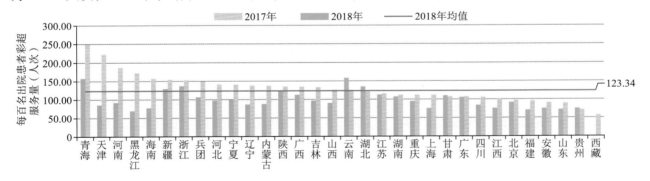

图 3-1-2-399　2017 年、2018 年全国各省（区、市）三级公立医院每百名出院患者彩超服务人次

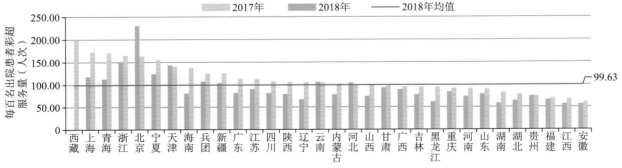

图 3-1-2-400　2017 年、2018 年全国各省（区、市）二级公立医院每百名出院患者彩超服务人次

三级民营医院 2018 年平均为 117.93 人次，2017 年平均为 86.05 人次；二级民营医院 2018 年平均为 107.75 人次，2017 年平均为 99.52 人次（图 3-1-2-401，图 3-1-2-402）。

各级公立、民营医院 2018 年均较 2017 年上升。

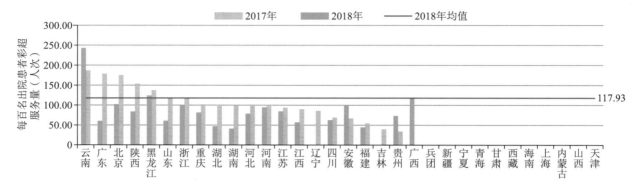

图 3-1-2-401　2017 年、2018 年全国各省（区、市）三级民营医院每百名出院患者彩超服务人次

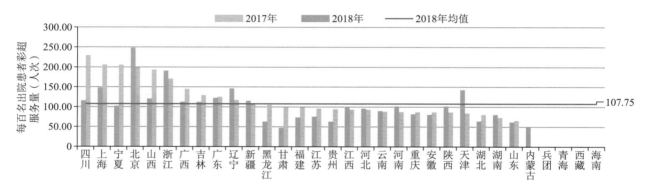

图 3-1-2-402　2017 年、2018 年全国各省（区、市）二级民营医院每百名出院患者彩超服务人次

### （三）治疗质量

#### 1. 非医嘱离院率

非医嘱离院是指患者未按照医嘱要求而自动离院。例如：患者疾病需要住院治疗，但患者出于个人原因要求出院，此种出院并非由医务人员根据患者病情决定，属于非医嘱离院。（引自：国家卫生健康委 "住院病案首页填写说明"。）

非医嘱离院主要包括患者放弃治疗、主动要求转院等情况，后者在一定程度上反映医院医疗服务能力不能满足患方的需求，各级医院需要进一步提高医疗服务能力，加强医疗质量管理，保障患者安全。

（1）全国情况（图 3-1-2-403，图 3-1-2-404）

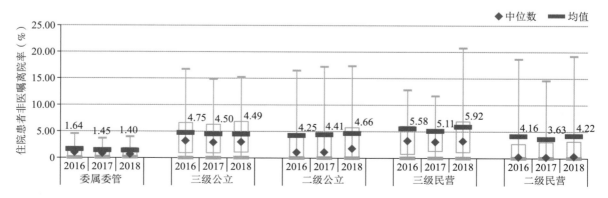

图 3-1-2-403　2016—2018 年全国各级综合医院住院患者非医嘱离院率

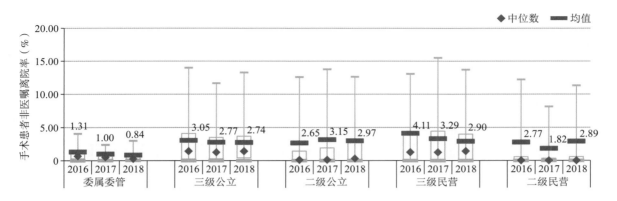

图 3-1-2-404　2016—2018 年全国各级综合医院手术患者非医嘱离院率

（2）各省（区、市）情况

1）住院患者非医嘱离院率

三级公立医院 2018 年平均为 4.49%，2017 年平均为 4.50%，2016 年平均为 4.75%；三年最大值均为天津，分别为 16.08%、20.08%、40.81%；最小值均为上海，依次为 0.56%、0.52%、0.66%（图 3-1-2-405）。二级公立医院 2018 年平均为 4.66%，2017 年平均为 4.41%，2016 年平均为 4.25%（图 3-1-2-406）。

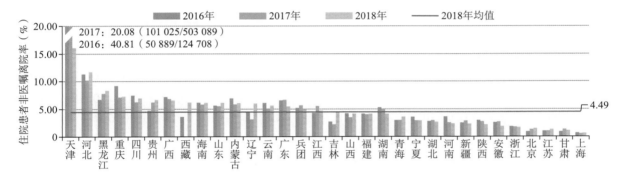

图 3-1-2-405　2016—2018 年全国各省（区、市）三级公立医院住院患者非医嘱离院率

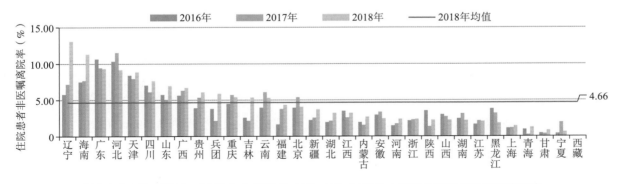

图 3-1-2-406　2016—2018 年全国各省（区、市）二级公立医院住院患者非医嘱离院率

三级民营医院 2018 年平均为 5.92%，2017 年平均为 5.11%，2016 年平均为 5.58%；三年最大值均为河北，分别为 28.46%、30.94%、23.37%（图 3-1-2-407）。二级民营医院 2018 年平均为 4.22%，2017 年平均为 3.63%，2016 年平均为 4.16%（图 3-1-2-408）。

三级公立医院逐年下降、二级公立医院逐年上升；各级民营医院虽 2017 年均较 2016 年下降，但 2018 年均上升并高于前 2 年。

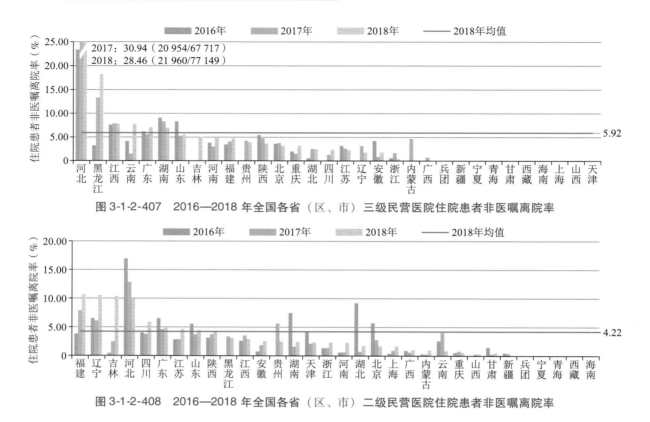

图 3-1-2-407　2016—2018 年全国各省（区、市）三级民营医院住院患者非医嘱离院率

图 3-1-2-408　2016—2018 年全国各省（区、市）二级民营医院住院患者非医嘱离院率

2）手术患者非医嘱离院率

三级公立医院 2018 年平均为 2.74%，2017 年平均为 2.77%，2016 年平均为 3.05%；最大值 3 年均为天津，分别为 14.39%、12.90%、23.23%；最小值均为上海，依次为 0.19%、0.19%、0.26%（图 3-1-2-409）。二级公立医院 2018 年平均为 2.97%，2017 年平均为 3.15%，2016 年平均为 2.65%（图 3-1-2-410）。

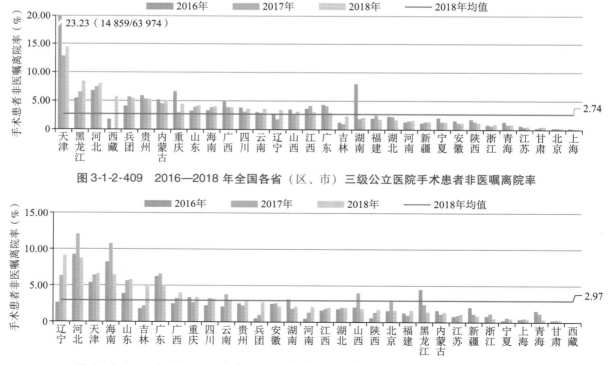

图 3-1-2-409　2016—2018 年全国各省（区、市）三级公立医院手术患者非医嘱离院率

图 3-1-2-410　2016—2018 年全国各省（区、市）二级公立医院手术患者非医嘱离院率

三级民营医院 2018 年平均为 2.90%，2017 年平均为 3.29%，2016 年平均为 4.11%（图 3-1-2-411）。二级民营医院 2018 年平均为 2.89%，2017 年平均为 1.82%，2016 年平均为 2.77%；最大值 3 年均为河北，分别为 10.30%、6.08%、9.91%（图 3-1-2-412）。

三级公立、民营医院呈逐年下降趋势，二级公立医院 2018 年较 2017 年下降但高于 2016 年，二级民营医院 2017 年较 2016 年下降但 2018 年上升并高于前 2 年。

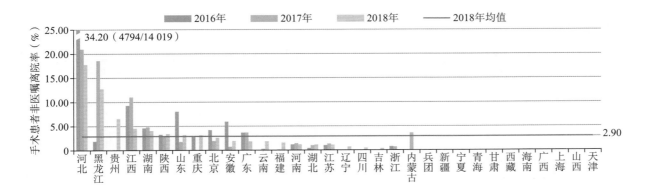

图 3-1-2-411    2016—2018 年全国各省（区、市）三级民营医院手术患者非医嘱离院率

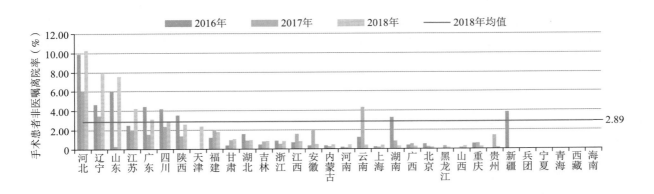

图 3-1-2-412    2016—2018 年全国各省（区、市）二级民营医院手术患者非医嘱离院率

## 2．急诊患者、留观患者死亡率

（1）全国情况（图 3-1-2-413，图 3-1-2-414）

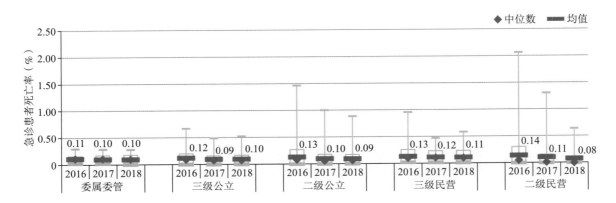

图 3-1-2-413    2016—2018 年全国各级综合医院急诊患者死亡率

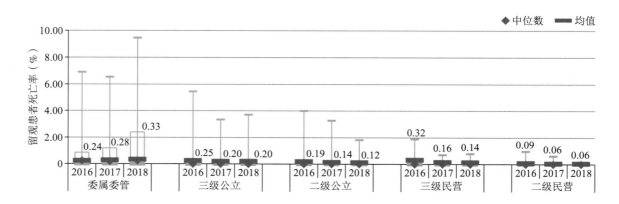

图 3-1-2-414　2016—2018 年全国各级综合医院留观患者死亡率

（2）各省（区、市）情况

1）急诊患者死亡率

三级公立医院 2018 年平均为 0.10%，2017 年平均为 0.09%，2016 年平均为 0.12%（图 3-1-2-415）。二级公立医院 2018 年平均为 0.09%，2017 年平均为 0.10%，2016 年平均为 0.13%（图 3-1-2-416）。三级民营医院 2018 年平均为 0.11%，2017 年平均为 0.12%，2016 年平均为 0.13%（图 3-1-2-417）。二级民营医院 2018 年平均为 0.08%，2017 年平均为 0.11%，2016 年平均为 0.14%（图 3-1-2-418）。

三级公立医院 2018 年较 2017 年略有上升但低于 2016 年，二级公立和各级民营医院均呈逐年下降趋势。

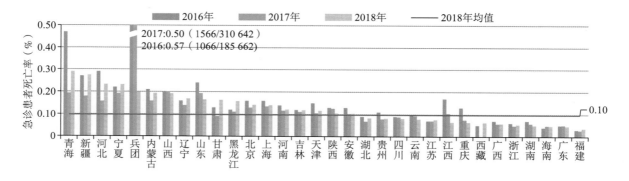

图 3-1-2-415　2016—2018 年全国各省（区、市）三级公立医院急诊患者死亡率

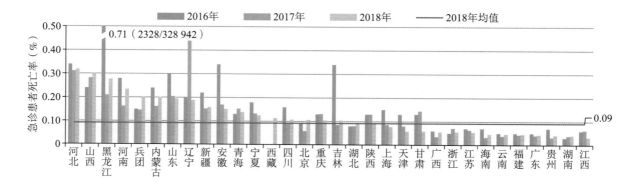

图 3-1-2-416　2016—2018 年全国各省（区、市）二级公立医院急诊患者死亡率

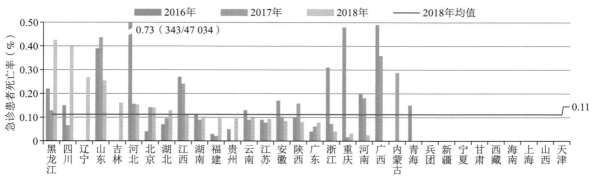

图 3-1-2-417　2016—2018 年全国各省（区、市）三级民营医院急诊患者死亡率

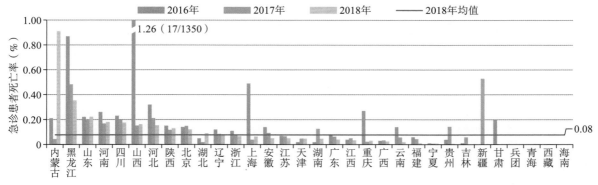

图 3-1-2-418　2016—2018 年全国各省（区、市）二级民营医院急诊患者死亡率

2）留观患者死亡率

三级公立医院 2018 年平均为 0.20%，2017 年平均为 0.20%，2016 年平均为 0.25%；最大值 3 年均为上海，分别为 2.63%、2.68%、6.78%（图 3-1-2-419）。二级公立医院 2018 年平均为 0.12%，2017 年平均为 0.14%，2016 年平均为 0.19%；最大值 3 年均为上海，分别为 2.21%、2.12%、1.48%（图 3-1-2-420）。

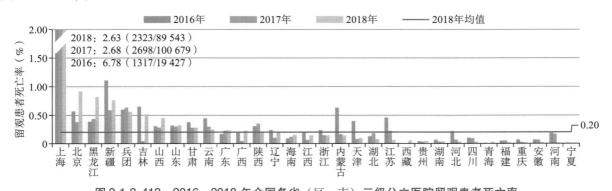

图 3-1-2-419　2016—2018 年全国各省（区、市）三级公立医院留观患者死亡率

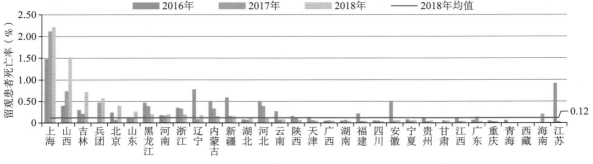

图 3-1-2-420　2016—2018 年全国各省（区、市）二级公立医院留观患者死亡率

三级民营医院 2018 年平均为 0.14%，2017 年平均为 0.16%，2016 年平均为 0.32%（图 3-1-2-421）。二级民营医院 2018 年平均为 0.06%，2017 年平均为 0.06%，2016 年平均为 0.09%（图 3-1-2-422）。

各级公立、民营医院均呈逐年下降趋势。

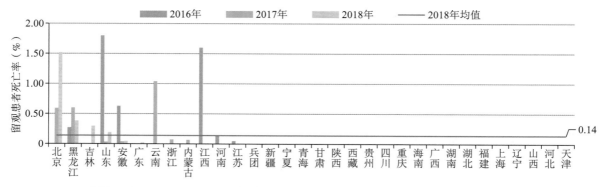

图 3-1-2-421　2016—2018 年全国各省（区、市）三级民营医院留观患者死亡率

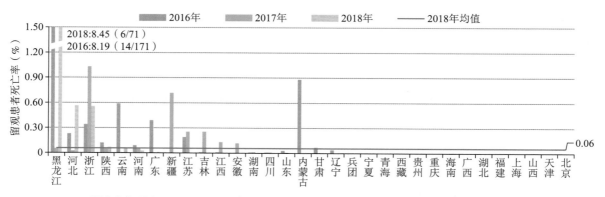

图 3-1-2-422　2016—2018 年全国各省（区、市）二级民营医院留观患者死亡率

### （四）工作效率

#### 1. 出院患者平均住院日

（1）全国情况（图 3-1-2-423）

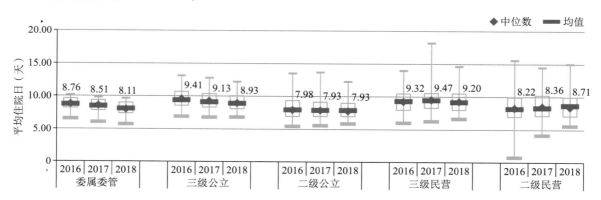

图 3-1-2-423　2016—2018 年全国各级综合医院出院患者平均住院日情况

（2）各省（区、市）情况

三级公立医院 2018 年平均为 8.93 天，2017 年平均为 9.13 天，2016 年平均为 9.41 天；二级公立医院 2018 年平均为 7.93 天，2017 年平均为 7.93 天，2016 年平均为 7.98 天（图 3-1-2-424，图 3-1-2-425）。

三级民营医院 2018 年平均为 9.20 天，2017 年平均为 9.47 天，2016 年平均为 9.32 天；最大值三年均为江西，分别为 13.33 天、15.26 天、14.76 天。二级民营医院 2018 年平均为 8.71 天，2017 年平均为 8.36 天，2016 年平均为 8.22 天（图 3-1-2-426，图 3-1-2-427）。

二级公立医院 2018 年与 2017 年持平，较 2016 年缩短；三级民营医院 2017 年较 2016 年延长，但 2018 年缩短至 2016 年水平以下。

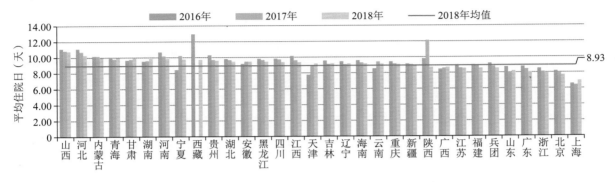

图 3-1-2-424　2016—2018 年全国各省（区、市）三级公立医院出院患者平均住院日

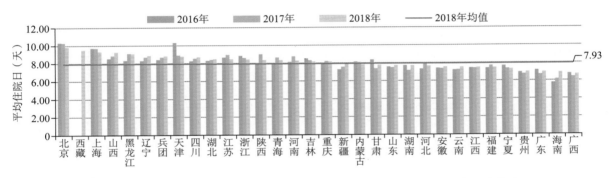

图 3-1-2-425　2016—2018 年全国各省（区、市）二级公立医院出院患者平均住院日

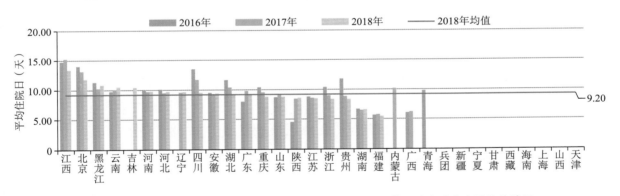

图 3-1-2-426　2016—2018 年全国各省（区、市）三级民营医院出院患者平均住院日

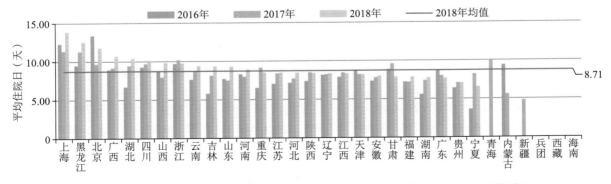

图 3-1-2-427　2016—2018 年全国各省（区、市）二级民营医院出院患者平均住院日

### 2. 床位使用率

本年度未直接抽样调查床位使用率，按实际占用总床日数和实际开放总床日数计算。

（1）全国情况（图3-1-2-428）

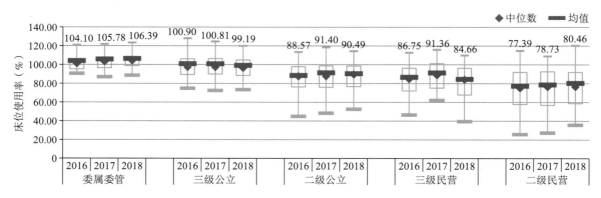

图3-1-2-428　2016—2018年全国各级综合医院床位使用率情况

（2）各省（区、市）情况

三级公立医院2018年平均为99.19%，2017年平均为100.81%，2016年平均为100.90%；二级公立医院2018年平均为90.49%，2017年平均为91.40%，2016年平均为88.57%（图3-1-2-429，图3-1-2-430）。

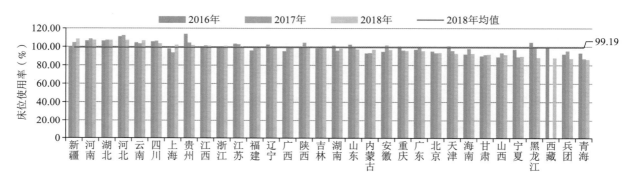

图3-1-2-429　2016—2018年全国各省（区、市）三级公立医院床位使用率

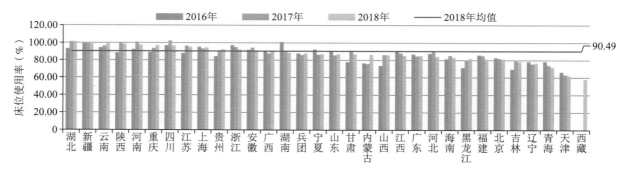

图3-1-2-430　2016—2018年全国各省（区、市）二级公立医院床位使用率

三级民营医院2018年平均为84.66%，2017年平均为91.36%，2016年平均为86.75%；二级民营医院2018年平均为80.46%，2017年平均为78.73%，2016年平均为77.39%（图3-1-2-431，图3-1-2-432）。

三级公立医院逐年下降，二级民营医院逐年上升，二级公立和三级民营医院2018年均较2017年下降。

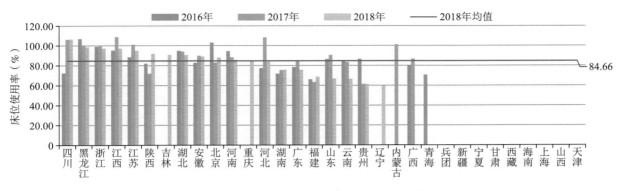

图 3-1-2-431　2016—2018 年全国各省（区、市）三级民营医院床位使用率

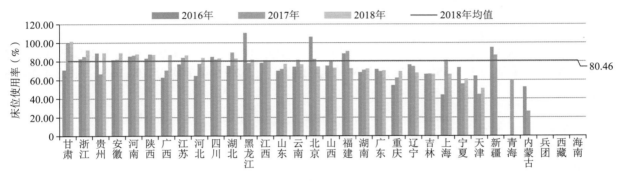

图 3-1-2-432　2016—2018 年全国各省（区、市）二级民营医院床位使用率

**（五）患者负担**

对各地患者负担相关指标之间差异的分析与理解，应当充分考虑到地区间人均可支配收入和物价水平的差异。

**1. 每门诊（含急诊）人次费用以及其中的药品费用、药占比**

（1）全国情况（图 3-1-2-433 至图 3-1-2-435）

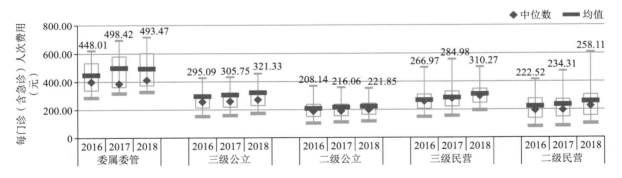

图 3-1-2-433　2016—2018 年全国各级综合医院患者每门诊（含急诊）人次费用

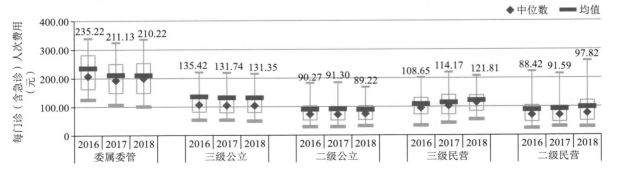

图 3-1-2-434　2016—2018 年全国各级综合医院患者每门诊（含急诊）人次药费

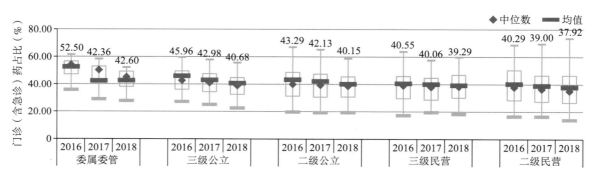

图 3-1-2-435　2016—2018 年全国各级综合医院门诊（含急诊）药占比

（2）各省（区、市）情况

1）每门诊（含急诊）人次费用

三级公立医院 2018 年平均为 321.33 元，2017 年平均为 305.75 元，2016 年平均为 295.09 元；二级公立医院 2018 年平均为 221.85 元，2017 年平均为 216.06 元，2016 年平均为 208.14 元（图 3-1-2-436，图 3-1-2-437）。

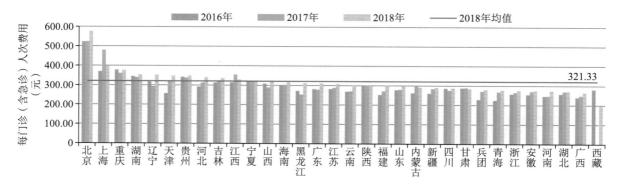

图 3-1-2-436　2016—2018 年全国各省（区、市）三级公立医院患者每门诊（含急诊）人次费用

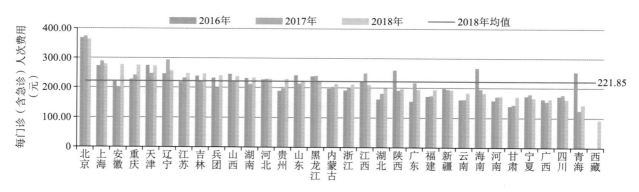

图 3-1-2-437　2016—2018 年全国各省（区、市）二级公立医院患者每门诊（含急诊）人次费用

三级民营医院 2018 年平均为 310.27 元，2017 年平均为 284.98 元，2016 年平均为 266.97 元；二级民营医院 2018 年平均为 258.11 元，2017 年平均为 234.31 元，2016 年平均为 222.52 元（图 3-1-2-438，图 3-1-2-439）。

各级公立、民营医院均呈逐年增长趋势。

2）每门诊（含急诊）人次药费

三级公立医院 2018 年平均为 131.35 元，2017 年平均为 131.74 元，2016 年平均为 135.42 元；二级公立医院 2018 年平均为 89.22 元，2017 年平均为 91.30 元，2016 年平均为 90.27 元（图 3-1-2-440，图 3-1-2-441）。

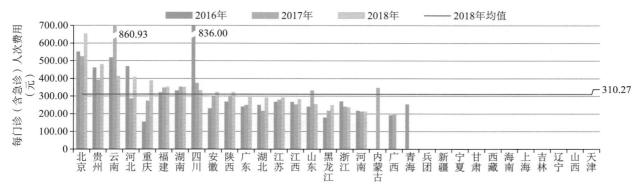

图 3-1-2-438　2016—2018 年全国各省（区、市）三级民营医院患者每门诊（含急诊）人次费用

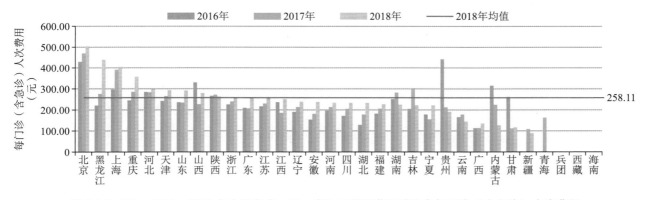

图 3-1-2-439　2016—2018 年全国各省（区、市）二级民营医院患者每门诊（含急诊）人次费用

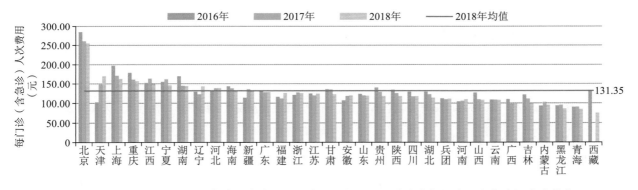

图 3-1-2-440　2016—2018 年全国各省（区、市）三级公立医院患者每门诊（含急诊）人次药费

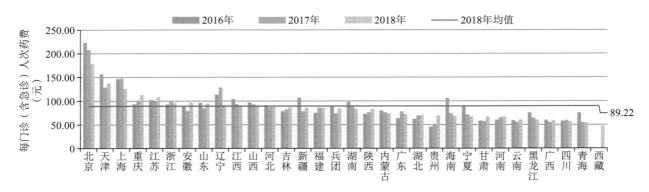

图 3-1-2-441　2016—2018 年全国各省（区、市）二级公立医院患者每门诊（含急诊）人次药费

三级民营医院 2018 年平均为 121.81 元，2017 年平均为 114.17 元，2016 年平均为 108.65 元；二级民营医院 2018 年平均为 97.82 元，2017 年平均为 91.59 元，2016 年平均为 88.42 元（图 3-1-2-442，图 3-1-2-443）。

三级公立医院呈逐年降低趋势；二级公立医院 2017 年较 2016 年增长，2018 年降低并低于前 2 年水平。各级民营医院呈逐年增长趋势。

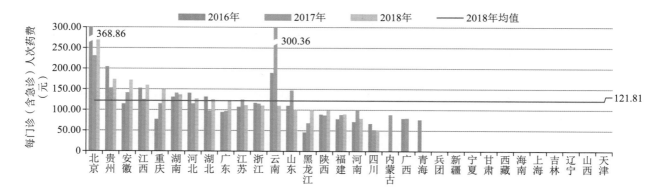

图 3-1-2-442　2016—2018 年全国各省（区、市）三级民营医院患者每门诊（含急诊）人次药费

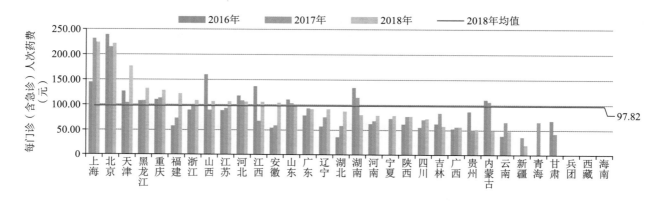

图 3-1-2-443　2016—2018 年全国各省（区、市）二级民营医院患者每门诊（含急诊）人次药费

3）门诊（含急诊）药占比

三级公立医院 2018 年平均为 40.68%，2017 年平均为 42.98%，2016 年平均为 45.96%；二级公立医院 2018 年平均为 40.15%，2017 年平均为 42.13%，2016 年平均为 43.29%（图 3-1-2-444，图 3-1-2-445）。

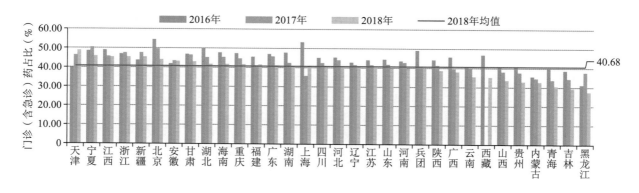

图 3-1-2-444　2016—2018 年全国各省（区、市）三级公立医院门诊（含急诊）药占比

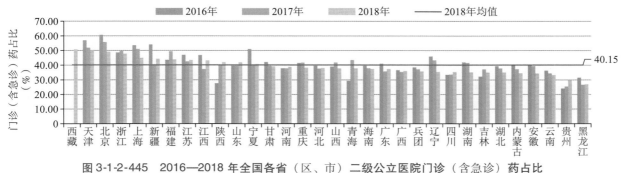

图 3-1-2-445　2016—2018 年全国各省（区、市）二级公立医院门诊（含急诊）药占比

三级民营医院 2018 年平均为 39.29%，2017 年平均为 40.06%，2016 年平均为 40.55%；二级民营医院 2018 年平均为 37.92%，2017 年平均为 39.00%，2016 年平均为 40.29%（图 3-1-2-446，图 3-1-2-447）。

各级公立、民营医院均呈逐年下降趋势。

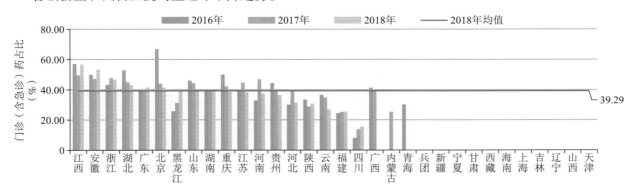

图 3-1-2-446　2016—2018 年全国各省（区、市）三级民营医院门诊（含急诊）药占比

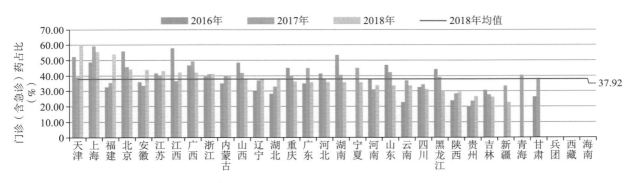

图 3-1-2-447　2016—2018 年全国各省（区、市）二级民营医院门诊（含急诊）药占比

### 2．平均住院费用以及其中的药品费用、药占比

（1）全国情况（图 3-1-2-448 至图 3-1-2-450）

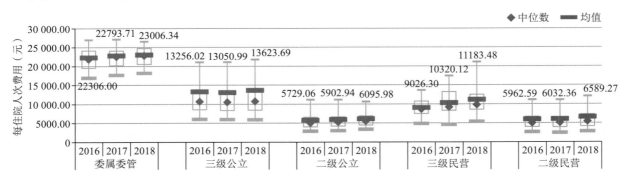

图 3-1-2-448　2016—2018 年全国各级综合医院每住院人次费用

179

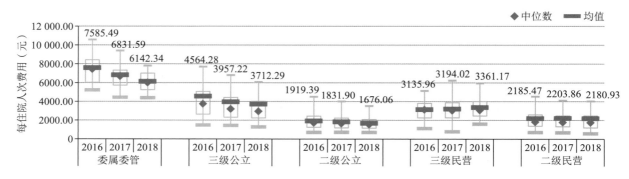

图 3-1-2-449　2016—2018 年全国各级综合医院每住院人次药费

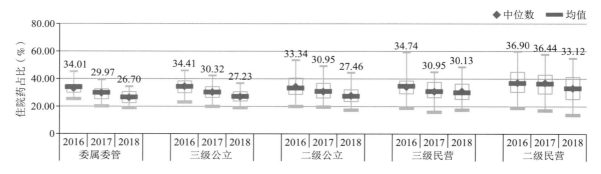

图 3-1-2-450　2016—2018 年全国各级综合医院住院药占比

（2）各省（区、市）情况

1）每住院人次费用

三级公立医院 2018 年平均为 13 623.69 元，2017 年平均为 13 050.99 元，2016 年平均为 13 256.02 元（图 3-1-2-451）。二级公立医院 2018 年平均为 6095.98 元，2017 年平均为 5902.94 元，2016 年平均为 5729.06 元；最小值 3 年均为甘肃，分别为 3764.51 元、3469.27 元、3461.65 元（图 3-1-2-452）。

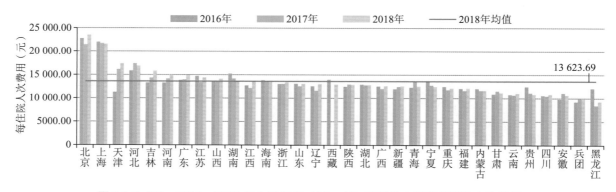

图 3-1-2-451　2016—2018 年全国各省（区、市）三级公立医院每住院人次费用

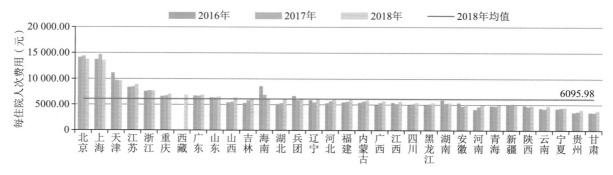

图 3-1-2-452　2016—2018 年全国各省（区、市）二级公立医院每住院人次费用

三级民营医院 2018 年平均为 11 183.48 元，2017 年平均为 10 320.12 元，2016 年平均为9026.30 元；最大值 3 年均为北京，分别为 27 271.85 元、24 236.76 元、16 883.30 元（图 3-1-2-453）。二级民营医院 2018 年平均为 6589.27 元，2017 年平均为 6032.36 元，2016 年平均为 5962.59 元；最大值 3 年均为北京，分别为 25 296.68 元、18 585.11 元、20 185.33 元（图 3-1-2-454）。

三级公立医院 2017 年较 2016 年降低，2018 年增加并高于前 2 年水平；二级公立、各级民营医院均为逐年增长趋势。

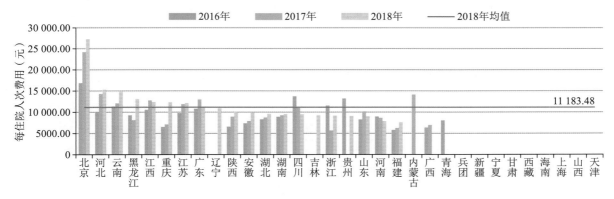

图 3-1-2-453　2016—2018 年全国各省（区、市）三级民营医院每住院人次费用

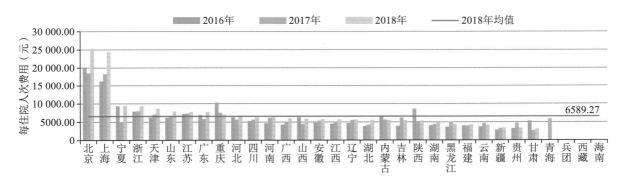

图 3-1-2-454　2016—2018 年全国各省（区、市）二级民营医院每住院人次费用

2）每住院人次药费

三级公立医院 2018 年平均为 3712.29 元，2017 年平均为 3957.22 元，2016 年平均为 4564.28 元；最大值 3 年均为河北，分别为 5449.94 元、6931.24 元、6833.87 元（图 3-1-2-455）。二级公立医院2018 年平均为 1676.06 元，2017 年平均为 1831.90 元，2016 年平均为 1919.39 元；最小值 3 年均为贵州，分别为 849.75 元、932.30 元、976.64 元（图 3-1-2-456）。

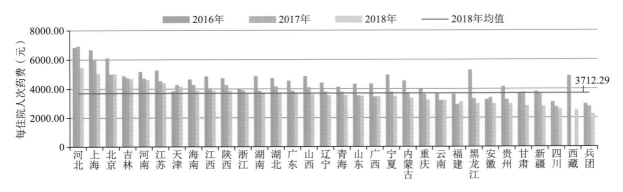

图 3-1-2-455　2016—2018 年全国各省（区、市）三级公立医院每住院人次药费

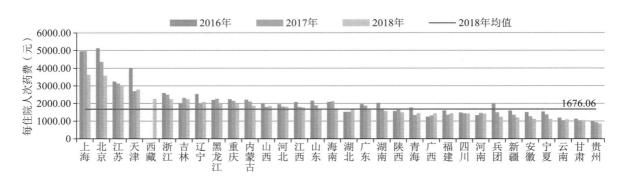

图 3-1-2-456　2016—2018 年全国各省（区、市）二级公立医院每住院人次药费

三级民营医院 2018 年平均为 3361.17 元，2017 年平均为 3194.02 元，2016 年平均为 3135.96 元；最大值 3 年均为北京，分别为 7726.54 元、7368.90 元、7226.86 元（图 3-1-2-457）。二级民营医院 2018 年平均为 2180.93 元，2017 年平均为 2203.86 元，2016 年平均为 2185.47 元；最大值 3 年均为上海，分别为 7148.37 元、7663.72 元、8134.46 元（图 3-1-2-458）。

各级公立医院呈逐年降低趋势，三级民营医院逐年增长，二级民营医院 2018 年较 2017 年降低、与 2016 年持平。

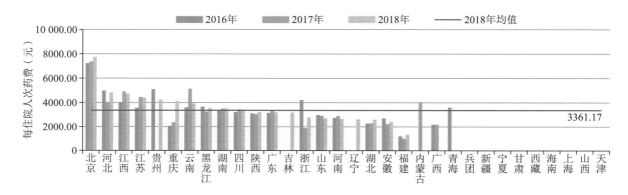

图 3-1-2-457　2016—2018 年全国各省（区、市）三级民营医院每住院人次药费

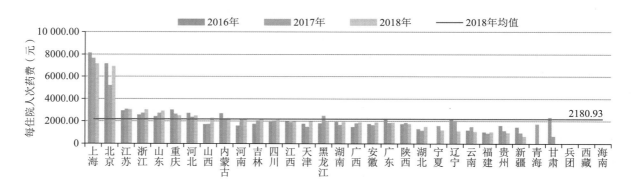

图 3-1-2-458　2016—2018 年全国各省（区、市）二级民营医院每住院人次药费

3）住院药占比

三级公立医院 2018 年平均为 27.23%，2017 年平均为 30.32%，2016 年平均为 34.41%（图 3-1-2-459）。二级公立医院 2018 年平均为 27.46%，2017 年平均为 30.95%，2016 年平均为 33.34%；最大值 3 年均为黑龙江，分别为 37.69%、44.09%、44.77%（图 3-1-2-460）。

　　三级民营医院 2018 年平均为 30.13%，2017 年平均为 30.95%，2016 年平均为 34.74%；最小值 3 年均为福建，分别为 17.67%、16.10%、20.86%（图 3-1-2-461）。二级民营医院 2018 年平均为 33.12%，2017 年平均为 36.44%，2016 年平均为 36.90%（图 3-1-2-462）。

　　各级公立、民营医院均呈逐年下降趋势。

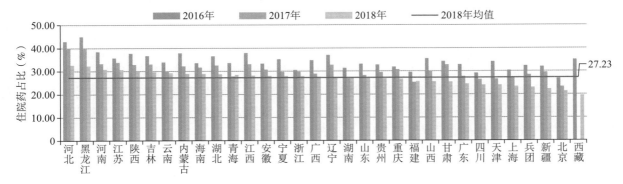

图 3-1-2-459　2016—2018 年全国各省（区、市）三级公立医院住院药占比

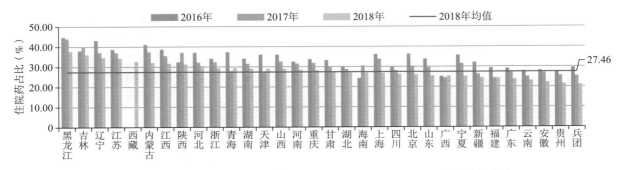

图 3-1-2-460　2016—2018 年全国各省（区、市）二级公立医院住院药占比

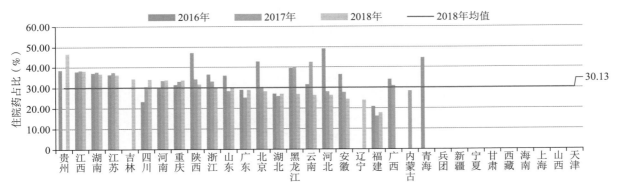

图 3-1-2-461　2016—2018 年全国各省（区、市）三级民营医院住院药占比

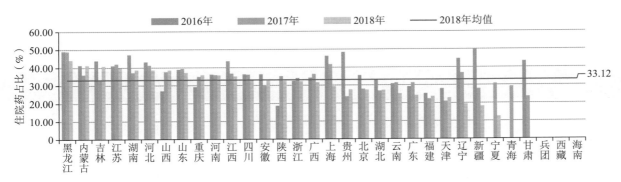

图 3-1-2-462　2016—2018 年全国各省（区、市）二级民营医院住院药占比

## 第三节　专科医院医疗质量分析

### 一、肿瘤专科医院

2018 年度共有 131 家医院参加肿瘤专科医院全国医疗质量抽样调查，筛除出院患者信息为空及数据质量不合格的医院后，共有 95 家肿瘤专科医院相关数据纳入最终分析，其中三级肿瘤医院 55 家，二级肿瘤医院 40 家。进一步按所有制细化统计，其中三级公立肿瘤专科医院 47 家（以下简称"三级公立"），二级公立肿瘤专科医院 18 家（以下简称"二级公立"），三级民营肿瘤专科医院 8 家，二级民营肿瘤专科医院 22 家（因三级民营肿瘤专科医院数量较少，故做合并分析，以下简称"民营"）。肿瘤专科医院纳入分析数量及分布情况详见图 3-1-3-1 及表 3-1-3-1。

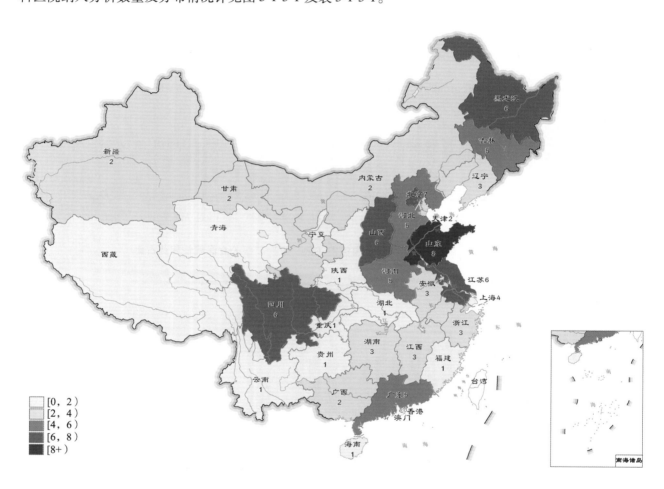

图 3-1-3-1　2018 年全国各省（区、市）纳入分析的肿瘤专科医院分布情况

表 3-1-3-1　2016—2018 年纳入分析的肿瘤专科医院数量变化情况

| 年份 | 全国 | 三级公立 | 二级公立 | 三级民营 | 二级民营 |
|---|---|---|---|---|---|
| 2016 年 | 92 | 45 | 19 | 5 | 23 |
| 2017 年 | 101 | 46 | 20 | 8 | 27 |
| 2018 年 | 95 | 47 | 18 | 8 | 22 |

**（一）运行管理类指标**

**1．工作负荷**

**（1）诊疗人次和出院人次**

2018 年全国肿瘤专科医院平均门诊人次、急诊人次、出院人次、健康体检人次、留观人次较 2017 年均有所增加，涨幅分别为 12.40%、29.58%、19.33%、14.13%、17.61%（表 3-1-3-2，表 3-1-3-3）。

表 3-1-3-2　2016—2018 年肿瘤专科医院平均工作量情况

| 年份 | 门诊人次 | 急诊人次 | 出院人次 | 体检人次 | 留观人次 |
|---|---|---|---|---|---|
| 2016 年 | 159 382.25 | 5688.15 | 24 139.03 | 10 596.77 | 388.67 |
| 2017 年 | 168 455.05 | 6730.61 | 25 371.82 | 11 761.69 | 327.45 |
| 2018 年 | 189 350.29 | 8721.33 | 30 276.79 | 13 424.03 | 385.11 |

表 3-1-3-3　2018 年各类肿瘤专科医院平均工作量情况

| 机构类别 | 门诊人次 | 急诊人次 | 出院人次 | 体检人次 | 留观人次 |
|---|---|---|---|---|---|
| 全国均值 | 189 350.29 | 8721.33 | 30 276.79 | 13 424.03 | 385.11 |
| 三级公立 | 333 713.83 | 12 589.53 | 54 279.87 | 19 278.11 | 444.13 |
| 二级公立 | 45 101.12 | 3481.21 | 6210.67 | 7350.75 | 164.50 |
| 民营 | 39 941.66 | 4525.17 | 7111.63 | 6773.60 | 376.29 |

**（2）门急诊诊疗人次数与出院人次数之比**

2018 年全国肿瘤专科医院门急诊人次数与出院人次数之比为 6.46∶1，其中，三级公立医院为 6.28∶1，二级公立医院为 7.06∶1，民营医院为 6.86∶1（图 3-1-3-2）。

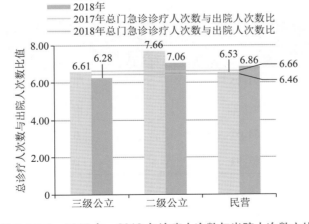

图 3-1-3-2　2017 年、2018 年诊疗人次数与出院人次数之比

**（3）医师日均担负诊疗人次和住院床日**

2018 年全国肿瘤专科医院医师日均担负诊疗 2.28 人次，较 2017 年增加了 0.01 人次，其中，三级公立医院增加了 0.07 人次，二级公立医院减少了 0.24 人次，民营医院减少了 0.33 人次。每医师日均担负住院 3.53 床日，较 2017 年增加了 0.05 床日，其中，三级公立医院增加了 0.1 床日，二级公立医院减少了 0.47 床日，民营医院减少了 0.21 床日。2018 年三级公立医院每医师日均担负诊疗人次和日均负担住院床日均高于二级公立医院和民营医院，且较 2017 年有所上升，在一定程度上表明，肿瘤专科医院，尤其是三级公立医院医师的工作负荷相对较重的状况并未得到缓解（表 3-1-3-4）。

表 3-1-3-4　2018 年肿瘤专科医院医师工作负荷

| 机构类别 | 每医师日均负担诊疗人次 | | | 每医师日均负担住院床日 | | |
|---|---|---|---|---|---|---|
| | 2017 年 | 2018 年 | 变化趋势 | 2017 年 | 2018 年 | 变化趋势 |
| 全国 | 2.27 | 2.28 | | 3.48 | 3.53 | |
| 三级公立 | 2.40 | 2.47 | | 3.65 | 3.75 | |
| 二级公立 | 1.78 | 1.54 | | 2.84 | 2.37 | |
| 民营 | 1.69 | 1.36 | | 2.72 | 2.51 | |

（4）手术人次与手术率

2018 年全国肿瘤专科医院住院患者手术人次均值为 7468.51、住院患者手术率为 22.91%，其中，三级公立医院为 12 856.26 人次，住院患者手术率为 23.69%，二级公立医院为 838.65 人次，住院患者手术率为 12.87%，民营医院为 1613.67 人次，住院患者手术率为 18.77%（表 3-1-3-5）。

2018 年全国肿瘤专科医院门诊手术人次均值为 891.95，门诊患者手术率为 0.43%，其中，三级公立医院为 1364.22 人次，门诊患者手术率为 0.40%；二级公立医院为 354.57 人次，门诊患者手术率为 0.80%；民营医院为 267.91 人次，门诊患者手术率为 0.54%（表 3-1-3-6）。

表 3-1-3-5　2017 年、2018 年肿瘤专科医院住院患者手术人次、手术率

| 机构类别 | 住院手术人次 | | | 住院患者手术率（%） | | |
|---|---|---|---|---|---|---|
| | 2017 年 | 2018 年 | 变化趋势 | 2017 年 | 2018 年 | 变化趋势 |
| 全国 | 6623.16 | 7468.51 | | 23.78 | 22.91 | |
| 三级公立 | 11 879.74 | 12 856.26 | | 24.75 | 23.69 | |
| 二级公立 | 972.84 | 838.65 | | 14.00 | 12.87 | |
| 民营 | 1643.67 | 1613.67 | | 19.93 | 18.77 | |

表 3-1-3-6　2017 年、2018 年肿瘤专科医院门诊患者手术人次、手术率

| 机构类别 | 门诊手术人次 | | | 门诊患者手术率（%） | | |
|---|---|---|---|---|---|---|
| | 2017 年 | 2018 年 | 变化趋势 | 2017 年 | 2018 年 | 变化趋势 |
| 全国 | 776.32 | 891.95 | | 0.40 | 0.43 | |
| 三级公立 | 1288.18 | 1364.22 | | 0.36 | 0.40 | |
| 二级公立 | 455.78 | 354.57 | | 0.85 | 0.80 | |
| 民营 | 210.77 | 267.91 | | 0.39 | 0.54 | |

（5）出院患者离院方式

2018 年肿瘤专科医院出院患者医嘱离院率为 95.63%，出院患者医嘱转院率为 1.22%，出院患者非医嘱离院率为 2.06%，出院患者医嘱转社区卫生服务机构/乡镇卫生院率为 0.31%，出院患者死亡率为 0.47%，出院患者其他方式离院率为 0.31%（图 3-1-3-3）。

**2.工作效率**

2018 年全国肿瘤专科医院出院患者平均住院日为 9.70 天，较 2017 年缩短 1.20 天。除二级公立医院 2018 年平均住院日比 2017 年略有上升外，三级公立及民营医院平均住院日均逐年降低（图 3-1-3-4）。

2018 年全国肿瘤专科医院床位使用率为 110.78%，较 2016 和 2017 年略有上升（图 3-1-3-5）。

**3.患者负担**

2018 年全国肿瘤专科医院平均每门诊人次费用为 741.56 元，其中，药品费用为 342.55 元；平均每

住院人次费用为 17 999.94 元，其中，药品费用为 6849.16 元。每门诊人次费用和每住院人次费用均高于 2016、2017 年，其中，每住院人次费用较 2016 年增幅达 18.62%；药品费用支出较为稳定；三级公立医院每门诊人次费用和每住院人次费用最高，二级公立医院最低（图 3-1-3-6，图 3-1-3-7，表 3-1-3-7）。

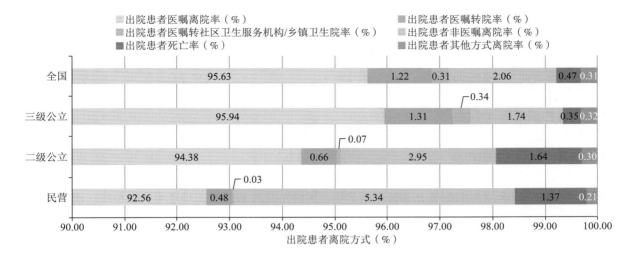

图 3-1-3-3　2018 年出院患者离院方式

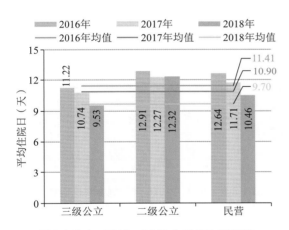

图 3-1-3-4　2016—2018 年肿瘤专科医院
平均住院日

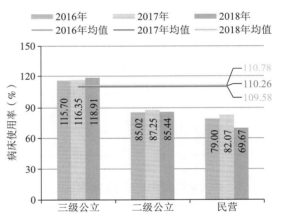

图 3-1-3-5　2016—2018 年肿瘤专科医院
病床使用率

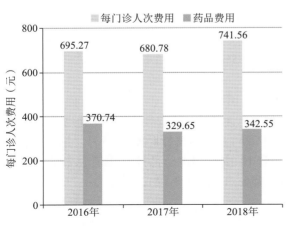

图 3-1-3-6　2016—2018 年肿瘤专科医院
每门诊人次费用

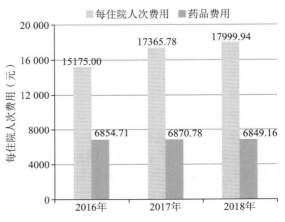

图 3-1-3-7　2016—2018 年肿瘤专科医院
每住院人次费用

表 3-1-3-7  2018 年肿瘤专科医院患者就诊费用

| 机构类别 | 每门诊人次费用（元） | 其中，药品费用（元） | 每住院人次费用（元） | 其中，药品费用（元） |
|---|---|---|---|---|
| 全国均值 | 741.56 | 342.55 | 17 999.94 | 6849.16 |
| 三级公立 | 779.30 | 357.77 | 18 476.54 | 6989.94 |
| 二级公立 | 335.05 | 169.48 | 10 783.52 | 4484.95 |
| 民营 | 445.30 | 229.91 | 15 263.33 | 6171.06 |

### （二）医疗质量基本情况

#### 1. 死亡类指标

（1）住院患者相关死亡率

2018 年全国 95 家肿瘤专科医院住院患者总死亡率为 0.47%，呈逐年下降趋势。其中，三级公立医院为 0.35%，二级公立医院为 1.64%，均低于前 2 年；民营医院为 1.37%，呈逐年上升趋势（图 3-1-3-8）。

2018 年全国 95 家肿瘤专科医院手术患者住院总死亡率为 0.20%，其中，三级公立医院为 0.19%，二级公立医院为 0.15%，民营医院为 0.67%，民营医院住院总死亡率高于公立医院（图 3-1-3-9）。

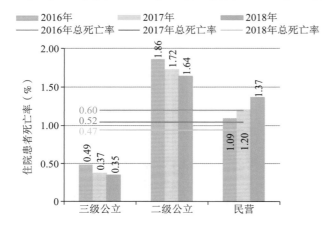

图 3-1-3-8  2016—2018 年肿瘤专科医院住院患者死亡率

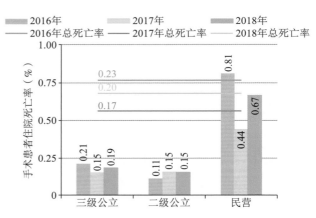

图 3-1-3-9  2016—2018 年肿瘤专科医院手术患者住院死亡率

（2）急诊、留观死亡率

2018 年全国 95 家肿瘤专科医院急诊患者总死亡率为 0.14%，低于 2016 年，较 2017 年略有上升。其中，三级公立医院为 0.12%，二级公立医院为 0.05%，民营医院为 0.25%（图 3-1-3-10）。

2018 年全国 95 家肿瘤专科医院留观患者总死亡率为 0.36%，远高于 2016 和 2017 年。其中，三级公立医院为 0.21%，二级公立医院为 0.76%，民营医院为 0.65%（图 3-1-3-11）。

（3）死亡患者前 10 位病种情况

2018 年全国 95 家肿瘤专科医院死亡患者按主要疾病诊断 ICD-10 编码（亚目）进行排序，前 10 位的病种分别为：支气管和肺恶性肿瘤（C34）、肝和肝内胆管恶性肿瘤（C22）、胃恶性肿瘤（C16）、食管恶性肿瘤（C15）、其他医疗照顾（Z51）、胰恶性肿瘤（C25）、乳房恶性肿瘤（C50）、结肠恶性肿瘤（C18）、直肠恶性肿瘤（C20）、卵巢恶性肿瘤（C56），前 10 位病种占全部死亡患者总数的一半以上（55.82%），其中，支气管和肺恶性肿瘤总死亡率高达 22.45%（图 3-1-3-12）。

（4）出院患者非医嘱离院率

2018 年全国 95 家肿瘤专科医院出院患者非医嘱离院率为 2.06%，出院手术患者非医嘱离院率为 1.11%，均低于 2016 和 2017 年。其中，三级公立医院的出院患者非医嘱离院率及手术患者非医嘱离院率均呈逐年下降趋势；而二级公立医院则相反，呈逐年上升趋势（图 3-1-3-13，图 3-1-3-14）。

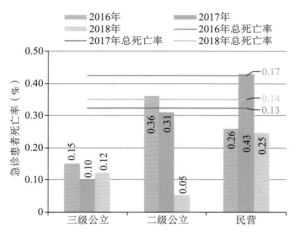

图 3-1-3-10　2016—2018 年肿瘤专科医院
急诊患者死亡率

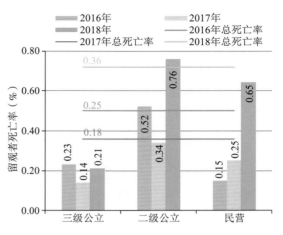

图 3-1-3-11　2016—2018 年肿瘤专科医院
留观患者死亡率

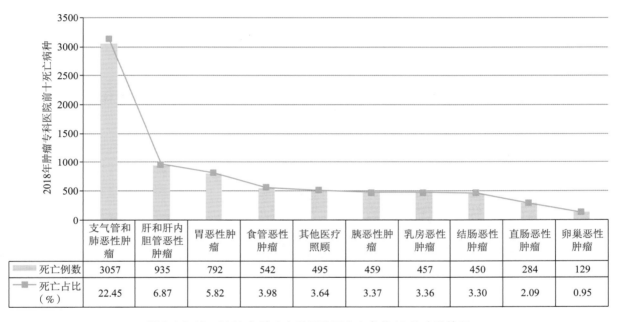

| | 支气管和肺恶性肿瘤 | 肝和肝内胆管恶性肿瘤 | 胃恶性肿瘤 | 食管恶性肿瘤 | 其他医疗照顾 | 胰恶性肿瘤 | 乳房恶性肿瘤 | 结肠恶性肿瘤 | 直肠恶性肿瘤 | 卵巢恶性肿瘤 |
|---|---|---|---|---|---|---|---|---|---|---|
| 死亡例数 | 3057 | 935 | 792 | 542 | 495 | 459 | 457 | 450 | 284 | 129 |
| 死亡占比（%） | 22.45 | 6.87 | 5.82 | 3.98 | 3.64 | 3.37 | 3.36 | 3.30 | 2.09 | 0.95 |

图 3-1-3-12　2018 年肿瘤专科医院死亡患者前 10 位病种情况

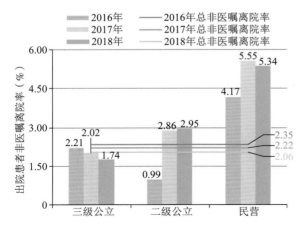

图 3-1-3-13　2016—2018 年肿瘤专科医院出院
患者非医嘱离院率

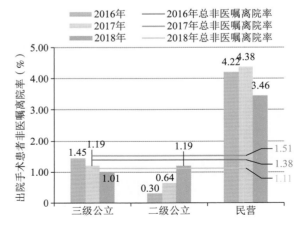

图 3-1-3-14　2016—2018 年肿瘤专科医院出院
手术患者非医嘱离院率

## 2．重返类指标

（1）住院患者出院后 0～31 天非预期再住院率

2018 年全国 95 家肿瘤专科医院住院患者出院后 0～31 天非预期再住院率为 5.34%，高于 2016 年的 5.30%，但较 2017 年下降了 1.69 个百分点。其中，二级公立医院 0～31 天非预期再住院率最高（10.87%），且呈现逐年上升趋势，其次为三级公立医院（5.68%），民营医院较低，为 1.76%（图 3-1-3-15，图 3-1-3-16）。

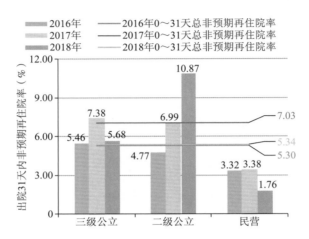

图 3-1-3-15 2016—2018 年肿瘤专科医院住院患者出院后 0～31 天非预期再住院率

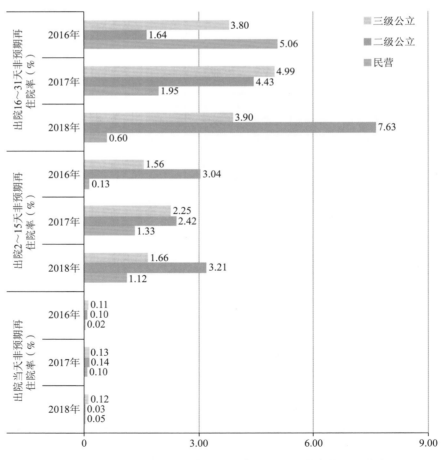

图 3-1-3-16 2016—2018 年住院患者 0～31 天非预期再住院率

（2）住院手术患者非计划重返手术室再次手术率

2018 年全国 95 家肿瘤专科医院住院手术患者 31 天内非计划重返手术室再次手术率为 0.59%，较 2017 年上升 0.14 个百分点。其中，三级公立医院为 0.62%，同比上升 0.15 个百分点；二级公立医院为 0.16%，同比下降 0.07 个百分点；民营医院为 0.21%，同比上升 0.03 个百分点。三级公立医院的住院手术患者 31 天内非计划重返手术室再次手术率最高，可能与三级公立医院收治的危重、疑难手术患者较多有关（图 3-1-3-17）。

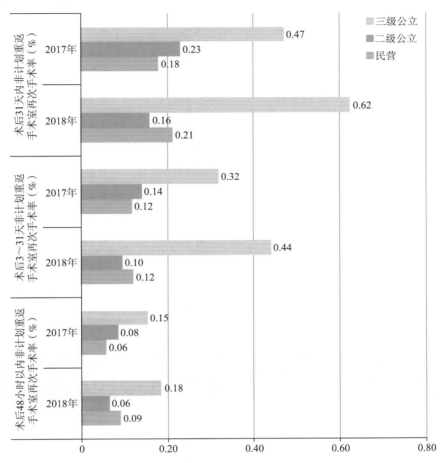

图 3-1-3-17  2017 年、2018 年住院手术患者 31 天内非计划重返手术室再次手术率

### （三）16 种非手术治疗恶性肿瘤患者相关指标

**1. 非手术治疗恶性肿瘤患者出院人次**

2018 年全国 95 家肿瘤专科医院收治 16 种非手术治疗恶性肿瘤出院患者共 1 392 650 人次，占总出院人次的 49.59%，收治人次占比居前 3 位的病种分别为乳腺癌、肺癌和结直肠癌。与 2017 年相比，除乳腺癌、肺癌、结直肠癌、胃癌、食管癌、前列腺癌等 6 个病种的收治人次占比略有上升外，其余 10 种非手术治疗恶性肿瘤收治人次占比均不同程度下降（表 3-1-3-8）。

**2. 非手术治疗恶性肿瘤患者住院死亡率**

2018 年全国 95 家肿瘤专科医院 16 种非手术治疗恶性肿瘤患者住院总死亡率为 0.56%。较 2017 年，除肝癌、肾癌、鼻咽癌住院总死亡率略有上升外，其他 13 种非手术治疗恶性肿瘤住院总死亡率均不同程度下降，其中，除肝癌、肾癌、食管癌、鼻咽癌外，其他恶性肿瘤死亡率呈逐年下降趋势（表 3-1-3-9）。

**3. 非手术治疗恶性肿瘤平均住院日与每住院人次费用**

2018 年全国 95 家肿瘤专科医院 16 种非手术治疗恶性肿瘤平均住院日，除乳腺癌、宫颈癌、喉癌等 3 个病种较 2017 年上升外，其余 13 种非手术治疗恶性肿瘤平均住院日均不同程度下降，其中，除甲状腺癌、宫颈癌、喉癌外，其他 13 个恶性肿瘤平均住院日呈 3 年持续下降趋势（表 3-1-3-10，表 3-1-3-11）。

表 3-1-3-8　2016—2018 年 16 种非手术治疗恶性肿瘤患者出院人次占比（按 2018 年占比降序排列）

| NO | 非手术治疗恶性肿瘤 | 非手术治疗恶性肿瘤患者出院人次占总出院人次比（%） | | | |
|---|---|---|---|---|---|
| | | 2016 年 | 2017 年 | 2018 年 | 变化趋势 |
| 1 | 乳腺癌 | 9.13 | 9.87 | 11.35 | |
| 2 | 肺癌 | 8.98 | 10.08 | 10.88 | |
| 3 | 结直肠癌 | 4.74 | 5.54 | 6.23 | |
| 4 | 胃癌 | 3.69 | 3.90 | 4.28 | |
| 5 | 宫颈癌 | 2.61 | 3.19 | 2.87 | |
| 6 | 食管癌 | 2.46 | 2.59 | 2.77 | |
| 7 | 淋巴瘤 | 2.25 | 2.49 | 2.43 | |
| 8 | 卵巢癌 | 1.82 | 2.04 | 2.03 | |
| 9 | 鼻咽癌 | 1.45 | 1.92 | 1.59 | |
| 10 | 前列腺癌 | 0.53 | 0.49 | 0.80 | |
| 11 | 甲状腺癌 | 0.61 | 0.83 | 0.64 | |
| 12 | 肝癌 | 1.79 | 1.91 | 0.43 | |
| 13 | 肾癌 | 0.30 | 0.31 | 0.14 | |
| 14 | 膀胱癌 | 0.29 | 0.32 | 0.10 | |
| 15 | 胰腺癌 | 0.71 | 0.91 | 0.06 | |
| 16 | 喉癌 | 0.19 | 0.20 | 0.03 | |

表 3-1-3-9　2016—2018 年 16 种非手术治疗恶性肿瘤患者住院死亡率

| NO | 非手术治疗恶性肿瘤 | 非手术治疗恶性肿瘤患者住院死亡率（%） | | | |
|---|---|---|---|---|---|
| | | 2016 年 | 2017 年 | 2018 年 | 变化趋势 |
| 1 | 肝癌 | 1.80 | 1.49 | 1.58 | |
| 2 | 胰腺癌 | 2.37 | 1.66 | 1.51 | |
| 3 | 肾癌 | 1.42 | 1.16 | 1.24 | |
| 4 | 肺癌 | 1.41 | 1.04 | 0.93 | |
| 5 | 膀胱癌 | 1.19 | 1.01 | 0.93 | |
| 6 | 食管癌 | 0.77 | 0.78 | 0.75 | |
| 7 | 喉癌 | 0.89 | 0.86 | 0.69 | |
| 8 | 胃癌 | 0.82 | 0.71 | 0.64 | |
| 9 | 前列腺癌 | 0.90 | 0.80 | 0.49 | |
| 10 | 结直肠癌 | 0.61 | 0.50 | 0.44 | |
| 11 | 淋巴瘤 | 0.44 | 0.37 | 0.36 | |
| 12 | 卵巢癌 | 0.51 | 0.46 | 0.34 | |
| 13 | 鼻咽癌 | 0.33 | 0.20 | 0.24 | |
| 14 | 宫颈癌 | 0.43 | 0.31 | 0.21 | |
| 15 | 乳腺癌 | 0.28 | 0.21 | 0.16 | |
| 16 | 甲状腺癌 | 0.24 | 0.15 | 0.15 | |

2018 年全国 95 家肿瘤专科医院 16 种非手术治疗恶性肿瘤每住院人次费用，除乳腺癌、淋巴癌、肝癌、肺癌、宫颈癌 5 个病种较 2017 年有所上升外，其余 11 种非手术治疗恶性肿瘤每住院人次费用均不同程度下降，其中，卵巢癌、胃癌、胰腺癌、鼻咽癌、结直肠癌、膀胱癌、前列腺癌、食管癌、喉癌呈 3 年持续下降趋势（表 3-1-3-10，表 3-1-3-11）。

表 3-1-3-10　2016—2018 年 16 种非手术治疗恶性肿瘤平均住院日及每住院人次费用

| NO | 非手术治疗恶性肿瘤 | 平均住院日（天） | | | | 每住院人次费用（元） | | | |
| --- | --- | --- | --- | --- | --- | --- | --- | --- | --- |
| | | 2016 年 | 2017 年 | 2018 年 | 变化趋势 | 2016 年 | 2017 年 | 2018 年 | 变化趋势 |
| 1 | 卵巢癌 | 8.04 | 7.68 | 7.29 | | 14 350.31 | 12 942.58 | 12 461.96 | |
| 2 | 肾癌 | 11.98 | 11.02 | 10.17 | | 15 709.97 | 16 597.24 | 15 145.17 | |
| 3 | 胃癌 | 8.85 | 8.16 | 7.65 | | 15 164.11 | 14 489.49 | 13 395.46 | |
| 4 | 乳腺癌 | 8.70 | 7.66 | 7.27 | | 11 741.67 | 11 126.73 | 11 531.74 | |
| 5 | 肺癌 | 12.09 | 10.65 | 10.53 | | 18 185.96 | 15 917.90 | 16 304.07 | |
| 6 | 胰腺癌 | 9.31 | 7.70 | 7.09 | | 19 865.72 | 16 001.08 | 15 063.47 | |
| 7 | 甲状腺癌 | 9.80 | 9.99 | 8.86 | | 16 072.57 | 19 377.95 | 16 317.72 | |
| 8 | 肝癌 | 10.35 | 10.01 | 9.37 | | 20 939.14 | 19 809.02 | 20 306.26 | |
| 9 | 宫颈癌 | 16.83 | 15.17 | 15.20 | | 23 670.11 | 22 687.39 | 23 077.21 | |
| 10 | 鼻咽癌 | 18.40 | 15.48 | 15.06 | | 33 353.45 | 29 774.35 | 27 013.79 | |
| 11 | 淋巴瘤 | 10.13 | 9.20 | 8.99 | | 19 713.43 | 17 496.64 | 18 091.07 | |
| 12 | 结直肠癌 | 9.04 | 7.95 | 7.61 | | 16 894.14 | 14 352.81 | 14 341.67 | |
| 13 | 膀胱癌 | 11.96 | 11.02 | 10.90 | | 17 699.30 | 15 955.25 | 14 884.97 | |
| 14 | 前列腺癌 | 9.49 | 9.46 | 7.96 | | 15 228.31 | 14 634.20 | 13 429.22 | |
| 15 | 食管癌 | 16.57 | 15.20 | 14.38 | | 22 365.54 | 21 438.37 | 20 339.24 | |
| 16 | 喉癌 | 21.22 | 19.49 | 19.51 | | 27 822.80 | 26 330.37 | 26 179.04 | |

表 3-1-3-11　2018 年各类肿瘤专科医院 16 种非手术治疗恶性肿瘤平均住院日及每住院人次费用

| 非手术治疗恶性肿瘤 | 平均住院日（天） | | | | 每住院人次费用（元） | | | |
| --- | --- | --- | --- | --- | --- | --- | --- | --- |
| | 全国均值 | 三级公立 | 二级公立 | 民营 | 全国均值 | 三级公立 | 二级公立 | 民营 |
| 肺癌 | 10.53 | 10.33 | 11.92 | 12.31 | 16 304.07 | 16 070.01 | 11 935.24 | 21 617.96 |
| 结直肠癌 | 7.61 | 7.31 | 10.34 | 10.31 | 14 341.67 | 13 709.83 | 9115.73 | 23 900.73 |
| 胃癌 | 7.65 | 7.32 | 9.57 | 11.47 | 13 395.46 | 12 908.82 | 10 810.06 | 23 371.66 |
| 乳腺癌 | 7.27 | 7.09 | 9.83 | 8.92 | 11 531.74 | 11 398.35 | 10 245.11 | 14 976.00 |
| 肝癌 | 9.37 | 9.05 | 11.63 | 13.19 | 20 306.26 | 20 119.33 | 10 432.59 | 26 812.63 |
| 食管癌 | 14.38 | 14.26 | 14.78 | 15.87 | 20 339.24 | 20 694.93 | 11 685.31 | 25 096.89 |
| 胰腺癌 | 7.09 | 6.49 | 14.41 | 14.17 | 15 063.47 | 13 956.62 | 14 939.57 | 33 912.44 |
| 膀胱癌 | 10.90 | 10.80 | 8.84 | 13.67 | 14 884.97 | 14 892.40 | 10 066.25 | 18 315.02 |
| 肾癌 | 10.17 | 10.06 | 10.48 | 11.55 | 15 145.17 | 14 880.70 | 11 847.92 | 20 069.41 |
| 宫颈癌 | 15.20 | 15.28 | 14.78 | 13.59 | 23 077.21 | 23 652.71 | 16 217.26 | 14 757.71 |
| 甲状腺癌 | 8.86 | 8.87 | 9.29 | 8.53 | 16 317.72 | 16 520.41 | 11 132.17 | 13 826.18 |
| 喉癌 | 19.51 | 19.48 | 16.92 | 20.85 | 26 179.04 | 25 831.18 | 17 250.81 | 32 943.04 |
| 卵巢癌 | 7.29 | 7.10 | 8.62 | 12.19 | 12 461.96 | 12 437.25 | 9329.48 | 16 778.37 |
| 前列腺癌 | 7.96 | 7.69 | 8.65 | 12.51 | 13 429.22 | 13 424.21 | 9457.09 | 15 492.69 |
| 鼻咽癌 | 15.06 | 15.04 | 13.77 | 15.75 | 27 013.79 | 27 026.52 | 16 783.53 | 29 302.59 |
| 淋巴瘤 | 8.99 | 8.86 | 9.34 | 12.17 | 18 091.07 | 17 932.77 | 12 367.83 | 25 530.33 |

**（四）14 种手术治疗恶性肿瘤患者相关指标**

**1. 手术治疗恶性肿瘤患者出院人次**

2018 年全国 95 家肿瘤专科医院共收治 14 种手术治疗恶性肿瘤出院患者 215 731 人次，占其全部出院患者人次的 7.89%。与 2017 年相比，除肾癌、胃癌出院患者人次占比下降外，其他 12 种手术治疗恶性肿瘤出院患者人次占比均不同程度上升。2016—2018 年除胃癌、食管癌、肾癌和喉癌外，其他 10 种恶性肿瘤出院患者人次占比呈逐年上升趋势（表 3-1-3-12）。

表 3-1-3-12　2016—2018 年肿瘤专科医院 14 种手术治疗恶性肿瘤患者出院人次占比
（按 2018 年出院人次占比从高到低排序）

| NO | 手术治疗恶性肿瘤 | 手术治疗恶性肿瘤患者出院人次占总出院人次比（%） | | | |
| --- | --- | --- | --- | --- | --- |
| | | 2016 年 | 2017 年 | 2018 年 | 变化趋势 |
| 1 | 乳腺癌 | 1.33 | 1.46 | 1.68 | |
| 2 | 甲状腺癌 | 1.33 | 1.43 | 1.52 | |
| 3 | 宫颈癌 | 0.62 | 0.73 | 1.01 | |
| 4 | 结直肠癌 | 0.66 | 0.85 | 0.88 | |
| 5 | 肺癌 | 0.61 | 0.78 | 0.78 | |
| 6 | 胃癌 | 0.53 | 0.62 | 0.61 | |
| 7 | 肝癌 | 0.31 | 0.33 | 0.43 | |
| 8 | 食管癌 | 0.35 | 0.28 | 0.31 | |
| 9 | 卵巢癌 | 0.17 | 0.21 | 0.28 | |
| 10 | 肾癌 | 0.12 | 0.20 | 0.14 | |
| 11 | 膀胱癌 | 0.09 | 0.10 | 0.10 | |
| 12 | 胰腺癌 | 0.06 | 0.06 | 0.06 | |
| 13 | 前列腺癌 | 0.04 | 0.04 | 0.05 | |
| 14 | 喉癌 | 0.04 | 0.03 | 0.03 | |

**2. 手术治疗恶性肿瘤患者住院死亡率**

2018 年肿瘤专科医院 14 种手术治疗恶性肿瘤患者住院总死亡率为 0.09%，较 2017 年下降 0.06 个百分点。除膀胱癌、食管癌、胰腺癌、喉癌、宫颈癌 5 种手术治疗恶性肿瘤患者住院总死亡率较 2017 年有所上升外，其余 9 种手术治疗恶性肿瘤患者住院总死亡率均持平或不同程度下降。其中，肺癌、胃癌、甲状腺癌呈 3 年持续下降趋势（表 3-1-3-13）。

**3. 手术治疗恶性肿瘤患者非计划重返手术室再次手术率**

2018 年全国 95 家肿瘤专科医院 14 种手术治疗恶性肿瘤，术后 48 小时以内非计划重返手术室再次手术率排名前 3 位的病种为喉癌、胰腺癌和膀胱癌，除乳腺癌、食管癌、甲状腺癌、前列腺癌 4 个病种术后 48 小时以内非计划重返手术室再次手术率较 2017 年下降外，其余病种均有所上升。

2018 年 14 种手术治疗恶性肿瘤术后 30 天以内非计划重返手术室再次手术率排名前 3 位的病种为喉癌、胰腺癌和结直肠癌，除肝癌、甲状腺癌、卵巢癌、前列腺癌等 4 个病种术后 30 天以内非计划重返手术室再次手术率较 2017 年下降外，其余病种均持平或有所上升（表 3-1-3-14）。

表 3-1-3-13　2016—2018 年肿瘤专科医院 14 种手术治疗恶性肿瘤患者住院死亡率

| NO | 手术治疗恶性肿瘤 | 手术治疗恶性肿瘤患者住院死亡率（%） | | | |
| | | 2016 年 | 2017 年 | 2018 年 | 变化趋势 |
| --- | --- | --- | --- | --- | --- |
| 1 | 食管癌 | 0.30 | 0.34 | 0.42 | |
| 2 | 胰腺癌 | 0.61 | 0.32 | 0.36 | |
| 3 | 膀胱癌 | 0.19 | 0.12 | 0.30 | |
| 4 | 喉癌 | 0.24 | 0.23 | 0.24 | |
| 5 | 肝癌 | 0.35 | 0.44 | 0.21 | |
| 6 | 肺癌 | 0.37 | 0.24 | 0.19 | |
| 7 | 胃癌 | 0.24 | 0.21 | 0.16 | |
| 8 | 结直肠癌 | 0.19 | 0.23 | 0.14 | |
| 9 | 卵巢癌 | 0.32 | 0.32 | 0.09 | |
| 10 | 肾癌 | 0.11 | 0.33 | 0.03 | |
| 11 | 乳腺癌 | 0.03 | 0.03 | 0.03 | |
| 12 | 宫颈癌 | 0.06 | 0 | 0.01 | |
| 13 | 前列腺癌 | 0.45 | 0.62 | 0 | |
| 14 | 甲状腺癌 | 0.02 | 0.01 | 0 | |

表 3-1-3-14　2017 年、2018 年肿瘤专科医院 14 种手术治疗恶性肿瘤非计划重返手术室再次手术率

| NO | 手术治疗恶性肿瘤 | 术后 48 小时以内非计划重返手术室再次手术率（%） | | | 术后 30 天以内非计划重返手术室再次手术率（%） | | |
| | | 2017 年 | 2018 年 | 变化 | 2017 年 | 2018 年 | 变化 |
| --- | --- | --- | --- | --- | --- | --- | --- |
| 1 | 肺癌 | 0.20 | 0.42 | | 0.47 | 0.63 | |
| 2 | 结直肠癌 | 0.20 | 0.36 | | 1.16 | 2.01 | |
| 3 | 胃癌 | 0.15 | 0.43 | | 0.72 | 1.27 | |
| 4 | 乳腺癌 | 0.18 | 0.13 | | 0.52 | 0.52 | |
| 5 | 肝癌 | 0.11 | 0.15 | | 0.48 | 0.45 | |
| 6 | 食管癌 | 0.59 | 0.47 | | 1.52 | 1.66 | |
| 7 | 胰腺癌 | 0.50 | 1.06 | | 1.44 | 2.66 | |
| 8 | 膀胱癌 | 0.31 | 0.60 | | 1.02 | 1.95 | |
| 9 | 肾癌 | 0.04 | 0.31 | | 0.19 | 0.94 | |
| 10 | 宫颈癌 | 0.11 | 0.17 | | 0.41 | 0.44 | |
| 11 | 甲状腺癌 | 0.30 | 0.28 | | 0.48 | 0.46 | |
| 12 | 喉癌 | 0.27 | 2.23 | | 1.34 | 6.22 | |
| 13 | 卵巢癌 | 0.15 | 0.16 | | 2.97 | 0.84 | |
| 14 | 前列腺癌 | 0.29 | 0.10 | | 0.48 | 0.40 | |

**4. 手术治疗恶性肿瘤患者平均住院日及每住院人次费用**

2018 年 14 种手术治疗恶性肿瘤平均住院日，除乳腺癌、肝癌、膀胱癌、肾癌、甲状腺癌、前列腺癌 6 个病种较 2017 年有所下降外，其余 8 个病种平均住院日均不同程度上升。其中，肺癌、结直肠癌、胃

癌、食管癌、胰腺癌、喉癌和卵巢癌7个病种平均住院日呈逐年上升趋势（表3-1-3-15，表3-1-3-16）。

2018年14种手术治疗恶性肿瘤每住院人次费用，除肝癌、喉癌、胰腺癌、卵巢癌等4个病种较2017年有所下降外，其余10个病种每住院人次费用均不同程度上升。其中，除肝癌外，喉癌和卵巢癌外，其余11个病种每住院人次费用呈逐年上升趋势（表3-1-3-15，表3-1-3-16）。

表3-1-3-15　2016—2018年14种手术治疗恶性肿瘤平均住院日及每住院人次费用

| NO | 手术治疗恶性肿瘤 | 平均住院日（天） | | | | 每住院人次费用（元） | | | |
|---|---|---|---|---|---|---|---|---|---|
| | | 2016 年 | 2017 年 | 2018 年 | 变化趋势 | 2016 年 | 2017 年 | 2018 年 | 变化趋势 |
| 1 | 肺癌 | 15.06 | 16.52 | 17.09 | | 45 087.10 | 68 212.01 | 69 865.16 | |
| 2 | 结直肠癌 | 13.39 | 18.58 | 18.69 | | 45 526.84 | 62 670.74 | 63 403.32 | |
| 3 | 胃癌 | 12.47 | 20.16 | 20.72 | | 50 169.20 | 67 181.81 | 73 461.82 | |
| 4 | 乳腺癌 | 15.64 | 14.65 | 14.45 | | 18 991.26 | 23 899.24 | 24 579.36 | |
| 5 | 肝癌 | 12.38 | 16.38 | 15.08 | | 35 696.16 | 67 864.43 | 49 447.22 | |
| 6 | 食管癌 | 19.62 | 24.23 | 26.40 | | 52 351.26 | 73 555.01 | 83 606.73 | |
| 7 | 胰腺癌 | 16.03 | 22.83 | 24.17 | | 44 620.61 | 84 506.96 | 82 788.68 | |
| 8 | 膀胱癌 | 13.61 | 18.74 | 17.77 | | 30 473.91 | 44 026.97 | 45 449.28 | |
| 9 | 肾癌 | 13.33 | 15.68 | 15.08 | | 25 741.80 | 43 017.47 | 44 800.67 | |
| 10 | 宫颈癌 | 16.39 | 14.26 | 14.99 | | 22 407.54 | 29 704.37 | 32 428.26 | |
| 11 | 甲状腺癌 | 8.69 | 9.77 | 9.49 | | 17 004.90 | 23 397.55 | 24 083.91 | |
| 12 | 喉癌 | 19.53 | 22.30 | 24.25 | | 21 239.33 | 46 283.33 | 45 069.75 | |
| 13 | 卵巢癌 | 14.59 | 17.14 | 19.32 | | 27 239.97 | 43 663.26 | 43 327.86 | |
| 14 | 前列腺癌 | 12.88 | 17.83 | 17.19 | | 37 923.92 | 46 160.42 | 49 063.62 | |

表3-1-3-16　2018年各类肿瘤专科医院手术治疗恶性肿瘤平均住院日及每住院人次费用

| 手术治疗恶性肿瘤 | 平均住院日（天） | | | | 每住院人次费用（元） | | | |
|---|---|---|---|---|---|---|---|---|
| | 全国均值 | 三级公立 | 二级公立 | 民营 | 全国均值 | 三级公立 | 二级公立 | 民营 |
| 肺癌 | 17.09 | 17.08 | 17.64 | 16.92 | 69 865.16 | 70 250.37 | 35 370.44 | 56 098.53 |
| 结直肠癌 | 18.69 | 18.86 | 15.58 | 17.31 | 63 403.32 | 64 928.68 | 30 194.24 | 57 352.97 |
| 胃癌 | 20.72 | 20.77 | 20.74 | 18.12 | 73 461.82 | 74 330.30 | 35 044.40 | 65 228.13 |
| 乳腺癌 | 14.45 | 14.20 | 15.49 | 17.48 | 24 579.36 | 25 374.08 | 16 293.43 | 16 320.41 |
| 肝癌 | 15.08 | 15.15 | 9.26 | 15.82 | 49 447.22 | 49 442.44 | 17 603.98 | 66 538.60 |
| 食管癌 | 26.40 | 26.54 | 24.27 | 22.42 | 83 606.73 | 85 815.61 | 39 485.52 | 55 264.67 |
| 胰腺癌 | 24.17 | 24.32 | 23.86 | 17.71 | 82 788.68 | 83 626.65 | 47 091.38 | 51 963.99 |
| 膀胱癌 | 17.77 | 17.81 | 14.63 | 17.42 | 45 449.28 | 45 844.31 | 21 799.44 | 39 037.63 |
| 肾癌 | 15.08 | 15.08 | 15.07 | 15.15 | 44 800.67 | 44 869.87 | 22 204.06 | 45 728.84 |
| 宫颈癌 | 14.99 | 14.96 | 13.52 | 17.74 | 32 428.26 | 32 470.60 | 16 699.65 | 34 158.60 |
| 甲状腺癌 | 9.49 | 9.50 | 9.20 | 9.20 | 24 083.91 | 24 127.74 | 12 511.81 | 25 178.19 |
| 喉癌 | 24.25 | 24.29 | 16.15 | 26.56 | 45 069.75 | 45 652.70 | 15 087.47 | 42 380.90 |
| 卵巢癌 | 19.32 | 19.73 | 7.79 | 16.68 | 43 327.86 | 44 231.80 | 9185.59 | 46 742.11 |
| 前列腺癌 | 17.19 | 17.31 | 7.10 | 19.63 | 49 063.62 | 49 515.75 | 9291.80 | 60 883.94 |

## 二、儿童专科医院

2018 年抽取全国 56 家儿童专科医院 1 月 1 日至 12 月 31 日的数据进行分析，医院分布全国 23 个省、自治区、直辖市，按医院属性分，公立儿童专科医院 42 家，其中三级公立儿童专科医院为 33 家（以下简称"三级公立"），二级公立儿童专科医院 9 家（以下简称"二级公立"）；民营儿童专科医院 14 家（以下简称民营医院），其中三级民营儿童专科医院 1 家，二级民营儿童专科医院 13 家。各省（区、市）纳入分析医院分布情况见图 3-1-3-18。

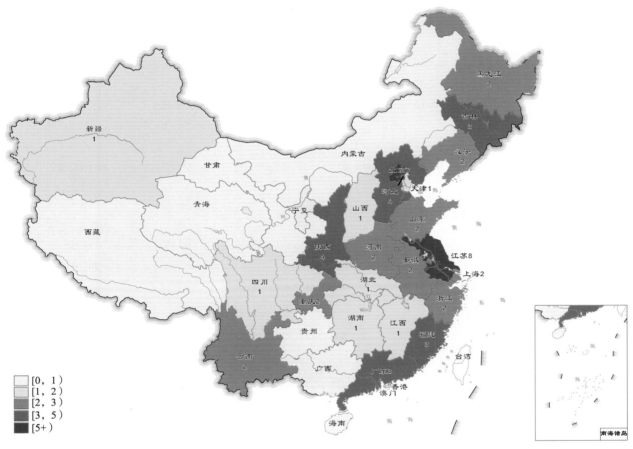

图 3-1-3-18　2018 年全国各省（区、市）纳入分析的儿童专科医院分布情况

### （一）运行管理类指标

**1. 工作负荷**

（1）门诊人次、急诊人次、出院人次、健康体检人次和观察室留观病例数

2018 年儿童专科医院的平均门诊人次为 928 657.41，平均急诊人次为 191 979.50，平均出院人次为 37 805.02，平均健康体检人次为 19 942.38，平均观察室留观病例数为 36 933.58 例，均高于前 2 年。其中三级公立年平均门诊人次、急诊人次、出院人次、健康体检人次和观察室留观病例数均呈逐年增长趋势，民营医院工作量均较 2017 年有所减少（图 3-1-3-19 至图 3-1-3-23）。

（2）手术人次

2018 年儿童专科医院平均门诊手术人次为 4173.39，其中三级公立为 6374.17 人次，二级公立为 2575.50 人次，民营医院为 84.50 人次（图 3-1-3-24）。2018 年平均住院手术人次为 9354.66，其中，三级公立和二级公立平均住院手术人次均比前 2 年高，民营医院则逐年减少（图 3-1-3-25）。

（3）临床路径

2018 年儿童专科医院平均开展临床路径病种数为 45.12 种，临床路径平均收治住院例数为 10 324.75 例，完成临床路径平均出院例数为 9460.60 例，均高于前 2 年（表 3-1-3-17）。

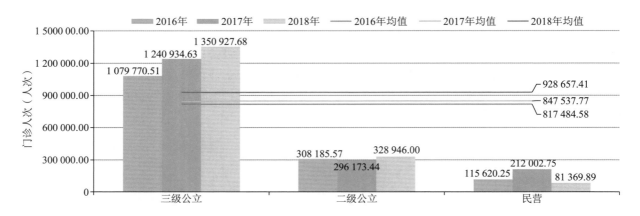

图 3-1-3-19　2016—2018 年儿童专科医院平均门诊人次情况

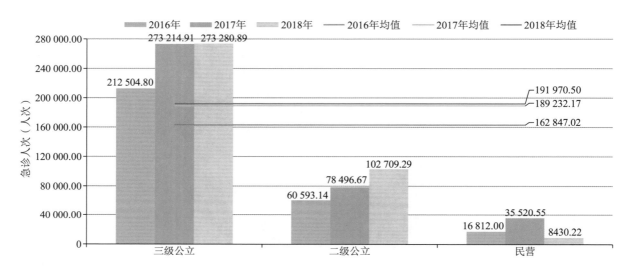

图 3-1-3-20　2016—2018 年儿童专科医院平均急诊人次情况

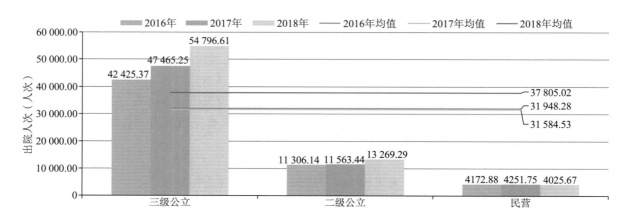

图 3-1-3-21　2016—2018 年儿童专科医院平均出院人次情况

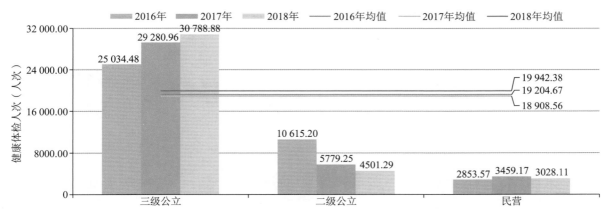

图 3-1-3-22　2016—2018 年儿童专科医院平均健康体检人次情况

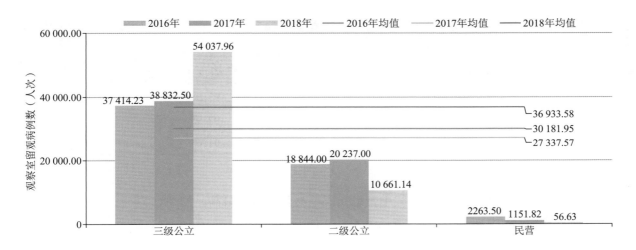

图 3-1-3-23　2016—2018 年儿童专科医院平均观察室留观病例情况

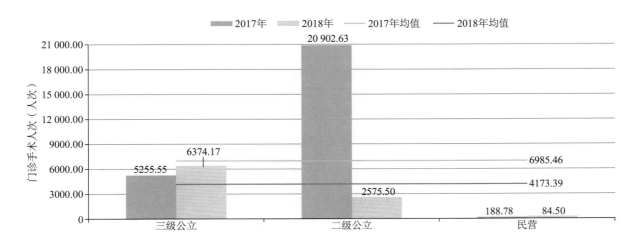

图 3-1-3-24　2017 年、2018 年儿童专科医院门诊手术人次情况

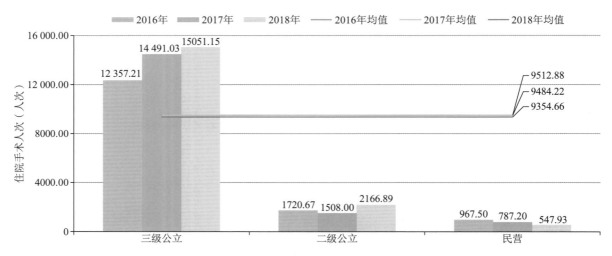

图 3-1-3-25　2016—2018 年儿童专科医院住院手术人次情况

表 3-1-3-17　2016—2018 年儿童专科医院临床路径病种开展情况

| 年份 | 开展临床路径病种（个） | 临床路径平均收治住院例数 | 完成临床路径平均出院例数 | 完成与收治临床路径例数之比（%） | 完成临床路径平均出院例数占同期出院患儿总例之比（%） |
|---|---|---|---|---|---|
| 2016 | 31.62 | 6863.60 | 6544.49 | 93.08 | 17.53 |
| 2017 | 35.04 | 8360.73 | 7784.50 | 92.95 | 23.09 |
| 2018 | 45.12 | 10 324.75 | 9460.60 | 91.63 | 26.69 |

（4）患儿离院方式

2018 年儿童专科医院患儿离院方式中，患儿医嘱离院率占比最高，均超过88%；非医嘱离院率均在6%左右（图 3-1-3-26）。

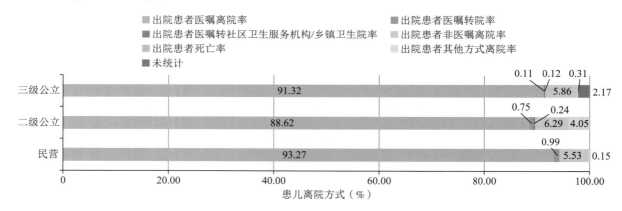

图 3-1-3-26　2018 年儿童专科医院患儿离院方式情况

**2. 工作效率**

（1）平均住院日

2018 年儿童专科医院患儿平均住院日为 6.69 天，呈逐年下降趋势。其中，三级公立平均住院日为 6.81 天，二级公立为 5.07 天，均低于前 2 年；民营医院平均住院日较前 2 年略有增加，为 6.13 天，处于二级公立和三级公立之间（图 3-1-3-27）。

（2）床位使用率

2018 年儿童专科医院床位使用率为 98.70%，整体呈逐年下降的趋势，仅民营医院床位使用率较 2017 年有所升高，但仍低于 2016 年（图 3-1-3-28）。

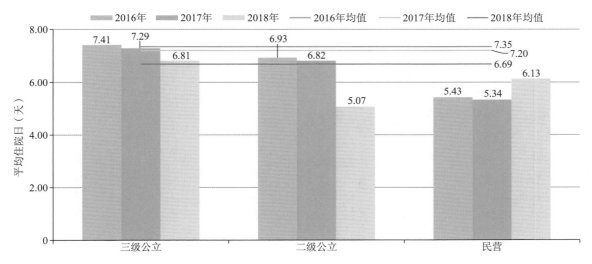

图 3-1-3-27　2016—2018 年儿童专科医院平均住院日情况

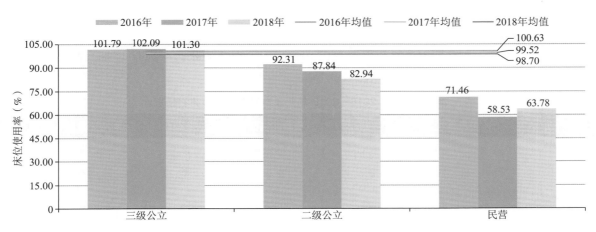

图 3-1-3-28　2016—2018 年儿童专科医院床位使用率情况

## 3. 患者负担

2018 年儿童专科医院每门诊（含急诊）人次费用均值为 265.99 元，呈逐渐上升的趋势。其中，民营医院增幅较大，为 341.10 元；二级和三级公立医院每门诊（含急诊）人次费用逐年增加（图 3-1-3-29）。

2018 年儿童专科医院每住院人次费用为 9596.01 元，呈逐年上涨的趋势。其中，二级和三级公立医院每住院人次费用均逐年升高；民营医院 2018 年每住院人次费用较 2017 年增幅较大（图 3-1-3-30）。

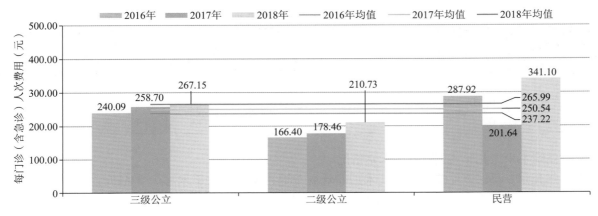

图 3-1-3-29　2016—2018 年儿童专科医院每门诊（含急诊）人次费用情况

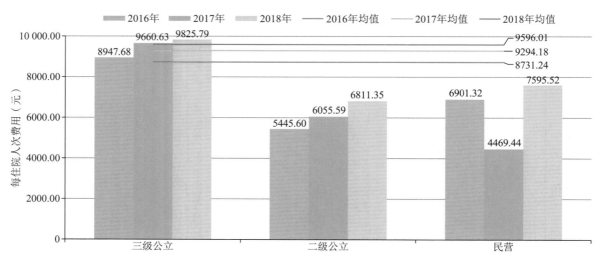

图 3-1-3-30　2016—2018 年儿童专科医院每住院人次费用情况

**（二）医疗质量基本情况**

**1. 死亡类指标**

2018 年儿童专科医院住院患儿总死亡率为 0.10%，手术患儿的死亡率为 0.17%，新生儿死亡率为 0.27%，这三类死亡率均低于前 2 年（表 3-1-3-18）。

表 3-1-3-18　2016—2018 年儿童专科医院住院死亡情况

| 年份 | 住院患儿总死亡率（%） | 手术患儿住院死亡率（%） | 新生儿住院死亡率（%） |
|---|---|---|---|
| 2016 | 0.12 | 0.17 | 0.30 |
| 2017 | 0.12 | 0.17 | 0.32 |
| 2018 | 0.10 | 0.17 | 0.27 |

**2. 重返类指标**

（1）住院患儿出院后非预期再入院率

2018 年儿童专科医院住院患儿出院后 31 天非预期再住院率为 3.23%，均高于前 2 年。其中，三级公立住院患儿出院后 31 天非预期再住院率最高，为 3.34%。2018 年住院患儿出院当天非预期再住院率为 0.14%，略高于 2016 年；出院 2～15 天非预期再住院率为 1.61%，高于 2017 年；出院 16～31 天非预期再住院率为 1.65%，高于前 2 年（表 3-1-3-19）。2018 年三级公立住院患儿出院当天及 2～15 天非预期再住院率均高于二级公立及民营医院（图 3-1-3-31）。

表 3-1-3-19　2016—2018 年儿童专科医院住院患儿出院后非预期再住院情况

| 年份 | 出院后当天非预期再住院率（%） | 出院 2～15 天非预期再住院率（%） | 出院 16～31 天非预期再住院率（%） | 出院 31 天内非预期再住院率（%） |
|---|---|---|---|---|
| 2016 | 0.13 | 1.85 | 0.93 | 2.90 |
| 2017 | 0.31 | 1.19 | 1.08 | 2.57 |
| 2018 | 0.14 | 1.61 | 1.65 | 3.23 |

（2）住院手术患儿非预期重返手术室情况

2018 年儿童专科医院住院手术患儿术后非计划重返手术室再次手术率为 0.51%，其中，三级公立最高，为 0.53%；且手术 48 小时内及术后 3～31 天非计划重返手术室再次手术率均高于二级公立及民营医院（图 3-1-3-32）。2018 年，儿童专科医院住院手术患儿非计划重返手术室再次手术率均高于 2016 及 2017 年；且术后 48 小时内及术后 3～31 天非计划重返手术率也高于前 2 年（表 3-1-3-20）。

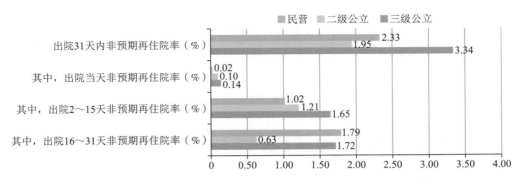

图 3-1-3-31  2018 年儿童专科医院住院患儿出院后非预期再住院情况

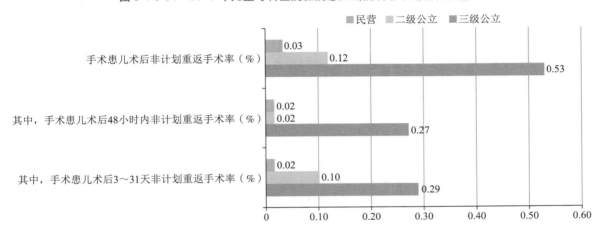

图 3-1-3-32  2018 年儿童专科医院住院手术患儿术后非计划重返手术情况

表 3-1-3-20  2016—2018 年儿童专科医院住院手术患儿术后非计划重返手术情况

| 年份 | 手术患儿术后 48 小时内非计划重返手术率（%） | 手术患儿术后 3～31 天非计划重返手术率（%） | 手术患儿非计划重返手术率（%） |
|---|---|---|---|
| 2016 | 0.08 | 0.20 | 0.27 |
| 2017 | 0.05 | 0.20 | 0.24 |
| 2018 | 0.26 | 0.28 | 0.51 |

### （三）重点疾病相关情况

#### 1. 出院情况

2018 年儿童专科医院 15 个重点病种出院人数占总出院人数之比为 29.02%，略低于 2017 年（29.51%）。其中，三级公立 15 个重点病种出院人数占比高于前 2 年，二级公立和民营医院出院人数均低于 2017 年，高于 2016 年（图 3-1-3-33）。

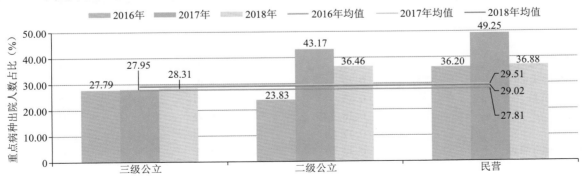

图 3-1-3-33  2016—2018 年儿童专科医院重点病种出院人数占比

**2．死亡情况**

2016—2018 年儿童专科医院 20 个重点病种死亡率排名前 3 位的均为新生儿呼吸窘迫、脓毒血症和先天性心脏病；2018 年中枢神经系统感染、低出生体重儿、肺炎、癫痫、新生儿高胆红素血症、泌尿系统感染和急性阑尾炎的平均死亡率低于前 2 年（表 3-1-3-21）。

表 3-1-3-21　2016—2018 年儿童专科医院重点病种住院平均死亡率（‰）

（按 2018 年平均死亡率降序排列）

| 重点病种名称 | 2016 年 | 2017 年 | 2018 年 | 变化趋势 |
|---|---|---|---|---|
| 新生儿呼吸窘迫 | 1.09 | 0.65 | 1.13 | |
| 脓毒血症 | 0.80 | 1.14 | 0.72 | |
| 先天性心脏病 | 0.79 | 0.61 | 0.69 | |
| 急性淋巴细胞白血病 | 0.30 | 0.42 | 0.35 | |
| 中枢神经系统感染 | 0.32 | 0.22 | 0.21 | |
| 低出生体重儿 | 0.63 | 0.19 | 0.13 | |
| 肺炎（儿童） | — | 0.07 | 0.05 | |
| 小儿腹泻病 | 0.02 | 0.01 | 0.03 | |
| 原发性肾病综合征 | 0.03 | 0.05 | 0.02 | |
| 川崎病 | 0 | 0 | 0.01 | |
| 癫痫 | 0.04 | 0.02 | 0.01 | |
| 特发性血小板减少性紫癜 | 0 | 0 | 0 | |
| 新生儿高胆红素血症 | 0.06 | 0 | 0 | |
| 泌尿系统感染 | 0.10 | 0 | 0 | |
| 急性阑尾炎 | 0.01 | 0 | 0 | |

**3．出院患儿非预期再住院率**

2018 年儿童专科医院 15 个重点病种住院患儿出院当天非预期再住院率排名前 3 位的分别为小儿腹泻病、先天性心脏病和中枢神经系统感染；出院 2～15 天非预期再住院率排名前 3 位的分别为急性淋巴细胞白血病、小儿腹泻病和原发性肾病综合征；出院 16～31 天非预期再住院率排名前 3 位的分别为急性淋巴细胞白血病、原发性肾病综合征和小儿腹泻病（表 3-1-3-22）。

表 3-1-3-22　2018 年儿童专科医院重点病种出院患儿非预期再住院情况

（按出院当天非预期再住院率降序排列）

| 重点病种名称 | 出院当天非预期再住院率（%） | 出院 2～15 天非预期再住院率（%） | 出院 16～31 天非预期再住院率（%） |
|---|---|---|---|
| 小儿腹泻病 | 1.61 | 5.08 | 3.35 |
| 先天性心脏病 | 0.65 | 2.06 | 1.06 |
| 中枢神经系统感染 | 0.41 | 3.07 | 0.91 |
| 急性淋巴细胞白血病 | 0.35 | 5.94 | 5.29 |
| 泌尿系统感染 | 0.25 | 3.03 | 2.32 |
| 肺炎（儿童） | 0.23 | 1.71 | 1.34 |
| 川崎病 | 0.18 | 0.75 | 0.25 |
| 脓毒血症 | 0.17 | 1.24 | 0.48 |
| 原发性肾病综合征 | 0.13 | 4.00 | 4.45 |
| 癫痫 | 0.12 | 1.44 | 0.99 |
| 特发性血小板减少性紫癜 | 0.11 | 2.48 | 1.47 |

续表

| 重点病种名称 | 出院当天非预期再住院率（%） | 出院2～15天非预期再住院率（%） | 出院16～31天非预期再住院率（%） |
|---|---|---|---|
| 低出生体重儿 | 0.09 | 0.88 | 0.17 |
| 急性阑尾炎 | 0.05 | 0.57 | 0.24 |
| 新生儿高胆红素血症 | 0.04 | 2.16 | 0.14 |
| 新生儿呼吸窘迫 | 0.03 | 0.50 | 0.27 |

2016—2018 年儿童专科医院 15 个重点病种住院患儿 0～31 天非预期再住院情况如图 3-1-3-34 所示，2018 年重点病种患者出院 0～31 天非预期再住院率排序前 3 位的分别为急性淋巴细胞白血病、小儿腹泻

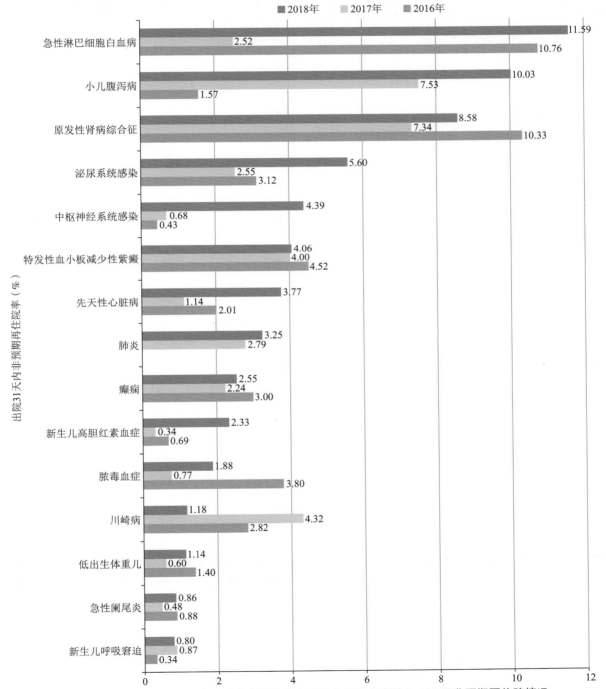

图 3-1-3-34　2016—2018 年儿童专科医院重点病种住院患者出院 0～31 天非预期再住院情况

（按 2018 年非预期再住院率降序排列）

病和原发性肾病综合征；2017 年排序前 3 位的分别为小儿腹泻病、原发性肾病综合征和川崎病；2016 年排序前 3 位的分别为急性淋巴细胞白血病、原发性肾病综合征和特发性血小板减少性紫癜。

**4．平均住院日及平均住院费用**

2016—2018 年儿童专科医院 15 个重点病种患儿平均住院日最高的均为新生儿呼吸窘迫（分别为 24.45，23.25 和 24.50 天），其次为低出生体重儿，平均住院日分别为 17.42、18.27 和 19.72 天。2016—2018 年平均住院日最短的病种为癫痫，分别为 5.45、5.34 和 4.98 天（表 3-1-3-23）。

表 3-1-3-23　2016—2018 年儿童专科医院重点病种患儿平均住院日情况

（按照 2018 年平均住院日降序排列）

| 重点病种名称 | 2016 年 | 2017 年 | 2018 年 | 变化趋势 |
|---|---|---|---|---|
| 新生儿呼吸窘迫 | 24.45 | 23.25 | 24.50 | |
| 低出生体重儿 | 17.42 | 18.27 | 19.72 | |
| 先天性心脏病 | 12.37 | 11.44 | 11.71 | |
| 中枢神经系统感染 | 11.47 | 12.60 | 11.43 | |
| 急性淋巴细胞白血病 | 11.11 | 11.91 | 10.46 | |
| 原发性肾病综合征 | 9.66 | 9.88 | 9.44 | |
| 急性阑尾炎 | 9.15 | 8.06 | 8.39 | |
| 脓毒血症 | 9.38 | 9.28 | 8.10 | |
| 泌尿系统感染 | 8.55 | 7.97 | 7.85 | |
| 川崎病 | 7.92 | 7.96 | 7.58 | |
| 肺炎 | | 7.29 | 7.23 | |
| 新生儿高胆红素血症 | 7.43 | 6.41 | 6.34 | |
| 小儿腹泻病 | 6.21 | 5.85 | 5.66 | |
| 特发性血小板减少性紫癜 | 7.46 | 6.91 | 5.36 | |
| 癫痫 | 5.45 | 5.34 | 4.98 | |

2016—2018 年儿童专科医院 15 个重点病种患儿平均住院费用最高的前 3 位依次为：新生儿呼吸窘迫、先天性心脏病和低出生体重儿；平均住院费用最低的病种为小儿腹泻病。其中，2018 年小儿腹泻病、川崎病、特发性血小板减少性紫癜、新生儿高胆红素血症、原发性肾病综合征、泌尿系统感染和脓毒血症的平均住院费用均低于前 2 年（表 3-1-3-24）。

表 3-1-3-24　2016—2018 年儿童专科医院重点病种患儿平均住院费用情况

（按照 2018 年平均住院费用降序排列）

| 重点病种名称 | 2016 年 | 2017 年 | 2018 年 | 变化趋势 |
|---|---|---|---|---|
| 新生儿呼吸窘迫 | 42 570.53 | 42 347.12 | 49 231.93 | |
| 先天性心脏病 | 31 083.38 | 37 935.84 | 45 946.07 | |
| 低出生体重儿 | 24 404.06 | 26 516.94 | 30 895.06 | |
| 急性淋巴细胞白血病 | 15 650.43 | 20 099.18 | 18 011.00 | |
| 中枢神经系统感染 | 15 288.52 | 17 384.35 | 14 723.79 | |

续表

| 重点病种名称 | 2016 年 | 2017 年 | 2018 年 | 变化趋势 |
|---|---|---|---|---|
| 急性阑尾炎 | 13 645.74 | 13 624.40 | 14 491.71 | |
| 川崎病 | 13 730.65 | 13 364.08 | 13 285.15 | |
| 脓毒血症 | 13 862.82 | 14 216.57 | 12 299.57 | |
| 原发性肾病综合征 | 8730.19 | 8957.18 | 8656.11 | |
| 肺炎 | | 7063.99 | 8360.75 | |
| 特发性血小板减少性紫癜 | 9823.99 | 8928.05 | 8242.62 | |
| 新生儿高胆红素血症 | 9585.11 | 8030.61 | 7416.84 | |
| 泌尿系统感染 | 8470.84 | 6851.93 | 6557.18 | |
| 癫痫 | 5506.26 | 5711.04 | 6010.98 | |
| 小儿腹泻病 | 5392.12 | 4860.51 | 4722.41 | |

### （四）重点手术及操作相关情况

#### 1. 基本情况

2018 年儿童专科医院 8 个重点手术及操作总人次占住院手术总人次之比为 25.38%，均低于 2016 年
（33.58%）和 2017 年（28.63%），呈下降趋势。其中，三级公立重点手术及操作总人次占比低于前
2 年，民营医院则高于前 2 年（图 3-1-3-35）。

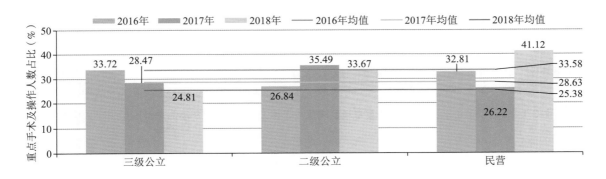

图 3-1-3-35　2016—2018 年儿童专科医院重点手术及操作人次占比情况

#### 2. 死亡情况

2016—2018 年儿童专科医院重点手术及操作平均死亡率最高的前 3 位均为先天性心脏病相关手术、
神经外科相关手术及小儿先天性疾病相关手术，排名后 3 位的咽喉部相关手术、泌尿系统相关手术和骨
科相关手术，2017、2018 年均无死亡病例（表 3-1-4-25）。

#### 3. 非计划重返手术情况

2017 年、2018 年儿童专科医院 8 个重点手术及操作术后重返手术室再次手术情况如图 3-1-3-36 和
图 3-1-3-37 所示。其中，2018 年术后 48 小时内及 3 ~ 31 天非计划重返手术室再手术率排序前 3 位的均
是神经外科相关手术、小儿先天性疾病相关手术、消化系统相关手术。2017 年术后 48 小时内重返手术
室再手术率排序前 3 位的为神经外科手术、腹股沟相关手术、消化系统相关手术；术后 3 ~ 31 天非计划
重返手术室再手术率排序前 3 位的为小儿先天性疾病相关手术、神经外科相关手术和泌尿系统相关
手术。

表 3-1-3-25　2016—2018 年儿童专科医院重点手术及操作死亡率（‰）

（按 2018 年平均死亡率降序排列）

| 重点手术及操作名称 | 2016 年 | 2017 年 | 2018 年 | 变化趋势 |
|---|---|---|---|---|
| 先天性心脏病相关手术 | 6.77 | 10.94 | 10.76 | |
| 小儿先天性疾病 | 4.00 | 2.89 | 5.95 | |
| 神经外科相关手术 | 3.89 | 8.81 | 9.64 | |
| 消化系统相关手术 | 0.72 | 0.30 | 0.37 | |
| 骨科相关手术 | 0.17 | 0 | 0 | |
| 泌尿系统相关手术 | 0.13 | 0 | 0 | |
| 腹股沟相关手术 | 0.09 | 0.09 | 0.03 | |
| 咽喉部相关手术 | 0.06 | 0 | 0 | |

注：小儿先天性疾病重点手术指主要诊断名称为小儿先天性疾病（先天性膈疝、食管裂孔疝、气管食管瘘、胆道闭锁、各类型肠闭锁、肛门闭锁），且具有与主要诊断对应的 ICD-9-CM-3 手术编码及手术名称的出院患儿。（下同）

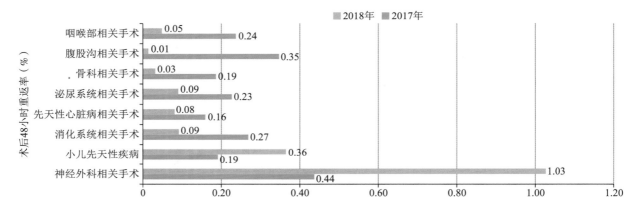

图 3-1-3-36　2017 年、2018 年儿童专科医院重点手术及操作术后 48 小时非计划重返手术情况

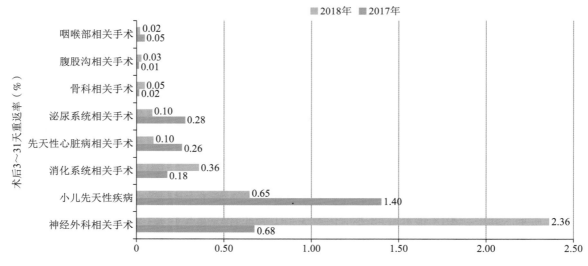

图 3-1-3-37　2017 年、2018 年儿童专科医院重点手术及操作术后 3～31 天非计划重返手术情况

#### 4. 平均住院日及平均住院费用

2018 年儿童专科医院 8 个重点手术及操作患者平均住院日最高的为神经外科相关手术（18.51 天），2017 年平均住院日最高的为小儿先天性疾病相关手术（17.95 天），2016 年平均住院日最高的为神经外科相关手术（19.86 天）；2016—2018 年重点手术及操作患者平均住院日最低的均为腹股沟相关手术（分别为 3.94 天、3.30 天、3.15 天）（表 3-1-3-26）。

表 3-1-3-26　2016—2018 年重点手术及操作患者平均住院日情况（天）

（按 2018 年平均住院日降序排列）

| 重点手术及操作名称 | 2016 年 | 2017 年 | 2018 年 | 变化趋势 |
| --- | --- | --- | --- | --- |
| 神经外科相关手术 | 19.86 | 16.35 | 18.51 | |
| 小儿先天性疾病 | 12.65 | 17.95 | 16.91 | |
| 先天性心脏病相关手术 | 16.17 | 16.22 | 15.27 | |
| 泌尿系统相关手术 | 13.71 | 14.47 | 9.79 | |
| 消化系统相关手术 | 9.65 | 9.86 | 8.97 | |
| 骨科相关手术 | 9.48 | 8.10 | 7.81 | |
| 咽喉部相关手术 | 5.15 | 5.28 | 4.43 | |
| 腹股沟相关手术 | 3.94 | 3.30 | 3.15 | |

2016—2018 年 8 个重点手术及操作患者平均住院费用如表 3-1-3-27 所示。2016—2018 年重点手术及操作患者平均住院费用最高的前 3 位均为：先天性心脏病相关手术、神经外科相关手术和小儿先天性疾病；最低的均为腹股沟相关手术。2017 年和 2018 年先天性心脏病相关手术患者平均住院费用最高，2018 年为 60 987.29 元；2016 年平均住院费用最高的为神经外科相关手术，为 57 152.65 元。

表 3-1-3-27　2016—2018 年重点手术及操作患者平均住院费用情况（元）

（按 2018 年平均住院费用降序排列）

| 重点手术及操作名称 | 2016 年 | 2017 年 | 2018 年 | 变化趋势 |
| --- | --- | --- | --- | --- |
| 先天性心脏病相关手术 | 47 716.82 | 55 273.40 | 60 987.29 | |
| 神经外科相关手术 | 57 152.65 | 46 978.99 | 59 274.59 | |
| 小儿先天性疾病 | 24 598.54 | 32 826.43 | 35 113.82 | |
| 骨科相关手术 | 18 664.72 | 18 014.95 | 20 064.50 | |
| 消化系统相关手术 | 17 236.98 | 19 088.62 | 17 486.95 | |
| 泌尿系统相关手术 | 15 006.58 | 16 535.07 | 14 207.63 | |
| 咽喉部相关手术 | 10 946.48 | 13 990.36 | 11 967.76 | |
| 腹股沟相关手术 | 6506.74 | 7243.45 | 7501.77 | |

### 三、精神专科医院

抽取全国 472 家精神专科医院 2018 年 1 月 1 日至 12 月 31 日医疗质量与安全数据进行分析，精神专科抽样医院全国各省（区、市）分布情况见图 3-1-3-38。

472 家精神专科医院中，公立精神专科医院（简称"公立医院"）356 家，其中三级公立精神专科医院 128 家（简称"三级公立"）、二级公立精神专科医院 228 家（简称"二级公立"）；民营精神专科

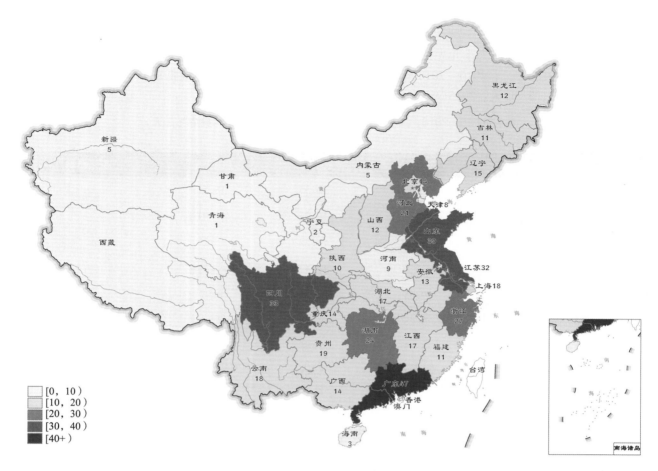

图 3-1-3-38　2018 年精神专科抽样医院全国各省（区、市）分布情况

医院（简称"民营医院"）116 家，其中三级民营精神专科医院 5 家（简称"三级民营"）、二级民营精神专科医院 111 家（简称"二级民营"）。与 2017 年相比，纳入抽样的医院数量基本持平。

**（一）运行管理类指标**

**1.工作负荷**

（1）门诊人次、急诊人次、留观人次

2018 年三级公立平均门诊人次为 144 426.52，平均急诊人次为 6441.34，平均留观人次为 292.88；二级公立平均门诊人次为 44 691.21，平均急诊人次为 1470.58，平均留观人次为 48.74；民营医院平均门诊人次为 6706.06，平均急诊人次为 322.40，平均留观人次为 9.27。

与 2017 年相比，2018 年二级公立年平均门诊人次、急诊人次、留观人次均呈现明显上升趋势，三级公立和民营医院年平均门诊人次、急诊人次、留观人次呈现下降趋势（表 3-1-3-28）。

表 3-1-3-28　2017 年、2018 年精神专科医院门诊、急诊、留观人次情况

| 项目 | 平均门诊人次 | | | 平均急诊人次 | | | 平均留观人次 | | |
|---|---|---|---|---|---|---|---|---|---|
| | 2017 年 | 2018 年 | 变化趋势 | 2017 年 | 2018 年 | 变化趋势 | 2017 年 | 2018 年 | 变化趋势 |
| 全国平均 | 57 650.51 | 63 281.16 | ▲ | 2343.25 | 2748.77 | ▲ | 113.64 | 115.08 | ▲ |
| 三级公立医院 | 146 603.14 | 144 426.52 | ▼ | 7364.00 | 6441.34 | ▼ | 386.30 | 292.88 | ▼ |
| 二级公立医院 | 38 271.20 | 44 691.21 | ▲ | 579.80 | 1470.58 | ▲ | 13.08 | 48.74 | ▲ |
| 民营医院 | 8809.56 | 6706.06 | ▼ | 334.25 | 322.40 | ▼ | 11.04 | 9.27 | ▼ |

（2）入院人次、出院人次

从各类精神专科医院平均值来看，2018 年三级公立平均入院人次为 6983.24，平均出院人次为 6964.29；二级公立平均入院人次为 1976.15，平均出院人次为 1935.38；民营医院平均入院人次为 972.83，平均出院人次为 1078.61。

与 2017 年相比，二级公立平均入院人次、出院人次均呈现明显增长趋势，三级公立医院平均入院人次、出院人次均呈现下降趋势，民营医院平均入院人次呈现下降趋势，平均出院人次呈现上升趋势（表 3-1-3-29）。2016—2018 年抽样精神专科医院出入院人次情况见图 3-1-3-39。

表 3-1-3-29　2017 年、2018 年各类精神专科医院入院、出院人次情况

| 项目 | 平均入院人次 | | | 平均出院人次 | | |
|---|---|---|---|---|---|---|
| | 2017 年 | 2018 年 | 变化趋势 | 2017 年 | 2018 年 | 变化趋势 |
| 全国平均 | 2872.85 | 3120.80 | ▲ | 2859.84 | 3088.59 | ▲ |
| 三级公立医院 | 6998.75 | 6983.24 | ▼ | 7006.15 | 6964.29 | ▼ |
| 二级公立医院 | 1825.16 | 1976.15 | ▲ | 1818.27 | 1935.38 | ▲ |
| 民营医院 | 1012.81 | 972.83 | ▼ | 992.00 | 1078.61 | ▲ |

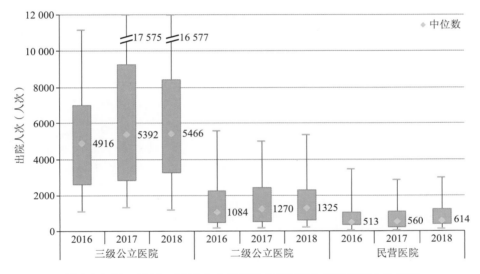

图 3-1-3-39　2016—2018 年各类精神专科医院年平均出院人次情况

## 2. 工作效率

2018 年三级公立平均住院日为 45.46 天，二级公立为 63.81 天，民营医院为 61.41 天。在床位使用率方面，三级公立为 104.82%，二级公立为 99.65%，民营医院为 93.14%。

与 2017 年相比，2018 年三级公立床位使用率未发生变化，全国二级公立和民营医院床位使用率呈现明显增长趋势，从平均住院日来看，除三级公立呈现增长趋势外，二级公立和民营医院平均住院日均明显降低。2017 年、2018 年全国精神专科医院平均住院日和床位使用率情况见表 3-1-3-30。

表 3-1-3-30　2017 年、2018 年各类精神专科医院工作效率情况

| 项目 | 平均住院日（天） | | | 床位使用率（%） | | |
|---|---|---|---|---|---|---|
| | 2017 年 | 2018 年 | 变化趋势 | 2017 年 | 2018 年 | 变化趋势 |
| 全国平均 | 55.61 | 52.03 | ▼ | 101.40 | 101.40 | ━ |
| 三级公立医院 | 43.37 | 45.46 | ▲ | 104.82 | 104.82 | ━ |
| 二级公立医院 | 74.10 | 63.81 | ▼ | 83.23 | 99.65 | ▲ |
| 民营医院 | 75.14 | 61.41 | ▼ | 90.56 | 93.14 | ▲ |

### 3．患者负担

（1）每门诊人次费用及其中的药品费用

三级公立每门诊人次费用平均为 334.18 元，二级公立每门诊人次费用平均为 252.88 元，民营医院每门诊人次费用平均为 408.90 元。

与 2017 年相比，2018 年全国各类精神专科医院门诊患者次均费用保持相对稳定，其中每门诊人次药品费用呈现下降趋势，三级公立、二级公立每门诊人次费用略有增长，民营医院每门诊人次费用略有降低（表 3-1-3-31）。2016—2018 年全国各类精神专科医院每门诊人次费用情况见图 3-1-3-40。

表 3-1-3-31　2017 年、2018 年各类精神专科医院门诊患者次均费用情况

| 项目 | 每门诊人次平均费用（元） | | | 每门诊人次药品费用（元） | | |
|---|---|---|---|---|---|---|
| | 2017 年 | 2018 年 | 变化趋势 | 2017 年 | 2018 年 | 变化趋势 |
| 全国平均 | 308.03 | 308.12 | ▲ | 261.08 | 224.50 | ▼ |
| 三级公立医院 | 321.32 | 334.18 | ▲ | 250.50 | 239.83 | ▼ |
| 二级公立医院 | 248.33 | 252.88 | ▲ | 213.29 | 194.28 | ▼ |
| 民营医院 | 426.11 | 408.90 | ▼ | 378.39 | 244.98 | ▼ |

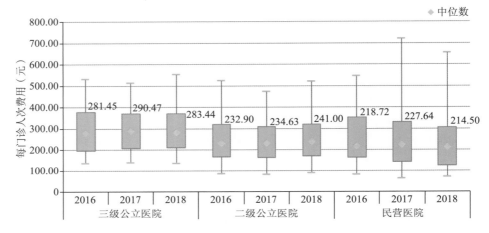

图 3-1-3-40　2016—2018 年各类精神专科医院每门诊人次费用情况

（2）每住院人次费用以及其中的药品费用

2018 年三级公立医院每住院人次费用平均为 16 458.70 元，二级公立医院每住院人次费用平均为 13 698.74 元，民营医院每住院人次费用平均为 11 944.36 元。

与 2017 年相比，2018 年二级公立医院和民营医院每住院人次费用、每住院人次药品费用均值均呈现下降趋势，三级公立医院每住院人次费用呈下降趋势，但每住院人次药品费用略有增长（表 3-1-3-32）。2016—2018 年全国各类精神专科医院每住院人次费用情况见图 3-1-3-41。

表 3-1-3-32　2017 年、2018 年各类精神专科医院住院患者次均费用情况

| 项目 | 每住院人次平均费用（元） | | | 每住院人次药品费用（元） | | |
|---|---|---|---|---|---|---|
| | 2017 年 | 2018 年 | 变化趋势 | 2017 年 | 2018 年 | 变化趋势 |
| 全国平均 | 23 834.02 | 15 245.45 | ▼ | 2648.89 | 2016.66 | ▼ |
| 三级公立医院 | 17 933.98 | 16 458.70 | ▼ | 1985.29 | 2161.16 | ▲ |
| 二级公立医院 | 21 385.95 | 13 698.74 | ▼ | 2983.34 | 1882.37 | ▼ |
| 民营医院 | 34 365.91 | 11 944.36 | ▼ | 2525.89 | 1412.90 | ▼ |

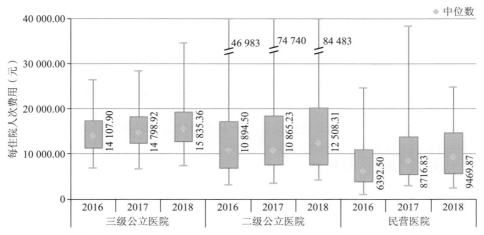

图 3-1-3-41 2016—2018 年各类精神专科医院每住院人次费用情况

## （二）医疗质量基本情况

### 1. 住院死亡类指标

2018 年三级公立总死亡率为 0.35%，二级公立为 0.48%，民营医院为 0.22%。三级公立非医嘱离院率为 3.11%，二级公立为 1.32%，民营医院为 2.44%。

2018 年全国各类精神专科医院住院死亡率均低于 2017 年，非医嘱离院率均呈现上升趋势（表 3-1-3-33）。

表 3-1-3-33 2017 年、2018 年精神专科医院住院死亡类指标

| 类别 | 平均出院人次 | | | 平均住院死亡率（%） | | | 平均非医嘱离院率（%） | | |
|---|---|---|---|---|---|---|---|---|---|
| | 2017 年 | 2018 年 | 变化趋势 | 2017 年 | 2018 年 | 变化趋势 | 2017 年 | 2018 年 | 变化趋势 |
| 全国平均 | 2859.84 | 3088.59 | ▲ | 0.42 | 0.38 | ▼ | 2.14 | 2.52 | ▲ |
| 三级公立医院 | 7006.15 | 6964.29 | ▼ | 0.36 | 0.35 | ▼ | 3.17 | 3.11 | ▲ |
| 二级公立医院 | 1848.85 | 1935.38 | ▲ | 0.54 | 0.48 | ▼ | 0.61 | 1.32 | ▲ |
| 民营医院 | 1001.63 | 1078.61 | ▲ | 0.41 | 0.22 | ▼ | 1.06 | 2.44 | ▲ |

### 2. 重返类指标

2018 年全国精神专科医院住院患者出院后 31 天内非预期再住院率为 8.16%，其中出院当天非预期再住院率为 4.19%，出院 2~15 天非预期再住院率为 2.96%，出院 16~31 天非预期再住院率为 1.80%，均较 2017 年呈现明显下降趋势。

按照医院类别不同，与 2017 年相比，三级公立和二级公立住院患者出院后 31 天内非预期再住院率均呈现明显下降趋势，民营医院住院患者出院后 31 天内非预期再住院率呈现上升趋势。2018 年与 2017 年相关数据对比情况（表 3-1-3-34）。

表 3-1-3-34 2017 年、2018 年各类精神专科医院重返类指标

| 类别 | 住院患者出院后 31 天内非预期再住院率（%） | | | 出院当天非预期再住院率（%） | | | 出院 2~15 天非预期再住院率（%） | | | 出院 16~31 天非预期再住院率（%） | | |
|---|---|---|---|---|---|---|---|---|---|---|---|---|
| | 2017 年 | 2018 年 | 变化趋势 | 2017 年 | 2018 年 | 变化趋势 | 2017 年 | 2018 年 | 变化趋势 | 2017 年 | 2018 年 | 变化趋势 |
| 全国平均 | 10.06 | 8.16 | ▼ | 4.32 | 4.19 | ▼ | 8.84 | 2.96 | ▼ | 2.23 | 1.80 | ▼ |
| 三级公立医院 | 10.64 | 8.65 | ▼ | 5.08 | 4.75 | ▼ | 2.44 | 2.71 | ▲ | 2.04 | 1.57 | ▼ |
| 二级公立医院 | 15.51 | 6.76 | ▼ | 3.32 | 3.39 | ▲ | 3.52 | 2.18 | ▼ | 3.84 | 1.49 | ▼ |
| 民营医院 | 7.51 | 8.59 | ▲ | 3.09 | 2.63 | ▼ | 3.64 | 6.86 | ▲ | 2.17 | 4.34 | ▲ |

### 3. 住院患者安全和权益保障类指标

（1）诊疗过程质量指标

指标1 入院时完成攻击、自伤和自杀风险、物质滥用、不良生活事件等评估比例

2018年全国精神专科医院入院时完成评估比例均值为70.20%，其中，三级公立为70.71%，二级公立为74.84%，民营医院为50.85%。2018年三级公立和民营医院这一指标均低于前2年，二级公立2018年较2017年呈现上升趋势，但仍低于2016年水平。

指标2、指标3 出院前完成社会功能评估比例和制定出院后持续服务计划比例

2018年全国精神专科医院该两项指标的均值分别为66.32%和65.40%。2018年度二级公立和民营医院这两个指标均低于前2年，三级公立这两个指在2018年较2017年呈现上升趋势，但仍低于2016年水平。

指标4 出院时多种抗精神病药物联合使用的比例

2018年全国精神专科医院出院时多种抗精神病药物联合使用的比例均值为19.66%，其中三级公立为13.85%，二级公立为31.42%，民营医院为25.52%。2018年三级公立和二级公立这一指标较2017年呈现上升趋势，民营医院这一指标在2018年较前2年呈现降低趋势。

（2）患者安全类指标

2018年全国各级各类精神专科医院住院患者安全类指标中，发生比例由高到低排列前3位的分别是发生伤人、毁物比例（0.92%），发生跌倒坠床比例（0.39%）和发生自杀、自伤比例（0.15%）。2018年度，各类精神专科医院发生压力性损伤的比例与2017年度持平；三级公立和二级公立发生跌倒坠床比例较2017年度略有增长，民营医院则呈下降趋势；三级公立和二级公立发生烫伤比例与前2年持平，民营医院较2017年度发生比例呈下降趋势；三级公立发生噎食窒息比例与前2年持平，二级公立和民营医院较2017年度呈下降趋势；民营医院发生自杀、自伤比例，发生伤人、毁物比例和发生擅自离院的比例较前2年呈现下降趋势。

（3）患者权益类指标——住院期间实施约束措施比例和住院期间实施隔离措施比例

2018年全国各级各类精神专科医院住院患者实施约束措施比例为20.66%，平均约束小时数为11.02小时，其中三级公立、二级公立、民营医院实施约束比例分别为23.99%、15.30%和14.89%，平均约束小时数分别为11.41、11.30和5.33小时。2018年二级公立住院期间实施约束措施比例低于前2年的比例，三级公立和二级公立平均每例实施约束措施小时数较2017年呈现上升趋势。

2018年全国各级各类精神专科医院住院患者实施隔离措施的比例为6.10%，平均每例实施隔离措施小时数为22.04小时。2018年三级公立和二级公立住院期间实施隔离措施的比例较2017年呈上升趋势，民营医院住院期间平均每例实施隔离措施小时数最高，为34.34小时（表3-1-3-35，表3-1-3-36）。

表3-1-3-35 2018年精神专科医院住院患者安全和权益保障类指标质量指标情况

| 指　　标 | 全国平均 | 三级公立医院 | 二级公立医院 | 民营医院 |
|---|---|---|---|---|
| 1. 入院时完成攻击、自伤和自杀风险、物质滥用、不良生活事件等评估比例（%） | 70.20 | 70.71 | 74.84 | 50.85 |
| 2. 出院前完成社会功能评估比例（%） | 66.32 | 68.18 | 63.39 | 63.65 |
| 3. 制定出院后持续服务计划比例（%） | 65.40 | 68.61 | 61.36 | 55.90 |
| 4. 出院时多种抗精神病药物联合使用比例（%） | 19.66 | 13.85 | 31.42 | 25.52 |
| 5. 发生压力性损伤比例（%） | 0.05 | 0.04 | 0.07 | 0.07 |
| 6. 发生跌倒坠床比例（%） | 0.39 | 0.36 | 0.48 | 0.21 |
| 7. 发生烫伤比例（%） | 0.02 | 0.02 | 0.02 | 0.02 |
| 8. 发生噎食窒息比例（%） | 0.03 | 0.02 | 0.04 | 0.02 |
| 9. 发生自杀、自伤比例（%） | 0.15 | 0.12 | 0.22 | 0.14 |
| 10. 发生伤人、毁物比例（%） | 0.92 | 0.49 | 1.64 | 1.60 |
| 11. 发生擅自离院比例（%） | 0.09 | 0.10 | 0.08 | 0.06 |
| 12. 住院期间实施约束措施比例（%） | 20.66 | 23.99 | 15.30 | 14.89 |
| 13. 实施约束措施的小时数 | 11.02 | 11.41 | 11.30 | 5.33 |
| 14. 住院期间实施隔离措施比例（%） | 6.10 | 6.80 | 5.19 | 4.42 |
| 15. 实施隔离措施的小时数 | 22.04 | 21.55 | 20.31 | 34.34 |

表 3-1-3-36　2016—2018 年精神专科医院住院患者安全和权益保障类指标质量指标情况

| 指标/医院类型/年份 | 三级公立医院 | | | | 二级公立医院 | | | | 民营医院 | | | |
|---|---|---|---|---|---|---|---|---|---|---|---|---|
| | 2016年 | 2017年 | 2018年 | 变化趋势 | 2016年 | 2017年 | 2018年 | 变化趋势 | 2016年 | 2017年 | 2018年 | 变化趋势 |
| 1. 入院时完成攻击、自伤和自杀风险、物质滥用、不良生活事件等评估比例(%) | 83.35 | 71.77 | 70.71 | | 79.32 | 69.36 | 74.84 | | 81.73 | 65.17 | 50.85 | |
| 2. 出院前完成社会功能评估比例(%) | 72.16 | 64.21 | 68.18 | | 73.76 | 69.74 | 63.39 | | 79.07 | 71.83 | 63.65 | |
| 3. 制定出院后持续服务计划比例(%) | 77.25 | 66.54 | 68.61 | | 64.88 | 62.41 | 61.36 | | 74.64 | 65.51 | 55.90 | |
| 4. 出院时多种抗精神病药物联合使用比例(%) | 11.45 | 13.28 | 13.85 | | 32.86 | 30.80 | 31.42 | | 30.73 | 32.32 | 25.52 | |
| 5. 发生压疮比例(%) | 0.04 | 0.04 | 0.04 | | 0.07 | 0.07 | 0.07 | | 0.12 | 0.07 | 0.07 | |
| 6. 发生跌倒坠床比例(%) | 0.37 | 0.30 | 0.36 | | 0.49 | 0.43 | 0.48 | | 0.31 | 0.37 | 0.21 | |
| 7. 发生烫伤比例(%) | 0.02 | 0.02 | 0.02 | | 0.02 | 0.02 | 0.02 | | 0.04 | 0.03 | 0.02 | |
| 8. 发生噎食窒息比例(%) | 0.02 | 0.02 | 0.02 | | 0.04 | 0.05 | 0.04 | | 0.03 | 0.04 | 0.02 | |
| 9. 发生自杀、自伤比例(%) | 0.14 | 0.10 | 0.12 | | 0.35 | 0.29 | 0.22 | | 0.46 | 0.29 | 0.14 | |
| 10. 发生伤人、毁物比例(%) | 0.72 | 0.66 | 0.49 | | 2.07 | 1.59 | 1.64 | | 1.97 | 1.98 | 1.60 | |
| 11. 发生擅自离院比例(%) | 0.12 | 0.09 | 0.10 | | 0.13 | 0.09 | 0.08 | | 0.08 | 0.08 | 0.06 | |
| 12. 住院期间实施约束措施比例(%) | 28.81 | 21.00 | 23.99 | | 21.90 | 20.06 | 15.30 | | 18.43 | 13.93 | 14.89 | |
| 13. 实施约束措施的小时数 | 10.05 | 8.92 | 11.41 | | 5.83 | 6.29 | 11.30 | | 4.50 | 6.36 | 5.33 | |
| 14. 住院期间实施隔离措施比例(%) | 7.00 | 2.76 | 6.80 | | 6.39 | 4.88 | 5.19 | | 9.76 | 4.60 | 4.42 | |
| 15. 实施隔离措施的小时数 | 13.26 | 26.67 | 21.55 | | 42.20 | 34.91 | 20.31 | | 13.01 | 37.24 | 34.34 | |

（4）中国和美国精神专科医院住院过程质量和权益保障类指标

与 2017 年《美国医院年度报告：提升质量与安全》中精神类相关指标进行比较，我国精神专科医院 2018 年度入院时完成攻击、自伤和自杀风险、物质滥用、不良生活事件等评估比例仍有较大提升空间，其他相关指标因指标名称和指标类型不同无法进行横向比较，相关数据供全国各类精神专科医院参考（表3-1-3-37）。

表3-1-3-37 中国和美国精神疾病患者住院过程质量和权益保障类指标情况

| 中国指标名称 | 中国 2018 年度数据 | 美国指标名称 | 美国 2017 年度数据 |
|---|---|---|---|
| 1．入院时完成攻击、自伤和自杀风险、物质滥用、不良生活事件等评估比例（%） | 70.20 | 1．入院时评估率（%） | 94.0 |
| 2．出院时多种抗精神病药物联合使用比例（%） | 19.66 | 2．出院时多种抗精神病药物联合合理使用比例（%） | 61.2 |
| 3．住院患者实施约束措施天数 | 0.46（平均值）<br>0.14（中位数） | 3．住院患者实施约束措施天数（每1000 例患者） | 0.07（中位数） |
| 4．住院患者实施隔离措施天数 | 0.92（平均值）<br>0.13（中位数） | 4．住院患者实施隔离措施天数（每1000 例患者） | 0.03（中位数） |

美国数据来源于：The Joint Commission's Annual Report on America's Hospitals：Improving Quality and Safety，2017.

#### 4．重点病种相关指标

精神专科医院重点病种（主要诊断 ICD-10 四位亚目码）相关指标：总例数、死亡率、出院 0～31 天再入院率、平均住院日、平均住院费用。

（1）重点病种死亡指标

2018 年精神专科医院重点病种住院患者死亡率排名前 6 位的依次是癫痫所致精神障碍（0.19%）、偏执性精神病（0.16%）、双相情感障碍（0.16%）、精神分裂症未定型（0.14%）、残留型精神分裂症（0.13%）、缓解状态双相情感障碍（0.13%）。

与 2017 年相比，35 个住院重点病种死亡率指标有所改善，重点病种住院患者死亡率均低于0.20%，2018 年 13 个病种的死亡率为 0，除了癫痫所致精神障碍、非分化型精神分裂症等 6 个病种死亡率略微上升，其他病种死亡率均有所下降（表3-1-3-38）。

（2）重点病种重返指标

2018 年精神专科医院重点病种住院患者出院 31 天内非预期再入院率排名前 5 位的依次是偏执型精神分裂症（14.42%）、精神发育迟滞伴发精神障碍（13.81%）、残留型精神分裂症（11.92%）、精神分裂症（11.71%）、双相情感障碍（10.89%）。

与 2017 年相比，偏执型精神分裂症等 12 个病种住院患者出院 31 天内非预期再入院率呈上升趋势，残留型精神分裂症等 23 个病种住院患者出院 0～31 天再入院率均有所下降。

其中住院患者出院当天非预期再入院率排名前 6 位的依次是缓解状态双相情感障碍（6.89%）、精神分裂症（6.79%）、精神发育迟滞伴发精神障碍（5.45%）、精神分裂症未定型（5.43%）、非分化型精神分裂症（4.65%）、残留型精神分裂症（4.65%）。

其中，住院患者出院 2～15 天非预期再入院率排名前 5 位的依次是双相情感障碍未特定（6.55%）、偏执型精神分裂症（6.17%）、残留型精神分裂症（6.03%）、精神发育迟滞伴发精神障碍（5.43%）、躁狂发作（4.56%）。

其中，住院患者出院 16～31 天非预期再入院率排名前 5 位的依次是抑郁型分裂情感性障碍（7.87%）、偏执型精神分裂症（3.68%）、分裂情感性障碍（3.51%）、混合型躁狂抑郁症（3.30%）、轻度或中度抑郁发作双相情感障碍（3.13%）（表3-1-3-39，图3-1-3-42）。

表 3-1-3-38    2017 年、2018 年精神专科医院住院重点病种死亡率情况（%）

| 排序 | 2017年 | 住院重点病种 | 2018年 | 排序 |
|---|---|---|---|---|
| 4 | 0.17 | 癫痫所致精神障碍F06.8/2.6 | 0.19 | 1 |
| / | 0 | 偏执性精神病F22.0/21 | 0.16 | 2 |
| 11 | 0.09 | 双相情感障碍，未特定F31.9/31.9 | 0.16 | 3 |
| 6 | 0.14 | 精神分裂症，未定型F20.9/20.9 | 0.14 | 4 |
| 1 | 0.32 | 残留型精神分裂症F20.5/20.x3 | 0.13 | 5 |
| / | 0 | 缓解状态双相情感障碍F31.7 | 0.13 | 6 |
| 2 | 0.21 | 精神发育迟滞（伴发精神障碍F79/70.9） | 0.12 | 7 |
| 7 | 0.12 | 精神分裂症F20/20 | 0.10 | 8 |
| 8 | 0.11 | 精神分裂症后抑郁F20.4/20.x1 | 0.10 | 9 |
| 9 | 0.10 | 非分化型精神分裂症F20.3/20.5 | 0.09 | 10 |
| 13 | 0.07 | 偏执型精神分裂症F20.0/20.1 | 0.07 | 11 |
| / | 0 | 双相情感障碍伴有精神病性症状的重度抑郁发作F31.5/31.6 | 0.06 | 12 |
| 25 | 0.03 | 单纯型精神分裂症F20.6/20.4 | 0.05 | 13 |
| 22 | 0.04 | 双相情感障碍伴有精神病性症状的躁狂发作F31.2/31.3 | 0.05 | 14 |
| 3 | 0.19 | 躁狂发作，未特定F30.9/30.9 | 0.04 | 15 |
| 12 | 0.09 | 躁狂发作F30/30 | 0.04 | 16 |
| 21 | 0.04 | 其他精神分裂症F20.8/20.9 | 0.04 | 17 |
| 16 | 0.06 | 双相情感障碍不伴有精神病性症状的重度抑郁发作F31.4/31.5 | 0.03 | 18 |
| 23 | 0.03 | 双相情感障碍F31/31 | 0.02 | 19 |
| / | 0.00 | 混合性发作双相情感障碍F31.6/31.7 | 0.02 | 20 |
| 18 | 0.05 | 双相情感障碍不伴有精神病性症状的躁狂发作F31.1/31.2 | 0.02 | 21 |
| / | 0 | 抑郁型分裂情感性障碍F25.1/24.2 | 0 | 22 |
| 5 | 0.15 | 紧张型精神分裂症F20.2/20.3 | 0 | 23 |
| 10 | 0.09 | 分裂情感性障碍，未特定F25.9 | 0 | 24 |
| 14 | 0.06 | 其他双相情感障碍F31.8/31.9 | 0 | 25 |
| 15 | 0.06 | 分裂情感性障碍F25/24 | 0 | 26 |
| 17 | 0.06 | 轻度或中度抑郁发作双相情感障碍F31.3/31.4 | 0 | 27 |
| 19 | 0.05 | 躁狂，伴有精神病性症状F30.2/30.3 | 0 | 28 |
| 20 | 0.05 | 青春型精神分裂症F20.1/20.2 | 0 | 29 |
| 24 | 0.03 | 双相情感障碍F31.0/31.1 | 0 | 30 |
| 26 | 0.03 | 躁狂，不伴有精神病性症状F30.1/30.2 | 0 | 31 |
| / | 0 | 其他躁狂发作F30.8/30.4，30.9 | 0 | 32 |
| / | 0 | 躁狂型分裂情感性障碍F25.0/24.1 | 0 | 33 |
| / | 0 | 其他分裂情感性障碍F25.8 | 0 | 34 |
| / | 0 | 混合型躁狂抑郁症F25.2/24.3 | 0 | 35 |

表 3-1-3-39　2017 年、2018 年住院重点病种出院患者 0～31 天非预期再入院率情况（%）

| 排序 | 2017年 | 住院重点病种 | 2018年 | 排序 |
|---|---|---|---|---|
| 11 | 12.05 | 偏执型精神分裂症F20.0/20.1 | 14.42 | 1 |
| 3 | 14.81 | 精神发育迟滞（伴发精神障碍F79/70.9） | 13.81 | 2 |
| 4 | 14.05 | 残留型精神分裂症F20.5/20.x3 | 11.92 | 3 |
| 12 | 11.64 | 精神分裂症F20/20 | 11.71 | 4 |
| 13 | 11.63 | 双相情感障碍，未特定F31.9/31.9 | 10.89 | 5 |
| 9 | 12.48 | 癫痫所致精神障碍F06.8/2.6 | 10.72 | 6 |
| 19 | 9.03 | 轻度或中度抑郁发作双相情感障碍F31.3/31.4 | 10.38 | 7 |
| 8 | 12.60 | 青春型精神分裂症F20.1/20.2 | 10.13 | 8 |
| 27 | 7.71 | 抑郁型分裂情感性障碍F25.1/24.2 | 10.00 | 9 |
| 17 | 9.27 | 精神分裂症，未定型F20.9/20.9 | 9.99 | 10 |
| 5 | 13.32 | 非分化型精神分裂症F20.3/20.5 | 9.77 | 11 |
| 7 | 12.83 | 单纯型精神分裂症F20.6/20.4 | 9.54 | 12 |
| 10 | 12.16 | 缓解状态双相情感障碍F31.7 | 9.45 | 13 |
| 34 | 5.33 | 分裂情感性障碍F25/24 | 9.41 | 14 |
| 21 | 8.50 | 躁狂发作F30/30 | 9.34 | 15 |
| 33 | 6.01 | 躁狂型分裂情感性障碍F25.0/24.1 | 9.14 | 16 |
| 20 | 8.52 | 双相情感障碍F31/31 | 8.86 | 17 |
| 18 | 9.12 | 双相情感障碍伴有精神病性症状的躁狂发作F31.2/31.3 | 8.56 | 18 |
| 30 | 6.72 | 偏执性精神病F22.0/21 | 8.16 | 19 |
| 16 | 9.83 | 混合性发作双相情感障碍F31.6/31.7 | 7.75 | 20 |
| 23 | 8.25 | 双相情感障碍F31.0/31.1 | 7.55 | 21 |
| 14 | 10.89 | 混合型躁狂抑郁症F25.2/24.3 | 7.54 | 22 |
| 24 | 8.03 | 双相情感障碍不伴有精神病性症状的躁狂发作F31.1/31.2 | 7.43 | 23 |
| 32 | 6.02 | 躁狂，伴有精神病性症状F30.2/30.3 | 6.88 | 24 |
| 2 | 17.44 | 其他精神分裂症F20.8/20.9 | 6.24 | 25 |
| 25 | 7.77 | 双相情感障碍伴有精神病性症状的重度抑郁发作F31.5/31.6 | 6.23 | 26 |
| 28 | 7.00 | 其他躁狂发作F30.8/30.4，30.9 | 5.86 | 27 |
| 35 | 3.76 | 躁狂，不伴有精神病性症状F30.1/30.2 | 5.75 | 28 |
| 6 | 12.94 | 精神分裂症后抑郁F20.4/20.x1 | 5.74 | 29 |
| 15 | 10.70 | 紧张型精神分裂症F20.2/20.3 | 5.45 | 30 |
| 29 | 6.74 | 其他双相情感障碍F31.8/31.9 | 5.37 | 31 |
| 26 | 7.74 | 双相情感障碍不伴有精神病性症状的重度抑郁发作F31.4/31.5 | 4.87 | 32 |
| 31 | 6.66 | 分裂情感性障碍，未特定F25.9 | 4.23 | 33 |
| 1 | 17.82 | 其他分裂情感性障碍F25.8 | 4.05 | 34 |
| 22 | 8.46 | 躁狂发作，未特定F30.9/30.9 | 3.93 | 35 |

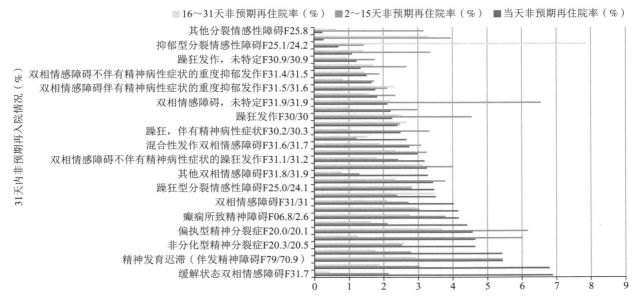

图 3-1-3-42　2018 年精神专科医院重点病种患者出院 31 天内非预期再入院率情况

（3）重点病种平均住院日和平均住院费用情况

2018 年精神专科医院重点病种住院患者平均住院日排名前 5 位的依次是其他精神分裂症（102.05 天）、残留型精神分裂症（100.27 天）、精神分裂症未定型（96.01 天）、非分化型精神分裂症（87.00 天）、精神分裂症（85.23）天。

2018 年精神专科医院重点病种住院患者平均住院费用排名前 5 位的依次是非分化型精神分裂症（22 942.63 元）、残留型精神分裂症（20 981.82 元）、缓解状态双相情感障碍（20 769.50 元）、精神分裂症未定型（20 038.32 元）、分裂情感性障碍未特定（19 038.37 元）。重点病种 2018 年与 2017 年平均住院日和平均住院费用数据对比情况（表 3-1-3-40）。

表 3-1-3-40　2017 年、2018 年住院重点病种出院患者平均住院日和住院费用情况

（按照 2018 年平均住院人次降序排列）

| 2017年 | | | 住院重点疾病 | 2018年 | | |
|---|---|---|---|---|---|---|
| 平均住院费用（元） | 平均住院日（天） | 平均住院人次 | | 平均住院人次 | 平均住院日（天） | 平均住院费用（元） |
| 17 952.29 | 84.06 | 967.53 | 精神分裂症F20/20 | 1026.61 | 85.23 | 19 021.49 |
| 144 552.42 | 94.89 | 282.74 | 精神分裂症，未定型F20.9/20.9 | 350.51 | 96.01 | 20 038.32 |
| 17 474.51 | 79.95 | 289.77 | 偏执型精神分裂症F20.0/20.1 | 301.06 | 72.83 | 18 406.91 |
| 16 710.90 | 93.92 | 237.30 | 非分化型精神分裂症F20.3/20.5 | 258.94 | 87.00 | 22 942.63 |
| 16 003.64 | 48.52 | 141.25 | 双相情感障碍F31/31 | 159.62 | 49.17 | 16 376.21 |
| 14 593.41 | 49.84 | 55.77 | 双相情感障碍不伴有精神病性症状的躁狂发作F31.1/31.2 | 63.82 | 51.32 | 16 052.12 |
| 13 348.56 | 48.35 | 39.95 | 双相情感障碍伴有精神病性症状的躁狂发作F31.2/31.3 | 46.15 | 51.43 | 16 707.51 |
| 16 419.58 | 116.26 | 32.56 | 精神发育迟滞（伴发精神障碍F79/70.9） | 43.23 | 79.32 | 14675.59 |
| 20 149.46 | 125.16 | 43.24 | 残留型精神分裂症F20.5/20.x3 | 42.64 | 100.27 | 20981.82 |
| 64 720.82 | 52.84 | 46.95 | 其他精神分裂症F20.8 /20.9 | 34.36 | 102.05 | 16 374.26 |
| 16 194.60 | 89.86 | 32.50 | 癫痫所致精神障碍F06.8/2.6 | 32.46 | 68.26 | 15 044.29 |
| 12 864.56 | 39.24 | 18.50 | 双相情感障碍不伴有精神病性症状的重度抑郁发作F31.4/31.5 | 28.66 | 45.07 | 12 257.53 |
| 9209.10 | 49.98 | 27.45 | 躁狂发作F30/30 | 25.03 | 54.51 | 13 215.39 |
| 111 646.76 | 39.99 | 23.74 | 轻度或中度抑郁发作双相情感障碍F31.3/31.4 | 21.33 | 43.14 | 13 029.01 |
| 10 793.98 | 54.32 | 27.32 | 双相情感障碍F31.0/31.1 | 19.62 | 55.56 | 12 356.17 |
| 12 355.42 | 81.14 | 26.86 | 紧张型精神分裂症F20.2/20.3 | 15.97 | 66.70 | 16 643.49 |
| 9857.55 | 45.96 | 12.48 | 双相情感障碍伴有精神病性症状的重度抑郁发作F31.5/31.6 | 13.27 | 45.37 | 16 876.83 |

续表

| 2017年 | | | 住院重点疾病 | 2018年 | | |
|---|---|---|---|---|---|---|
| 平均住院费用（元） | 平均住院日（天） | 平均住院人次 | | 平均住院人次 | 平均住院日（天） | 平均住院费用（元） |
| 7684.79 | 45.41 | 9.30 | 混合性发作双相情感障碍F31.6/31.7 | 12.91 | 43.59 | 18 093.41 |
| 9828.53 | 62.97 | 17.30 | 分裂情感性障碍F25/24 | 11.13 | 58.90 | 15 402.51 |
| 12 663.76 | 90.05 | 11.85 | 青春型精神分裂症F20.1/20.2 | 10.51 | 72.15 | 13 611.49 |
| 11 879.12 | 56.44 | 10.92 | 躁狂，伴有精神病性症状F30.2/30.3 | 10.43 | 52.70 | 13 273.12 |
| 8251.66 | 51.68 | 11.62 | 双相情感障碍，未特定F31.9/31.9 | 10.09 | 54.36 | 16 447.89 |
| 16 323.38 | 82.07 | 10.40 | 单纯型精神分裂症F20.6/20.4 | 9.56 | 80.78 | 12 830.45 |
| 13 924.20 | 69.74 | 12.98 | 偏执性精神病F22.0/21 | 9.38 | 81.24 | 15 751.87 |
| 9659.07 | 59.71 | 9.93 | 躁狂，不伴有精神病性症状F30.1/30.2 | 8.43 | 53.42 | 12 715.42 |
| 17 668.77 | 60.72 | 7.49 | 精神分裂症后抑郁F20.4/20.x1 | 8.20 | 65.30 | 13 042.37 |
| 8214.24 | 46.46 | 5.61 | 躁狂发作，未特定F30.9/30.9 | 6.43 | 50.11 | 14 006.53 |
| 12 645.44 | 73.62 | 3.64 | 缓解状态双相情感障碍F31.7 | 6.36 | 79.92 | 20 769.50 |
| 9249.71 | 46.86 | 4.64 | 其他双相情感障碍F31.8/31.9 | 5.81 | 50.38 | 17 187.50 |
| 10 907.08 | 59.55 | 5.36 | 躁狂型分裂情感性障碍F25.0/24.1 | 4.57 | 63.56 | 14 934.13 |
| 11 007.02 | 61.73 | 2.86 | 分裂情感性障碍，未特定F25.9 | 3.68 | 70.47 | 19 038.37 |
| 7939.67 | 51.97 | 4.56 | 抑郁型分裂情感性障碍F25.1/24.2 | 3.63 | 40.20 | 11 351.72 |
| 17 778.96 | 64.27 | 1.72 | 混合型躁狂抑郁症F25.2/24.3 | 2.93 | 49.04 | 12 786.54 |
| 5359.20 | 46.75 | 3.01 | 其他躁狂发作F30.8/30.4，30.9 | 2.13 | 51.85 | 14 170.65 |
| 7325.57 | 59.19 | 0.85 | 其他分裂情感性障碍F25.8 | 1.20 | 58.89 | 11 055.49 |

## 四、妇产专科医院

抽取全国 223 家妇产专科医院 2018 年度医疗服务与质量安全数据信息进行分析（宁夏、西藏未上报数据）。其中，三级公立妇产专科医院（以下简称"三级公立"）24 家，三级民营妇产专科医院（以下简称"三级民营"）13 家，二级公立妇产专科医院（以下简称"二级公立"）17 家，二级民营妇产专科医院（以下简称"二级民营"）169 家，全国各省（区、市）分布见图 3-1-3-43。

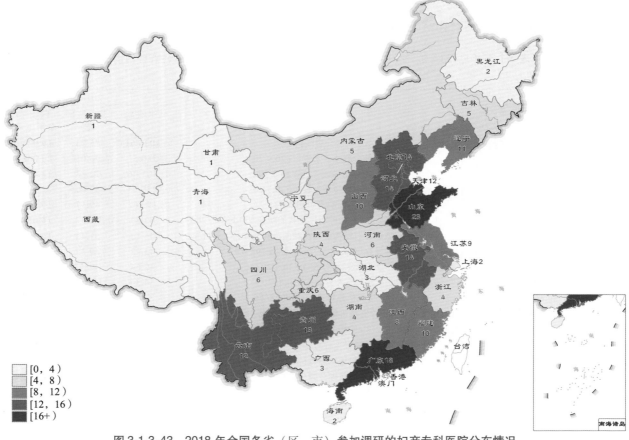

图 3-1-3-43　2018 年全国各省（区、市）参加调研的妇产专科医院分布情况

**（一）运行管理类指标**

**1．工作负荷**

**（1）诊疗人次**

2016—2018 年全国妇产专科医院诊疗人次情况见表 3-1-3-41 与表 3-1-3-42。

表 3-1-3-41　2016—2018 年妇产专科医院平均门诊、急诊人次情况

| 医院类别 | 年门诊人次 | | | 年急诊人次 | | |
| --- | --- | --- | --- | --- | --- | --- |
| | 2016 年 | 2017 年 | 2018 年 | 2016 年 | 2017 年 | 2018 年 |
| 三级公立 | 979 325.94 | 977 465.67 | 935 104.04 | 122 299.31 | 108 850.05 | 100 661.78 |
| 三级民营 | 140 298.90 | 133 036.33 | 117 964.15 | 9477.70 | 2235.56 | 3163.83 |
| 二级公立 | 152 949.81 | 145 479.25 | 137 264.25 | 12 546.47 | 11 463.05 | 13 041.20 |
| 二级民营 | 34 056.77 | 31 523.28 | 36 980.49 | 998.09 | 614.70 | 1266.18 |

表 3-1-3-42　2016—2018 年妇产专科医院平均留观、体检人次情况

| 医院类别 | 年留观病例数 | | | 年体检人次 | | |
| --- | --- | --- | --- | --- | --- | --- |
| | 2016 年 | 2017 年 | 2018 年 | 2016 年 | 2017 年 | 2018 年 |
| 三级公立 | 3223.88 | 5727.72 | 3415.22 | 12 162.56 | 22 867.16 | 32 454.38 |
| 三级民营 | 1648.50 | 939.22 | 957.83 | 6599.90 | 1056.22 | 1769.64 |
| 二级公立 | 4402.08 | 3149.80 | 4509.33 | 11 579.27 | 10 162.75 | 6927.47 |
| 二级民营 | 139.02 | 176.78 | 173.01 | 1074.08 | 1433.04 | 1815.22 |

在平均门诊人次数方面，2018 年全国妇产专科医院平均年门诊人次为 152 277.12，其中三级公立平均为 935 104.04 人次，三级民营平均为 117 964.15 人次，二级公立平均为 137 264.25 人次，二级民营医院平均为 36 980.49 人次。除二级民营外，其他类型妇产专科医院平均门诊人次数呈逐年降低的情况（图 3-1-3-44）。

在平均急诊人次数方面，2018 年全国妇产专科医院平均年急诊人次为 14 211.47，其中三级公立平均为 100 661.78 人次，三级民营平均为 3163.83 人次，二级公立平均为 13 041.20 人次，二级民营平均为 1266.18 人次。三级公立 2018 年平均急诊人次数低于前 2 年（图 3-1-3-45）。

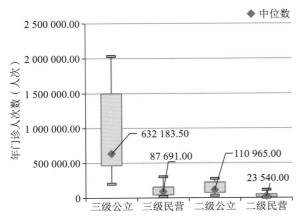

图 3-1-3-44　2018 年妇产专科医院年门诊人次情况

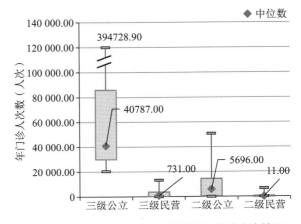

图 3-1-3-45　2018 年妇产专科医院年急诊人次情况

在平均观察室留观病例数方面，2018 年全国妇产专科医院平均年观察室留观病例数为 904.32 例，其中三级公立平均为 3415.22 例，三级民营平均为 957.83 例，二级公立平均为 4509.33 例，二级民营

平均为173.01例（图3-1-3-46）。

在年健康体检人次数方面，2018年全国妇产专科医院平均年健康体检人次为6178.24，其中三级公立平均为32 454.38人次，三级民营平均为1769.64人次，二级公立平均为6927.47人次，二级民营平均为1815.22人次（图3-1-3-47）。

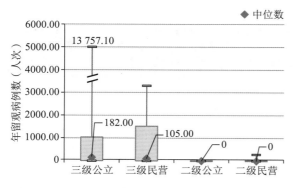

图3-1-3-46 2018年妇产专科医院年留观病例数

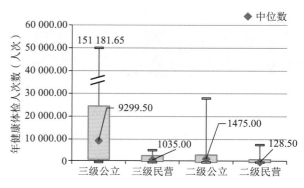

图3-1-3-47 2018年妇产专科医院年体检人次数

（2）出、入院人次

2016—2018年全国妇产专科医院平均出、入院人次见表3-1-3-43。2018年全国妇产专科医院平均年入院人次为6621.18，三级公立明显高于其他类型医院，其中三级公立平均为38 156.96人次，三级民营平均为4018.62人次，二级公立平均为5650.38人次，二级民营平均为1966.62人次（图3-1-3-48）。

2018年全国妇产专科医院平均年出院人次为6310.50，三级公立明显高于其他类型医院，其中三级公立平均为38 026.83人次，三级民营平均为4015.69人次，二级公立平均为5645.59人次，二级民营平均为1919.92人次。三级公立和二级民营年出院人次逐年增加，而三级民营和二级公立年出院人次逐年减少（图3-1-3-49）。

表3-1-3-43 2016—2018年妇产专科医院平均出入院人次情况

| 医院类别 | 年入院人次 | | | 年出院人次 | | |
|---|---|---|---|---|---|---|
| | 2016 年 | 2017 年 | 2018 年 | 2016 年 | 2017 年 | 2018 年 |
| 三级公立 | 39 024.63 | 38 044.24 | 38 156.96 | 36 925.47 | 37 953.76 | 38 026.83 |
| 三级民营 | 6300.20 | 4390.78 | 4018.62 | 6263.40 | 4290.78 | 4015.69 |
| 二级公立 | 6812.25 | 5889.55 | 5650.38 | 6768.00 | 5927.05 | 5645.59 |
| 二级民营 | 1740.91 | 1851.95 | 1966.62 | 1729.51 | 1887.54 | 1919.92 |

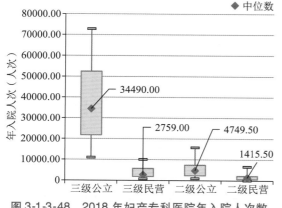

图3-1-3-48 2018年妇产专科医院年入院人次数

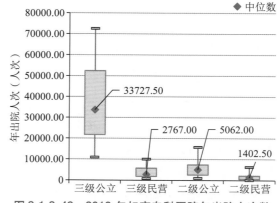

图3-1-3-49 2018年妇产专科医院年出院人次数

（3）床位使用率

2018 年全国妇产专科医院床位使用率平均为 73.65%，相较于 2017 年的床位使用率 72.37% 与 2016 年的床位使用率 73.20% 有所升高，公立医院平均水平高于民营医院，其中三级公立平均为 89.98%，三级民营平均为 42.51%，二级公立平均为 64.76%，二级民营医院平均为 47.42%（图 3-1-3-50）。

在全国各省（区、市）妇产专科医院床位使用率分布情况方面，四川、上海、浙江、青海、山西、广西、北京、山东及江西等省（区、市）床位使用率为 75%～100%；陕西、湖南、辽宁、安徽、天津、河南、内蒙古、江苏、甘肃、福建、河北以及吉林等省（区、市）床位使用率为 50%～75%；贵州、广东、重庆、新疆以及云南等省（区、市）床位使用率为 25%～50%（图 3-1-3-51）。

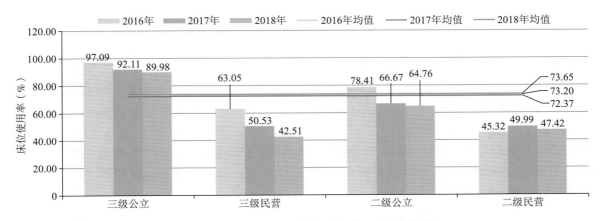

图 3-1-3-50　2016—2018 年妇产专科医院床位使用率

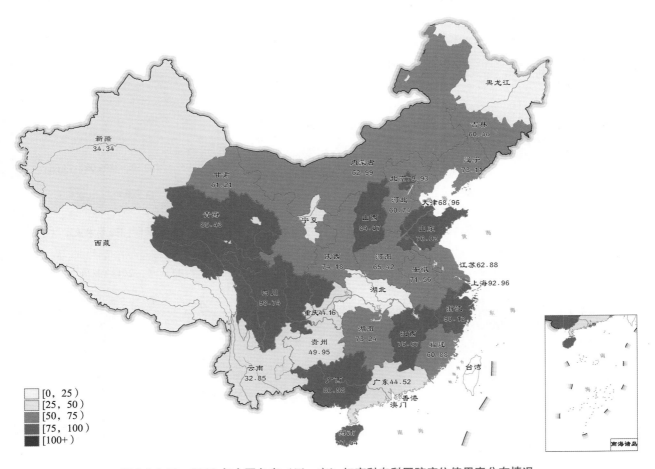

图 3-1-3-51　2018 年全国各省（区、市）妇产科专科医院床位使用率分布情况

（4）手术人次

2016—2018 年全国妇产专科医院住院患者手术例数情况及 2017 年、2018 年全国妇产专科医院门诊患者手术例数情况见表 3-1-3-44。

表 3-1-3-44　2016—2018 年妇产专科医院住院患者平均手术例数情况

| 医院类别 | 住院患者手术例数 | | | 门诊患者手术例数 | |
|---|---|---|---|---|---|
| | 2016 年 | 2017 年 | 2018 年 | 2017 年 | 2018 年 |
| 三级公立 | 19 601.71 | 20 027.10 | 19 790.42 | 22 345.80 | 24 234.55 |
| 三级民营 | 2776.90 | 2519.33 | 2163.15 | 2043.63 | 3479.17 |
| 二级公立 | 2961.81 | 2608.15 | 2958.18 | 2558.60 | 3504.73 |
| 二级民营 | 848.95 | 947.90 | 926.82 | 2018.44 | 2169.52 |

在住院患者手术人次数方面，2018 年全国妇产专科医院住院患者平均手术人次为 3225.14，其中三级公立平均为 19 790.42 人次，三级民营平均为 2163.15 人次，二级公立平均为 2958.18 人次，二级民营平均为 926.82 人次（图 3-1-3-52）。

在门诊患者手术人次数方面，2018 年全国妇产专科医院门诊患者平均手术人次为 4855.99，其中三级公立平均为 24 234.55 人次，三级民营平均为 3479.17 人次，二级公立平均为 3504.73 人次，二级民营平均为 2169.52 人次（图 3-1-3-53）。

2018 年全国妇产专科医院住院患者手术占比为 51.48%，相较于 2017 年的 51.84% 略有回落，其中三级公立平均为 52.04%，三级民营平均为 53.87%，二级公立平均为 52.40%，二级民营平均为 49.13%（图 3-1-3-54）。

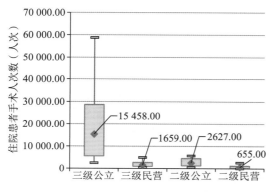

图 3-1-3-52　2018 年妇产专科医院住院手术人次数

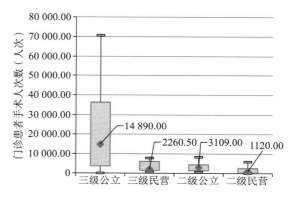

图 3-1-3-53　2018 年妇产专科医院门诊手术人次数

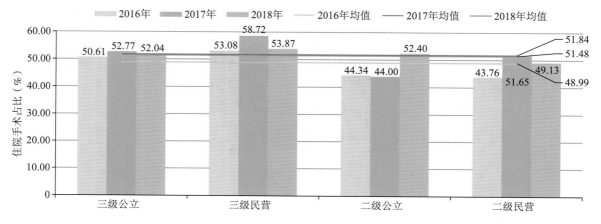

图 3-1-3-54　2016—2018 年妇产专科医院住院患者手术占比情况

（5）新生儿患者出院人次

2016—2018年全国妇产专科医院新生儿患者平均出院人次情况见表3-1-3-45。

表3-1-3-45　2016—2018年妇产专科医院新生儿患者平均出院人次情况

| 医院类别 | 2016年 | 2017年 | 2018年 |
|---|---|---|---|
| 三级公立 | 2655.59 | 3993.25 | 3502.63 |
| 三级民营 | 794.56 | 460.11 | 468.83 |
| 二级公立 | 754.56 | 750.84 | 743.81 |
| 二级民营 | 317.32 | 299.89 | 315.58 |

2018年全国妇产专科医院新生儿患者平均出院人次为750.17，公立医院高于民营医院，其中三级公立平均为3502.63人次，三级民营平均为468.83人次，二级公立平均为743.81人次，二级民营平均为315.58人次（图3-1-3-55）。

**2. 工作效率**

2018年全国妇产专科医院平均住院日为5.76天，相较于2017年的5.69天与2016年的5.63天有所升高。其中，三级公立为6.00天，三级民营为4.82天，二级公立为5.93天，二级民营为5.01天（图3-1-3-56）。2016—2018年全国妇产专科医院平均住院日情况见图3-1-3-57。

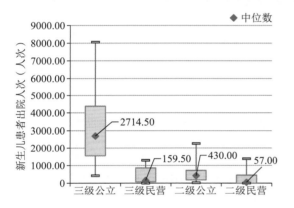

图3-1-3-55　2018年妇产专科医院新生儿患者出院人次数

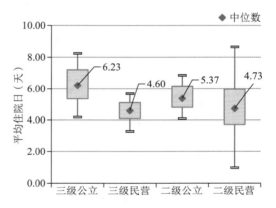

图3-1-3-56　2018年妇产专科医院平均住院日情况

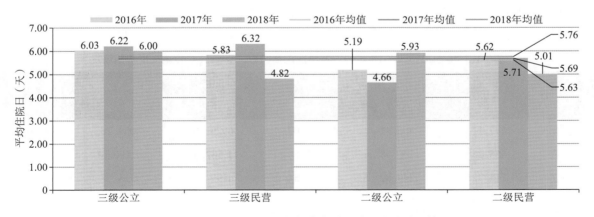

图3-1-3-57　2016—2018年妇产专科医院平均住院日情况

在全国各省（区、市）妇产专科医院平均住院日分布情况方面，内蒙古大于8.0天；青海、辽宁、山东、重庆、江苏、新疆、安徽以及湖南等省（区、市）平均住院日为6.0~8.0天；四川、河南、山西、云南、浙江、陕西、天津、江西、福建、河北、吉林、贵州、海南、北京、广西、广东、上海以及甘肃等省（区、市）平均住院日为4.0~6.0天；黑龙江省平均住院日在4.0天以下（图3-1-3-58）。

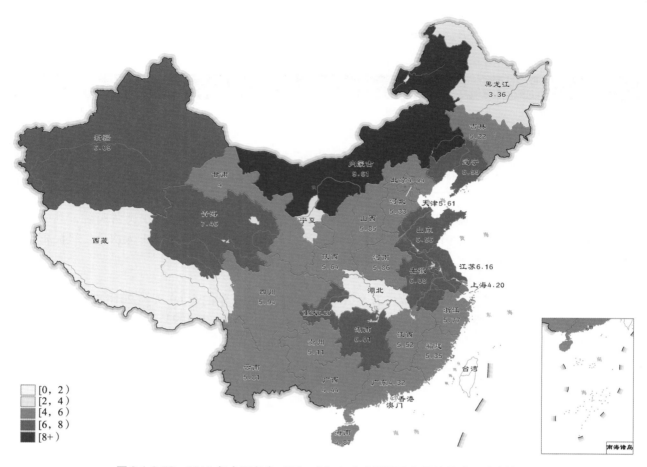

图 3-1-3-58　2018 年全国各省（区、市）妇产专科医院年平均住院日分布情况

### 3．患者负担

2016—2018 年全国妇产专科医院每门诊（含急诊）及住院人次费用情况见表 3-1-3-46。

2018 年全国妇产专科医院每门诊（含急诊）人次平均费用为 374.01 元，其中三级公立为 342.04 元，三级民营为 583.60 元，二级公立为 291.54 元，二级民营为 505.49 元（图 3-1-3-59）。

2018 年全国妇产专科医院每住院人次平均费用为 8077.08 元，其中三级公立为 8590.05 元，三级民营为 11 146.89 元，二级公立为 4781.25 元，二级民营为 6750.55 元（图 3-1-3-60）。

表 3-1-3-46　2016—2018 年妇产专科医院每门诊（含急诊）住院人次费用情况

| 医院类别 | 每门诊（含急诊）人次费用 | | | 每住院人次费用 | | |
|---|---|---|---|---|---|---|
| | 2016 年 | 2017 年 | 2018 年 | 2016 年 | 2017 年 | 2018 年 |
| 三级公立 | 297.11 | 306.42 | 342.04 | 6929.30 | 8054.24 | 8590.05 |
| 三级民营 | 555.25 | 706.98 | 583.60 | 11 582.66 | 12 150.61 | 11 146.89 |
| 二级公立 | 215.72 | 249.82 | 291.54 | 4199.70 | 4913.55 | 4781.25 |
| 二级民营 | 504.79 | 538.33 | 505.49 | 7840.17 | 7040.45 | 6750.55 |

### （二）医疗质量类指标

#### 1．非医嘱离院率

2018 年全国妇产专科医院出院患者非医嘱离院率为 1.72%，相较于 2017 年的 1.80% 与 2016 年的 2.14% 有所降低，其中三级公立为 2.07%，三级民营为 1.62%，二级公立为 0.73%，二级民营为 0.88%（图 3-1-3-61）。

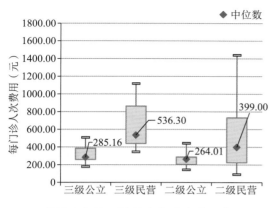

图 3-1-3-59　2018 年妇产专科医院
每门诊人次费用情况

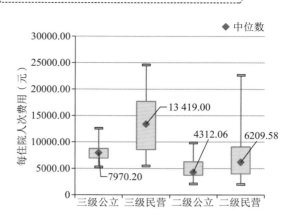

图 3-1-3-60　2018 年妇产专科医院
每住院人次费用情况

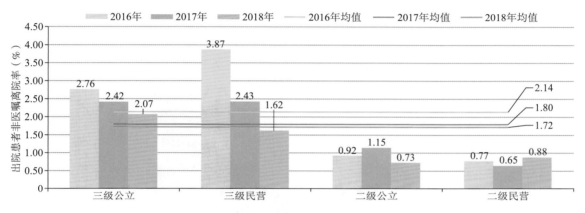

图 3-1-3-61　2016—2018 年妇产专科医院出院患者非医嘱离院率

2018 年全国妇产专科医院出院手术患者非医嘱离院率为 0.21%，相较于 2017 年的 0.23% 与 2016 年的 0.34% 有所降低，其中三级公立为 0.23%，三级民营为 0.27%，二级公立为 0.01%，二级民营为 0.20%（图 3-1-3-62）。

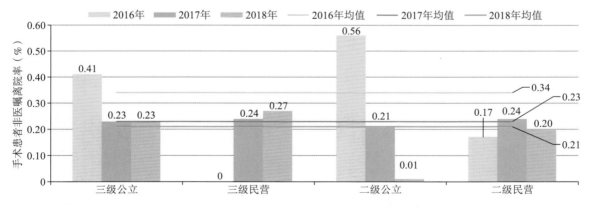

图 3-1-3-62　2016—2018 年妇产专科医院出院手术患者非医嘱离院率

## 2. 死亡类指标

2018 年全国妇产专科医院住院患者总死亡率为 0.069%，相较于 2017 年的 0.046% 与 2016 年的 0.059% 有所升高，其中三级公立为 0.090%，三级民营为 0.010%，二级公立为 0.033%，二级民营为 0.028%（图 3-1-3-63）。

在全国各省（区、市）妇产专科医院住院患者死亡率方面，内蒙古与重庆偏高，大于 0.24%；辽宁、安徽、青海等省（区、市）为 0.12% ~ 0.18%；广西、江西、四川等省（区、市）为 0.06% ~

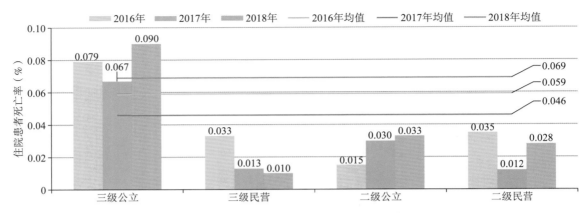

图 3-1-3-63　2016—2018 年妇产专科医院住院患者死亡率

0.12%；浙江、河南、上海、山东、河北、山西、海南、湖南、北京、福建、吉林、天津等省（区、市）小于 0.06%（图 3-1-3-64）。

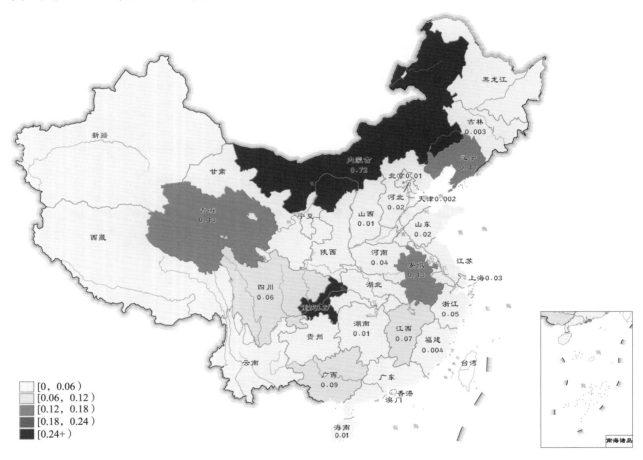

图 3-1-3-64　2018 年全国各省（区、市）妇产专科医院住院患者死亡率分布情况

2018 年全国妇产专科医院手术患者总死亡率为 0.008%，相较于 2017 年的 0.006% 与 2016 年的 0.002% 有所升高，其中三级公立为 0.012%，三级民营为 0.004%，二级公立为 0，二级民营为 0.001%（图 3-1-3-65）。

2018 年全国妇产专科医院新生儿患者总死亡率为 0.133%，相较于 2017 年的 0.129% 有所回升，其中三级公立为 0.211%，三级民营为 0.036%，二级公立为 0.094%，二级民营为 0.002%（图 3-1-3-66）。

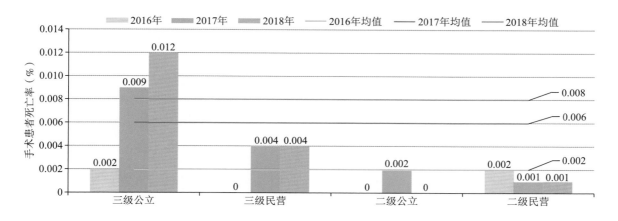

图 3-1-3-65　2016—2018 年妇产专科医院手术患者死亡率

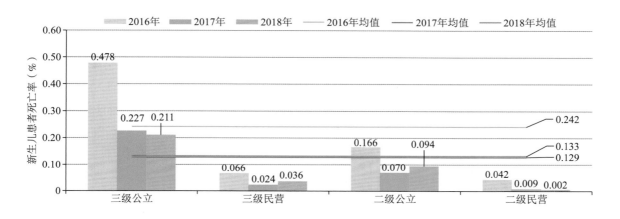

图 3-1-3-66　2016—2018 年妇产专科医院新生儿患者死亡率

2018 年全国妇产专科医院住院患者前 10 位死亡疾病依次为新生儿呼吸窘迫 53 例，心脏停搏 40 例，肺炎，病原体未特指 38 例，支气管和肺恶性肿瘤 37 例，出生窒息 29 例，心力衰竭 21 例，肝和肝内胆管恶性肿瘤 21 例，脑梗死 19 例，起源于围生期的肺出血 14 例以及脑内出血 14 例（图 3-1-3-67），与 2017 年的发生情况对比见表 3-1-3-47。死亡病例大多发生在三级公立，这可能与其收治的急危重症患者、疑难病例较多有关。

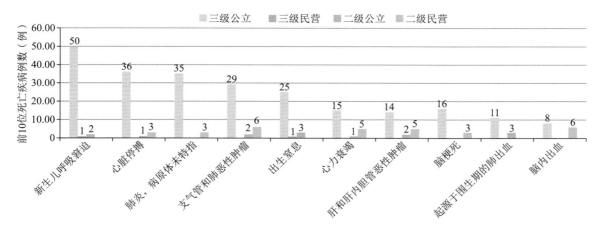

图 3-1-3-67　2018 年妇产专科医院住院患者前 10 位死亡疾病情况

表 3-1-3-47　2017 年、2018 年妇产专科医院住院患者死亡疾病情况

（按 2018 年发生例数降序排序）

| 2017年 | | 住院前10位死亡疾病 | 2018年 | |
|---|---|---|---|---|
| 排位 | 发生例数 | | 发生例数 | 排位 |
| 第1位 | 40 | 新生儿呼吸窘迫 P22 | 53 | 第1位 |
| 第6位 | 9 | 心脏停搏 I46 | 40 | 第2位 |
| 第3位 | 30 | 肺炎，病原体未特指 J18 | 38 | 第3位 |
| 第10位 | 2 | 支气管和肺恶性肿瘤 C34 | 37 | 第4位 |
| 第2位 | 36 | 出生窒息 P21 | 29 | 第5位 |
| 第8位 | 4 | 心力衰竭 I50 | 21 | 第6位 |
| 第8位 | 4 | 肝和肝内胆管恶性肿瘤 C22 | 21 | 第6位 |
| 第5位 | 16 | 脑梗死 I63 | 19 | 第8位 |
| 第7位 | 5 | 起源于围生期的肺出血 P26 | 14 | 第9位 |
| 第4位 | 18 | 脑内出血 I61 | 14 | 第9位 |

### 3. 重返类指标

（1）住院患者出院 31 天内非预期再住院率

2018 年全国妇产专科医院住院患者出院 31 天内非预期再住院率为 0.89%，相较于 2017 年的 0.55% 与 2016 年的 0.76% 有所升高，其中三级公立为 1.19%，三级民营为 0.57%，二级公立为 0.33%，二级民营为 0.24%（图 3-1-3-68）。

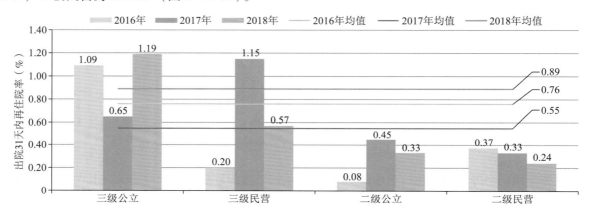

图 3-1-3-68　2016—2018 年妇产专科医院住院患者出院 31 天内非预期再住院率

在全国各省（区、市）妇产专科医院住院患者出院 31 天内非预期再住院率方面，浙江、山东、安徽以及北京等省（区、市）非预期再住院率高于 2.00%；青海省和江西省非预期再住院率为 1.00% ~ 2.00%；湖南、甘肃、内蒙古、四川、重庆、天津、辽宁及广东等省（区、市）非预期再住院率为 0.05% ~ 1.00%；云南、海南、广西、河北、贵州、山西、上海、福建、河南以及江苏等省（区、市）非预期再住院率低于 0.50%（图 3-1-3-69）。

在住院患者出院当天非预期再住院率方面，2018 年全国妇产专科医院为 0.05%，其中三级公立为 0.06%，三级民营为 0.04%，二级公立为 0.03%，二级民营为 0.02%；在住院患者出院 2 ~ 15 天非预期再住院率方面，2018 年全国妇产专科医院为 0.42%，其中三级公立为 0.55%，三级民营为 0.39%，二级公立为 0.18%，二级民营为 0.13%；在住院患者出院 16 ~ 31 天非预期再住院率方面，2018 年全国妇产专科医院为 0.42%，其中三级公立为 0.58%，三级民营为 0.13%，二级公立为 0.11%，二级民营为 0.09%（图 3-1-3-70）。

（2）术后非计划重返手术室再次手术率

2018 年全国妇产专科医院手术患者术后 31 天内非计划再次手术发生率为 0.028%，其中三级公立为 0.030%，三级民营为 0.013%，二级公立为 0.006%，二级民营为 0.036%（图 3-1-3-71）。

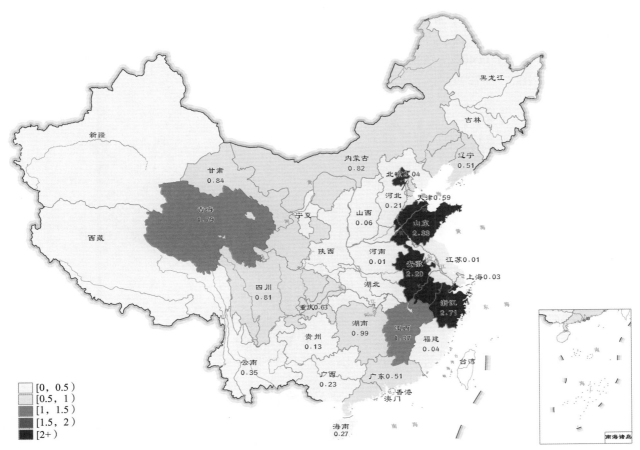

图 3-1-3-69　2018 年全国各省（区、市）妇产专科医院住院患者出院 31 天内非预期再住院率分布情况

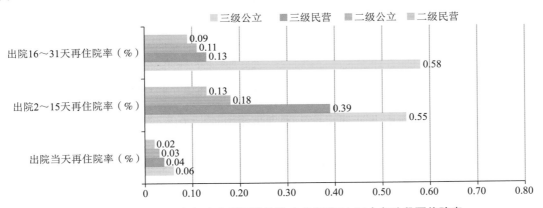

图 3-1-3-70　2018 年妇产专科医院住院患者出院 31 天内各阶段再住院率

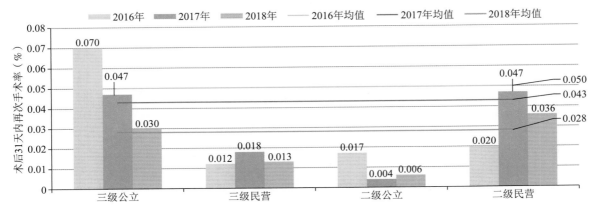

图 3-1-3-71　2016—2018 年妇产专科医院手术患者术后 31 天内非计划再次手术发生率

231

在全国各省（区、市）手术患者术后31天内非计划再次手术发生率方面，湖南省发生率高于1.60%；河南、江西等省（区、市）发生率集中于0.80%~1.60%；山西、山东、海南、安徽及四川等省（区、市）集中于0.40%~0.80%；辽宁、天津、北京、江苏、河北及上海等省（区、市）发生率低于0.40%（图3-1-3-72）。

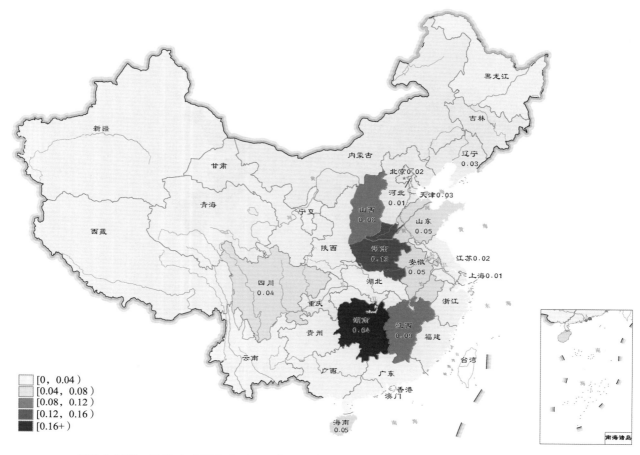

图3-1-3-72　2018年全国各省（区、市）妇产专科医院手术患者非计划再次手术率分布情况

在手术患者术后48小时以内非计划再次手术发生率方面，2018年全国妇产专科医院为0.010%，其中三级公立为0.014%，三级民营为0.013%，二级公立为0.002%，二级民营为0.010%；在手术患者术后3~31天非计划再次手术发生率方面，2018年全国妇产专科医院为0.026%，其中三级公立为0.016%，三级民营为0，二级公立为0.004%，二级民营为0.026%（图3-1-3-73）。

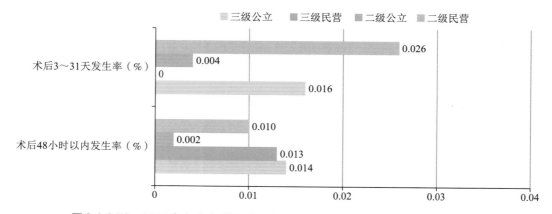

图3-1-3-73　2018年妇产专科医院手术患者术后各时段非计划再次手术发生率

**（三）重点病种相关指标**

**1. 重点病种出院人次占比**

2018 年全国妇产专科医院 25 个重点病种出院人次占总出院人次比例为 30.23%，相较于 2017 年的 28.02% 与 2016 年的 28.76% 有所升高，其中三级公立为 30.67%，三级民营为 39.23%，二级公立为 41.39%，二级民营为 24.05%（表 3-1-3-48，图 3-1-3-74）。

表 3-1-3-48　2016—2018 年妇产专科医院 25 个重点病种总体出院情况

| 年份 | 指标 | 三级公立 | 三级民营 | 二级公立 | 二级民营 | 全国 |
|---|---|---|---|---|---|---|
| 2016 年 | 出院人次 | 627 733 | 59 931 | 108 288 | 262 632 | 1 058 584 |
| | 重点病种人次 | 197 748 | 15 038 | 31 051 | 60 573 | 304 410 |
| | 占比（%） | 31.50 | 25.09 | 28.67 | 23.06 | 28.76 |
| 2017 年 | 出院人次 | 797 059 | 38 617 | 118 541 | 386 116 | 1 340 333 |
| | 重点病种人次 | 244 233 | 14 462 | 28 716 | 88 106 | 375 517 |
| | 占比（%） | 30.64 | 37.45 | 24.22 | 22.82 | 28.02 |
| 2018 年 | 出院人次 | 912 644 | 52 204 | 95 975 | 314 867 | 1 375 690 |
| | 重点病种人次 | 279 898 | 20 481 | 39 721 | 75 727 | 415 827 |
| | 占比（%） | 30.67 | 39.23 | 41.39 | 24.05 | 30.23 |

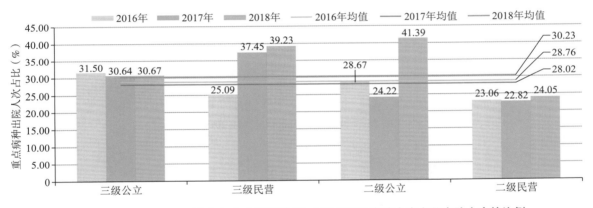

图 3-1-3-74　2016—2018 年妇产专科医院 25 个重点病种出院人次占总出院人次的比例

2018 年全国妇产专科医院重点病种出院人次占比前 5 位依次为胎膜早破（5.82%）、妊娠合并糖尿病（4.25%）、支气管肺炎（4.22%）、新生儿高胆红素血症（2.71%）、异位妊娠（1.98%），相较于 2017 年重点病种出院人次占比排位略有变化（表 3-1-3-49）。2016—2018 年各类妇产专科医院重点病种出院人次占比变化情况见图 3-1-3-75 至图 3-1-3-78。

表 3-1-3-49　2017 年、2018 年全国妇产专科医院重点病种出院人次占比
（按照 2018 年出院人次占比降序排列）

| 2017年 | | 重点病种 | 2018年 | |
|---|---|---|---|---|
| 排位 | 出院人次占比（%） | | 出院人次占比（%） | 排位 |
| 第1位 | 5.72 | 胎膜早破 O42 | 5.82 | 第1位 |
| 第2位 | 4.05 | 妊娠合并糖尿病 O24 | 4.25 | 第2位 |
| 第3位 | 2.65 | 支气管肺炎 J18.003 | 4.22 | 第3位 |
| 第4位 | 2.48 | 新生儿高胆红素血症 P59.9 | 2.71 | 第4位 |
| 第6位 | 1.90 | 异位妊娠 O00 | 1.98 | 第5位 |
| 第7位 | 1.54 | 低出生体重儿 P07/P05.0 | 1.96 | 第6位 |
| 第5位 | 1.97 | 盆腔炎性疾病 N73 | 1.91 | 第7位 |

续表

| 2017年 | | | 重点病种 | | 2018年 | |
| --- | --- | --- | --- | --- | --- | --- |
| 排位 | 出院人次占比（%） | | | | 出院人次占比（%） | 排位 |
| 第10位 | 0.78 | | 子宫内膜异位症 N80.4 | | 1.31 | 第8位 |
| 第9位 | 0.89 | | 产后出血 O72.1/O72.2 | | 0.96 | 第9位 |
| 第8位 | 1.03 | | 早产 O60.1 | | 0.90 | 第10位 |
| 第12位 | 0.66 | | 多胎妊娠 O30 | | 0.69 | 第11位 |
| 第13位 | 0.62 | | 重度子痫前期 O14/O15 | | 0.64 | 第12位 |
| 第11位 | 0.76 | | 前置胎盘 O44 | | 0.62 | 第13位 |
| 第14位 | 0.58 | | 小儿腹泻病 K52.9 | | 0.60 | 第14位 |
| 第15位 | 0.48 | | 新生儿呼吸窘迫综合征 P22 | | 0.56 | 第15位 |
| 第16位 | 0.38 | | 女性生殖器脱垂 N81 | | 0.47 | 第16位 |
| 第17位 | 0.35 | | 新生儿窒息 P21 | | 0.35 | 第17位 |
| 第18位 | 0.27 | | 胎盘早剥 O45 | | 0.28 | 第18位 |
| 第20位 | 0.19 | | 产褥感染 O86 | | 0.24 | 第19位 |
| 第19位 | 0.25 | | 产前出血疾病 O99.1 | | 0.23 | 第20位 |
| 第21位 | 0.15 | | 卵巢恶性肿瘤 C56 | | 0.20 | 第21位 |
| 第23位 | 0.12 | | 妊娠合并心脏病 O99.4 | | 0.16 | 第22位 |
| 第22位 | 0.14 | | 葡萄胎 O01 | | 0.12 | 第23位 |
| 第24位 | 0.05 | | 重度卵巢过度刺激综合征 N98.1 | | 0.07 | 第24位 |
| 第25位 | 0.01 | | 累及女性生殖道的瘘 N82 | | 0.01 | 第25位 |

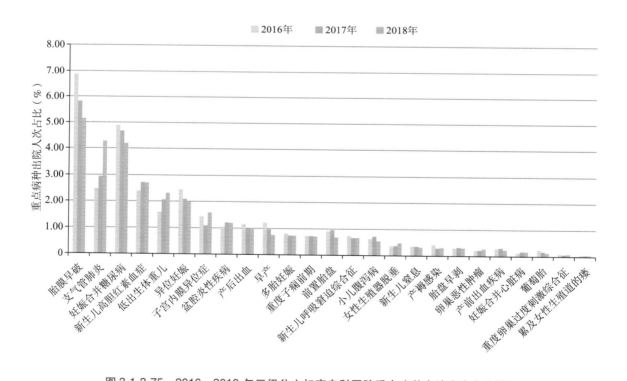

图 3-1-3-75　2016—2018 年三级公立妇产专科医院重点病种出院人次占比情况

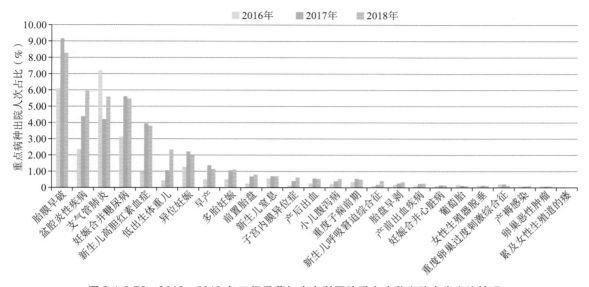

图 3-1-3-76 2016—2018 年三级民营妇产专科医院重点病种出院人次占比情况

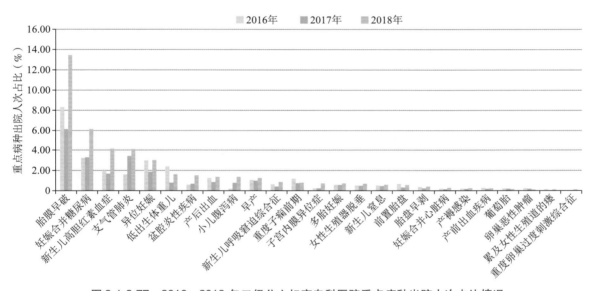

图 3-1-3-77 2016—2018 年二级公立妇产专科医院重点病种出院人次占比情况

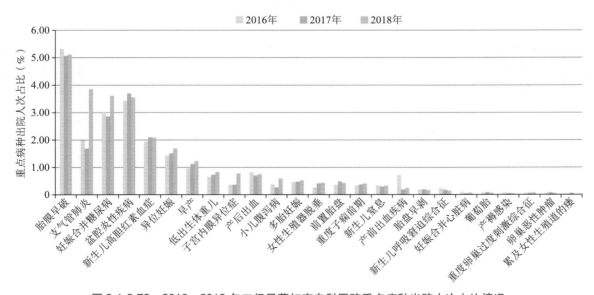

图 3-1-3-78 2016—2018 年二级民营妇产专科医院重点病种出院人次占比情况

### 2．住院患者死亡率

2018 年全国妇产专科医院 25 个重点病种住院患者死亡率由高到低依次为新生儿窒息（1.55%）、新生儿呼吸窘迫综合征（0.96%）、低出生体重儿（0.31%）、卵巢恶性肿瘤（0.16%）、子宫内膜异位症（0.03%）、胎膜早破（0.01%）、前置胎盘（0.01%）、支气管肺炎（0.01%），其余病种在 2018 年未出现死亡情况（表 3-1-3-50）。各类妇产专科医院 2016—2018 年重点病种死亡率变化情况见表 3-1-3-51。

表 3-1-3-50 2017 年、2018 年全国妇产专科医院重点病种死亡率情况

（按照 2018 年重点病种死亡率降序排列）

| 2017年 | | 重点病种 | 2018年 | |
|---|---|---|---|---|
| 排位 | 死亡率（%） | | 死亡率（%） | 排位 |
| 第1位 | 1.36 | 新生儿窒息 P21 | 1.55 | 第1位 |
| 第2位 | 0.98 | 新生儿呼吸窘迫综合征 P22 | 0.96 | 第2位 |
| 第3位 | 0.42 | 低出生体重儿 P07/P05.0 | 0.31 | 第3位 |
| 第6位 | 0.05 | 卵巢恶性肿瘤 C56 | 0.16 | 第4位 |
| 第12位 | 0 | 子宫内膜异位症 N80.4 | 0.03 | 第5位 |
| 第10位 | 0.01 | 胎膜早破 O42 | 0.01 | 第6位 |
| 第12位 | 0 | 前置胎盘 O44 | 0.01 | 第6位 |
| 第7位 | 0.02 | 支气管肺炎 J18.003 | 0.01 | 第6位 |
| 第12位 | 0 | 产前出血疾病 O99.1 | 0 | 第9位 |
| 第12位 | 0 | 产后出血 O72.1/O72.2 | 0 | 第9位 |
| 第4位 | 0.12 | 早产 O60.1 | 0 | 第9位 |
| 第7位 | 0.02 | 多胎妊娠 O30 | 0 | 第9位 |
| 第12位 | 0 | 胎盘早剥 O45 | 0 | 第9位 |
| 第12位 | 0 | 重度子痫前期 O14/O15 | 0 | 第9位 |
| 第12位 | 0 | 产褥感染 O86 | 0 | 第9位 |
| 第12位 | 0 | 异位妊娠 O00 | 0 | 第9位 |
| 第12位 | 0 | 妊娠合并糖尿病 O24 | 0 | 第9位 |
| 第5位 | 0.06 | 妊娠合并心脏病 O99.4 | 0 | 第9位 |
| 第12位 | 0 | 盆腔炎性疾病 N73 | 0 | 第9位 |
| 第12位 | 0 | 女性生殖器脱垂 N81 | 0 | 第9位 |
| 第12位 | 0 | 葡萄胎 O01 | 0 | 第9位 |
| 第12位 | 0 | 累及女性生殖道的瘘 N82 | 0 | 第9位 |
| 第12位 | 0 | 重度卵巢过度刺激综合征 N98.1 | 0 | 第9位 |
| 第10位 | 0.01 | 小儿腹泻病 K52.9 | 0 | 第9位 |
| 第7位 | 0.02 | 新生儿高胆红素血症 P59.9 | 0 | 第9位 |

表 3-1-3-51 2016—2018 年全国妇产专科医院重点病种死亡率（%）

| 重点病种 | 三级公立 | | | 三级民营 | | | 二级公立 | | | 二级民营 | | |
|---|---|---|---|---|---|---|---|---|---|---|---|---|
| | 2016年 | 2017年 | 2018年 | 2016年 | 2017年 | 2018年 | 2016年 | 2017年 | 2018年 | 2016年 | 2017年 | 2018年 |
| 新生儿窒息 P21 | 2.86 | 1.79 | 2.38 | 0.89 | 0 | 0 | 0.18 | 2.19 | 0 | 0.35 | 0.18 | 0.34 |
| 新生儿呼吸窘迫综合征 P22 | 1.70 | 1.17 | 1.11 | 0 | 1.41 | 0 | 0.15 | 0 | 0.27 | 0.56 | 0.15 | 0.28 |
| 低出生体重儿 P07/P05.0 | 1.15 | 0.45 | 0.37 | 0 | 0 | 0 | 0 | 0.96 | 0 | 0.24 | 0.11 | 0.04 |
| 卵巢恶性肿瘤 C56 | 0 | 0.06 | 0.17 | 0 | 0 | 0 | 0 | 0 | 0 | 0 | 0 | 0 |
| 前置胎盘 O44 | 0 | 0 | 0.02 | 0 | 0 | 0 | 0 | 0 | 0 | 0 | 0 | 0 |
| 支气管肺炎 J18.003 | 0.01 | 0.03 | 0.01 | 0 | 0 | 0 | 0 | 0 | 0 | 0 | 0 | 0.03 |
| 胎膜早破 O42 | 0 | 0 | 0.01 | 0 | 0 | 0 | 0 | 0 | 0 | 0 | 0.03 | 0 |
| 新生儿高胆红素血症 P59.9 | 0 | 0.03 | 0 | 0 | 0 | 0 | 0.05 | 0 | 0 | 0 | 0 | 0 |
| 小儿腹泻病 K52.9 | 0 | 0.02 | 0 | 0 | 0 | 0 | 0 | 0 | 0 | 0 | 0 | 0 |
| 产后出血 O72.1/O72.2 | 0.01 | 0 | 0 | 0 | 0 | 0 | 0 | 0 | 0 | 0 | 0 | 0 |
| 产前出血疾病 O99.1 | 0 | 0 | 0 | 0 | 0 | 0 | 0 | 0 | 0 | 0 | 0 | 0 |
| 早产 O60.1 | 0 | 0 | 0 | 0 | 0 | 0 | 0 | 0.26 | 0 | 0 | 0.32 | 0 |

| 重点病种 | 三级公立 | | | 三级民营 | | | 二级公立 | | | 二级民营 | | |
|---|---|---|---|---|---|---|---|---|---|---|---|---|
| | 2016年 | 2017年 | 2018年 | 2016年 | 2017年 | 2018年 | 2016年 | 2017年 | 2018年 | 2016年 | 2017年 | 2018年 |
| 多胎妊娠 O30 | 0 | 0 | 0 | 0 | 0 | 0 | 0 | 0 | 0 | 0 | 0.11 | 0 |
| 胎盘早剥 O45 | 0 | 0 | 0 | 0 | 0 | 0 | 0 | 0 | 0 | 0 | 0 | 0 |
| 重度子痫前期 O14/O15 | 0 | 0 | 0 | 0 | 0 | 0 | 0 | 0 | 0 | 0 | 0 | 0 |
| 产褥感染 O86 | 0 | 0 | 0 | 0 | 0 | 0 | 0 | 0 | 0 | 0 | 0 | 0 |
| 异位妊娠 O00 | 0 | 0 | 0 | 0 | 0 | 0 | 0 | 0 | 0 | 0.57 | 0 | 0 |
| 妊娠合并糖尿病 O24 | 0 | 0 | 0 | 0 | 0 | 0 | 0 | 0 | 0 | 0 | 0 | 0 |
| 妊娠合并心脏病 O99.4 | 0 | 0 | 0 | 0 | 1.79 | 0 | 0 | 0 | 0 | 0 | 0 | 0 |
| 盆腔炎性疾病 N73 | 0 | 0 | 0 | 0 | 0 | 0 | 0 | 0 | 0 | 0.07 | 0 | 0 |
| 女性生殖器脱垂 N81 | 0 | 0 | 0 | 0 | 0 | 0 | 0 | 0 | 0 | 0 | 0 | 0 |
| 子宫内膜异位症 N80.4 | 0 | 0 | 0 | 0 | 0 | 0 | 0 | 0 | 0 | 0 | 0 | 0.29 |
| 葡萄胎 O01 | 0 | 0 | 0 | 0 | 0 | 0 | 0 | 0 | 0 | 0 | 0 | 0 |
| 累及女性生殖道的瘘 N82 | 0 | 0 | 0 | 0 | 0 | 0 | 0 | 0 | 0 | 0 | 0 | 0 |

### 3. 住院患者出院 31 天内非预期再住院率

2018 年全国妇产专科医院 25 个重点病种住院患者出院 31 天内非预期再住院率排名前 5 位的依次为累及女性生殖道的瘘（11.86%）、产前出血疾病（7.87%）、前置胎盘（4.22%）、多胎妊娠（2.46%）、妊娠合并糖尿病（2.11%）（表 3-1-3-52）。各类妇产专科医院 2016—2018 年重点病种出院 31 天内非预期再住院率变化情况见图 3-1-3-79 至图 3-1-3-82。

表 3-1-3-52 2017 年、2018 年全国妇产专科医院重点病种非预期再住院率

（按照 2018 年重点病种非预期再住院率降序排列）

| 2017年 | | 重点病种 | 2018年 | |
|---|---|---|---|---|
| 排位 | 非预期重返率（%） | | 非预期重返率（%） | 排位 |
| 第2位 | 4.72 | 累及女性生殖道的瘘 N82 | 11.86 | 第1位 |
| 第1位 | 4.93 | 产前出血疾病 O99.1 | 7.87 | 第2位 |
| 第3位 | 3.25 | 前置胎盘 O44 | 4.22 | 第3位 |
| 第4位 | 2.45 | 多胎妊娠 O30 | 2.46 | 第4位 |
| 第5位 | 2.00 | 妊娠合并糖尿病 O24 | 2.11 | 第5位 |
| 第7位 | 1.55 | 支气管肺炎 J18.003 | 2.10 | 第6位 |
| 第9位 | 1.33 | 卵巢恶性肿瘤 C56 | 1.82 | 第7位 |
| 第10位 | 1.26 | 早产 O60.1 | 1.48 | 第8位 |
| 第16位 | 0.83 | 小儿腹泻病 K52.9 | 1.02 | 第9位 |
| 第17位 | 0.75 | 新生儿呼吸窘迫综合征 P22 | 0.70 | 第10位 |
| 第8位 | 1.46 | 重度子痫前期 O14/O15 | 0.68 | 第11位 |
| 第21位 | 0.51 | 妊娠合并心脏病 O99.4 | 0.68 | 第11位 |
| 第11位 | 1.15 | 葡萄胎 O01 | 0.60 | 第13位 |
| 第15位 | 0.94 | 产褥感染 O86 | 0.59 | 第14位 |
| 第14位 | 0.96 | 胎盘早剥 O45 | 0.57 | 第15位 |
| 第12位 | 1.02 | 产后出血 O72.1/O72.2 | 0.56 | 第16位 |
| 第18位 | 0.66 | 新生儿窒息 P21 | 0.55 | 第17位 |
| 第6位 | 1.95 | 重度卵巢过度刺激综合征 N98.1 | 0.51 | 第18位 |
| 第22位 | 0.49 | 新生儿高胆红素血症 P59.9 | 0.45 | 第19位 |
| 第20位 | 0.61 | 异位妊娠 O00 | 0.44 | 第20位 |
| 第13位 | 0.97 | 低出生体重儿 P07/P05.0 | 0.37 | 第21位 |
| 第22位 | 0.49 | 女性生殖器脱垂 N81 | 0.28 | 第22位 |
| 第24位 | 0.46 | 胎膜早破 O42 | 0.22 | 第23位 |
| 第18位 | 0.66 | 盆腔炎性疾病 N73 | 0.18 | 第24位 |
| 第25位 | 0.22 | 子宫内膜异位症 N80.4 | 0.15 | 第25位 |

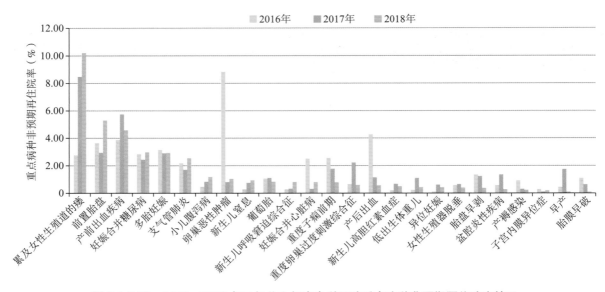

图 3-1-3-79　2016—2018 年三级公立妇产专科医院重点病种非预期再住院率情况

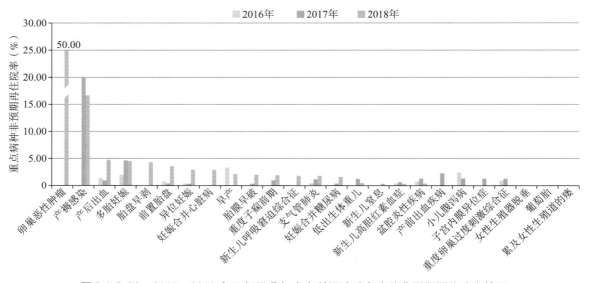

图 3-1-3-80　2016—2018 年三级民营妇产专科医院重点病种非预期再住院率情况

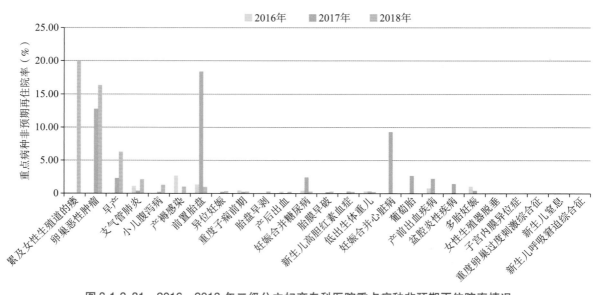

图 3-1-3-81　2016—2018 年二级公立妇产专科医院重点病种非预期再住院率情况

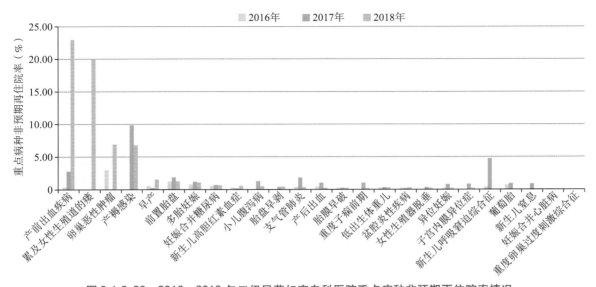

图 3-1-3-82　2016—2018 年二级民营妇产专科医院重点病种非预期再住院率情况

### 4. 平均住院日

2018 年全国妇产专科医院重点病种住院患者平均住院日排名前 5 位的依次为新生儿呼吸窘迫综合征（17.00 天）、低出生体重儿（14.30 天）、累及女性生殖道的瘘（11.69 天）、新生儿窒息（10.72 天）、卵巢恶性肿瘤（10.41 天）（表 3-1-3-53）。各类妇产专科医院 2016—2018 年重点病种住院患者平均住院日变化情况见图 3-1-3-83 至图 3-1-3-86。

表 3-1-3-53　2017 年、2018 年全国妇产专科医院重点病种平均住院日情况

（按照 2018 年重点病种平均住院日降序排列）

| 2017年 | | 重点病种 | 2018年 | |
|---|---|---|---|---|
| 排位 | 平均住院日（天） | | 平均住院日（天） | 排位 |
| 第 1 位 | 15.94 | 新生儿呼吸窘迫综合征 P22 | 17.00 | 第 1 位 |
| 第 2 位 | 12.52 | 低出生体重儿 P07/P05.0 | 14.30 | 第 2 位 |
| 第 4 位 | 10.48 | 累及女性生殖道的瘘 N82 | 11.69 | 第 3 位 |
| 第 5 位 | 9.20 | 新生儿窒息 P21 | 10.72 | 第 4 位 |
| 第 3 位 | 11.14 | 卵巢恶性肿瘤 C56 | 10.41 | 第 5 位 |
| 第 7 位 | 8.01 | 女性生殖器脱垂 N81 | 9.05 | 第 6 位 |
| 第 9 位 | 6.93 | 前置胎盘 O44 | 7.65 | 第 7 位 |
| 第 8 位 | 7.27 | 多胎妊娠 O30 | 7.38 | 第 8 位 |
| 第 6 位 | 8.09 | 重度卵巢过度刺激综合征 N98.1 | 7.27 | 第 9 位 |
| 第 12 位 | 6.71 | 支气管肺炎 J18.003 | 7.26 | 第 10 位 |
| 第 11 位 | 6.77 | 重度子痫前期 O14/O15 | 6.99 | 第 11 位 |
| 第 13 位 | 6.38 | 子宫内膜异位症 N80.4 | 6.54 | 第 12 位 |
| 第 15 位 | 6.04 | 早产 O60.1 | 6.26 | 第 13 位 |
| 第 14 位 | 6.08 | 产前出血疾病 O99.1 | 6.19 | 第 14 位 |
| 第 17 位 | 5.74 | 盆腔炎性疾病 N73 | 6.15 | 第 15 位 |
| 第 20 位 | 5.57 | 新生儿高胆红素血症 P59.9 | 6.10 | 第 16 位 |
| 第 10 位 | 6.89 | 葡萄胎 O01 | 6.05 | 第 17 位 |
| 第 19 位 | 5.63 | 胎盘早剥 O45 | 5.99 | 第 18 位 |
| 第 16 位 | 5.86 | 异位妊娠 O00 | 5.98 | 第 19 位 |
| 第 21 位 | 5.55 | 产后出血 O72.1/O72.2 | 5.75 | 第 20 位 |
| 第 18 位 | 5.73 | 产褥感染 O86 | 5.66 | 第 21 位 |
| 第 23 位 | 5.41 | 妊娠合并心脏病 O99.4 | 5.54 | 第 22 位 |
| 第 22 位 | 5.52 | 小儿腹泻病 K52.9 | 5.51 | 第 23 位 |
| 第 24 位 | 5.20 | 妊娠合并糖尿病 O24 | 5.39 | 第 24 位 |
| 第 25 位 | 4.32 | 胎膜早破 O42 | 4.79 | 第 25 位 |

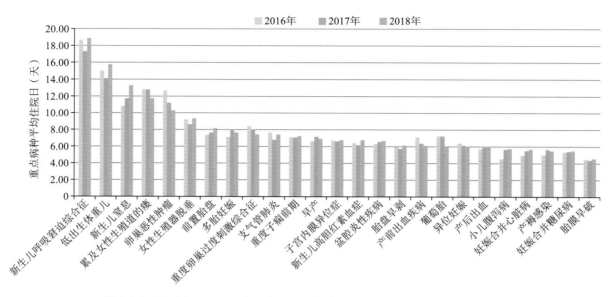

图 3-1-3-83　2016—2018 年三级公立妇产专科医院重点病种平均住院日情况

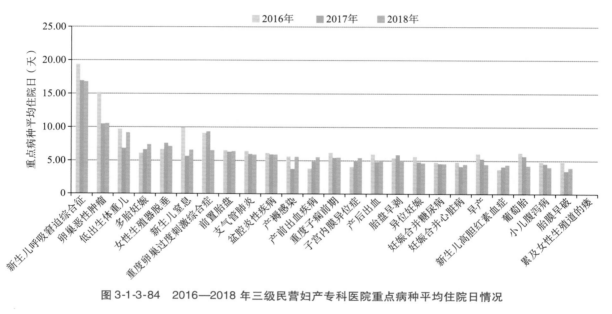

图 3-1-3-84　2016—2018 年三级民营妇产专科医院重点病种平均住院日情况

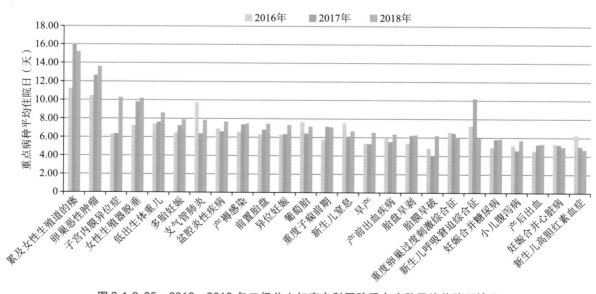

图 3-1-3-85　2016—2018 年二级公立妇产专科医院重点病种平均住院日情况

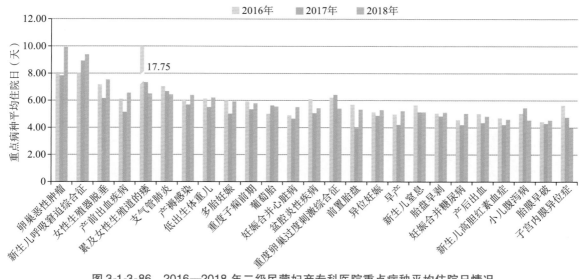

图 3-1-3-86　2016—2018 年二级民营妇产专科医院重点病种平均住院日情况

### 5. 每住院人次费用

2018 年全国妇产专科医院重点病种住院患者每住院人次费用排名前 5 位的依次为新生儿呼吸窘迫综合征（28 724.82 元）、卵巢恶性肿瘤（23 818.67 元）、低出生体重儿（21 238.59 元）、新生儿窒息（16 866.69 元）、子宫内膜异位症（14 678.39 元）（表 3-1-3-54）。各类妇产专科医院 2016—2018 年重点病种每住院人次费用变化情况见图 3-1-3-87 至图 3-1-3-90。

表 3-1-3-54　2017 年、2018 年全国妇产专科医院重点病种每住院人次费用

（按照 2018 年重点病种每住院人次费用降序排列）

| 2017年 | | 重点病种 | 2018年 | |
|---|---|---|---|---|
| 排位 | 每人次费用（元） | | 每人次费用（元） | 排位 |
| 第 2 位 | 23 730.86 | 新生儿呼吸窘迫综合征 P22 | 28 724.82 | 第 1 位 |
| 第 1 位 | 24 412.32 | 卵巢恶性肿瘤 C56 | 23 818.67 | 第 2 位 |
| 第 3 位 | 17 497.60 | 低出生体重儿 P07/P05.0 | 21 238.59 | 第 3 位 |
| 第 5 位 | 11 983.08 | 新生儿窒息 P21 | 16 866.69 | 第 4 位 |
| 第 4 位 | 12 282.30 | 子宫内膜异位症 N80.4 | 14 678.39 | 第 5 位 |
| 第 7 位 | 10 937.01 | 前置胎盘 O44 | 13 754.25 | 第 6 位 |
| 第 6 位 | 11 849.29 | 女性生殖器脱垂 N81 | 13 483.74 | 第 7 位 |
| 第 12 位 | 9861.85 | 累及女性生殖道的瘘 N82 | 13 127.43 | 第 8 位 |
| 第 9 位 | 10 596.03 | 产后出血 O72.1/O72.2 | 12 627.17 | 第 9 位 |
| 第 10 位 | 10 556.01 | 多胎妊娠 O30 | 12 190.17 | 第 10 位 |
| 第 8 位 | 10 638.31 | 重度子痫前期 O14/O15 | 11 962.26 | 第 11 位 |
| 第 13 位 | 9768.91 | 胎盘早剥 O45 | 11 551.35 | 第 12 位 |
| 第 17 位 | 8880.69 | 盆腔炎性疾病 N73 | 11 307.98 | 第 13 位 |
| 第 16 位 | 8959.06 | 妊娠合并心脏病 O99.4 | 10 239.74 | 第 14 位 |
| 第 20 位 | 8117.06 | 妊娠合并糖尿病 O24 | 9884.09 | 第 15 位 |
| 第 15 位 | 9391.76 | 早产 O60.1 | 9730.08 | 第 16 位 |
| 第 18 位 | 8496.85 | 产褥感染 O86 | 9527.49 | 第 17 位 |
| 第 21 位 | 8011.45 | 胎膜早破 O42 | 8941.35 | 第 18 位 |
| 第 14 位 | 9663.57 | 重度卵巢过度刺激综合征 N98.1 | 8866.50 | 第 19 位 |
| 第 19 位 | 8357.62 | 异位妊娠 O00 | 8723.34 | 第 20 位 |
| 第 11 位 | 9965.76 | 产前出血疾病 O99.1 | 8501.79 | 第 21 位 |
| 第 22 位 | 5275.06 | 新生儿高胆红素血症 P59.9 | 6827.86 | 第 22 位 |
| 第 24 位 | 4869.20 | 葡萄胎 O01 | 5366.61 | 第 23 位 |
| 第 23 位 | 5067.82 | 支气管肺炎 J18.003 | 5254.43 | 第 24 位 |
| 第 25 位 | 3462.52 | 小儿腹泻病 K52.9 | 3554.75 | 第 25 位 |

注：每住院人次费用在表中简称每人次费用。

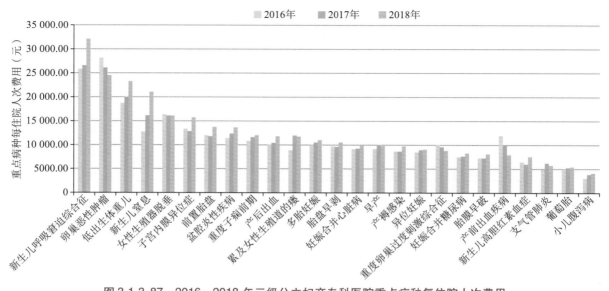

图 3-1-3-87　2016—2018 年三级公立妇产专科医院重点病种每住院人次费用

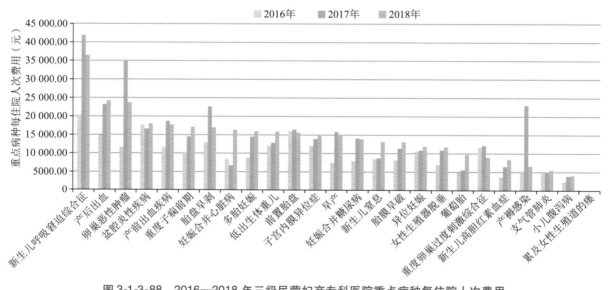

图 3-1-3-88　2016—2018 年三级民营妇产专科医院重点病种每住院人次费用

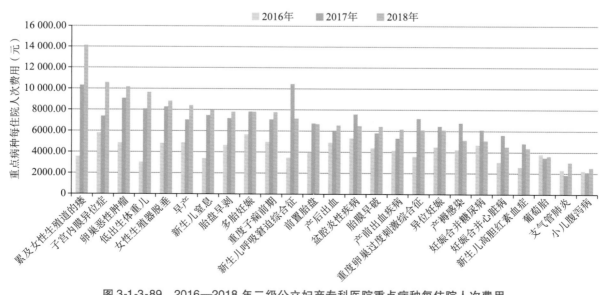

图 3-1-3-89　2016—2018 年二级公立妇产专科医院重点病种每住院人次费用

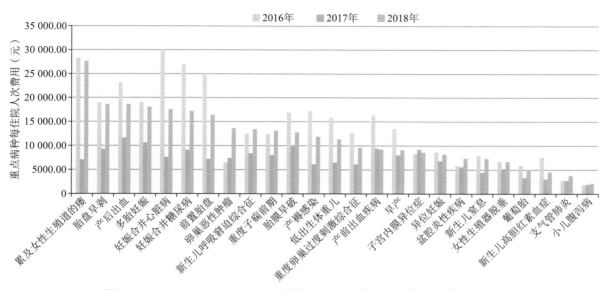

图 3-1-3-90　2016—2018 年二级民营妇产专科医院重点病种每住院人次费用

### （四）重点手术相关指标

#### 1. 重点手术人次占比

2018 年全国妇产专科医院 13 个重点手术人次占出院手术人次比例为 46.52%，相较于 2017 年的 51.01% 有所降低，其中三级公立为 44.64%，三级民营为 41.11%，二级公立为 52.54%，二级民营为 51.40%（表 3-1-3-55、图 3-1-3-91）。

表 3-1-3-55　2016—2018 年妇产专科医院 13 个重点手术总体情况

| 年份 | 指标 | 三级公立 | 三级民营 | 二级公立 | 二级民营 | 全国 |
|---|---|---|---|---|---|---|
| 2016 年 | 住院手术人次 | 333 229 | 26 041 | 47 389 | 129 070 | 535 729 |
| | 重点手术人次 | 157 248 | 6678 | 32 193 | 70 564 | 266 683 |
| | 占比（%） | 47.19 | 25.64 | 67.93 | 54.67 | 49.78 |
| 2017 年 | 住院手术人次 | 420 569 | 22 674 | 52 163 | 199 854 | 695 260 |
| | 重点手术人次 | 204 861 | 8670 | 36 267 | 104 824 | 354 622 |
| | 占比（%） | 48.71 | 38.24 | 69.53 | 52.45 | 51.01 |
| 2018 年 | 住院手术人次 | 474 970 | 28 409 | 50 289 | 152 637 | 706 305 |
| | 重点手术人次 | 212 009 | 11 679 | 26 424 | 78 449 | 328 561 |
| | 占比（%） | 44.64 | 41.11 | 52.54 | 51.40 | 46.52 |

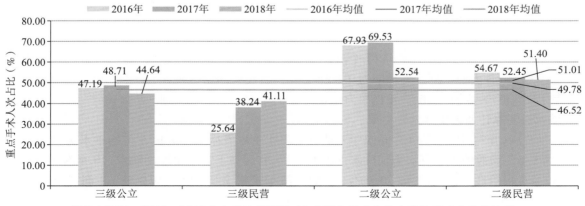

图 3-1-3-91　2016—2018 年妇产专科医院 13 个重点手术人次占出院手术人次的比例

2018 年全国妇产专科医院 13 个重点手术人次占出院手术人次比例排前 5 位的手术分别是阴道分娩（32.83%）、剖宫产（31.60%）、腹腔镜下子宫病损或组织切除术（5.43%）、子宫切除术（3.44%）、腹腔镜下子宫全切除术（1.93%），排位情况较 2017 年略有变化（表 3-1-3-56）。2016—2018 年各级各类妇产专科医院重点手术人次占比变化情况见图 3-1-3-92 至图 3-1-3-95。

表 3-1-3-56　2017 年、2018 年全国妇产专科医院重点手术人次占比情况

（按照 2018 年重点手术人次数占比降序排列）

| 2017年 | | 重点手术 | 2018年 | |
| --- | --- | --- | --- | --- |
| 排位 | 人次数占比（%） | | 人次数占比（%） | 排位 |
| 第2位 | 34.68 | 阴道分娩 72.00-72.79, 73.01-73.21, 73.40-73.94 伴 Z37 | 32.83 | 第1位 |
| 第1位 | 36.45 | 剖宫产 74.0-74.2, 74.4, 74.99 | 31.60 | 第2位 |
| 第3位 | 5.09 | 腹腔镜下子宫病损或组织切除术 68.29 | 5.43 | 第3位 |
| 第4位 | 3.53 | 子宫切除术 68.4-68.9 | 3.44 | 第4位 |
| 第6位 | 1.66 | 腹腔镜下子宫全切除术 68.41 | 1.93 | 第5位 |
| 第5位 | 1.92 | 宫腔镜下宫腔粘连切除术 68.21 | 1.44 | 第6位 |
| 第7位 | 1.08 | 产钳助产术 72.0-72.3, 72.4, 72.6 | 1.44 | 第7位 |
| 第8位 | 0.48 | 根治性子宫切除术 68.61-68.69 | 0.41 | 第8位 |
| 第10位 | 0.20 | 乳腺癌根治术 85.43-85.48, 85.33-85.36+40.3 | 0.33 | 第9位 |
| 第11位 | 0.16 | 盆底重建术 71.79 | 0.20 | 第10位 |
| 第9位 | 0.30 | 腹腔镜下子宫次全切除术 68.31 | 0.18 | 第11位 |
| 第12位 | 0.12 | 子宫颈根治性切除术 67.4 | 0.09 | 第12位 |
| 第13位 | 0.02 | 女性盆腔廓清术 68.8 | 0.03 | 第13位 |

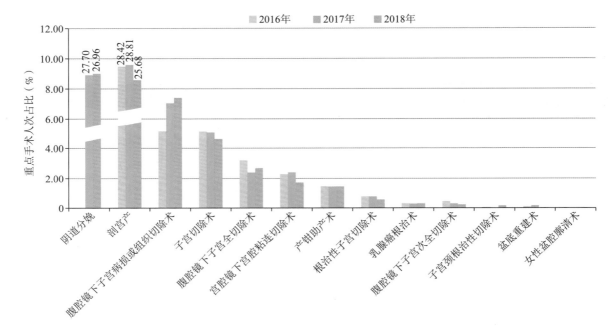

图 3-1-3-92　2016—2018 年三级公立妇产专科医院重点手术人次占比情况

### 2. 手术患者死亡率

2018 年参与调查的妇产专科医院 13 个重点手术患者总死亡例数为 4 例，其中剖宫产死亡 2 例，三级公立和三级民营各出现 1 例，死亡率为 0.0008%；三级民营阴道分娩死亡 1 例，死亡率为 0.0004%；二级民营乳腺癌根治术死亡 1 例，死亡率为 0.04%，其余手术无死亡病例。

### 3. 手术患者非计划再次手术发生率

2018 年全国妇产专科医院 13 个重点手术非计划再次手术发生率排名前 5 位的手术为：女性盆腔廓清术（0.53%）、腹腔镜下子宫次全切除术（0.08%）、宫腔镜下宫腔粘连切除术（0.08%）、产钳助产术（0.08%）、根治性子宫切除术（0.07%）、腹腔镜下子宫全切除术（0.05%）、剖宫产（0.02%）、腹腔镜下子宫病损或组织切除术（0.02%）（表 3-1-3-57，图 3-1-3-96）。

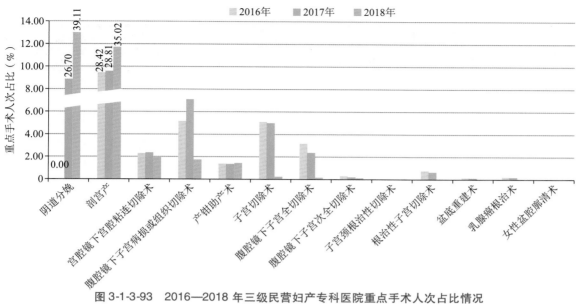

图 3-1-3-93　2016—2018 年三级民营妇产专科医院重点手术人次占比情况

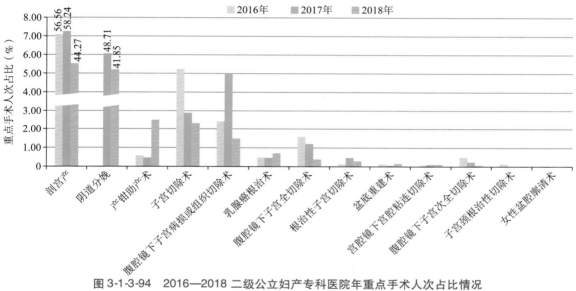

图 3-1-3-94　2016—2018 二级公立妇产专科医院年重点手术人次占比情况

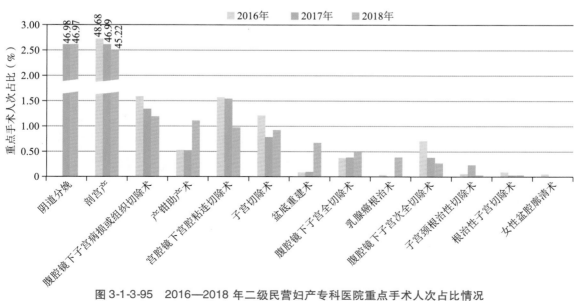

图 3-1-3-95　2016—2018 年二级民营妇产专科医院重点手术人次占比情况

表 3-1-3-57　2016—2018 年妇产专科医院重点手术非计划再次手术发生率（%）

| 重点手术 | 三级公立 | | | 三级民营 | | | 二级公立 | | | 二级民营 | | | 全国 | | |
|---|---|---|---|---|---|---|---|---|---|---|---|---|---|---|---|
| | 2016年 | 2017年 | 2018年 | 2016年 | 2017年 | 2018年 | 2016年 | 2017年 | 2018年 | 2016年 | 2017年 | 2018年 | 2016年 | 2017年 | 2018年 |
| 根治性子宫切除术 68.61-68.69 | 0 | 0.20 | 0.08 | 0 | — | 0 | 0 | 0 | 0 | 0 | 0 | 0 | 0 | 0.18 | 0.07 |
| 乳腺癌根治术 85.43-85.48，85.33-85.36＋40.3 | 0 | 0.19 | 0 | 0 | 0 | 0 | 0 | 0 | 0 | 1.92 | 0 | 0 | 0.10 | 0.15 | 0 |
| 腹腔镜下子宫全切除术 68.41 | 0.02 | 0.14 | 0.06 | 0 | 0 | 0 | 0 | 0 | 0 | 0 | 0 | 0 | 0.02 | 0.12 | 0.05 |
| 盆底重建术 71.79 | 0.23 | 0.12 | 0 | — | 0 | 0 | 0 | 0 | 0 | 0.79 | 0 | 0 | 0.32 | 0.09 | 0 |
| 产钳助产术 72.0-72.3，72.4，72.6 | 0.04 | 0.08 | 0.10 | 0 | 0 | 0.23 | 0 | 0 | 0 | 0 | 0 | 0 | 0.03 | 0.07 | 0.08 |
| 子宫切除术 68.4-68.9 | 0.01 | 0.07 | 0 | 0 | 0 | 0 | 0 | 0 | 0 | 0.07 | 0.06 | 0 | 0.01 | 0.07 | 0 |
| 剖宫产 74.0-74.2，74.4，74.99 | 0.02 | 0.02 | 0.01 | 0.03 | 0.03 | 0.03 | 0.01 | 0.01 | 0 | 0 | 0.01 | 0.03 | 0.01 | 0.02 | 0.02 |
| 腹腔镜下子宫病损或组织切除术 68.29 | 0 | 0.01 | 0.01 | 0 | 0 | 0.62 | 0 | 0 | 0 | 0 | 0 | 0 | 0 | 0.01 | 0.02 |
| 阴道分娩 72.00-72.79,73.01-73.21,73.40-73.94 伴 Z37 | — | 0.01 | 0 | — | 0 | 0 | — | 0 | 0 | — | 0.01 | 0.03 | — | 0.01 | 0.01 |
| 宫腔镜下宫腔粘连切除术 68.21 | 0.03 | 0 | 0.01 | 0 | 0 | 0.71 | 0 | 0 | 0 | 0.05 | 0 | 0.20 | 0.03 | 0 | 0.08 |
| 女性盆腔廓清术 68.8 | 0 | 0 | 0 | 0 | — | 50.00 | 0 | 0 | 0 | 0 | 0 | 0 | 0 | 0 | 0.53 |
| 子宫颈根治性切除术 67.4 | 0 | 0 | 0 | 0 | 0 | 0 | 0 | 0 | 0 | 0 | 0 | 0 | 0 | 0 | 0 |
| 腹腔镜下子宫次全切除术 68.31 | 0 | 0 | 0 | 0 | 0 | 0 | 0 | 0 | 0 | 0 | 0 | 0.24 | 0 | 0 | 0.08 |

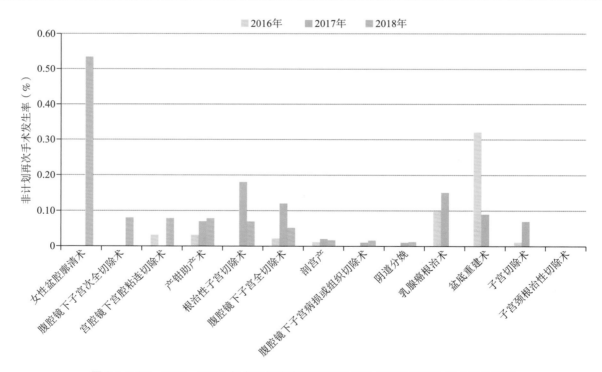

图 3-1-3-96　2016—2018 年全国妇产专科医院重点手术非计划再次手术发生情况

### 4. 平均住院日

2018 年全国妇产专科医院重点手术平均住院日前 5 位的手术为：女性盆腔廓清术（15.64 天）、根治性子宫切除术（12.44 天）、子宫颈根治性切除术（11.20 天）、乳腺癌根治术（10.79 天）、子宫切除术（9.48 天）（表3-1-3-58）。各级各类妇产专科医院重点手术平均住院日情况见图3-1-3-97 至图3-1-3-100。

表 3-1-3-58　2017 年、2018 年全国妇产专科医院 2018 年重点手术平均住院日情况

（按照 2018 年重点手术平均住院日降序排列）

| 2017年 | | | 重点手术 | 2018年 | |
| 排位 | 平均住院日（天） | | | 平均住院日（天） | 排位 |
| --- | --- | --- | --- | --- | --- |
| 第7位 | 7.40 | | 女性盆腔廓清术 68.8 | 15.64 | 第1位 |
| 第1位 | 11.64 | | 根治性子宫切除术 68.61-68.69 | 12.44 | 第2位 |
| 第4位 | 8.34 | | 子宫颈根治性切除术 67.4 | 11.20 | 第3位 |
| 第2位 | 11.61 | | 乳腺癌根治术 85.43-85.48, 85.33-85.36+40.3 | 10.79 | 第4位 |
| 第3位 | 9.29 | | 子宫切除术 68.4-68.9 | 9.48 | 第5位 |
| 第6位 | 7.82 | | 盆底重建术 71.79 | 8.89 | 第6位 |
| 第5位 | 8.22 | | 腹腔镜下子宫全切除术 68.41 | 8.40 | 第7位 |
| 第8位 | 7.32 | | 腹腔镜下子宫次全切除术 68.31 | 7.38 | 第8位 |
| 第10位 | 5.57 | | 剖宫产 74.0-74.2, 74.4, 74.99 | 5.97 | 第9位 |
| 第9位 | 5.80 | | 腹腔镜下子宫病损或组织切除术 68.29 | 5.54 | 第10位 |
| 第11位 | 4.73 | | 产钳助产术 72.0-72.3, 72.4, 72.6 | 4.66 | 第11位 |
| 第12位 | 3.80 | | 阴道分娩 72.00-72.79, 73.01-73.21, 73.40-73.94 伴 Z37 | 4.26 | 第12位 |
| 第13位 | 3.23 | | 宫腔镜下宫腔粘连切除术 68.21 | 3.96 | 第13位 |

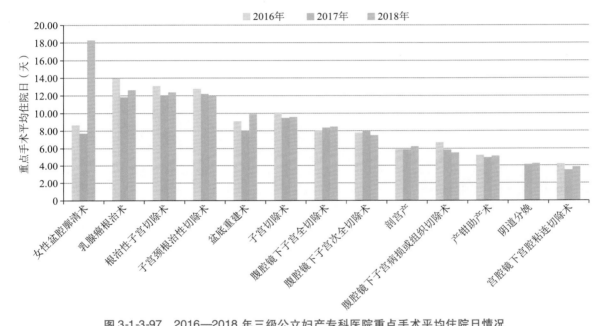

图 3-1-3-97　2016—2018 年三级公立妇产专科医院重点手术平均住院日情况

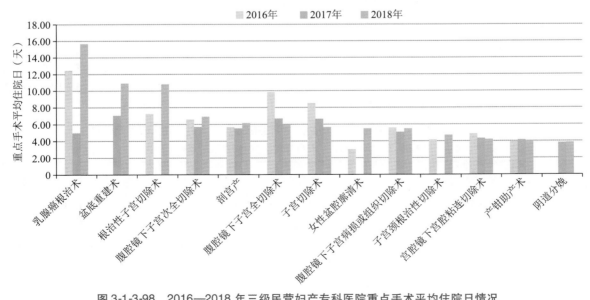

图 3-1-3-98　2016—2018 年三级民营妇产专科医院重点手术平均住院日情况

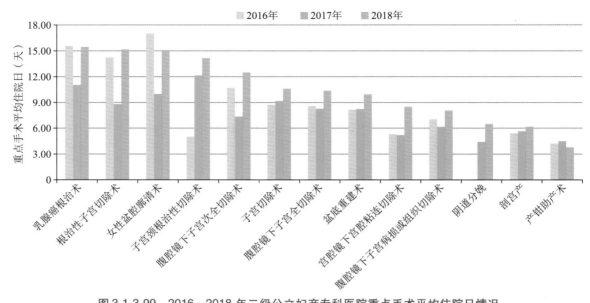

图 3-1-3-99　2016—2018 年二级公立妇产专科医院重点手术平均住院日情况

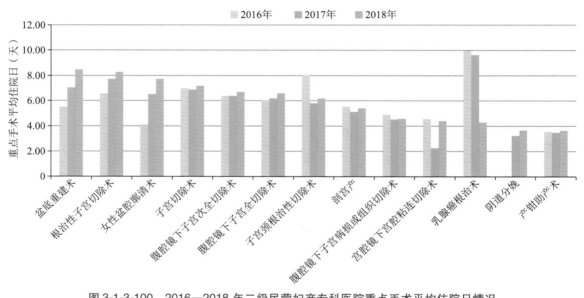

图 3-1-3-100　2016—2018 年二级民营妇产专科医院重点手术平均住院日情况

### 5. 每住院人次费用

2018 年全国妇产专科医院 13 个重点手术每住院人次费用排名前 5 位的手术为：根治性子宫切除术（30 415.01 元）、女性盆腔廓清术（23 755.83 元）、子宫切除术（21 408.85 元）、腹腔镜下子宫全切除术（20 838.42 元）、子宫颈根治性切除术（19 124.52 元）（表 3-1-3-59）。各级各类妇产专科医院 2016—2018 年重点手术每住院人次费用变化情况见图 3-1-3-101 至图 3-1-3-104。

表 3-1-3-59　2017 年、2018 年全国妇产专科医院重点手术每住院人次费用情况

（按照 2018 年重点手术每住院人次费用降序排列）

| 2017年 | | 重点手术 | 2018年 | |
| --- | --- | --- | --- | --- |
| 排位 | 每人次费用（元） | | 每人次费用（元） | 排位 |
| 第1位 | 27 860.69 | 根治性子宫切除术 68.61-68.69 | 30 415.01 | 第1位 |
| 第6位 | 15 002.19 | 女性盆腔廓清术 68.8 | 23 755.83 | 第2位 |
| 第2位 | 19 929.99 | 子宫切除术 68.4-68.9 | 21 408.85 | 第3位 |
| 第3位 | 19 396.98 | 腹腔镜下子宫全切除术 68.41 | 20 838.42 | 第4位 |
| 第9位 | 10 876.52 | 子宫颈根治性切除术 67.4 | 19 124.52 | 第5位 |
| 第4位 | 17 059.41 | 乳腺癌根治术 85.43-85.48, 85.33-85.36+40.3 | 17 567.91 | 第6位 |

续表

| 2017年 | | 重点手术 | 2018年 | |
|---|---|---|---|---|
| 排位 | 每人次费用（元） | | 每人次费用（元） | 排位 |
| 第5位 | 16 226.56 | 盆底重建术 71.79 | 17 088.47 | 第7位 |
| 第7位 | 13 019.83 | 腹腔镜下子宫次全切除术 68.31 | 14 500.71 | 第8位 |
| 第8位 | 12 475.34 | 腹腔镜下子宫病损或组织切除术 68.29 | 12 757.98 | 第9位 |
| 第10位 | 9767.09 | 剖宫产 74.0-74.2, 74.4, 74.99 | 10 982.57 | 第10位 |
| 第11位 | 9099.57 | 产钳助产术 72.0-72.3, 72.4, 72.6 | 8918.23 | 第11位 |
| 第12位 | 7400.95 | 宫腔镜下宫腔粘连切除术 68.21 | 7651.02 | 第12位 |
| 第13位 | 6046.69 | 阴道分娩 72.00-72.79, 73.01-73.21, 73.40-73.94 伴 Z37 | 6852.40 | 第13位 |

注：每住院人次费用在表中简称每人次费用。

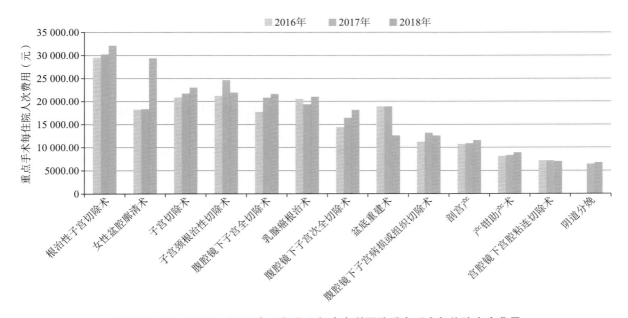

图 3-1-3-101 　2016—2018 年三级公立妇产专科医院重点手术每住院人次费用

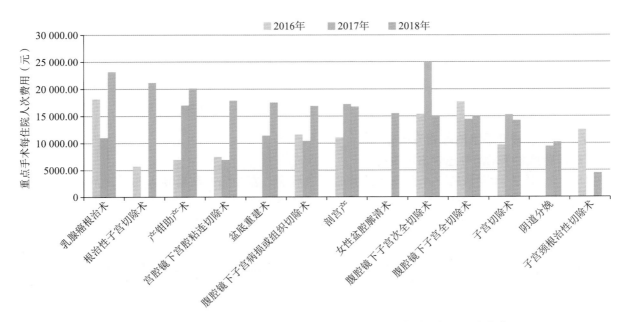

图 3-1-3-102 　2016—2018 年三级民营妇产专科医院重点手术每住院人次费用

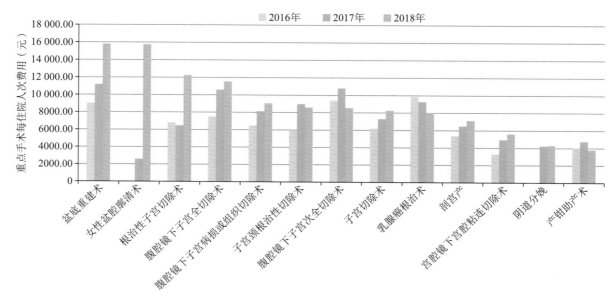

图 3-1-3-103　2016—2018 年二级公立妇产专科医院重点手术每住院人次费用

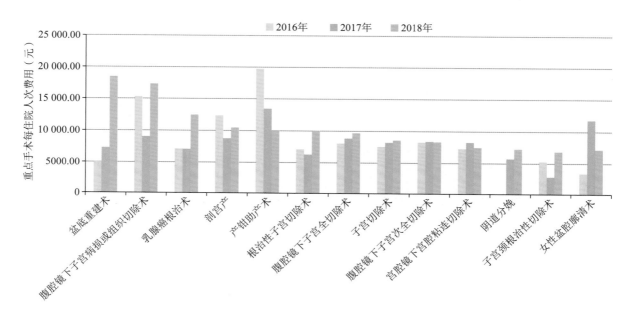

图 3-1-3-104　2016—2018 年二级民营妇产专科医院重点手术每住院人次费用

**（五）恶性肿瘤非手术治疗相关指标**

**1. 恶性肿瘤非手术治疗患者出院情况**

2018 年全国妇产专科医院 3 个监测恶性肿瘤（乳腺癌、宫颈癌、卵巢癌）非手术治疗患者出院人次占总出院人次比例为 1.67%，相较于 2017 年的 1.21% 略有升高，其中三级公立为 2.42%，三级民营为 0.05%，二级公立为 0.85%，二级民营为 0.04%（表 3-1-3-60，图 3-1-3-105）。

表 3-1-3-60　2016—2018 年全国妇产专科医院 3 个监测恶性肿瘤非手术治疗患者出院情况

| 年份 | 指标 | 三级公立 | 三级民营 | 二级公立 | 二级民营 | 全国 |
|---|---|---|---|---|---|---|
| | 出院人次 | 627 733 | 59 931 | 108 288 | 262 632 | 1 058 584 |
| 2016 年 | 非手术治疗人次 | 11 445 | 14 | 748 | 157 | 12 364 |
| | 占比（%） | 1.82 | 0.02 | 0.69 | 0.06 | 1.17 |

续表

| 年份 | 指标 | 三级公立 | 三级民营 | 二级公立 | 二级民营 | 全国 |
|---|---|---|---|---|---|---|
| 2017 年 | 出院人次 | 797 059 | 38 617 | 118 541 | 386 116 | 1 340 333 |
|  | 非手术治疗人次 | 15 410 | 6 | 744 | 68 | 16 228 |
|  | 占比（%） | 1.93 | 0.02 | 0.63 | 0.02 | 1.21 |
| 2018 年 | 出院人次 | 912 644 | 52 723 | 95 975 | 314 351 | 1 375 693 |
|  | 非手术治疗人次 | 22 061 | 28 | 816 | 128 | 23 033 |
|  | 占比（%） | 2.42 | 0.05 | 0.85 | 0.04 | 1.67 |

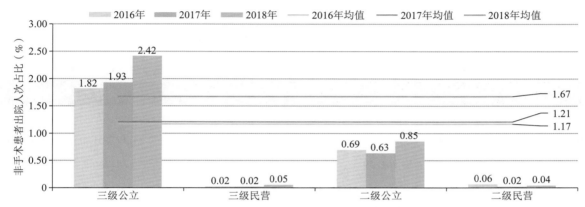

图 3-1-3-105　2016—2018 年全国妇产专科医院 3 个监测恶性肿瘤非手术患者出院人次占总出院人次比例

### 2. 恶性肿瘤非手术治疗患者平均住院日

2018 年全国妇产专科医院乳腺癌非手术治疗患者平均住院日为 3.08 天，相较于 2017 年的 3.03 天基本持平；2018 年全国妇产专科医院宫颈癌非手术治疗患者平均住院日为 4.72 天，相较于 2017 年的 3.99 天增加 0.73 天；2018 年全国妇产专科医院卵巢癌非手术治疗患者平均住院日为 4.08 天，相较于 2017 年的 4.58 天下降 0.5 天（表 3-1-3-61，图 3-1-3-106）。

表 3-1-3-61　2016—2018 年全国妇产专科医院 3 个监测恶性肿瘤非手术治疗患者平均住院日（天）

| 年份 | 病种 | 三级公立 | 三级民营 | 二级公立 | 二级民营 | 全国 |
|---|---|---|---|---|---|---|
| 2016 年 | 乳腺癌 C50 | 3.17 | 2.73 | 6.58 | 6.53 | 3.50 |
|  | 宫颈癌 C53，D06 | 3.45 | 5.67 | 12.82 | 6.74 | 3.97 |
|  | 卵巢癌 C56 | 4.17 | — | 10.59 | 9.67 | 4.43 |
| 2017 年 | 乳腺癌 C50 | 2.64 | 10.00 | 11.30 | 4.85 | 3.03 |
|  | 宫颈癌 C53，D06 | 3.55 | 4.50 | 10.54 | 6.36 | 3.99 |
|  | 卵巢癌 C56 | 4.38 | — | 10.26 | 8.46 | 4.58 |
| 2018 年 | 乳腺癌 C50 | 2.64 | 5.70 | 14.89 | 6.42 | 3.08 |
|  | 宫颈癌 C53，D06 | 4.22 | 4.96 | 12.59 | 9.03 | 4.72 |
|  | 卵巢癌 C56 | 3.87 | — | 13.644 | 12.56 | 4.08 |

### 3. 恶性肿瘤非手术治疗患者每住院人次费用

2018 年全国妇产专科医院乳腺癌非手术治疗患者每住院人次费用为 6302.58 元，相较于 2017 年的 5657.70 元有所增长；2018 年全国妇产专科医院宫颈癌非手术治疗患者每住院人次费用为 7866.05 元，相较于 2017 年的 6337.86 元增加 1528.19 元；2018 年全国妇产专科医院卵巢癌非手术治疗患者平均每住院人次费用为 8355.83 元，相较于 2017 年的 8940.25 元出现略有降低（表 3-1-3-62，图 3-1-3-107）。

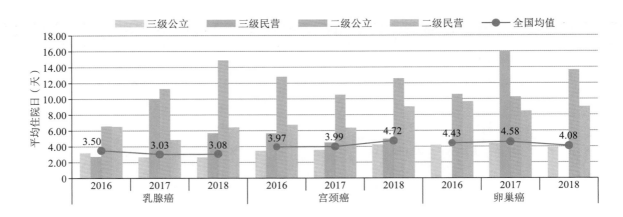

图 3-1-3-106　2016—2018 年全国妇产专科医院 3 个监测恶性肿瘤非手术治疗患者平均住院日

表 3-1-3-62　2016—2018 年全国妇产专科医院 3 个监测恶性肿瘤非手术治疗患者每住院人次费用（元）

| 年份 | 病种 | 三级公立 | 三级民营 | 二级公立 | 二级民营 | 全国 |
|---|---|---|---|---|---|---|
| 2016 年 | 乳腺癌 C50 | 6240.03 | 3860.50 | 6723.85 | 3360.87 | 6236.17 |
| | 宫颈癌 C53，D06 | 9394.56 | 2761.20 | 6303.68 | 11 177.01 | 9347.69 |
| | 卵巢癌 C56 | 10 761.59 | — | 5271.95 | 10 241.56 | 10 721.25 |
| 2017 年 | 乳腺癌 C50 | 5526.44 | 13 651.37 | 8449.75 | 4151.46 | 5657.70 |
| | 宫颈癌 C53，D06 | 6204.78 | 6612.10 | 6146.53 | 19 928.29 | 6337.86 |
| | 卵巢癌 C56 | 8960.82 | 14 032.28 | 7917.19 | 7955.17 | 8940.25 |
| 2018 年 | 乳腺癌 C50 | 6260.17 | — | 7763.19 | 4426.40 | 6302.58 |
| | 宫颈癌 C53，D06 | 7876.18 | 8806.21 | 7326.82 | 9392.44 | 7866.05 |
| | 卵巢癌 C56 | 8329.39 | — | 9214.01 | 11 026.60 | 8355.83 |

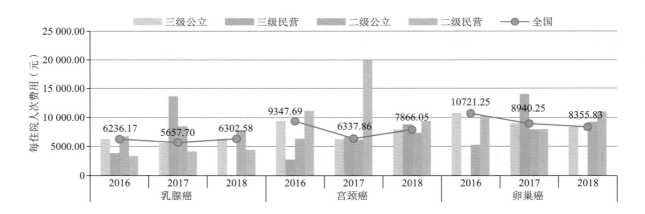

图 3-1-3-107　2016—2018 年全国妇产专科医院 3 个监测恶性肿瘤非手术治疗患者每住院人次费用

### （六）恶性肿瘤手术治疗相关指标

**1. 恶性肿瘤手术治疗患者出院情况**

2018 年全国妇产专科医院 3 个监测恶性肿瘤手术治疗患者出院人次占手术总人次的比例为 1.93%，相较于 2017 年的 2.12% 略有降低，其中三级公立为 2.64%，三级民营为 0.16%，二级公立为 1.62%，二级民营为 0.16%（表 3-1-3-63，图 3-1-3-108）。

表 3-1-3-63 2016—2018 年全国妇产专科医院 3 个监测恶性肿瘤手术治疗患者出院情况

| 年份 | 指标 | 三级公立 | 三级民营 | 二级公立 | 二级民营 | 全国 |
|---|---|---|---|---|---|---|
| | 手术总人次 | 333 229 | 26 041 | 47 389 | 129 070 | 535 729 |
| 2016 年 | 手术治疗人次 | 10 507 | 6 | 904 | 146 | 11 563 |
| | 占比（%） | 3.15 | 0.02 | 1.91 | 0.11 | 2.16 |
| | 手术总人次 | 420 569 | 22 674 | 52 163 | 199 854 | 695 260 |
| 2017 年 | 手术治疗人次 | 13 743 | 15 | 840 | 157 | 14 755 |
| | 占比（%） | 3.27 | 0.07 | 1.61 | 0.08 | 2.12 |
| | 手术总人次 | 474 970 | 28 409 | 50 289 | 152 637 | 706 305 |
| 2018 年 | 手术治疗人次 | 12 545 | 46 | 815 | 242 | 13 648 |
| | 占比（%） | 2.64 | 0.16 | 1.62 | 0.16 | 1.93 |

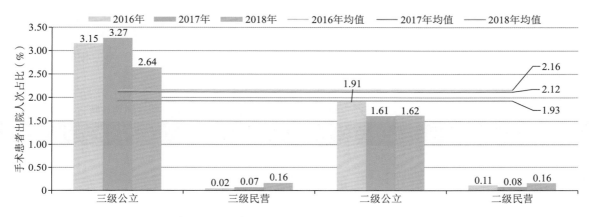

图 3-1-3-108 2016—2018 年全国妇产专科医院 3 个监测恶性肿瘤手术治疗患者占手术总人次的比例

### 2. 恶性肿瘤手术治疗患者非计划再次手术发生率

2018 年全国妇产专科医院乳腺恶性肿瘤手术治疗患者非计划再次手术发生率为 0.04%，相较于 2017 年的 0.05% 基本持平；2018 年全国妇产专科医院宫颈恶性肿瘤非计划再次手术发生率为 0.09%，较 2017 年的 0.01% 明显升高；2018 年全国妇产专科医院卵巢恶性肿瘤非计划再次手术发生率为 0.24%，相较于 2017 年的 0.08% 明显升高。其中，2018 年二级公立医院卵巢癌手术 90 人次，出现 1 例非计划再次手术病例，再次手术发生率为 1.11%（表 3-1-3-64，图 3-1-3-109）。

表 3-1-3-64 2016—2018 年全国妇产专科医院 3 个监测恶性肿瘤手术治疗患者非计划再次手术发生率（%）

| 年份 | 病种 | 三级公立 | 三级民营 | 二级公立 | 二级民营 | 全国 |
|---|---|---|---|---|---|---|
| | 乳腺癌 C50 | 0.09 | 0 | 0 | 0 | 0.06 |
| 2016 年 | 宫颈癌 C53，D06 | 0.01 | 0 | 0 | 0 | 0.01 |
| | 卵巢癌 C56 | 0.19 | — | 0 | 0 | 0.17 |
| | 乳腺癌 C50 | 0.06 | 0 | 0 | 0 | 0.05 |
| 2017 年 | 宫颈癌 C53，D06 | 0.01 | 0 | 0 | 0 | 0.01 |
| | 卵巢癌 C56 | 0.08 | 0 | 0 | 0 | 0.08 |
| | 乳腺癌 C50 | 0.05 | 0 | 0 | 0 | 0.04 |
| 2018 年 | 宫颈癌 C53，D06 | 0.08 | 0 | 0 | 0.86 | 0.09 |
| | 卵巢癌 C56 | 0.17 | 0 | 1.11 | 0 | 0.24 |

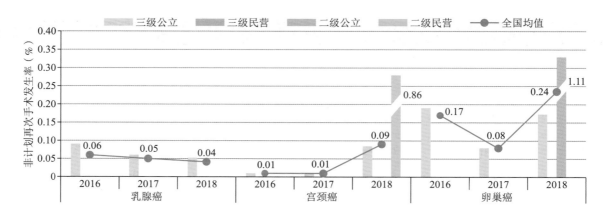

图 3-1-3-109 2016—2018 年全国妇产专科医院 3 个监测恶性肿瘤手术治疗患者非计划再次手术发生情况

### 3. 恶性肿瘤手术治疗患者平均住院日

2018 年全国妇产专科医院乳腺癌手术治疗患者平均住院日为 12.01 天，与 2017 年的 11.74 天基本持平；2018 年全国妇产专科医院宫颈癌手术治疗患者平均住院日为 8.39 天，相较于 2017 年的 7.62 天略有增长；2018 年全国妇产专科医院卵巢癌手术治疗患者平均住院日为 13.70 天，相较于 2017 年的 12.94 天略有增长（表 3-1-3-65，图 3-1-3-110）。

表 3-1-3-65 2016—2018 年全国妇产专科医院 3 个监测恶性肿瘤手术治疗患者平均住院日（天）

| 年份 | 病种 | 三级公立 | 三级民营 | 二级公立 | 二级民营 | 全国 |
|---|---|---|---|---|---|---|
| 2016 年 | 乳腺癌 C50 | 11.54 | 4.00 | 7.51 | 7.74 | 10.29 |
| | 宫颈癌 C53，D06 | 7.54 | 12.40 | 12.20 | 6.41 | 7.73 |
| | 卵巢癌 C56 | 13.38 | — | 11.11 | 9.34 | 13.15 |
| 2017 年 | 乳腺癌 C50 | 11.90 | 5.00 | 10.88 | 13.77 | 11.74 |
| | 宫颈癌 C53，D06 | 7.50 | 5.32 | 11.74 | 7.55 | 7.62 |
| | 卵巢癌 C56 | 13.33 | 11.00 | 9.47 | 7.05 | 12.94 |
| 2018 年 | 乳腺癌 C50 | 11.46 | 12.75 | 15.09 | 10.06 | 12.01 |
| | 宫颈癌 C53，D06 | 8.25 | 7.73 | 12.36 | 8.32 | 8.39 |
| | 卵巢癌 C56 | 13.76 | 11.67 | 13.67 | 11.24 | 13.70 |

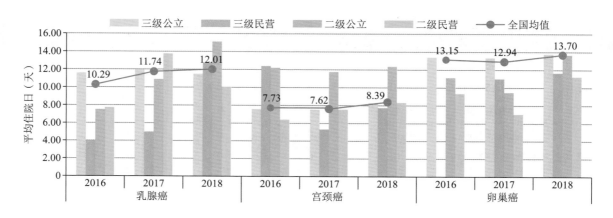

图 3-1-3-110 2016—2018 年全国妇产专科医院 3 个监测恶性肿瘤手术治疗患者平均住院日

#### 4. 恶性肿瘤手术治疗患者每住院人次费用

2018 年全国妇产专科医院乳腺癌手术治疗患者每住院人次费用为 17 867.49 元，相较于 2017 年的 17 194.09 元基本持平；2018 年全国妇产专科医院宫颈癌手术治疗患者每住院人次费用为 18 177.02 元，相较于 2017 年的 15 665.16 元略有升高；2018 年全国妇产专科医院卵巢癌手术治疗患者每住院人次费用为 34 336.61 元，相较于 2017 年的 31 881.88 元略有升高（表 3-1-3-66，图 3-1-3-111）。

表 3-1-3-66　2016—2018 年全国妇产专科医院 3 个监测恶性肿瘤手术治疗患者每住院人次费用（元）

| 年份 | 病种 | 三级公立 | 三级民营 | 二级公立 | 二级民营 | 全国 |
|---|---|---|---|---|---|---|
| 2016 年 | 乳腺癌 C50 | 18 307.32 | 4223.64 | 2341.37 | 8538.22 | 13 534.31 |
| | 宫颈癌 C53,D06 | 16 454.53 | 8033.32 | 3265.52 | 11 559.69 | 15 847.69 |
| | 卵巢癌 C56 | 31 564.86 | — | 3444.04 | 9270.04 | 28 981.90 |
| 2017 年 | 乳腺癌 C50 | 19 355.96 | 10 100.00 | 9177.52 | 9735.36 | 17 194.09 |
| | 宫颈癌 C53,D06 | 15 967.19 | 8558.00 | 7131.56 | 11 004.19 | 15 665.16 |
| | 卵巢癌 C56 | 34 240.09 | 36 714.39 | 7941.40 | 8393.00 | 31 881.88 |
| 2018 年 | 乳腺癌 C50 | 20 167.95 | 19 479.68 | 7843.07 | 15 006.98 | 17 867.49 |
| | 宫颈癌 C53,D06 | 18 607.12 | 15 680.53 | 7841.19 | 11 744.71 | 18 177.02 |
| | 卵巢癌 C56 | 36 783.35 | 29 254.88 | 9637.45 | 12 193.83 | 34 336.61 |

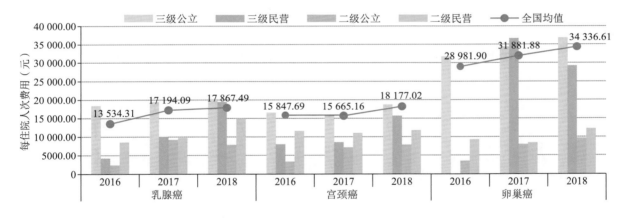

图 3-1-3-111　2016—2018 年全国妇产专科医院 3 个监测恶性肿瘤手术治疗患者每住院人次费用

## 五、妇幼保健院

2018 年度共有 1005 家妇幼保健院参与全国医疗质量数据抽样调查，筛除无出院患者及数据质量不合格的医院后，共有 782 家妇幼保健院相关数据纳入最终分析。其中三级妇幼保健院（以下简称"三级公立"）169 家，较 2017 年增加 6 家（3.68%），较 2016 年增加 18 家（11.92%）；二级妇幼保健院（以下简称"二级公立"）613 家，较 2017 年减少 89 家（-12.68%），较 2016 年增加 86 家（18.57%）（图 3-1-3-112，图 3-1-3-113，其中新疆区域包括新疆和新疆兵团数据）。

#### （一）运行管理类指标

#### 1. 工作负荷

（1）门诊人次

2018 年全国妇幼保健院平均门诊人次数为 237 350.73，较 2017 年 217 952.80 人次增长 8.9%。其中，三级公立平均门诊人次数为 584 504.41，较 2017 年 582 089.63 人次增长 0.4%，二级公立平均门诊人次数为 141 172.09，较 2017 年 133 281.90 人次增长 5.9%（图 3-1-3-114）。

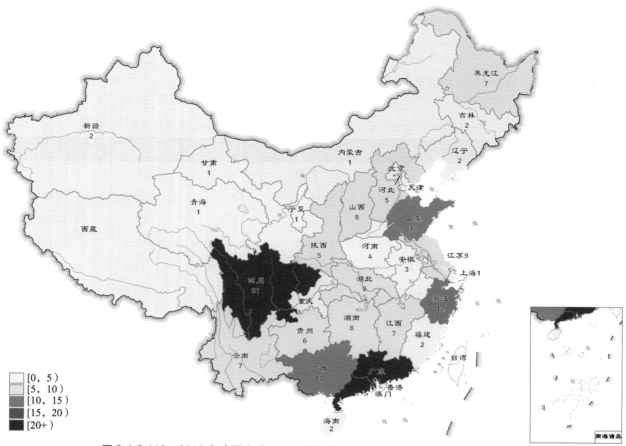

图 3-1-3-112　2018 年全国各省（区、市）参加调查的三级妇幼保健院分布情况

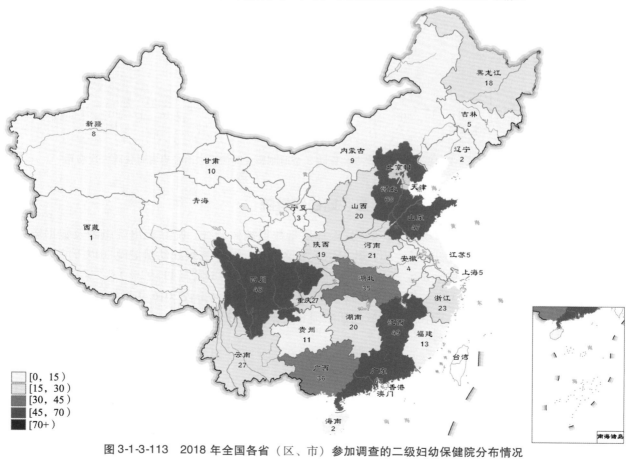

图 3-1-3-113　2018 年全国各省（区、市）参加调查的二级妇幼保健院分布情况

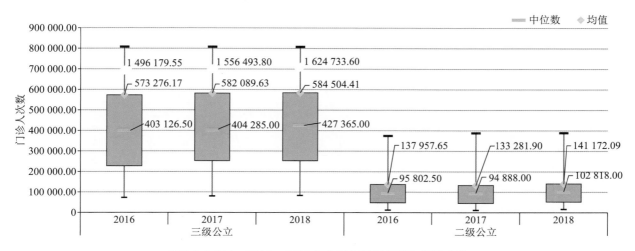

图 3-1-3-114 2016—2018 年全国妇幼保健院年门诊人次

（2）急诊人次

2018 年全国妇幼保健院平均急诊人次为 22 078.35，较 2017 年 21 509.89 人次增长 2.64%。其中，三级公立平均急诊人次为 65 171.28，较 2017 年 69 630.02 人次减少 6.40%，二级公立平均急诊人次为 10 040.82，较 2017 年 9554.58 人次增长 5.09%（图 3-1-3-115）。

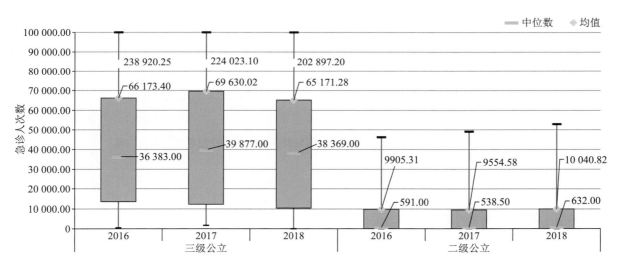

图 3-1-3-115 2016—2018 年全国各级妇幼保健院平均急诊人次

（3）出院人次

2018 年全国妇幼保健院平均出院人次为 9495.85，较 2017 年 8829.97 人次增长 7.54%。其中，三级公立平均出院人次为 22 493.80，较 2017 年 22 840.26 人次减少 1.5%，二级公立平均出院人次为 5912.40 人次，较 2017 年 5576.87 人次增长 6.0%（图 3-1-3-116）。

（4）住院患者手术人次

2018 年全国妇幼保健院平均住院患者手术例数为 3704.77，较 2017 年 3376.82 例增长 9.71%。其中，三级公立平均住院患者手术例数为 9504.11，二级公立平均住院患者手术例数为 2105.92 人次，三级公立和二级公立住院患者平均手术例数、中位数均呈逐年上升趋势（图 3-1-3-117）。

（5）新生儿患者出院人数

2018 年全国妇幼保健院新生儿患者平均出院人次为 1115.54，较 2017 年 1051.45 人次增长 6.10%。其中，三级公立新生儿患者平均出院人次为 2670.66，较 2017 年 2649.67 人次增长 0.79%；二级公立新生儿患者平均出院人次为 663.10，较 2017 年 657.34 人次增长 0.88%（图 3-1-3-118）。

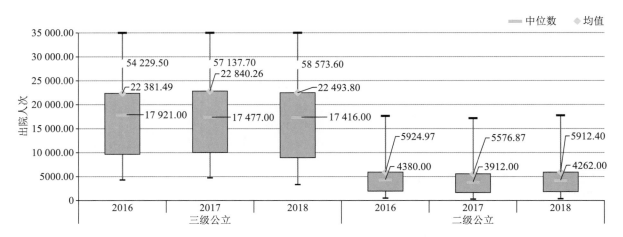

图 3-1-3-116　2016—2018 年全国各级妇幼保健院平均出院人次

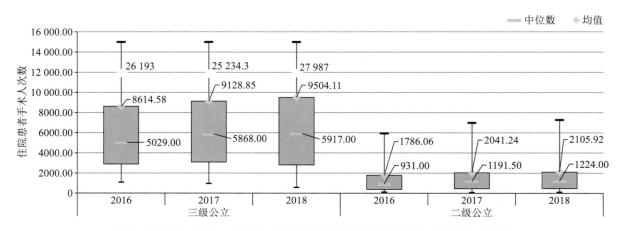

图 3-1-3-117　2016—2018 年全国各级妇幼保健院平均住院患者手术人次数

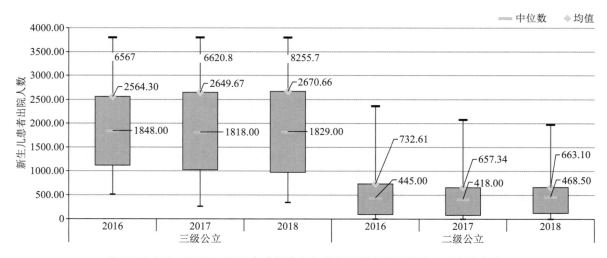

图 3-1-3-118　2016—2018 年全国各级妇幼保健院新生儿患者平均出院人次

（6）手术人次占出院人次比例

2018 年全国妇幼保健院手术人次占出院人次比例为 39.01%，较 2017 年的 38.24% 增长 0.77 个百分点，其中，三级公立手术人次占比为 41.76%，二级公立手术人次占比为 35.62%。近 3 年，三级公立手术占比逐年增高，二级公立手术占比逐年下降（图 3-1-3-119）。

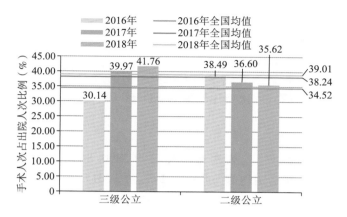

图 3-1-3-119　2016—2018 年全国各级妇幼保健院手术人次占出院人次比例

## 2. 工作效率

### （1）出院患者平均住院日

2018 年全国各级妇幼保健院出院患者平均住院日为 5.41 天，较 2017 年的 5.53 天减少 0.12 天，其中，三级公立平均住院日为 5.83 天，二级公立平均住院日为 4.95 天。近 3 年，全国各级妇幼保健院平均住院日变化不大，整体呈下降趋势（图 3-1-3-120）。

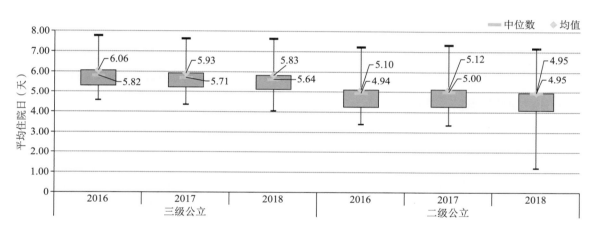

图 3-1-3-120　2016—2018 年全国各级妇幼保健院出院患者平均住院日

### （2）床位使用率

2018 年全国各级妇幼保健院平均床位使用率为 76.40%，较 2017 年的 81.99% 降低 5.59 个百分点。其中，三级公立平均床位使用率为 83.91%，较 2017 年的 94.06% 降低 10.15 个百分点；二级公立平均床位使用率为 68.77%，较 2017 年的 71.52% 降低 2.75 个百分点（图 3-1-3-121）。

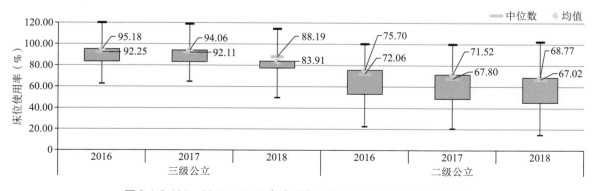

图 3-1-3-121　2016—2018 年全国各级妇幼保健院平均床位使用率

### 3. 患者负担

（1）每门诊（含急诊）人次费用

2018 年全国各级妇幼保健院每门诊（含急诊）人次费用均值为 200.92 元，较 2017 年 216.54 元，降低 7.21%。其中，三级公立每门诊（含急诊）人次费用均值为 254.47 元，较 2017 年的 256.35 元略有降低；二级公立每门诊（含急诊）人次费用均值为 185.66 元，较 2017 年的 173.58 元，增加 6.96%（图 3-1-3-122）。

（2）每住院人次费用

2018 年全国各级妇幼保健院每住院人次费用均值为 3890.86 元，较 2017 年的 5020.17 元降低 22.5%。其中三级公立每住院人次费用均值为 5805.62 元，较 2017 年的 6542.00 元降低 11.26%；二级公立每住院人次费用均值为 3347.92 元，较 2017 年的 3544.67 元降低 5.55%（图 3-1-3-123）。

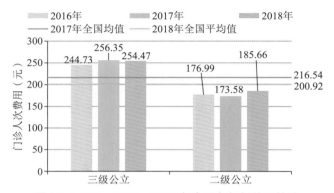

图 3-1-3-122　2016—2018 年全国各级妇幼保健院
每门诊（含急诊）人次费用

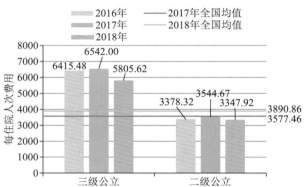

图 3-1-3-123　2016—2018 年全国各级妇幼保健院
每住院人次费用

## （二）医疗质量类指标

### 1. 非医嘱离院率

（1）住院患者非医嘱离院率

2018 年全国各级妇幼保健院住院患者非医嘱离院率为 4.22%，较 2017 年的 3.55% 增长 0.67 个百分点。其中，三级公立住院患者非医嘱离院率为 4.46%，较 2017 年的 4.20% 增加 0.26 个百分点；二级公立住院患者非医嘱离院率为 3.99%，较 2017 年的 2.92% 增加 1.07 个百分点（图 3-1-3-124）。

（2）住院手术患者非医嘱离院率

2018 年全国各级妇幼保健院住院手术患者非医嘱离院率为 0.74%，较 2017 年的 1.47% 降低 0.73 个百分点。其中，三级公立住院手术患者非医嘱离院率为 0.90%，较 2017 年的 1.48% 降低 0.58 个百分点；二级公立住院手术患者非医嘱离院率为 0.59%，较 2017 年的 1.45% 降低 0.86 个百分点（图 3-1-3-125）。全国各级妇幼保健院手术患者非医嘱离院率总体呈下降趋势。

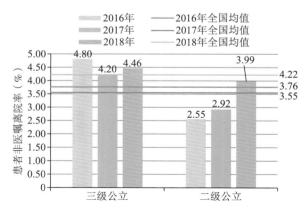

图 3-1-3-124　2016—2018 年全国各级妇幼保健院
住院患者非医嘱离院率

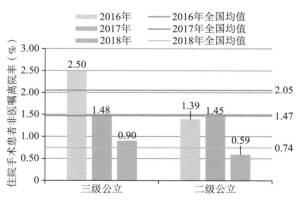

图 3-1-3-125　2016—2018 年全国各级妇幼保健院
住院手术患者非医嘱离院率

### 2.死亡类指标

（1）住院患者死亡率

2018年全国各级妇幼保健院住院患者死亡率为0.035%，略低于2016年、2017年的0.038%。其中三级公立住院患者死亡率为0.046%，较2017年的0.053%略有降低；二级公立住院患者死亡率平均值为0.027%，较2017年的0.024%略有升高（图3-1-3-126）。

（2）手术患者死亡率

2018年全国各级妇幼保健院手术患者死亡率为0.008%，较2017年的0.016%略有降低。其中，三级公立手术患者死亡率为0.014%，二级公立手术患者死亡率为0.001%，均低于2017年（图3-1-3-127）。

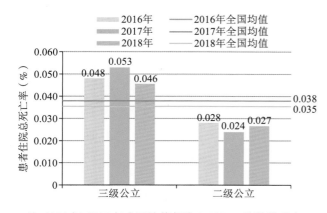

注：2016年、2017年全国均值都为0.038%，均数线重合。

图3-1-3-126　2016—2018年全国各级妇幼保健院住院患者总死亡率

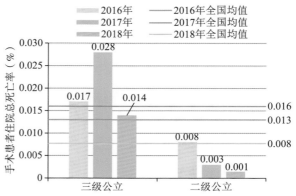

图3-1-3-127　2016—2018年全国各级妇幼保健院手术患者住院死亡率

（3）新生儿患者住院总死亡率

2018年全国各级妇幼保健院新生儿患者住院死亡率为0.11%，较2017年的0.16%降低0.05个百分点。其中，三级公立新生儿患者住院死亡率为0.14%，较2017年的0.16%降低0.02个百分点；二级公立新生儿患者住院死亡率为0.08%，与2017年基本持平。（图3-1-3-128）

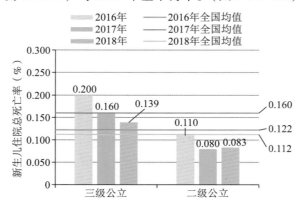

图3-1-3-128　2016—2018年全国各级妇幼保健院新生儿患者总死亡率

### 3.重返类指标

（1）住院患者非预期再住院率

2018年全国各级妇幼保健院住院患者出院后31天内非预期再住院率为0.98%，其中三级公立为1.13%，二级公立为0.90%。2018年全国各级妇幼保健院住院患者出院当天非预期再住院率为0.09%，其中三级公立为0.12%，二级公立为0.07%；2~15天非预期再住院率为0.49%，其中三级公立为0.57%，二级公立为0.43%；16~31天非预期再住院率为0.41%，其中三级公立为0.44%，二级公立为0.40%。总体来看，三级公立住院患者出院后非预期再住院率呈下降趋势，二级公立呈上升趋势，以出院2~15天非预期再住院率最高（图3-1-3-129）。

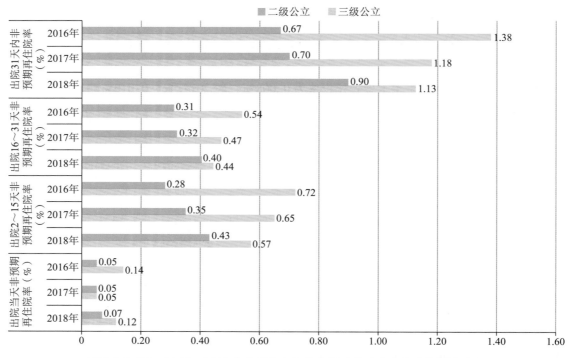

图3-1-3-129　2016—2018年全国各级妇幼保健院住院患者非预期再住院率

（2）住院手术患者非计划重返手术室再次手术率

2018年全国各级妇幼保健院手术患者非计划重返手术室再次手术率为0.14%，其中三级公立为0.23%，二级公立为0.03%。2018年全国各级妇幼保健院手术患者术后48小时内非计划再次手术率为0.06%，其中三级公立为0.11%，二级公立为0.01%；术后3~31天非计划再次手术率为0.08%，其中三级公立为0.12%，二级公立为0.02%（图3-1-3-130）。

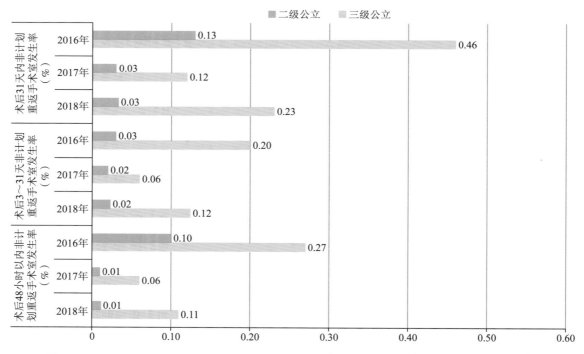

图3-1-3-130　2016—2018年全国各级妇幼保健院住院手术患者非计划重返手术室再次手术率

## （三）重点病种相关指标

### 1. 重点病种出院人次占比

2018 年全国妇幼保健院 25 个重点病种出院患者 2 311 508 人次，占总出院人次比例为 31.13%，与 2017 年的数值基本持平。其中，三级公立重点病种出院患者占出院人次的比例均值为 33.61%，较 2017 年 34.39% 降低 0.78 个百分点；二级公立重点病种出院患者占出院人次的比例均值为 28.52%，较 2017 年 28.09% 增加 0.43 个百分点（图 3-1-3-131）。

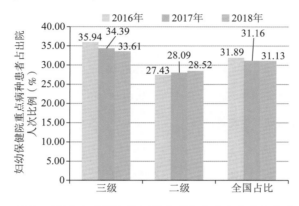

图 3-1-3-131 2016—2018 年全国妇幼保健院重点病种出院患者占出院人次的比例

### 2. 住院患者死亡率

2018 年全国妇幼保健院 25 个重点病种患者住院总死亡率较高的依次是新生儿呼吸窘迫综合征（0.47%）、新生儿窒息（0.4%）、低出生体重儿（0.12%）（表 3-1-3-67）。其中，三级公立住院总死亡率较高的依次是新生儿呼吸窘迫综合征（0.5%）、新生儿窒息（0.43%）和低出生体重儿（0.13%），与往年相比，病种无变化；二级公立住院总死亡率较高的依次是新生儿呼吸窘迫综合征（0.40%）、新生儿窒息（0.33%）、卵巢恶性肿瘤（0.30%）（表 3-1-3-68）。

表 3-1-3-67 2016—2018 年全国妇幼保健院重点病种相关指标变化情况
（按照 2018 年住院总死亡率降序排列）

| 重点病种名称 | 指标 | 2016 年 | 2017 年 | 2018 年 | 变化趋势 |
|---|---|---|---|---|---|
| 新生儿呼吸窘迫综合征 P22 | 总例数（人次） | 27 545.00 | 35 601.00 | 39 216.00 | |
| | 住院总死亡率（%） | 0.715 | 0.610 | 0.474 | |
| | 31 天内非预期再住院率（%） | 0.34 | 0.62 | 0.47 | |
| | 平均住院日（天） | 17.77 | 17.14 | 17.46 | |
| | 每住院人次费用（元） | 26 960.88 | 28 259.03 | 29 237.22 | |
| 新生儿窒息 P21 | 总例数（人次） | 41 312.00 | 45 277.00 | 36 171.00 | |
| | 住院总死亡率（%） | 0.441 | 0.444 | 0.398 | |
| | 31 天内非预期再住院率（%） | 1.45 | 0.71 | 0.38 | |
| | 平均住院日（天） | 9.44 | 9.44 | 8.79 | |
| | 每住院人次费用（元） | 12 051.08 | 12 175.94 | 12 349.30 | |
| 低出生体重儿 P07、P05.0 | 总例数（人次） | 113 961.00 | 116 740.00 | 120 409.00 | |
| | 住院总死亡率（%） | 0.175 | 0.209 | 0.122 | |
| | 31 天内非预期再住院率（%） | 0.92 | 0.90 | 0.92 | |
| | 平均住院日（天） | 11.94 | 12.45 | 12.26 | |
| | 每住院人次费用（元） | 14 180.25 | 15 793.01 | 12 710.68 | |

续表

| 重点病种名称 | 指标 | 2016 年 | 2017 年 | 2018 年 | 变化趋势 |
|---|---|---|---|---|---|
| 卵巢恶性肿瘤 C56 | 总例数（人次） | 3189.00 | 2506.00 | 3202.00 | |
| | 住院总死亡率（%） | 0.251 | 0.040 | 0.094 | |
| | 31 天内非预期再住院率（%） | 2.60 | 2.01 | 1.55 | |
| | 平均住院日（天） | 10.05 | 12.17 | 11.66 | |
| | 每住院人次费用（元） | 16 309.50 | 19 519.05 | 16 598.91 | |
| 产后出血 O72.1、O72.2 | 总例数（人次） | 49 166.00 | 61 251.00 | 65 439.00 | |
| | 住院总死亡率（%） | 0.018 | 0.041 | 0.037 | |
| | 31 天内非预期再住院率（%） | 1.42 | 1.11 | 0.62 | |
| | 平均住院日（天） | 5.65 | 5.22 | 5.36 | |
| | 每住院人次费用（元） | 7682.01 | 7311.50 | 7514.81 | |
| 妊娠合并心脏病 O99.4 | 总例数（人次） | 7978.00 | 8301.00 | 12 702.00 | |
| | 住院总死亡率（%） | 0.025 | 0.060 | 0.025 | |
| | 31 天内非预期再住院率（%） | 0.84 | 2.20 | 1.17 | |
| | 平均住院日（天） | 5.50 | 5.40 | 5.40 | |
| | 每住院人次费用（元） | 6450.93 | 7011.42 | 7389.09 | |
| 早产 O60.1 | 总例数（人次） | 83 912.00 | 81 706.00 | 71 933.00 | |
| | 住院总死亡率（%） | 0.048 | 0.054 | 0.017 | |
| | 31 天内非预期再住院率（%） | 0.85 | 1.18 | 0.45 | |
| | 平均住院日（天） | 5.76 | 5.74 | 5.39 | |
| | 每住院人次费用（元） | 5893.48 | 6346.77 | 6224.83 | |
| 胎盘早剥 O45 | 总例数（人次） | 13 788.00 | 15 949.00 | 14 988.00 | |
| | 住院总死亡率（%） | 0 | 0.025 | 0.014 | |
| | 31 天内非预期再住院率（%） | 0.73 | 0.77 | 0.72 | |
| | 平均住院日（天） | 5.54 | 5.42 | 5.51 | |
| | 每住院人次费用（元） | 7174.39 | 7912.44 | 8085.66 | |
| 多胎妊娠 O30 | 总例数（人次） | 42 007.00 | 40 219.00 | 39 395.00 | |
| | 住院总死亡率（%） | 0.021 | 0.005 | 0.013 | |
| | 31 天内非预期再住院率（%） | 1.41 | 2.60 | 1.41 | |
| | 平均住院日（天） | 6.72 | 6.75 | 6.82 | |
| | 每住院人次费用（元） | 7340.36 | 8124.73 | 8147.21 | |
| 小儿腹泻病 K52.9 | 总例数（人次） | 80 304.00 | 107 186.00 | 89 333.00 | |
| | 住院总死亡率（%） | 0.027 | 0.022 | 0.012 | |
| | 31 天内非预期再住院率（%） | 1.05 | 1.30 | 1.45 | |
| | 平均住院日（天） | 5.17 | 5.11 | 4.92 | |
| | 每住院人次费用（元） | 2648.65 | 2650.47 | 2661.45 | |

续表

| 重点病种名称 | 指标 | 2016 年 | 2017 年 | 2018 年 | 变化趋势 |
|---|---|---|---|---|---|
| 重度子痫前期<br>O14、O15 | 总例数(人次) | 34 209.00 | 39 020.00 | 36 939.00 | |
| | 住院总死亡率(%) | 0.015 | 0.005 | 0.011 | |
| | 31 天内非预期再住院率(%) | 1.81 | 1.76 | 1.37 | |
| | 平均住院日(天) | 6.81 | 6.64 | 6.61 | |
| | 每住院人次费用(元) | 8491.87 | 8857.17 | 8199.85 | |
| 新生儿高胆红素血症<br>P59.9 | 总例数(人次) | 233 865.00 | 309 872.00 | 305 869.00 | |
| | 住院总死亡率(%) | 0.019 | 0.013 | 0.011 | |
| | 31 天内非预期再住院率(%) | 0.87 | 0.85 | 0.71 | |
| | 平均住院日(天) | 5.62 | 5.62 | 5.53 | |
| | 每住院人次费用(元) | 4973.18 | 5541.46 | 5108.07 | |
| 支气管肺炎<br>J18.003 | 总例数(人次) | 428 484.00 | 582 056.00 | 580 115.00 | |
| | 住院总死亡率(%) | 0.009 | 0.012 | 0.010 | |
| | 31 天内非预期再住院率(%) | 1.56 | 1.66 | 1.81 | |
| | 平均住院日(天) | 6.65 | 6.49 | 6.41 | |
| | 每住院人次费用(元) | 3474.65 | 3540.24 | 3657.65 | |
| 胎膜早破 O42 | 总例数(人次) | 340 394.00 | 374 489.00 | 359 061.00 | |
| | 住院总死亡率(%) | 0.002 | 0 | 0.003 | |
| | 31 天内非预期再住院率(%) | 0.46 | 0.51 | 0.34 | |
| | 平均住院日(天) | 4.45 | 4.33 | 4.36 | |
| | 每住院人次费用(元) | 5449.13 | 5468.96 | 5892.81 | |
| 前置胎盘 O44 | 总例数(人次) | 39 462.00 | 44 472.00 | 41 915.00 | |
| | 住院总死亡率(%) | 0.008 | 0.009 | 0.002 | |
| | 31 天内非预期再住院率(%) | 1.99 | 3.21 | 2.15 | |
| | 平均住院日(天) | 7.25 | 7.19 | 7.08 | |
| | 每住院人次费用(元) | 7218.64 | 7831.86 | 7306.61 | |
| 异位妊娠 O00 | 总例数(人次) | 90 643.00 | 97 913.00 | 103 332.00 | |
| | 住院总死亡率(%) | 0 | 0.001 | 0.002 | |
| | 31 天内非预期再住院率(%) | 0.57 | 0.58 | 0.50 | |
| | 平均住院日(天) | 6.62 | 6.41 | 6.18 | |
| | 每住院人次费用(元) | 7164.03 | 7405.17 | 7558.40 | |
| 妊娠合并糖尿病<br>O24 | 总例数(人次) | 193 059.00 | 234 809.00 | 254 414.00 | |
| | 住院总死亡率(%) | 0.001 | 0.001 | 0.002 | |
| | 31 天内非预期再住院率(%) | 1.14 | 1.62 | 1.86 | |
| | 平均住院日(天) | 5.14 | 5.06 | 5.13 | |
| | 每住院人次费用(元) | 5778.80 | 6093.99 | 6321.07 | |

续表

| 重点病种名称 | 指标 | 2016 年 | 2017 年 | 2018 年 | 变化趋势 |
|---|---|---|---|---|---|
| 产前出血性疾病 O99.1 | 总例数（人次） | 18 355.00 | 21 199.00 | 16 874.00 | |
| | 住院总死亡率（%） | 0.016 | 0.014 | 0 | |
| | 31 天内非预期再住院率（%） | 1.27 | 2.69 | 1.72 | |
| | 平均住院日（天） | 5.54 | 5.38 | 5.32 | |
| | 每住院人次费用（元） | 5791.29 | 5873.90 | 5787.15 | |
| 产褥感染 O86 | 总例数（人次） | 4664.00 | 6610.00 | 6745.00 | |
| | 住院总死亡率（%） | 0.043 | 0.015 | 0 | |
| | 31 天内非预期再住院率（%） | 1.19 | 2.91 | 1.95 | |
| | 平均住院日（天） | 7.94 | 7.11 | 6.97 | |
| | 每住院人次费用（元） | 8051.82 | 7403.63 | 6622.49 | |
| 盆腔炎性疾病 N73 | 总例数（人次） | 82 866.00 | 83 266.00 | 72 098.00 | |
| | 住院总死亡率（%） | 0 | 0 | 0 | |
| | 31 天内非预期再住院率（%） | 0.91 | 1.10 | 0.61 | |
| | 平均住院日（天） | 6.75 | 6.63 | 6.51 | |
| | 每住院人次费用（元） | 8799.17 | 8258.87 | 8321.47 | |
| 女性生殖器脱垂 N81 | 总例数（人次） | 11 376.00 | 14 782.00 | 15 049.00 | |
| | 住院总死亡率（%） | 0 | 0 | 0 | |
| | 31 天内非预期再住院率（%） | 0.55 | 1.06 | 0.59 | |
| | 平均住院日（天） | 9.07 | 8.91 | 8.96 | |
| | 每住院人次费用（元） | 10 977.82 | 11 374.17 | 10 037.56 | |
| 子宫内膜异位症 N80.4 | 总例数（人次） | 15 524.00 | 19 017.00 | 16 659.00 | |
| | 住院总死亡率（%） | 0 | 0.011 | 0 | |
| | 31 天内非预期再住院率（%） | 0.22 | 0.47 | 0.29 | |
| | 平均住院日（天） | 7.42 | 7.15 | 7.30 | |
| | 每住院人次费用（元） | 11 367.46 | 12 551.11 | 11 013.19 | |
| 葡萄胎 O01 | 总例数（人次） | 5895.00 | 6426.00 | 6407.00 | |
| | 住院总死亡率（%） | 0 | 0 | 0 | |
| | 31 天内非预期再住院率（%） | 2.07 | 1.74 | 2.24 | |
| | 平均住院日（天） | 7.50 | 6.98 | 6.57 | |
| | 每住院人次费用（元） | 4545.06 | 4386.32 | 4239.06 | |
| 累及女性生殖道的瘘 N82 | 总例数（人次） | 276.00 | 380.00 | 732.00 | |
| | 住院总死亡率（%） | 0 | 0 | 0 | |
| | 31 天内非预期再住院率（%） | 1.30 | 2.05 | 1.13 | |
| | 平均住院日（天） | 10.94 | 10.39 | 9.67 | |
| | 每住院人次费用（元） | 9975.56 | 11 009.82 | 9029.92 | |

续表

| 重点病种名称 | 指标 | 2016 年 | 2017 年 | 2018 年 | 变化趋势 |
|---|---|---|---|---|---|
| 重度卵巢过度刺激综合征 N98.1 | 总例数（人次） | 2412.00 | 2608.00 | 2492.00 | |
| | 住院总死亡率（%） | 0 | 0 | 0 | |
| | 31 天内非预期再住院率（%） | 3.90 | 3.67 | 1.02 | |
| | 平均住院日（天） | 7.98 | 7.81 | 7.28 | |
| | 每住院人次费用（元） | 6730.26 | 6633.70 | 7265.53 | |

注：重点病种 ICD-10 编码见图表左列，下同省略。

表 3-1-3-68　2016—2018 年全国各级妇幼保健院重点病种患者住院总死亡率
（按照 2018 年三级公立住院总死亡率降序排列）

| 重点病种名称 | 三级公立 | | | | | | 二级公立 | | | | | |
|---|---|---|---|---|---|---|---|---|---|---|---|---|
| | 2016 年 | | 2017 年 | | 2018 年 | | 2016 年 | | 2017 年 | | 2018 年 | |
| | 出院患者人次 | 住院总死亡率（%） | 出院患者人次 | 住院总死亡率（%） | 出院患者人次 | 住院总死亡率（%） | 出院患者人次 | 住院总死亡率（%） | 出院患者人次 | 住院总死亡率（%） | 出院患者人次 | 住院总死亡率（%） |
| 新生儿呼吸窘迫综合征 | 20 785 | 0.68 | 24 558 | 0.70 | 29 025 | 0.50 | 6760 | 0.83 | 11 043 | 0.42 | 10 191 | 0.40 |
| 新生儿窒息 | 22 760 | 0.50 | 22 620 | 0.61 | 18 680 | 0.43 | 18 552 | 0.37 | 22 657 | 0.28 | 17 491 | 0.33 |
| 低出生体重儿 | 85 730 | 0.14 | 77 676 | 0.23 | 80 813 | 0.13 | 28 231 | 0.27 | 39 064 | 0.16 | 39 596 | 0.10 |
| 卵巢恶性肿瘤 | 2677 | 0.30 | 1993 | 0.05 | 2867 | 0.07 | 512 | 0 | 513 | 0 | 335 | 0.30 |
| 妊娠合并心脏病 | 3899 | 0.05 | 5406 | 0.06 | 9697 | 0.03 | 4079 | 0 | 2895 | 0.07 | 3005 | 0 |
| 小儿腹泻病 | 32 970 | 0.06 | 37 089 | 0.05 | 32 054 | 0.03 | 47 334 | 0.01 | 70 097 | 0.01 | 57 279 | 0 |
| 支气管肺炎 | 206 622 | 0.01 | 265 305 | 0.02 | 273 330 | 0.02 | 221 862 | 0 | 316 751 | 0 | 306 785 | 0.01 |
| 新生儿高胆红素血症 | 130 006 | 0.03 | 156 851 | 0.02 | 162 059 | 0.02 | 103 859 | 0.02 | 153 021 | 0.02 | 143 810 | 0.02 |
| 产后出血 | 26 781 | 0.02 | 31 407 | 0.03 | 34 195 | 0.01 | 22 385 | 0.02 | 29 844 | 0.05 | 31 244 | 0.06 |
| 重度子痫前期 | 21 530 | 0.02 | 23 342 | 0 | 22 975 | 0.01 | 12 679 | 0.01 | 15 678 | 0.01 | 13 964 | 0.01 |
| 胎盘早剥 | 8516 | 0 | 10 078 | 0.04 | 9437 | 0.01 | 5272 | 0 | 5871 | 0 | 5551 | 0.02 |
| 早产 | 47 401 | 0.01 | 44 053 | 0.03 | 38 572 | 0.01 | 36 511 | 0.10 | 37 653 | 0.08 | 33 361 | 0.03 |
| 妊娠合并糖尿病 | 132 525 | 0 | 141 075 | 0 | 150 832 | 0 | 60 534 | 0 | 93 734 | 0 | 103 582 | 0 |
| 异位妊娠 | 64 015 | 0 | 65 189 | 0 | 69 370 | 0 | 26 628 | 0 | 32 724 | 0 | 33 962 | 0 |
| 胎膜早破 | 204 592 | 0 | 199 489 | 0 | 194 320 | 0 | 135 802 | 0 | 175 000 | 0 | 164 741 | 0 |
| 产前出血性疾病 | 10 904 | 0.02 | 12 517 | 0.02 | 10 215 | 0 | 7451 | 0.01 | 8682 | 0.01 | 6659 | 0 |
| 多胎妊娠 | 26 390 | 0.02 | 27 048 | 0 | 27 318 | 0 | 15 617 | 0.03 | 13 171 | 0.02 | 12 077 | 0.04 |
| 前置胎盘 | 27 778 | 0.01 | 32 017 | 0.01 | 31 131 | 0 | 11 684 | 0 | 12 455 | 0.02 | 10 784 | 0.01 |
| 产褥感染 | 3245 | 0.06 | 3930 | 0.03 | 4412 | 0 | 1419 | 0 | 2680 | 0 | 2333 | 0 |
| 盆腔炎性疾病 | 65 491 | 0 | 56 844 | 0 | 46 757 | 0 | 17 375 | 0 | 26 422 | 0 | 25 341 | 0 |
| 女性生殖器脱垂 | 7651 | 0 | 8696 | 0 | 9400 | 0 | 3725 | 0 | 6086 | 0 | 5649 | 0 |
| 子宫内膜异位症 | 12 303 | 0 | 15 313 | 0.01 | 13 244 | 0 | 3221 | 0 | 3704 | 0 | 3415 | 0 |
| 葡萄胎 | 4178 | 0 | 4182 | 0 | 4068 | 0 | 1717 | 0 | 2244 | 0 | 2339 | 0 |
| 累及女性生殖道的瘘 | 186 | 0 | 318 | 0 | 671 | 0 | 90 | 0 | 62 | 0 | 61 | 0 |
| 重度卵巢过度刺激综合征 | 2030 | 0 | 2449 | 0 | 2393 | 0 | 382 | 0 | 159 | 0 | 99 | 0 |

### 3. 住院患者出院后 31 天内非预期再住院率

2018 年全国妇幼保健院 25 个重点病种中，葡萄胎患者出院后 31 天内非预期再住院率较高，为 2.24%，其中三级公立重点病种中，葡萄胎患者出院后 31 天内非预期再住院率较高，为 2.86%（图 3-1-3-132），二级公立重点病种中，产前出血性疾病患者出院后 31 天内非预期再住院率较高，为 3.47%（图 3-1-3-133）。

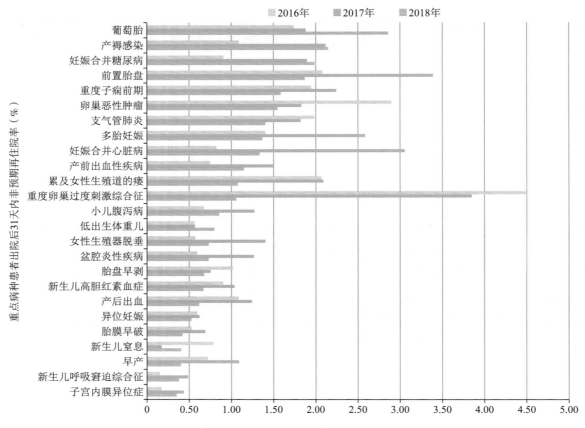

图 3-1-3-132　2016—2018 年全国三级妇幼保健院重点病种患者出院后 31 天内非预期再住院率

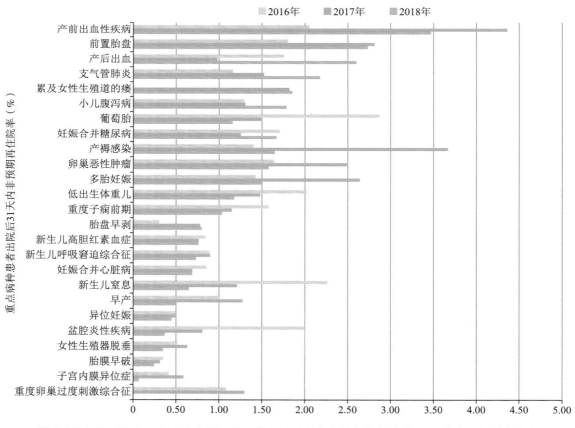

图 3-1-3-133　2016—2018 年全国二级妇幼保健院重点病种患者出院后 31 天内非预期再住院率

#### 4．重点病种平均住院日及平均住院费用

2018 年全国妇幼保健院 25 个重点病种中，平均住院日排名前 3 位的依次为新生儿呼吸窘迫综合征（17.46 天）、低出生体重儿（12.26 天）、卵巢恶性肿瘤（11.66 天），平均住院费用排名前 3 位的依次为新生儿呼吸窘迫综合征（29 237.22 元）、卵巢恶性肿瘤（16 598.91 元）、低出生体重儿（12 710.68 元）。各级妇幼保健院重点病种平均住院日及每住院人次费用变化情况详见表 3-1-3-69。

表 3-1-3-69　2016—2018 年全国各级妇幼保健院重点病种平均住院日及每住院人次费用变化情况

（按照 2018 年三级公立平均住院日降序排列）

| 重点病种名称 | 指标 | 三级公立 | | | 变化趋势 | 二级公立 | | | 变化趋势 |
|---|---|---|---|---|---|---|---|---|---|
| | | 2016 年 | 2017 年 | 2018 年 | | 2016 年 | 2017 年 | 2018 年 | |
| 新生儿呼吸窘迫综合征 | 总例数（人次） | 20 785.00 | 24 558.00 | 29 025.00 | | 6760.00 | 11 043.00 | 10 191.00 | |
| | 平均住院日（天） | 19.65 | 20.10 | 19.49 | | 11.89 | 10.69 | 11.52 | |
| | 每住院人次费用（元） | 31 066.61 | 35 050.32 | 33 769.26 | | 13 887.17 | 13 670.69 | 15 714.64 | |
| 低出生体重儿 | 总例数（人次） | 85 730.00 | 77 676.00 | 80 813.00 | | 28 231.00 | 39 064.00 | 39 596.00 | |
| | 平均住院日（天） | 12.86 | 14.08 | 12.76 | | 9.22 | 9.16 | 9.45 | |
| | 每住院人次费用（元） | 16 170.76 | 19 291.62 | 15 021.55 | | 8565.10 | 8667.75 | 8964.70 | |
| 卵巢恶性肿瘤 | 总例数（人次） | 2677.00 | 1993.00 | 2867.00 | | 512.00 | 513.00 | 335.00 | |
| | 平均住院日（天） | 10.56 | 12.32 | 11.73 | | 7.08 | 11.49 | 10.99 | |
| | 每住院人次费用（元） | 17 814.14 | 20 882.32 | 16 928.74 | | 7689.54 | 14 076.97 | 13 791.55 | |
| 新生儿窒息 | 总例数（人次） | 22 760.00 | 22 620.00 | 18 680.00 | | 18 552.00 | 22 657.00 | 17 491.00 | |
| | 平均住院日（天） | 11.07 | 11.91 | 10.62 | | 7.43 | 7.00 | 6.89 | |
| | 每住院人次费用（元） | 16 911.88 | 18 136.17 | 17 662.19 | | 6113.16 | 6116.92 | 6597.73 | |
| 累及女性生殖道的瘘 | 总例数（人次） | 186.00 | 318.00 | 671.00 | | 90.00 | 62.00 | 61.00 | |
| | 平均住院日（天） | 12.65 | 10.15 | 9.60 | | 7.52 | 7.95 | 10.24 | |
| | 每住院人次费用（元） | 12 362.77 | 10 502.47 | 9230.63 | | 5091.39 | 5699.01 | 6784.63 | |
| 女性生殖器脱垂 | 总例数（人次） | 7651.00 | 8696.00 | 9400.00 | | 3725.00 | 6086.00 | 5649.00 | |
| | 平均住院日（天） | 9.22 | 9.27 | 9.36 | | 8.73 | 8.39 | 8.29 | |
| | 每住院人次费用（元） | 12 584.56 | 14 411.75 | 12 210.69 | | 7378.98 | 6851.82 | 7159.01 | |
| 子宫内膜异位症 | 总例数（人次） | 12 303.00 | 15 313.00 | 13 244.00 | | 3221.00 | 3704.00 | 3415.00 | |
| | 平均住院日（天） | 7.63 | 7.37 | 7.66 | | 6.65 | 6.28 | 5.90 | |
| | 每住院人次费用（元） | 12 658.58 | 13 737.33 | 11 998.20 | | 6674.30 | 7620.27 | 7894.82 | |
| 前置胎盘 | 总例数（人次） | 27 778.00 | 32 017.00 | 31 131.00 | | 11 684.00 | 12 455.00 | 10 784.00 | |
| | 平均住院日（天） | 7.72 | 7.46 | 7.34 | | 6.17 | 6.47 | 6.31 | |
| | 每住院人次费用（元） | 8356.07 | 8618.00 | 7996.82 | | 4606.98 | 5751.01 | 5540.54 | |
| 重度卵巢过度刺激综合征 | 总例数（人次） | 2030.00 | 2449.00 | 2393.00 | | 382.00 | 159.00 | 99.00 | |
| | 平均住院日（天） | 8.22 | 7.79 | 7.28 | | 6.75 | 8.17 | 7.38 | |
| | 每住院人次费用（元） | 7178.27 | 6678.71 | 7337.10 | | 4388.85 | 5923.54 | 5494.12 | |
| 多胎妊娠 | 总例数（人次） | 26 390.00 | 27 048.00 | 27 318.00 | | 15 617.00 | 13 171.00 | 12 077.00 | |
| | 平均住院日（天） | 7.09 | 7.02 | 7.17 | | 6.08 | 6.13 | 6.00 | |
| | 每住院人次费用（元） | 8621.87 | 8978.11 | 9083.38 | | 5106.76 | 6138.74 | 6138.90 | |

续表

| 重点病种名称 | 指标 | 三级公立 | | | 变化趋势 | 二级公立 | | | 变化趋势 |
|---|---|---|---|---|---|---|---|---|---|
| | | 2016 年 | 2017 年 | 2018 年 | | 2016 年 | 2017 年 | 2018 年 | |
| 产褥感染 | 总例数(人次) | 3245.00 | 3930.00 | 4412.00 | | 1419.00 | 2680.00 | 2333.00 | |
| | 平均住院日(天) | 8.26 | 8.22 | 7.11 | | 7.18 | 5.56 | 6.69 | |
| | 每住院人次费用(元) | 9008.84 | 9469.00 | 7613.34 | | 5616.06 | 4375.26 | 5014.38 | |
| 葡萄胎 | 总例数(人次) | 4178.00 | 4182.00 | 4068.00 | | 1717.00 | 2244.00 | 2339.00 | |
| | 平均住院日(天) | 7.84 | 7.46 | 7.06 | | 6.62 | 6.07 | 5.67 | |
| | 每住院人次费用(元) | 5015.78 | 5002.07 | 4854.05 | | 3275.93 | 3222.59 | 3150.95 | |
| 重度子痫前期 | 总例数(人次) | 21 530.00 | 23 342.00 | 22 975.00 | | 12 679.00 | 15 678.00 | 13 964.00 | |
| | 平均住院日(天) | 7.07 | 6.95 | 6.89 | | 6.37 | 6.19 | 6.15 | |
| | 每住院人次费用(元) | 9982.03 | 10 680.08 | 9600.13 | | 5908.06 | 6098.54 | 6524.67 | |
| 支气管肺炎 | 总例数(人次) | 206 622.00 | 265 305.00 | 273 330.00 | | 221 862.00 | 316 751.00 | 306 785.00 | |
| | 平均住院日(天) | 6.90 | 6.81 | 6.73 | | 6.42 | 6.23 | 6.12 | |
| | 每住院人次费用(元) | 4409.97 | 4638.63 | 4669.67 | | 2609.53 | 2632.42 | 2761.27 | |
| 盆腔炎性疾病 | 总例数(人次) | 65 491.00 | 56 844.00 | 46 757.00 | | 17 375.00 | 26 422.00 | 25 341.00 | |
| | 平均住院日(天) | 6.81 | 6.72 | 6.62 | | 6.48 | 6.45 | 6.32 | |
| | 每住院人次费用(元) | 9635.57 | 9345.10 | 9747.47 | | 5414.97 | 5852.16 | 5753.07 | |
| 异位妊娠 | 总例数(人次) | 64 015.00 | 65 189.00 | 69 370.00 | | 26 628.00 | 32 724.00 | 33 962.00 | |
| | 平均住院日(天) | 6.77 | 6.48 | 6.28 | | 6.23 | 6.27 | 5.98 | |
| | 每住院人次费用(元) | 7710.53 | 8049.42 | 8104.92 | | 5732.97 | 6082.92 | 6422.00 | |
| 新生儿高胆红素血症 | 总例数(人次) | 130 006.00 | 156 851.00 | 162 059.00 | | 103 859.00 | 153 021.00 | 143 810.00 | |
| | 平均住院日(天) | 6.20 | 6.36 | 6.21 | | 4.89 | 4.89 | 4.85 | |
| | 每住院人次费用(元) | 6307.53 | 7327.42 | 6050.87 | | 3304.22 | 3758.92 | 4079.65 | |
| 早产 | 总例数(人次) | 47 401.00 | 44 053.00 | 38 572.00 | | 36 511.00 | 37 653.00 | 33 361.00 | |
| | 平均住院日(天) | 5.91 | 5.73 | 5.62 | | 5.55 | 5.76 | 5.12 | |
| | 每住院人次费用(元) | 6951.71 | 7525.39 | 7487.83 | | 4466.21 | 4966.69 | 4899.54 | |
| 胎盘早剥 | 总例数(人次) | 8516.00 | 10 078.00 | 9437.00 | | 5272.00 | 5871.00 | 5551.00 | |
| | 平均住院日(天) | 5.74 | 5.44 | 5.60 | | 5.20 | 5.40 | 5.37 | |
| | 每住院人次费用(元) | 8480.80 | 8871.73 | 9124.63 | | 4942.97 | 6216.63 | 6467.75 | |
| 产后出血 | 总例数(人次) | 26 781.00 | 31 407.00 | 34 195.00 | | 22 385.00 | 29 844.00 | 31 244.00 | |
| | 平均住院日(天) | 5.90 | 5.37 | 5.60 | | 5.31 | 5.07 | 5.09 | |
| | 每住院人次费用(元) | 9089.53 | 8731.73 | 8846.53 | | 5734.98 | 5750.81 | 6253.00 | |
| 妊娠合并心脏病 | 总例数(人次) | 3899.00 | 5406.00 | 9697.00 | | 4079.00 | 2895.00 | 3005.00 | |
| | 平均住院日(天) | 5.84 | 5.59 | 5.53 | | 5.10 | 5.03 | 4.96 | |
| | 每住院人次费用(元) | 8061.97 | 8246.69 | 8187.02 | | 4552.18 | 4712.56 | 4918.69 | |

续表

| 重点病种名称 | 指标 | 三级公立 | | | 变化趋势 | 二级公立 | | | 变化趋势 |
| --- | --- | --- | --- | --- | --- | --- | --- | --- | --- |
| | | 2016 年 | 2017 年 | 2018 年 | | 2016 年 | 2017 年 | 2018 年 | |
| 产前出血性疾病 | 总例数(人次) | 10 904.00 | 12 517.00 | 10 215.00 | | 7451.00 | 8682.00 | 6659.00 | |
| | 平均住院日(天) | 5.45 | 5.34 | 5.37 | | 5.67 | 5.44 | 5.24 | |
| | 每住院人次费用(元) | 6805.49 | 6660.06 | 6583.39 | | 4240.61 | 4697.99 | 4525.05 | |
| 妊娠合并糖尿病 | 总例数(人次) | 132 525.00 | 141 075.00 | 150 832.00 | | 60 534.00 | 93 734.00 | 103 582.00 | |
| | 平均住院日(天) | 5.28 | 5.19 | 5.25 | | 4.81 | 4.86 | 4.94 | |
| | 每住院人次费用(元) | 6193.70 | 6873.79 | 7172.71 | | 4834.94 | 4895.74 | 5011.91 | |
| 小儿腹泻病 | 总例数(人次) | 32 970.00 | 37 089.00 | 32 054.00 | | 47 334.00 | 70 097.00 | 57 279.00 | |
| | 平均住院日(天) | 5.63 | 5.55 | 5.20 | | 4.86 | 4.89 | 4.77 | |
| | 每住院人次费用(元) | 3810.44 | 4094.30 | 3532.65 | | 1835.63 | 1912.63 | 2162.09 | |
| 胎膜早破 | 总例数(人次) | 204 592.00 | 199 489.00 | 194 320.00 | | 135 802.00 | 175 000.00 | 164 741.00 | |
| | 平均住院日(天) | 4.43 | 4.44 | 4.35 | | 4.47 | 4.20 | 4.37 | |
| | 每住院人次费用(元) | 6355.08 | 6474.68 | 6909.59 | | 4094.11 | 4313.59 | 4690.06 | |

### (四)重点手术相关指标

**1. 重点手术患者人次占住院手术患者人次的比例**

2018 年全国各级妇幼保健院 13 个重点手术患者人次占住院手术患者人次的比例为 43.38%,其中三级公立为 41.95%,二级公立为 45.15%。二级公立重点手术占住院手术比例略高于三级公立(图 3-1-3-134)。

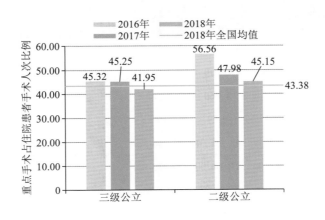

图 3-1-3-134 2016—2018 年全国各级妇幼保健院重点手术患者人次
占住院手术患者人次的比例

2018 年参与调查的 13 个重点手术中,三级公立重点手术患者人次占住院手术患者人次的比例排名前 5 位的分别为阴道分娩(35.84%)、剖宫产(31.82%)、腹腔镜下子宫病损或组织切除术(3.96%)、子宫切除术(1.92%)和腹腔镜下子宫全切除术(1.34%);二级公立重点手术占住院手术比例前 5 位的分别为阴道分娩(51.60%)、剖宫产(41.66%)、腹腔镜下子宫病损或组织切除术(1.51%)、子宫切除术(0.90%)和产钳助产术(0.53%)(表 3-1-3-70)。

表 3-1-3-70　2018 年全国各级妇幼保健院重点手术占住院手术比例

（按照 2018 年三级公立医院降序排列）

| 重 点 手 术 | 三级公立 | 二级公立 |
|---|---|---|
| 阴道分娩 72.00 ~ 72.79、73.01-73.21、73.40 ~ 73.94( 伴 Z37) | 35.84 | 51.60 |
| 剖宫产 74.0 ~ 74.2,74.4,74.99 | 31.82 | 41.66 |
| 腹腔镜下子宫病损或组织切除术 68.29 | 3.96 | 1.51 |
| 子宫切除术 68.4 ~ 68.9 | 1.92 | 0.90 |
| 腹腔镜下子宫全切除术 68.41 | 1.34 | 0.49 |
| 宫腔镜下宫腔粘连切除术 68.21 | 1.19 | 0.30 |
| 产钳助产术 72.0 ~ 72.3,72.4,72.6 | 1.08 | 0.53 |
| 乳腺癌根治术 85.43 ~ 48,85.33 ~ 85.36 + 40.3 | 0.23 | 0.12 |
| 根治性子宫切除术 68.61 ~ 68.69 | 0.20 | 0.13 |
| 盆底重建术 71.79 | 0.17 | 0.11 |
| 腹腔镜下子宫次全切除术 68.31 | 0.07 | 0.06 |
| 子宫颈根治性切除术 67.4 | 0.05 | 0.03 |
| 女性盆腔廓清术 68.8 | 0.01 | 0.05 |

### 2. 手术患者死亡率

2018 年参与调查的 13 个重点手术中，三级公立重点手术死亡率排名前 3 位依次为子宫切除术（0.013%）、产钳助产术（0.006%）、剖宫产（0.002%）和腹腔镜下子宫病损或组织切除术（0.002%）；二级公立重点手术死亡率排名前 3 位依次为子宫切除术（0.027%）、产钳助产术（0.017%）、剖宫产（0.001%）和阴道分娩（0.001%）（表 3-1-3-71）。

表 3-1-3-71　2016—2018 年全国各级妇幼保健院重点手术相关指标变化情况

（按照 2018 年三级公立重点手术死亡率降序排列）

| 重点手术 | 指标 | 三级公立 | | | 变化趋势 | 二级公立 | | | 变化趋势 |
|---|---|---|---|---|---|---|---|---|---|
| | | 2016 年 | 2017 年 | 2018 年 | | 2016 年 | 2017 年 | 2018 年 | |
| 子宫切除术 68.4 ~ 68.9 | 总例数（人次） | 27 291.00 | 31 656.00 | 30 745.00 | | 9701.00 | 11 717.00 | 11 138.00 | |
| | 死亡率（%） | 0.036 | 0.019 | 0.013 | | 0.011 | 0.026 | 0.027 | |
| | 平均住院日（天） | 12.26 | 11.60 | 11.82 | | 8.14 | 8.60 | 8.97 | |
| | 非计划重返手术室率（%） | 0.67 | 0.29 | 0.47 | | 0.27 | 0.06 | 0.11 | |
| | 每住院人次费用（元） | 19 153.39 | 18 961.01 | 21 396.88 | | 8518.64 | 9805.64 | 10 698.84 | |
| 产钳助产术 72.0 ~ 72.3, 72.4,72.7 | 总例数（人次） | 12 588.00 | 11 056.00 | 17 220.00 | | 11 249.00 | 6148.00 | 6351.00 | |
| | 死亡率（%） | 0 | 0.009 | 0.006 | | 0 | 0.016 | 0.017 | |
| | 平均住院日（天） | 5.03 | 4.92 | 4.92 | | 3.71 | 4.38 | 4.40 | |
| | 非计划重返手术室率（%） | 0 | 0.03 | 0.04 | | 0.11 | 0.08 | 0.06 | |
| | 每住院人次费用（元） | 6346.56 | 7151.57 | 7702.45 | | 3606.68 | 4786.25 | 4484.35 | |
| 剖宫产 74.0 ~ 74.2, 74.4, 74.100 | 总例数（人次） | 465 935.00 | 535 155.00 | 511 105.00 | | 484 102.00 | 643 990.00 | 534 526.00 | |
| | 死亡率（%） | 0.001 | 0 | 0.002 | | 0.002 | 0 | 0.001 | |
| | 平均住院日（天） | 5.98 | 5.99 | 6.00 | | 5.61 | 5.57 | 5.60 | |
| | 非计划重返手术室率（%） | 0.03 | 0.07 | 0.10 | | 0.03 | 0.02 | 0.02 | |
| | 每住院人次费用（元） | 8780.07 | 8994.49 | 9749.78 | | 5560.75 | 5825.42 | 6223.02 | |

续表

| 重点手术 | 指标 | 三级公立 | | | 变化趋势 | 二级公立 | | | 变化趋势 |
|---|---|---|---|---|---|---|---|---|---|
| | | 2016 年 | 2017 年 | 2018 年 | | 2016 年 | 2017 年 | 2018 年 | |
| 腹腔镜下子宫病损或组织切除术 68.30 | 总例数（人次） | 44 645.00 | 50 570.00 | 62 921.00 | | 7210.00 | 12 612.00 | 16 718.00 | |
| | 死亡率（%） | 0 | 0 | 0.002 | | 0 | 0.008 | 0 | |
| | 平均住院日（天） | 7.02 | 6.68 | 6.25 | | 6.06 | 5.65 | 5.64 | |
| | 非计划重返手术室率（%） | 0.45 | 0.20 | 0.32 | | 0.29 | 0.15 | 0.01 | |
| | 每住院人次费用（元） | 11 230.87 | 11 239.75 | 11 640.60 | | 9081.88 | 8727.39 | 8996.18 | |
| 阴道分娩 72.00-72.79、73.01-73.21、73.40~73.94（伴 Z38） | 总例数（人次） | — | 529 773.00 | 572 248.00 | | | 739 275.00 | 658 967.00 | |
| | 死亡率（%） | — | 0 | 0.001 | | — | 0 | 0.001 | |
| | 平均住院日（天） | — | 4.07 | 3.97 | | — | 3.49 | 3.45 | |
| | 非计划重返手术室率（%） | — | 0.01 | 0.01 | | — | 0.01 | 0.01 | |
| | 每住院人次费用（元） | — | 5293.75 | 5750.28 | | — | 3314.56 | 3497.29 | |
| 宫腔镜下宫腔粘连切除术 68.22 | 总例数（人次） | 12 374.00 | 17 393.00 | 19 020.00 | | 3082.00 | 3749.00 | 3354.00 | |
| | 死亡率（%） | 0.009 | 0 | 0 | | 0 | 0 | 0 | |
| | 平均住院日（天） | 5.26 | 4.98 | 4.72 | | 3.36 | 4.33 | 4.13 | |
| | 非计划重返手术室率（%） | 0.08 | 0.15 | 0.11 | | 0.34 | 0.03 | 0.72 | |
| | 每住院人次费用（元） | 6965.78 | 6680.06 | 6873.77 | | 4695.78 | 5592.54 | 5095.82 | |
| 盆底重建术 71.80 | 总例数（人次） | 1834.00 | 2664.00 | 2727.00 | | 601.00 | 686.00 | 1216.00 | |
| | 死亡率（%） | 0 | 0 | 0 | | 0 | 0 | 0 | |
| | 平均住院日（天） | 10.87 | 10.53 | 9.66 | | 7.05 | 7.52 | 7.43 | |
| | 非计划重返手术室率（%） | 0.93 | 0 | 0 | | 0 | 0 | 0 | |
| | 每住院人次费用（元） | 18 858.12 | 16 539.03 | 17 234.12 | | 8839.71 | 8312.17 | 8228.34 | |
| 女性盆腔廓清术 68.9 | 总例数（人次） | 656.00 | 516.00 | 143.00 | | 247.00 | 526.00 | 523.00 | |
| | 死亡率（%） | 0 | 0 | 0 | | 0 | 0 | 0 | |
| | 平均住院日（天） | 9.67 | 10.09 | 12.16 | | 6.72 | 5.32 | 4.96 | |
| | 非计划重返手术室率（%） | 0 | 0.01 | 0 | | 0 | 0.01 | 0 | |
| | 每住院人次费用（元） | 15 807.52 | 22 107.21 | 19 401.47 | | 9521.24 | 6155.28 | 7071.48 | |
| 子宫颈根治性切除术 67.5 | 总例数（人次） | 678.00 | 605.00 | 737.00 | | 548.00 | 611.00 | 318.00 | |
| | 死亡率（%） | 0 | 0 | 0 | | 0.211 | 0 | 0 | |
| | 平均住院日（天） | 10.88 | 10.02 | 9.39 | | 6.95 | 6.21 | 7.50 | |
| | 非计划重返手术室率（%） | 0.18 | 0.18 | 1.12 | | 0.51 | 0 | 0 | |
| | 每住院人次费用（元） | 17 008.97 | 14 846.09 | 15 081.52 | | 6755.33 | 5763.09 | 7109.97 | |
| 腹腔镜下子宫次全切除术 68.32 | 总例数（人次） | 2792.00 | 1399.00 | 1104.00 | | 846.00 | 1093.00 | 635.00 | |
| | 死亡率（%） | 0.037 | 0 | 0 | | 0 | 0 | 0 | |
| | 平均住院日（天） | 8.94 | 8.78 | 9.22 | | 7.33 | 7.21 | 7.79 | |
| | 非计划重返手术室率（%） | 0.17 | 0 | 0.99 | | 0.44 | 0 | 0.18 | |
| | 每住院人次费用（元） | 14 512.07 | 16 169.10 | 17 472.18 | | 8266.28 | 9097.99 | 10715.77 | |

续表

| 重点手术 | 指标 | 三级公立 | | | 变化趋势 | 二级公立 | | | 变化趋势 |
| --- | --- | --- | --- | --- | --- | --- | --- | --- | --- |
| | | 2016 年 | 2017 年 | 2018 年 | | 2016 年 | 2017 年 | 2018 年 | |
| 腹腔镜下子宫全切除术 68.42 | 总例数（人次） | 15 576.00 | 17 228.00 | 21 370.00 | | 3184.00 | 4619.00 | 5504.00 | |
| | 死亡率（%） | 0.013 | 0.006 | 0 | | 0 | 0.022 | 0 | |
| | 平均住院日（天） | 11.02 | 10.80 | 10.54 | | 8.14 | 7.81 | 8.01 | |
| | 非计划重返手术室率（%） | 0.89 | 0.15 | 0.30 | | 0.20 | 0.08 | 0 | |
| | 每住院人次费用（元） | 18 438.44 | 19 239.37 | 20 975.07 | | 10 825.78 | 11 868.47 | 11 307.11 | |
| 根治性子宫切除术 68.61 ~ 68.70 | 总例数（人次） | 1934.00 | 2267.00 | 3216.00 | | 603.00 | 835.00 | 1382.00 | |
| | 死亡率（%） | 0.052 | 0 | 0 | | 0 | 0 | 0 | |
| | 平均住院日（天） | 17.68 | 17.46 | 16.89 | | 11.04 | 10.40 | 9.56 | |
| | 非计划重返手术室率（%） | 0.49 | 0.18 | 0.26 | | 0.73 | 0 | 0.09 | |
| | 每住院人次费用（元） | 31 624.32 | 30 379.60 | 33 291.44 | | 12 078.28 | 11 619.79 | 7818.46 | |
| 乳腺癌根治术 85.43 ~ 48,85.33 ~ 85.36 + 40.4 | 总例数（人次） | 3255.00 | 2797.00 | 3556.00 | | 932.00 | 1005.00 | 1214.00 | |
| | 死亡率（%） | 0 | 0 | 0 | | 0 | 0 | 0 | |
| | 平均住院日（天） | 16.36 | 16.58 | 16.54 | | 15.82 | 14.56 | 14.85 | |
| | 非计划重返手术室率（%） | 1.18 | 0.53 | 0.35 | | 0.29 | 0.47 | 0.39 | |
| | 每住院人次费用（元） | 21 050.13 | 22 924.99 | 23 677.05 | | 13 752.39 | 15 437.16 | 16 124.57 | |

注：2016 年未调查阴道分娩。

### 3. 手术患者非计划重返手术室再次手术发生率

2018 年参与调查的 13 个重点手术中，三级公立非计划重返手术室再次手术发生率较高的前 3 位重点手术依次是：子宫颈根治性切除术（1.12%）、腹腔镜下子宫次全切除术（0.99%）、子宫切除术（0.47%）；二级公立非计划重返手术室再次手术发生率较高的前 3 位重点手术依次是：宫腔镜下宫腔粘连切除术（0.72%）、乳腺癌根治术（0.39%）、腹腔镜下子宫次全切除术（0.18%）（图 3-1-3-135，图 3-1-3-136）。

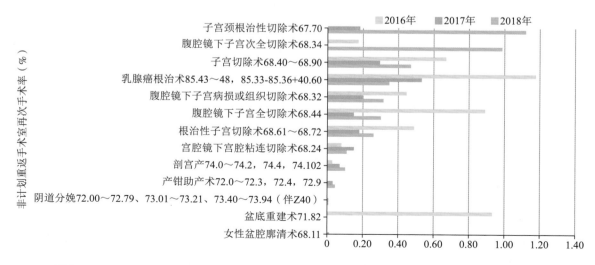

图 3-1-3-135　2016—2018 年全国三级妇幼保健院重点手术患者非计划重返手术室再次手术率

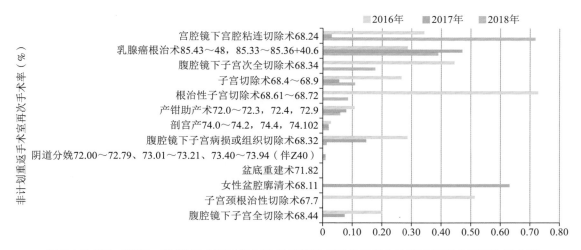

图 3-1-3-136　2016—2018 年全国二级妇幼保健院重点手术患者非计划重返手术室再次手术率

### 4．平均住院日

2018 年参与调查的 13 个重点手术中，三级公立平均住院日较高的前 3 位依次是：根治性子宫切除术（16.89 天）、乳腺癌根治术（16.54 天）、女性盆腔廓清术（12.16 天）（图 3-1-3-137）；二级公立平均住院日较高的前 3 位依次是：乳腺癌根治术（14.85 天）、根治性子宫切除术（9.56 天）、子宫切除术（8.97 天）（图 3-1-3-138）。

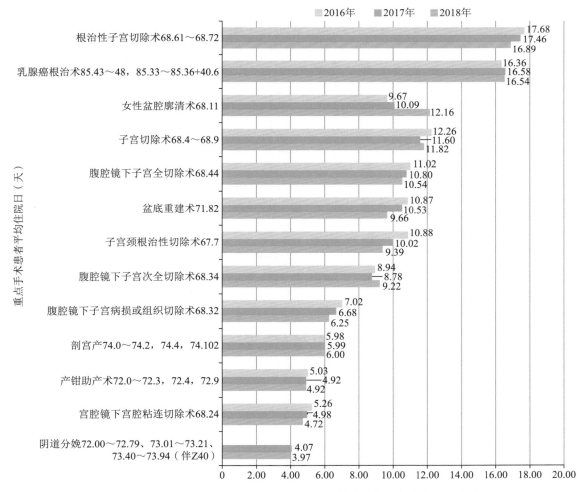

图 3-1-3-137　2016—2018 年全国三级妇幼保健院重点手术患者平均住院日

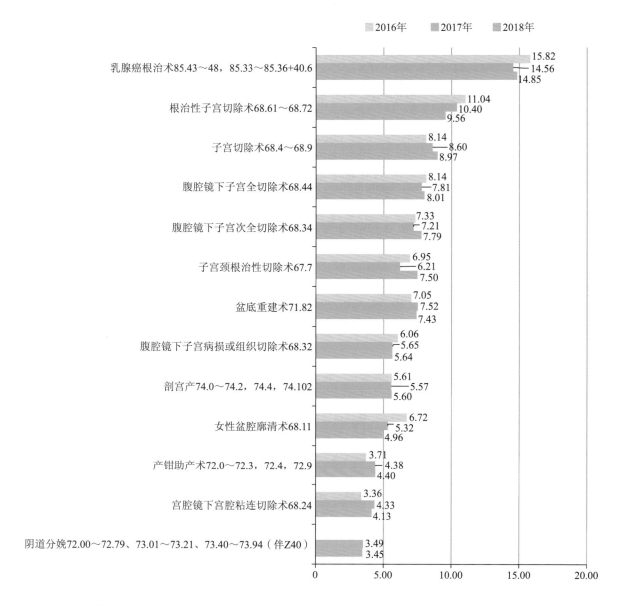

图 3-1-3-138　2016—2018 年全国二级妇幼保健院重点手术患者平均住院日

### 5. 每住院人次费用

2018 年参与调查的 13 个重点手术中，三级公立每住院人次费用较高的前 3 位依次是：根治性子宫切除术（33 291.44 元）、乳腺癌根治术（23 677.05 元）、子宫切除术（21 396.87 元）（图 3-1-3-139）；二级公立每住院人次费用较高的前 3 位依次是：乳腺癌根治术（16 124.57 元）、腹腔镜下子宫全切除术（11 307.11 元）、腹腔镜下子宫次全切除术（10 715.77 元）（图 3-1-3-140）。

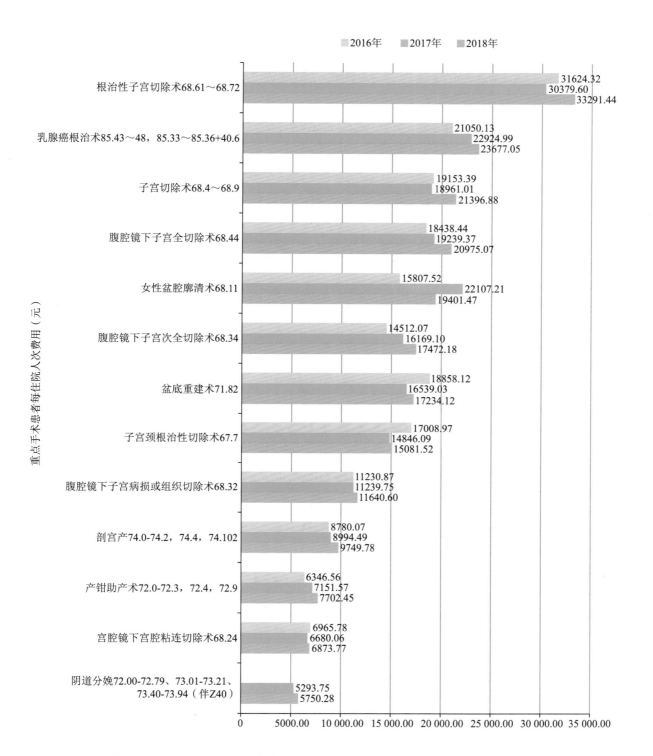

图 3-1-3-139 2016—2018 年全国三级妇幼保健院重点手术患者每住院人次费用

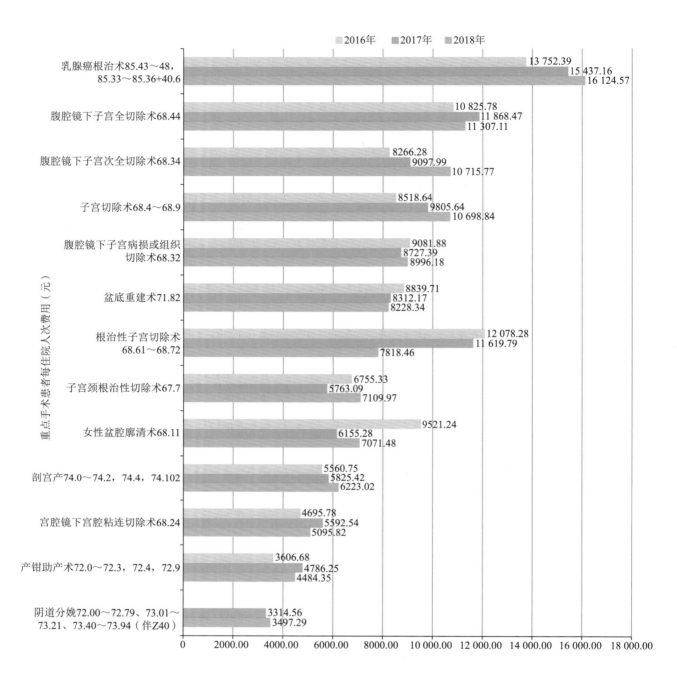

图 3-1-3-140　2016—2018 年全国二级妇幼保健院重点手术患者每住院人次费用

**（五）重点恶性肿瘤相关指标**

**1. 重点恶性肿瘤收治比例**

2018 年参与调查的 3 个重点恶性肿瘤中，三级公立宫颈癌收治比例最高，其次为乳腺癌、卵巢癌；二级公立乳腺癌收治比例最高，其次为宫颈癌、卵巢癌（图 3-1-3-141）。总体来看，三级公立重点恶性肿瘤非手术患者、手术患者收治比例逐年升高；二级公立重点恶性肿瘤非手术患者收治比例呈下降趋势，重点恶性肿瘤手术患者收治比例呈上升趋势（表 3-1-3-72，表 3-1-3-73）。

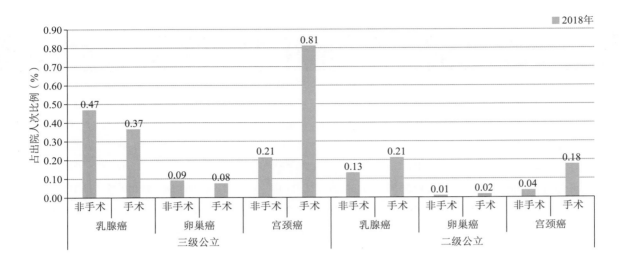

图 3-1-3-141　2018 年全国各级妇幼保健院重点恶性肿瘤患者占出院人次比例

表 3-1-3-72　2016—2018 年全国各级妇幼保健院重点恶性肿瘤非手术治疗相关指标变化情况
（按照 2018 年三级公立重点恶性肿瘤死亡率降序排列）

| 重点恶性肿瘤 | 指标 | 三级公立 | | | 变化趋势 | 二级公立 | | | 变化趋势 |
|---|---|---|---|---|---|---|---|---|---|
| | | 2016 年 | 2017 年 | 2018 年 | | 2016 年 | 2017 年 | 2018 年 | |
| 卵巢癌 | 总例数（人次） | 2467.00 | 1872.00 | 3422.00 | | 906.00 | 318.00 | 316.00 | |
| | 占出院人次比例（%） | 0.08 | 0.05 | 0.09 | | 0.04 | 0.01 | 0.01 | |
| | 死亡率（%） | 0.044 | 0 | 0.088 | | 0 | 0.314 | 0 | |
| | 平均住院日（天） | 7.08 | 6.79 | 6.32 | | 4.97 | 8.52 | 6.93 | |
| | 每住院人次费用（元） | 9888.57 | 9305.73 | 11 365.19 | | 6128.95 | 9085.50 | 9211.16 | |
| 乳腺癌 | 总例数（人次） | 9801.00 | 10 982.00 | 17 282.00 | | 3656.00 | 3092.00 | 3839.00 | |
| | 占出院人次比例（%） | 0.33 | 0.29 | 0.47 | | 0.18 | 0.08 | 0.13 | |
| | 死亡率（%） | 0 | 0.009 | 0.017 | | 0 | 0.097 | 0.053 | |
| | 平均住院日（天） | 6.13 | 5.24 | 4.88 | | 6.54 | 6.73 | 5.16 | |
| | 每住院人次费用（元） | 8206.21 | 6504.05 | 6953.28 | | 6512.54 | 5574.00 | 5844.16 | |
| 宫颈癌 | 总例数（人次） | 3915.00 | 3488.00 | 7945.00 | | 1412.00 | 1137.00 | 1151.00 | |
| | 占出院人次比例（%） | 0.13 | 0.09 | 0.21 | | 0.07 | 0.03 | 0.04 | |
| | 死亡率（%） | 0 | 0.029 | 0 | | 0 | 0 | 0.094 | |
| | 平均住院日（天） | 8.88 | 7.89 | 9.45 | | 5.94 | 8.09 | 7.62 | |
| | 每住院人次费用（元） | 9660.00 | 9780.98 | 10 394.43 | | 6332.08 | 7223.38 | 7375.74 | |

表 3-1-3-73　2016 — 2018 年全国各级妇幼保健院重点恶性肿瘤住院手术治疗相关指标数据情况

（按照 2018 年三级公立重点恶性肿瘤死亡率降序排列）

| 重点恶性肿瘤 | 指标 | 三级公立 | | | 变化趋势 | 二级公立 | | | 变化趋势 |
|---|---|---|---|---|---|---|---|---|---|
| | | 2016 年 | 2017 年 | 2018 年 | | 2016 年 | 2017 年 | 2018 年 | |
| 乳腺癌 C50 | 总例数（人次） | 3794.00 | 5042.00 | 5690.00 | | 1050.00 | 1397.00 | 2209.00 | |
| | 占手术人次比例（%） | 0.32 | 0.34 | 0.37 | | 0.16 | 0.10 | 0.21 | |
| | 死亡率（%） | 0.026 | 0 | 0.035 | | 0.098 | 0.072 | 0 | |
| | 非计划重返手术室再次手术率（%） | 0.51 | 0.23 | 0.64 | | 1.50 | 0.43 | 0.86 | |
| | 平均住院日（天） | 15.18 | 13.31 | 14.59 | | 15.23 | 15.16 | 12.52 | |
| | 每住院人次费用（元） | 19 528.81 | 18 010.99 | 21 414.04 | | 13 900.68 | 14 919.13 | 13 752.08 | |
| 宫颈癌 C53，D06 | 总例数（人次） | 9050.00 | 11 146.00 | 12 902.00 | | 982.00 | 1548.00 | 1900.00 | |
| | 占手术人次比例（%） | 0.75 | 0.75 | 0.81 | | 0.14 | 0.11 | 0.18 | |
| | 死亡率（%） | 0.011 | 0.009 | 0 | | 0 | 0.065 | 0 | |
| | 非计划重返手术室再次手术率（%） | 0.24 | 0.21 | 0.76 | | 0.16 | 0.22 | 0.06 | |
| | 平均住院日（天） | 11.90 | 11.04 | 10.31 | | 9.59 | 8.79 | 9.47 | |
| | 每住院人次费用（元） | 17 134.18 | 17 076.49 | 17 680.73 | | 9945.03 | 9579.94 | 10 913.56 | |
| 卵巢癌 C56 | 总例数（人次） | 1071.00 | 1217.00 | 1193.00 | | 153.00 | 282.00 | 194.00 | |
| | 占手术人次比例（%） | 0.09 | 0.08 | 0.08 | | 0.02 | 0.02 | 0.02 | |
| | 死亡率（%） | 0 | 0 | 0 | | 0 | 0 | 0 | |
| | 非计划重返手术室再次手术率（%） | 0.36 | 0.31 | 1.22 | | 0 | 0.38 | 0 | |
| | 平均住院日（天） | 15.80 | 16.01 | 16.70 | | 11.65 | 11.10 | 11.96 | |
| | 每住院人次费用（元） | 25 351.27 | 29 231.31 | 30 361.28 | | 13 559.22 | 12 261.18 | 14 897.84 | |

## 2. 重点恶性肿瘤死亡率

2018 年参与调查的 3 个重点恶性肿瘤，非手术患者中，三级公立卵巢癌死亡率最高（0.09%），其次为乳腺癌（0.02%）；二级公立宫颈癌死亡率最高（0.09%），其次为乳腺癌（0.05%）；重点恶性肿瘤手术患者中，三级公立乳腺癌死亡率最高（0.04%）（图 3-1-3-142）。

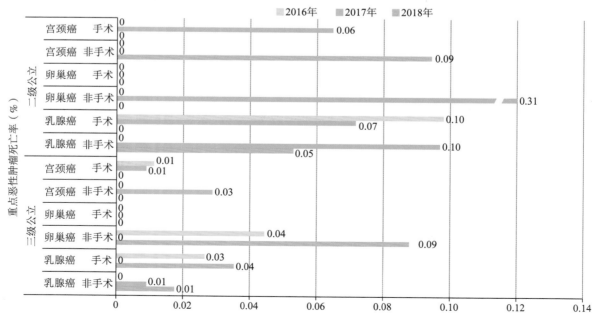

图 3-1-3-142　2016—2018 年全国各级妇幼保健院重点恶性肿瘤死亡率

### 3. 重点恶性肿瘤平均住院日

总体来看，2018 年 3 个重点恶性肿瘤，手术患者平均住院日较非手术患者平均住院日长。2018 年参与调查的重点恶性肿瘤非手术患者，三级公立宫颈癌平均住院日最长（9.45 天），其次为卵巢癌（6.32 天）、乳腺癌（4.88 天）；二级公立宫颈癌最长（7.62 天），其次为卵巢癌（6.93 天）、乳腺癌（5.16 天）。2018 年参与调查的重点恶性肿瘤手术患者，三级公立卵巢癌平均住院日最长（16.70 天），其次为乳腺癌（14.59 天）、宫颈癌（10.31 天）；二级公立乳腺癌平均住院日最长（12.52 天），其次为卵巢癌（11.96 天）、宫颈癌（9.47 天）。三级公立平均住院日较二级公立平均住院日长（图 3-1-3-143）。

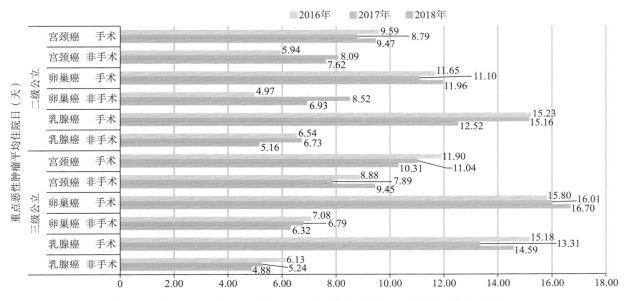

图 3-1-3-143　2016—2018 年全国各级妇幼保健院重点恶性肿瘤平均住院日

### 4. 重点恶性肿瘤每住院人次费用

2018 年 3 个重点恶性肿瘤，非手术患者中，卵巢癌费用最高（三级公立 11 365.19 元，二级公立 9211.16 元），其次为宫颈癌（三级公立 10 394.43 元，二级公立 7375.74 元）、乳腺癌（三级公立 6953.28 元，二级公立 5844.16 元）；手术患者中，卵巢癌每住院人次费用最高（三级公立 30 361.28 元，二级公立 14 897.84 元），其次为乳腺癌（三级公立 21 414.93 元，二级公立 13 752.08 元）、宫颈癌（三级公立 17 680.73 元，二级公立 10 913.56 元）（图 3-1-3-144，图 3-1-3-145）。

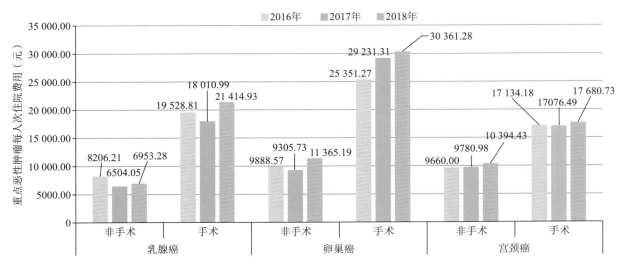

图 3-1-3-144　2016—2018 年全国三级妇幼保健院重点恶性肿瘤每住院人次费用

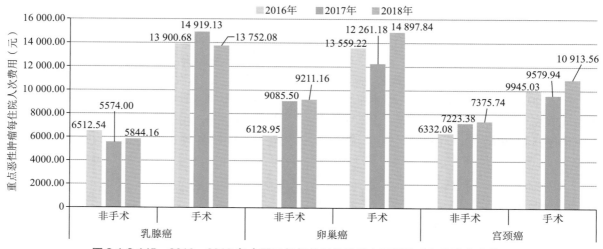

图 3-1-3-145　2016—2018 年全国二级妇幼保健院重点恶性肿瘤每住院人次费用

### 5. 重点恶性肿瘤手术患者非计划重返手术室再次手术率

2018 年参与调查的 3 个重点恶性肿瘤手术患者中，三级公立卵巢癌收治比例最低，但其非计划重返手术室再次手术率最高（1.22%），其次为宫颈癌（0.76%）、乳腺癌（0.64%）（图 3-1-3-146）；二级公立以乳腺癌收治比例最高，其次为宫颈癌和卵巢癌，非计划重返手术室再次手术率乳腺癌最高（0.86%），其次为宫颈癌（0.06%）（图 3-1-3-147）。

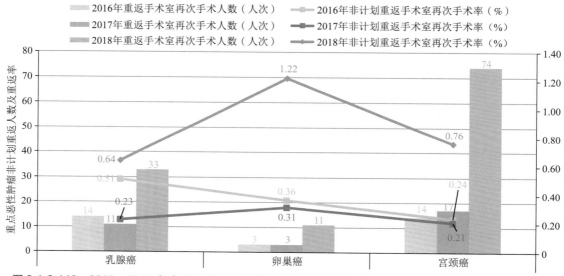

图 3-1-3-146　2016—2018 年全国三级妇幼保健院重点恶性肿瘤手术患者非计划重返手术室再次手术率

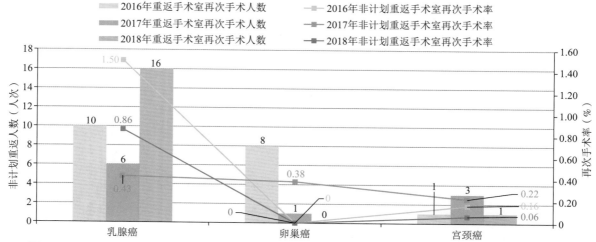

图 3-1-3-147　2016—2018 年全国二级妇幼保健院重点恶性肿瘤手术患者非计划重返手术室再次手术率

## （六）建议

1. 从工作负荷指标数据分析来看，近 3 年全国各级妇幼保健院门诊、急诊、住院、手术诊疗人次总体呈上升趋势，综合服务能力逐步提升，但是三级妇幼保健院虹吸效应依然明显。2018 年度纳入分析的 782 家妇幼保健院中，三级妇幼保健院数量占 22%，但平均门（急）诊人次是二级妇幼保健院的 4.3 倍；各级妇幼保健院手术人次均有增长，但三级妇幼保健院手术人次占出院人次比例逐年增高，二级妇幼保健院则逐年下降，更多手术患者选择到三级妇幼保健院就诊。建议妇幼保健院应当在国家分级诊疗制度框架内，建立与实施双向转诊制度相关服务流程，同时，以组建妇幼健康服务联合体、远程医疗、对口支援等方式，促进优质妇幼健康服务资源下沉，提升整体服务能力和效能。

2. 从工作效率指标数据分析来看，全国各级妇幼保健院床位使用率较前均有不同程度降低，以三级妇幼保健院最为明显。床位使用率反映了统计时间段内医院开放床位实际使用情况，建议妇幼保健院应当根据功能任务，明确定位，保持适当规模，根据服务半径及当地人口实际，科学设置床位数量，同时积极开展临床路径管理，规范诊疗行为，降低平均住院日，实现诊疗效率和诊疗质量良性循环。

3. 从医疗质量类指标数据分析来看，住院患者非医嘱离院率整体呈上升趋势，尤其是二级妇幼保健院增高明显。建议全国各级妇幼保健医院应当落实《住院病案首页数据填写质量规范（暂行）》和《住院病案首页数据质量管理控制指标（2016 版)》有关要求，加强医院病案质量与首页填写质量管理，提高病案首页填写地规范性、准确性。

4. 全国三级、二级妇幼保健院重点病种、重点手术收治比例均不足 50%，在住院人次、手术人次总量增长的前提下，建议进一步优化入院标准及收治病种结构。重点病种住院患者死亡率三级医院以新生儿疾病为主，二级医院以新生儿疾病和妇科恶性肿瘤疾病为主，建议妇幼保健医院应当重视新生儿专科建设，建立高危新生儿快速反应团队，提高新生儿专业急危重症患者救治能力，降低新生儿死亡率。

5. 重点恶性肿瘤的收治比例逐年升高，乳腺癌、卵巢癌、宫颈癌越来越高发，妇幼保健院应当强化公共卫生服务责任，坚持预防为主的妇幼卫生工作方针，建议将"两癌筛查"的公共卫生项目改为"三癌"筛查，并积极开展妇幼健康教育与健康促进工作，建立防治结合的妇幼健康综合服务模式。同时，按照国家卫生健康委《关于印发原发性肺癌等 18 个肿瘤诊疗规范（2018 年版）的通知》要求，进一步提高肿瘤诊疗规范化水平，保障医疗质量和医疗安全。

# 六、传染病专科医院

2018 年度传染病专科医院共有 186 家（含 4 家民营专科）医院上报数据，筛除信息不完整、床位数过少、新开诊医院无全年数据等的医院后，共有 138 家传染病专科医院相关数据纳入最终分析，其中三级公立传染病医院（以下简称"三级公立"）80 家，二级公立医院传染病医院（以下简称"二级公立"）58 家，纳入分析医院的省际分布情况见图 3-1-3-148。

**（一）运行管理类指标**

**1. 工作负荷**

（1）门诊人次

2018 年三级公立医院平均门诊人次为 201 304.83、二级公立医院平均门诊人次为 54 017.50，与前 2 年对比，2018 年的三级公立门诊人次略有波动，但总体呈上涨趋势，二级公立门诊人次持续增加（图 3-1-3-149）。

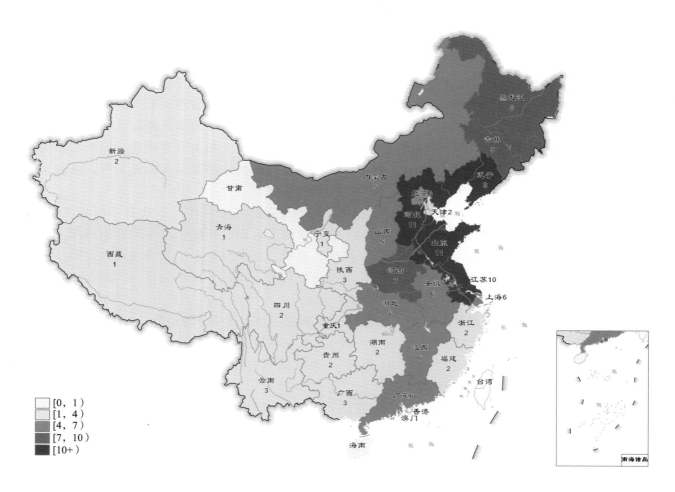

图 3-1-3-148  2018 年纳入分析的传染病专科医院省际分布情况

（2）急诊人次

2018 年三级公立平均急诊人次为 20 274.47、二级公立平均急诊人次为 2396.15。2016—2018 年三级公立急诊人次逐年升高，其中 2018 年增幅较大，较 2016 年增长 2914.54 人次，二级公立急诊人次呈波动下降趋势（图 3-1-3-150）。

（3）出院人次

2018 年三级公立平均出院人次为 14 199.16，二级公立平均出院人次为 4324.26，对比前 2 年，三级公立出院人次逐年增加，二级公立出院人次在波动中略有上涨（图 3-1-3-151）。

（4）住院患者手术例数

2018 年三级公立住院患者手术例数均值为 2329.32 例，二级公立住院患者手术例数为 341.67 例，对比前 2 年，二级公立、三级公立住院患者手术例数均持续升高（图 3-1-3-152）。

**2. 工作效率**

2018 年三级公立、二级公立的平均住院日分别为 14.20 天、17.43 天，2016—2018 年二级公立、三级公立的平均住院日均呈逐年下降趋势；2018 年三级公立和二级公立床位使用率分别为 92.81%、74.60%，较前 2 年略有下降（图 3-1-3-153，图 3-1-3-154）。

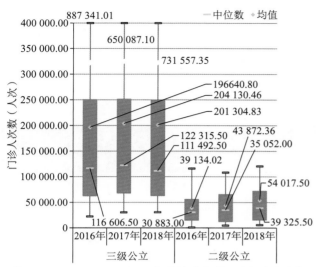

图 3-1-3-149　2016—2018 年传染病专科医院门诊人次数

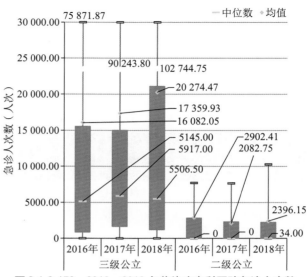

图 3-1-3-150　2016—2018 年传染病专科医院急诊人次数

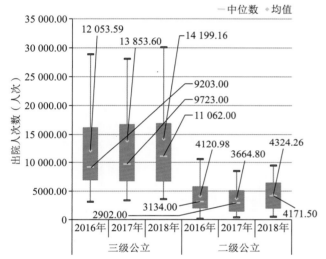

图 3-1-3-151　2016—2018 年传染病专科医院
出院人次数

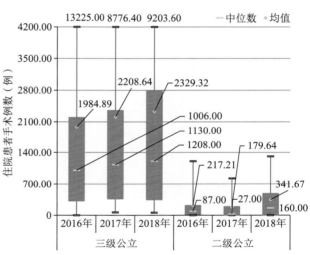

图 3-1-3-152　2016—2018 年传染病专科医院
住院患者手术例数

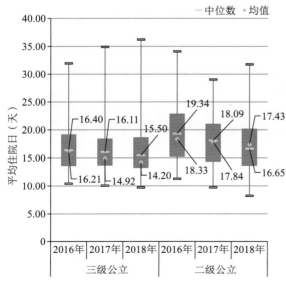

图 3-1-3-153　2016—2018 年传染病专科医院
平均住院日

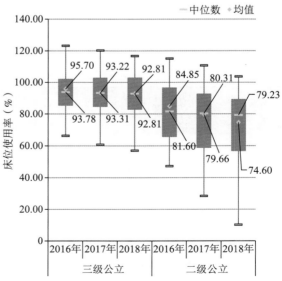

图 3-1-3-154　2016—2018 年传染病专科医院
床位使用率

### 3．患者负担

2016—2018 年三级公立每门诊（含急诊）人次费用基本持平，二级公立每门诊（含急诊）人次费用逐年减少。

2016—2018 年二级公立、三级公立每住院人次费用呈逐年上涨趋势（表 3-1-3-74，图 3-1-3-155，图 3-1-3-156）。

表 3-1-3-74  2016—2018 年传染病专科医院次均费用

| 年份 | 每门诊（含急诊）人次费用（元） | | 每住院人次费用（元） | |
| --- | --- | --- | --- | --- |
| | 三级公立 | 二级公立 | 三级公立 | 二级公立 |
| 2016 年 | 410.64 | 393.10 | 14 134.07 | 8805.30 |
| 2017 年 | 412.26 | 315.21 | 14 813.43 | 8816.17 |
| 2018 年 | 411.61 | 295.09 | 15 188.07 | 9270.00 |

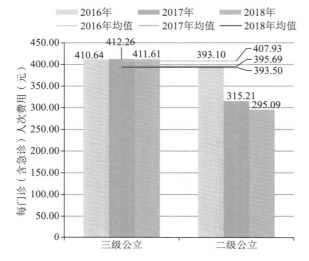

图 3-1-3-155  2016—2018 年传染病专科医院
每门诊（含急诊）人次费用

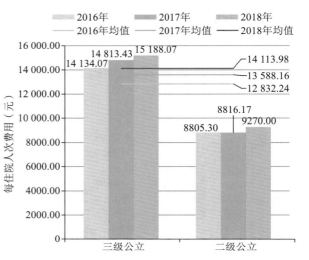

图 3-1-3-156  2016—2018 年传染病专科医院
每住院人次费用

### （二）医疗质量类指标

#### 1．非医嘱离院率

2018 年二级公立、三级公立住院患者非医嘱离院率均略有波动，但整体呈上升趋势，住院手术患者非医嘱离院率均呈逐年上升趋势（表 3-1-3-75，图 3-1-3-157，图 3-1-3-158）。

表 3-1-3-75  2016—2018 年传染病专科医院非医嘱离院率

| 年份 | 非医嘱离院率（%） | | 手术患者非医嘱离院率（%） | |
| --- | --- | --- | --- | --- |
| | 三级公立 | 二级公立 | 三级公立 | 二级公立 |
| 2016 年 | 4.71 | 2.95 | 1.37 | 0.49 |
| 2017 年 | 4.22 | 2.78 | 2.60 | 2.41 |
| 2018 年 | 5.30 | 4.19 | 3.47 | 3.43 |

#### 2．死亡率

2016—2018 年二级公立、三级公立住院患者总死亡率整体呈下降趋势，其中三级公立 2018 年住院患者总死亡率较 2017 年略有上升；手术患者及留观患者总死亡率持续上升，2018 年明显高于前 2 年；在急诊患者总死亡率方面，三级公立较为稳定，而二级公立略有波动；三级公立新生儿死亡率较前 2 年有所下降，二级公立持续无新生儿死亡病例（图 3-1-3-159）。

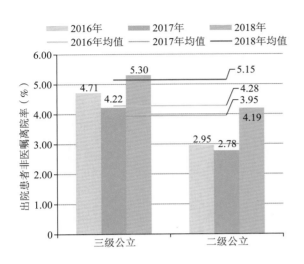

图 3-1-3-157　2016—2018 年传染病专科医院
非医嘱离院率

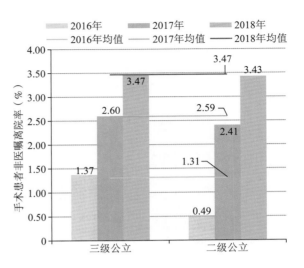

图 3-1-3-158　2016—2018 年传染病专科医院
手术患者非医嘱离院率

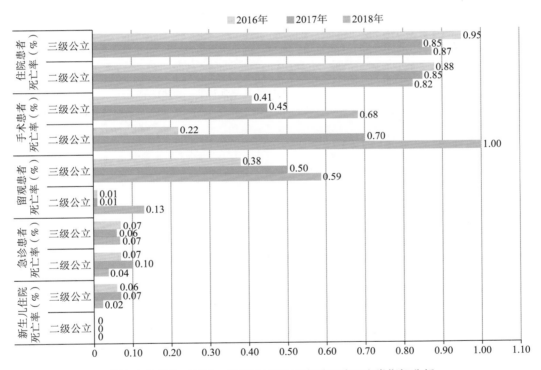

图 3-1-3-159　2016—2018 年传染病专科医院死亡类指标分析

## 3．重返类指标

（1）住院患者 0～31 天非预期再住院率

2018 年二级公立、三级公立的住院患者 0～31 天非预期再住院率均较 2017 年有所升高，其中，三级公立不同时段非预期再住院率均高于二级公立（图 3-1-3-160）。

（2）非计划重返手术室再次手术率

2018 年二级公立、三级公立手术患者非计划重返手术室再次手术率为 0.16%，较前 2 年有所下降（2016 年为 0.21%，2017 年为 0.22%），其中，各时段非计划重返手术室再次手术率较前 2 年均有所降低；二级公立术后 48 小时非计划重返手术室再次手术率较前 2 年明显升高，需加以重视（图 3-1-3-161）。

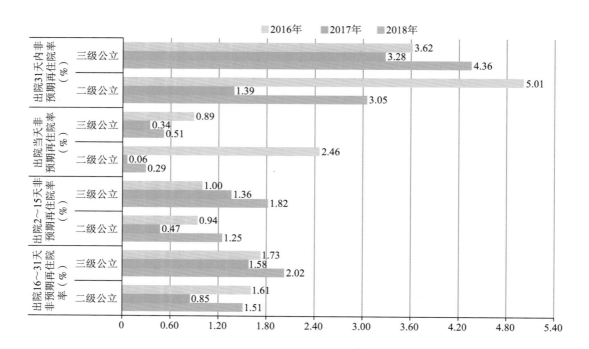

图 3-1-3-160　2016—2018 年传染病专科医院住院患者 0 ~ 31 天非预期再住院率

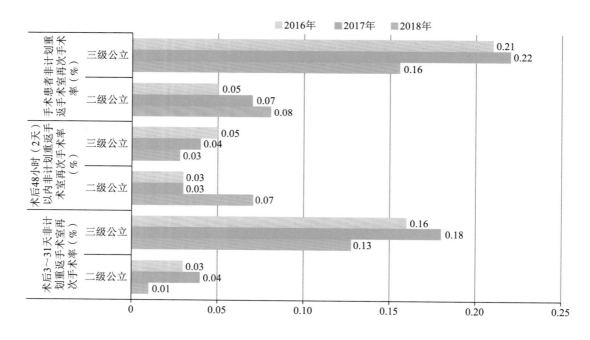

图 3-1-3-161　2016—2018 年传染病专科医院手术患者非计划重返手术室再次手术率

### （三）重点病种相关指标

#### 1. 住院患者重点病种死亡率

2018 年传染病专科医院 20 个重点病种死亡率排名前 5 位的分别为急性重型肝炎（肝衰竭）、流行性出血热、肝硬化合并食管胃静脉曲张出血（内科治疗）、艾滋病、肝癌。其中，急性重型肝炎（肝衰竭）在 3 年中均排在死亡率第 1 位，但呈逐年下降趋势。流行性出血热总死亡率由原本 2016 年度的第 8 位上升到第 2 位，呈逐年上升趋势，下一步需加以关注（表 3-1-3-76）。2018 年不同级别传染病专科医院重点病种死亡率情况见表 3-1-3-77。

表 3-1-3-76　2016—2018 年传染病专科医院重点病种死亡率

| 重点病种名称（按2018年死亡率高低降序排列） | 2016 年 | | 2017 年 | | 2018 年 | | 变化趋势 |
|---|---|---|---|---|---|---|---|
| | 死亡率 | 排名 | 死亡率 | 排名 | 死亡率 | 排名 | |
| 急性重型肝炎（肝衰竭） | 9.53% | 第 1 位 | 6.75% | 第 1 位 | 5.21% | 第 1 位 | |
| 流行性出血热 | 1.15% | 第 8 位 | 1.84% | 第 6 位 | 2.73% | 第 2 位 | |
| 肝硬化合并食管胃静脉曲张出血（内科治疗） | 4.74% | 第 2 位 | 4.56% | 第 2 位 | 2.63% | 第 3 位 | |
| 艾滋病 | 3.24% | 第 4 位 | 2.61% | 第 5 位 | 2.51% | 第 4 位 | |
| 肝癌 | 0.34% | 第 11 位 | 3.79% | 第 4 位 | 2.51% | 第 5 位 | |
| 肝硬化并发肝性脑病 | 4.51% | 第 3 位 | 3.94% | 第 3 位 | 2.27% | 第 6 位 | |
| 肝硬化腹水 | 1.82% | 第 5 位 | 1.29% | 第 7 位 | 2.06% | 第 7 位 | |
| 结核性脑膜炎 | 1.31% | 第 7 位 | 1.04% | 第 8 位 | 1.39% | 第 8 位 | |
| 肺结核 | 0.62% | 第 10 位 | 0.65% | 第 9 位 | 0.53% | 第 9 位 | |
| 急性病毒性肝炎 | 0.34% | 第 12 位 | 0.47% | 第 10 位 | 0.26% | 第 10 位 | |
| 慢性病毒性肝炎 | 0.28% | 第 13 位 | 0.38% | 第 12 位 | 0.24% | 第 11 位 | |
| 膝关节结核 | 0 | 第 18 位 | 0 | 第 19 位 | 0.23% | 第 12 位 | |
| 结核性胸膜炎 | 0.24% | 第 14 位 | 0.22% | 第 15 位 | 0.21% | 第 13 位 | |
| 胸椎结核 | 0.68% | 第 9 位 | 0.45% | 第 11 位 | 0.20% | 第 14 位 | |
| 腰椎结核 | 0.24% | 第 15 位 | 0.24% | 第 13 位 | 0.20% | 第 15 位 | |
| 麻疹 | 0.10% | 第 16 位 | 0.18% | 第 16 位 | 0.11% | 第 16 位 | |
| 水痘 | 0 | 第 18 位 | 0.05% | 第 17 位 | 0.06% | 第 17 位 | |
| 流行性脑脊髓膜炎 | 0 | 第 18 位 | 0 | 第 19 位 | 0 | 第 18 位 | |
| 手足口病 | 0.04% | 第 17 位 | 0.04% | 第 18 位 | 0 | 第 18 位 | |
| 髋关节结核 | 0 | 第 18 位 | 0.24% | 第 14 位 | 0 | 第 18 位 | |

表 3-1-3-77　2018 年不同级别传染病专科医院重点病种死亡率

（按照 2018 年三级公立医院死亡率降序排列）

| 2018 年三级公立 | | 重点病种名称（按三级公立重点病种死亡率高低降序排列） | 2018 年二级公立 | |
|---|---|---|---|---|
| 排名 | 死亡率 | | 死亡率 | 排名 |
| 第 1 位 | 5.36% | 急性重型肝炎（肝衰竭） | 3.46% | 第 5 位 |
| 第 2 位 | 2.51% | 肝硬化合并食管胃静脉曲张出血（内科治疗） | 4.05% | 第 3 位 |
| 第 3 位 | 2.46% | 艾滋病 | 2.84% | 第 6 位 |
| 第 4 位 | 2.30% | 肝硬化腹水 | 1.18% | 第 8 位 |
| 第 5 位 | 2.22% | 肝癌 | 3.86% | 第 4 位 |
| 第 6 位 | 2.10% | 流行性出血热 | 5.19% | 第 2 位 |
| 第 7 位 | 1.74% | 肝硬化并发肝性脑病 | 6.65% | 第 1 位 |
| 第 8 位 | 1.26% | 结核性脑膜炎 | 2.40% | 第 7 位 |
| 第 9 位 | 0.43% | 肺结核 | 0.66% | 第 9 位 |
| 第 10 位 | 0.26% | 急性病毒性肝炎 | 0.24% | 第 11 位 |

续表

| 2018 年三级公立 | | 重点病种名称（按三级公立重点病种死亡率高低降序排列） | 2018 年二级公立 | |
|---|---|---|---|---|
| 排名 | 死亡率 | | 死亡率 | 排名 |
| 第 11 位 | 0.20% | 膝关节结核 | 0 | 第 15 位 |
| 第 12 位 | 0.20% | 结核性胸膜炎 | 0.10% | 第 13 位 |
| 第 13 位 | 0.18% | 胸椎结核 | 0 | 第 15 位 |
| 第 14 位 | 0.16% | 腰椎结核 | 0.23% | 第 12 位 |
| 第 15 位 | 0.16% | 慢性病毒性肝炎 | 0.44% | 第 10 位 |
| 第 16 位 | 0.13% | 麻疹 | 0 | 第 15 位 |
| 第 17 位 | 0.06% | 水痘 | 0.04% | 第 14 位 |
| 第 18 位 | 0 | 流行性脑脊髓膜炎 | 0 | 第 15 位 |
| 第 18 位 | 0 | 手足口病 | 0 | 第 15 位 |
| 第 18 位 | 0 | 髋关节结核 | 0 | 第 15 位 |

### 2. 重点病种 0~31 天非预期再住院率

2018 年 20 个重点病种 0~31 天非预期再住院率排名前 5 位的分别为艾滋病、肝癌、肝硬化并发肝性脑病、肝硬化腹水、急性重型肝炎（肝衰竭）（表 3-1-3-78）。2018 年不同级别传染病专科医院重点病种非预期再住院率情况见表 3-1-3-79。

表 3-1-3-78　2016—2018 年传染病专科医院重点病种 0~31 天非预期再住院率

| 重点病种名称（按 2018 年非预期再住院率高低降序排列） | 2016 年 | | 2017 年 | | 2018 年 | | 变化趋势 |
|---|---|---|---|---|---|---|---|
| | 再入院率 | 排名 | 再入院率 | 排名 | 再入院率 | 排名 | |
| 艾滋病 | 7.61% | 第 5 位 | 6.31% | 第 3 位 | 10.24% | 第 1 位 | |
| 肝癌 | 9.93% | 第 3 位 | 3.95% | 第 6 位 | 8.78% | 第 2 位 | |
| 肝硬化并发肝性脑病 | 3.38% | 第 11 位 | 4.05% | 第 5 位 | 7.06% | 第 3 位 | |
| 肝硬化腹水 | 3.97% | 第 10 位 | 5.18% | 第 4 位 | 6.91% | 第 4 位 | |
| 急性重型肝炎（肝衰竭） | 14.75% | 第 1 位 | 6.92% | 第 2 位 | 6.59% | 第 5 位 | |
| 慢性病毒性肝炎 | 7.70% | 第 4 位 | 1.91% | 第 7 位 | 5.85% | 第 6 位 | |
| 肝硬化合并食管胃静脉曲张出血（内科治疗） | 11.10% | 第 2 位 | 7.70% | 第 1 位 | 5.13% | 第 7 位 | |
| 流行性脑脊髓膜炎 | 0 | 第 20 位 | 0 | 第 17 位 | 5.00% | 第 8 位 | |
| 急性病毒性肝炎 | 5.46% | 第 8 位 | 1.35% | 第 8 位 | 3.20% | 第 9 位 | |
| 麻疹 | 2.29% | 第 14 位 | 0.00% | 第 17 位 | 1.77% | 第 10 位 | |
| 流行性出血热 | 1.46% | 第 16 位 | 0.30% | 第 9 位 | 0.41% | 第 11 位 | |
| 膝关节结核 | 2.65% | 第 12 位 | 0 | 第 17 位 | 0.26% | 第 12 位 | |
| 结核性脑膜炎 | 2.35% | 第 13 位 | 0.04% | 第 14 位 | 0.21% | 第 13 位 | |
| 胸椎结核 | 1.41% | 第 17 位 | 0.08% | 第 12 位 | 0.16% | 第 14 位 | |
| 水痘 | 0.84% | 第 18 位 | 0.03% | 第 15 位 | 0.14% | 第 15 位 | |
| 腰椎结核 | 1.79% | 第 15 位 | 0.05% | 第 13 位 | 0.14% | 第 16 位 | |
| 结核性胸膜炎 | 5.17% | 第 9 位 | 0.08% | 第 11 位 | 0.13% | 第 17 位 | |
| 肺结核 | 5.81% | 第 7 位 | 0.01% | 第 16 位 | 0.07% | 第 18 位 | |
| 手足口病 | 0.69% | 第 19 位 | 0.19% | 第 10 位 | 0.03% | 第 19 位 | |
| 髋关节结核 | 7.16% | 第 6 位 | 0 | 第 17 位 | 0 | 第 20 位 | |

表 3-1-3-79 2018 年不同级别传染病专科医院重点病种 0 ~ 31 天非预期再住院率

（按照 2018 年三级公立医院死亡率降序排列）

| 2018 年三级公立 | | 重点病种名称（按三级公立非预期再入院率高低降序排列） | 2018 年二级公立 | |
| --- | --- | --- | --- | --- |
| 排名 | 再住院率 | | 再住院率 | 排名 |
| 第 1 位 | 11.16% | 艾滋病 | 2.05% | 第 8 位 |
| 第 2 位 | 9.09% | 流行性脑脊髓膜炎 | 0 | 第 13 位 |
| 第 3 位 | 7.80% | 肝癌 | 12.79% | 第 2 位 |
| 第 4 位 | 7.73% | 肝硬化腹水 | 4.61% | 第 4 位 |
| 第 5 位 | 6.77% | 急性重型肝炎（肝衰竭） | 4.43% | 第 5 位 |
| 第 6 位 | 6.54% | 慢性病毒性肝炎 | 3.89% | 第 6 位 |
| 第 7 位 | 5.53% | 肝硬化并发肝性脑病 | 17.12% | 第 1 位 |
| 第 8 位 | 4.81% | 肝硬化合并食管胃静脉曲张出血（内科治疗） | 8.73% | 第 3 位 |
| 第 9 位 | 3.16% | 急性病毒性肝炎 | 3.43% | 第 7 位 |
| 第 10 位 | 1.93% | 麻疹 | 0 | 第 13 位 |
| 第 11 位 | 0.29% | 流行性出血热 | 0.66% | 第 9 位 |
| 第 12 位 | 0.27% | 膝关节结核 | 0 | 第 13 位 |
| 第 13 位 | 0.24% | 结核性脑膜炎 | 0 | 第 13 位 |
| 第 14 位 | 0.19% | 水痘 | 0 | 第 13 位 |
| 第 15 位 | 0.17% | 胸椎结核 | 0 | 第 13 位 |
| 第 16 位 | 0.17% | 腰椎结核 | 0 | 第 13 位 |
| 第 17 位 | 0.09% | 肺结核 | 0.01% | 第 12 位 |
| 第 18 位 | 0.06% | 结核性胸膜炎 | 0.44% | 第 10 位 |
| 第 18 位 | 0.04% | 手足口病 | 0.02% | 第 11 位 |
| 第 18 位 | 0 | 髋关节结核 | 0 | 第 13 位 |

### 3. 重点病种平均住院日

2018 年 20 个重点病种平均住院日排名前 5 位的分别为胸椎结核、膝关节结核、腰椎结核、髋关节结核、结核性脑膜炎，除麻疹、水痘、手足口病 3 个病种外，其余病种连续 3 年的平均住院日均在 10 天以上（图 3-1-3-162）。

### 4. 重点病种每住院人次费用

2018 年每住院人次费用排名前 5 位的病种分别为急性重型肝炎（肝衰竭）、胸椎结核、腰椎结核、结核性脑膜炎、肝癌。2016—2018 年 20 个重点病种每住院人次费用变化情况详见图 3-1-3-163。

### （四）重点手术相关指标

### 1. 重点手术死亡率

2018 年传染病专科医院 11 个重点手术死亡率排名前 5 位的分别为膝关节结核病灶清除术、门腔静脉分流术、胃底食道静脉断流 + 脾切除术、肝叶切除术、肺叶切除术（表 3-1-3-80）。其中，膝关节结核病灶清除术总死亡率由 2016、2017 年的 0 死亡上升至第 1 位，死亡率达到 0.76%。门腔静脉分流术总死亡率除 2016 年 0 死亡，其余两年均排在第 2 位。胃底食道静脉断流 + 脾切除术近 3 年一直排在前 3 位。

2018 年 11 个重点手术死亡病例主要发生在三级公立，二级公立大部分重点手术死亡率均为 0，仅胆囊切除术死亡率为 0.55%，这可能与三级公立收治的危重、疑难手术患者较多有关。

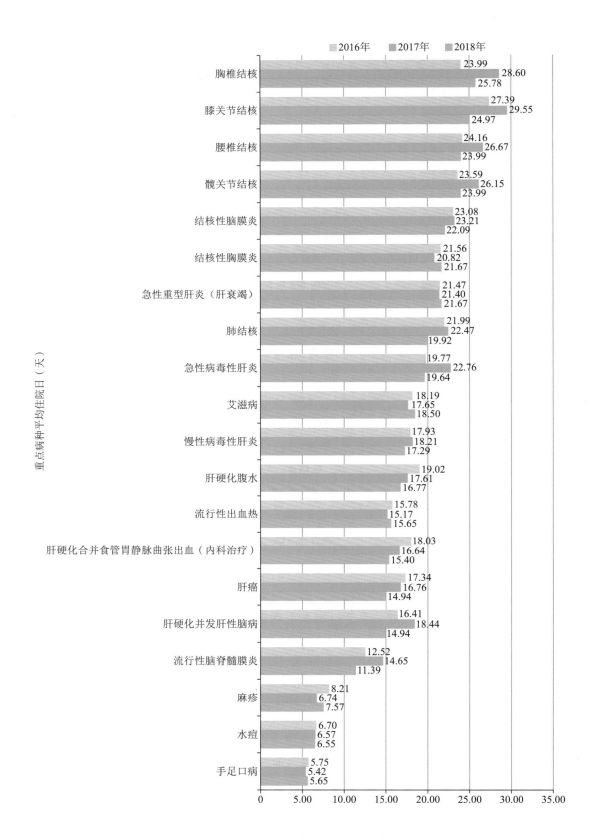

图 3-1-3-162　2016—2018 年传染病专科医院重点病种平均住院日

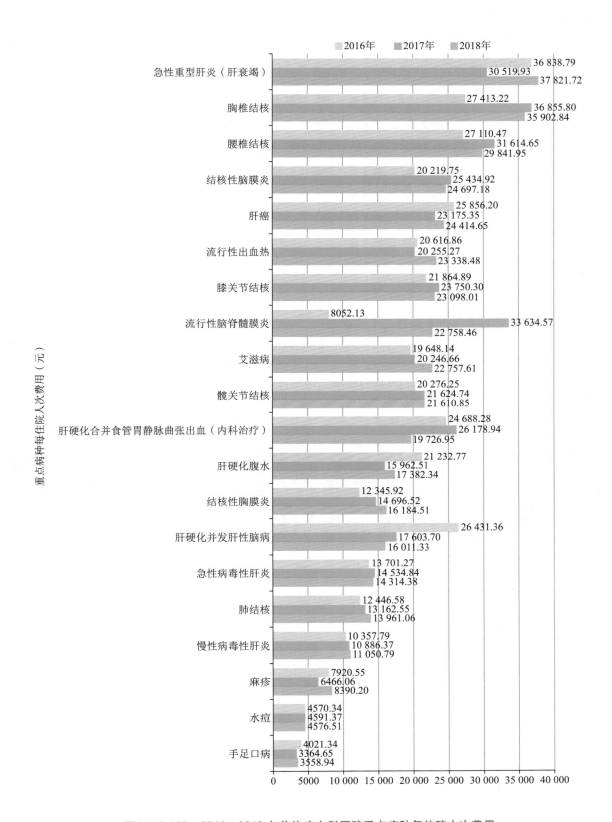

图 3-1-3-163　2016—2018 年传染病专科医院重点病种每住院人次费用

表 3-1-3-80　2016—2018 年传染病专科医院重点手术死亡率

| 重点手术名称（按 2018 年死亡率高低降序排列） | 2016 年 | | 2017 年 | | 2018 年 | | 变化趋势 |
| --- | --- | --- | --- | --- | --- | --- | --- |
| | 死亡率 | 排名 | 死亡率 | 排名 | 死亡率 | 排名 | |
| 膝关节结核病灶清除术 | 0 | 第 8 位 | 0 | 第 7 位 | 0.76% | 第 1 位 | |
| 门腔静脉分流术 | 0 | 第 8 位 | 0.57% | 第 2 位 | 0.76% | 第 2 位 | |
| 胃底食道静脉断流＋脾切除术 | 0.57% | 第 2 位 | 0.59% | 第 1 位 | 0.71% | 第 3 位 | |
| 肝叶切除术 | 0.83% | 第 1 位 | 0.26% | 第 4 位 | 0.70% | 第 4 位 | |
| 肺叶切除术 | 0.32% | 第 3 位 | 0.52% | 第 3 位 | 0.32% | 第 5 位 | |
| 经胸椎结核病灶清除术 | 0.16% | 第 5 位 | 0.24% | 第 5 位 | 0.29% | 第 6 位 | |
| 胆囊切除术 | 0.03% | 第 6 位 | 0.07% | 第 6 位 | 0.25% | 第 7 位 | |
| 剖宫产 | 0.01% | 第 7 位 | 0 | 第 7 位 | 0.01% | 第 8 位 | |
| 阴道分娩 | 0 | 第 8 位 | 0 | 第 7 位 | 0 | 第 9 位 | |
| 腰椎结核病灶清除术 | 0.29% | 第 4 位 | 0 | 第 7 位 | 0 | 第 9 位 | |
| 髋关节结核病灶清除术 | 0 | 第 8 位 | 0 | 第 7 位 | 0 | 第 9 位 | |

## 2. 重点手术非计划重返手术室再次手术率

2018 年 11 个重点手术 31 天内非计划重返手术室再次手术率排名前 5 位的分别为肺叶切除术、腰椎结核病灶清除术、经胸椎结核病灶清除术、胃底食道静脉断流＋脾切除术、肝叶切除术。除腰椎结核病灶清除术、经胸椎结核病灶清除术、胆囊切除术、剖宫产较 2017 年有所升高外，其余手术均较 2017 年有所下降/持平（表 3-1-3-81）。2018 年重点手术 31 天内非计划重返手术室再次手术病例全部发生在三级公立，二级公立的再次手术率均为 0。

表 3-1-3-81　2016—2018 年传染病专科医院重点手术非计划重返手术室再次手术率

| 重点手术名称（按 2018 年非计划重返手术室再次手术率高低降序排列） | 2016 年 | | 2017 年 | | 2018 年 | | 变化趋势 |
| --- | --- | --- | --- | --- | --- | --- | --- |
| | 重返手术室再次手术率 | 排名 | 重返手术室再次手术率 | 排名 | 重返手术室再次手术率 | 排名 | |
| 肺叶切除术 | 0.11% | 第 10 位 | 0.69% | 第 4 位 | 0.68% | 第 1 位 | |
| 腰椎结核病灶清除术 | 0.44% | 第 6 位 | 0.22% | 第 7 位 | 0.63% | 第 2 位 | |
| 经胸椎结核病灶清除术 | 0.32% | 第 8 位 | 0.28% | 第 6 位 | 0.55% | 第 3 位 | |
| 胃底食道静脉断流＋脾切除术 | 2.29% | 第 2 位 | 0.88% | 第 3 位 | 0.43% | 第 4 位 | |
| 肝叶切除术 | 4.70% | 第 1 位 | 0.64% | 第 5 位 | 0.25% | 第 5 位 | |
| 胆囊切除术 | 0.44% | 第 6 位 | 0.11% | 第 8 位 | 0.15% | 第 6 位 | |
| 剖宫产 | 0.67% | 第 5 位 | 0.04% | 第 9 位 | 0.05% | 第 7 位 | |
| 阴道分娩 | 0.13% | 第 9 位 | 0 | 第 10 位 | 0 | 第 8 位 | |
| 门腔静脉分流术 | 1.74% | 第 3 位 | 1.72% | 第 1 位 | 0 | 第 8 位 | |
| 髋关节结核病灶清除术 | 0 | 第 11 位 | 0 | 第 10 位 | 0 | 第 8 位 | |
| 膝关节结核病灶清除术 | 0.75% | 第 4 位 | 1.15% | 第 2 位 | 0 | 第 8 位 | |

## 3. 重点手术平均住院日

2016—2018 年 11 个重点手术平均住院日情况详见图 3-1-3-164，排名前 5 位的分别是经胸椎结核病灶清除术、腰椎结核病灶清除术、髋关节结核病灶清除术、膝关节结核病灶清除术和胃底食道静脉断流＋脾切除术。

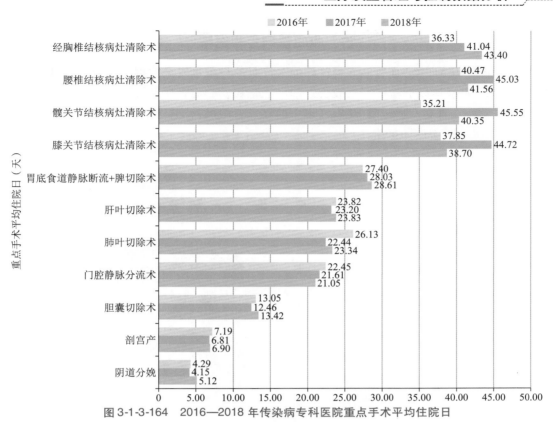

图 3-1-3-164　2016—2018 年传染病专科医院重点手术平均住院日

### 4. 重点手术每住院人次费用

2016—2018 年 11 个重点手术每住院人次费用变化情况见图 3-1-3-165，排名前 5 位分别为经胸椎结核病灶清除术、门腔静脉分流术、腰椎结核病灶清除术、肝叶切除术、胃底食道静脉断流 + 脾切除术。除肺叶切除术，其余手术每住院人次费用均较前 2 年有所增加。

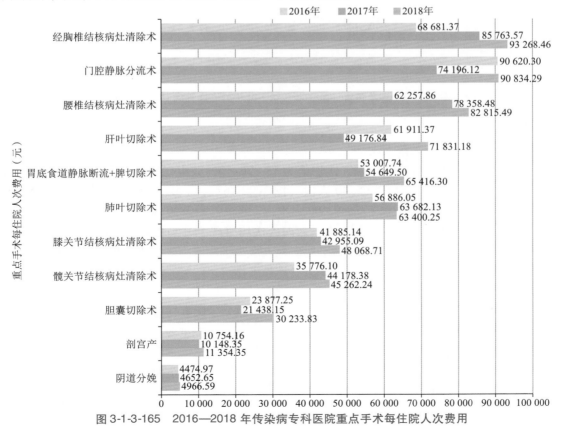

图 3-1-3-165　2016—2018 年传染病专科医院重点手术每住院人次费用

# 七、心血管病专科医院

2018 年在全国抽取 31 家心血管病专科医院的医疗服务与质量安全数据进行分析，其中，三级公立心血管病专科医院 14 家（以下简称"三级公立"），三级民营心血管病专科医院 7 家（以下简称"三级民营"），二级民营心血管病专科医院 10 家（以下简称"二级民营"）。纳入分析的心血管病专科医院省（区、市）分布情况见图 3-1-3-166。

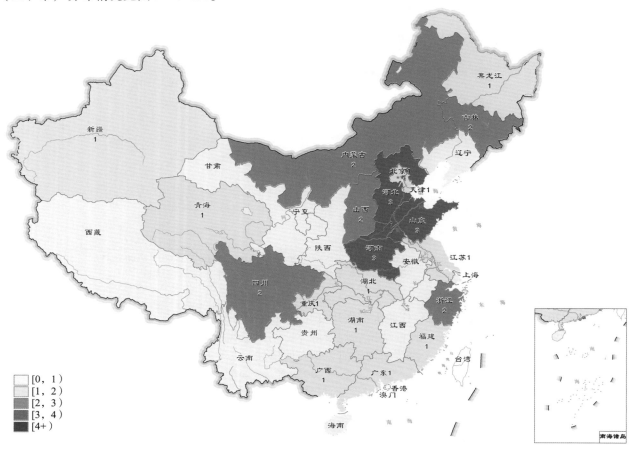

图 3-1-3-166　2018 年各省（区、市）纳入分析的心血管病专科医院分布情况

## （一）运行基本情况

### 1. 住院患者出院人次、入院人次

2018 年全国心血管病专科医院出院人次均值为 13 896.50，其中三级公立为 23 671.71 人次，三级民营为 8818.86 人次，二级民营为 3765.40 人次（图 3-1-3-167）；平均入院人次均值为 14 675.20，其中三级公立为 25 076.50 人次，三级民营为 8497.00 人次，二级民营为 3820.30 人次（图 3-1-3-168）。

与 2017 年相比，三级公立平均出院人次、入院人次均呈现上升趋势。三级民营平均出院人次有所上升，但平均入院人次略有下降。二级民营平均出院人次、平均入院人次均呈现下降趋势。可见，三级公立心血管病专科医院承担了主要的心血管病患者诊疗工作。

### 2. 出院患者去向

2018 年心血管病专科医院出院患者医嘱离院率为 96.82%，医嘱转院率为 0.22%，医嘱转社区卫生服务机构/乡镇卫生院率为 0.27%，非医嘱离院率为 1.43%，出院患者其他方式离院率为 0.91%。各类心血管病专科医院出院患者去向详见图 3-1-3-169。

在住院患者死亡率方面，全国总死亡率为 0.37%，其中三级公立为 0.35%，三级民营为 0.43%，二级民营为 0.48%。与 2017 年相比，2018 年心血管病专科医院住院患者总死亡率整体有所下降（图 3-1-3-170）。

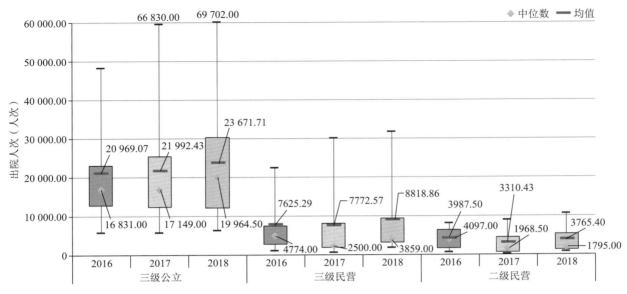

图 3-1-3-167 2016—2018 年心血管病专科医院出院人次数

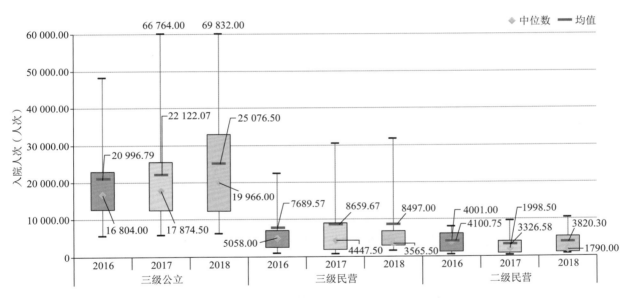

图 3-1-3-168 2016—2018 年心血管病专科医院入院人次数

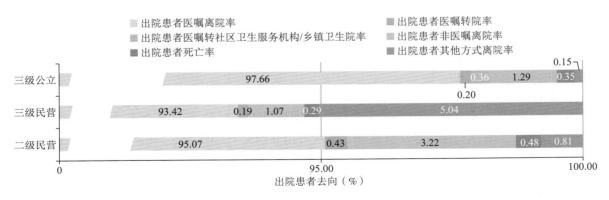

图 3-1-3-169 2018 年心血管病专科医院出院患者去向

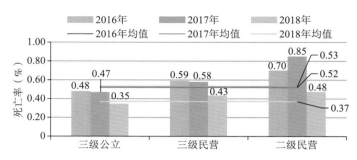

图 3-1-3-170　2016—2018 年心血管病专科医院住院患者死亡情况

### 3. 工作效率

2018 年心血管病专科医院住院患者平均住院日为 8.48 天，其中三级公立为 8.41 天，三级民营为 7.98 天，二级民营为 9.88 天（图 3-1-3-171）；2018 年心血管病专科医院床位使用率为 88.49%，其中三级公立为 95.54%，三级民营为 78.93%，二级民营为 63.50%（图 3-1-3-172）。

与 2017 年相比，三级公立和三级民营住院患者平均住院日及床位使用率均呈下降趋势，二级民营平均住院日及床位使用率呈增长趋势。

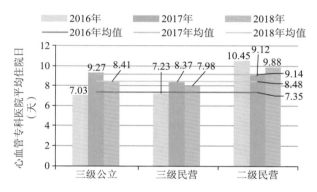

图 3-1-3-171　2016—2018 年心血管病专科医院平均住院日

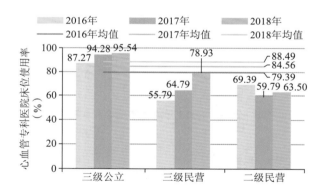

图 3-1-3-172　2016—2018 年心血管病专科医院床位使用率

### 4. 患者负担

2018 年心血管病专科医院每门诊（含急诊）人次费用为 425.28 元，其中药费为 209.91 元。三级公立、三级民营、二级民营每门诊（含急诊）人次费用分别为 415.38 元、596.49 元、323.59 元（图 3-1-3-173）；每住院人次费用为 27 967.68 元，其中药费为 4720.76 元。三级公立、三级民营、二级民营每住院人次费用分别为 30 031.13 元、26 401.24 元、12 374.74 元（图 3-1-3-174）。

与 2017 年相比，全国心血管病专科医院每门诊（含急诊）人次费用和每住院人次费用均呈增长趋势。

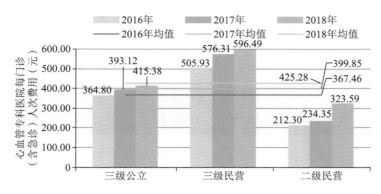

图 3-1-3-173　2016—2018 年心血管病专科医院每门诊（含急诊）人次费用情况

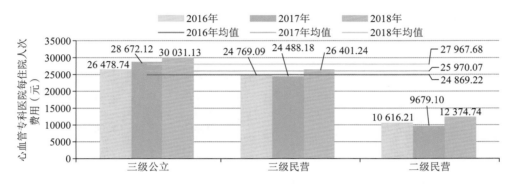

图 3-1-3-174　2016—2018 年心血管病专科医院每住院人次费用情况

## （二）重点病种相关指标

2018 年心血管病专科医院 10 个重点病种的分析指标包括：死亡率、出院 0～31 天非预期再住院率、平均住院日、平均住院费用。数据结果详见表 3-1-3-82 至表 3-1-3-84。

与 2017 年相比，10 个重点病种住院患者死亡率有所改善，2018 年除病态窦房结综合征和心房纤颤 2 个病种死亡率略微上升，其他病种死亡率均有所下降。

表 3-1-3-82　2016—2018 年度重点病种住院患者死亡率（按 2018 年死亡率降序排列）

| NO. | 重点病种名称 | 死亡率（%） | | | |
| --- | --- | --- | --- | --- | --- |
| | | 2016 年 | 2017 年 | 2018 年 | 变化 |
| 1 | 主动脉夹层动脉瘤 | 3.17 | 4.04 | 2.78 | |
| 2 | 急性心肌梗死 | 1.50 | 1.64 | 1.51 | |
| 3 | 风湿性瓣膜病 | 0.97 | 0.89 | 0.84 | |
| 4 | 心力衰竭 | 0.53 | 0.67 | 0.61 | |
| 5 | 病态窦房结综合征 | 0.12 | 0 | 0.14 | |
| 6 | 心房纤颤 | 0.06 | 0.12 | 0.14 | |
| 7 | 心绞痛 | 0.08 | 0.08 | 0.04 | |
| 8 | 阵发性室上性心动过速 | 0 | 0.05 | 0.04 | |
| 9 | 高血压病(成人) | 0.08 | 0.05 | 0.03 | |
| 10 | 预激综合征 | 0.11 | 0 | 0 | |

与 2017 年相比，10 个重点病种住院患者出院 0～31 天非预期再住院率，除心力衰竭、预激综合征、主动脉夹层动脉瘤 3 个病种有所下降，阵发性室上性心动过速持平，其他病种均呈现上升趋势。

表 3-1-3-83　2016—2018 年度重点病种住院患者出院 0～31 天非预期再住院率

（按 2018 年出院 0～31 天非预期再住院率降序排列）

| NO. | 重点病种名称 | 出院 0～31 天非预期再住院率（%） | | | |
| --- | --- | --- | --- | --- | --- |
| | | 2016 年 | 2017 年 | 2018 年 | 变化 |
| 1 | 心房纤颤 | 2.59 | 1.68 | 2.12 | |
| 2 | 心绞痛 | 1.56 | 1.37 | 1.87 | |
| 3 | 风湿性瓣膜病 | 1.51 | 1.29 | 1.50 | |
| 4 | 病态窦房结综合征 | 0.63 | 0.88 | 1.49 | |
| 5 | 心力衰竭 | 1.52 | 1.62 | 1.34 | |
| 6 | 预激综合征 | 1.35 | 1.33 | 1.22 | |
| 7 | 主动脉夹层动脉瘤 | 0.76 | 1.72 | 1.21 | |
| 8 | 高血压病（成人） | 0.57 | 0.94 | 1.06 | |
| 9 | 急性心肌梗死 | 1.21 | 0.81 | 1.03 | |
| 10 | 阵发性室上性心动过速 | 0.52 | 0.73 | 0.73 | |

与 2017 年相比，10 个重点病种住院患者平均住院日，除高血压病（成人）和阵发性室上性心动过速 2 个病种平均住院日略有下降，其他病种平均住院日均有所增长。

住院患者平均住院费用，除心力衰竭、心房纤颤、阵发性室上性心动过速、预激综合征 4 个病种有所下降，其他病种均有所增长。

表 3-1-3-84　2016—2018 年度重点病种住院患者平均住院日和平均住院费用

| NO. | 重点病种名称 | 平均住院日（天） | | | 变化趋势 | 平均住院费用（元） | | | 变化趋势 |
| --- | --- | --- | --- | --- | --- | --- | --- | --- | --- |
| | | 2016 年 | 2017 年 | 2018 年 | | 2016 年 | 2017 年 | 2018 年 | |
| 1 | 主动脉夹层动脉瘤 | 14.29 | 14.84 | 15.57 | | 131 795.16 | 126 734.24 | 143 678.43 | |
| 2 | 风湿性瓣膜病 | 14.89 | 14.70 | 15.88 | | 80 726.83 | 72 206.46 | 82 628.25 | |
| 3 | 心力衰竭 | 10.40 | 9.66 | 9.99 | | 84 385.85 | 40 468.40 | 29 929.47 | |
| 4 | 急性心肌梗塞 | 9.35 | 8.87 | 9.04 | | 49 404.81 | 42 520.84 | 47 447.18 | |
| 5 | 病态窦房结综合征 | 8.50 | 8.70 | 8.94 | | 57 181.96 | 54 256.76 | 55 488.46 | |
| 6 | 高血压病（成人） | 7.96 | 8.03 | 7.29 | | 7277.00 | 7878.09 | 8153.05 | |
| 7 | 心房纤颤 | 7.66 | 7.51 | 7.69 | | 46 727.02 | 53 669.94 | 50 582.27 | |
| 8 | 心绞痛 | 6.83 | 6.73 | 6.77 | | 34 223.95 | 35 660.82 | 36 244.77 | |
| 9 | 阵发性室上性心动过速 | 3.99 | 4.23 | 4.02 | | 28 383.38 | 30 274.15 | 30 124.04 | |
| 10 | 预激综合征 | 4.33 | 4.08 | 4.26 | | 33 333.93 | 37 683.11 | 34 223.14 | |

### （三）重点手术相关指标

2018 年心血管病专科医院 10 个重点手术的分析指标包括：死亡率、术后 48 小时内非计划重返手术室再次手术率、术后 30 天内非计划重返手术室再次手术率、平均住院日、平均住院费用。数据结果详见表 3-1-3-85 至表 3-1-3-88。

与 2017 年相比，10 个重点手术除三尖瓣瓣膜置换术、肺动脉瓣瓣膜置换术、法洛氏四联症根治术、二尖瓣瓣膜置换术、主动脉瓣瓣膜置换术 5 个手术住院患者总死亡率有所上升，其他手术总死亡率均有所下降。

表 3-1-3-85　2016—2018 年心血管病专科医院重点手术住院患者死亡率

（按 2018 年死亡率降序排列）

| NO. | 重点手术名称 | 死亡率（%） | | | 变化 |
| --- | --- | --- | --- | --- | --- |
| | | 2016 年 | 2017 年 | 2018 年 | |
| 1 | 三尖瓣瓣膜置换术 | 1.80 | 1.61 | 3.49 | |
| 2 | 肺动脉瓣瓣膜置换术 | 0 | 0 | 2.94 | |
| 3 | 大动脉转位矫治术 | 5.56 | 4.85 | 2.92 | |
| 4 | 法洛氏四联症根治术 | 1.38 | 0.96 | 1.55 | |
| 5 | 新生儿/婴儿心脏手术 | 1.27 | 1.25 | 1.24 | |
| 6 | 二尖瓣瓣膜置换术 | 0.66 | 0.80 | 1.03 | |
| 7 | 主动脉瓣瓣膜置换术 | 0.51 | 0.49 | 0.54 | |
| 8 | 主动脉部分切除伴人工血管置换术 | 3.28 | 2.21 | 0.54 | |
| 9 | 冠状动脉旁路移植术 | 0.65 | 0.75 | 0.48 | |
| 10 | 室间隔缺损修补术 | 0.28 | 0.34 | 0.31 | |

与 2017 年相比，除大动脉转位矫治术、三尖瓣瓣膜置换术、新生儿/婴儿心脏手术 3 个手术术后 48 小时内非计划重返手术室再次手术率有所上升，其他手术均呈下降趋势。

表 3-1-3-86　2016—2018 年心血管病专科医院重点手术住院患者术后 48 小时内非计划重返手术室再次手术率

（按 2018 年术后 48 小时内非计划重返手术室再次手术率降序排列）

| NO. | 重点手术名称 | 术后 48 小时内非计划重返手术室再次手术率（%） | | | 变化 |
| --- | --- | --- | --- | --- | --- |
| | | 2016 年 | 2017 年 | 2018 年 | |
| 1 | 大动脉转位矫治术 | 4.67 | 1.94 | 3.20 | |
| 2 | 主动脉部分切除伴人工血管置换术 | 4.39 | 1.67 | 1.48 | |
| 3 | 三尖瓣瓣膜置换术 | 4.00 | 1.08 | 1.33 | |
| 4 | 二尖瓣瓣膜置换术 | 2.25 | 1.81 | 1.23 | |
| 5 | 主动脉瓣瓣膜置换术 | 2.06 | 1.67 | 0.95 | |
| 6 | 冠状动脉旁路移植术 | 1.70 | 1.62 | 0.66 | |
| 7 | 法洛氏四联症根治术 | 0.94 | 1.10 | 0.58 | |
| 8 | 新生儿/婴儿心脏手术 | 0.76 | 0.49 | 0.58 | |
| 9 | 室间隔缺损修补术 | 0.34 | 0.43 | 0.27 | |
| 10 | 肺动脉瓣瓣膜置换术 | 0 | 0 | 0 | |

与2017年相比，除法洛氏四联症根治术、室间隔缺损修补术2个手术术后30天内非计划重返手术室再次手术率有所上升，其他手术均呈现下降趋势。

表3-1-3-87　2016—2018年心血管病专科医院重点手术住院患者术后30天内非计划重返手术室再次手术率

（按2018年术后30天内非计划重返手术室再次手术率降序排列）

| NO. | 重点手术名称 | 术后30天内非计划重返手术室再次手术率（%） | | | |
| --- | --- | --- | --- | --- | --- |
| | | 2016年 | 2017年 | 2018年 | 变化 |
| 1 | 大动脉转位矫治术 | 2.80 | 2.91 | 1.60 | |
| 2 | 主动脉部分切除伴人工血管置换术 | 3.93 | 1.07 | 0.59 | |
| 3 | 新生儿/婴儿心脏手术 | 0.89 | 0.72 | 0.45 | |
| 4 | 主动脉瓣瓣膜置换术 | 2.20 | 0.65 | 0.40 | |
| 5 | 法洛氏四联症根治术 | 0.47 | 0.27 | 0.39 | |
| 6 | 二尖瓣瓣膜置换术 | 2.07 | 0.70 | 0.32 | |
| 7 | 冠状动脉旁路移植术 | 1.63 | 0.83 | 0.30 | |
| 8 | 室间隔缺损修补术 | 0.31 | 0.23 | 0.24 | |
| 9 | 三尖瓣瓣膜置换术 | 2.00 | 0.54 | 0 | |
| 10 | 肺动脉瓣瓣膜置换术 | 0 | 0 | 0 | |

与2017年相比，除室间隔缺损修补术住院患者平均住院日有所下降，其他手术均有所增长。住院患者平均住院费用除大动脉转位矫治术有所下降，其他手术均有所增长。

表3-1-3-88　2016—2018年度重点手术住院患者平均住院日和平均住院费用

| NO. | 重点手术名称 | 平均住院日（天） | | | 变化趋势 | 平均住院费用（元） | | | 变化趋势 |
| --- | --- | --- | --- | --- | --- | --- | --- | --- | --- |
| | | 2016年 | 2017年 | 2018年 | | 2016年 | 2017年 | 2018年 | |
| 1 | 大动脉转位矫治术 | 28.91 | 31.09 | 31.39 | | 137 421.88 | 156 487.18 | 151 595.45 | |
| 2 | 肺动脉瓣瓣膜置换术 | 19.22 | 29.76 | 34.72 | | 143 985.52 | 170 700.31 | 229 817.39 | |
| 3 | 三尖瓣瓣膜置换术 | 22.56 | 27.48 | 28.14 | | 127 217.90 | 143 533.98 | 160 221.52 | |
| 4 | 主动脉部分切除伴人工血管置换术 | 18.67 | 20.79 | 21.37 | | 171 173.34 | 190 725.38 | 202 274.57 | |
| 5 | 法洛氏四联症根治术 | 19.50 | 19.98 | 20.66 | | 71 706.85 | 77 522.27 | 82 766.88 | |
| 6 | 二尖瓣瓣膜置换术 | 18.59 | 19.88 | 21.58 | | 119 000.52 | 125 882.81 | 135 652.96 | |
| 7 | 主动脉瓣瓣膜置换术 | 18.21 | 19.88 | 20.60 | | 12 1726.43 | 127 203.40 | 134 860.55 | |
| 8 | 冠状动脉旁路移植术 | 17.77 | 19.23 | 20.53 | | 98 362.79 | 106 895.03 | 115 124.12 | |
| 9 | 新生儿/婴儿心脏手术 | 17.86 | 17.82 | 19.02 | | 66 273.31 | 63 496.83 | 74 616.97 | |
| 10 | 室间隔缺损修补术 | 13.82 | 15.28 | 14.26 | | 38 871.57 | 53 934.15 | 56 209.21 | |

### （四）重点介入操作相关指标

2018年心血管病专科医院11个重点介入操作的分析指标包括：死亡率、术后48小时内非计划重返手术室再手术率、术后30天内非计划重返手术室再手术率、平均住院日和平均住院费用。数据结果详见表3-1-3-89至表3-1-3-92。

与 2017 年相比，除血管介入治疗，包括颈动脉、肾动脉、髂动脉、主动脉介入治疗、ICD 植入术、左、右心导管检查、经皮冠状动脉介入治疗（PCI）、心血管造影术、室间隔缺损封堵术 6 个操作住院患者总死亡率有所上升，其他操作的总死亡率均呈现下降趋势。

表 3-1-3-89　2016—2018 年心血管病专科医院重点介入操作住院患者死亡率

（按 2018 年死亡率降序排列）

| NO. | 重点手术名称 | 死亡率（%） | | | |
|---|---|---|---|---|---|
| | | 2016 年 | 2017 年 | 2018 年 | 变化 |
| 1 | 结扎术/封堵术/栓塞术 | 0.49 | 0.81 | 0.71 | |
| 2 | 血管介入治疗，包括颈动脉、肾动脉、髂动脉、主动脉介入治疗 | 0.56 | 0.37 | 0.51 | |
| 3 | ICD 植入术 | 0.30 | 0 | 0.22 | |
| 4 | 左、右心导管检查 | 0.17 | 0.17 | 0.21 | |
| 5 | 经皮冠状动脉介入治疗（PCI） | 0.16 | 0.12 | 0.13 | |
| 6 | 永久起搏器植入术 | 0.10 | 0.17 | 0.12 | |
| 7 | 心血管造影术 | 0.09 | 0.10 | 0.12 | |
| 8 | 射频消融术 | 0.02 | 0.03 | 0 | |
| 9 | 颈动脉支架植入术 | 0 | 0 | 0 | |
| 10 | 房间隔缺损封堵术 | 0 | 0.05 | 0 | |
| 11 | 室间隔缺损封堵术 | 0.10 | 0.10 | / | |

与 2017 年相比，除房间隔缺损修补术、射频消融术 2 个操作术后 48 小时内非计划重返手术室再手术率有所上升，其他操作均呈现下降趋势。

表 3-1-3-90　2016—2018 年重点介入操作住院患者术后 48 小时内非计划重返手术室再手术率

（按 2018 年术后 48 小时内非计划重返手术室再手术率降序排列）

| NO. | 重点手术名称 | 术后 48 小时内非计划重返手术室再次手术率（%） | | | |
|---|---|---|---|---|---|
| | | 2016 年 | 2017 年 | 2018 年 | 变化 |
| 1 | 结扎术/封堵术/栓塞术 | 0.59 | 0.35 | 0.19 | |
| 2 | 室间隔缺损封堵术 | 0.53 | 0.53 | 0.10 | |
| 3 | 房间隔缺损封堵术 | 0.12 | 0.07 | 0.09 | |
| 4 | 血管介入治疗，包括颈动脉、肾动脉、髂动脉、主动脉介入治疗 | 0.43 | 0.18 | 0.06 | |
| 5 | 左、右心导管检查 | 0.17 | 0.06 | 0.03 | |
| 6 | 永久起搏器植入术 | 0.10 | 0.12 | 0.02 | |
| 7 | 射频消融术 | 0.06 | 0.01 | 0.02 | |
| 8 | 心血管造影术 | 0.03 | 0.01 | 0.01 | |
| 9 | 经皮冠状动脉介入治疗（PCI） | 0 | 0 | 0 | |
| 10 | ICD 植入术 | 0 | 0 | 0 | |
| 11 | 颈动脉支架植入术 | 0.28 | 0 | 0 | |

与2017年相比，除永久起搏器植入术术后30天内非计划重返手术室再次手术率有所上升，其他操作均呈现下降趋势。

表3-1-3-91　2016—2018年重点介入操作住院患者术后30天内非计划重返手术室再手术率

（按2018年术后30天内非计划重返手术室再手术率降序排列）

| NO. | 重点手术名称 | 术后30天内非计划重返手术室再次手术率（%） | | | |
| | | 2016年 | 2017年 | 2018年 | 变化 |
|---|---|---|---|---|---|
| 1 | 结扎术/封堵术/栓塞术 | 0.65 | 0.56 | 0.42 | |
| 2 | 室间隔缺损封堵术 | 0.74 | 0.74 | 0.21 | |
| 3 | 永久起搏器植入术 | 0.17 | 0 | 0.15 | |
| 4 | 血管介入治疗,包括颈动脉、肾动脉、髂动脉、主动脉介入治疗 | 0.48 | 0.18 | 0.10 | |
| 5 | 左、右心导管检查 | 0.40 | 0.19 | 0.09 | |
| 6 | 射频消融术 | 0.24 | 0.10 | 0.07 | |
| 7 | 心血管造影术 | 0.05 | 0.04 | 0.03 | |
| 8 | 经皮冠状动脉介入治疗（PCI） | 0.10 | 0.05 | 0.01 | |
| 9 | ICD植入术 | 0 | 0 | 0 | |
| 10 | 颈动脉支架植入术 | 0 | 0 | 0 | |
| 11 | 房间隔缺损封堵术 | 0.56 | 0 | 0 | |

与2017年相比，除结扎术/封堵术/栓塞术、ICD植入术、血管介入治疗、左、右心导管检查、房间隔缺损封堵术5个操作住院患者平均住院日有所下降，其他操作均有所增长。

住院患者平均住院费用除结扎术/封堵术/栓塞术、血管介入治疗、左、右心导管检查、房间隔缺损封堵术4个操作有所下降，其他手术均有所增长。

表3-1-3-92　2016—2018年度重点手术住院患者平均住院日和平均住院费用

| NO. | 重点手术名称 | 平均住院日（天） | | | 变化趋势 | 平均住院费用（元） | | | 变化趋势 |
| | | 2016年 | 2017年 | 2018年 | | 2016年 | 2017年 | 2018年 | |
|---|---|---|---|---|---|---|---|---|---|
| 1 | 结扎术/封堵术/栓塞术 | 12.79 | 14.65 | 13.98 | | 50 536.76 | 58 658.03 | 55 075.72 | |
| 2 | ICD植入术 | 11.86 | 12.73 | 12.49 | | 124 547.63 | 133 320.03 | 142 330.86 | |
| 3 | 血管介入治疗 | 10.95 | 12.66 | 11.66 | | 103 669.81 | 113 268.36 | 81 407.49 | |
| 4 | 室间隔缺损封堵术 | 12.57 | 12.57 | 13.74 | | 49 669.31 | 49 669.31 | 60 805.22 | |
| 5 | 颈动脉支架植入术 | 10.47 | 11.40 | 13.68 | | 83 680.45 | 87 184.07 | 93 194.07 | |
| 6 | 永久起搏器植入术 | 9.49 | 9.78 | 9.83 | | 72 933.17 | 76 524.65 | 77 440.61 | |
| 7 | 左、右心导管检查 | 8.45 | 7.98 | 7.96 | | 47 441.14 | 46 934.37 | 46 060.95 | |
| 8 | 房间隔缺损封堵术 | 6.44 | 7.28 | 7.23 | | 29 329.85 | 32 202.85 | 30 017.08 | |
| 9 | 经皮冠状动脉介入治疗 | 6.81 | 7.13 | 7.20 | | 54 748.98 | 60 616.65 | 62 085.88 | |
| 10 | 心血管造影术 | 6.33 | 6.30 | 7.04 | | 33 240.77 | 33 688.90 | 36 801.97 | |
| 11 | 射频消融术 | 5.70 | 5.81 | 5.99 | | 49 241.13 | 55 405.96 | 58 624.05 | |

# 第二章

# 国家级质量控制中心关键质控指标分析

为及时反映各专业质控工作情况，特选择 34 个国家级质量控制中心上报的 2018 年关键质控指标（2~3 个）完成情况。

## 第一节 心血管病专业

### 1. 急性 ST 段抬高型心肌梗死的再灌注治疗情况

2018 年度适宜的急性 ST 段抬高型心肌梗死（STEMI）患者中再灌注治疗的比例为 86.3%（15 355/17 785），其中直接经皮冠状动脉介入术（PCI）治疗者占全部再灌注治疗患者的 97.8%（15 023/15 355）。另外 2.2%（332/15 355）的患者再灌注治疗方式为溶栓治疗，溶栓治疗成功率为 85.5%（284/332）。其中 22% 的溶栓治疗患者进行了溶栓及介入联合治疗（73/332）。

STEMI 患者平均发病后到院时间中位数为 4.5 小时，其中发病 12 小时内到院的比例为 80.0%（14 124/17 664）。到院实施溶栓治疗的时间中位数为 45.5 分钟，其中到院 30 分钟内实施溶栓治疗的比例为 34.9%（116/332）。到院实施直接 PCI 的时间中位数为 78 分钟，其中到院 90 分钟内实施 PCI 的比例为 58.7%（8500/14 488）。

不同级别的医院再灌注治疗存在差别，三级医院中再灌注比例为 86.8%（14 204/16 372），二级医院再灌注比例为 81.5%（1151/1412），二级医院发病 12 小时内到院的比例（84.9%）高于三级医院（79.5%）。二级医院、三级医院再灌注相关指标具体见图 3-2-1-1 及图 3-2-1-2。二级医院 30 分钟内溶栓比例与三级医院相当，但溶栓成功率更高（93% vs 82.3%），90 分钟内实施 PCI 比例与三级医院相当（63.0% vs 58.3%）。

与不具备 PCI 能力的医院比较，具备 PCI 能力的医院到院患者发病时间更短，再灌注比例明显更高（86.5% vs 49%），30 分钟内溶栓的达标率更高（36.1% vs 7.7%）。

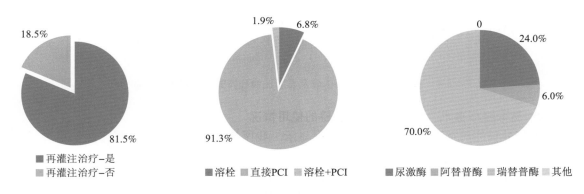

图 3-2-1-1　2018 年二级医院灌注方式和溶栓药物使用情况

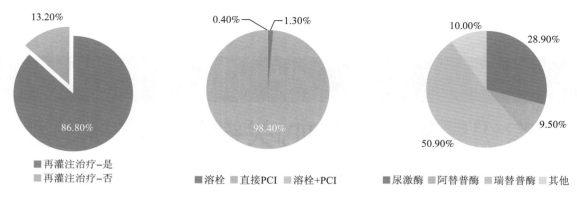

图 3-2-1-2　2018 年三级医院灌注方式和溶栓药物使用情况

基于各省（区、市）2018 年 STEMI 质控数据，发病 12 小时内到院的比例从 2017 年 77.6% 增长至80%（P < 0.000 01），再灌注治疗比例从 2017 年 83.7% 增长至 86.3%（P < 0.001）。到院 30 分钟内溶栓比例无明显差异，到院 90 分钟内行直接 PCI 的比例明显增高（52.5% vs 58.7%）。

与中国急性心肌梗死注册登记系统（CAMI）研究数据比较，发病 12 小时内到院的比例从既往的66.7%（CAMI 2013 年 1 月至 2014 年 9 月数据结果）增长至 80%。再灌注治疗人群中，溶栓比例明显下降，与 CAMI 研究中省级医院相比，溶栓比例从 3.1% 降至 1.9%，直接 PCI 比例明显增高（从58.7% 增长至 84.5%）（图 3-2-1-3）。

是否进行再灌注治疗及再灌注治疗的方式决定了临床结局。再灌注治疗采取直接 PCI 方式的患者好转出院比例明显高于行溶栓治疗患者及未行再灌注治疗患者，心源性死亡比例最低（图 3-2-1-4，图 3-2-1-5）。

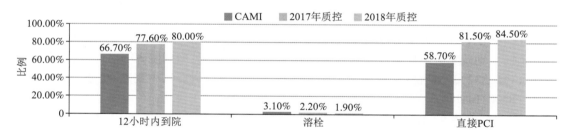

图 3-2-1-3　2017 年、2018 年 CAMI 研究数据与 STEMI 质控数据再灌注相关指标比较

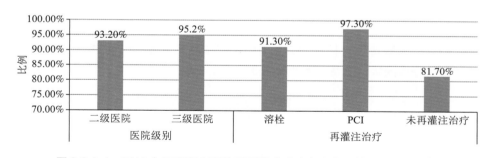

图 3-2-1-4　2018 年不同级别医院及再灌注治疗方式的好转出院结局分布

### 2. 冠状动脉旁路移植术（CABG）中动脉桥的使用情况

中国心血管外科注册登记系统（CCSR）数据显示，我国接受乳内动脉桥血管比例的患者呈现上升趋势。至 2018 年，93% 的患者使用至少一支动脉桥，但仍低于欧美国家数据库。同年美国 STS 数据库中，接受单纯 CABG 的患者至少使用一支 IMA 作为桥血管的占比超过 99%，而 SWEDEHEART 数据库中这个比例是 98.8%。以上对比结果提示，我国动脉桥的使用仍需加以关注，并持续改进（图 3-2-1-6）。

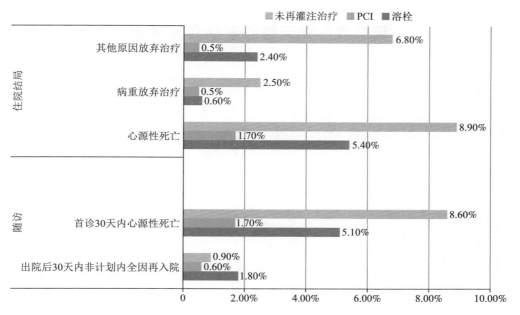

图 3-2-1-5　2018 年再灌注治疗与结局指标

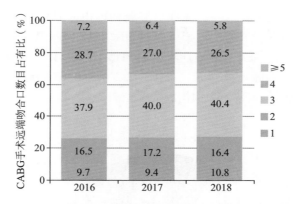

图 3-2-1-6　2016—2018 年我国 CABG 手术远端吻合口数目分布情况

2018 年医院平均乳内动脉桥使用率较前 2 年有轻度增加，约为 87.8%，中位乳内动脉桥使用率及院间差异大小和 2016 年基本一致，为 90%（四分位间距：77% ~ 97%），表明四分之三的医院乳内动脉桥使用率在 77% 以上。2017 年的乳内动脉桥使用率较 2016 年和 2018 年更低，而院间差异更大（图 3-2-1-7，图 3-2-1-8）。

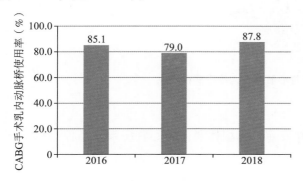

图 3-2-1-7　2016—2018 年 CABG 手术乳内动脉桥使用情况

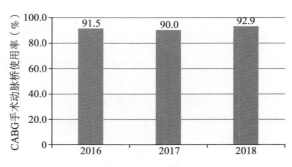

图 3-2-1-8　2016—2018 年 CABG 手术动脉桥使用情况

## 第二节 先天性心脏病介入专业

**1. 先天性心脏病介入专业质控工作概况**

2018年全国上报先天性心脏病介入治疗数据的医院共378家（地方医院344家，军队医院34家），其中地方医院较2017年增加16家，军队医院减少4家。上报先天性心脏病介入技术36 705例（地方医院32 961例，军队医院3744例），较2017年增加14.25%（图3-2-2-1）。

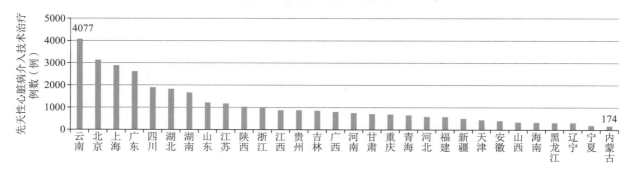

**图3-2-2-1 2018年全国各省（区、市）医院先天性心脏病介入技术治疗例数**

2018年全国先天性心脏病介入技术各具体项目实施例数由高到低依次为：房间隔缺损（ASD）封堵术14 601例（44.30%）、动脉导管未闭（PDA）封堵术7412例（22.49%）、室间隔缺损（VSD）封堵术4988例（15.13%）、卵圆孔未闭（PFO）封堵术3115例（9.45%）、肺动脉瓣狭窄（PS）球囊成形术1003例（3.04%），冠状动脉瘘栓塞术（CAF）222例（0.67%）；另外，其他介入治疗1620例（4.91%）。2018年共完成病例治疗21 552例构成情况见图3-2-2-2。

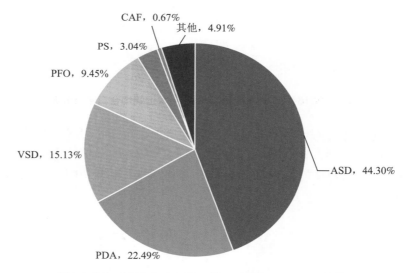

**图3-2-2-2 2018年全国先天性心脏病介入治疗病种构成**

**2. 先天性心脏病介入专业质量安全情况分析**

对2018年先天性心脏病介入治疗成功率及严重并发症（封堵器脱落及心脏压塞）质控指标进行分析所得如下。

（1）先天性心脏病介入治疗成功率

2018年全国先天性心脏病介入治疗总成功率达98.19%（图3-2-2-3），总成功率比2017年下降0.12%。在不同病种中，房间隔缺损、动脉导管未闭及室间隔缺损介入治疗成功率分别为98.78%、99.10%及96.16%，与2017年相比，除室间隔缺损介入治疗成功率提高0.45%外，房间隔缺损及动脉导管未闭介入治疗成功率均下降 0.01% 。

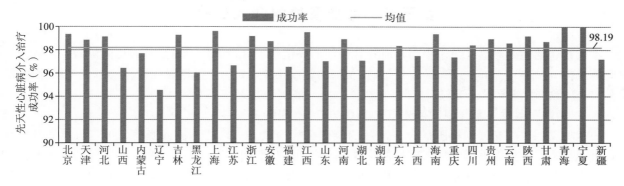

图 3-2-2-3　2018 年全国各省（区、市）先天性心脏病介入治疗总成功率及均值

（2）先天性心脏病介入治疗并发症情况

2018 年全国先天性心脏病介入治疗严重并发症发生率为 0.12%（38/32 961），较 2017 年下降 0.01%。上报的 38 例并发症病例中，包括封堵器脱落或移位 26 例（其中 ASD 封堵术发生封堵器脱落 17 例）（表 3-2-2-1），较 2017 年降低 0.02%；心脏压塞 6 例，均发生于 ASD 封堵术，较 2017 年上升 0.03%（表 3-2-2-2）；三尖瓣腱索断裂及脑梗死各 2 例，脑出血及感染性心内膜炎各 1 例。

表 3-2-2-1　2018 年先天性心脏病介入治疗发生封堵器脱落情况

| 介入技术名称 | 封堵例数（例） | 封堵器脱落例数（例） | 发生率（%） | 与 2017 年比较（%） |
| --- | --- | --- | --- | --- |
| ASD | 14 601 | 17 | 0.12 | 相同 |
| VSD | 7412 | 4 | 0.05 | −0.11 |
| PDA | 4988 | 4 | 0.08 | 0.04 |
| PFO | 3115 | 1 | 0.03 | 0.03 |
| 合计 | 30 116 | 26 | 0.09 | −0.02 |

表 3-2-2-2　2018 年先天性心脏病介入治疗发生心脏压塞情况

| 介入名称 | 封堵例数（例） | 心脏压塞例数（例） | 发生率（%） |
| --- | --- | --- | --- |
| ASD | 14 601 | 6 | 0.04 |

（3）先天性心脏病介入治疗患者死亡率

2018 年全国先天性心脏病介入治疗患者死亡率为 0.009%（3/32 961），较 2017 年下降 0.002%。3 例死亡患者报告中，房间隔缺损封堵术后、主动脉瓣狭窄球囊扩张术后及体肺侧支血管栓塞术后各 1 例。

## 第三节　心血管外科介入专业

本次报告的主要数据来源于中国心血管外科注册登记系统（CCSR），重点针对房间隔缺损（ASD）、室间隔缺损（VSD）、动脉导管未闭（PDA）及肺动脉瓣狭窄（PS）4类常见先天性心脏病的诊疗效果。目前CCSR数据库平台共有80家注册登记医院，登记病例数共13 747例。

1. **封堵器脱落发生率**（CHD-ASD-3、CHD-VSD-3、CHD-PDA-3）

该指标反映医院先天性心脏病介入治疗的整体医疗质量。封堵器移位或脱落，可造成器官功能障碍，甚至死亡，一般需外科处理，延长住院时间，增加医疗费用。近年来房间隔缺损的外科介入治疗中封堵器发生脱落的例数呈逐年增长的趋势；而在室间隔缺损封堵、动脉导管未闭封堵中则连续3年没有发生封堵器脱落的情况（图3-2-3-1）。

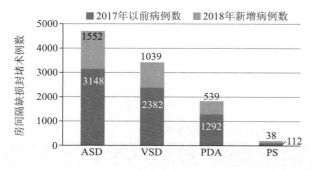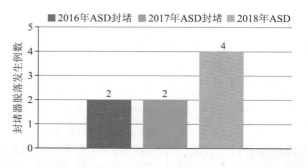

图3-2-3-1　2016—2018年房间隔缺损封堵术例数及封堵器脱落发生例数

2. **需再次外科手术干预的并发症发生率**（CHD-ASD-7、CHD-VSD-7、CHD-PDA-7、CHD-PS-7）

该指标反映医院先天性心脏病介入治疗的整体医疗质量。先天性心脏病介入治疗术后发生需外科处理的并发症，不但会给患者带来痛苦，还将延长患者住院时间、增加医疗费用。需要再次外科手术的数量有所增长与外科介入技术的持续快速发展，有经验的机构开始更多地挑战"边缘患者"的介入治疗，并且越来越多的经验有限的机构开展此类技术有直接关系（图3-2-3-2）。

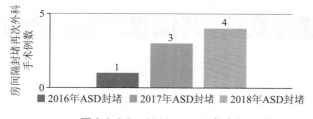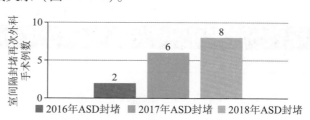

图3-2-3-2　2016—2018年房间隔封堵再次外科手术例数及室间隔封堵再次外科手术例数

## 第四节　心律失常介入专业

本部分数据来源于心血管疾病介入诊疗管理信息网网络直报平台。

**1. 心律失常介入诊疗的发展及特点**

近20年来，我国心律失常学科发展迅速，主要体现在以下3个方面。

（1）植入型心脏电子器械治疗，包括心脏起搏器、ICD、CRT，在中国取得规范应用，成为临床严重心律失常和心力衰竭患者的一线治疗手段，临床应用逐年增加，目前处于每年递增5%～10%的稳步发展阶段（图3-2-4-1至图3-2-4-3）。

（2）导管消融技术日益成熟和完善，导管消融数量日益增长（图3-2-4-4），房颤介入诊疗技术进一步发展，阵发性房颤和部分持续性房颤的患者通过射频消融、冷冻球囊消融以及左心耳封堵（预防卒中）等手段取得良好的临床疗效。

（3）各种新技术应用于临床，新疗法广受关注。如导管消融零射线理念、希浦系起搏技术、全皮下植入型心律转复除颤器、无导线起搏器、心脏收缩力调节器等，为心律失常治疗领域带来更多新视野、新思路。

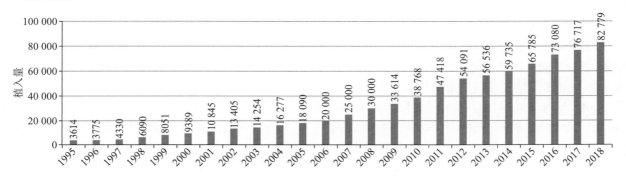

图 3-2-4-1　1995—2018 年我国心脏起搏器年植入量发展情况

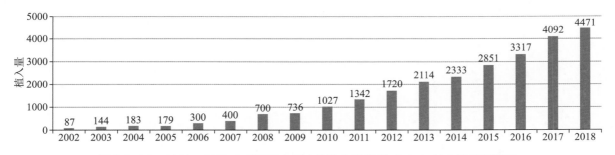

图 3-2-4-2　2002—2018 年我国植入型心律转复除颤器（ICD）植入量发展情况

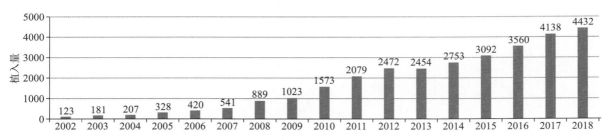

图 3-2-4-3　2002—2018 年我国中国心脏再同步治疗（CRT）植入量发展情况

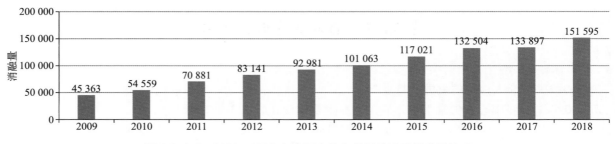

图3-2-4-4 2009—2018年我国心律失常导管消融量发展情况

**2. 心律失常介入质控指标分析**

心律失常介入诊疗目前最主要包括心脏植入性电子器械的植入手术以及导管消融手术两大类。结合对既往工作的分析，目前共纳入了3项质控指标，这也是下一步心律失常介入质控工作重要的监测内容。

（1）起搏器/ICD/CRT/CRT-D植入患者住院期间死亡发生率

2018年起搏器/ICD/CRT/CRT-D植入患者82 779例，上报住院期间死亡病例4例，死亡率为0.05‰。

（2）起搏器/ICD/CRT/CRT-D植入患者住院期间心脏压塞发生率

2018年起搏器/ICD/CRT/CRT-D植入患者82 779例，上报住院期间心脏压塞6例（其中起搏器3例，ICD 2例，CRT 1例），发生率为0.07‰。

（3）导管消融住院期间心脏压塞发生率

2018年导管消融的总体患者数量为151 595例，上报住院期间心脏压塞124例，发生率为0.08%（124/151 595），远低于国际上0.6%～1.0%的发生率（国内外数据均存在漏报）。心脏压塞为心脏导管消融介入手术严重并发症，其发生风险与消融手术的疾病种类及手术经验密切相关。心房颤动及部分疑难复杂室性心律失常的导管消融围手术期心脏压塞风险高于其他心律失常的消融手术，初学及消融手术量不大的中心，心脏压塞发生风险高于有经验的、手术量较大的中心。

## 第五节 冠心病介入专业

本次报告的主要数据来源于冠心病介入治疗信息网络直报系统。

### 1. 手术死亡率

2018年网络直报冠心病介入治疗死亡病例1509例,各省级质控中心核实死亡病例2270例,死亡病例漏报率为33.5%。以各省级质控中心核实手术病例856 492例为分母,手术死亡率为0.26%。与2017年的0.23%相比略有升高,但仍维持在一个较低的水平。2018年度纳入统计的412家区县级医院手术死亡率为0.29%,与全国水平基本持平(表3-2-5-1,图3-2-5-1)。

表3-2-5-1 2018年各省(区、市)病例数、网报病例漏报率和百万人口病例数

| 省(区、市) | 病例数 | 网报病例漏报率 | 百万人口病例数 |
|---|---|---|---|
| 北京 | 70 870 | 40.58% | 3614 |
| 天津 | 24 553 | 11.28% | 1898 |
| 河北 | 41 234 | 0 | 574 |
| 山西 | 26 610 | 30.73% | 745 |
| 内蒙古 | 13 000 | 11.19% | 526 |
| 辽宁 | 46 607 | 40.29% | 1065 |
| 吉林 | 20 782 | 4.06% | 757 |
| 黑龙江 | 25 347 | 15.97% | 662 |
| 上海 | 47 011 | 50.25% | 2042 |
| 江苏 | 48 966 | 35.17% | 622 |
| 浙江 | 46 202 | 34.94% | 849 |
| 安徽 | 25 085 | 5.26% | 422 |
| 福建 | 14 436 | 0.64% | 391 |
| 江西 | 16 257 | 0.94% | 365 |
| 山东 | 66 876 | 9.84% | 698 |
| 河南 | 58 547 | 21.79% | 623 |
| 湖北 | 37 653 | 2.91% | 658 |
| 湖南 | 25 186 | 6.75% | 383 |
| 广东 | 55 379 | 0 | 531 |
| 广西 | 19 065 | 0 | 414 |
| 海南 | 4700 | 14.28% | 542 |
| 重庆 | 6609 | 0 | 229 |
| 四川 | 26 840 | 20.00% | 334 |
| 贵州 | 11 500 | 10.77% | 331 |
| 云南 | 19 509 | 1.53% | 424 |
| 陕西 | 26 567 | 9.70% | 712 |
| 甘肃 | 15 047 | 8.63% | 588 |
| 青海 | 1952 | 20.65% | 347 |
| 宁夏 | 5121 | 10.64% | 813 |
| 新疆 | 17 981 | 8.94% | 824 |

注:新疆数据包括新疆维吾尔自治区和新疆生产建设兵团两部分。

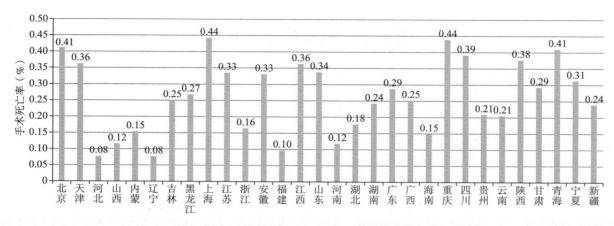

注：新疆数据包括新疆维吾尔自治区和新疆生产建设兵团两部分。

图 3-2-5-1　2018 年各省（区、市）冠心病介入手术死亡率

### 2. STEMI 患者发病 12 小时内接受直接 PCI 率

按照网络直报数据统计，2018 年以 STEMI 为指征接受介入治疗的患者共 181 265 例，占全部网报病例数的 25.68%，其中 83 268 例为直接 PCI，占全部以 STEMI 为指征介入治疗数的 45.94%，较 2017 年的 42.20% 提高了 3.74%（图 3-2-5-2），为 2013 年以来的连续第 6 年升高。2018 年度纳入统计的 412 家区县级医院中，STEMI 病例 26 769 例，占总病例数的 32.93%，其中接受直接 PCI 治疗的 14 832 例，占 STEMI 病例的比例为 55.41%，均高于全国平均水平。这表明 STEMI 作为心血管急症，更多患者还是就近就医，区县级医院承担了较重的 STEMI 抢救任务，冠心病急性心肌梗死的救治能力还应进一步提升。

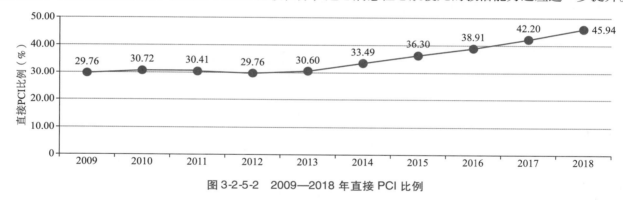

图 3-2-5-2　2009—2018 年直接 PCI 比例

### 3. 例次平均支架数

2018 年网络直报 705 970 例介入治疗病例，共植入支架 1 029 566 枚，例次平均支架数为 1.46 枚，与 2017 年的 1.47 枚基本持平。从 2014 年到 2018 年例次平均支架数稳定在 1.45 至 1.50 之间，与国外的情况基本一致（美国 2012 年为 1.4 枚，西班牙 2015 年为 1.44 枚），是一个相对合理的水平。省级医院水平为 1.28 枚（浙江）至 1.61 枚（江西）。各省（区、市）2018 年度例次平均支架数见表 3-2-5-2。2018 年度纳入统计的 412 家区县级医院的例次平均支架数为 1.44 枚，也与全国平均水平基本持平（图 3-2-5-3）。

表 3-2-5-2　2018 年各省（区、市）以 STEMI 为指征接受介入治疗患者情况

| 省（区、市） | ST 抬高心肌梗死 | 直接 PCI 数 | 直接 PCI 百分比 | 平均支架数 |
| --- | --- | --- | --- | --- |
| 北京 | 5153 | 3027 | 58.74% | 1.51 |
| 天津 | 4353 | 2810 | 64.55% | 1.31 |
| 河北 | 11 292 | 4531 | 40.13% | 1.40 |
| 山西 | 6623 | 2976 | 44.93% | 1.35 |

续表

| 省（区、市） | ST 抬高心肌梗死 | 直接 PCI 数 | 直接 PCI 百分比 | 平均支架数 |
|---|---|---|---|---|
| 内蒙古 | 4367 | 2201 | 50.40% | 1.31 |
| 辽宁 | 8077 | 3870 | 47.91% | 1.52 |
| 吉林 | 6823 | 3315 | 48.59% | 1.44 |
| 黑龙江 | 5688 | 3664 | 64.42% | 1.38 |
| 上海 | 3602 | 1737 | 48.22% | 1.34 |
| 江苏 | 6733 | 3054 | 45.36% | 1.50 |
| 浙江 | 6220 | 3054 | 49.10% | 1.28 |
| 安徽 | 5513 | 2790 | 50.61% | 1.50 |
| 福建 | 3391 | 1720 | 50.72% | 1.41 |
| 江西 | 4324 | 2031 | 46.97% | 1.61 |
| 山东 | 16 271 | 7479 | 45.97% | 1.45 |
| 河南 | 12 555 | 3332 | 26.54% | 1.46 |
| 湖北 | 7535 | 4144 | 55.00% | 1.56 |
| 湖南 | 7028 | 3011 | 42.84% | 1.59 |
| 广东 | 16 341 | 6908 | 42.27% | 1.49 |
| 广西 | 5087 | 2237 | 43.97% | 1.54 |
| 海南 | 1188 | 804 | 67.68% | 1.53 |
| 重庆 | 2040 | 891 | 43.68% | 1.39 |
| 四川 | 5972 | 2271 | 38.03% | 1.51 |
| 贵州 | 3165 | 1365 | 43.13% | 1.51 |
| 云南 | 5047 | 1698 | 33.64% | 1.44 |
| 陕西 | 6007 | 2685 | 44.70% | 1.50 |
| 甘肃 | 4902 | 2844 | 58.02% | 1.50 |
| 青海 | 618 | 217 | 35.11% | 1.40 |
| 宁夏 | 1422 | 972 | 68.35% | 1.60 |
| 新疆 | 3928 | 1630 | 41.50% | 1.38 |

注：新疆数据由新疆维吾尔自治区和新疆生产建设兵团两部分组成。

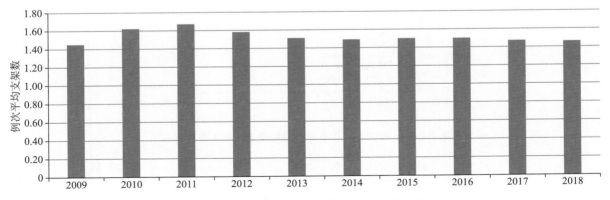

图 3-2-5-3　2009—2018 年的例次平均支架数

## 第六节  肺脏移植专业

2015 年 1 月 1 日至 2018 年 12 月 31 日，中国肺移植注册系统共上报肺脏移植手术 1053 例，各年度开展肺脏移植手术分别为 147、204、299 和 403 例，呈逐年上升趋势。

### 1. 肺移植绝对适应证占比

2015—2018 年我国肺移植受者适应证中以特发性间质性肺炎、慢性阻塞性肺疾病及非特发性间质性肺炎和尘肺为主，分别占 39.0%、23.0%、13.2% 和 9.2%。4 年间，肺移植受者适应证并无显著变化（图 3-2-6-1）。

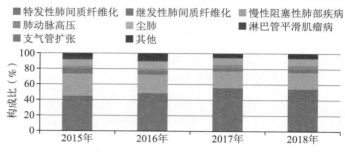

图 3-2-6-1  2015—2018 年肺移植适应证分布

### 2. 冷缺血时间 ≤ 12 小时比例

2015—2018 年我国单、双肺移植中位冷缺血时间分别为 360.0（247.5~430.0）分钟和 480.0（360.0~570.0）分钟。时间趋势比较分析显示，2015—2018 年我国双肺移植中位冷缺血时间分别为 500.0（365.0~602.0）分钟、532.0（423.8~570.0）分钟、480.0（360.0~567.5）分钟和 445.0（340.0~545.0）分钟，总体呈下降趋势；单肺移植中位冷缺血时间分别为 300.0（207.5~450.0）分钟、380.0（300.0~447.5）分钟、343.0（241.3~425.0）

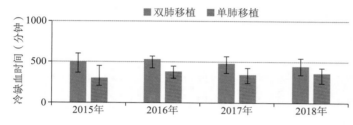

图 3-2-6-2  2015—2018 年肺移植捐献者冷缺血时间分布

分钟和 360.0（240.00~425.0）分钟，无显著变化。4 年间，冷缺血时间 ≤ 12 小时的比例均为 100%。

### 3. 肺脏移植术后 1 年生存率

2015—2018 年我国肺移植受者术后 1 年生存率总体为 64.5%，各年度术后 1 年生存率分别为：77.9%、78.1%、59.5% 和 58.1%，呈逐年下降趋势（图 3-2-6-3）。

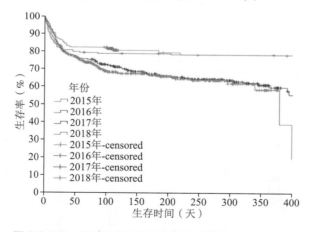

图 3-2-6-3  2015—2018 年肺移植受者术后 1 年生存率

## 第七节　肝脏移植专业

### 1. 肝脏移植总体情况

2015 年 1 月 1 日至 2018 年 12 月 31 日，全国共实施肝脏移植手术 17 720 例，包括公民逝世后捐献（DD）肝脏移植 15 298 例，占比 87.3%；亲属间活体肝脏移植 2422 例，占比 12.7%（图 3-2-7-1）。2015 年以来，我国亲属间活体肝脏移植例数逐渐超过同期美国的活体例数；每年 DD 肝脏移植例数与美国相比差距也逐渐缩小（表 3-2-7-1）。

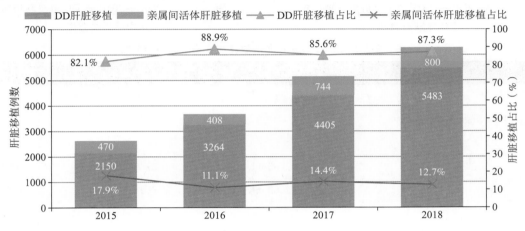

图 3-2-7-1　2015—2018 年中国历年肝脏移植例数

表 3-2-7-1　2015—2018 年中国与美国不同捐献来源肝脏移植例数比较

| 年份 | DD 肝脏移植 | | 活体肝脏移植 | |
| --- | --- | --- | --- | --- |
| | 中国 | 美国 | 中国（亲属间活体） | 美国 |
| 2015 | 2150 | 6768 | 470 | 359 |
| 2016 | 3264 | 7496 | 408 | 345 |
| 2017 | 4405 | 7715 | 744 | 367 |
| 2018 | 5479 | 7849 | 800 | 401 |

### 2. 肝脏移植质量安全分析

2015 年到 2018 年，我国亲属间活体肝脏移植平均冷缺血时间由 2.27 小时减少到 1.60 小时，术中平均失血量由 957 mL 下降到 300 mL，DD 肝脏移植平均冷缺血时间由 6.88 小时减少到 6.44 小时，术中平均失血量由 2256 mL 下降到 1589 mL，均呈现逐年下降趋势（图 3-2-7-2 至图 3-2-7-5，表 3-2-7-2）。

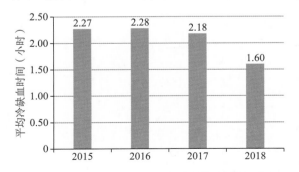

图 3-2-7-2　2015—2018 年亲属间活体肝脏移植历年平均冷缺血时间

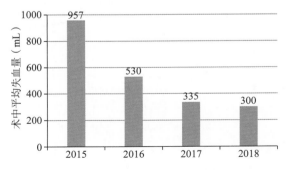

图 3-2-7-3　2015—2018 年亲属间活体肝脏移植历年术中平均失血量

317

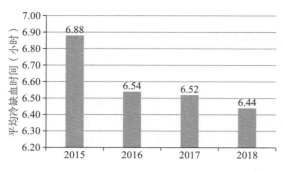

图 3-2-7-4  2015—2018 年 DD 肝脏移植历年
平均冷缺血时间

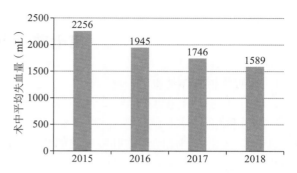

图 3-2-7-5  2015—2018 年 DD 肝脏移植历年
术中平均失血量

表 3-2-7-2  2015—2018 年肝脏移植重要临床指标分布

| 变 量 | | 2015—2018 年 | 2018 年 |
| --- | --- | --- | --- |
| 亲属间活体平均冷缺血时间构成（%） | ≤6 h | 97.1 | 98.8 |
| | 6～12 h | 2.9 | 1.2 |
| | >12 h | 0.1 | 0 |
| 亲属间活体术中平均出血量构成（%） | ≤2000 mL | 96.7 | 98.8 |
| | >2000 mL | 3.3 | 1.2 |
| DD 平均冷缺血时间构成（%） | ≤6 h | 48.9 | 48.8 |
| | 6～12 h | 47.1 | 48.3 |
| | >12 h | 4.0 | 2.7 |
| DD 术中平均出血量构成（%） | ≤2000 mL | 76.7 | 81.0 |
| | >2000 mL | 23.3 | 19.0 |

肝脏移植受者术后 1 年生存率由 2015 年的 81.3% 上升到 2018 年的 84.7%，一定程度上反映出近年来我国肝脏移植手术技术和术后管理水平不断提升。

2015—2018 年，我国 DD 肝脏移植术后受者 1 年和 3 年累计生存率分别为 83.0% 和 73.5%（图 3-2-7-6），与美国 2008—2015 年期间 DD 肝脏移植术后受者 1 年和 3 年累计生存率（91.2% 和 82.8%）相比较，还存在一定差距。究其原因，可能与我国恶性肿瘤受者比例高有一定关系。另一方面，我国亲属间活体肝脏移植术后受者 1 年和 3 年累计生存率分别为 92.5% 和 89.8%，接近或略高于美国活体肝脏移植术后受者 1 年和 3 年累计生存率（92.3% 和 88.4%），一定程度上表明我国活体肝脏移植水平已达到世界一流水平。

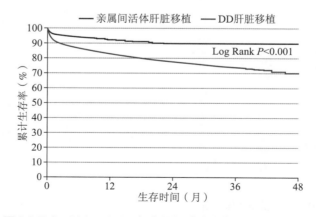

图 3-2-7-6  2015—2018 年中国肝脏移植术后受者生存曲线

## 第八节　肾脏移植专业

2015 年 1 月 1 日至 2018 年 12 月 31 日，全国共实施肾脏移植手术 39 881 例，其中公民逝世后捐献（DD）肾脏移植 32 497 例，亲属间活体肾脏移植 7384 例，均高于美国。自 2015 年起，我国的 DD 肾脏移植得到快速发展，每年的移植例数增长显著，已成为中国大陆肾脏移植的主要来源，而亲属间活体肾脏移植例数及占比逐年下降（图 3-2-8-1）。

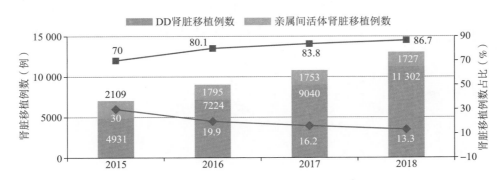

图 3-2-8-1　2015—2018 年中国 DD 肾脏移植与亲属间活体肾脏移植实施例数及占比

### 1. DD 肾脏移植供肾缺血时间

分别对 2018 年、2015—2018 年中国 DD 肾脏移植病例进行分析，供肾平均冷缺血时间不超过 6 小时（表 3-2-8-1）。

表 3-2-8-1　2015—2018 年 DD 肾脏移植供肾缺血时间（均数 ± 标准差）

| 参数 | 2018 年 | 2015—2018 年 |
|---|---|---|
| 供肾冷缺血时间（h） | 5.5 ± 3.5 | 5.9 ± 4.1 |
| 供肾热缺血时间（min） | 5.4 ± 6.6 | 6.3 ± 6.2 |

### 2. 2018 年中国肾移植数据质量评分——区间分布（图 3-2-8-2）

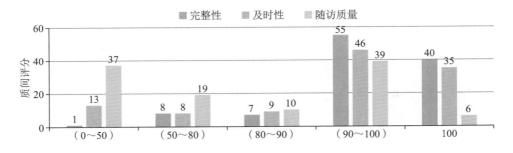

图 3-2-8-2　2018 年中国肾移植数据质量评分——区间分布

### 3. 肾脏移植术后感染、死亡分析

2018 年中国共实施 13 029 例肾脏移植手术，根据中国肾移植科学登记系统（CSRKT）要求上报的肾脏移植术后不良事件数据显示，术后 30 天死亡率为 1.5%，术后感染有效病例为 1186 例（9.1%），按照感染部位统计分别是呼吸系统（740 例，5.7%）、泌尿系统（278 例，2.1%）、手术切口（27 例，0.2%）、腹腔（18 例，0.1%）和其他部位感染（123 例，0.9%）（表 3-2-8-2）。

表 3-2-8-2　2018 年肾脏移植术后 30 天死亡率、术后感染情况

| 变量 | 例数 | 占比（%） |
| --- | --- | --- |
| 术后 30 天死亡 | 193 | 1.5 |
| 呼吸系统感染 | 740 | 5.7 |
| 泌尿系统感染 | 278 | 2.1 |
| 手术切口感染 | 27 | 0.2 |
| 腹腔感染 | 18 | 0.1 |
| 其他部位感染 | 123 | 0.9 |

# 第九节 心脏移植专业

## 1. 心脏供体缺血时间

2015—2018 年全国心脏移植心脏缺血时间中位数为 3.2 小时，与国际心肺移植学会（ISHLT）报道的心脏移植心脏供体缺血时间中位数 3.3 小时相近。我国心脏供体缺血时间分布（CHTR）与 ISHLT 数据对照如图 3-2-9-1 所示。

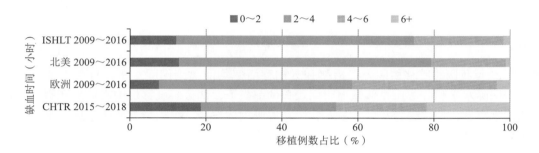

图 3-2-9-1   2015—2018 年中国与 ISHLT 心脏供体缺血时间对比

## 2. 术后院内生存情况

2015—2018 年我国心脏移植受者院内存活率为 92.3%。与 ISHLT 年报显示 2009—2016 年心脏移植术后 30 天的存活率的 92.6% 相近，这一定程度上表明我国医院心脏移植质量达到国际水平（图 3-2-9-2）。

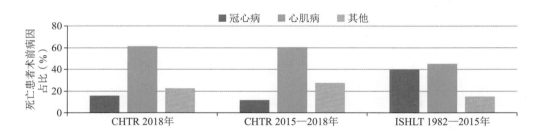

图 3-2-9-2   中国 2015—2018 年院内死亡与 ISHLT 术后 30 天死亡受者的病因占比

## 3. 术后早期主要并发症

2015—2018 年中国心脏移植受者的术后早期并发症中术后感染占 20.2%，其他主要并发症分别为心搏骤停、二次开胸、气管切开和二次插管（图 3-2-9-3）。

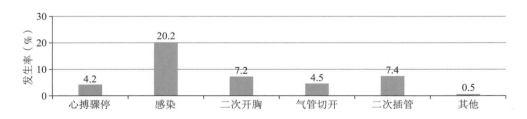

图 3-2-9-3   2015—2018 年心脏移植受者术后早期并发症发生率

#### 4．长期生存分析

2018 年全国心脏移植手术 1 年累计生存率为 90.8%，高于 ISHLT 的 85.4%（图 3-2-9-4）。

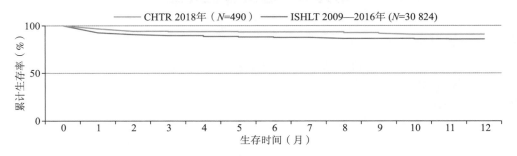

图 3-2-9-4　2018 年全国心脏移植手术术后 1 年生存率

2015—2018 年我国心脏移植院内存活率和远期存活率均能达到国际水平，且国内部分大型医院远期存活率高于国际水平。在心脏供体缺血时间较长的前提下，部分心脏移植中心仍能获得高于国际水平的院内及长期生存率，这在一定程度上显示我国在心脏供体选择、维护、受者围术期及术后长期管理等方面已经积累了成功经验。

# 第十节 产 科 专 业

2018 年度全国医疗质量抽样调查共采集 5133 家二级及三级医院相关数据。经过数据清洗及筛选，最终纳入 4764 家医院进行数据分析。

## 1. 高龄初产及高龄经产妇比例

近 3 年高龄产妇在分娩人群中的比例呈波动性上升趋势，2018 年达到 12.49%。高龄产妇的构成中，经产妇占比 84.39%，较 2018 年 83.96% 略有增高。其中，北京、山东的高龄产妇的比例仍在各省（区、市）中最高，但在经产妇及初产妇的组成比上体现出不同地区人口生育意愿的差异（图 3-2-10-1）。三级医院的高龄产妇比例明显高于二级医院及民营医院，二级医院及民营医院经产妇比例则相对更高（图 3-2-10-2）。

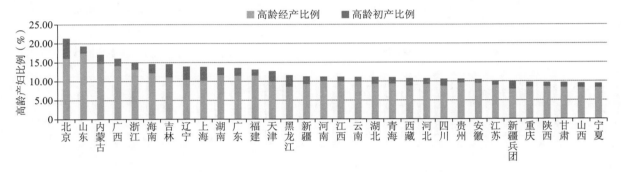

图 3-2-10-1 2018 年各省（区、市）高龄经产、高龄初产比例

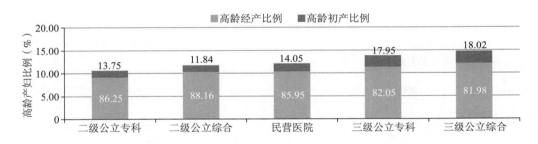

图 3-2-10-2 2018 年各类别医院高龄经产、高龄初产比例

## 2. 重度子痫前期或子痫患者硫酸镁的使用率

子痫前期患者合理使用硫酸镁可以避免产妇发生严重并发症，改善临床结局。2018 年该指标的实施率为 96.77%，较 2017 年升高（图 3-2-10-3）。

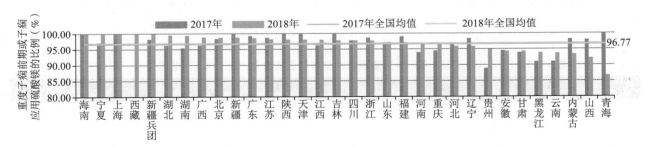

图 3-2-10-3 2017 年、2018 年各省（区、市）重度子痫前期或子痫患者应用硫酸镁的比例

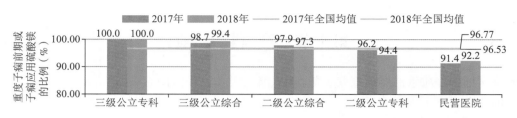

图 3-2-10-4　2017 年、2018 年各类别医院重度子痫前期或子痫患者应用硫酸镁的比例

### 3．34 周前有早产风险的患者中糖皮质激素使用率

使用糖皮质激素可以促进胎肺发育成熟，降低早产儿肺透明膜病、呼吸窘迫综合征的发生，34 周前有早产风险的患者应用糖皮质激素可以改善早产儿结局。目前在全国该指标的使用率为 94.39％，较 2017 年升高，各省份的分布如图 3-2-10-5 所示，2017 年使用率较低的贵州、宁夏、新疆在 2018 年出现了明显的改进，使用率均提高到全国平均值以上。而西藏、青海、辽宁等地使用率依然较低，需要进一步改善（图 3-2-10-5）。

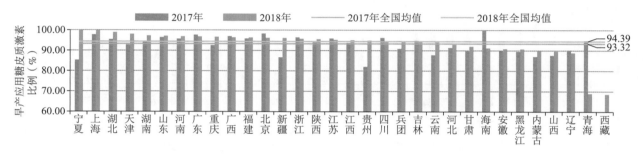

图 3-2-10-5　2017 年、2018 年各省（区、市）早产应用糖皮质激素的比例

### 4．各省（区、市）住院分娩的剖宫产率及初产妇剖宫产率分布

剖宫产术是全国医疗机构中工作量最大的术种，同时是产科最主要的手术操作，在具有剖宫产医学指征时，可以有效地预防孕产妇和围产儿的死亡。

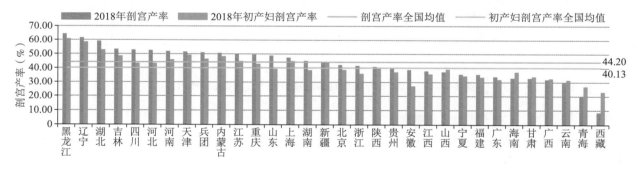

图 3-2-10-6　2018 年各省（区、市）住院分娩的剖宫产率及初产妇剖宫产率分布（数据来源：NCIS）

2016—2018 年首页数据分析中，剖宫产指征构成比例如表 3-2-10-1 所示。

表 3-2-10-1　2016—2018 年部分三级医院剖宫产指征顺位及占比（％）（数据来源：HQMS）

| 年份 | 第一位 | 第二位 | 第三位 | 第四位 | 第五位 |
| --- | --- | --- | --- | --- | --- |
| 2016 年 | 瘢痕子宫<br>39.93 | 合并症和并发症<br>32.56 | 头盆不称<br>9.40 | 胎儿窘迫<br>8.96 | 胎位异常<br>8.14 |
| 2017 年 | 瘢痕子宫<br>45.96 | 合并症和并发症<br>36.48 | 胎儿窘迫<br>8.87 | 头盆不称<br>8.42 | 胎位异常<br>8.08 |
| 2018 年 | 瘢痕子宫<br>44.79 | 合并症和并发症<br>40.18 | 胎儿窘迫<br>9.69 | 胎位异常<br>8.09 | 头盆不称<br>7.78 |

# 第十一节　护 理 专 业

数据来源于国家护理质量数据平台 2018 年度收集的 923 家综合医院(其中,按照医院级别分,三级医院 726 家、二级医院 197 家；按照所有制属性分，公立医院 818 家、民营医院 64 家) 的护理质量控制指标原始数据。

## 1. 床护比

2018 年三级医院床护比（1：X）的中位数为 1：0.61，二级为 1：0.53；2018 年三级医院病区床护比（1：X）的中位数为 1：0.47，二级为 1：0.38。三级医院床护比与病区床护比均高于二级医院，但均未达到《中国护理事业发展规划纲要（2016 ~ 2020 年）》提出的到 2020 年全国三级综合医院床护比不低于 1：0.8 和病区床护比不低于 1：0.6 的要求（图 3-2-11-1，图 3-2-11-2）。

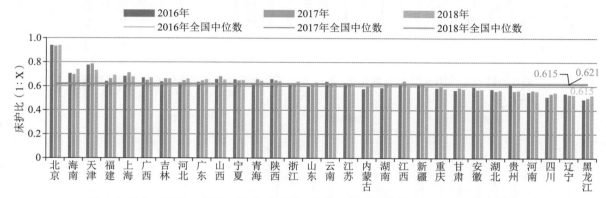

图 3-2-11-1　2016—2018 年度各省（区、市）三级医院床护比（1：X）变化情况

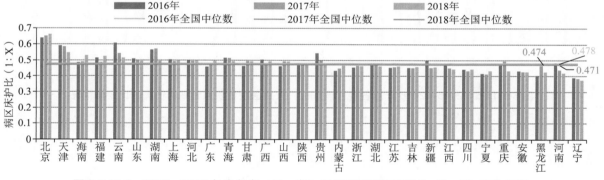

图 3-2-11-2　2016—2018 年度各省（区、市）三级医院病区床护比（1：X）变化情况

## 2. 院内压力性损伤发生率

2018 年三级医院住院患者院内压力性损伤发生率中位数为 0.03%，二级医院亦为 0.03%；三级医院和二级医院 2 期及以上压力性损伤发生率中位数均为 0.02%（图 3-2-11-3）。

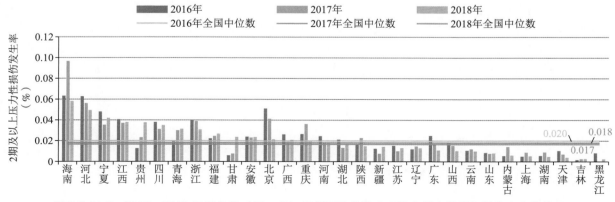

图 3-2-11-3　2016—2018 年度各省（区、市）三级医院住院患者院内压力性损伤发生率变化情况

### 3. 跌倒发生率

2018 年三级医院住院患者跌倒发生率中位数为 0.06%，二级医院为 0.06%（图 3-2-11-4）。三级医院跌倒伤害占比中位数为 71.9%，二级为 75.00%（图 3-2-11-5）。

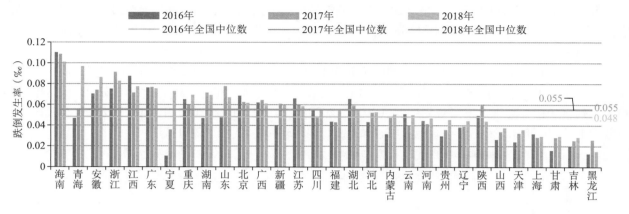

图 3-2-11-4 2016—2018 年度各省（区、市）三级医院住院患者跌倒发生率变化情况

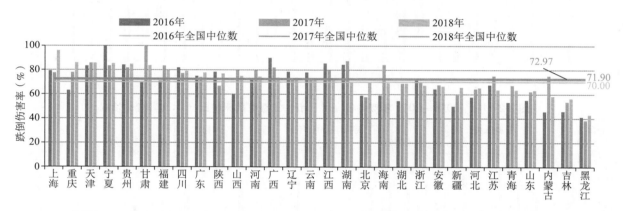

图 3-2-11-5 2016—2018 年度各省（区、市）三级医院住院患者跌倒伤害占比变化情况

## 第十二节 呼吸内科专业

2018 年共收集 7548 家医院数据，经数据清洗，最终对 32 个省（区、市）的 2211 家医院数据进行分析，其中，委属委管 24 家，三级公立 847 家（不含委属委管），三级民营 79 家，二级公立 1040 家，二级民营 221 家。

### 1. 慢性阻塞性肺病急性加重质量指标评估——住院期间无创机械通气的治疗率

全国住院期间无创机械通气的总治疗率为 16.45%（图 3-2-12-1，图 3-2-12-2），其中，委属委管最高，三级医院高于二级医院，可能与我国的分级诊疗政策有关，故更多重症患者转诊至三级医院。

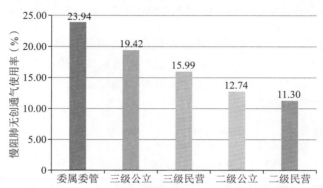

图 3-2-12-1 2018 年全国不同类型医院慢性阻塞性肺病住院患者无创机械通气使用率

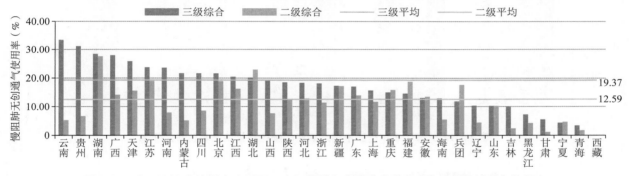

图 3-2-12-2 2018 年全国各省（区、市）慢性阻塞性肺病住院患者无创机械通气使用率

### 2. 支气管哮喘医疗质量指标评估——应用雾化吸入糖皮质激素治疗率

2018 年共抽样全国 32 个省（区、市）1280 家医院 126 320 例成人支气管哮喘出院患者，应用雾化吸入糖皮质激素治疗比例为 88.85%，高于 2017 年的 86.91%，其中三级医院为 89.03%，二级医院为 88.55%（图 3-2-12-3，图 3-2-12-4）。

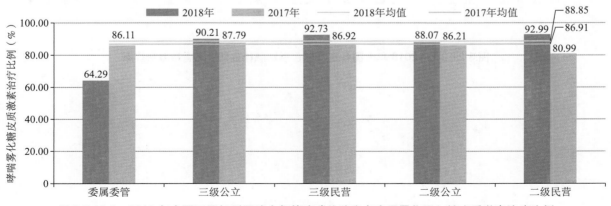

图 3-2-12-3 2018 年全国不同级别医院支气管哮喘住院患者应用雾化吸入糖皮质激素治疗比例

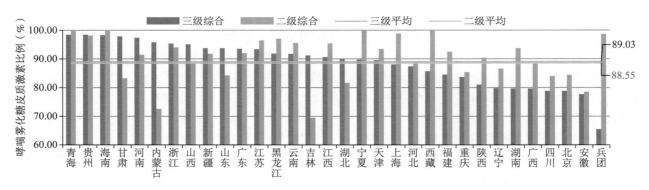

图 3-2-12-4 2018 年全国各省（区、市）支气管哮喘住院患者应用雾化吸入糖皮质激素治疗比例

### 3. 肺栓塞医疗质量指标评估——肺栓塞患者住院期间抗凝治疗率

共抽取全国 31 个省（区、市）1043 家医院 21 201 例出院第一诊断为肺血栓栓塞症的成人住院患者数据。肺栓塞患者住院期间抗凝治疗的比例为 95.10%（图 3-2-12-5，图 3-2-12-6），较往年增加。其中，三级公立医院抗凝治疗比例最高。

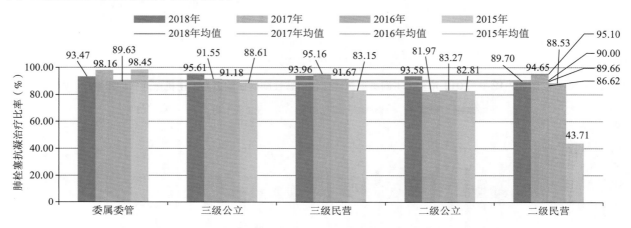

图 3-2-12-5 2018 年全国不同级别医院肺栓塞住院患者抗凝治疗率

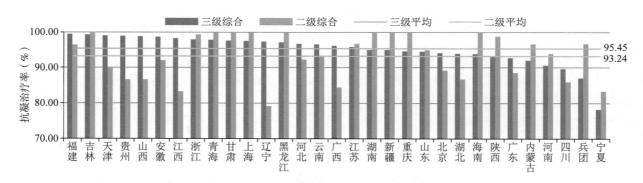

图 3-2-12-6 2018 年全国各省（区、市）肺栓塞住院患者抗凝治疗率

## 第十三节 麻 醉 专 业

2018 年共收集 6449 家医疗机构数据，经数据清洗，最终对 31 个省（区、市）的 4220 家医疗机构的数据进行分析。

### 1. 自然分娩产妇分娩镇痛应用率

2018 年在开展分娩镇痛的医疗机构中，自然分娩产妇接受分娩镇痛的占比为 31.72%，在分娩镇痛医院开展率上，三级医院均高于同类型的二级医院（图 3-2-13-1）。

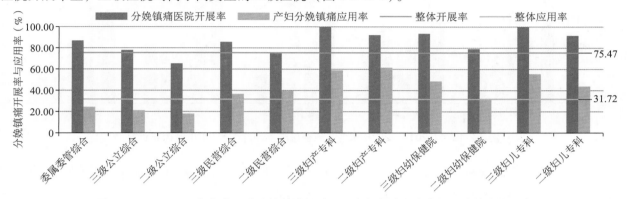

图 3-2-13-1 2018 年各类医院分娩镇痛医院开展率与自然分娩产妇分娩镇痛应用率

### 2. 非计划二次气管插管率

2018 年非计划二次插管率为 15.57/万，其中，委属委管综合为 3.27/万，三级公立综合为 17.01/万，三级民营综合为 5.83/万，二级公立综合为 13.92/万，二级民营综合为 29.23/万，与 2017 年相比，除三级民营综合医院外，各类型综合医院的非计划二次插管率均有不同程度地升高，但均未超过 2016 年水平，总体趋势相对稳定（图 3-2-13-2，图 3-2-13-3）。

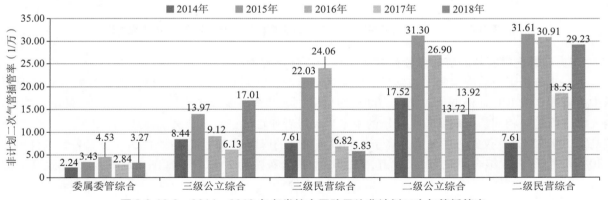

图 3-2-13-2 2014—2018 年各类综合医院平均非计划二次气管插管率

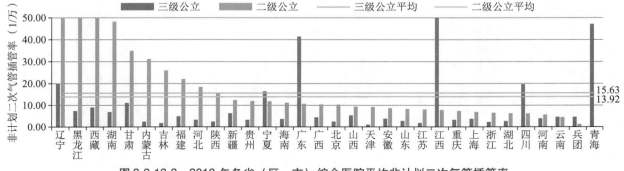

图 3-2-13-3 2018 年各省（区、市）综合医院平均非计划二次气管插管率

### 3. 麻醉后 24 小时内死亡率

2018 年麻醉后 24 小时内死亡率为 1.60/万，其中，委属委管综合为 1.22/万，三级公立综合为 1.49/万，三级民营综合为 1.29/万，二级公立综合为 2.21/万，二级民营综合为 0.98/万，与 2017 年数据相比，各类型综合医院的麻醉后 24 小时死亡率均呈现不同程度地下降（图 3-2-13-4，图 3-2-13-5）。

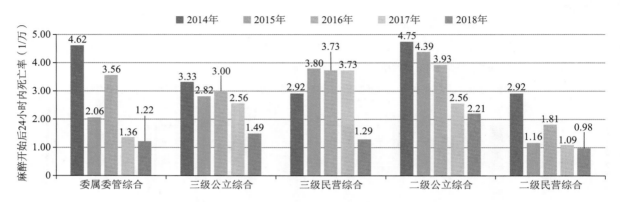

图 3-2-13-4　2014—2018 年各类综合医院平均麻醉后 24 小时内死亡率

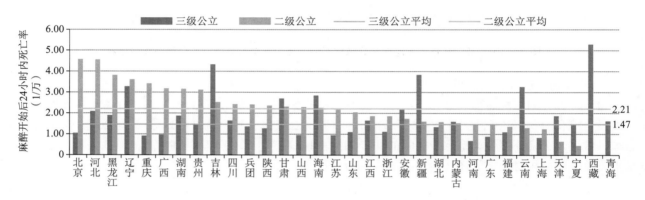

图 3-2-13-5　2018 年各省（区、市）综合医院平均麻醉后 24 小时内死亡率

### 4. 由麻醉医师实施麻醉的患者死亡或 ICU 非医嘱离院情况

进一步分析了由麻醉医师实施麻醉全麻、区域麻醉、针刺麻醉以及复合麻醉四类麻醉方式情况的手术中患者死亡或 ICU 非医嘱离院情况，结果均显示二级综合医院高于三级综合医院，与麻醉后 24 小时内死亡率的趋势相同。但病案首页显示的手术当天患者死亡率三级综合医院高达 81.22/万，二级综合医院高达 109.75/万，仅此一项已远远高于抽样调查得到的麻醉后 24 小时内死亡率（委属委管综合医院为 1.30/万，三级公立综合医院为 1.51/万，二级公立综合医院为 2.07/万）（图 3-2-13-6）。导致这一情况

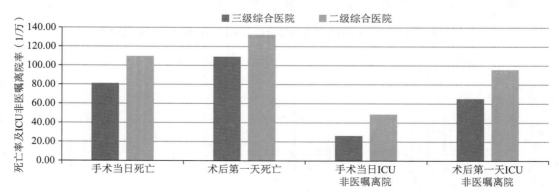

注：该图数据来源于 HQMS。

图 3-2-13-6　2018 年手术当天及术后第一天患者死亡或 ICU 非医嘱离院情况

的原因可能有以下两个方面：一方面，麻醉医师对于患者围术期结局的关注程度尚不足，多数为发生在术后短期内的死亡，因为发生地点不在手术间内，未加以统计，导致抽样调查得到的麻醉后 24 小时内死亡率明显偏低；另一方面，数据显示，三级综合医院手术当天死亡患者的术式有超过四分之一为动静脉穿刺、气管插管、心肺复苏等抢救相关操作，提示虽然已通过麻醉方式进行筛选，但在病例首页中仍有大量抢救操作的麻醉方式标识有误，从而导致来自病案首页的死亡率与 ICU 非医嘱离院率明显偏高。

# 第十四节　急　诊　专　业

2018 年共收集 4345 家医院数据，经数据清洗，最终对 32 个省（区、市）的 3977 家医院数据进行分析，其中，委属委管 24 家，三级公立 1255 家（不含委属委管），三级民营 90 家，二级公立 2163 家，二级民营 445 家。

## 1. 急性上消化道出血 24 小时内完成胃镜检查率

2018 年全国急性上消化道出血 24 小时内完成胃镜检查率为 21.39%，其中委属委管医院为 34.02%，明显高于其他医院（21.28%）。三级公立医院明显高于二级公立医院，而民营医院中三级和二级差别不大（图 3-2-14-1，图 3-2-14-2）。

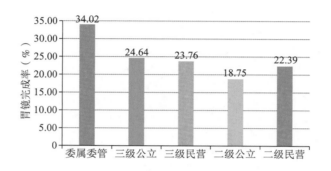

图 3-2-14-1　2018 年不同级别医院胃镜完成率

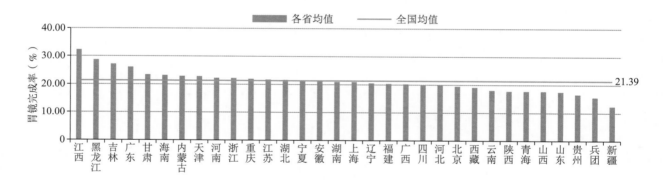

图 3-2-14-2　2018 年不同省（区、市）医院胃镜完成率

调查中发现，影响胃镜完成率的主要因素为是否进行胃镜检查为消化科医师判断决定，而非急诊科医师直接决定并进行操作。因此，优化以急诊平台为中心的多学科协作体制，打通因会诊不畅造成的堵点，是提高危重症患者救治效率、提高急诊医疗质量安全的重要保障之一。

## 2. 脓毒症 1 小时集束化治疗

在 2018 年全国医疗质量抽样调查中，共采集关于脓毒症 1 小时集束化治疗中的 2 项指标：采集血培养以及使用抗菌药物的比例。调查数据显示，我国每年有大量的脓毒症患者在第一时间就诊于急诊，尤其是委属委管医院和三级医院急诊，故而这类医院承担了大量脓毒症的接诊和初始治疗。提高 1 小时集束化治疗在急诊的完成率对降低脓毒症患者的死亡率有重要意义。

抗菌药物给予的完成率较血培养明显有提高，一定程度上可以表明急诊科给予抗菌药物治疗的执行率已经较好，但对于病原学的留取重视程度还有待提高。2 项指标在各个省（区、市）分布情况见图 3-2-14-3 及图 3-2-14-4。

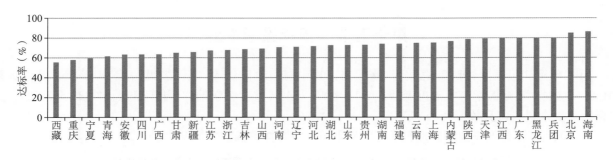

图 3-2-14-3　2018 年不同省（区、市）脓毒症患者 1 小时抗菌药物使用达标率

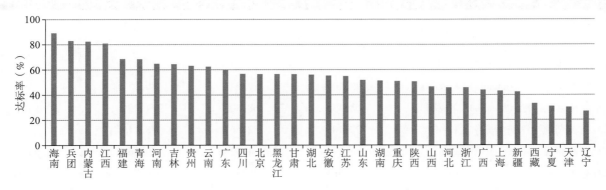

图 3-2-14-4　2018 年不同省（区、市）脓毒症患者 1 小时血培养留取达标率

将 2 项指标结合来看，整体完成率均在 90% 以上的医院有 303 家，不足提交数据医院总数的四分之一，在 50% 以上的医院有 607 家，约为提交数据医院总数的二分之一，完成率最高的区域为华东和中南地区，三级和二级医院差别不大，最低的区域为东北和西北（图 3-2-14-5）。

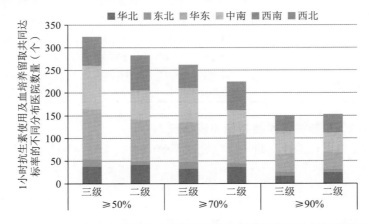

图 3-2-14-5　2018 年 1 小时抗菌药物使用及血培养留取共同达标医院分布情况

这 2 项指标的数据结果提示，急诊在脓毒症的集束化治疗达标率上仍有较大的提高空间。需要提高认知和重视程度，加强流程管理，从而进一步提高脓毒症的救治成功率。除了本次统计的 2 项指标外，乳酸清除率、液体复苏以及平均动脉压目标达成等共 5 项脓毒症的集束化治疗的整体达标率，将成为急诊在脓毒症方面医疗质量控制下一步的重点方向。

## 第十五节 重症医学专业

2018年重症医学抽样医院总数为3035家，其中三级医院1551家、二级医院1442家、民营医院261家。总抽样重症医学科收治患者数达2 110 685人次，重症医学抽样医院床位日数825 563 524，总抽样重症医学科床位日数13 526 417。

1．2018年抽样调查全国重症医学医疗质量与服务抽样调查数据情况（表3-2-15-1）

表3-2-15-1　2016—2018年全国重症医学医疗质量质控指标数据总体结果

| 指标项目 | 2016年 | 2017年 | 2018年 | 国际同类指标值 |
|---|---|---|---|---|
| ICU患者收治率 | 1.87% | 2.22% | 2.06% | |
| ICU患者收治床日率 | 1.31% | 3.13% | 1.6% | |
| APACHE Ⅱ评分≥15分患者收治率 | 50.06% | 46.33% | 47.37% | |
| 3小时集束化治疗（bundle）完成率 | 79.10% | 79.94% | 80.65% | |
| 6小时集束化治疗（bundle）完成率 | 68.43% | 68.30% | 71.09% | 60.10% |
| ICU抗菌药物治疗前病原学送检率 | 72.10% | 82.56% | 78.14% | |
| ICU深静脉血栓（DVT）预防率 | 58.77% | 54.92% | 59.66% | 94.00% |
| ICU患者病死率 | 8.70% | 8.09% | 8.3% | 6.7%～17.8% |
| ICU非计划气管插管拔管率 | 2.21% | 2.29% | 1.81% | 0.7%～15.9% |
| ICU气管插管拔管后48小时内再插管率 | 2.58% | 2.58% | 2.44% | 5%～25% |
| 非计划转入ICU率 | 6.64% | 8.97% | 8.64% | |
| 转出ICU后48小时内重返率 | 1.27% | 1.59% | 1.22% | |
| ICU呼吸机相关性肺炎发病率 | 15.23例/千机械通气日 | 10.5例/千机械通气日 | 9.58例/千机械通气日 | 2-16例/千机械通气日 |
| ICU血管内导管相关血流感染发病率 | 3.10例/千导管日 | 2.19例/千导管日 | 2.07例/千导管日 | 3.0-6.7例/千导管日 |
| ICU导尿管相关泌尿系感染发病率 | 4.06例/千导管日 | 2.97例/千导管日 | 2.7例/千导管日 | 3.9例/千导管日 |

2．各省（区、市）2018年关键质控指标完成情况

（1）指标一：3小时集束化治疗（bundle）完成率80.65%（图3-2-15-1）

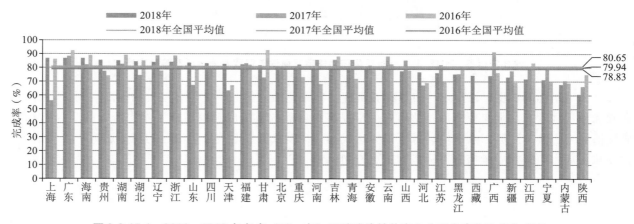

图3-2-15-1　2016—2018年各省（区、市）医院感染性休克3小时集束化治疗完成率

（2）指标二：6 小时集束化治疗（bundle）完成率 71.09%（图 3-2-15-2）

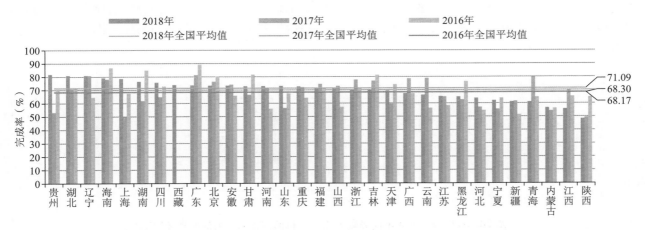

图 3-2-15-2　2016—2018 年各省（区、市）医院感染性休克 6 小时集束化治疗完成率

感染性休克集束化治疗的完成率与患者的存活率有着显著的相关性。2018 年感染性休克 3 小时、6 小时集束化治疗完成率分别为 80.65% 和 71.09%，在 2016 年及 2017 年水平的基础上稳步提升。从整体数据趋势分析，各省（区、市）之间的差异并不明显。而不同级别的医院中，委属委管医院 3 小时和 6 小时集束化治疗的完成率均高于其他医院，尤其是 6 小时集束化治疗的完成率，显示出其在感染性治疗方面存在着明显的优势，其余各级各类医院在治疗的过程中对治疗的质量控制水平尚有一定的改进空间（图 3-2-15-3）。

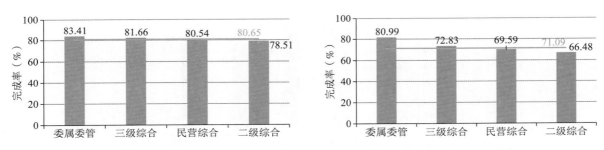

图 3-2-15-3　2018 年不同等级医院感染性休克 3 小时与 6 小时集束化治疗完成率

（3）指标三：ICU 抗菌药物治疗前病原学送检率 78.14%（图 3-2-15-4）

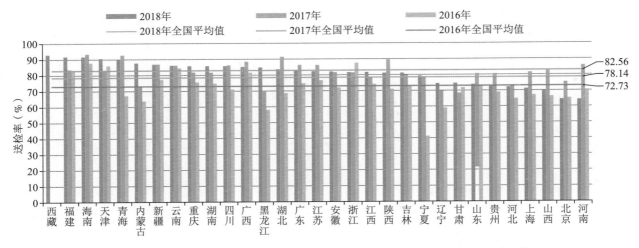

图 3-2-15-4　2016—2018 年各省（区、市）医院 ICU 抗菌药物治疗前病原学送检率

ICU 抗菌药物治疗前病原学送检率反映 ICU 患者抗菌药物使用的规范性，从 2018 年数据看，不同等级医院，三级公立综合医院、二级医院、民营医院及委属委管医院的 ICU 抗菌药物治疗前病原学送检率较往年均有不同程度地下降。未来一年，需要在各级医院进一步推广抗菌药物的规范化使用，加大落实力度（图 3-2-15-5）。

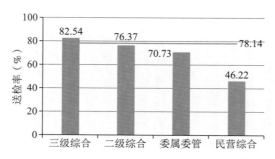

图 3-2-15-5　2018 年不同等级医院 ICU 抗菌药物治疗前病原学送检率

（4）指标四：ICU 深静脉血栓预防完成率 59.66%

静脉栓塞性疾病是除心脏缺血综合征和中风之外的第 3 种最常见的急性心血管疾病，包括深静脉血栓形成和肺栓塞。大约 10% 的 ICU 患者入院时就有深静脉血栓，30% 未经预防的 ICU 患者在第一周内发生深静脉血栓。及时预防静脉血栓栓塞是重症患者重要的安全保障。相关报道显示，欧美国家深静脉血栓的预防率在 80% 以上，近几年我国 ICU 深静脉血栓的预防率（包括药物和机械预防）均未高于 60%（图 3-2-15-6），2018 年度 ICU 深静脉血栓全国药物预防率均值仅 48.40%，机械预防率仅 30.32%。

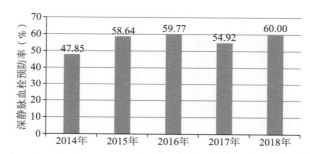

图 3-2-15-6　2014—2018 年 ICU 深静脉血栓预防率全国均值变化趋势

## 第十六节　肿　瘤　专　业

本部分数据来源于 2019 年全国医疗质量抽样调查。肿瘤治疗前质量管理，事关肿瘤患者选择何种治疗方式，通过对肺癌、胃癌、肝癌、结直肠癌、乳腺癌 5 个肿瘤病种治疗前的质量和安全相关的三个监控点 "①治疗前完成 TNM 分期；②术前病理诊断；③接受多学科诊疗（MDT）" 的监测，可了解当前我国重点肿瘤治疗前质量安全管理的情况。

**1. 重点肿瘤治疗前完成 TNM 分期比例**

各病种纳入统计的填报医院数分别为肺癌 1803 家（67.99%）、胃癌 1845 家（69.57%）、肝癌 1773 家（66.86%）、结直肠癌 1857 家（70.02%）、乳腺癌 1849 家（69.72%）。各主要病种肿瘤患者治疗前完成 TNM 分期总体比例为 64.63%。肺癌患者治疗前完成 TNM 分期的比例最高，为 67.82%；肝癌患者治疗前完成 TNM 分期的比例最低，为 59.98%（图 3-2-16-1）。

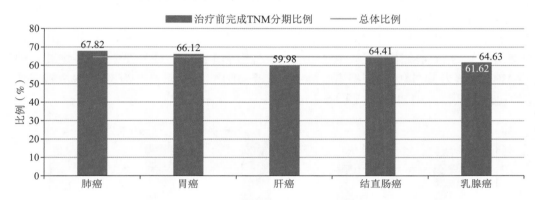

图 3-2-16-1　2018 年主要病种治疗前完成 TNM 分期的比例

**2. 术前病理诊断比例**

各病种纳入统计的填报医院数分别为肺癌 1677 家（63.24%）、胃癌 1814 家（68.40%）、肝癌 1622 家（61.16%）、结直肠癌 1781 家（67.16%）、乳腺癌 1790 家（67.50%）。各主要病种肿瘤患者术前病理诊断比例为 58.67%。胃癌患者术前病理诊断比例最高，为 77.70%；肝癌患者术前病理诊断比例最低，为 24.34%（图 3-2-16-2）。

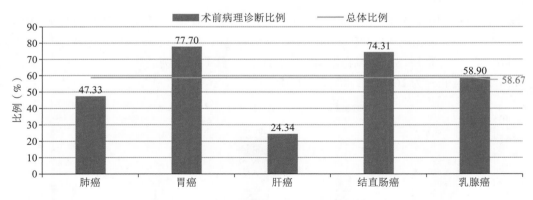

图 3-2-16-2　2018 年主要病种完成术前病理诊断的比例

**3. 重点病种治疗前接受 MDT 比例**

（1）术前接受 MDT 比例

各病种纳入统计的填报医院数分别为肺癌 1591 家（59.99%）、胃癌 1626 家（61.31%）、肝癌 1540 家（59.07%）、结直肠癌 1620 家（61.09%）、乳腺癌 1608 家（60.63%）。各主要病种肿瘤患者术前接受 MDT 比例为 26.26%。胃癌患者治疗前接受 MDT 的比例最高，为 29.26%；肝癌患者治疗前接受 MDT 的比例最低，为 23.56%（图 3-2-16-3）。

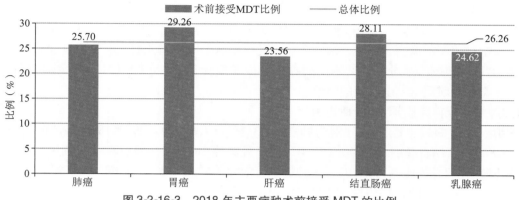

图 3-2-16-3　2018 年主要病种术前接受 MDT 的比例

（2）放疗前接受 MDT 比例

各病种纳入统计的填报医院数分别为肺癌 1429 家（53.88%）、胃癌 1441 家（54.33%）、肝癌 1416 家（53.39%）、结直肠癌 1434 家（54.07%）、乳腺癌 1425 家（53.73%）。各主要病种肿瘤患者放疗前接受 MDT 比例为 33.14%。肝癌患者放疗前接受 MDT 的比例最高，为 37.26%；肺癌患者放疗前接受 MDT 的比例最低，为 31.15%（图 3-2-16-4）。

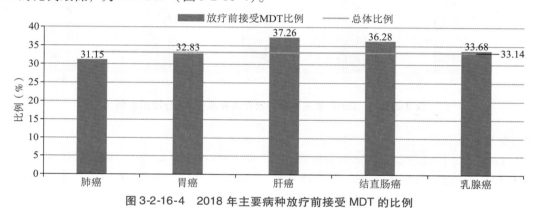

图 3-2-16-4　2018 年主要病种放疗前接受 MDT 的比例

（3）化疗前接受 MDT 比例

各病种纳入统计的填报医院数分别为肺癌 1785 家（67.31%）、胃癌 1782 家（67.19%）、肝癌 1706 家（64.33%）、结直肠癌 1759 家（66.33%）、乳腺癌 1753 家（66.10%）。各主要病种肿瘤患者化疗前接受 MDT 的比例为 18.85%。肝癌患者化疗前接受 MDT 的比例最高，为 26.38%；乳腺癌患者化疗前接受 MDT 比例最低，为 16.82%（图 3-2-16-5）。

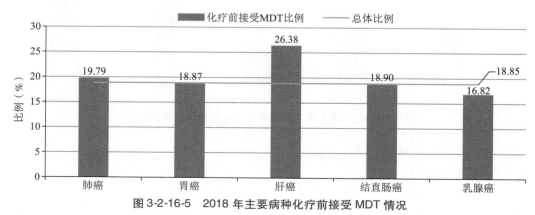

图 3-2-16-5　2018 年主要病种化疗前接受 MDT 情况

## 第十七节　医院感染管理专业

### 1. 医院感染例次发病率

2018 年共有 4688 家医院纳入医院感染例次发病率的数据统计分析，占填报医院总数的 42.09%。数据分析结果显示，2018 年二级综合医院感染例次发病率为 0.81%，其中二级民营医院为 0.54%，较去年的 0.64% 下降 0.1%；二级公立医院为 0.71%，较去年的 0.70% 上升 0.01%；三级综合医院感染例次发病率为 1.28%，其中三级民营医院为 1.04%，三级公立医院为 1.12%，较 2017 年分别下降 0.02% 和 0.25%。委属委管综合医院的医院感染例次发病率为 1.12%，较 2017 年下降 0.11%（图 3-2-17-1）。

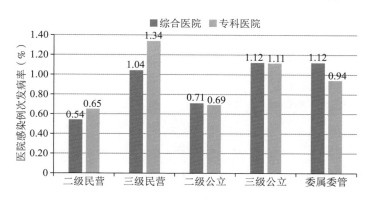

图 3-2-17-1　2018 年各类医院医院感染例次发病率

2018 年各省（区、市）抽查数据显示，三级公立综合医院感染例次发病率为 0.60%（西藏）～2.79%（黑龙江），全国总发病率为 1.12%，较 2017 年下降 0.25%；二级公立综合医院感染例次发病率为 0.19%（西藏）～1.61%（黑龙江），全国总发病率为 0.71%（图 3-2-17-2），较 2017 年上升 0.01%。

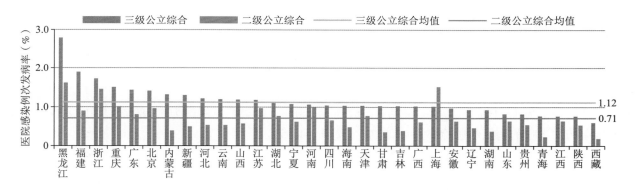

图 3-2-17-2　2018 年各省（区、市）二级、三级公立综合医院感染例次发病率

三级民营综合医院感染例次发病率为 0.26%（湖南）～1.63%（安徽），全国总发病率为 1.04%，较 2017 年下降 0.02%，上海、广西、天津、山西、甘肃、海南、内蒙古、宁夏、海南、青海、西藏、新疆未纳入三级民营综合医院感染例次发病率分析；二级民营综合医院医院感染例次发病率为 0.25%（宁夏）～2.27%（广东），全国总发病率为 0.54%（图 3-2-17-3），较 2017 年下降 0.1%，海南、内蒙古、青海、西藏、新疆未纳入二级民营综合医院感染例次发病率分析。

2018 年各省（区、市）三级公立专科医院医院感染例次发病率为 0.11%（西藏）～2.61%（上海），全国总发病率为 1.11%，较 2017 年下降 0.1%；二级公立专科医院感染例次发病率为 0.00%（西藏）～2.17%（上海），全国总发病率为 0.69%（图 3-2-17-4），较 2017 年上升 0.13%，青海未纳入二级公立专科医院感染例次发病率分析。

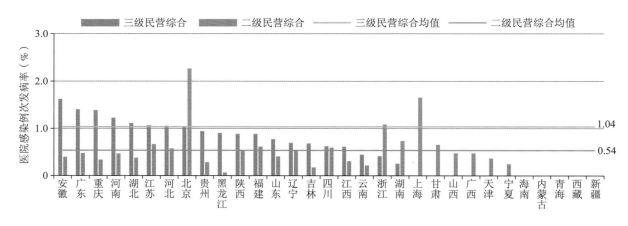

图 3-2-17-3　2018 年各省（区、市）二级、三级民营综合医院感染例次发病率

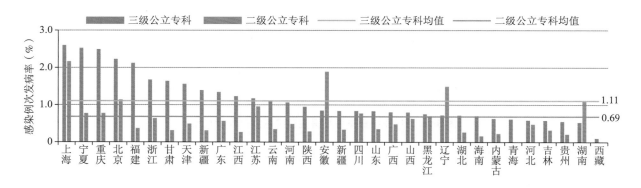

图 3-2-17-4　2018 年各省（区、市）二级、三级公立专科医院感染例次发病率

### 2．抗菌药物治疗前病原学送检率

2018 年共有 3765 家医院纳入抗菌药物治疗前病原学送检率（均为指向特定病原体的送检）的数据统计分析，占填报医院总数的 33.80%。分析结果显示，2018 年二级综合医院抗菌药物治疗前病原学送检率为 27.73%，其中二级民营医院为 21.18%、二级公立医院为 28.26%；三级综合医院抗菌药物治疗前病原学送检率为 37.46%，其中三级民营医院为 31.20%、三级公立医院为 37.89%。委属委管综合医院的抗菌药物治疗前病原学送检率为 49.91%（图 3-2-17-5）。

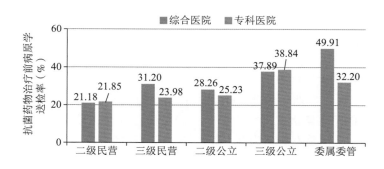

图 3-2-17-5　2018 年各类医院抗菌药物治疗前病原学送检率

2018 年抽查数据显示，三级公立综合医院抗菌药物治疗前病原学送检率为 20.71%（内蒙古）~61.81%（青海），全国总送检率均值为 37.89%；二级公立综合医院医院抗菌药物治疗前病原学送检率为 0（西藏）~47.78%（广西），全国总送检率均值为 26.25%（图 3-2-17-6）。

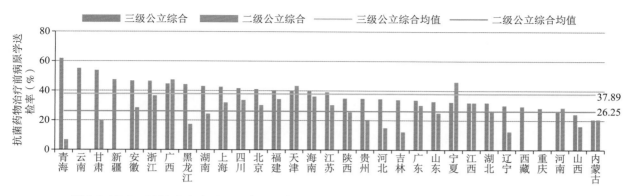

图3-2-17-6　2018年各省（区、市）二级、三级公立综合医院抗菌药物治疗前病原学送检率

### 3. Ⅰ类切口手术部位感染率

2018年共有4124家医院纳入Ⅰ类切口手术部位感染率的数据统计分析，占填报医院总数的37.02%。数据分析显示，2018年参加数据填报的医院Ⅰ类切口手术部位感染率整体符合医院管理评价指南（2008年版）≤1.5%的要求。此外，二级综合医院Ⅰ类切口手术部位感染率为0.76%，其中二级民营医院为0.32%，二级公立医院为0.74%；三级综合医院Ⅰ类切口手术部位感染率为0.40%，其中三级民营医院为0.35%，三级公立医院为0.40%（图3-2-17-7）。

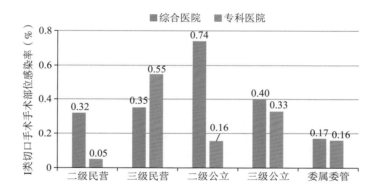

图3-2-17-7　2018年各类医院Ⅰ类切口手术部位感染率

2018年各省（区、市）抽查数据显示，三级公立综合医院Ⅰ类切口手术部位感染率为0.15%（吉林）~1.74%（山西），全国总感染率为0.40%；二级公立综合医院Ⅰ类切口手术部位感染率为0.24%（吉林）~0.80%（山西），全国总感染率为0.74%（图3-2-17-8）。

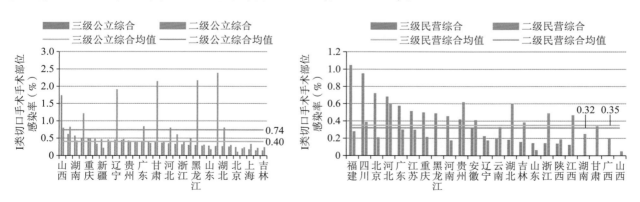

图3-2-17-8　2018年各省（区、市）二级、三级公立综合医院与民营综合医院Ⅰ类切口手术部位感染率

　　2018 年各省（区、市）抽查数据显示，三级民营综合医院 I 类切口手术部位感染率为 0（湖南）~
1.05%（福建），全国总感染率为 0.35%，甘肃、广西、山西、青海、海南、内蒙古、宁夏、上海、天
津、西藏、新疆未纳入三级民营综合医院 I 类切口手术部位感染率数据分析；二级民营综合医院 I 类切
口手术部位感染率为 0（青海、海南、上海、天津）~ 0.62%（贵州），全国总感染率为 0.32%，内蒙
古、宁夏、西藏、新疆未纳入二级民营综合医院 I 类切口手术部位感染率数据分析。

## 第十八节　临床检验专业

### 1. 实验室室内质控项目开展率

不同等级和所有制类型的医院纳入分析实验室室内质控项目开展率结果显示，三级公立综合医院（含委属委管医院）的室内质控项目开展率中位数高于二级公立综合医院和民营综合医院。其中三级公立综合医院（含委属委管医院）的全国实验室室内质控项目开展率中位数为61.57%，二级公立综合医院中位数为50.00%，民营综合医院中位数为52.43%（表3-2-18-1）。

表3-2-18-1　2018年实验室室内质控项目开展率分布情况（%）

| 医院类别 | 实验室数 | 最小值 | 第5百分位数 | 第25百分位数 | 中位数 | 第75百分位数 | 第95百分位数 | 最大值 |
|---|---|---|---|---|---|---|---|---|
| 三级公立综合 | 898 | 17.66 | 24.88 | 41.97 | 61.57 | 83.12 | 97.22 | 100.00 |
| 二级公立综合 | 1245 | 3.59 | 17.59 | 33.33 | 50.00 | 71.00 | 95.24 | 100.00 |
| 民营综合 | 720 | 0.02 | 7.49 | 32.38 | 52.43 | 76.92 | 100.00 | 100.00 |

按照省（区、市）对实验室室内质控项目开展率中位数进行降序排列结果显示，三级公立综合医院中北京和上海中位数较高，二级公立综合医院中上海中位数较高（图3-2-18-1）；民营综合医院中内蒙古和上海中位数较高（图3-2-18-2）。

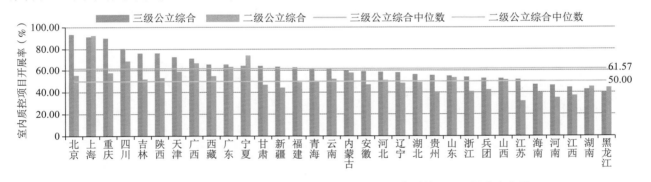

图3-2-18-1　2018年公立综合医院纳入分析实验室室内质控项目开展率中位数

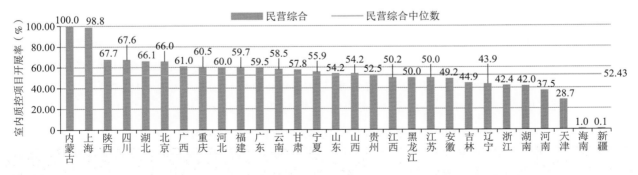

图3-2-18-2　2018年民营综合医院纳入分析实验室室内质控项目开展率中位数

### 2. 实验室室间质评项目参加率

不同等级和所有制类型的医院纳入分析实验室室间质评项目参加率结果显示，二级公立综合医院和民营综合医院的实验室室间质评项目参加率中位数高于三级公立综合医院（含委属委管医院）。其中三级公立综合医院（含委属委管医院）的全国实验室室间质评项目参加率中位数为94.05%，二级公立综合医院和民营综合医院中位数为100.00%（表3-2-18-2）。

表 3-2-18-2　2018 年实验室室间质评项目参加率分布情况（%）

| 医院类别 | 实验室数 | 最小值 | 第5百分位数 | 第25百分位数 | 中位数 | 第75百分位数 | 第95百分位数 | 最大值 |
|---|---|---|---|---|---|---|---|---|
| 三级公立综合 | 844 | 32.98 | 52.03 | 77.54 | 94.05 | 100.00 | 100.00 | 100.00 |
| 二级公立综合 | 1026 | 0 | 40.00 | 88.90 | 100.00 | 100.00 | 100.00 | 100.00 |
| 民营综合 | 472 | 0 | 32.42 | 88.18 | 100.00 | 100.00 | 100.00 | 100.00 |

　　按照省（区、市）对实验室室间质评项目参加率中位数进行降序排列，结果显示，三级公立综合医院中贵州、辽宁、内蒙古、宁夏、山西、上海和新疆中位数为 100.00%，二级公立综合医院中除北京、重庆和海南外，其余省份中位数均为 100.00%（图 3-2-18-3）；民营综合医院除北京和上海外，其余省份中位数均为 100.00%，个别省份纳入统计的医院数量相对较少（少于 3 家），中位数可比性较差（图 3-2-18-4）。

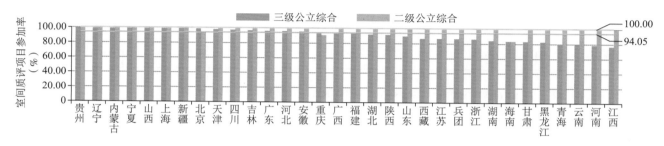

图 3-2-18-3　2018 年公立综合医院纳入分析实验室室间质评项目参加率中位数

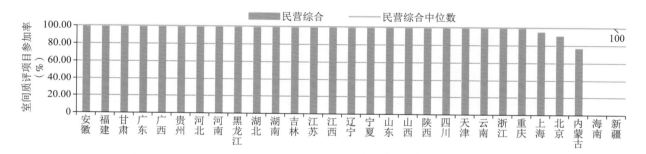

图 3-2-18-4　2018 年民营综合医院纳入分析实验室室间质评项目参加率中位数

### 3. 实验室室间质评项目不合格率

　　不同等级和所有制类型的医院纳入分析实验室室间质评项目不合格率结果显示，三级公立综合医院（含委属委管医院）的实验室室间质评项目不合格率中位数低于二级公立综合医院和民营综合医院。其中三级公立综合医院（含委属委管医院）的全国实验室室间质评项目不合格率中位数为 1.03%，二级公立综合医院中位数为 1.26%，民营综合医院中位数为 1.19%（表 3-2-18-3）。

表 3-2-18-3　2018 年实验室室间质评项目不合格率分布情况（%）

| 医院类别 | 实验室数 | 最小值 | 第5百分位数 | 第25百分位数 | 中位数 | 第75百分位数 | 第95百分位数 | 最大值 |
|---|---|---|---|---|---|---|---|---|
| 三级公立综合 | 868 | 0 | 0 | 0 | 1.03 | 3.35 | 9.54 | 16.98 |
| 二级公立综合 | 1018 | 0 | 0 | 0 | 1.26 | 5.00 | 13.54 | 54.44 |
| 民营综合 | 477 | 0 | 0 | 0 | 1.19 | 5.46 | 13.92 | 74.05 |

　　按照省（区、市）对实验室室间质评项目不合格率中位数进行升序排列，结果显示，三级公立综合医院中河南、黑龙江、吉林、辽宁、山东、上海、甘肃、青海和江西中位数较低，二级公立综合医院

中河南、黑龙江、吉林、辽宁、山东、上海、湖南、新疆、浙江、陕西、广东和天津中位数较低（图3-2-18-5）；民营综合医院中北京、福建、河南、黑龙江、湖北、湖南、吉林、江苏、山东、山西和陕西中位数较低（图3-2-18-6）。个别省份纳入统计的医院数量相对较少（少于3家），中位数可比性较差。

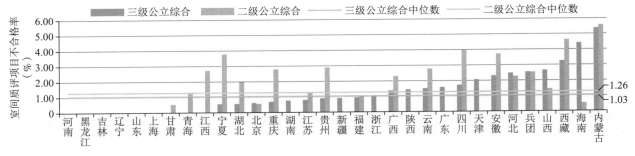

图 3-2-18-5　2018 年公立综合医院纳入分析实验室室间质评项目不合格率中位数

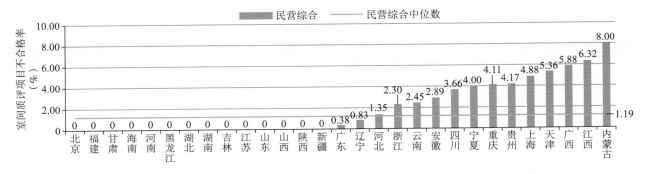

图 3-2-18-6　2018 年民营综合医院纳入分析实验室室间质评项目不合格率中位数

比较 2016—2018 年与室内质控和室间质评相关的 3 项质量指标，结果显示，我国实验室室内质控项目开展率较低（低于 65.00%）；而室间质评项目参加率较高，连续 3 年中位数均在 90% 以上，室间质评项目不合格率略有下降（图 3-2-18-7）。我国临床实验室在积极参加室间质评计划的同时，需要更加重视室内质控项目的开展，这样才能为患者提供更加准确可靠的结果，保障患者安全，提升实验室服务质量。

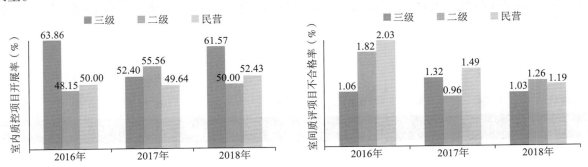

图 3-2-18-7　2016—2018 年实验室室内质控项目开展率和室间质评项目不合格率情况

# 第十九节　肾病专业

## 1．血液透析感染控制与管理

（1）维持性/新增血液透析患者血源性传染病标志物检验完成率

各项血源性传染病标志物检验完成率较之前逐步改善，但仍有改进的空间（表3-2-19-1）。新增血液透析患者的检验完成率仍不够理想，应作为下一步重点质控方向。

表3-2-19-1　2011—2018年传染病标记物检验完成率（%）

| 维持透析患者 | 2011年 | 2012年 | 2013年 | 2014年 | 2015年 | 2016年 | 2017年 | 2018年 |
| --- | --- | --- | --- | --- | --- | --- | --- | --- |
| 乙肝 | 35.7 | 37.6 | 36.3 | 32.4 | 29.7 | 34.0 | 24.0 | 44.9 |
| 丙肝 | 33.9 | 35.7 | 34.5 | 30.6 | 28.1 | 32.2 | 21.3 | 42.1 |
| 梅毒 | 30.8 | 33.0 | 32.9 | 28.9 | 26.2 | 31.4 | 24.0 | 47.3 |
| 艾滋病 | 33.2 | 36.0 | 34.8 | 30.9 | 28.4 | 32.8 | 25.4 | 46.4 |
| 新增透析患者 | 2011年 | 2012年 | 2013年 | 2014年 | 2015年 | 2016年 | 2017年 | 2018年 |
| 乙肝 | 54.6 | 58.8 | 57.5 | 62.1 | 60.4 | 61.9 | 34.9 | 54.4 |
| 丙肝 | 51.2 | 55.2 | 54.0 | 58.1 | 56.5 | 58.6 | 30.8 | 50.9 |
| 梅毒 | 48.9 | 53.7 | 53.8 | 57.6 | 55.9 | 58.5 | 36.5 | 56.2 |
| 艾滋病 | 51.2 | 56.8 | 55.5 | 59.9 | 58.5 | 60.4 | 37.5 | 56.6 |

（2）维持性/新增血液透析患者血源性传染病标志物阳性率

1）历年维持性/新增血液透析患者血源性传染病标志物阳性率

历年维持性/新增血液透析患者血源性传染病标志物阳性率情况（表3-2-19-2）。2018年新增血液透析患者乙肝阳性率为6.99%。

表3-2-19-2　2011—2018年传染病标志物阳性率（%）

| 维持透析患者 | 2011年 | 2012年 | 2013年 | 2014年 | 2015年 | 2016年 | 2017年 | 2018年 |
| --- | --- | --- | --- | --- | --- | --- | --- | --- |
| 乙肝 | 6.95 | 6.88 | 6.96 | 6.85 | 6.72 | 6.66 | 7.22 | 7.26 |
| 丙肝 | 5.95 | 4.67 | 4.23 | 3.52 | 3.14 | 2.71 | 2.74 | 2.34 |
| 梅毒 | 1.09 | 1.13 | 1.19 | 1.23 | 1.37 | 1.37 | 1.38 | 1.57 |
| 艾滋病 | 0.08 | 0.08 | 0.09 | 0.08 | 0.10 | 0.20 | 0.23 | 0.28 |
| 新增透析患者 | 2011年 | 2012年 | 2013年 | 2014年 | 2015年 | 2016年 | 2017年 | 2018年 |
| 乙肝 | 7.26 | 7.29 | 7.41 | 7.07 | 7.02 | 6.79 | 7.02 | 6.99 |
| 丙肝 | 1.36 | 1.34 | 1.40 | 1.30 | 1.34 | 1.28 | 1.38 | 1.38 |
| 梅毒 | 1.16 | 1.32 | 1.31 | 1.43 | 1.49 | 1.56 | 1.35 | 1.67 |
| 艾滋病 | 0.10 | 0.05 | 0.10 | 0.15 | 0.10 | 0.13 | 0.26 | 0.31 |

2）历年维持性血液透析患者不同透析龄的丙型肝炎抗体阳性率

HCV抗体阳性率随着透析龄的增加而增加，但呈逐年下降的趋势，一定程度上说明从2010年推广血液透析标准操作规程（SOP）后，患者感染事件逐步减少（表3-2-19-3、图3-2-19-1）。长透析龄HCV抗体阳性率高，这可能与阳性感染患者的累积有关。

表 3-2-19-3　2011—2018 年不同透析龄血液透析患者的丙型肝炎阳性率情况（%）

| 年份（年） | Total | ≤1 年 | 1~3 年（含3年） | 3~5 年（含5年） | 5~10 年（含10年） | >10 年 | No Info. |
|---|---|---|---|---|---|---|---|
| 2011 | 5.95 | 1.43 | 3.00 | 6.85 | 15.09 | 42.47 | 7.41 |
| 2012 | 4.67 | 1.39 | 2.03 | 5.45 | 11.43 | 34.51 | 8.40 |
| 2013 | 4.23 | 1.43 | 1.69 | 3.44 | 10.17 | 34.13 | 6.19 |
| 2014 | 3.52 | 1.29 | 1.70 | 2.45 | 7.58 | 27.10 | 4.59 |
| 2015 | 3.14 | 1.32 | 1.47 | 1.92 | 5.61 | 22.80 | 4.27 |
| 2016 | 2.71 | 1.25 | 1.48 | 1.86 | 3.95 | 20.80 | 3.28 |
| 2017 | 2.74 | 1.41 | 1.56 | 1.85 | 3.43 | 17.74 | 3.27 |
| 2018 | 2.34 | 1.39 | 1.42 | 1.60 | 2.67 | 14.44 | 4.26 |

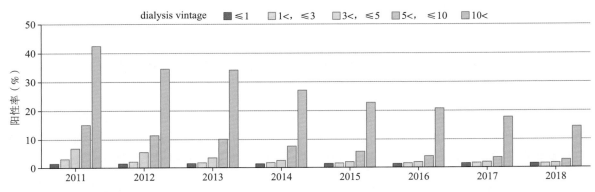

图 3-2-19-1　2011—2018 年不同透析龄血液透析患者的丙型肝炎阳性率情况

## 2. 维持性血液透析患者透前血压水平与控制情况

2018 年各月平均值与控制率情况如图 3-2-19-2 所示。从控制率来看，血压达标率波动范围为 50% ~ 54%；从时间分布来看，夏季的七月、八月达标率高于其他月份。

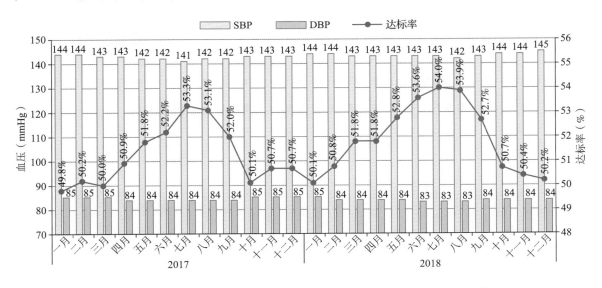

图 3-2-19-2　2017 年、2018 年维持性血液透析患者透前血压水平与控制情况

### 3. 血液透析/腹膜透析患者肾性贫血控制情况

（1）血液透析

2018 年血液透析在透患者血红蛋白（Hb）平均值为 103 g/L，较 2011 年的 95 g/L 显著提升。其中 8 年间达到 100 g/L 的在透患者比例呈逐渐升高趋势，分别为 43.4%、47.9%、50.3%、55.4%、57.3%、57.1%、60.8% 和 61.6%（图 3-2-19-3）。

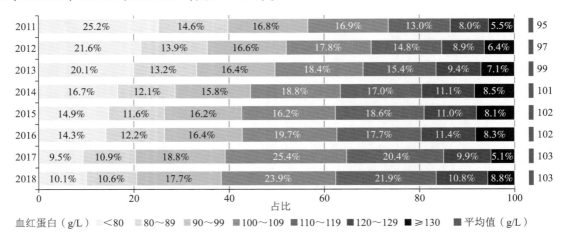

图 3-2-19-3　2011—2018 年血液透析在透患者血红蛋白平均值与构成情况

（2）腹膜透析

腹膜透析在透患者血红蛋白平均值 2012 年为 93 g/L，至 2018 年提升到 101 g/L，其改善幅度略低于血液透析治疗患者（图 3-2-19-4），分析其原因可能与腹膜透析治疗多为居家治疗，纠正贫血的药物，特别是促红细胞生成素多为自行注射，与血液透析患者的中心管理和治疗相比，依从性略差有关。

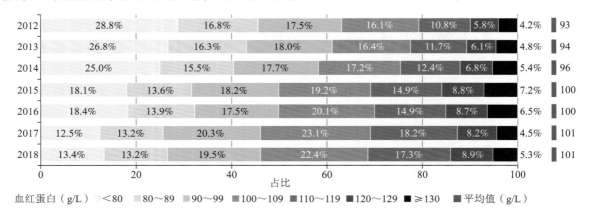

图 3-2-19-4　历年腹膜透析在透患者血红蛋白平均值与构成情况

## 第二十节 神经系统疾病专业

### 1. 脑梗死住院患者医疗质量指标

脑梗死医疗质量数据来源于国家神经系统疾病信息平台中的脑血管病监测平台和脑血管病再灌注治疗登记平台，全国 31 个省（区、市）纳入了 269 428 例脑梗死住院患者，以静脉溶栓为核心的内科治疗质控指标分析结果详见表 3-2-20-1。

表 3-2-20-1 2018 年脑梗死住院患者医疗质量指标

| 医疗质量指标 | 结果,% (95% CI) |
| --- | --- |
| 过程指标 | |
| 发病 3.5 小时内静脉溶栓率[#] | 24.2（23.9 ~ 24.6） |
| 入院 48 小时内不能自行行走的患者 DVT 预防率[#] | 42.3（41.9 ~ 42.6） |
| 吞咽困难筛查率 | 79.6（79.4 ~ 79.7） |
| 康复评估率 | 75.3（75.1 ~ 75.4） |
| 出院时抗栓治疗率 | 87.6（87.4 ~ 87.7） |
| 出院时合并房颤患者抗凝治疗率 | 43.8（43.1 ~ 44.5） |
| 出院时他汀类药物治疗率 | 89.3（89.2 ~ 89.4） |
| 出院时合并高血压患者降压治疗率 | 64.3（64.1 ~ 64.5） |
| 出院时合并糖尿病患者降糖药物治疗率 | 78.4（78.1 ~ 78.7） |
| 结局指标 | |
| 住院死亡率 | 0.4（0.4 ~ 0.4） |

[#] 注：入院 48 小时内不能自行行走的患者 DVT 预防率定义：单位时间内，入院 48 小时内不能自行行走的脑梗死患者给予 DVT 预防措施（抗凝药物和/或联合间歇充气加压）的例数，占同期不能自行行走脑梗死住院患者的比例。

2016—2018 年脑血管病再灌注治疗登记平台共纳入全国 27 个省（区、市）5314 例急性脑梗死血管内治疗病例，DPT 中位时间基本波动在 100 ~ 110 分钟（图 3-2-20-1A）。90 分钟内完成股动脉穿刺率仅在 40% 左右（图 3-2-20-1B），提示仍需持续改进。

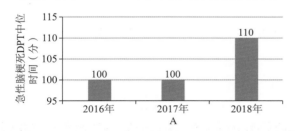
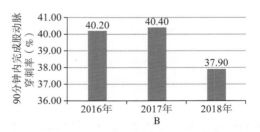

图 3-2-20-1 2016—2018 年全国急性脑梗死血管内治疗指标趋势

2016—2018 年全国行血管内治疗的急性脑梗死患者 90 天良好功能预后率有上升趋势（图 3-2-20-2）。

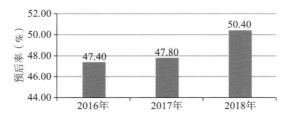

图 3-2-20-2 2016—2018 年全国发病 24 小时内脑梗死患者
行血管内治疗 90 天良好功能预后率变化

### 2．癫痫医疗质量指标执行情况

国家神经系统疾病信息平台中的癫痫监测平台中，2017年6月28日至2018年12月31日共纳入全国88家医院癫痫住院患者6206例。2017年度癫痫医疗质量复合指标完成率为75.45%，2018年度为76.37%，提升0.92个百分点。与2017年比较，2018年复合指标及各项质控指标执行率基本呈现整体提升趋势（图3-2-20-3）。

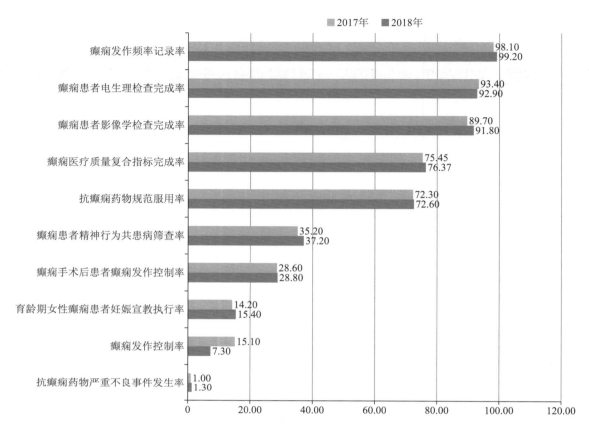

注：复合指标完成率是指癫痫所有过程指标平均执行率，取值范围0～100%，越接近100%提示癫痫医疗质量指标执行越好。

图3-2-20-3 2017年、2018年癫痫医疗质量服务过程关键绩效指标执行情况

### 3．神经科重症监护室（Neurocritical care unit，NCU）医疗质量情况

对2018年NCU医疗质量情况进行分析见表3-2-20-2。

表3-2-20-2 2018年全国医院抽样调查中NCU医疗质量

| 指　标 | 二级医院 | 三级医院 | 总体 |
|---|---|---|---|
| 患者收治率(%)，P50(P25,P75) | 0.66(0.34,1.39) | 0.48(0.27,0.97) | 0.53(0.28,1.07) |
| APACHEⅡ≥15分患者收治率(%)，P50(P25,P75) | 50.00(19.86,78.50) | 53.17(25.71,80.00) | 52.05(23.08,80.00) |
| 住院死亡率(%)，P50(P25,P75) | 4.43(1.34,12.46) | 5.33(2.00,10.71) | 5.21(1.82,11.35) |
| 转出NICU后非计划24小时内重返率(%)，P50(P25,P75) | 1.11(0,4.50) | 1.40(0,4.76) | 1.39(0,4.67) |
| 平均住院日(n)，P50(P25,P75) | 10(6,14) | 11(8,16) | 10(7,15) |
| 次均住院费用(n)，P50(P25,P75) | 14 971(8000,28 000) | 36 000(19 931,58 731) | 30 000(14 582,50 000) |

#### 4．自发性脑出血（ICH）手术治疗医疗质量分析

2018 年对全国百家医院进行自发性脑出血（ICH）不同外科治疗方式的调研的具体结果见表 3-2-20-3。

表 3-2-20-3　2018 年全国百家调研 ICH 不同手术方式比较

| 手术方式 | 例数 n | 死亡率 （%） | 平均住院日 （天） | 次均费用 （元） | 药占比 （%） | 自费占比 （%） | 院感率 （%） |
|---|---|---|---|---|---|---|---|
| 开颅血肿清除术 | 5598 | 5.1 | 22.0 | 70 654 | 30.8 | 18.9 | 14.6 |
| 立体定向碎吸和/或辅助溶栓药物冲洗 | 1605 | 3.3 | 20.6 | 56 108 | 33.2 | 19.5 | 10.5 |
| 内镜辅助血肿清除术 | 496 | 1.7 | 17.8 | 58 486 | 28.3 | 21.9 | 9.9 |
| 仅行脑室穿刺外引流 | 2110 | 4.0 | 18.7 | 52 676 | 31.1 | 17.3 | 10.6 |

#### 5．全国神经介入治疗情况

2015—2018 年各类神经介入治疗手术量均明显增加，这与脑血管造影检查的普及直接相关。而复杂介入手术，如慢性闭塞开通、海绵窦瘘、动静脉畸形的血管内治疗及脊髓血管内治疗仍主要依赖于三级医院完成，二级医院基本未开展。2015—2018 年不同类型神经介入手术年手术总量情况详见表 3-2-20-4。

表 3-2-20-4　2015—2018 年全国百家调研医院开展神经介入治疗手术数量

| 神经介入手术类型 | 2018 年 | 2017 年 | 2016 年 | 2015 年 |
|---|---|---|---|---|
| 实施神经介入手术总量（台） | 44 177 | 33 227 | 28 279 | 24 448 |
| 实施脑血管造影数量（台） | 44 968 | 35 559 | 29 589 | 26 390 |
| 实施急性缺血性卒中血管内治疗数量（台） | 2751 | 1812 | 1235 | 816 |
| 实施颈动脉支架术数量（台） | 3830 | 2943 | 2178 | 1833 |
| 实施颅外段椎动脉支架术数量（台） | 2492 | 1786 | 1338 | 1004 |
| 实施锁骨下动脉支架术数量（台） | 1371 | 928 | 578 | 495 |
| 实施颅外段脑供血动脉慢性闭塞开通术数量（台） | 1206 | 968 | 862 | 777 |
| 实施颅内动脉狭窄血管内治疗数量（台） | 1624 | 1263 | 997 | 923 |
| 实施颅内动脉慢性闭塞开通术数量（台） | 697 | 527 | 448 | 400 |
| 实施颅内动脉瘤栓塞术数量（台） | 8104 | 7063 | 6284 | 5695 |
| 实施脑动静脉畸形血管内治疗数量（台） | 1421 | 1238 | 1135 | 1018 |
| 实施硬脑膜动静脉瘘血管内治疗数量（台） | 610 | 535 | 466 | 370 |
| 实施颈动脉海绵窦瘘血管内治疗数量（台） | 355 | 323 | 305 | 282 |
| 实施其他脑血管介入治疗数量（台） | 1127 | 937 | 790 | 766 |
| 实施脊髓血管造影数量（台） | 343 | 291 | 249 | 217 |
| 实施脊髓血管畸形血管内治疗数量（台） | 136 | 121 | 105 | 84 |

# 第二十一节 口 腔 专 业

## 1. 口腔门诊7类常见并发症总体发生率

在全国31个省（区、市）（不含香港特别行政区、澳门特别行政区、台湾省）2472家医院中，2018年门诊患者73 660 587人次，7类常见并发症共发生100 447例次，总体发生率为0.14%。按平均发生数量排序，排名前5位的并发症依次为：口腔软组织损伤、门诊手术并发症、根管内器械分离（根管治疗断针）、种植体脱落、治疗牙位错误（表3-2-21-1）。

表3-2-21-1 2018年口腔门诊7类常见并发症发生情况

| 常见并发症 | 三级公立 | 三级民营 | 二级公立 | 二级民营 | 平均值 | 占比（%） |
|---|---|---|---|---|---|---|
| 口腔软组织损伤 | 33.28 | 5.23 | 21.36 | 1.97 | 23.68 | 58.28% |
| 门诊手术并发症 | 11.24 | 19.85 | 6.98 | 2.90 | 8.56 | 21.06% |
| 根管内器械分离（根管治疗断针） | 8.80 | 4.02 | 4.94 | 2.70 | 6.21 | 15.27% |
| 种植体脱落 | 2.51 | 2.93 | 0.44 | 1.97 | 1.47 | 3.16% |
| 治疗牙位错误 | 0.27 | 0.18 | 0.85 | 0.14 | 0.53 | 1.31% |
| 误吞或误吸异物 | 0.10 | 0.11 | 0.09 | 0.16 | 0.10 | 0.25% |
| 拔牙错误 | 0.17 | 0.07 | 0.04 | 0.01 | 0.09 | 0.21% |
| 合计 | 56.37 | 32.39 | 34.70 | 9.85 | 40.63 | 100.00% |

## 2. 住院患者出院后31天内非预期再住院率

在全国31个省（区、市）的883家医院中，2018年出院患者总数416 238例，住院患者出院后31天非预期再住院患者1465例，住院患者出院后31天内非预期再住院率为0.35%（表3-2-21-2）。

表3-2-21-2 2018年口腔住院患者出院后31天内非预期再住院情况

| 质控指标 | 三级公立 | 三级民营 | 二级公立 | 二级民营 | 平均值 |
|---|---|---|---|---|---|
| 年平均出院患者（例） | 610.57 | 261.24 | 179.42 | 162.45 | 471.39 |
| 平均住院患者出院后31天内非预期再住院患者人数（例） | 2.21 | 0.24 | 0.60 | 0 | 1.66 |
| 住院患者出院后31天内非预期再住院率（%） | 0.36 | 0.09 | 0.34 | 0 | 0.35 |
| 住院患者出院当天非预期再住院率（%） | 0.02 | 0 | 0.03 | 0 | 0.02 |
| 住院患者出院2~15天非预期再住院率（%） | 0.16 | 0.06 | 0.10 | 0 | 0.15 |

## 3. 住院患者术后31天内非计划重返手术室再次手术率

在全国31个省（区、市）的883家医院中，2018年出院手术患者总数330 829例，非计划重返手术室再次手术患者889例，术后31天内非计划重返手术室再次手术率为0.27%（表3-2-21-3）。

表3-2-21-3 2018年口腔住院手术患者术后31天内非计划重返手术室再次手术情况

| 质控指标 | 三级公立 | 三级民营 | 二级公立 | 二级民营 | 平均值 |
|---|---|---|---|---|---|
| 年平均出院患者手术（例） | 497.99 | 194.48 | 111.98 | 141.90 | 374.66 |
| 平均术后31天内非计划重返手术室再次手术（例） | 1.21 | 0.04 | 0.70 | 0 | 1.01 |
| 术后31天内非计划重返手术室再次手术率（%） | 0.24 | 0.02 | 0.62 | 0 | 0.27 |
| 术后48小时以内非计划重返手术室再次手术率（%） | 0.12 | 0 | 0.04 | 0 | 0.11 |
| 术后3~31天非计划重返手术室再次手术率（%） | 0.12 | 0.02 | 0.59 | 0 | 0.16 |

### 4. 住院手术患者围手术期 9 类常见并发症总体发生率

在全国 31 个省（区、市）的 883 家医院中，2018 年出院手术患者总数 330 829 例，手术患者围手术期 9 类常见并发症共发生 2681 例，总体发生率为 0.81%，按平均发生数量排序，排名前 5 位的并发症依次为：手术后出血或血肿、与手术/操作相关感染、手术后呼吸道并发症、手术伤口裂开、手术后生理/代谢紊乱（图 3-2-21-1）。

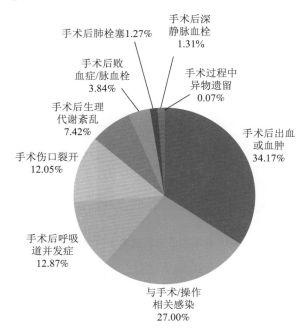

图 3-2-21-1　2018 年口腔住院手术患者围手术期 9 类常见并发症构成比例

# 第二十二节　病　理　专　业

## 1. 术中快速病理诊断及时率

2018 年三级公立医院、民营医院、二级公立医院及委属委管医院的平均术中快速病理诊断及时率分别为 97.00%、96.05%、95.79% 及 91.11%（图 3-2-22-1），统计学分析显示，各级医院间诊断及时率有显著性差异（$P < 0.01$），委属委管医院冰冻切片病理检查工作量大，但及时率较低。各省（区、市）二级、三级公立医院术中快速病理诊断及时率详见图 3-2-22-2。

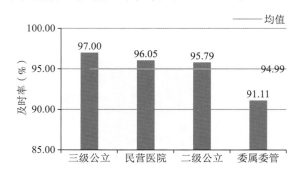

图 3-2-22-1　2018 年不同级别医院术中快速病理诊断及时率

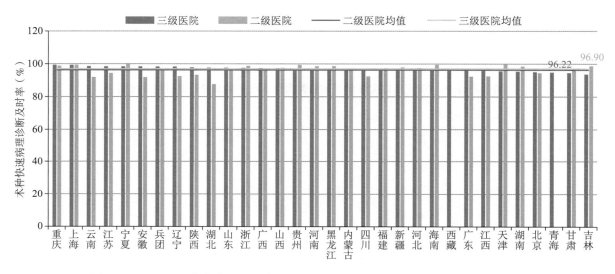

图 3-2-22-2　2018 年各省（区、市）二级、三级公立医院术中快速病理诊断及时率

## 2. 小活检标本病理诊断及时率

2018 年三级公立医院、民营医院、二级公立医院及委属委管医院的小活检病理诊断及时率分别为 96.84%、95.70%、95.40% 及 90.52%（图 3-2-22-3），统计分析显示，各级医院小活检标本病理诊断及时率有显著性差异（$P < 0.01$），委属委管医院工作量大，但及时率较低。

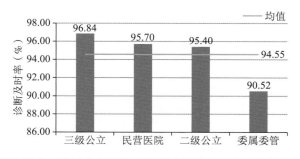

图 3-2-22-3　2018 年不同级别医院小活检标本病理诊断及时率

各省（区、市）二级、三级公立医院术中小活检标本病理诊断及时率详见图 3-2-22-4。

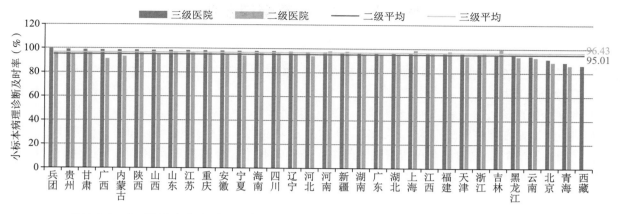

图 3-2-22-4　2018 年各省（区、市）二级、三级公立医院术中小活检标本病理诊断及时率

### 3. 术中快速诊断与石蜡诊断符合率

2018 年各级医院术中快速诊断与石蜡诊断符合率比较详见图 3-2-22-5，统计学显示不同级别医院间符合率有显著性差异（$P < 0.05$）。各省（区、市）二级、三级公立医院术中诊断与石蜡诊断符合率详见图 3-2-22-6。

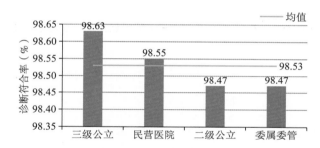

图 3-2-22-5　2018 年不同级别医院术中快速病理诊断与石蜡诊断符合率

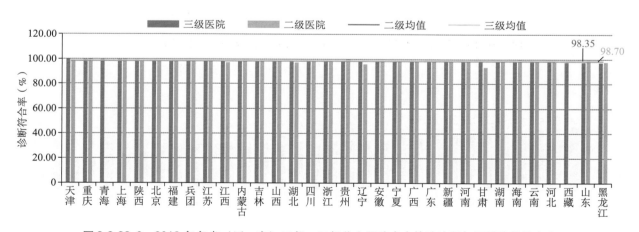

图 3-2-22-6　2018 年各省（区、市）二级、三级公立医院术中快速诊断与石蜡诊断符合率

## 第二十三节　药事管理专业

2018年共有4002家综合医院纳入药事管理专业统计分析，其中三级公立医院1161家（包括委属委管医院25家），二级公立医院2193家；三级民营医院83家，二级民营医院565家。

### 1．门诊处方审核率

2018年全国门诊处方审核率为35.73%，其中，委属委管、三级公立、二级公立、三级民营、二级民营医院的门诊处方审核率分别为40.75%、29.86%、43.66%、43.38%、53.16%，民营医院高于公立医院（图3-2-23-1），这可能与民营医院的药学服务模式有关。全国各省（区、市）三级、二级公立医院门诊处方审核率见图3-2-23-2及图3-2-23-3。

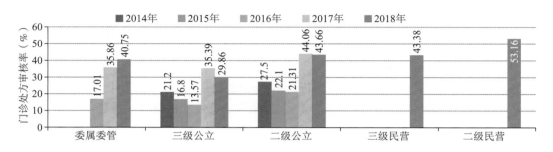

图3-2-23-1　2014—2018年全国不同类别医院门诊处方审核率

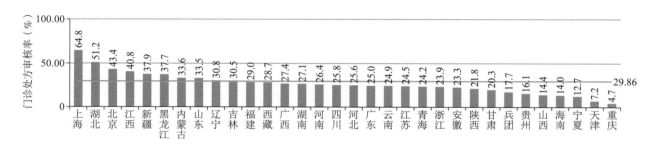

图3-2-23-2　2018年全国各省（区、市）三级公立综合医院门诊处方审核率

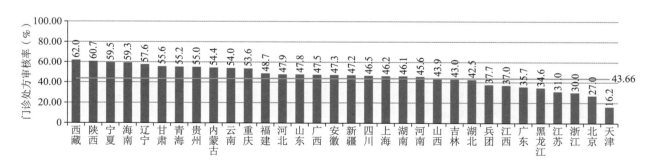

图3-2-23-3　2018年全国各省（区、市）二级公立综合医院门诊处方审核率

### 2．住院用药医嘱审核率

2018年全国住院用药医嘱审核率为40.70%，其中，委属委管、三级公立、二级公立、三级民营、二级民营医院的住院用药医嘱审核率分别为39.93%、43.04%、33.38%、42.93%、62.15%，二级民营医院最高，其次为三级公立医院（图3-2-23-4）。全国各省（区、市）三级、二级公立医院住院用药医嘱审核率见图3-2-23-5及图3-2-23-6。

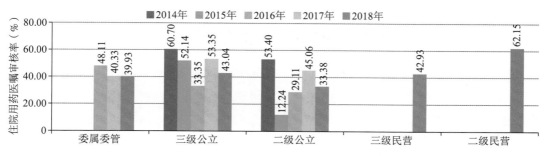

图 3-2-23-4　2014—2018 年全国不同类别医院住院用药医嘱审核率

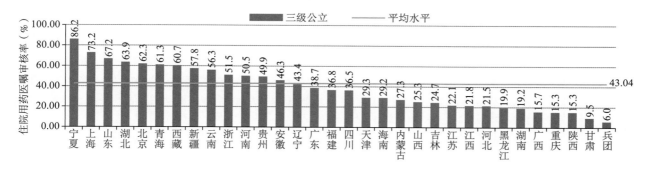

图 3-2-23-5　2018 年全国各省（区、市）三级公立综合医院住院用药医嘱审核率

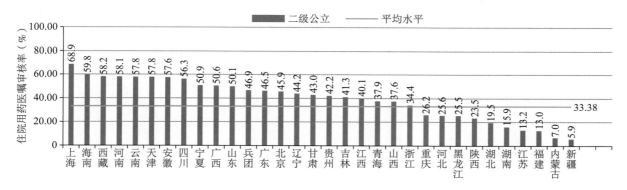

图 3-2-23-6　2018 年全国各省（区、市）二级公立综合医院住院用药医嘱审核率

### 3. 静脉用药集中调配医嘱干预率

2018 年全国静脉用药集中调配医嘱干预率为 0.75%，其中，委属委管、三级公立、二级公立、三级民营、二级民营医院静脉用药集中调配医嘱干预率分别为 0.60%、0.83%、0.32%、0.45%、0.12%，其中委属委管、三级公立医院显著高于其他类型医院（图 3-2-23-7）。

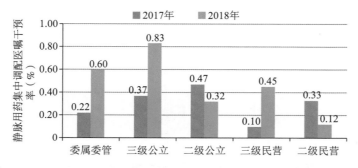

图 3-2-23-7　2017 年、2018 年全国不同类别医院静脉用药集中调配医嘱干预率

## 第二十四节　消化内镜专业

2018 年调查总共采集 5847 家综合医院数据，筛选剔除后最终纳入 2294 家医院的数据进行分析，其中委属委管医院 14 家公立三级综合医院 729 家公立二级综合医院 1224 家民营综合医院 292 家。

### 1. 消化道早癌检出率

消化道早癌检出率情况详见图 3-2-24-1。

（1）2018 年早期食管癌内镜检出率为 16.03%，较去年（15.04%）有所提升，其中北京、浙江等地早期食管癌检出率居全国前列。三级公立医院早期食管癌检出率（16.83%）显著高于其他类型医院（图 3-2-24-2）。

（2）早期胃癌内镜检出率为 15.49%，较去年（15.25%）有所提升，北京、吉林等地早期胃癌检出率较高。其中三级公立医院早期胃癌检出率（15.91%）显著高于其他类型医院（图 3-2-24-3）。

（3）早期结直肠癌内镜检出率为 15.02%，较去年（13.43%）有所提升，浙江、北京等地早期结直肠癌内镜检出率位居全国前列，其中民营综合医院早期结直肠癌检出率均值（15.41%）较高（图 3-2-24-4）。

（4）消化道早癌在所有消化道恶性肿瘤中的占比为 14.95%，较去年 14.38% 有所提升。三级公立医院消化道早癌检出率（15.63%）显著高于其他类型医院（图 3-2-24-5），从全国来看北京、吉林、浙江消化道早癌检出率较高（图 3-2-24-6）。

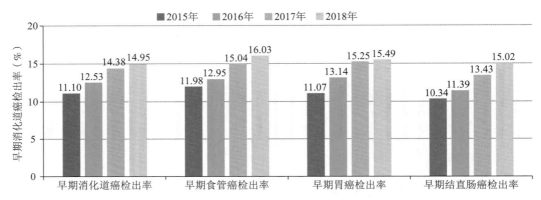

图 3-2-24-1　2015—2018 年消化道早癌检出率

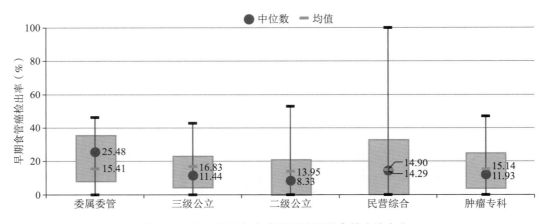

图 3-2-24-2　2018 年各类型医院早期食管癌检出率

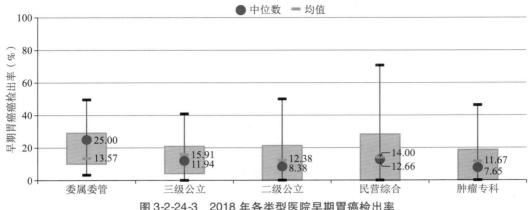

图 3-2-24-3　2018 年各类型医院早期胃癌检出率

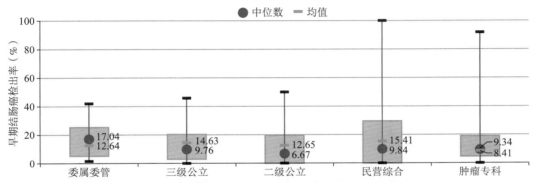

图 3-2-24-4　2018 年各类型医院早期结直肠癌检出率

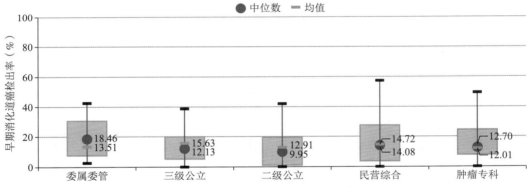

图 3-2-24-5　2018 年各类型医院消化道早癌检出率

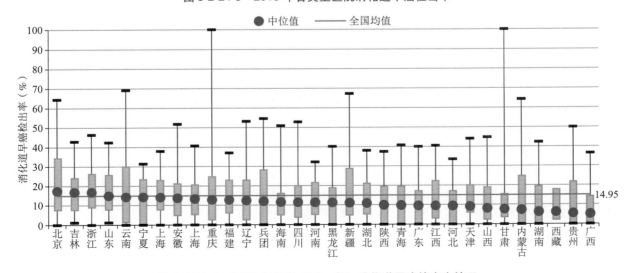

图 3-2-24-6　2018 年各省（区、市）消化道早癌检出率情况

### 2. ESD（内镜黏膜下剥离术）**完整切除率**

ESD 是内镜下治疗消化道黏膜病变的重要手段，本次数据调查结果显示，2018 年共完成 ESD 57 101 例，其中胃 ESD 占比最大，为 46.20%。其中江苏、山东、浙江开展 ESD 技术较多（图 3-2-24-7）。

ESD 整块切除是指标本在病理学水平达到水平切缘和垂直切缘均阴性，是评估 ESD 质量的关键指标。2018 全国 ESD 整块切除率为 91.11%，较去年（94.17%）有所波动。部分二级和民营医院开展 ESD 质量较差，应进一步严格把握开展相关技术的标准（图 3-2-24-8）。

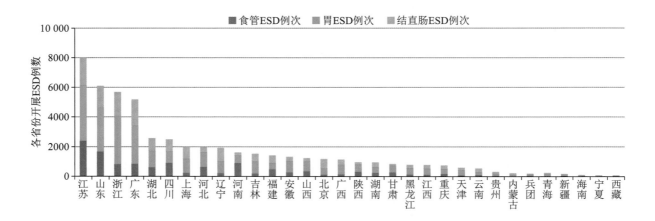

图 3-2-24-7　2018 年各省（区、市）医院开展 ESD 情况

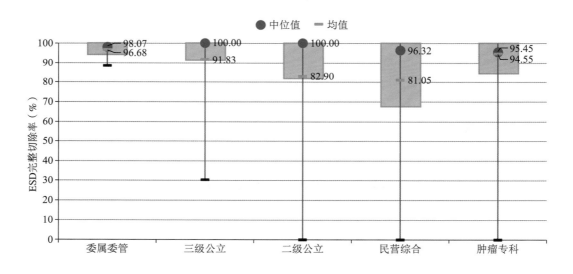

图 3-2-24-8　2018 年各类型医院的 ESD 完整切除率

### 3. ERCP（经内镜逆行胰胆管造影）**术中对目标胆管或胰管深插管成功率**

ERCP 术中对目标胆管或胰管深插管成功率是指对胃肠道解剖正常、无十二指肠乳头手术史的患者行 ERCP、术中对目标胆管或胰管的深插管成功的百分比。ERCP 选择性深插管成功率是评价内镜中心、内镜医师 ERCP 水平的重要指标。本次调查数据显示，我国 ERCP 选择性深插管成功率为 94.32%，较去年（96.18%）有所波动。各类型医院 ERCP 术中对目标胆管或胰管深插管成功率均较高（图 3-2-24-9）。

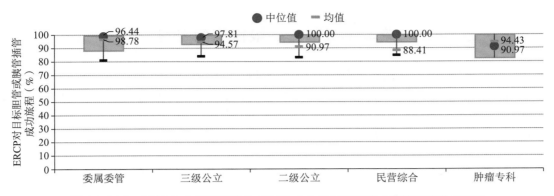

图 3-2-24-9　2018 年各类型医院的 ERCP 术中对目标胆管或胰管深插管成功率

# 第二十五节　感染性疾病专业

　　2019 年度全国医疗质量数据抽样调查收集了全国 7802 家各级各类医院的 2018 年 1 月 1 日至 2018 年
12 月 31 日感染性疾病专业医疗质量相关数据，其中设置有感染性疾病科的医院 2829 家（36.26%），
分布于全国 32 个省级行政区域与兵团（台湾、香港、澳门未纳入调查），各省（区、市）医院数量及
比率分布见图 3-2-25-1 及图 3-2-25-2。

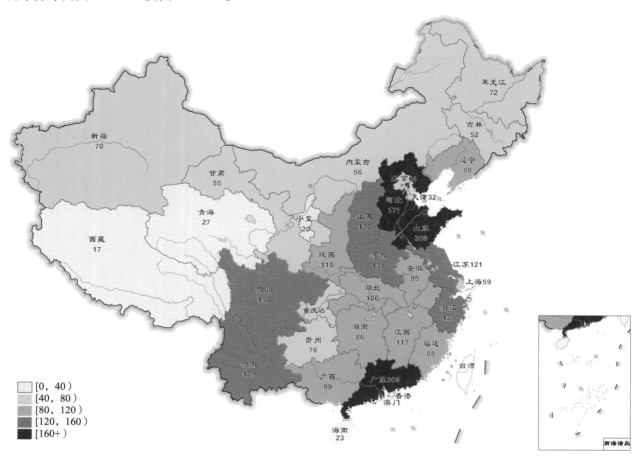

图 3-2-25-1　2019 年上报设置感染性疾病科的医院数量分布

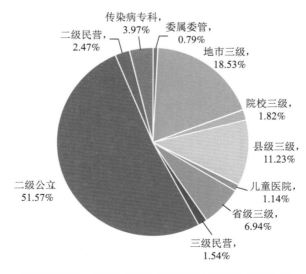

图 3-2-25-2　2019 年纳入数据分析的医院类别构成

## 1. 感染性腹泻病原学诊断阳性率（%）

2018 年全国感染性腹泻病原学诊断阳性率为 23.27%，其中，儿童专科医院最高（40.59%），委属委管医院最低（10.49%）（图 3-2-25-3）。

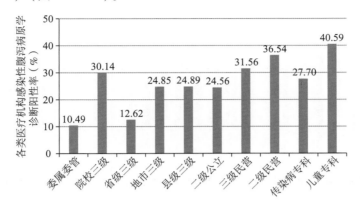

图 3-2-25-3　2018 年各类医院感染性腹泻病原学诊断阳性率

按医院级别看，三级医院为 22.33%，青海最高（70.98%），海南最低（2.52%）；二级医院为 24.85%，青海最高（74.42%），浙江最低（11.32%）（图 3-2-25-4）。

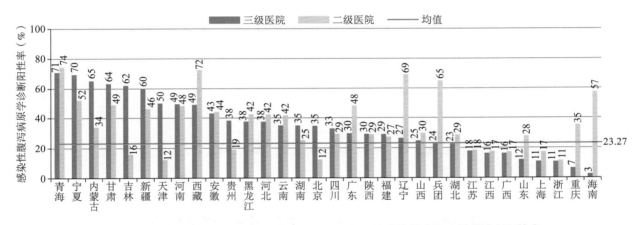

图 3-2-25-4　2018 年各省（区、市）三级、二级医院感染性腹泻病原学诊断阳性率

## 2. 感染性腹泻患者抗菌药物使用率

全国感染性腹泻患者抗菌药物使用率为 59.65%，其中，委属委管医院最高，为 84.47%，儿童专科医院最低，为 32.04%（图 3-2-25-5）。

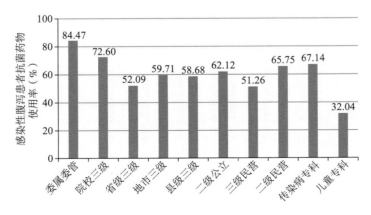

图 3-2-25-5　2018 年各类医院感染性腹泻患者抗菌药物使用率

按医院级别看，三级医院为58.15%，青海最高（93.33%），海南最低（4.09%）；二级医院为62.17%，新疆兵团和西藏最高（100%），上海最低（35.56%）（图3-2-25-6）。

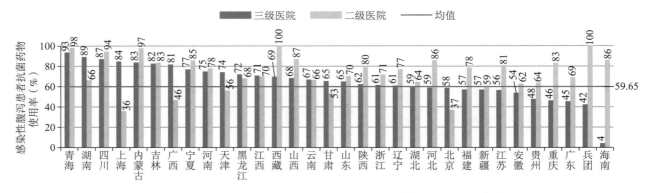

图3-2-25-6 2018年各省（区、市）三级、二级医院感染性腹泻患者抗菌药物使用率

### 3. 感染性腹泻患者口服补液盐（ORS）使用率

全国感染性腹泻患者口服补液盐（ORS）使用率为45.10%。其中，委属委管医院最高，为67.08%，三级民营医院最低，为23.11%（图3-2-25-7）。

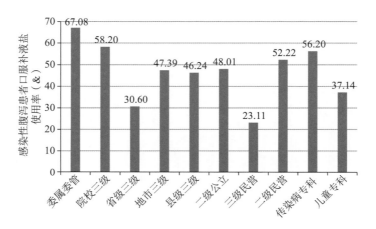

图3-2-25-7 2018年各类医院感染性腹泻患者口服补液盐使用率

按医院级别看，其中，三级医院为43.32%，北京最高（84.33%），海南最低（3.19%）；二级医院为48.11%，北京最高（90.67%），上海最低（12.18%）（图3-2-25-8）。

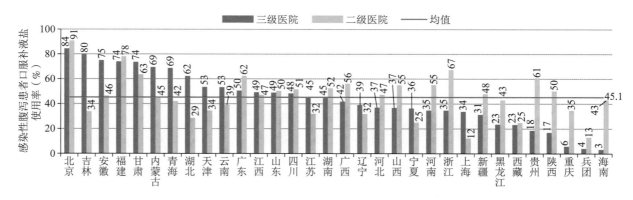

图3-2-25-8 2018年各省（区、市）三级、二级医院感染性腹泻患者口服补液盐使用率

本次上报数据中，儿童专科医院平均感染性腹泻人次最高（5384.67人次）、感染性腹泻病原学诊断阳性率最高（40.59%）、感染性腹泻患者抗菌药物使用率最低（32.04%）。同儿童专科相比，收治

成人患者的医院对感染性腹泻的病原学研究和抗菌药物管理仍存在不足，下一步，建议相关医院进一步加强成人急性感染性腹泻诊疗规范。

感染性腹泻细菌性感染比例整体呈下降趋势，调研数据中全国感染性腹泻患者使用抗菌药物率为59.65%，全国有27个省份使用率超过50%。委属委管、院校三级医院抗菌药物使用率高达84.47%和72.60%，而相应病原学诊断阳性率低（10.49%和30.14%），下一步，建议相关省份、医院加强病原学研究和诊断，合理使用抗菌药物。

感染性腹泻补液治疗上对水样泻及发生临床脱水的患者有益，除严重情况外，鼓励间断、少量、多次口服补液盐治疗，全国感染性腹泻患者使用口服补液盐使用率为45.10%，北京市三级医院、二级医院使用率最高（84.33%和90.67%），重庆、新疆兵团、海南三级医院口服补液盐使用率均低于10%。下一步，建议相关省份、医院加强感染性腹泻补液治疗原则相关培训。

**4. 经组织学和/或细菌学证实的肺结核阳性率**

本年度首次采用病案首页中的诊断编码来分析结核病诊断情况，在2796家有感染科的医院中，有1750家医院上报了此项数据。被调查医院结核病的整体组织学及细菌学阳性率为30.12%，低于世界卫生组织对西太地区评估的39%，但较2017年的26.96%有显著提升。2018年委属委管、院校三级、地市三级、县级三级、传染病专科医院的阳性率均有一定程度的提升，特别是县级三级医院的提升最为明显。按省份看，其中江苏省最高（52.77%），西藏最低（9.88%）（图3-2-25-9、图3-2-25-10）。

注：民营医院虽然在提升比例较大，但是由于总的结核病患者数量过低，只占总病例数的5%，因此未纳入讨论分析。

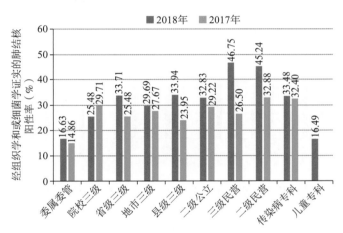

图3-2-25-9　2017年、2018年各类医院经组织学和/或细菌学证实的肺结核阳性率

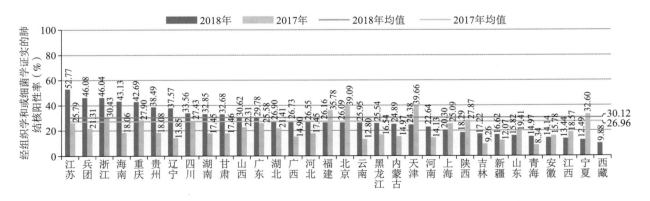

图3-2-25-10　2017年、2018年各省（区、市）经组织学和/或细菌学证实的肺结核阳性率

# 第二十六节　门　诊　专　业

## 1. 预约挂号率

纳入此部分分析的 4450 家医院中，71.82% 的医院实行实名制预约挂号。实行实名制预约挂号的医院中，平均预约挂号率为 22.37%。其中，委属委管最高，为 51.70%，二级公立最低，为 15.76%。不同省（区、市）中，福建省最高，为 38.59%，宁夏最低，为 10.37%（图 3-2-26-1、图 3-2-26-2）。

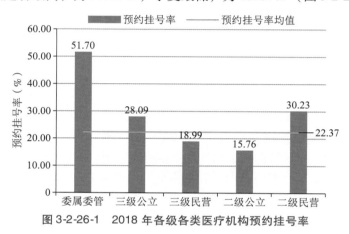

图 3-2-26-1　2018 年各级各类医疗机构预约挂号率

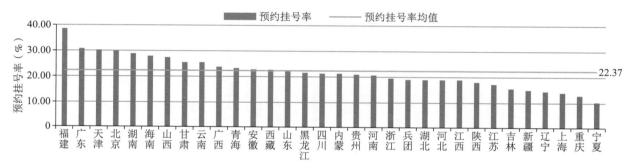

图 3-2-26-2　2018 年各省（区、市）医疗机构预约挂号率

## 2. 肿瘤 MDT 门诊数量占全部 MDT 门诊数量比例

共有 776 家医疗机构纳入此部分分析。2018 年调查医疗机构肿瘤 MDT 门诊数量占全部 MDT 门诊数量比例为 47.38%。其中三级公立医院最高，为 54.18%，二级公立医院最低，为 30.45%。不同地区中，湖北省最高，为 92.76%，西藏最低，为 0（图 3-2-26-3、图 3-2-26-4）。

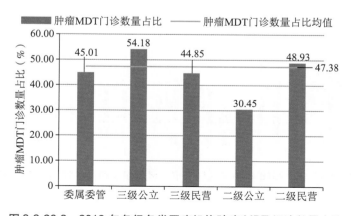

图 3-2-26-3　2018 年各级各类医疗机构肿瘤 MDT 门诊数量占比

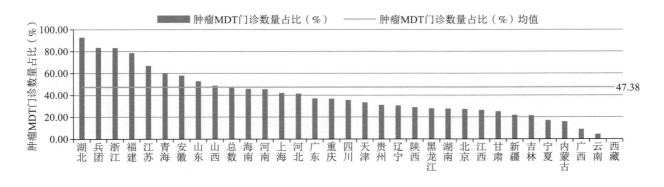

图 3-2-26-4　2018 年各省（区、市）医疗机构肿瘤 MDT 门诊数量占比

### 3．门诊诊断与出院诊断符合率

纳入此部分分析的 3736 家医院中，委属委管医院共 43 家，三级公立医院共 1825 家，二级医院共 1868 家。2018 年委属委管医院、三级公立医院、二级医院门诊诊断与出院诊断符合率（ICD-10 诊断亚目）分别为 69.36%、62.86%、71.14%。2018 年委属委管医院、三级公立医院、二级医院门诊诊断与出院诊断符合率（ICD-10 诊断细目）分别为 67.38%、60.67%、68.49%（图 3-2-26-5）。

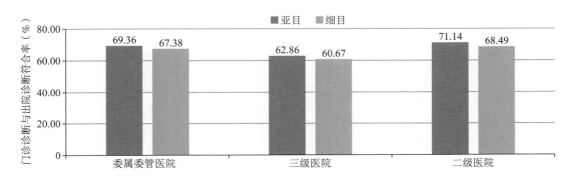

图 3-2-26-5　2018 年二级以上医疗机构门诊诊断与出院诊断符合率

不同地区中，委属委管医院门诊诊断与出院诊断符合率（ICD-10 诊断亚目）上海市（95.60%）最高，天津市（37.15%）最低；三级公立医院安徽省（77.27%）最高，河北省（51.30%）最低。二级医院中，湖南省（86.74%）最高，西藏（47.78%）最低（图 3-2-26-6、图 3-2-26-7）。

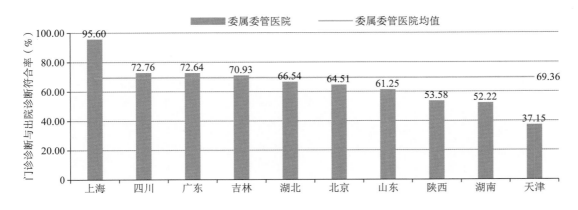

图 3-2-26-6　2018 年委属委管医院门诊诊断与出院诊断符合率（ICD-10 诊断亚目）

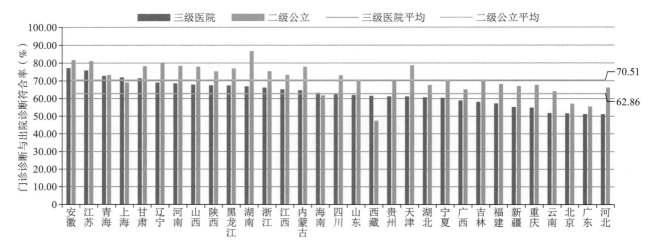

图 3-2-26-7　2018 年二级、三级公立医院门诊诊断与出院诊断符合率（ICD-10 诊断亚目）

## 第二十七节　健康体检与管理专业

2019 年 7 月 19 日至 9 月 23 日开展各省（区、市）医疗机构健康体检调查信息上报工作，共收回全国 29 个省（区、市）（广西、西藏、港澳台除外）健康体检机构填写的调查问卷 6656 份，其中有效问卷 4791 份。结合调查数据对《国家健康体检与管理质量控制核心指标（2019 年版）》所包含的健康体检基本项目完成率指标进行统计分析，全国健康体检机构基本项目开展情况如表 3-2-27-1 所示。

表 3-2-27-1　2019 年全国健康体检机构基本项目开展率

| 服务项目 | 开展率（%） | 服务项目 | 开展率（%） |
|---|---|---|---|
| 基础项目 | | 专科检查 | |
| 　血压 | 99.76 | 　内科检查 | 99.41 |
| 　身高 | 99.61 | 　外科检查 | 97.98 |
| 　体重 | 99.63 | 　眼科检查 | 92.37 |
| 　体重指数 | 89.05 | 　耳鼻喉科检查 | 91.56 |
| 　腰围 | 68.31 | 　口腔科检查 | 87.60 |
| 　臀围 | 61.80 | 　妇科检查 | 95.64 |
| 　腰臀比 | 53.65 | 实验室检查 | |
| 功能检查 | | 　血常规 | 98.73 |
| 　静息心电图 | 91.36 | 　尿常规 | 99.16 |
| 超声检查 | | 　便常规 | 91.98 |
| 　腹部彩超检查 | 97.88 | 　便潜血 | 88.83 |
| 影像检查 | | 　生化检查 | 97.82 |
| 　DR | 96.60 | 　肿瘤标志物检查 | 92.77 |

### 1. 全国健康体检机构静息心电图开展概况

全国健康体检机构静息心电图开展率为 91.37%，其中，公立机构的开展率 92.65%，社会办机构的开展率为 89.38%（表 3-2-27-2）。

表 3-2-27-2　2019 年各省（区、市）健康体检机构静息心电图开展率

| 省（区、市） | 开展率（%） | 省（区、市） | 开展率（%） | 省（区、市） | 开展率（%） |
|---|---|---|---|---|---|
| 北京 | 90.24 | 安徽 | 90.33 | 四川 | 91.45 |
| 天津 | 94.74 | 福建 | 89.94 | 贵州 | 93.90 |
| 河北 | 92.91 | 江西 | 92.81 | 云南 | 97.44 |
| 山西 | 88.10 | 山东 | 89.49 | 陕西 | 87.32 |
| 内蒙古 | 100.00 | 河南 | 90.97 | 甘肃 | 88.10 |
| 辽宁 | 89.75 | 湖北 | 96.20 | 青海 | 90.00 |
| 吉林 | 91.67 | 湖南 | 93.14 | 宁夏 | 100.00 |
| 黑龙江 | 100.00 | 广东 | 88.80 | 新疆（含兵团） | 90.65 |
| 上海 | 95.35 | 广西 | / | 西藏 | / |
| 江苏 | 94.59 | 海南 | 95.00 | | |
| 浙江 | 92.03 | 重庆 | 89.58 | | |

### 2. 全国健康体检机构腹部彩超开展概况

全国健康体检机构腹部彩超开展率为97.88%，其中，公立机构的开展率97.76%，社会办机构的开展率为98.14%（表3-2-27-3）。

表3-2-27-3 2019年各省（区、市）健康体检机构腹部彩超开展率

| 省（区、市） | 开展率（%） | 省（区、市） | 开展率（%） | 省（区、市） | 开展率（%） |
|---|---|---|---|---|---|
| 北京 | 99.18 | 安徽 | 96.89 | 四川 | 97.52 |
| 天津 | 100.00 | 福建 | 99.39 | 贵州 | 99.42 |
| 河北 | 98.64 | 江西 | 98.60 | 云南 | 98.72 |
| 山西 | 97.62 | 山东 | 99.27 | 陕西 | 98.42 |
| 内蒙古 | 100.00 | 河南 | 98.40 | 甘肃 | 97.62 |
| 辽宁 | 96.89 | 湖北 | 98.09 | 青海 | 100.00 |
| 吉林 | 91.89 | 湖南 | 98.29 | 宁夏 | 100.00 |
| 黑龙江 | 96.15 | 广东 | 96.27 | 新疆（含兵团） | 97.24 |
| 上海 | 95.42 | 广西 | / | 西藏 | / |
| 江苏 | 97.42 | 海南 | 100.00 | | |
| 浙江 | 98.18 | 重庆 | 100.00 | | |

### 3. 全国健康体检机构生化学检查开展概况

全国健康体检机构生化学检查开展率为97.82%，其中，公立机构与社会办机构的开展率一致，均为97.82%（表3-2-27-4）。

表3-2-27-4 2019年各省（区、市）健康体检机构健康体检机构生化检查开展率

| 省（区、市） | 开展率 | 省（区、市） | 开展率（%） | 省（区、市） | 开展率（%） |
|---|---|---|---|---|---|
| 北京 | 97.60 | 安徽 | 97.39 | 四川 | 99.17 |
| 天津 | 98.31 | 福建 | 99.41 | 贵州 | 97.11 |
| 河北 | 98.65 | 江西 | 100.00 | 云南 | 97.70 |
| 山西 | 94.25 | 山东 | 98.57 | 陕西 | 100.00 |
| 内蒙古 | 95.48 | 河南 | 98.43 | 甘肃 | 84.88 |
| 辽宁 | 97.93 | 湖北 | 97.52 | 青海 | 90.00 |
| 吉林 | 72.97 | 湖南 | 100.00 | 宁夏 | 100.00 |
| 黑龙江 | 96.00 | 广东 | 98.57 | 新疆（含兵团） | 96.55 |
| 上海 | 100.00 | 广西 | / | 西藏 | / |
| 江苏 | 99.15 | 海南 | 100.00 | | |
| 浙江 | 98.21 | 重庆 | 98.96 | | |

## 第二十八节　康复医学专业

本年度全国医疗质量抽样调查共收取 7544 家综合医院康复医学专业数据，其中 2147 家配置康复医学病房。经数据筛选，最终纳入 1897 家综合医院数据。

### 1. 病房设置情况

2018 年参与抽样调查的 7544 家综合医院中 2147 家配置康复医学病房，病房配置率仅为 28.46%。在 25 家委属委管综合医院中，共有 3 家医院无康复医学科病房。

2018 年有 410 家综合医院新设立康复医学病房，其中，三级综合医院新增病房 117 个，二级综合医院新增病房 290 个，民营综合医院新增病房 47 个。

### 2. 早期康复开展率

2018 年骨科病房开展早期（术后 24～48 小时内康复介入，下同）康复介入服务率为 8.69%，其中髋、膝关节置换手术后开展早期康复介入服务率为 36.21%；脊髓损伤术后开展早期康复介入服务率为 26.70%；神经内科病房开展早期康复介入服务率为 11.79%，其中急性脑梗死开展早期康复介入服务率为 25.25%；重症医学科病房开展早期康复介入服务率为 15.85%（图 3-2-28-1）。

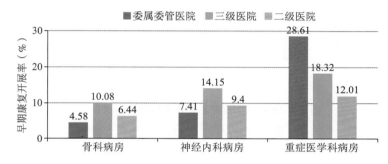

图 3-2-28-1　2018 年综合医院骨科、神经内科、重症医学科早期康复开展率

### 3. 日常生活能力改善率

日常生活能力（Activities of Daily Living，ADL）改善是患者功能改善的重要指标之一，也是康复治疗的重要目的之一。本次调查的康复医学科进行 ADL 评定的共有 1403 家，占 73.96%，平均改善率为 73.75%。不同级别、类别综合医院 ADL 改善率如图 3-2-28-2 所示。

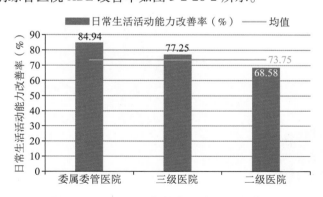

图 3-2-28-2　2018 年综合医院 ADL 改善率

# 第二十九节  临床营养专业

2018 年度共收取全国 32 个省（区、市）1675 家医疗机构的营养科数据，经数据筛选，最终纳入 1659 家二级以上医疗机构进行分析。

## 1. 营养医师人数与床位数之比

2009 年卫生部印发《临床营养科规范化建设与管理指南（试行）》，要求营养医师人数与医院床位数之比（医床比）应至少为 1：150（即每千张床位数至少配备 7 名营养医师）。

此次调查显示 2018 年平均每千张编制床位数仅配备 1.88 名营养医师。其中，委属委管医院营养医床比值最低，二级专科医院比值最高；二级医院高于三级医院，专科医院高于综合医院（图 3-2-29-1）。

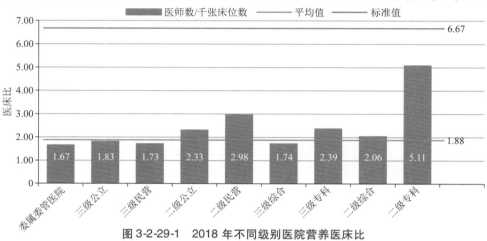

图 3-2-29-1  2018 年不同级别医院营养医床比

2018 年营养医床比位于前 3 位的省（区、市）为西藏、天津、海南，后 3 位的为湖北、江西、陕西（图 3-2-29-2）。

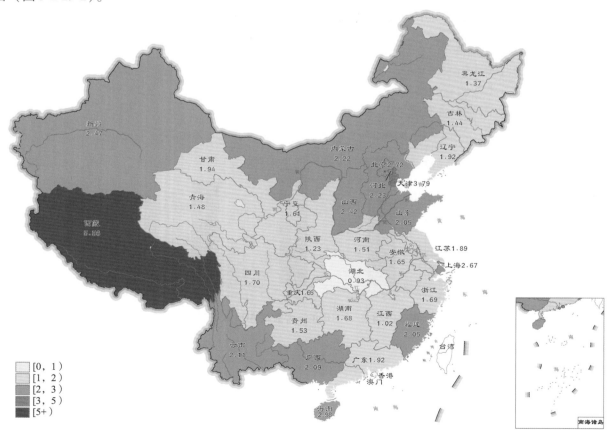

图 3-2-29-2  2018 年各省（区、市）营养医床比（医师数/千张床位数）

### 2. 营养风险筛查率

医疗机构应对住院患者进行 100% 营养风险筛查。本次纳入抽样的 1659 家医疗机构营养科共有 1325 家开展营养风险筛查工作，营养风险筛查率为 18.96%（图 3-2-29-3）。

三级医院筛查率显著高于二级医院。民营医院筛查率普遍高于公立医院，这可能与设置营养科的民营医院数量较少有关，无法反映整体水平。

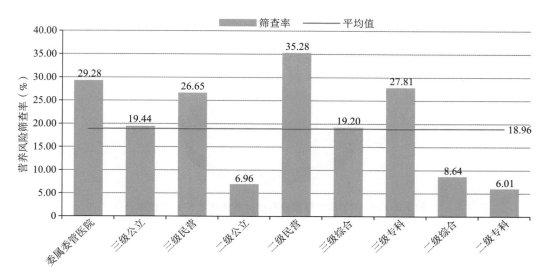

图 3-2-29-3　2018 年不同类别医疗机构住院患者营养风险筛查率

### 3. 营养治疗率

营养治疗包括膳食营养治疗、肠内营养治疗和肠外营养治疗 3 种类型，膳食营养治疗又分为基本膳食和治疗膳食。调查显示，各级医疗机构平均营养治疗率为 29.32%，其中委属委管医院最高（63.22%），二级民营医院最低（1.72%）（图 3-2-29-4）。

总体治疗途径以膳食营养治疗为主，其次为肠内营养治疗、肠外营养治疗，体现营养治疗的"序贯治疗"原则。其中，委属委管和二级民营医院肠内营养治疗率均高于膳食营养治疗率，委属委管医院最高为 11.63%，但肠外营养治疗率为 0，二级民营医院总治疗率偏低，需进一步推动营养治疗过程跟进，规范营养治疗途径选择。

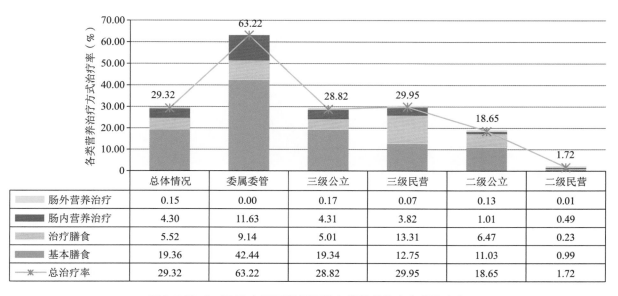

| | 总体情况 | 委属委管 | 三级公立 | 三级民营 | 二级公立 | 二级民营 |
|---|---|---|---|---|---|---|
| 肠外营养治疗 | 0.15 | 0.00 | 0.17 | 0.07 | 0.13 | 0.01 |
| 肠内营养治疗 | 4.30 | 11.63 | 4.31 | 3.82 | 1.01 | 0.49 |
| 治疗膳食 | 5.52 | 9.14 | 5.01 | 13.31 | 6.47 | 0.23 |
| 基本膳食 | 19.36 | 42.44 | 19.34 | 12.75 | 11.03 | 0.99 |
| 总治疗率 | 29.32 | 63.22 | 28.82 | 29.95 | 18.65 | 1.72 |

图 3-2-29-4　2018 年不同级别医院各类营养治疗方式治疗率

## 第三十节 整形外科专业

2018 年度共纳入 954 家有整形外科病房的医疗机构的数据进行分析。

### 1. 病房收治患者疾病类型

患者疾病类型分为创伤性（急慢性创面、体表肿瘤等）、先天性（小耳畸形、Poland 综合征等）、美容性（体形雕塑、假体隆乳等）。全国整形外科病房共收治创伤性患者 399 429 人，占 30.90%；先天性患者 150 703 人，占 11.66%；美容性患者 742 471 人，占 57.44%（图 3-2-30-1）。

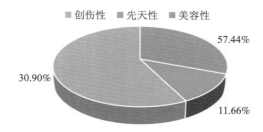

图 3-2-30-1 2018 年整形外科病房收治患者疾病类型成分

### 2. 治疗相关并发症发生人数及发生率

2018 年参与抽样调查的整形外科病房治疗相关并发症（即出血或血肿、感染、切口愈合不良、切口裂开、皮肤血运不佳、皮肤坏死等与治疗相关的并发症）发生人数为 8135 人，并发症发生率约为 0.63%，平均每家医疗机构病房治疗相关并发症发生人数为 10.08 人。

其中，出血及血肿发生人数 4534 人，发生率约为 0.35%，平均每家医院病房出血及血肿发生人数为 5.56 人；感染发生人数 4934 人，发生率约为 0.38%，平均每家医院病房感染发生人数为 6.04 人。

### 3. 非计划二次治疗人数及发生率

2018 年参与抽样调查的整形外科病房非计划二次治疗人数 3884 人，发生率约为 0.30%，平均每家医院病房非计划二次治疗发生人数为 4.79 人。

## 第三十一节　超声诊断专业

### 1. 超声医患比

超声医患比是每万人次超声科就诊患者平均拥有的超声医师数，是医疗机构超声医疗质量的重要结构性指标之一。2018 年全国超声医患比为 1.27：10 000，即平均每万人次超声科就诊患者平均对应 1.27 名超声医师。

各省（区、市）超声医患比详见图 3-2-31-1，经济较发达、人口较多的地区超声医师相对不足。

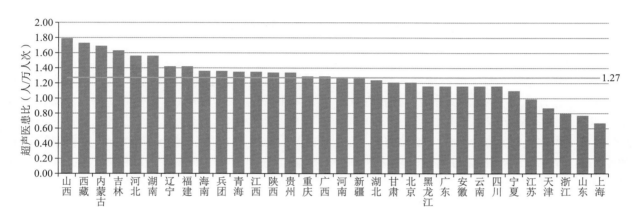

图 3-2-31-1　2018 年各省（区、市）超声医患比

### 2. 超声报告阳性率

超声报告阳性率反映疾病检出情况，体现了超声检查的价值。本次调查要求上报医疗机构随机抽取不少于 300 份超声报告（门诊、急诊及住院超声报告分别不少于 100 份），统计阳性结果的报告比率。2018 年的全国超声阳性率均值约为 70.84%，各省（区、市）医疗机构的阳性率差异不大。在不同类型医疗机构中，三级综合医院的阳性率最高，为 75.64%；二级专科医院阳性率最低，为 50.08%，这可能与二级专科医院承担了较多正常产检或妇科筛查有关（图 3-2-31-2，图 3-2-31-3）。

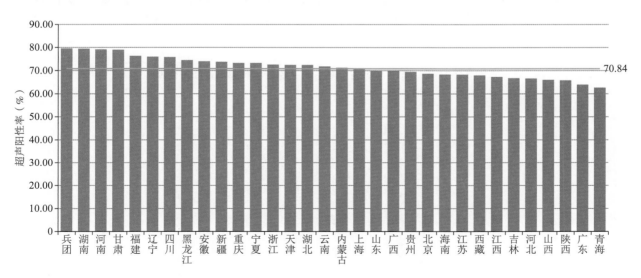

图 3-2-31-2　2018 年各省（区、市）医疗机构超声阳性率

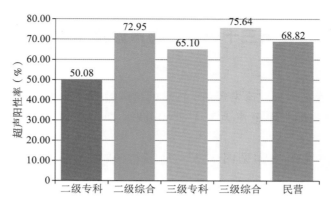

图 3-2-31-3　2018 年不同类型医疗机构超声阳性率

### 3. 超声诊断符合率

超声诊断符合率是反映超声诊断质量最重要的指标，基本上能反映一定时期内超声科室的诊疗水平，对临床也有非常大的诊断价值。数据显示，医疗机构的超声-病理诊断符合率为 89.23%，各省（区、市）符合率分布范围为 75.70%~93.91%，说明全国大部分省（区、市）均有较高的超声诊断符合率。在不同类型医疗机构中，三级综合、三级专科及二级专科医院的超声-病理诊断符合率均达到 90% 以上，而二级综合医院与民营医院诊断符合率略低，分别为 85.75% 与 87.08%，需进一步加强（图 3-2-31-4，图 3-2-31-5）。

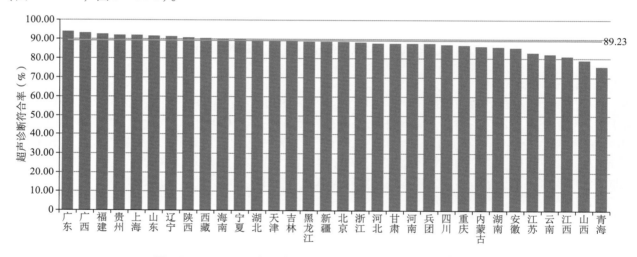

图 3-2-31-4　2018 年各省（区、市）医疗机构超声诊断符合率

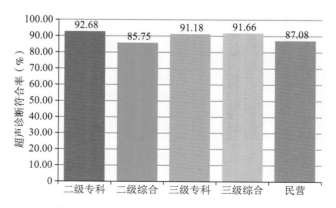

图 3-2-31-5　2018 年不同类型医疗机构超声诊断符合率

# 第三十二节　脑损伤专业

对 2018 年全国 26 个省（区、市）（其中青海、西藏、辽宁暂无示范医院，河北、甘肃示范医院无脑死亡病例上报）的 58 家质控示范医院上报的 830 例脑死亡判定病例数据进行分析。

## 1. 脑死亡判定先决条件符合率

脑死亡判定先决条件符合率是指符合脑死亡判定先决条件的例数占同期脑死亡判定总例数的比例。脑死亡判定先决条件符合率体现了医疗机构开展脑死亡判定时，对脑死亡入选病例掌握的准确程度。2018 年分析数据显示全部示范医院上报的脑死亡病例的脑死亡判定先决条件符合率均达到 100%（图 3-2-32-1），与 2017 年符合率一致。脑死亡判定先决条件的高符合率保证了脑死亡判定的安全性。（注：海南省 2017 年未参与质控示范医院上报数据）

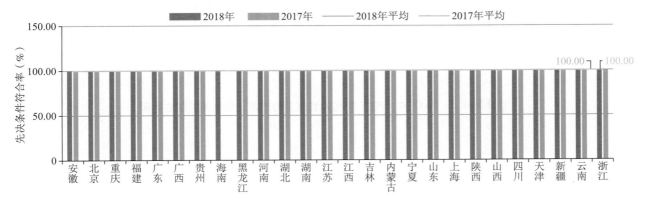

图 3-2-32-1　2017 年、2018 年脑死亡判定先决条件符合率

## 2. 自主呼吸激发试验实施率

自主呼吸激发试验实施率是指脑死亡的自主呼吸激发试验实施例数占同期脑死亡判定总例数的比例。体现医疗机构开展脑死亡判定时，对自主呼吸停止激发试验的执行力。2018 年分析数据显示：2018 年上报的脑死亡病例实施率为 88.39%，比 2017 年（81.20%）提高了 7.19 个百分点。不同省份实施率仍存差异，其中北京、福建、海南、黑龙江、江苏、内蒙古、宁夏、陕西、山西、四川、天津、浙江、湖北、山东、广西、河南、广东、安徽等 18 省（区、市）质控示范医院的自主呼吸激发试验平均实施率超过 90%（图 3-2-32-2），未能实施自主呼吸激发试验的主要原因是核心体温未达标，以及血压和/或血氧不稳定。

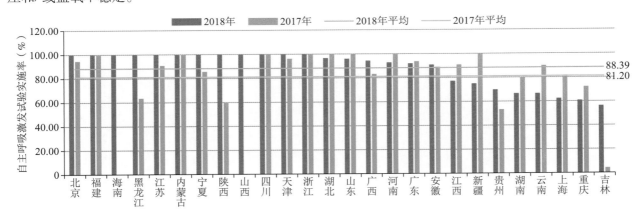

图 3-2-32-2　2017 年、2018 年脑死亡判定自主呼吸激发试验实施率

### 3. 规范化脑电图评估达标率

脑电图规范化评估达标率是指脑死亡的规范化脑电图评估达标例数占同期脑死亡判定脑电图评估总例数的比例。体现医疗机构开展脑死亡判定时，对脑电图技术掌握的准确程度。2018年分析数据显示：脑死亡病例的规范化脑电图评估率为94.50%，比2017年（90.93%）提高了3.57个百分点（图3-2-32-3）；其中北京、重庆、贵州、海南、湖北、湖南、内蒙古、上海、山西、陕西、四川、新疆、云南等13个地区的质控示范医院达标率达到了100%。

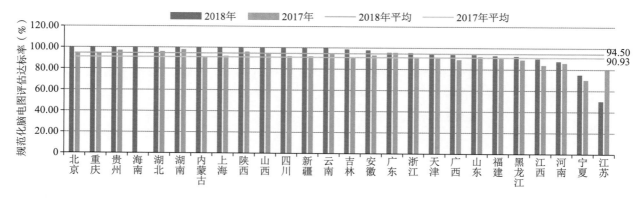

图3-2-32-3　2017年、2018年脑死亡判定的规范化脑电图评估达标率

## 第三十三节 病案管理专业

2018 年开展出院病案终末形式质控的医院共 4855 家，占调查总数的 86.76%；开展出院病历内涵质控的医院 3529 家，占调查总数的 63.06%；开展运行病历质控的医院 4355 家，占调查总数的 77.82%；开展门诊病历质控的医院 2182 家，占调查总数的 38.99%；开展住院病案首页独立质控的医院 3937 家，占调查总数的 70.35%（图 3-2-33-1）。

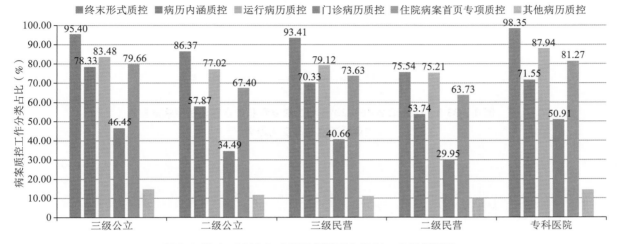

图 3-2-33-1 2018 年病历质量管理与控制工作开展情况

### 1. 住院病案首页数据完整率

在病案首页 4 大类信息中，2018 年三级综合医院的数据完整度较 2017 年和 2016 年有所提升（图 3-2-33-2）。

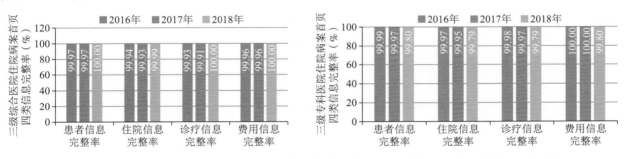

图 3-2-33-2 HQMS 2016—2018 年三级综合与专科医院住院病案首页四类信息完整率变化趋势

### 2. 住院病案首页数据准确率

采用项目与项目之间逻辑判断的 51 个标准，对首页项目进行逻辑校验，以审查其准确性。审核 HQMS 2016—2018 年三年住院病案首页数据，总体准确率为 97.25%，三级综合医院的首页准确率高出三级专科医院 0.15 个百分点（表 3-2-33-1）。

表 3-2-33-1 HQMS 2016—2018 年三级专科和综合医院住院病案首页数据准确率

|  | 三级专科医院 | 三级综合医院 | 平均值 |
| --- | --- | --- | --- |
| 患者信息准确率（%） | 95.58 | 94.60 | 95.09 |
| 住院信息准确率（%） | 97.65 | 98.34 | 98.00 |
| 诊疗信息准确率（%） | 98.10 | 98.16 | 98.13 |
| 费用信息准确率（%） | 95.24 | 96.55 | 95.90 |
| 全部信息准确率（%） | 97.17 | 97.32 | 97.25 |

### 3. 住院病案首页主要诊断准确率

按照"主要诊断编码范围为 A ~ U 开头和 Z 开头的编码，不包括字母 V、W、X、Y 开头的编码；主要诊断编码或名称有任意一项不为空／－时，则另一项不应为空／－"为原则对主要诊断准确率进行评价（图 3-2-33-3）。

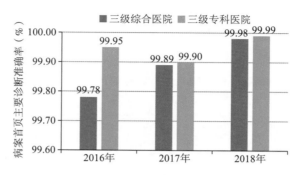

图 3-2-33-3　HQMS 2016—2018 年三级专科和综合医院住院病案首页
主要诊断准确率变化趋势

## 第三十四节 人体器官分配与共享专业

本报告内容为基于中国人体器官分配与共享计算机系统（China Organ Transplant Response System，COTRS）的数据统计分析，不包含港澳台地区数据。

### 1. 每百万人口捐献率

2016 年起，我国人体器官捐献量稳定保持在世界第二位，仅次于美国。根据国际器官捐献与移植注册（International Registry on Organ Donation and Transplantation，IRoDT）数据，2017 年全球每百万人口捐献率（per million population，PMP）排名前 3 位的国家为西班牙（46.90%）、葡萄牙（34.00%）、美国（31.96%）。

2018 年，中国完成器官捐献 6302 例，器官移植手术 20 201 例。PMP 从 2015 年的 2.01 上升至 2018 年的 4.53。但由于我国人口基数大、器官捐献起步较晚，还存在较大的提升空间。2018 年，全国有 9 个省份 PMP 高于全国平均水平。此外，我国 PMP 在省（区、市）间存在较大差异，PMP 排名前 3 位的为北京（29.16）、天津（18.88）、湖北（10.08），仍有宁夏、青海和西藏 3 个省（区、市）在 2018 年未开展公民逝世后器官捐献（图 3-2-34-1）。

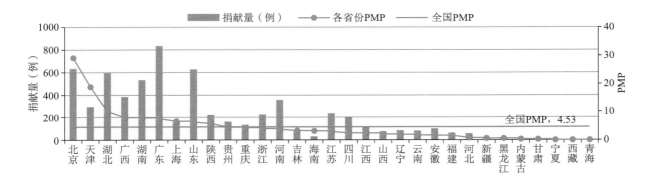

图 3-2-34-1　2018 年各省（区、市）PMP

### 2. 每捐献者产出器官数

2018 年全国每捐献者产出肾脏器官数 1.91 个，产出肝脏器官数 0.91 个，对比 2017 年的肾脏 1.89 个、肝脏 0.90 个有所提高。2018 年，全国有 14 个省（区、市）每捐献者产出肾脏器官数高于全国水平、有 11 个省（区、市）每捐献者产出肝脏器官数高于全国水平（图 3-2-34-2，图 3-2-34-3）。

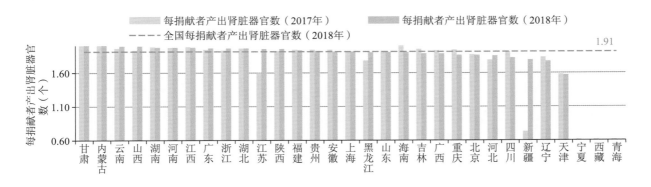

图 3-2-34-2　2017 年、2018 年各省（区、市）每捐献者产出肾脏器官数

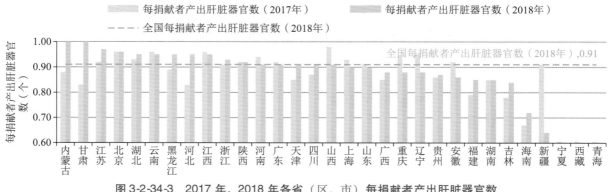

图 3-2-34-3　2017 年、2018 年各省（区、市）**每捐献者产出肝脏器官数**

### 3. 移植等待者在等待中死亡的比例

2018 年共有肝肾移植等待者 62 910 人活跃在等待名单中，其中肾脏移植等待者 50 512 人、肝脏移植等待者 12 398 人。2018 年，全国共有 701 人在等待肝肾移植中死亡，其中肾脏移植等待者在等待中死亡 404 人（0.80%），肝脏移植等待者在等待中死亡 297 人（2.40%）。有 10 个省（区、市）肾脏移植等待者在等待中死亡的比例高于全国水平，有 18 个省（区、市）肝脏移植等待者在等待中死亡的比例高于全国水平。

2018 年肾脏移植等待者在等待中死亡的比例排名前 3 位的省（区、市）为：海南（3.49%）、内蒙古（2.44%）、陕西（2.36%），肝脏移植等待者在等待中死亡的比例排名前 3 位的省份为：山西（28.57%）、青海（16.67%）、云南（11.11%）（图 3-2-34-4，图 3-2-34-5）。

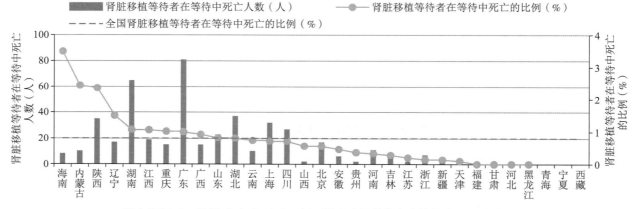

图 3-2-34-4　2018 年各省（区、市）**肾脏移植等待者在等待中死亡的情况**

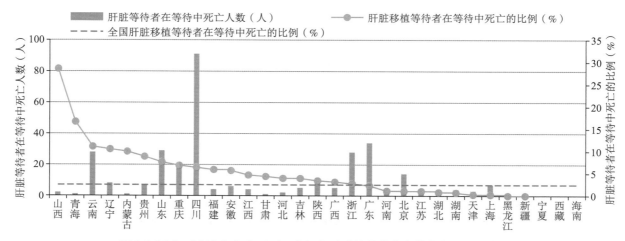

图 3-2-34-5　2018 年各省（区、市）**肝脏移植等待者在等待中死亡的情况**

# 第三章

# 医院临床用药情况监测与分析

## 一、全国合理用药监测网分布概况

全国合理用药监测网已覆盖了 30 个省（区、市），共 1572 家医院，占全国公立医院总数（基于《2019 年中国卫生健康统计年鉴》）的 19.12%。其中三级监测点医院 1126 家，占全国三级公立医院总数的 49.76%；二级监测点医院 446 家，占全国二级公立医院总数的 7.49%。包含中央、省、市、区县、行业、军队的综合与专科医院（图 3-3-1-1）。

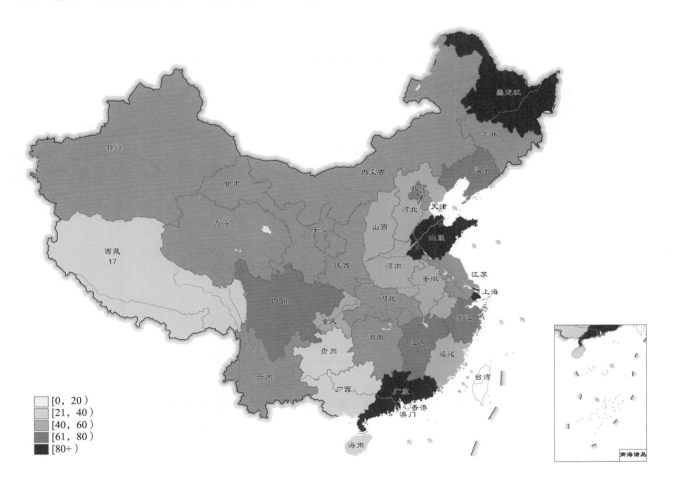

[0, 20）
[21, 40）
[40, 60）
[61, 80）
[80+）

图 3-3-1-1 2018 年全国监测点医院的覆盖与分布

## 二、全国样本医院临床用药规模与趋势

### （一）全国相同样本医院临床用药情况

为了客观、真实地反映临床用药的规模与变化，汇总了2016—2018年全国相同样本1429家医院的有效数据。

数据显示，中西药用药金额，3年分别为3906.11亿元、4000.96亿元、4115.02亿元，每年均有所增长，增长率分别为2.43%、2.85%，年均复合增长率2.64%。西药用药金额，3年分别为3275.82亿元、3398.61亿元、3558.66亿元，每年均有所增长，增长率分别为3.75%、4.71%，年均复合增长率4.23%，品种数有所增加。中成药用药金额，3年分别为630.28亿元、602.35亿元、556.36亿元，每年均有所下降，增长率分别为−4.43%、−7.63%，年均复合增长率−6.05%，品种数明显减少，2017年比2016年减少了64种；2018年比2017年减少了230种（图3-3-1-2）。

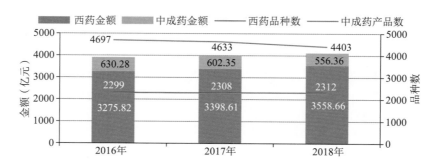

图3-3-1-2  2016—2018年全国相同样本医院中、西药用药情况

### （二）全国不同级别医院临床用药状况

#### 1.三级医院用药情况

2016—2018年，全国三级医院西药临床用药金额逐年递增，占三级医院临床用药总金额的84.43%～87.01%，年均复合增长率为4.41%，品种数基本稳定。

中成药临床用药金额逐年递减，占三级医院临床用药总金额的12.99%～15.57%，年均复合增长率为−6.05%，品种数有所减少。

西药用药金额是中成药的5.42～6.70倍（图3-3-1-3）。

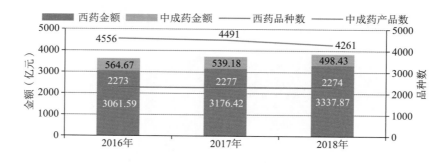

图3-3-1-3  2016—2018年全国三级样本医院中、西药用药情况

#### 2.二级医院用药情况

2016—2018年，全国二级医院西药临床用药金额有所波动，占二级医院临床用药总金额的76.55%～79.22%，年均复合增长率1.52%，品种数基本稳定。

中成药临床用药金额逐年递减，占二级医院临床用药总金额的20.78%～23.45%，年均复合增长率−6.03%，品种数有所减少。

西药用药金额是中成药的3.27～3.81倍（图3-3-1-4）。

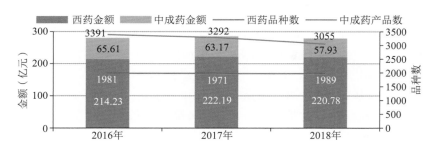

图 3-3-1-4 2016—2018 年全国二级样本医院中、西药用药情况

### 3. 三级、二级医院平均每家医院用药情况

2016—2018 年数据显示，全国三级医院每家医院的西药平均用药金额分别为 2.91 亿元、3.02 亿元、3.18 亿元；中成药分别为 0.54 亿元、0.51 亿元、0.47 亿元。全国二级医院每家医院平均西药用药金额分别为 0.57 亿元、0.59 亿元、0.58 亿元；中成药分别为 0.17 亿元、0.17 亿元、0.15 亿元。（图 3-3-1-5）

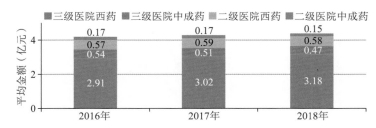

图 3-3-1-5 2016—2018 年全国不同等级医院每家医院平均中、西药用药规模

## 三、全国各疾病系统临床用药分布与趋势

### （一）全国各疾病系统临床用药分布

2016—2018 年数据显示，按 WHO-ATC 14 个疾病系统药物分类，西药用药金额排序前 6 位无变化，分别为全身用抗感染药物、抗肿瘤药及免疫调节剂、消化系统及影响代谢药物、血液和造血器官药物、神经系统药物和心血管系统药物，3 年间其占西药总金额的百分比分别为 84.18%、83.72%、83.28%；其他 8 个疾病系统的用药金额，则分别占 15.82%、16.28%、16.72%（图 3-3-1-6）。

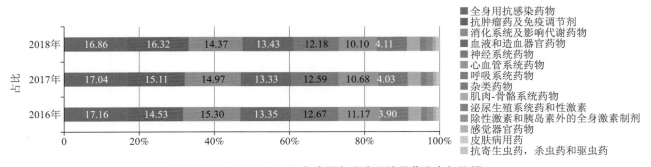

图 3-3-1-6 2016—2018 年全国各疾病系统用药分布与份额

### 1. 各疾病系统用药金额排序与占比

2016—2018 年数据显示，全身用抗感染药物用药金额 3 年均排序第 1 位，占西药总金额 16.86% ~ 17.16%；抗肿瘤药及免疫调节剂、消化系统及影响代谢药物分别占 14.53% ~ 16.32%、14.37% ~ 15.30%，排序第 2 或第 3 位；血液和造血器官药物 3 年均排序第 4 位，占 13.33% ~ 13.43%；神经系统药物 3 年均排序第 5 位，占 12.18% ~ 12.67%；心血管系统药物 3 年均排序第 6 位，占 10.10% ~ 11.17%（其他 8 个疾病系统用药不再详细列出）（图 3-3-1-6，图 3-3-1-7）。

### 2．各疾病系统用药金额年均复合增长率

2016—2018 年数据显示，在 14 个疾病系统药物分类中，年均复合增长率排序前 3 位的是：感觉器官药物 10.79%、抗肿瘤药及免疫调节剂 10.48%、皮肤病用药 10.05%；排序后 3 位的是：神经系统药物 2.22%、消化系统及影响代谢药物 1.02%、心血管系统药物 −0.87%，其余的杂类药物、抗寄生虫药与杀虫药和驱虫药、呼吸系统药物、泌尿生殖系统药和性激素、除性激素和胰岛素外的全身激素制剂、肌肉-骨骼系统药物、血液和造血器官药物、全身用抗感染药，分别为 8.67%、8.33%、7.06%、5.98%、5.87%、5.24%、4.57%、3.30%（图 3-3-1-7）。

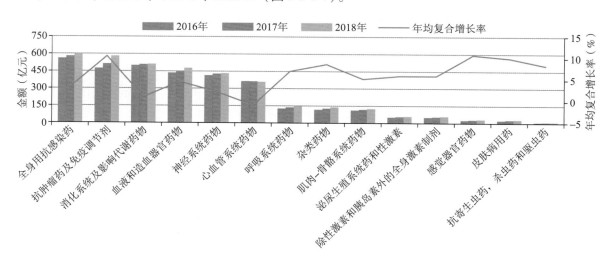

图 3-3-1-7　2016—2018 年全国各疾病系统用药金额与年均复合增长率

### （二）全国不同等级医院六大疾病系统用药情况

#### 1．三级医院六大疾病系统用药

2016—2018 年数据显示，三级医院六大疾病系统用药金额排序虽与全国存在差异，但仍占主导地位，其占西药总金额 83.21% ~ 84.12%；其他八个疾病系统共占 16.79% ~ 15.88%（图 3-3-1-8）。

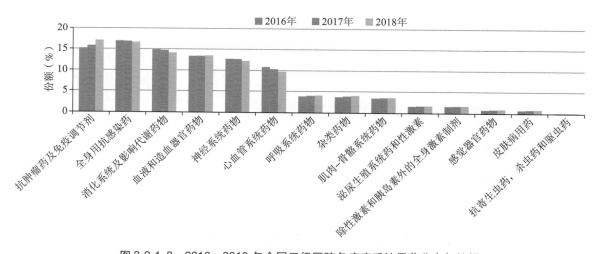

图 3-3-1-8　2016—2018 年全国三级医院各疾病系统用药分布与份额

#### 2．二级医院六大疾病系统用药

2016—2018 年数据显示，二级医院也以六大疾病系统用药占主导地位，其占西药总金额 84.29% ~ 84.94%，排序前 6 位的分别为全身用抗感染药物、消化系统及影响代谢药物、心血管系统药物、血液和造血器官药物、神经系统药物、抗肿瘤药物及免疫调节剂；其他八个疾病系统共占 15.06% ~ 15.71%（图 3-3-1-9）。

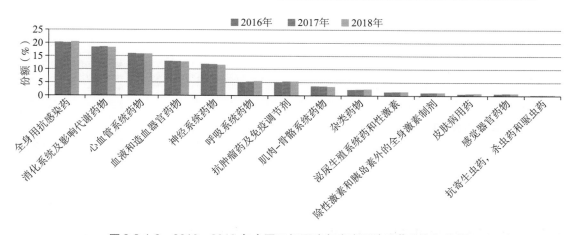

图 3-3-1-9　2016—2018 年全国二级医院各疾病系统用药分布与份额

## 四、全国抗菌药物用药监测与分析

自 2011 年开展《全国抗菌药物临床应用专项整治活动》以来，遏制了抗菌药物的不合理使用，取得了较为显著的成效。本部分汇总了 2010—2018 年连续相同样本医院的数据，用于分析全国抗菌药物应用的变化，同时简要描述了全身用抗感染药物临床应用情况。

### （一）全国全身用抗感染药物用药规模与趋势

#### 1. 全身用抗感染药物临床用药趋势

2016—2018 年数据显示，全身用抗感染药物用药金额逐年递增，占西药总金额百分比分别为 17.16%、17.04%、16.86%，金额增长率分别为 3.00%、3.60%，年均复合增长率 3.30%（图 3-3-1-10，图 3-3-1-11）。

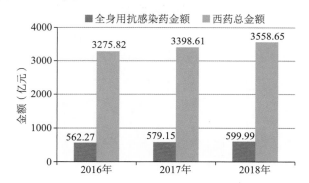

图 3-3-1-10　2016—2018 年全身用抗感染药用药规模

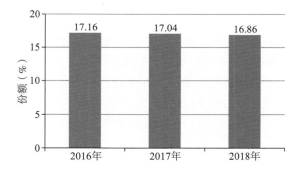

图 3-3-1-11　2016—2018 年全身用抗感染药用药份额

#### 2. 全身用抗感染药物各亚类临床用药情况

2016—2018 年，按 WHO-ATC 药物分类，全身用抗感染药共 6 个亚类。全身用抗菌药与全身用抗真菌药两个亚类，是抗菌药物专项整治的内容，其中全身用抗菌药物临床用药份额总体下降，用药金额年均复合增长率 1.85%；全身用抗真菌药临床用药份额总体上升，年均复合增长率 12.42%；全身用抗病毒药临床用药份额总体下降，年均复合增长率 2.28%；免疫血清及免疫球蛋白、抗分枝杆菌药、疫苗类药物，用药金额年均复合增长率较高（图 3-3-1-12，图 3-3-1-13）。

### （二）全国抗菌药物临床用药监测与分析

#### 1. 抗菌药物临床用药整体趋势变化

为了全面反映临床应用抗菌药物情况，本部分汇总了 2010—2018 年相同样本医院数据。结果显示，9 年抗菌药物的用药金额在 234.88 亿～314.76 亿元，占西药总金额的份额由 2010 年的 24.50%，降至 2018 年的 13.47%，共下降了 11.03 个百分点，年均复合增长率 1.09%。抗菌药物临床用药总品种数控制较好（图 3-3-1-14，图 3-3-1-15）。

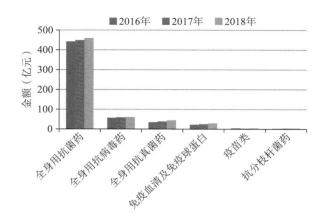

图 3-3-1-12　2016—2018 年全身用抗感染药
各亚类用药规模

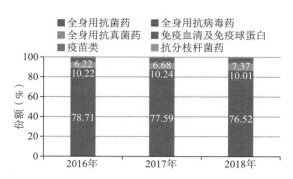

图 3-3-1-13　2016—2018 年全身用抗感染药
各亚类用药分布与份额

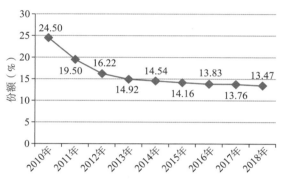

图 3-3-1-14　2010—2018 年抗菌药物用药
份额与趋势

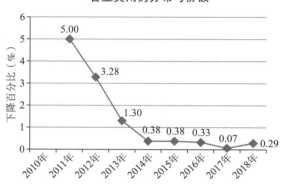

图 3-3-1-15　2010—2018 年抗菌药物用药
份额下降百分比

**2. 三级、二级医院抗菌药物用药分析**

2016—2018 年数据显示，全国三级医院抗菌药物用药金额逐年递增，占西药总金额比例分别为 14.30%、14.11%、13.89%，金额增长率分别为 2.31%、3.48%，年均复合增长率 2.89%。三级医院就诊人群庞大，病症相对复杂，临床用药量大，承担着主要的医疗卫生服务工作，数据显示抗菌药物用药份额稳定，控制较好。

全国二级医院抗菌药物用药金额有所波动，占西药总金额比例分别为 18.49%、17.99%、17.98%，金额增长率分别为 0.93%、-0.67%，年均复合增长率 0.12%。二级医院的治疗范围以常见病、多发病、慢性病为主，3 年用药份额虽有所下降，但与三级医院相比依然偏高（图 3-3-1-16）。

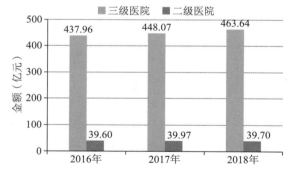

图 3-3-1-16　2016—2018 年三级、二级医院
抗菌药物用药规模

**3. 抗菌药物临床用药集中度高的类别**

按 WHO-ATC 药物分类，全身用抗菌药物有 9 个次亚类，全身用抗真菌药物有 1 个次亚类（为抗菌药物专项整治范围）。2016—2018 年，头孢菌素及其他 β-内酰胺类药物（包括头孢菌素、碳青霉烯类和单酰胺类药物）用药金额排序第 1 位，增长率分别为 0.09%、-1.14%，年均复合增长率 -0.53%；青霉素类药物排序第 2 位，增长率分别为 1.80%、2.49%，年均复合增长率 2.14%；喹诺酮类抗菌药排序第 3 位，增长率分别为 7.09%、10.79%，年均复合增长率 8.92%；全身用抗真菌药物排序第 4 位，增长率分别为 10.60%、14.27%，年均复合增长率 12.42%。以上 4 个次亚类占抗菌药物总金额百分比约 86%，其余 6 个次亚类仅占 14% 左右（图 3-3-1-17，图 3-3-1-18）。

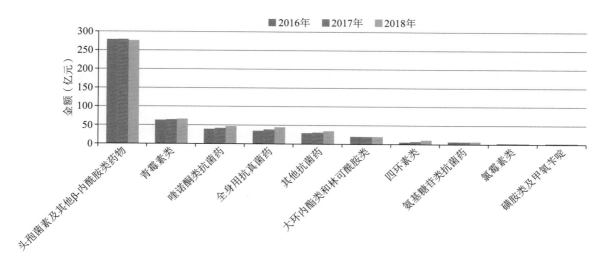

图 3-3-1-17 2010—2018 年抗菌药物各次亚类用药规模

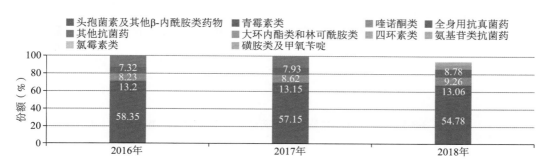

图 3-3-1-18 2010—2018 年抗菌药物各次亚类用药分布与份额

## 4. 抗菌药物重点药品监测与分析

2016—2018 年,抗菌药物临床用药金额排序前 20 位的重点药品主要分布在 5 个次亚类中,均为消耗量大、金额高的药品。其用药金额占抗菌药物总金额比例,3 年分别为 60.52%、61.30%、61.74%（图 3-3-1-19 至图 3-3-1-21）。

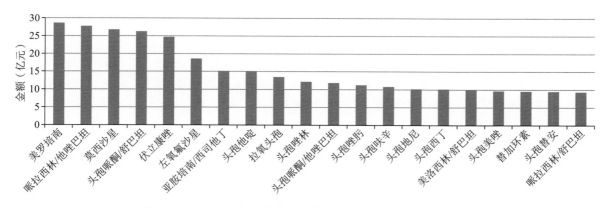

图 3-3-1-19 2018 年抗菌药物用药金额排序前 20 位的重点药品

（1）头孢菌素及其他 β-内酰胺类药物

该次亚类涉及 14 个药品,第 1 代头孢菌素类有头孢唑林、头孢硫脒;第 2 代头孢菌素类有头孢呋辛、头孢西丁、头孢美唑、头孢替安;第 3 代头孢菌素类有头孢哌酮/舒巴坦、头孢他啶、拉氧头孢、头孢哌酮/他唑巴坦、头孢唑肟、头孢地尼;碳青霉烯类有美罗培南、亚胺培南/西司他丁。

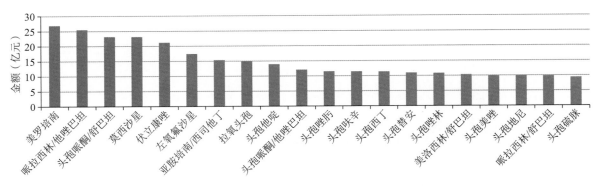

图 3-3-1-20　2017 年抗菌药物用药金额排序前 20 位的重点药品

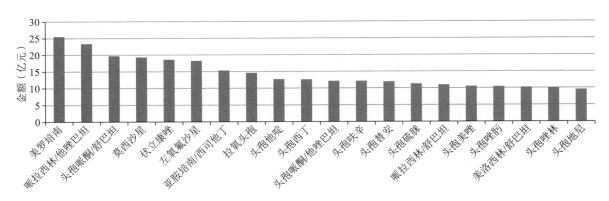

图 3-3-1-21　2016 年抗菌药物用药金额排序前 20 位的重点药品

（2）青霉素类药物

该次亚类涉及 3 个药品，分别为哌拉西林/他唑巴坦、美洛西林/舒巴坦、哌拉西林/舒巴坦。

（3）喹诺酮类药物

该次亚类涉及 2 个药品，其中左氧氟沙星用药金额，3 年均排序第 6 位；莫西沙星分别排序第 4、第 4、第 3 位。多年来，该类药物临床使用频度一直较高。

此类药物存在严重的不良反应，美国 FDA 多次发出警告，并将说明书黑框警告修改为【氟喹诺酮类药物可能致残及并发多种永久性严重不良反应】。2017 年国家食品药品监督管理局（CFDA）发出公告，其说明书黑框警告内容和美国 FDA 发布的警告内容一致。此类药物应重点监控。

（4）四环素类药物

该次亚类涉及 1 个药品——替加环素，其 2016、2017 年用药金额均未进入排序前 20 位；2018 年排序第 18 位，金额增长率分别为 41.02%、64.83%，年均复合增长率为 52.46%；药物使用频度（DDDs）分别为 29.76 万人次、46.59 万人次、84.21 万人次，增长率分别为 56.55%、80.73%，年均复合增长率最高，为 68.21%。

（5）三唑类抗真菌药物

该次亚类涉及 1 个药品——伏立康唑，其用药金额上升幅度较大，是否说明临床上侵袭性真菌感染病例增多。侵袭性真菌感染与广谱抗菌药物、糖皮质激素与免疫抑制剂的广泛应用，及临床上侵袭性操作等治疗手段的广泛应用等多种因素有关。因此如何预防、降低侵袭性真菌感染的发生是很重要的问题。

**5. 抗菌药物重点药品使用频度综合分析**

（1）重点药品各类别药物使用频度排序

2016—2018 年数据显示，DDDs（万人次）排序前三位的分别为氟喹诺酮类、第二代头孢菌素、第三代头孢菌素；最低的为四环素类抗菌药（图 3-3-1-22）。

（2）重点药品各类别药物使用频度年均复合增长率

2016—2018 年数据显示，四环素类抗菌药的 DDDs（万人次）年均复合增长率为 68.21%，排序第 1 位；三唑类衍生物排序第 2 位；碳青霉烯类排序第 3 位；第 2 代头孢菌素类最低，呈负增长趋势（图 3-3-1-22）。

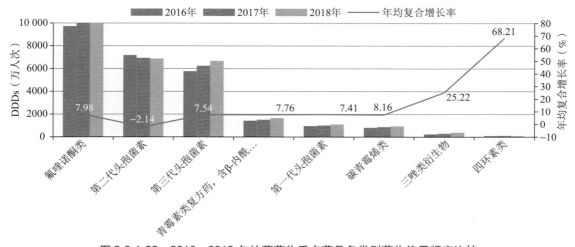

图 3-3-1-22 2016—2018 年抗菌药物重点药品各类别药物使用频度比较

（3）重点药品口服与注射剂药物使用频度分析

2018 年抗菌药物用药金额排序前 20 位的重点药品中，既有口服又有注射剂的涉及 4 个药品，其 DDDs（万人次）排序为左氧氟沙星第 1 位、头孢呋辛第 2 位、莫西沙星第 3 位、伏立康唑第 4 位。

注射剂有 19 个品种，其 DDDs（万人次）排序为左氧氟沙星第 1 位、头孢呋辛第 2 位、头孢哌酮/舒巴坦第 3 位、头孢唑林第 4 位、莫西沙星第 5 位、头孢他啶第 6 位，以上 DDDs 共计 8885.86 万人次；其他 13 个药品为 6168.23 万人次。

口服制剂有 5 个品种，其 DDDs（万人次）排序为左氧氟沙星第 1 位、头孢呋辛第 2 位、头孢地尼第 3 位、莫西沙星第 4 位、伏立康唑第 5 位（图 3-3-1-23）。

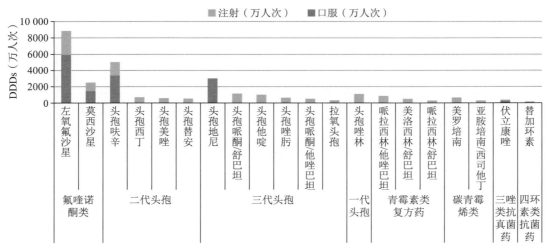

图 3-3-1-23 2018 年抗菌药物重点药品口服与注射剂药物使用频度分析

# 五、全国抗肿瘤药物及免疫调节剂监测与分析

## （一）全国抗肿瘤药物及免疫调节剂用药规模与趋势

### 1. 抗肿瘤药物及免疫调节剂临床用药趋势

2016—2018 年数据显示，抗肿瘤药物及免疫调节剂用药金额逐年递增，占西药总金额比例分别为

14.53%、15.11%、16.32%，金额增长率分别为7.90%、13.11%，年均复合增长率10.48%（图3-3-1-24）。

**2. 三级、二级医院抗肿瘤药物及免疫调节剂用药趋势**

2016—2018年数据显示（图3-3-1-25），全国三级医院抗肿瘤药物及免疫调节剂用药金额逐年递增，其占西药总金额比例分别为15.18%、15.79%、17.05%，金额增长率分别为7.91%、13.44%，年均复合增长率10.64%。

全国二级医院用药金额有所波动，其占西药总金额比例分别为5.15%、5.34%、5.34%，金额增长率分别为7.59%、-0.62%，年均复合增长率3.40%。

三级医院用药份额是二级医院的2.95～3.19倍。

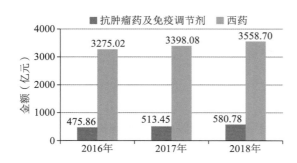

图3-3-1-24 2016—2018年抗肿瘤药及
免疫调节剂用药规模

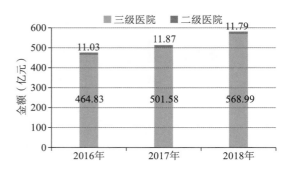

图3-3-1-25 2016—2018年三级、二级医院
抗肿瘤药及免疫调节剂用药规模

**3. 抗肿瘤药物及免疫调节剂各亚类临床用药情况**

2016—2018年按WHO-ATC药物分类，抗肿瘤药物及免疫调节剂共4个亚类。其中抗肿瘤药物用药金额排序第1位，增长率分别为14.24%、21.39%，年均复合增长率17.76%；免疫增强剂排序第2位，增长率分别为-7.96%、-13.65%，年均复合增长率-10.85%。以上2个亚类约占本大类总金额的80%，其余2个亚类占20%左右（图3-3-1-26，图3-3-1-27）。

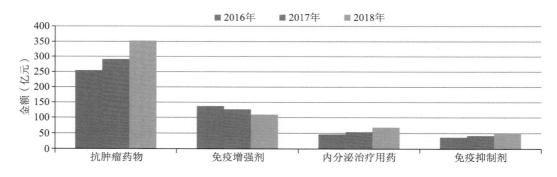

图3-3-1-26 2016—2018年抗肿瘤药物及免疫调节剂各亚类用药规模

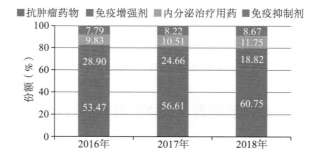

图3-3-1-27 2016—2018年抗肿瘤药物及免疫调节剂各亚类用药分布与份额

## （二）全国抗肿瘤重点药品监测

### 1. 细胞毒类抗肿瘤药物排序与份额

2016—2018 年细胞毒类抗肿瘤药物治疗恶性肿瘤方案成熟，药物疗效确切，临床用量一直较高。其中紫杉醇 3 年均排序第 1 位；培美曲塞排序第 4、第 2、第 2 位；多西他赛排序第 3、第 3、第 4 位；替吉奥排序第 6、第 5、第 5 位；卡培他滨 3 年均排序第 8 位；奥沙利铂 3 年均排序第 9 位；吉西他滨排序第 11、第 14、第 16 位；替莫唑胺排序第 19、第 18、第 17 位。上述 8 个药品用药金额共占本大类总金额的比例，3 年分别为 27.36%、27.67%、27.30%（图 3-3-1-28）。

### 2. 靶向抗肿瘤药物用药趋势

2016—2018 年，靶向抗肿瘤药物中，单克隆抗体类的曲妥珠单抗、利妥昔单抗，以及蛋白激酶抑制剂的伊马替尼，这 3 个药品用药金额共占本大类总金额的比例，3 年分别为 6.65%、7.50%、8.80%，其年均复合增长率分别为 43.68%、17.47%、19.48%（图 3-3-1-29）。另外，贝伐珠单抗 2017 年、2018 年用药金额占本系统总金额比例分别为 1.49%、2.40%，2016 年未进入前 20 位；吉非替尼 2018 年用药金额占本系统总金额比例 1.81%，2016 年、2017 年未进入前 20 位。以上 5 个品种用药金额增长迅速，与政府靶向抗肿瘤药物惠民政策相关。

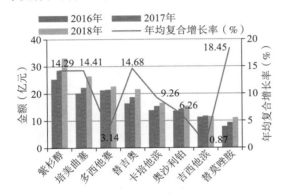

图 3-3-1-28　2016—2018 年细胞毒类
重点药品用药情况

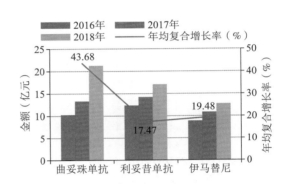

图 3-3-1-29　2016—2018 年靶向抗肿瘤
重点药品用药情况

## （三）全国免疫增强剂重点药品监测

免疫增强剂在抗肿瘤用药时，可增强机体免疫功能，提高抗肿瘤治疗效果，降低肿瘤治疗药的毒副作用，为辅助治疗药物。

2016—2018 年免疫增强剂用药金额总体偏高，其中胸腺肽 α1 用药金额在抗肿瘤药及免疫调节剂中，分别排序第 5、第 6、第 18 位，年均复合增长率 -22.11%；胸腺五肽作为《第一批国家重点监控合理用药药品目录》中的药品，其用药金额分别排序第 2、第 7、第 19 位，年均复合增长率 -30.03%；脾多肽 2016 年用药金额排序第 17 位，2017 年、2018 年未进入前 20 位。香菇多糖、甘露聚糖肽、脾氨肽、薄芝糖肽、胸腺肽、胎盘多肽、小牛脾提取物等，近年来被列入到相关省市重点监测的辅助治疗药品的目录中，故此类药品在临床上已显现出下降趋势（图 3-3-1-30）。

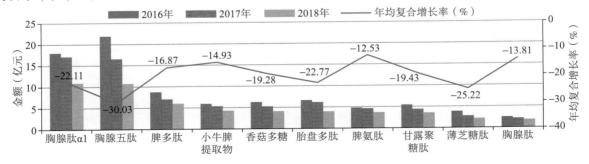

图 3-3-1-30　2016—2018 年免疫增强剂重点药品用药情况

## 六、消化系统及影响代谢药物的监测与分析

消化系统及影响代谢药物日益增多，要正确选择与使用，不合理用药将危害患者的健康与生命。

### （一）全国消化系统及影响代谢药物的用药规模与趋势

#### 1. 消化系统及影响代谢药物的临床用药趋势

2016—2018年数据显示，消化系统及影响代谢药物用药金额逐年递增，占西药总金额比例分别为15.30%、14.97%、14.38%，金额增长率分别为1.48%、0.56%，年均复合增长率1.02%（图3-3-1-31）。

#### 2. 三级、二级医院消化系统及影响代谢药物的用药规模与趋势

2016—2018年数据显示（图3-3-1-32），全国三级医院消化系统及影响代谢的药物用药金额逐年递增，占西药总金额比例分别为15.09%、14.72%、14.12%，金额增长率分别为1.22%、0.80%，年均复合增长率1.01%。

全国二级医院用药金额有所波动，占西药总金额比例分别为18.42%、18.56%、18.26%，金额增长率分别为4.48%、-2.20%，年均复合增长率1.09%。

二级医院用药份额是三级医院的1.22~1.29倍。

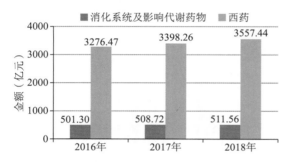

图3-3-1-31　2016—2018年消化系统及影响代谢药物用药规模

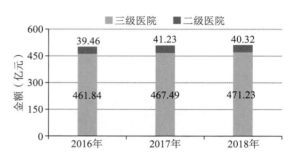

图3-3-1-32　2016—2018年三级、二级医院消化系统及影响代谢药物的用药规模

#### 3. 消化系统及影响代谢药物各亚类临床用药情况

2016—2018年按WHO-ATC药物分类，消化系统及影响代谢药物共14个亚类。其中治疗胃酸相关疾病的药物用药金额排序第1位，增长率分别为-0.36%、-1.48%，年均复合增长率-0.92%；糖尿病用药排序第2位，增长率分别为7.20%、10.42%，年均复合增长率8.80%；肝胆疾病治疗用药排序第3位，增长率分别为0.08%、-4.05%，年均复合增长率-2.01%。以上3个亚类占本大类总金额比例约66%，其余11个亚类占34%左右（图3-3-1-33，图3-3-1-34）。

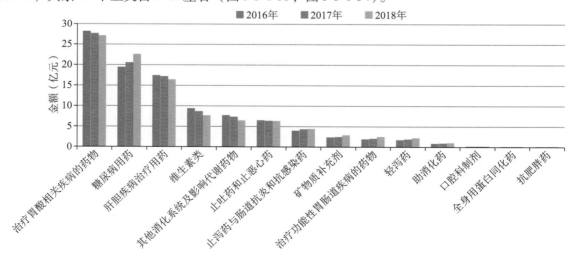

图3-3-1-33　2016—2018年消化系统及影响代谢各亚类用药规模

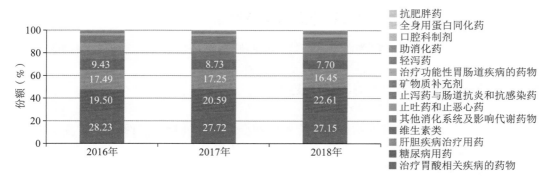

图 3-3-1-34　2016—2018 年消化系统及影响代谢药物各亚类用药分布与份额

**（二）质子泵抑制剂使用频度分析**

质子泵抑制剂（PPIs）能强力抑制胃酸分泌，作用强于其他抑酸药。目前，此类药物在临床上用于治疗胃酸相关疾病，如消化性溃疡、幽门螺杆菌（Hp）感染、胃食管反流、上消化道出血、应激性溃疡等。近年来临床大量使用 PPIs，存在超适应证、超疗程使用的情况，对 PPIs 用药应加强监控，严格管理。

2016—2018 年数据显示，临床常用的 PPIs 为 6 个药品：泮托拉唑、兰索拉唑、奥美拉唑、艾司奥美拉唑、雷贝拉唑、艾普拉唑。注射用药金额较大，3 年分别是口服制剂的 2.49 倍、2.30 倍、1.93 倍，一般外科、急诊、ICU 病房用量较多。3 年来，注射剂 DDDs 总体呈现下降趋势，分别占总 DDDs 的27.27%、26.27%、23.13%（图 3-3-1-35，图 3-3-1-36）。

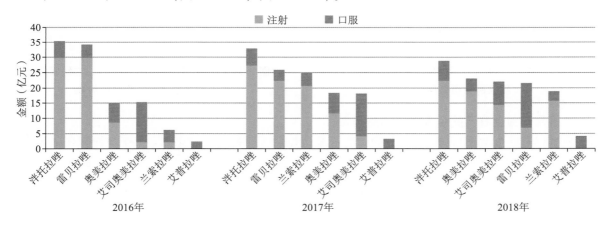

图 3-3-1-35　2016—2018 年 PPIs 口服与注射剂用药规模

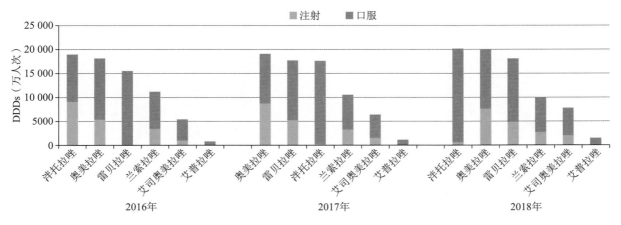

图 3-3-1-36　2016—2018 年 PPIs 口服与注射剂药物使用频度

## 七、血液和造血器官药物监测与分析

按 WHO-ATC 药物分类，血液和造血器官药物包括腹膜透析液、静脉注射液添加剂等。治疗白血病及与血液相关的恶性肿瘤药物不在本系统进行汇总与分析。

### （一）全国血液和造血器官药物用药规模与趋势

**1. 血液和造血器官药物临床用药趋势**

2016—2018 年数据显示，血液和造血器官药物用药金额逐年递增，占西药总金额分别为 13.35%、13.33%、13.43%，金额增长率分别为 3.65%、5.49%，年均复合增长率 4.57%（图3-3-1-37）。

**2. 三级、二级医院血液和造血器官药物用药规模**

2016—2018 年数据显示（图3-3-1-38），全国三级医院血液和造血器官药物用药金额逐年递增，占西药总金额比例分别为 13.37%、13.36%、13.48%，金额增长率分别为 3.71%、5.98%，年均复合增长率 4.84%。

全国二级医院用药金额有所波动，占西药总金额比例分别为 13.07%、12.96%、12.81%，金额增长率分别为 2.79%、–1.75%，年均复合增长率 0.49%。

三级医院用药份额是二级医院的 1.02～1.05 倍。

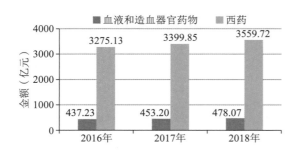

图 3-3-1-37　2016—2018 年血液和造血器官药物用药规模

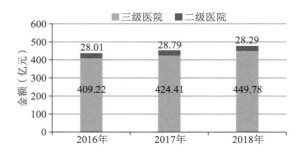

图 3-3-1-38　2016—2018 年三级、二级医院血液和造血器官药物用药规模

**3. 血液和造血器官药物各亚类临床用药情况**

2016—2018 年按 WHO-ATC 药物分类，血液和造血器官药物共 5 个亚类。其中血液代用品和灌注液用药金额排序第 1 位，增长率分别为 0.38%、–0.29%，年均复合增长率 0.04%；抗血栓形成药排序第 2 位，增长率分别为 10.36%、15.02%，年均复合增长率 12.66%；抗出血药排序第 3 位，增长率分别为 12.42%、22.11%，年均复合增长率 17.17%。以上 3 个亚类占本大类总金额 90% 以上，其余 2 个亚类占 10% 左右（图3-3-1-39，图3-3-1-40）。

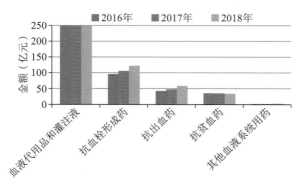

图 3-3-1-39　2016—2018 年血液和造血器官药物各亚类用药规模

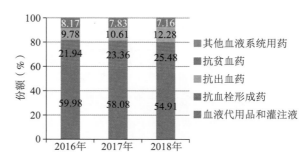

图 3-3-1-40　2016—2018 年血液和造血器官药物各亚类用药分布与份额

### （二）血液和造血器官重点药品监测

2018 年数据显示，氯化钠用药金额在血液和造血器官药物中排序第 1 位，显示了我国静脉输液的普

遍使用，如抗菌药物多使用氯化钠作为溶媒。根据 3 年抗菌药物注射制剂、口服制剂及其他剂型的使用情况统计显示，我国注射用的药物剂量比例是发达国家的 12 ~ 25 倍。静脉输液给药易发生不良反应、治疗风险大、成本高。WHO 制定的基本用药原则"能口服给药不注射给药，能肌内注射用药不静脉注射用药"，是全世界医务人员的用药共识。静脉输液过度使用，会造成公共健康的隐性损害及卫生资源的巨大浪费。近年我国已加强了对临床不合理使用静脉输液的管理，并取得了一定的成效。

人血白蛋白排序第 2 位，该药品价格昂贵，应用广泛，应制定统一、规范、详细的使用指征标准及应用限制条件。

转化糖电解质排序第 11 位。临床适应证与葡萄糖注射液、葡萄糖氯化钠注射液类似，但药品价格远远高于后两者。转化糖电解质注射液是《第一批国家重点监控合理用药药品目录》药品，有必要对用药量大的医院与科室进行处方点评，对其用药的合理性、必要性、成本效益比认真进行分析评估（图 3-3-1-41）。

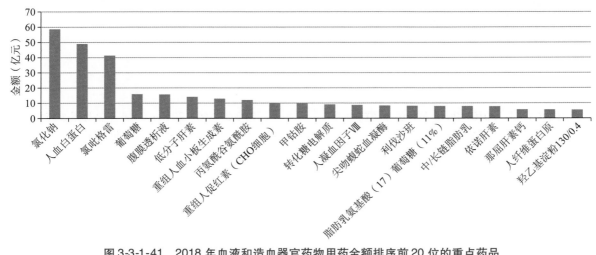

图 3-3-1-41　2018 年血液和造血器官药物用药金额排序前 20 位的重点药品

## 八、神经系统药物监测与分析

### （一）全国神经系统药物用药规模与趋势

**1. 神经系统药物临床用药趋势**

2016—2018 年数据显示，神经系统药物用药金额逐年递增，占西药总金额比例分别为 12.67%、12.59%、12.18%，金额增长率分别为 3.15%、1.29%，年均复合增长率 2.22%（图 3-3-1-42）。

**2. 三级、二级医院神经系统药物用药**

2016—2018 年数据显示（图 3-3-1-43），全国三级医院神经系统药物用药金额逐年递增，占西药总金额比例分别为 12.72%、12.65%、12.22%，金额增长率分别为 3.19%、1.55%，年均复合增长率 2.36%。

全国二级医院用药金额有所波动，占西药总金额比例分别为 11.99%、11.85%、11.61%，金额增长率分别为 2.51%、-2.58%，年均复合增长率 -0.07%。

三级医院用药份额是二级医院的 1.05 ~ 1.07 倍。

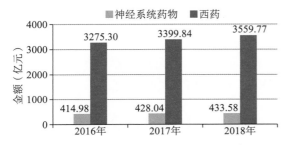

图 3-3-1-42　2016—2018 年神经系统药物用药规模

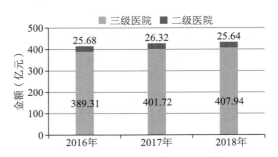

图 3-3-1-43　2016—2018 年三级、二级医院神经系统药物用药规模

### 3. 神经系统药物各亚类临床用药情况

2016—2018 年按 WHO-ATC 药物分类，神经系统药物共 7 个亚类。其中其他神经系统药物用药金额排序第 1 位，增长率分别为 −7.49%、−17.55%，年均复合增长率 −12.67%；精神兴奋药排序第 2 位，增长率分别为 5.52%、4.08%，年均复合增长率 4.80%；麻醉剂排序第 3 位，增长率分别为 10.90%、13.92%，年均复合增长率 12.40%。以上 3 个亚类占本大类总金额 70% 左右，其余 4 个亚类占 30% 左右（图 3-3-1-44，图 3-3-1-45）。

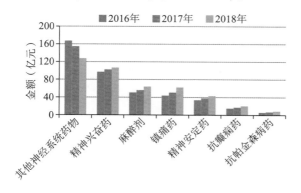

图 3-3-1-44　2016—2018 年神经系统药物各亚类用药规模

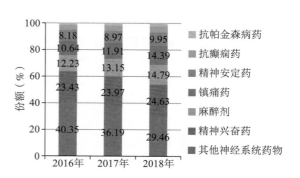

图 3-3-1-45　2016—2018 年神经系统药物各亚类用药分布与份额

### （二）神经系统重点药品监测

2018 年数据显示，奥拉西坦用药金额在神经系统药物中排序第 2 位；神经节苷脂排序第 3 位；依达拉奉、脑苷肌肽、鼠神经生长因子、小牛血去蛋白提取物、长春西汀与曲克芦丁脑蛋白水解物分别排序第 5、第 6、第 9、第 10、第 13、第 15 位。以上药品均是《第一批国家重点监控合理用药药品目录》中的药品。临床用药金额高，使用广泛，可耗用大量的卫生资源，使用时应进行严格的临床评价，慎重使用（图 3-3-1-46）。

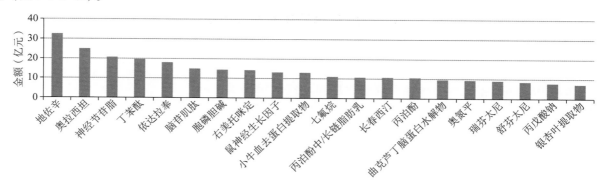

图 3-3-1-46　2018 年神经系统用药金额排序前 20 位的重点药品

## 九、心血管系统药物监测与分析

### （一）全国心血管系统药物用药规模与趋势

#### 1. 心血管系统药物临床用药趋势

2016—2018 年数据显示，心血管系统药物用药金额逐年递减，占西药总金额比例分别为 11.17%、10.68%、10.10%，金额增长率分别为 −0.81%、−0.94%，年均复合增长率 −0.87%（图 3-3-1-47）。

#### 2. 三级、二级医院心血管系统药物用药规模

2016—2018 年数据显示（图 3-3-1-48），全国三级医院心血管系统药物用药金额逐年递减，占西药总金额比例分别为 10.83%、10.32%、9.72%，金额增长率分别为 −1.14%、−0.96%，年均复合增长率 −1.05%。

全国二级医院用药金额有所波动，占西药总金额比例分别为 16.03%、15.83%、15.82%，金额增长率分别为 2.46%、-0.69%，年均复合增长率 0.87%。

二级医院用药份额是三级医院的 1.48～1.63 倍。

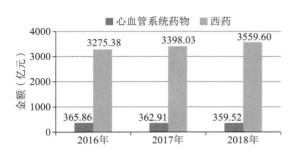

图 3-3-1-47　2016—2018 年心血管系统药物用药规模

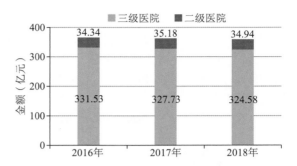

图 3-3-1-48　2016—2018 年三级、二级医院心血管系统药物用药规模

### 3. 心血管系统药物各亚类临床用药情况

2016—2018 年按 WHO-ATC 药物分类，心血管系统药物共 9 个亚类。其中心脏治疗药物用药金额排序第 1 位，增长率分别为 -8.96%、-11.22%，年均复合增长率 -10.09%；调节血脂药物排序第 2 位，增长率分别为 8.51%、10.52%，年均复合增长率 9.51%；作用于肾素-血管紧张素系统的药物排序第 3 位，增长率分别为 4.08%、4.81%，年均复合增长率 4.44%。以上 3 个亚类占本大类总金额比例 70% 左右，其余 6 个亚类占 30% 左右（图 3-3-1-49，图 3-3-1-50）。

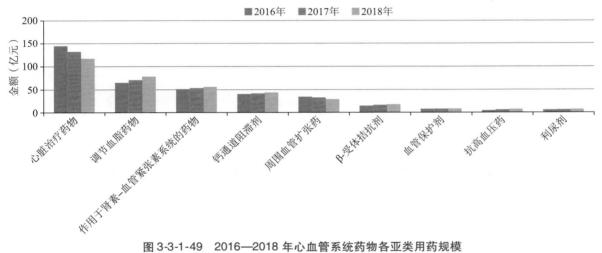

图 3-3-1-49　2016—2018 年心血管系统药物各亚类用药规模

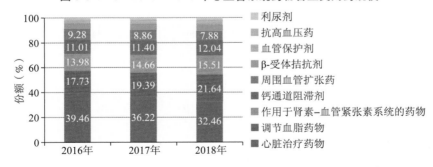

图 3-3-1-50　2016—2018 年心血管系统药物各亚类用药分布与份额

### （二）心血管系统重点药品监测

#### 1. 抗高血压重点药品监测

2016—2018 年数据显示，抗高血压药物用药金额排序前 20 位的重点药品中，钙通道阻滞剂涉及

5 个药品，3 年间用药金额分别为 36.46 亿元、37.19 亿元、38.46 亿元，年均复合增长率 2.70%；DDDs 分别为 118 660.94 万人次、125 839.50 万人次、135055.17 万人次，其年均复合增长率 6.68%。作用于肾素－血管紧张素系统涉及 8 个药品，用药金额分别为 33.11 亿元、33.76 亿元、34.29 亿元，年均复合增长率 1.77%；DDDs 分别为 96 881.21 万人次、103 395.87 万人次、108 500.64 万人次，年均复合增长率 5.83%。抗高血压药物复方制剂涉及 3 个药品，用药金额分别为 11.93 亿元、12.83 亿元、13.52 亿元，年均复合增长率 6.49%；DDDs 分别为 25 752.38 万人次、28 441.83 万人次、30 354.89 万人次，年均复合增长率 8.57%。β-受体拮抗剂、其他抗高血压药物及利尿剂位居第 4、第 5、第 6 位，共涉及 4 个药品（图 3-3-1-51，图 3-3-1-52）。

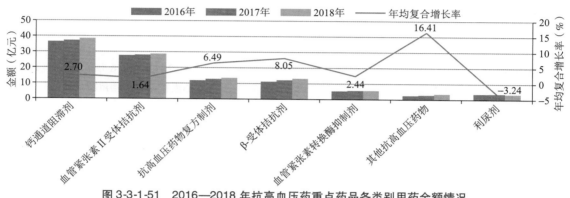

图 3-3-1-51 2016—2018 年抗高血压药重点药品各类别用药金额情况

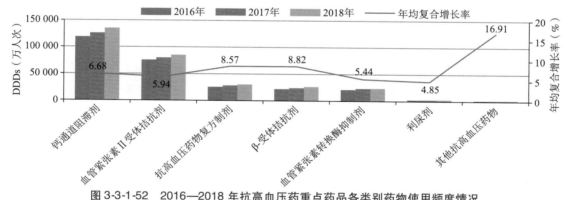

图 3-3-1-52 2016—2018 年抗高血压药重点药品各类别药物使用频度情况

### 2. 心血管系统其他重点药品监测

2018 年数据显示，前列地尔用药金额在心血管系统药物中排序第 2 位，磷酸肌酸钠排序第 4 位，复合辅酶排序第 7 位，丹参川芎嗪排序第 8 位。

磷酸肌酸钠、前列地尔、复合辅酶、丹参川芎嗪是《第一批国家重点监控合理用药药品目录》的药品。以上药品用药金额高，会耗用大量卫生资源，对临床用药的必要性、安全性、经济性，要加强常态监测与管理（图 3-3-1-53）。

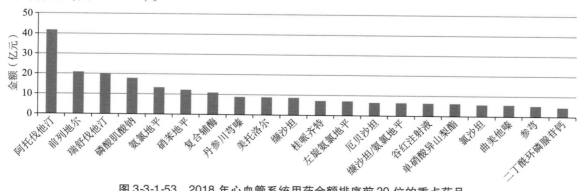

图 3-3-1-53 2018 年心血管系统用药金额排序前 20 位的重点药品

## · 第四章

# 重点病种/手术过程质量
# 指标管理与控制

《医疗质量管理办法》第二十八条要求，医疗机构应当加强单病种质量管理与控制工作，建立本机构单病种管理的指标体系，制定单病种医疗质量参考标准，促进医疗质量精细化管理。

本章主要目的是设置"医院临床质量管理目标"，实施重点病种/手术关键环节质量保障措施的管理与控制，为医疗机构提供临床质量管理目标的全国年度基准数据。本章数据分别引用国家医疗质量管理与控制信息网（www.ncis.cn）"单病种质量监测系统"及"2019 年度全国医疗质量抽样调查系统" 2 个系统的数据。

## 第一节 单病种/手术质量安全情况分析

本节 2018 年数据引自国家卫生健康委医政医管局主管的国家医疗质量管理与控制信息网（www.ncis.cn）单病种质量监测系统。

2018 年 14 个监测病种包括：STEMI 急性心肌梗死（ST 段抬高型）、心力衰竭（HF）、冠状动脉旁路移植术（CABG）、脑梗死（首次住院）（STK）、短暂性脑缺血发作（TIA）、社区获得性肺炎（成人 – 首次住院）（CAP）、社区获得性肺炎（儿童 – 首次住院）（CAP2）、慢性阻塞性肺疾病（急性发作 – 住院）（AECOPD）、髋关节置换术（Hip）、膝关节置换术（Knee）、剖宫产（CS）、围手术期预防感染（PIP）、围手术期预防深静脉血栓栓塞（DVT）、住院精神疾病（HBIPS）。

### 一、全国参加上报病例信息的医疗机构数量

2009—2018 年全国参加上报病例信息的医疗机构情况如图 3-4-1-1 所示。

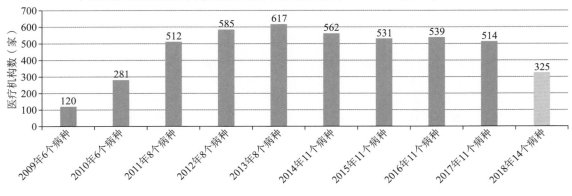

图 3-4-1-1　2009—2018 年全国参加上报病例信息的医疗机构数量

## 二、全国医疗机构上报有效合格病例总例数及分布情况

2018 年全国 325 家医疗机构共上报符合统计学要求的有效病例为 462 081 例，其中，上报有效病例数大于 10 000 例的省（区、市），依次为广东（91 053 例）、浙江（51 435 例）、山东（42 237 例）、湖北（22 762 例）、广西（22 455 例）、江苏（21 557 例）、四川（20 773 例）、江西（13 630 例）、云南（10 801 例）、陕西（10 343 例）10 个省（区、市）。2018 年（1~5 月）0 报告的为吉林和宁夏 2 个省（区、市）（图 3-4-1-2，表 3-4-1-1）。

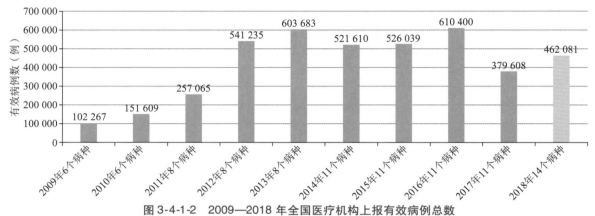

图 3-4-1-2　2009—2018 年全国医疗机构上报有效病例总数

表 3-4-1-1　2018 年全国各省（区、市）病种上报病例总数情况

| 省（区、市） | STEMI | HF | STK | Cap-Adult | Cap | Knee | Hip | CABG | TIA | HBIPS | AECOPD | PIP | DVT | CS |
|---|---|---|---|---|---|---|---|---|---|---|---|---|---|---|
| 上海 | 44 | 20 | 333 | 4 | 23 | — | 4 | — | — | — | 2 | — | — | 224 |
| 江苏 | 767 | 1676 | 3331 | 1195 | 7995 | 244 | 484 | 102 | 76 | — | 2028 | 3970 | 129 | 10 343 |
| 黑龙江 | 19 | 241 | 44 | 233 | 653 | — | — | — | 68 | — | 45 | 62 | — | 133 |
| 湖北 | 153 | 484 | 643 | 117 | 2723 | 68 | 174 | 8 | 65 | 12 | 456 | 3463 | 42 | 2793 |
| 湖南 | 51 | 125 | 65 | 280 | — | — | 3 | — | 2 | — | — | — | — | — |
| 河南 | 73 | 116 | 153 | 36 | 424 | 8 | 11 | — | 18 | — | 49 | 562 | — | 3228 |
| 福建 | 14 | 3 | 23 | 9 | 37 | 2 | 3 | — | — | — | 82 | 7 | 1 | 32 |
| 江西 | 129 | 178 | 433 | 127 | 1125 | 23 | 166 | — | 145 | — | 302 | 852 | 8 | 1578 |
| 浙江 | 2450 | 4178 | 10 375 | 6162 | 13 042 | 1644 | 2324 | 340 | 903 | 373 | 6423 | 44 262 | 947 | 24 931 |
| 安徽 | 9 | 56 | 8 | 58 | 912 | 74 | 22 | — | — | — | 23 | 41 | — | 263 |
| 山东 | 1375 | 2018 | 5356 | 1478 | 14 290 | 1310 | 1272 | 78 | 474 | 230 | 1708 | 8755 | 338 | 12 522 |
| 重庆 | 333 | 558 | 265 | 287 | 1164 | 257 | 91 | 2 | 32 | 205 | 43 | 520 | 80 | 4657 |
| 云南 | 268 | 903 | 1500 | 825 | 3123 | 61 | 236 | — | 110 | 107 | 728 | 2444 | 17 | 4530 |
| 四川 | 487 | 1235 | 1480 | 847 | 1899 | 935 | 1230 | 75 | 68 | 181 | 1938 | 5222 | 90 | 3840 |
| 贵州 | 2 | — | 219 | 182 | 1653 | 60 | 72 | — | 15 | 1 | 284 | 621 | — | 1227 |
| 海南 | 1 | — | 755 | 7 | 152 | — | — | 2 | — | — | 30 | 6 | — | 48 |
| 广东 | 2680 | 5156 | 7123 | 10 414 | 20 327 | 1049 | 2372 | 83 | 232 | 143 | 7558 | 23 572 | 703 | 27 284 |
| 广西 | 720 | 1148 | 2708 | 3533 | 6101 | 91 | 554 | 10 | 286 | 3 | 1698 | 3634 | 157 | 7553 |
| 陕西 | 588 | 1377 | 1606 | 864 | 1453 | 171 | 302 | — | 408 | — | 886 | 1273 | 1 | 3485 |
| 辽宁 | — | — | — | 4 | — | 4 | 1 | — | — | — | — | 8 | — | 6 |
| 新疆 | 45 | 65 | — | — | — | — | — | — | — | — | — | — | — | 50 |
| 甘肃 | 113 | 53 | 109 | 16 | 73 | 1 | 2 | — | — | — | 48 | — | — | 246 |
| 河北 | 370 | 189 | 1820 | 374 | 1315 | 114 | 102 | 36 | 168 | — | 170 | 1267 | 157 | 5484 |
| 山西 | 835 | 718 | 2682 | 772 | 902 | 423 | 333 | 21 | 364 | 553 | 1153 | 2546 | 56 | 4215 |
| 北京 | 494 | 572 | 670 | 705 | 161 | 7 | 19 | 376 | 182 | — | 288 | 554 | 8 | 772 |
| 天津 | 457 | 851 | 144 | 20 | 581 | 54 | 89 | — | — | — | — | 212 | — | 2170 |
| 合计 | 12 477 | 21 920 | 41 845 | 28 549 | 80 128 | 6600 | 9866 | 1133 | 3616 | 1808 | 25 942 | 103 853 | 2734 | 121 614 |

## 三、全国 14 个病种质控指标完成情况

2018 年全国 325 家医疗机构 14 个病种 462 081 份病例 164 项质量指标总完成率为 79.93%，为 2009 年监测以来的最好成绩（图 3-4-1-3，图 3-4-1-4）。

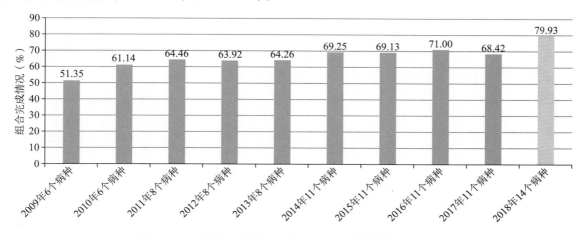

图 3-4-1-3　2009—2018 年全国 14 个病种质量指标完成情况

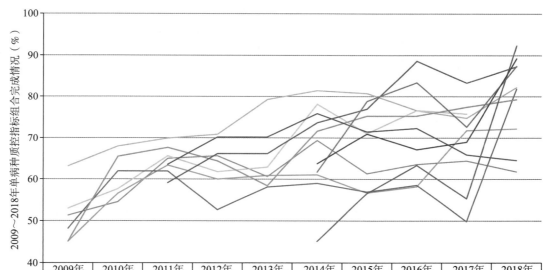

| | 2009年 | 2010年 | 2011年 | 2012年 | 2013年 | 2014年 | 2015年 | 2016年 | 2017年 | 2018年 |
|---|---|---|---|---|---|---|---|---|---|---|
| HF 9项指标完成情况 | 51.27 | 54.47 | 64.97 | 65.61 | 60.59 | 69.35 | 61.31 | 63.56 | 64.41 | 61.79 |
| STEMI 10项指标完成情况 | 45.11 | 56.50 | 63.31 | 59.96 | 60.83 | 60.99 | 56.63 | 58.16 | 71.80 | 72.23 |
| CABG 12项指标完成情况 | 63.12 | 67.90 | 69.88 | 70.86 | 79.24 | 81.40 | 80.73 | 76.62 | 74.80 | 82.23 |
| H/K 15项指标完成情况 | 52.87 | 57.60 | 65.54 | 61.72 | 62.84 | 78.11 | 71.04 | 76.63 | 75.79 | |
| STK 16项指标完成情况 | 48.19 | 61.90 | 61.90 | 52.60 | 58.10 | 58.98 | 56.91 | 58.55 | 49.84 | 81.86 |
| Capadult 11项指标完成情况 | 45.13 | 65.43 | 67.58 | 64.36 | 58.39 | 71.62 | 75.29 | 75.32 | 77.45 | 79.28 |
| Cap 9项指标完成情况 | | | 63.54 | 70.18 | 70.24 | 75.90 | 71.50 | 72.35 | 65.88 | 64.54 |
| PIP 9项指标完成情况 | | | 59.09 | 66.11 | 66.11 | 73.67 | 76.98 | 88.63 | 83.35 | 87.34 |
| AECOPD 9项指标完成情况 | | | | | | 45.11 | 56.50 | 63.31 | 55.25 | 92.33 |
| DVT 12项指标完成情况 | | | | | | 61.66 | 78.81 | 83.42 | 72.67 | 87.44 |
| CS 14项指标完成情况 | | | | | | 63.71 | 70.95 | 67.11 | 68.96 | 89.25 |
| Knee 14项指标完成情况 | | | | | | | | | | 77.33 |
| HIP 15项指标完成情况 | | | | | | | | | | 80.45 |
| HBIPS 13项指标完成情况 | | | | | | | | | | 86.04 |
| TIA 10项指标完成情况 | | | | | | | | | | 76.85 |

注：自 2018 年开始，髋膝关节置换术分为髋关节置换术与膝关节置换术 2 个病种进行监测。

图 3-4-1-4　2009—2018 年全国 14 个病种 164 项质量指标组合完成情况

2018 年度，病种质控指标组合完成情况普遍较高，仅心力衰竭、社区获得性肺炎（儿童）2 个病种组合完成率未达到 70%。但因 2017 年、2018 年两年受系统更新重建影响较大，故本年度仅进行数据描

述，不进行年度比较，后续仍需持续监测 14 个病种的组合完成情况。

## 四、各单项病种/手术质量安全情况分析

### （一）ST 段抬高型心肌梗死（STEMI）

2018 年 203 家医疗机构上报 ST 段抬高型心肌梗死（STEMI）有效数据 12 477 例。

**1. 2018 年 ST 段抬高型心肌梗死（STEMI）10 项质量指标完成情况**

2018 年 25 个省（区、市）203 家医疗机构 12 477 例 ST 段抬高型心肌梗死（STEMI）10 项质量指标合计完成率为 72.23%，已连续两年组合完成率超过 70%（图 3-4-1-5）。

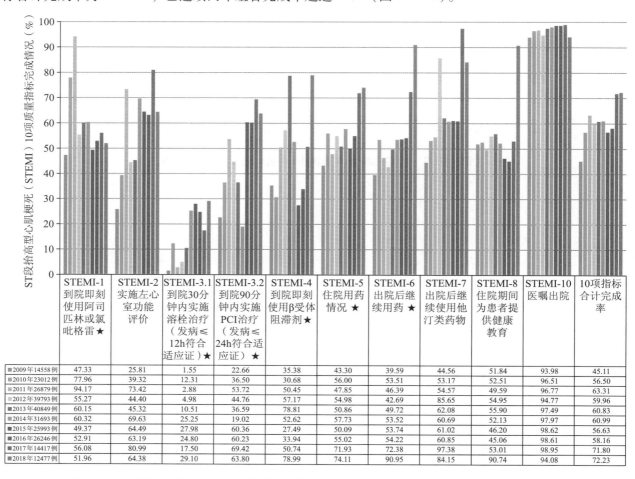

| | STEMI-1 到院即刻使用阿司匹林或氯吡格雷★ | STEMI-2 实施左心室功能评价 | STEMI-3.1 到院30分钟内实施溶栓治疗（发病≤12h符合适应证）★ | STEMI-3.2 到院90分钟内实施PCI治疗（发病≤24h符合适应证）★ | STEMI-4 到院即刻使用β受体阻滞剂★ | STEMI-5 住院用药情况★ | STEMI-6 出院后继续用药★ | STEMI-7 出院后继续使用他汀类药物 | STEMI-8 住院期间为患者提供健康教育 | STEMI-10 医嘱出院 | 10项指标合计完成率 |
|---|---|---|---|---|---|---|---|---|---|---|---|
| ■2009年14558例 | 47.33 | 25.81 | 1.55 | 22.66 | 35.38 | 43.30 | 39.59 | 44.56 | 51.84 | 93.98 | 45.11 |
| ■2010年23012例 | 77.96 | 39.32 | 12.31 | 36.50 | 30.68 | 56.00 | 53.51 | 53.17 | 52.51 | 96.51 | 56.50 |
| ■2011年26879例 | 94.17 | 73.42 | 2.88 | 53.72 | 50.45 | 47.85 | 46.39 | 54.57 | 49.59 | 96.77 | 63.31 |
| ■2012年39793例 | 55.27 | 44.40 | 4.98 | 44.76 | 54.98 | 54.98 | 42.69 | 85.65 | 54.95 | 94.77 | 59.96 |
| ■2013年40849例 | 60.15 | 45.32 | 10.51 | 36.59 | 78.81 | 50.86 | 49.72 | 62.08 | 55.90 | 97.49 | 60.83 |
| ■2014年31693例 | 60.32 | 69.63 | 25.25 | 19.02 | 52.62 | 57.73 | 53.52 | 60.69 | 52.13 | 97.97 | 60.99 |
| ■2015年25993例 | 49.37 | 64.49 | 27.98 | 60.36 | 27.49 | 50.09 | 53.74 | 61.02 | 46.20 | 98.62 | 56.63 |
| ■2016年26246例 | 52.91 | 63.19 | 24.80 | 60.23 | 33.94 | 55.02 | 54.22 | 60.85 | 45.06 | 98.61 | 58.16 |
| ■2017年14417例 | 56.08 | 80.99 | 17.50 | 69.42 | 50.74 | 71.93 | 72.38 | 97.38 | 53.01 | 98.95 | 71.80 |
| ■2018年12477例 | 51.96 | 64.38 | 29.10 | 63.80 | 78.99 | 74.11 | 90.95 | 84.15 | 90.74 | 94.08 | 72.23 |

图 3-4-1-5　2009—2018 年医疗机构 ST 段抬高型心肌梗死（STEMI）10 项质量指标完成情况

**2. 2018 年各省（区、市）STEMI 10 项质控指标组合完成率情况**

2018 年各省（区、市）STEMI 质控 10 项指标组合完成率在全国平均水平之上的省（区、市）是云南、北京、河南、河北、陕西、新疆、江苏、广东、安徽、山东、湖北、广西 12 个省（区、市）（图 3-4-1-6）。

**3. 2018 年 ST 段抬高型心肌梗死（STEMI）医疗资源消耗情况**

2018 年 ST 段抬高型心肌梗死（STEMI）住院天数的中位数为 8.00 天，平均住院费用的中位数为 40 114.13 元（图 3-4-1-7、图 3-4-1-8）。

**4. 2018 年 ST 段抬高型心肌梗死（STEMI）10 项质量指标完成率与平均住院费用关联性**

2018 年纳入 ST 段抬高型心肌梗死（STEMI）10 项质量指标完成率与平均住院费用相关性分析的有 16 个省（区、市）[仅列入 2018 年上报≥100 例的省（区、市）]，在确保质量的前提下，数据显示两者呈正相关关系（$R^2 = 0.2842$）（图 3-4-1-9）。

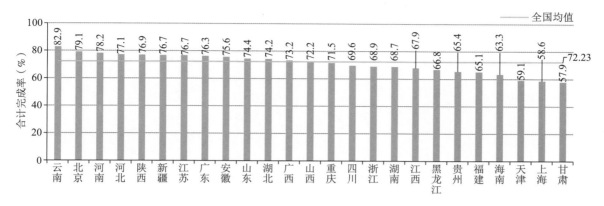

图 3-4-1-6　2018 年各省（区、市）STEMI 10 项质控指标组合完成率

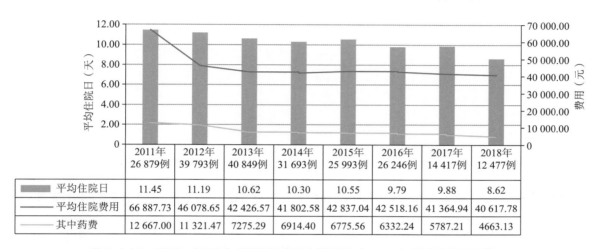

图 3-4-1-7　2011—2018 年 ST 段抬高型心肌梗死（STEMI）医疗资源消耗情况

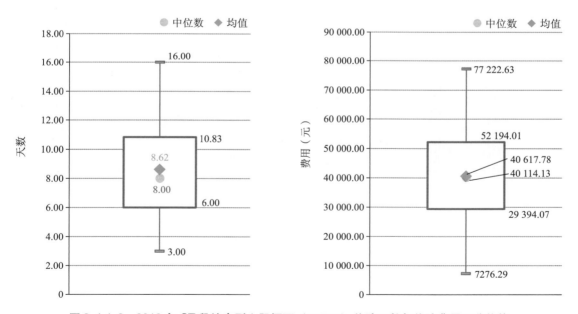

图 3-4-1-8　2018 年 ST 段抬高型心肌梗死（STEMI）住院天数与住院费用四分位值

## （二）心力衰竭（HF）

2018 年 23 个省（区、市）189 家医疗机构上报心力衰竭（HF）有效数据 21 920 例。

### 1. 2018 年心力衰竭（HF）9 项质量指标完成情况

2018 年心力衰竭（HF）9 项质量指标组合完成率为 61.79%（图 3-4-1-10）。

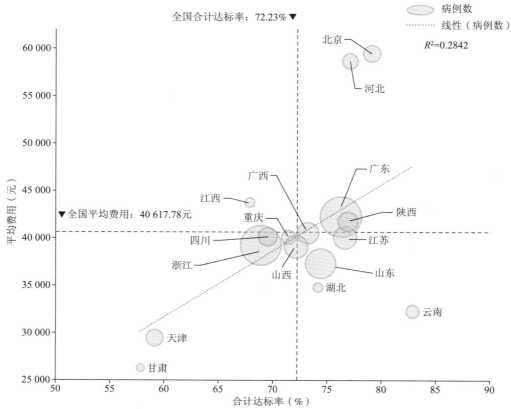

图 3-4-1-9　2018 年 ST 段抬高型心肌梗死（STEMI）10 项质量指标完成率与平均住院费用的散布图

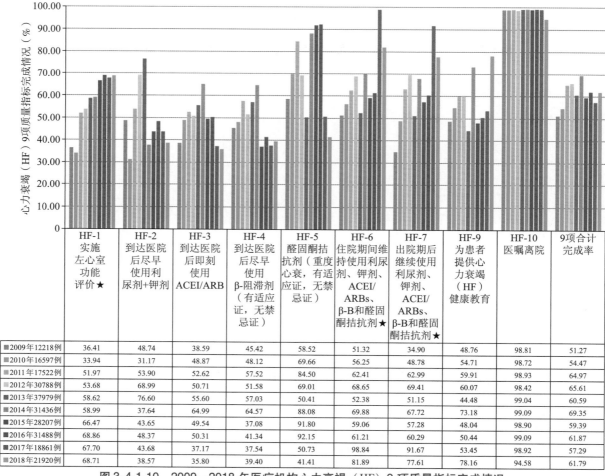

| | HF-1<br>实施<br>左心室<br>功能<br>评价★ | HF-2<br>到达医院<br>后尽早<br>使用利<br>尿剂+钾剂 | HF-3<br>到达医院<br>后即刻<br>使用<br>ACEI/ARB | HF-4<br>到达医院<br>后尽早<br>使用<br>β-阻滞剂<br>（有适应<br>证，无禁<br>忌证） | HF-5<br>醛固酮拮<br>抗剂（重度<br>心衰，有适<br>应证，无禁<br>忌证） | HF-6<br>住院期间维<br>持使用利尿<br>剂、钾剂、<br>ACEI/<br>ARBs、<br>β-B和醛固<br>酮拮抗剂★ | HF-7<br>出院期后<br>继续使用<br>利尿剂、<br>钾剂、<br>ACEI/<br>ARBs、<br>β-B和醛固<br>酮拮抗剂★ | HF-9<br>为患者<br>提供心<br>力衰竭<br>（HF）<br>健康教育 | HF-10<br>医嘱离院 | 9项合计<br>完成率 |
|---|---|---|---|---|---|---|---|---|---|---|
| ■2009年12218例 | 36.41 | 48.74 | 38.59 | 45.42 | 58.52 | 51.32 | 34.90 | 48.76 | 98.81 | 51.27 |
| ■2010年16597例 | 33.94 | 31.17 | 48.87 | 48.12 | 69.66 | 56.25 | 48.78 | 54.71 | 98.72 | 54.47 |
| □2011年17522例 | 51.97 | 53.90 | 52.62 | 57.52 | 84.50 | 62.41 | 62.99 | 59.91 | 98.93 | 64.97 |
| □2012年30788例 | 53.68 | 68.99 | 50.71 | 51.58 | 69.01 | 68.65 | 69.41 | 60.07 | 98.42 | 65.61 |
| ■2013年37979例 | 58.62 | 76.60 | 55.60 | 57.03 | 50.41 | 52.38 | 51.15 | 44.48 | 99.04 | 60.59 |
| ■2014年31436例 | 58.99 | 37.64 | 64.99 | 64.57 | 88.08 | 69.88 | 67.72 | 73.18 | 99.09 | 69.35 |
| ■2015年28207例 | 66.47 | 43.65 | 49.54 | 37.08 | 91.80 | 59.06 | 57.28 | 48.04 | 98.90 | 59.39 |
| ■2016年31488例 | 68.86 | 48.37 | 50.31 | 41.34 | 92.15 | 61.21 | 60.29 | 50.44 | 99.09 | 61.87 |
| ■2017年18861例 | 67.70 | 43.68 | 37.17 | 37.54 | 50.73 | 98.84 | 91.67 | 53.45 | 98.92 | 57.29 |
| ■2018年21920例 | 68.71 | 38.57 | 35.80 | 39.40 | 41.41 | 81.89 | 77.61 | 78.16 | 94.58 | 61.79 |

图 3-4-1-10　2009—2018 年医疗机构心力衰竭（HF）9 项质量指标完成情况

## 2. 2018 年心力衰竭（HF）医疗资源消耗情况

2018 年心力衰竭（HF）平均住院日为 8.76 天，平均住院费用为 13 024.02 元，其中药品费用为 3148.09 元（图 3-4-1-11）。

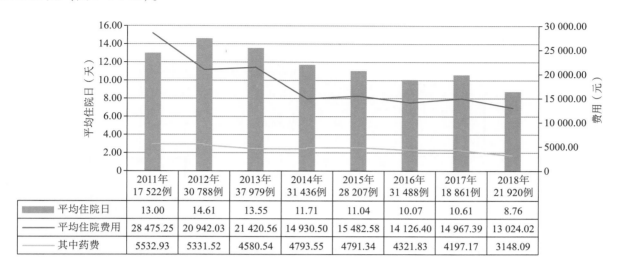

| | 2011年17 522例 | 2012年30 788例 | 2013年37 979例 | 2014年31 436例 | 2015年28 207例 | 2016年31 488例 | 2017年18 861例 | 2018年21 920例 |
|---|---|---|---|---|---|---|---|---|
| 平均住院日 | 13.00 | 14.61 | 13.55 | 11.71 | 11.04 | 10.07 | 10.61 | 8.76 |
| 平均住院费用 | 28 475.25 | 20 942.03 | 21 420.56 | 14 930.50 | 15 482.58 | 14 126.40 | 14 967.39 | 13 024.02 |
| 其中药费 | 5532.93 | 5331.52 | 4580.54 | 4793.55 | 4791.34 | 4321.83 | 4197.17 | 3148.09 |

图 3-4-1-11　2011—2018 年心力衰竭（HF）医疗资源消耗情况

## 3. 2018 年各省（区、市）心力衰竭（HF）9 项质控指标组合完成率情况

2018 年各省（区、市）心力衰竭（HF）9 项质控指标组合完成率在全国平均水平之上的省（区、市）是安徽、河南、广东、福建、湖南、重庆、云南、北京、河北、陕西、新疆 11 个省（区、市）（图 3-4-1-12）。

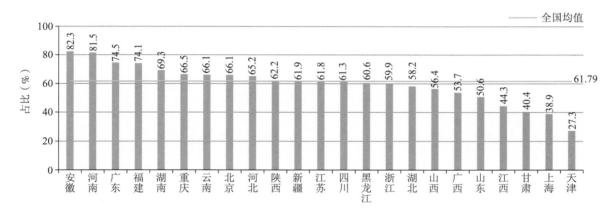

图 3-4-1-12　2018 年各省（区、市）心力衰竭（HF）9 项质控指标组合完成率

## 4. 2018 年心力衰竭（HF）住院天数与住院费用四分位值

2018 年心力衰竭（HF）住院天数的中位数为 8.00 天，平均住院费用的中位数为 8409.12 元（图 3-4-1-13）。

## 5. 2018 年心力衰竭（HF）9 项质量指标完成率与平均住院费用关联性

2018 年纳入心力衰竭（HF）9 项质量指标完成率与平均住院费用相关性分析的有 16 个省（区、市）［仅列入 2018 年上报≥150 例的省（区、市）］，在确保质量的前提下，数据显示两者呈正相关关系（$R^2 = 0.1060$）（图 3-4-1-14）。

## （三）社区获得性肺炎（成人-住院）（CAP）

2018 年 25 个省（区、市）218 家医疗机构上报社区获得性肺炎（成人-住院）（CAP）有效数据 28 549 例。

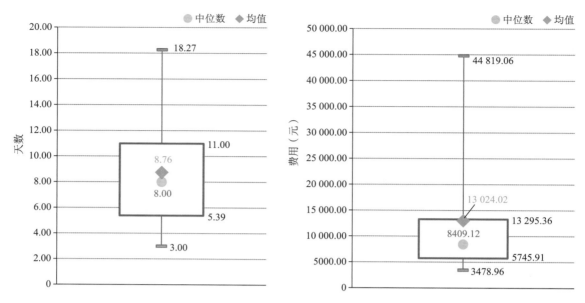

图 3-4-1-13  2018 年心力衰竭（HF）住院天数与住院费用四分位值

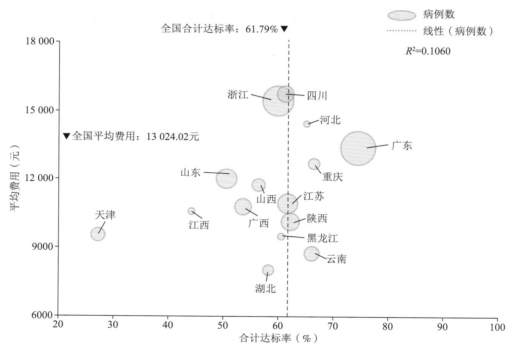

注：由于数值分数较分散，此类图仅显示部分省（区、市）的数据，余同。

图 3-4-1-14  2018 年心力衰竭（HF）9 项质量指标完成率与平均住院费用的散布图

**1. 2018 年社区获得性肺炎（成人－住院）（CAP）10 项质量指标完成情况**

2018 年社区获得性肺炎（成人－住院）（CAP）10 项质量指标组合完成率为 79.28%（图 3-4-1-15）。

**2. 2018 年社区获得性肺炎（成人－住院）（CAP）医疗资源消耗情况**

2018 年社区获得性肺炎（成人－住院）（CAP）平均住院日为 8.85 天，抗菌药物平均使用天数为 7.28 天，平均住院费用为 9826.45 元，其中，药品费用为 3377.53 元（图 3-4-1-16）。

**3. 2018 年各省（区、市）社区获得性肺炎（成人－住院）（CAP）10 项质控指标组合完成率情况**

2018 年各省（区、市）社区获得性肺炎（成人－住院）（CAP）10 项质控指标组合完成率在全国平均水平之上的有江苏、浙江、甘肃、湖北、云南、河北、广西、重庆、山西、陕西 10 个省（区、市）（图 3-4-1-17）。

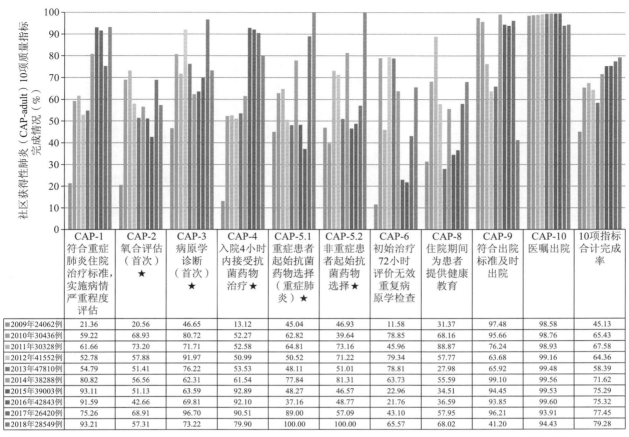

图 3-4-1-15　2009—2018 年医疗机构 CAP 10 项质控指标完成情况（%）

| | CAP-1 符合重症肺炎住院治疗标准，实施病情严重程度评估 | CAP-2 氧合评估 ★ | CAP-3 病原学诊断（首次）★ | CAP-4 入院4小时内接受抗菌药物治疗★ | CAP-5.1 重症患者起始抗菌药物选择（重症肺炎）★ | CAP-5.2 非重症患者起始抗菌药物选择★ | CAP-6 初始治疗72小时评价无效重复病原学检查 | CAP-8 住院期间为患者提供健康教育 | CAP-9 符合出院标准及时出院 | CAP-10 医嘱出院 | 10项指标合计完成率 |
|---|---|---|---|---|---|---|---|---|---|---|---|
| ■2009年24062例 | 21.36 | 20.56 | 46.65 | 13.12 | 45.04 | 46.93 | 11.58 | 31.37 | 97.48 | 98.58 | 45.13 |
| ■2010年30436例 | 59.22 | 68.93 | 80.72 | 52.27 | 62.82 | 39.64 | 78.85 | 68.16 | 95.66 | 98.76 | 65.43 |
| ■2011年30328例 | 61.66 | 73.20 | 71.71 | 52.58 | 64.81 | 73.16 | 45.96 | 88.87 | 76.24 | 98.93 | 67.58 |
| ■2012年41552例 | 52.78 | 57.88 | 91.97 | 50.99 | 50.52 | 71.22 | 79.34 | 57.77 | 63.68 | 99.16 | 64.36 |
| ■2013年47810例 | 54.79 | 51.41 | 76.22 | 53.53 | 48.11 | 51.01 | 78.81 | 27.98 | 65.92 | 99.48 | 58.39 |
| ■2014年38288例 | 80.82 | 56.56 | 62.31 | 61.54 | 77.84 | 81.31 | 63.73 | 55.59 | 99.10 | 99.56 | 71.62 |
| ■2015年39003例 | 93.11 | 51.13 | 63.59 | 92.89 | 48.27 | 46.57 | 22.96 | 34.51 | 94.45 | 99.53 | 75.29 |
| ■2016年42843例 | 91.59 | 42.66 | 69.81 | 92.10 | 37.16 | 48.77 | 21.76 | 36.59 | 93.85 | 99.60 | 75.32 |
| ■2017年26420例 | 75.26 | 68.91 | 96.70 | 90.51 | 89.00 | 57.09 | 43.10 | 57.95 | 96.21 | 93.91 | 77.45 |
| ■2018年28549例 | 93.21 | 57.31 | 73.22 | 79.90 | 100.00 | 100.00 | 65.57 | 68.02 | 41.20 | 94.43 | 79.28 |

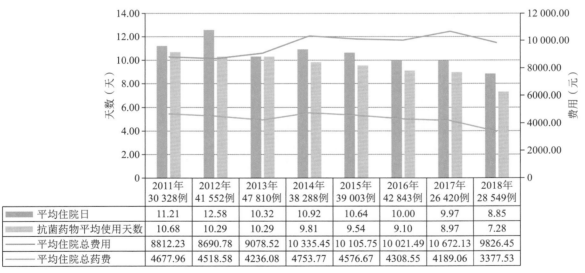

| | 2011年 30 328例 | 2012年 41 552例 | 2013年 47 810例 | 2014年 38 288例 | 2015年 39 003例 | 2016年 42 843例 | 2017年 26 420例 | 2018年 28 549例 |
|---|---|---|---|---|---|---|---|---|
| 平均住院日 | 11.21 | 12.58 | 10.32 | 10.92 | 10.64 | 10.00 | 9.97 | 8.85 |
| 抗菌药物平均使用天数 | 10.68 | 10.29 | 10.29 | 9.81 | 9.54 | 9.10 | 8.97 | 7.28 |
| 平均住院总费用 | 8812.23 | 8690.78 | 9078.52 | 10 335.45 | 10 105.75 | 10 021.49 | 10 672.13 | 9826.45 |
| 平均住院总药费 | 4677.96 | 4518.58 | 4236.08 | 4753.77 | 4576.67 | 4308.55 | 4189.06 | 3377.53 |

图 3-4-1-16　2011—2016 年医疗机构 CAP 医疗资源消耗情况

**4.2018 年社区获得性肺炎（成人 - 住院）住院天数与住院费用四分位值**

2018 年社区获得性肺炎（成人 - 住院）（CAP）住院天数的中位数为 8.00 天，平均住院费用的中位数为 7069.76 元（图 3-4-1-18）。

**5.2018 年社区获得性肺炎（成人 - 住院）（CAP）10 项质量指标完成率与平均住院费用关联性**

2018 年纳入社区获得性肺炎（成人 - 住院）（CAP）10 项质量指标完成率与平均住院费用相关性分析的有 17 个省（区、市）[仅列入 2018 年上报 ≥100 例的省（区、市）]，在确保质量的前提下，数据显示两者无明显相关关系（$R^2 = 0.0088$）（图 3-4-1-19）。

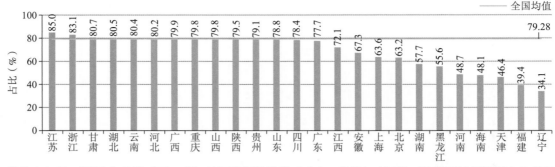

图 3-4-1-17　2018 年各省（区、市）社区获得性肺炎（成人 – 住院）（CAP）10 项质控指标组合完成率

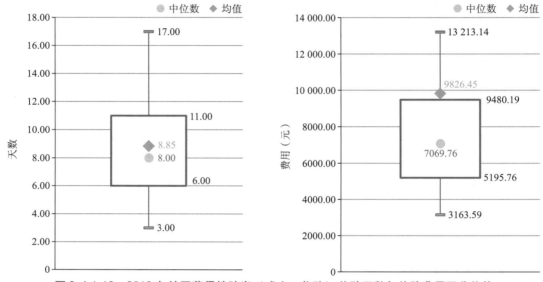

图 3-4-1-18　2018 年社区获得性肺炎（成人 – 住院）住院天数与住院费用四分位值

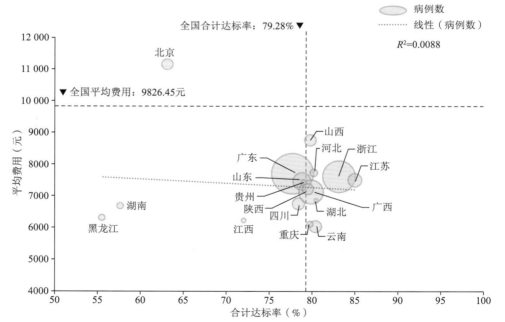

图 3-4-1-19　2018 年 CAP 10 项质量指标完成率与平均住院费用的散布图

**（四）急性脑梗死（STK）**

2018 年 24 个省（区、市）235 家医疗机构上报急性脑梗死（STK）有效数据 41 845 例。

**1. 2018 年急性脑梗死（STK）12 项质量监控指标完成情况**

2018 年急性脑梗死（STK）12 项质量指标组合完成率为 81.86%（图 3-4-1-20）。

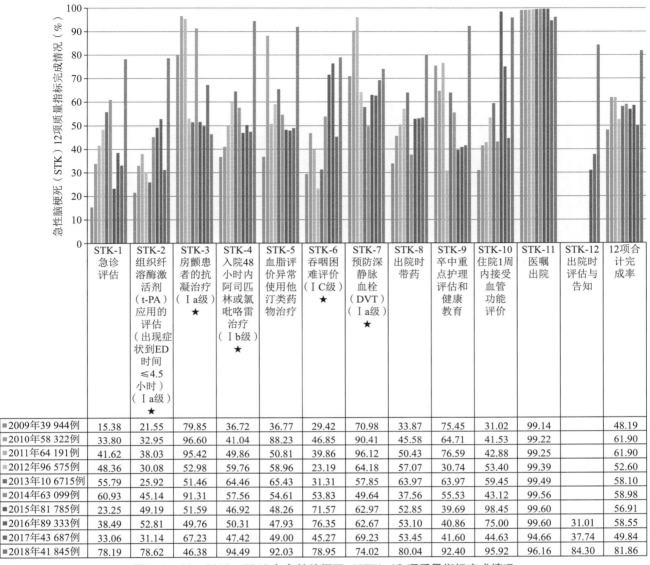

| | STK-1 急诊评估 | STK-2 组织纤溶酶激活剂（t-PA）应用的评估（出现症状到ED时间≤4.5小时）（Ⅰa级）★ | STK-3 房颤患者的抗凝治疗（Ⅰa级）★ | STK-4 入院48小时内阿司匹林或氯吡咯雷治疗（Ⅰb级）★ | STK-5 血脂评价异常使用他汀类药物治疗 | STK-6 吞咽困难评价（ⅠC级）★ | STK-7 预防深静脉血栓（DVT）（Ⅰa级）★ | STK-8 出院时带药 | STK-9 卒中重点护理评估和健康教育 | STK-10 住院1周内接受血管功能评价 | STK-11 医嘱出院 | STK-12 出院时评估与告知 | 12项合计完成率 |
|---|---|---|---|---|---|---|---|---|---|---|---|---|---|
| ■2009年39 944例 | 15.38 | 21.55 | 79.85 | 36.72 | 36.77 | 29.42 | 70.98 | 33.87 | 75.45 | 31.02 | 99.14 | | 48.19 |
| ■2010年58 322例 | 33.80 | 32.95 | 96.60 | 41.04 | 88.23 | 46.85 | 90.41 | 45.58 | 64.71 | 41.53 | 99.22 | | 61.90 |
| ■2011年64 191例 | 41.62 | 38.03 | 95.42 | 49.86 | 50.81 | 39.86 | 96.12 | 50.43 | 76.59 | 42.88 | 99.25 | | 61.90 |
| ■2012年96 575例 | 48.36 | 30.08 | 52.98 | 59.76 | 58.96 | 23.19 | 64.18 | 57.07 | 30.74 | 53.40 | 99.39 | | 52.60 |
| ■2013年10 6715例 | 55.79 | 25.92 | 51.46 | 64.46 | 65.43 | 31.31 | 57.85 | 63.97 | 63.97 | 59.59 | 99.49 | | 58.10 |
| ■2014年63 099例 | 60.93 | 45.14 | 91.31 | 57.56 | 54.61 | 53.83 | 49.64 | 37.56 | 55.53 | 43.12 | 99.56 | | 58.98 |
| ■2015年81 785例 | 23.25 | 49.19 | 51.59 | 46.92 | 48.26 | 71.57 | 62.97 | 52.85 | 39.69 | 98.45 | 99.60 | | 56.91 |
| ■2016年89 333例 | 38.49 | 52.81 | 49.76 | 50.31 | 47.93 | 76.35 | 62.67 | 53.10 | 40.86 | 75.00 | 99.60 | 31.01 | 58.55 |
| ■2017年43 687例 | 33.06 | 31.14 | 67.23 | 47.42 | 49.00 | 45.27 | 69.23 | 53.45 | 41.60 | 44.63 | 94.66 | 37.74 | 49.84 |
| ■2018年41 845例 | 78.19 | 78.62 | 46.38 | 94.49 | 92.03 | 78.95 | 74.02 | 80.04 | 92.40 | 95.92 | 96.16 | 84.30 | 81.86 |

图 3-4-1-20 2009—2018 年急性脑梗死（STK）12 项质量指标完成情况

### 2. 2018 年急性脑梗死（STK）医疗资源消耗情况

2018 年急性脑梗死（STK）平均住院日为 10.47 天，平均住院费用为 12 746.42 元，其中药品费用为 5604.69 元（图 3-4-1-21）。

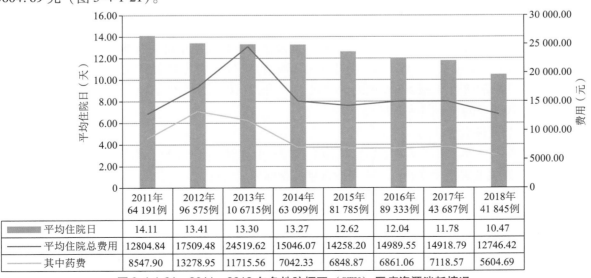

| | 2011年 64 191例 | 2012年 96 575例 | 2013年 10 6715例 | 2014年 63 099例 | 2015年 81 785例 | 2016年 89 333例 | 2017年 43 687例 | 2018年 41 845例 |
|---|---|---|---|---|---|---|---|---|
| ▬ 平均住院日 | 14.11 | 13.41 | 13.30 | 13.27 | 12.62 | 12.04 | 11.78 | 10.47 |
| ── 平均住院总费用 | 12804.84 | 17509.48 | 24519.62 | 15046.07 | 14258.20 | 14989.55 | 14918.79 | 12746.42 |
| ── 其中药费 | 8547.90 | 13278.95 | 11715.56 | 7042.33 | 6848.87 | 6861.06 | 7118.57 | 5604.69 |

图 3-4-1-21 2011—2018 年急性脑梗死（STK）医疗资源消耗情况

**3. 2018 年各省（区、市）急性脑梗死（STK）12 项质控指标组合完成率情况**

2018 年各省（区、市）急性脑梗死（STK）12 项质控指标组合完成率在全国平均水平之上的有江苏、山西、河南、贵州、湖南、江西、河北、上海、湖北、浙江 10 个省（区、市）（图 3-4-1-22）。

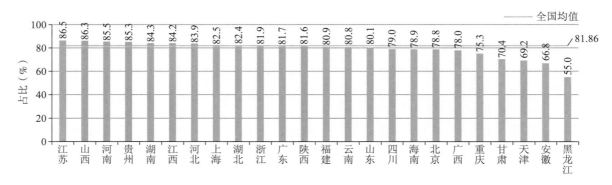

图 3-4-1-22　2018 年各省（区、市）急性脑梗死（STK）12 项质控指标组合完成率

**4. 2018 年急性脑梗死（STK）住院天数与住院费用四分位值**

2018 年急性脑梗死（STK）住院天数的中位数为 10.00 天，住院费用的中位数为 10 786.08 元（图 3-4-1-23）。

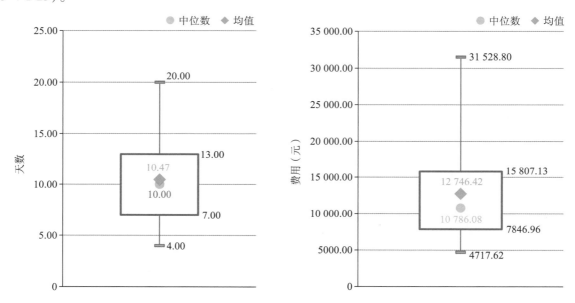

图 3-4-1-23　2018 年急性脑梗死（STK）住院天数与住院费用四分位值

**5. 2018 年急性脑梗死（STK）12 项质量指标完成率与平均住院费用关联性**

2018 年纳入急性脑梗死（STK）12 项质量指标完成率与平均住院费用相关性分析的有 17 个省（区、市）［仅列入 2018 年上报≥200 例的省（区、市）］，在确保质量的前提下，数据显示两者无明显相关关系（$R^2 = 0.0485$）（图 3-4-1-24）。

**（五）髋关节置换术（Hip）**

2018 年 23 个省（区、市）224 家医疗机构上报髋关节置换术（Hip）有效数据 9866 例。

**1. 2018 年髋关节置换术（Hip）14 项质量监控指标完成情况**

2018 年髋关节置换术（Hip）14 项质控指标合计完成率为 80.45%，与 2017 年相比，提高了 4.66 个百分点，为 2009 年以来上报质量较好的年份，总体呈现上升趋势（图 3-4-1-25）。

**2. 2018 年髋关节（Hip）医疗资源消耗情况**

2018 年髋关节置换术平均住院日为 15.61 天，比 2017 年增加 0.83 天，与 2012 年相比降低 3.34 天；

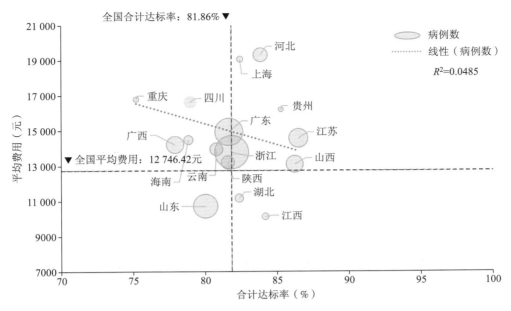

图 3-4-1-24　2018 年急性脑梗死（STK）12 项质量指标完成率与平均住院费用的散布图

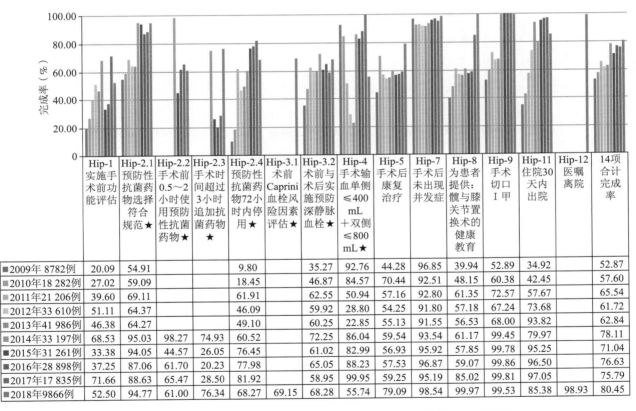

| | Hip-1 实施手术前功能评估 | Hip-2.1 预防性抗菌药物选择符合规范★ | Hip-2.2 手术前0.5~2小时使用预防性抗菌药物★ | Hip-2.3 手术时间超过3小时追加抗菌药物★ | Hip-2.4 预防性抗菌药物72小时内停用★ | Hip-3.1 术前Caprini血栓风险因素评估 | Hip-3.2 术前与术后实施预防深静脉血栓★ | Hip-4 手术输血单侧≤400mL＋双侧≤800mL★ | Hip-5 手术后康复治疗 | Hip-7 手术后未出现并发症 | Hip-8 为患者提供：髋与膝关节置换术的健康教育 | Hip-9 手术切口Ⅰ甲 | Hip-11 住院30天内出院 | Hip-12 医嘱离院 | 14项合计完成率 |
|---|---|---|---|---|---|---|---|---|---|---|---|---|---|---|---|
| ■2009年 8782例 | 20.09 | 54.91 | | | 9.80 | | 35.27 | 92.76 | 44.28 | 96.85 | 39.94 | 52.89 | 34.92 | | 52.87 |
| ■2010年18 282例 | 27.02 | 59.09 | | | 18.45 | | 46.87 | 84.57 | 70.44 | 92.51 | 48.15 | 60.38 | 42.45 | | 57.60 |
| ■2011年21 206例 | 39.60 | 69.11 | | | 61.91 | | 62.55 | 50.94 | 57.16 | 92.80 | 61.35 | 72.57 | 73.68 | | 65.54 |
| ■2012年33 610例 | 51.11 | 64.37 | | | 46.09 | | 59.92 | 28.80 | 54.25 | 91.80 | 57.18 | 67.24 | 93.82 | | 61.72 |
| ■2013年41 986例 | 46.38 | 64.27 | | | 49.10 | | 60.23 | 22.85 | 55.13 | 91.55 | 56.53 | 68.00 | 93.82 | | 62.84 |
| ■2014年33 197例 | 68.53 | 95.03 | 98.27 | 74.93 | 60.52 | | 72.25 | 86.04 | 59.54 | 93.54 | 61.17 | 99.45 | 79.97 | | 78.11 |
| ■2015年31 261例 | 33.38 | 94.05 | 44.57 | 26.05 | 76.45 | | 61.02 | 82.99 | 56.93 | 95.92 | 57.85 | 99.78 | 95.25 | | 71.04 |
| ■2016年28 898例 | 37.25 | 87.06 | 61.70 | 20.23 | 77.98 | | 65.05 | 88.23 | 57.53 | 96.87 | 59.07 | 99.86 | 96.50 | | 76.63 |
| ■2017年17 835例 | 71.66 | 88.63 | 65.47 | 28.50 | 81.92 | | 58.95 | 99.95 | 59.25 | 95.19 | 85.02 | 99.81 | 97.05 | | 75.79 |
| ■2018年9866例 | 52.50 | 94.77 | 61.00 | 76.34 | 68.27 | 69.15 | 68.28 | 55.74 | 79.09 | 98.54 | 99.97 | 99.53 | 85.38 | 98.93 | 80.45 |

图 3-4-1-25　2009—2018 年髋关节置换术（Hip）14 项质量指标完成情况

平均住院费用为 50 764.49 元，与 2017 年相比降低 4558.64 元，与 2012 年相比降低 7470.79 元，其中，药费为 5650.59 元，与 2017 年相比增加 267.73 元（图 3-4-1-26）。

**3. 2018 年各省（区、市）髋关节置换术（Hip）12 项质控指标组合完成率情况**

2018 年各省（区、市）髋关节（Hip）14 项质控指标组合完成率在全国平均水平之上的有贵州、江西、浙江、江苏、天津、山西、重庆 7 个省（区、市）（图 3-4-1-27）。

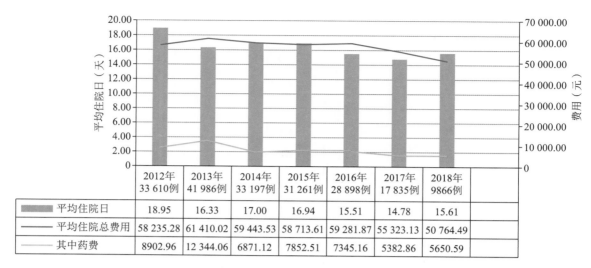

| | 2012年 33 610例 | 2013年 41 986例 | 2014年 33 197例 | 2015年 31 261例 | 2016年 28 898例 | 2017年 17 835例 | 2018年 9866例 |
|---|---|---|---|---|---|---|---|
| 平均住院日 | 18.95 | 16.33 | 17.00 | 16.94 | 15.51 | 14.78 | 15.61 |
| 平均住院总费用 | 58 235.28 | 61 410.02 | 59 443.53 | 58 713.61 | 59 281.87 | 55 323.13 | 50 764.49 |
| 其中药费 | 8902.96 | 12 344.06 | 6871.12 | 7852.51 | 7345.16 | 5382.86 | 5650.59 |

图 3-4-1-26　2012—2018 年髋关节置换术（Hip）医疗资源消耗情况

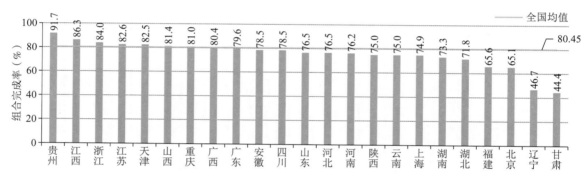

图 3-4-1-27　2018 年各省（区、市）髋关节置换术（Hip）12 项质控指标组合完成率

### 4．2018 年髋关节置换术（Hip）住院天数与住院费用四分位值

2018 年髋关节置换术（Hip）住院天数的中位数为 15.00 天，住院费用的中位数为 51 580.78 元（图 3-4-1-28）。

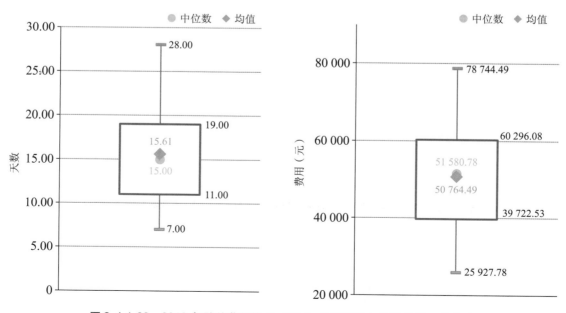

图 3-4-1-28　2018 年髋关节置换术（Hip）住院天数与住院费用四分位值

**5. 2018 年髋关节置换术（Hip）14 项质量指标完成率与平均住院费用关联性**

2018 年纳入髋关节置换 12 项质量指标完成率与平均住院费用相关性分析的有 15 个省（区、市）（仅列入 2018 年上报 $\geq 50$ 例的省（区、市）），在确保质量的前提下，两者无明显相关关系（$R^2 = 0.093$）（图 3-4-1-29）。

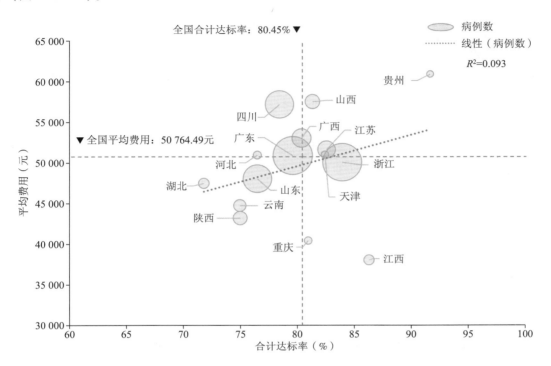

图 3-4-1-29　2018 年髋关节置换术 12 项质量指标完成率与平均住院费用的散布图

**（六）膝关节置换术（Knee）**

2018 年 22 个省（区、市）167 家医疗机构上报膝关节置换术（Knee）有效数据 6600 例。

**1. 2018 年膝关节置换术（Knee）13 项质量监控指标完成情况**

2018 年膝关节置换术（Knee）13 项质量控制指标组合完成率为 77.33%，与 2017 年相比，提高 1.54 个百分点，为 2009 年以来上报质量较好的年份，总体呈现上升趋势（图 3-4-1-30）。

**2. 2018 年膝关节置换术（Knee）医疗资源消耗情况**

2018 年膝关节置换术平均住院日为 13.57 天，比 2017 年降低 1.21 天，比 2012 年降低 5.38 天；平均住院费用为 53 338.73 元，与 2017 年相比降低 1984.40 元，与 2012 年相比降低 4896.55 元，其中，药费为 5330.93 元，与 2017 年相比降低 51.93 元（图 3-4-1-31）。

**3. 2018 年各省（区、市）膝关节置换术（Knee）13 项质控指标组合完成率情况**

各省（区、市）膝关节置换术（Knee）13 项质控指标组合完成率在全国平均水平之上的有贵州、江西、广西、河南、浙江、江苏、四川、重庆和广东 9 个省（区、市）（图 3-4-1-32）。

**4. 2018 年膝关节置换术（Knee）住院天数与住院费用四分位值**

2018 年膝关节置换术（Knee）住院天数的中位数为 13.00 天，住院费用的中位数为 48 737.47 元（图 3-4-1-33）。

**5. 2018 年膝关节置换术（Knee）13 项质量指标完成率与平均住院费用关联性**

2018 年纳入膝关节置换（Knee）13 项质量指标完成率与平均住院费用相关性分析的有 15 个省（区、市）[仅列入 2018 年上报 $\geq 50$ 例的省（区、市）]，在确保质量的前提下，两者呈正相关关系（$R^2 = 0.3300$）（图 3-4-1-34）。

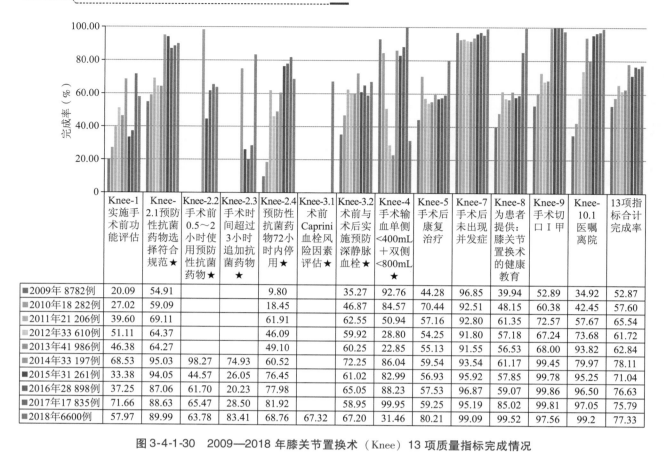

| | Knee-1 实施手术前功能评估 | Knee-2.1预防性抗菌药物选择符合规范★ | Knee-2.2手术前0.5~2小时使用预防性抗菌药物★ | Knee-2.3手术时间超过3小时追加抗菌药物★ | Knee-2.4预防性抗菌药物72小时内停用★ | Knee-3.1术前Caprini血栓风险因素评估★ | Knee-3.2术前与术后实施预防深静脉血栓★ | Knee-4手术输血单侧<400mL＋双侧<800mL★ | Knee-5手术后康复治疗 | Knee-7手术后未出现并发症 | Knee-8为患者提供膝关节置换术的健康教育 | Knee-9手术切口Ⅰ甲 | Knee-10.1医嘱离院 | 13项指标合计完成率 |
|---|---|---|---|---|---|---|---|---|---|---|---|---|---|---|
| ■2009年 8782例 | 20.09 | 54.91 | | | 9.80 | | 35.27 | 92.76 | 44.28 | 96.85 | 39.94 | 52.89 | 34.92 | 52.87 |
| ■2010年18 282例 | 27.02 | 59.09 | | | 18.45 | | 46.87 | 84.57 | 70.44 | 92.51 | 48.15 | 60.38 | 42.45 | 57.60 |
| ■2011年21 206例 | 39.60 | 69.11 | | | 61.91 | | 62.55 | 50.94 | 57.16 | 92.80 | 61.35 | 72.57 | 57.67 | 65.54 |
| ■2012年33 610例 | 51.11 | 64.37 | | | 46.09 | | 59.92 | 28.80 | 54.25 | 91.80 | 57.18 | 67.24 | 73.68 | 61.72 |
| ■2013年41 986例 | 46.38 | 64.27 | | | 49.10 | | 60.25 | 22.85 | 55.13 | 91.55 | 56.53 | 68.00 | 93.82 | 62.84 |
| ■2014年33 197例 | 68.53 | 95.03 | 98.27 | 74.93 | 60.52 | | 72.25 | 86.04 | 59.54 | 93.54 | 61.17 | 99.45 | 79.97 | 78.11 |
| ■2015年31 261例 | 33.38 | 94.05 | 44.57 | 26.05 | 76.45 | | 61.02 | 82.99 | 56.93 | 95.92 | 57.85 | 99.78 | 95.25 | 71.04 |
| ■2016年28 898例 | 37.25 | 87.06 | 61.70 | 20.23 | 77.98 | | 65.05 | 88.23 | 57.53 | 96.87 | 59.07 | 99.86 | 96.50 | 76.63 |
| ■2017年17 835例 | 71.66 | 88.63 | 65.47 | 28.50 | 81.92 | | 58.95 | 99.95 | 59.25 | 95.19 | 85.02 | 99.81 | 97.05 | 75.79 |
| ■2018年6600例 | 57.97 | 89.99 | 63.78 | 83.41 | 68.76 | 67.32 | 67.20 | 31.46 | 80.21 | 99.09 | 99.52 | 97.56 | 99.2 | 77.33 |

图 3-4-1-30　2009—2018 年膝关节置换术（Knee）13 项质量指标完成情况

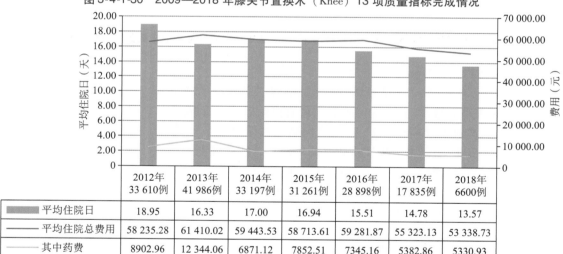

| | 2012年33 610例 | 2013年41 986例 | 2014年33 197例 | 2015年31 261例 | 2016年28 898例 | 2017年17 835例 | 2018年6600例 |
|---|---|---|---|---|---|---|---|
| 平均住院日 | 18.95 | 16.33 | 17.00 | 16.94 | 15.51 | 14.78 | 13.57 |
| 平均住院总费用 | 58 235.28 | 61 410.02 | 59 443.53 | 58 713.61 | 59 281.87 | 55 323.13 | 53 338.73 |
| 其中药费 | 8902.96 | 12 344.06 | 6871.12 | 7852.51 | 7345.16 | 5382.86 | 5330.93 |

图 3-4-1-31　2012—2018 年膝关节置换术（Knee）医疗资源消耗情况

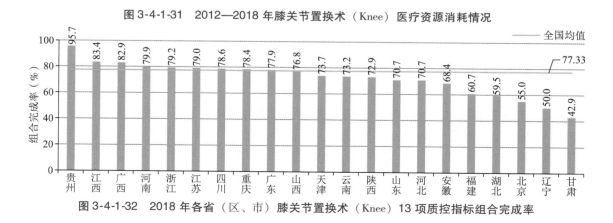

图 3-4-1-32　2018 年各省（区、市）膝关节置换术（Knee）13 项质控指标组合完成率

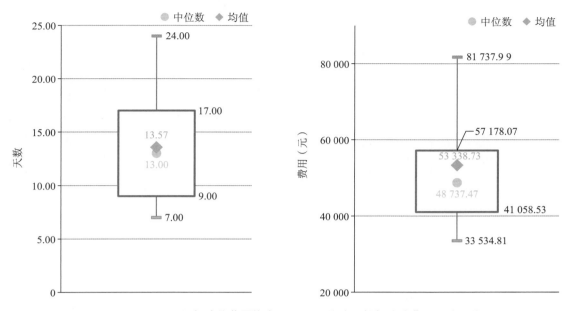

图 3-4-1-33　2018 年膝关节置换术（Knee）住院天数与住院费用四分位值

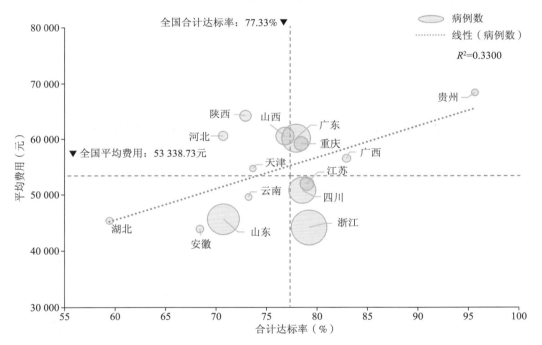

图 3-4-1-34　2018 年膝关节置换术 13 项质量指标完成率与平均住院费用的散布图

**（七）冠状动脉旁路移植术**（CABG）

2018 年 12 个省（区、市）57 家医疗机构上报冠状动脉旁路移植术（CABG）有效数据 1133 例。

**1. 2018 年冠状动脉旁路移植术（CABG）12 项质量指标完成情况**

2018 年冠状动脉旁路移植术（CABG）12 项质控指标完成率为 82.57%，与 2017 年 74.80% 相比，提高 7.77 个百分点，与 2009 年 63.12% 相比，提高 19.45 个百分点（图 3-4-1-35）。

**2. 2018 年冠状动脉旁路移植术（CABG）医疗资源消耗情况**

2018 年冠状动脉旁路移植术（CABG）平均住院日为 22.36 天，与 2017 年相比降低 3.5 天，比 2011 年相比降低 4.06 天；平均住院费用为 108 023 元，与 2017 年相比降低 2859 元，与 2011 年相比增加 23 273 元；其中，药费为 19 834 元，与 2017 年相比降低 8974 元，与 2011 年相比降低 3653 元（图 3-4-1-36）。

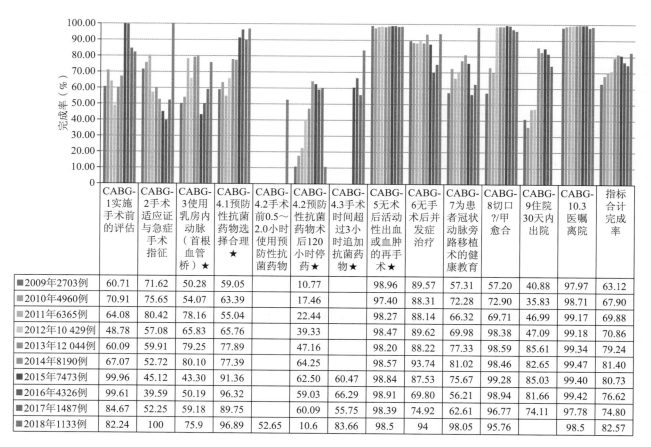

| | CABG-1实施手术前的评估 | CABG-2手术适应证与急症手术指征 | CABG-3使用乳房内动脉（首根血管桥）★ | CABG-4.1预防性抗菌药物选择合理★ | CABG-4.2手术前0.5~2.0小时使用预防性抗菌药物 | CABG-4.2预防性抗菌药物术后120小时停药★ | CABG-4.3手术时间超过3小时追加抗菌药物★ | CABG-5无术后活动性出血或血肿的再手术★ | CABG-6无手术后并发症治疗 | CABG-7为患者冠状动脉旁路移植术的健康教育 | CABG-8切口?/甲愈合 | CABG-9住院30天内出院 | CABG-10.3医嘱离院 | 指标合计完成率 |
|---|---|---|---|---|---|---|---|---|---|---|---|---|---|---|
| ■2009年2703例 | 60.71 | 71.62 | 50.28 | 59.05 | | 10.77 | | 98.96 | 89.57 | 57.31 | 57.20 | 40.88 | 97.97 | 63.12 |
| ■2010年4960例 | 70.91 | 75.65 | 54.07 | 63.39 | | 17.46 | | 97.40 | 88.31 | 72.28 | 72.90 | 35.83 | 98.71 | 67.90 |
| ■2011年6365例 | 64.08 | 80.42 | 78.16 | 55.04 | | 22.44 | | 98.27 | 88.14 | 66.32 | 69.71 | 46.99 | 99.17 | 69.88 |
| ■2012年10 429例 | 48.78 | 57.08 | 65.83 | 65.76 | | 39.33 | | 98.47 | 89.62 | 69.98 | 98.38 | 47.09 | 99.18 | 70.86 |
| ■2013年12 044例 | 60.09 | 59.91 | 79.25 | 77.89 | | 47.16 | | 98.20 | 88.22 | 77.33 | 98.59 | 85.61 | 99.34 | 79.24 |
| ■2014年8190例 | 67.07 | 52.72 | 80.10 | 77.39 | | 64.25 | | 98.57 | 93.74 | 81.02 | 98.46 | 82.65 | 99.47 | 81.40 |
| ■2015年7473例 | 99.96 | 45.12 | 43.30 | 91.36 | | 62.50 | 60.47 | 98.84 | 87.53 | 75.67 | 99.28 | 85.03 | 99.40 | 80.73 |
| ■2016年4326例 | 99.61 | 39.59 | 50.19 | 96.32 | | 59.03 | 66.29 | 98.91 | 69.80 | 56.21 | 98.94 | 81.66 | 99.42 | 76.62 |
| ■2017年1487例 | 84.67 | 52.25 | 59.18 | 89.75 | | 60.09 | 55.75 | 98.39 | 74.92 | 62.61 | 96.77 | 74.11 | 97.78 | 74.80 |
| ■2018年1133例 | 82.24 | 100 | 75.9 | 96.89 | 52.65 | 10.6 | 83.66 | 98.5 | 94 | 98.05 | 95.76 | | 98.5 | 82.57 |

图 3-4-1-35　2009—2018 年冠状动脉旁路移植术（CABG）12 项质量指标完成情况

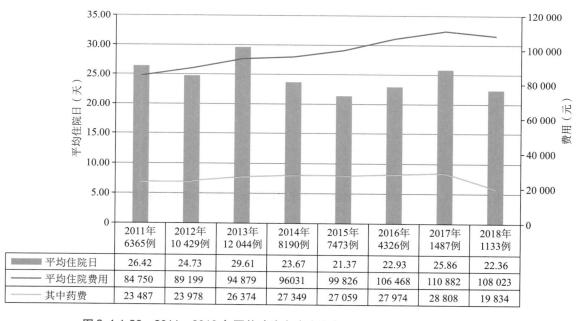

| | 2011年6365例 | 2012年10 429例 | 2013年12 044例 | 2014年8190例 | 2015年7473例 | 2016年4326例 | 2017年1487例 | 2018年1133例 |
|---|---|---|---|---|---|---|---|---|
| ▓ 平均住院日 | 26.42 | 24.73 | 29.61 | 23.67 | 21.37 | 22.93 | 25.86 | 22.36 |
| — 平均住院费用 | 84 750 | 89 199 | 94 879 | 96031 | 99 826 | 106 468 | 110 882 | 108 023 |
| — 其中药费 | 23 487 | 23 978 | 26 374 | 27 349 | 27 059 | 27 974 | 28 808 | 19 834 |

图 3-4-1-36　2011—2018 年冠状动脉旁路移植术（CABG）医疗资源消耗情况

**3. 2018 年各省（区、市）上报冠状动脉旁路移植术（CABG）12 项质控指标组合完成率情况**

2018 年各省（区、市）上报冠状动脉旁路移植术（CABG）12 项质控指标组合完成率在全国平均水平之上的有北京、山西、山东、海南和河北 5 个省（区、市）（图 3-4-1-37）。

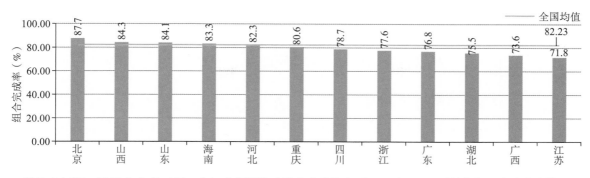

图 3-4-1-37 2018 年各省（区、市）上报冠状动脉旁路移植术（CABG）12 项质控指标组合完成率情况

**4. 2018 年冠状动脉旁路移植术（CABG）住院天数与住院费用四分位值**

2018 年冠状动脉旁路移植术（CABG）住院天数的中位数为 20.00 天，住院费用的中位数为 101 796.09 元（图 3-4-1-38）。

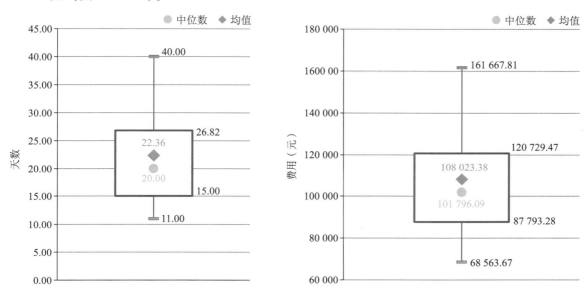

图 3-4-1-38 2018 年冠状动脉旁路移植术（CABG）住院天数与住院费用四分位值

**5. 2018 年冠状动脉旁路移植术（CABG）12 项质量指标完成率与平均住院费用关联性**

2018 年纳入冠状动脉旁路移植术（CABG）12 项质量指标完成率与平均住院费用相关性分析的有 8 个省（区、市）[仅列入 2018 年上报≥20 例的省（区、市）]，在确保质量的前提下，数据显示两者呈正相关性（$R^2 = 0.1301$）（图 3-4-1-39）。

**（八）社区获得性肺炎（儿童-住院）（CAP2）**

2018 年 23 个省（区、市）213 家医疗机构上报社区获得性肺炎（儿童-住院）（CAP2）有效数据 80 128 例。

**1. 2018 年社区获得性肺炎（儿童-住院）（CAP2）9 项质量监控指标总体完成情况**

2018 年社区获得性肺炎（儿童 住院）（CAP2）9 项质控指标合计完成率为 76.49%，与 2017 年的 65.88% 相比，提高 10.61 个百分点，与 2011 年的 63.54% 相比，提高 12.95 个百分点（图 3-4-1-40）。

**2. 2018 年社区获得性肺炎（儿童-住院）（CAP2）医疗资源消耗情况**

2018 年社区获得性肺炎（儿童-住院）（CAP2）平均住院日为 6.66 天，与 2017 年相比降低 0.23 天，与 2011 年相比降低 0.72 天；平均住院费用为 3967.57 元，与 2017 年相比增加 205.64 元，与 2011 年相比增加 516.57 元，其中，药品费用为 1228.10 元，与 2017 年相比降低 46.12 元，与 2011 年相比降低 470.63 元；抗菌药物平均使用天数为 6.28 天，与 2017 年相比降低 0.16 天，与 2011 年相比降低 0.98 天（图 3-4-1-41）。

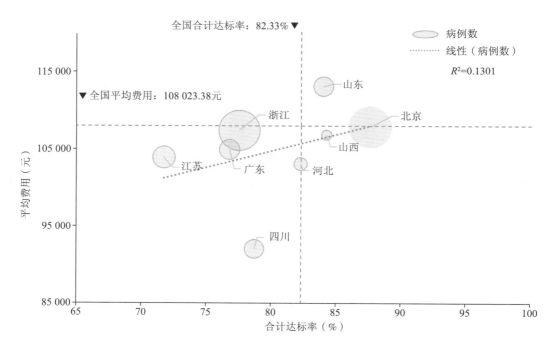

图 3-4-1-39　2018 年冠状动脉旁路移植术（CABG）12 项质量指标完成率与平均住院费用的散布图

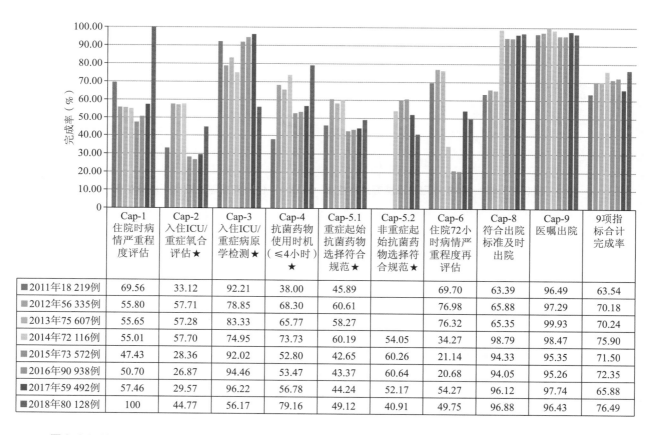

| | Cap-1 住院时病情严重程度评估 | Cap-2 入住ICU/重症氧合评估★ | Cap-3 入住ICU/重症病原学检测★ | Cap-4 抗菌药物使用时机（≤4小时）★ | Cap-5.1 重症起始抗菌药物选择符合规范★ | Cap-5.2 非重症起始抗菌药物选择符合规范★ | Cap-6 住院72小时病情严重程度再评估 | Cap-8 符合出院标准及时出院 | Cap-9 医嘱出院 | 9项指标合计完成率 |
|---|---|---|---|---|---|---|---|---|---|---|
| 2011年18 219例 | 69.56 | 33.12 | 92.21 | 38.00 | 45.89 | | 69.70 | 63.39 | 96.49 | 63.54 |
| 2012年56 335例 | 55.80 | 57.71 | 78.85 | 68.30 | 60.61 | | 76.98 | 65.88 | 97.29 | 70.18 |
| 2013年75 607例 | 55.65 | 57.28 | 83.33 | 65.77 | 58.27 | | 76.32 | 65.35 | 99.93 | 70.24 |
| 2014年72 116例 | 55.01 | 57.70 | 74.95 | 73.73 | 60.19 | 54.05 | 34.27 | 98.79 | 98.47 | 75.90 |
| 2015年73 572例 | 47.43 | 28.36 | 92.02 | 52.80 | 42.65 | 60.26 | 21.14 | 94.33 | 95.35 | 71.50 |
| 2016年90 938例 | 50.70 | 26.87 | 94.46 | 53.47 | 43.37 | 60.64 | 20.68 | 94.05 | 95.26 | 72.35 |
| 2017年59 492例 | 57.46 | 29.57 | 96.22 | 56.78 | 44.24 | 52.17 | 54.27 | 96.12 | 97.74 | 65.88 |
| 2018年80 128例 | 100 | 44.77 | 56.17 | 79.16 | 49.12 | 40.91 | 49.75 | 96.88 | 96.43 | 76.49 |

图 3-4-1-40　2011—2016 年医疗机构社区获得性肺炎（儿童 住院）（CAP2）9 项质量监控指标完成情况

**3. 2018 年各省（区、市）社区获得性肺炎（儿童 - 住院）（CAP2）9 项质控指标组合完成率情况**

2018 年各省（区、市）社区获得性肺炎（儿童 - 住院）（CAP2）9 项质控指标组合完成率在全国平均水平之上的有浙江、河北、山东、河南、江苏、北京、广东和湖北 8 个省（区、市）（图 3-4-1-42）。

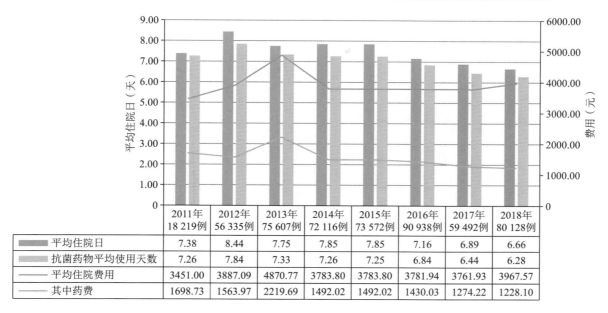

| | 2011年 18 219例 | 2012年 56 335例 | 2013年 75 607例 | 2014年 72 116例 | 2015年 73 572例 | 2016年 90 938例 | 2017年 59 492例 | 2018年 80 128例 |
|---|---|---|---|---|---|---|---|---|
| 平均住院日 | 7.38 | 8.44 | 7.75 | 7.85 | 7.85 | 7.16 | 6.89 | 6.66 |
| 抗菌药物平均使用天数 | 7.26 | 7.84 | 7.33 | 7.26 | 7.25 | 6.84 | 6.44 | 6.28 |
| 平均住院费用 | 3451.00 | 3887.09 | 4870.77 | 3783.80 | 3783.80 | 3781.94 | 3761.93 | 3967.57 |
| 其中药费 | 1698.73 | 1563.97 | 2219.69 | 1492.02 | 1492.02 | 1430.03 | 1274.22 | 1228.10 |

图 3-4-1-41　2011—2018 年社区获得性肺炎（儿童－住院）（CAP2）医疗资源消耗情况

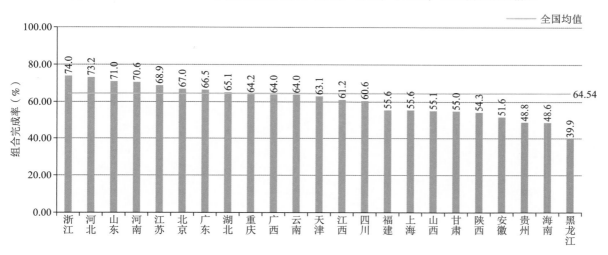

图 3-4-1-42　2018 年各省（区、市）社区获得性肺炎（儿童－住院）（CAP2）9 项质控指标组合完成率

**4. 2018 年社区获得性肺炎（儿童－住院）（CAP2）住院天数与住院费用四分位值**

2018 年社区获得性肺炎（儿童－住院）（CAP2）住院天数的中位数为 6.00 天，住院费用的中位数为 3517.99 元（图 3-4-1-43）。

**5. 2018 年社区获得性肺炎（儿童－住院）（CAP2）9 项质量指标完成率与平均住院费用关联性**

2018 年纳入社区获得性肺炎（儿童－住院）（CAP2）9 项质量指标完成率与平均住院费用相关性分析的有 20 个省（区、市）［仅列入 2018 年上报≥150 例的省（区、市）］，在确保质量的前提下，两者无明显相关性（$R^2 = 0.0549$）（图 3-4-1-44）。

**（九）围手术期预防感染（11 类手术，PIP）**

2018 年 22 个省(区、市)177 家医疗机构上报围手术期预防感染(11 类手术,PIP)有效数据 103 849 例。

**1. 11 类手术**

（1）单侧甲状腺叶切除术 ICD-9-CM-3：06.2。

（2）膝半月板切除术 ICD-9-CM-3：80.6。

（3）经腹子宫次全切除术 ICD-9-CM-3：68.3。

（4）腹股沟疝单侧/双侧修补术 ICD-9-CM-3：53.0，53.1。

（5）乳房组织切除术 ICD-9-CM-3：85.21 至 85.48。

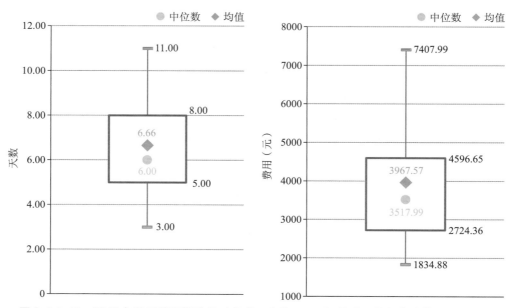

图 3-4-1-43　2018 年社区获得性肺炎（儿童 – 住院，CAP）住院天数与住院费用四分位值

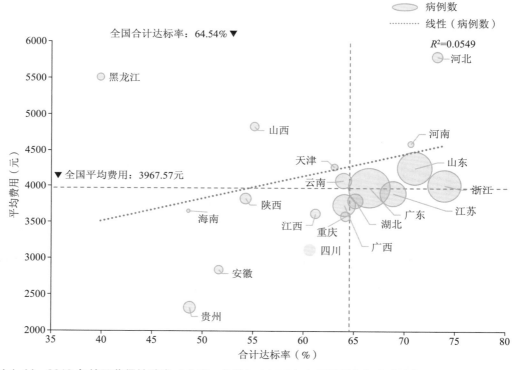

图 3-4-1-44　2018 年社区获得性肺炎（儿童 – 住院）（CAP2）9 项质量指标完成率与平均住院费用的散布图

（6）腹腔镜下胆囊切除术 ICD-9-CM-3：51.23。

（7）闭合性心脏瓣膜切开术 ICD-9-CM-3：35.00 至 35.04。

（8）动脉内膜切除术 ICD-9-CM-3：38.1。

（9）足和踝关节固定术 ICD-9-CM-3：81.11 至 81.18。

（10）开颅术 ICD-9-CM-3：01.24。

（11）椎间盘切除术或破坏术 ICD 9-CM-3：80.50。

**2. 2018 年围手术期预防感染（11 类手术，PIP）8 项质量监控指标完成情况**

2018 年围手术期预防感染（11 类手术，PIP）8 项质控指标合计完成率为 87.34%，与 2016 年 83.35% 相比，提高 3.99 个百分点，与 2011 年 59.09% 相比，提高 28.25 个百分点（图 3-4-1-45）。

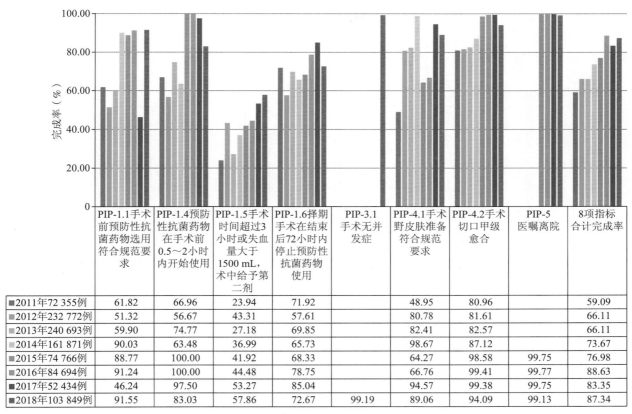

| | PIP-1.1手术前预防性抗菌药物选用符合规范要求 | PIP-1.4预防性抗菌药物在手术前0.5～2小时内开始使用 | PIP-1.5手术时间超过3小时或失血量大于1500 mL，术中给予第二剂 | PIP-1.6择期手术在结束后72小时内停止预防性抗菌药物使用 | PIP-3.1手术无并发症 | PIP-4.1手术野皮肤准备符合规范要求 | PIP-4.2手术切口甲级愈合 | PIP-5医嘱离院 | 8项指标合计完成率 |
|---|---|---|---|---|---|---|---|---|---|
| ■2011年72 355例 | 61.82 | 66.96 | 23.94 | 71.92 | | 48.95 | 80.96 | | 59.09 |
| ■2012年232 772例 | 51.32 | 56.67 | 43.31 | 57.61 | | 80.78 | 81.61 | | 66.11 |
| ■2013年240 693例 | 59.90 | 74.77 | 27.18 | 69.85 | | 82.41 | 82.57 | | 66.11 |
| ■2014年161 871例 | 90.03 | 63.48 | 36.99 | 65.73 | | 98.67 | 87.12 | | 73.67 |
| ■2015年74 766例 | 88.77 | 100.00 | 41.92 | 68.33 | | 64.27 | 98.58 | 99.75 | 76.98 |
| ■2016年84 694例 | 91.24 | 100.00 | 44.48 | 78.75 | | 66.76 | 99.41 | 99.77 | 88.63 |
| ■2017年52 434例 | 46.24 | 97.50 | 53.27 | 85.04 | | 94.57 | 99.38 | 99.75 | 83.35 |
| ■2018年103 849例 | 91.55 | 83.03 | 57.86 | 72.67 | 99.19 | 89.06 | 94.09 | 99.13 | 87.34 |

图 3-4-1-45 2011—2018 年医疗机构围手术期预防感染（11 类手术，PIP）8 项质量监控指标完成情况

2018 年围手术期预防感染（11 类手术，PIP）前 4 项质量监控指标各自完成情况（图 3-4-1-46）。

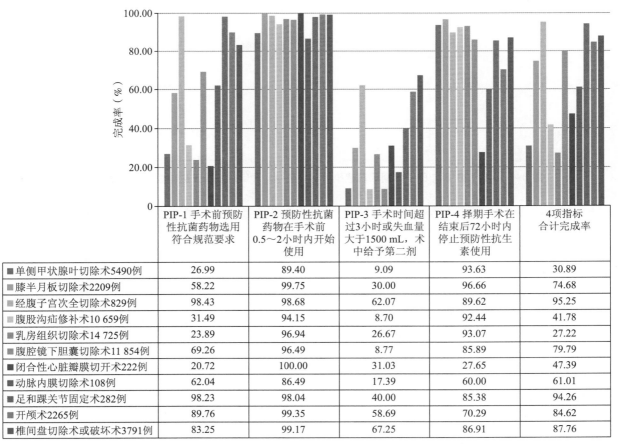

| | PIP-1 手术前预防性抗菌药物选用符合规范要求 | PIP-2 预防性抗菌药物在手术前0.5～2小时内开始使用 | PIP-3 手术时间超过3小时或失血量大于1500 mL，术中给予第二剂 | PIP-4 择期手术在结束后72小时内停止预防性抗生素使用 | 4项指标合计完成率 |
|---|---|---|---|---|---|
| ■单侧甲状腺叶切除术5490例 | 26.99 | 89.40 | 9.09 | 93.63 | 30.89 |
| ■膝半月板切除术2209例 | 58.22 | 99.75 | 30.00 | 96.66 | 74.68 |
| ■经腹子宫次全切除术829例 | 98.43 | 98.68 | 62.07 | 89.62 | 95.25 |
| ■腹股沟疝修补术10 659例 | 31.49 | 94.15 | 8.70 | 92.44 | 41.78 |
| ■乳房组织切除术14 725例 | 23.89 | 96.94 | 26.67 | 93.07 | 27.22 |
| ■腹腔镜下胆囊切除术11 854例 | 69.26 | 96.49 | 8.77 | 85.89 | 79.79 |
| ■闭合性心脏瓣膜切开术222例 | 20.72 | 100.00 | 31.03 | 27.65 | 47.39 |
| ■动脉内膜切除术108例 | 62.04 | 86.49 | 17.39 | 60.00 | 61.01 |
| ■足和踝关节固定术282例 | 98.23 | 98.04 | 40.00 | 85.38 | 94.26 |
| ■开颅术2265例 | 89.76 | 99.35 | 58.69 | 70.29 | 84.62 |
| ■椎间盘切除术或破坏术3791例 | 83.25 | 99.17 | 67.25 | 86.91 | 87.76 |

图 3-4-1-46 2018 年 11 类手术围手术期预防感染（PIP）前 4 项质量监控指标完成情况

3. 2018 年各省（区、市）围手术期预防感染（11 类手术，PIP）8 项质控指标组合完成率情况

2018 年各省（区、市）围手术期预防感染（11 类手术，PIP）8 项质控指标组合完成率在全国平均水平之上的有湖北、山东、北京、河北、江苏、广东、云南和广西 8 个省（区、市）（图 3-4-1-47）。

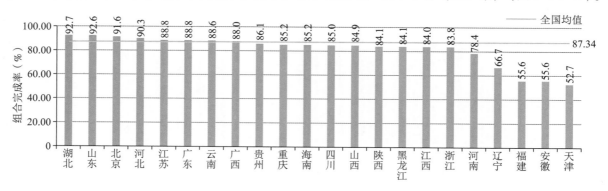

图 3-4-1-47　2018 年各省（区、市）围手术期预防感染（11 类手术，PIP）8 项质控指标组合完成率

4. 2018 年围手术期预防感染（11 类手术，PIP）住院天数与住院费用四分位值

2018 年围手术期预防感染（11 类手术，PIP）住院天数的中位数为 6.00 天，住院费用的中位数为 13 441.77 元（图 3-4-1-48）。

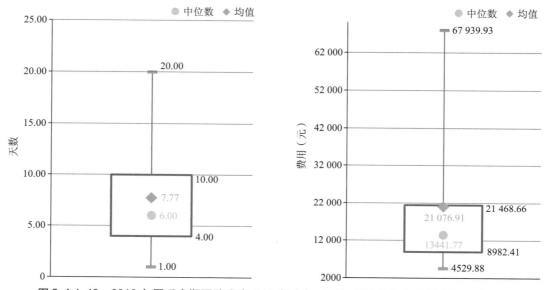

图 3-4-1-48　2018 年围手术期预防感染（11 类手术，PIP）住院天数与住院费用四分位值

5. 2018 年围手术期预防感染（11 类手术，PIP）8 项质量指标完成率与平均住院费用关联性

2018 年纳入围手术期预防感染（11 类手术，PIP）8 项质量指标完成率与平均住院费用相关性分析的有 17 个省（区、市）［仅列入 2018 年上报≥150 例的省（区、市）］，在确保质量的前提下，数据显示两者无明显相关关系（$R^2 = 0.0673$）（图 3-4-1-49）。

（十）剖宫产（CS）

2018 年 25 个省（区、市）211 家医疗机构上报剖宫产（CS）有效数据 121 614 例。

1. 2018 年剖宫产（CS）14 项质量监控指标完成情况

2018 年剖宫产（CS）14 项质控指标组合完成率为 89.25%（图 3-4-1-50）。

2. 2018 年剖宫产（CS）医疗资源消耗情况

2018 年剖宫产（CS）平均住院日为 6.01 天，平均住院费用为 9687.38 元，其中，药品费用为 1534.48 元，手术费用为 2207.03 元（图 3-4-1-51）。

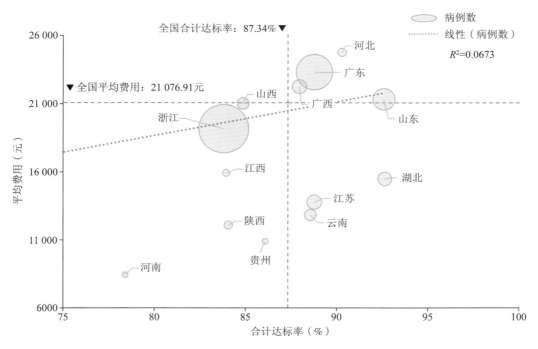

图 3-4-1-49　2018 年围手术期预防感染（11 类手术，PIP）8 项质量指标完成率与平均住院费用的散布图

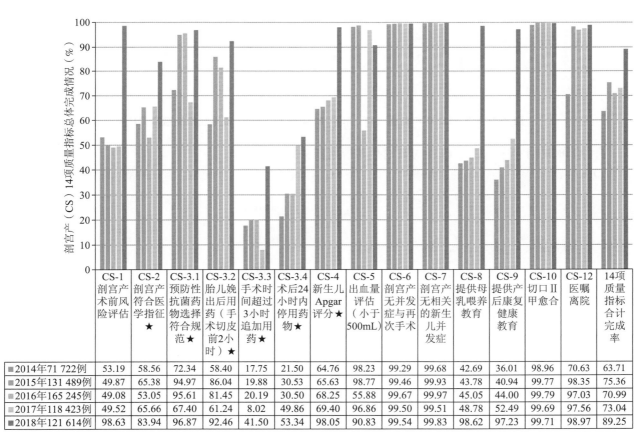

| | CS-1 剖宫产术前风险评估 | CS-2 剖宫产符合医学指征★ | CS-3.1 预防性抗菌药物选择符合规范★ | CS-3.2 胎儿娩出后用药（手术切皮前2小时）追加用药★ | CS-3.3 手术时间超过3小时★ | CS-3.4 术后24小时内停用药物★ | CS-4 新生儿Apgar评分★ | CS-5 出血量评估（小于500mL） | CS-6 剖宫产无并发症与再次手术 | CS-7 剖宫产无相关的新生儿并发症 | CS-8 提供母乳喂养教育 | CS-9 提供产后康复健康教育 | CS-10 切口Ⅱ甲愈合 | CS-12 医嘱离院 | 14项质量指标合计完成率 |
|---|---|---|---|---|---|---|---|---|---|---|---|---|---|---|---|
| ■2014年71 722例 | 53.19 | 58.56 | 72.34 | 58.40 | 17.75 | 21.50 | 64.76 | 98.23 | 99.29 | 99.68 | 42.69 | 36.01 | 98.96 | 70.63 | 63.71 |
| ■2015年131 489例 | 49.87 | 65.38 | 94.97 | 86.04 | 19.88 | 30.53 | 65.63 | 98.77 | 99.46 | 99.93 | 43.78 | 40.94 | 99.77 | 98.35 | 75.36 |
| ■2016年165 245例 | 49.08 | 53.05 | 95.61 | 81.45 | 20.19 | 30.50 | 68.25 | 55.88 | 99.67 | 99.97 | 45.05 | 44.00 | 99.79 | 97.03 | 70.99 |
| ■2017年118 423例 | 49.52 | 65.66 | 67.40 | 61.24 | 8.02 | 49.86 | 69.40 | 96.86 | 99.50 | 99.51 | 48.78 | 52.49 | 99.69 | 97.56 | 73.04 |
| ■2018年121 614例 | 98.63 | 83.94 | 96.87 | 92.46 | 41.50 | 53.34 | 98.05 | 90.83 | 99.54 | 99.83 | 98.62 | 97.23 | 99.71 | 98.97 | 89.25 |

图 3-4-1-50　2014—2018 年医疗机构剖宫产（CS）14 项质量指标总体完成情况

### 3. 2018 年各省（区、市）剖宫产（CS）14 项质控指标组合完成率情况

2018 年各省（区、市）剖宫产（CS）14 项质控指标组合完成率在全国平均水平之上的有贵州、陕西、上海、山东、广东、江苏、天津、江西、海南、广西 10 个省（区、市）（图 3-4-1-52）。

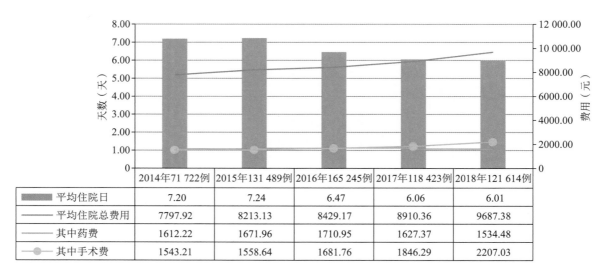

| | 2014年71 722例 | 2015年131 489例 | 2016年165 245例 | 2017年118 423例 | 2018年121 614例 |
|---|---|---|---|---|---|
| 平均住院日 | 7.20 | 7.24 | 6.47 | 6.06 | 6.01 |
| 平均住院总费用 | 7797.92 | 8213.13 | 8429.17 | 8910.36 | 9687.38 |
| 其中药费 | 1612.22 | 1671.96 | 1710.95 | 1627.37 | 1534.48 |
| 其中手术费 | 1543.21 | 1558.64 | 1681.76 | 1846.29 | 2207.03 |

图 3-4-1-51 2014—2018 年剖宫产（CS）医疗资源消耗情况

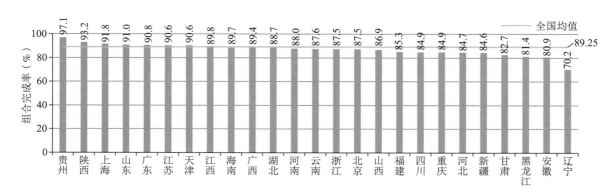

图 3-4-1-52 2018 年各省（区、市）剖宫产（CS）14 项质控指标组合完成率

### 4. 2018 年剖宫产（CS）住院天数与住院费用四分位值

2018 年剖宫产（CS）住院天数的中位数为 6.00 天，住院费用的中位数为 8973.96 元（图 3-4-1-53）。

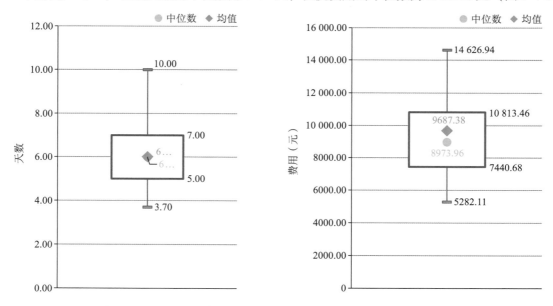

图 3-4-1-53 2018 年剖宫产（CS）住院天数与住院费用四分位值

**5. 2018 年剖宫产（CS）14 项质量指标完成率与平均住院费用关联性**

2018 年纳入剖宫产（CS）14 项质量指标完成率与平均住院费用相关性分析的有 20 个省（区、市）[仅列入 2018 年上报 ≥ 200 例的省（区、市）]，在确保质量的前提下，数据显示两者无明显相关关系（$R^2 = 0.0208$）（图 3-4-1-54）。

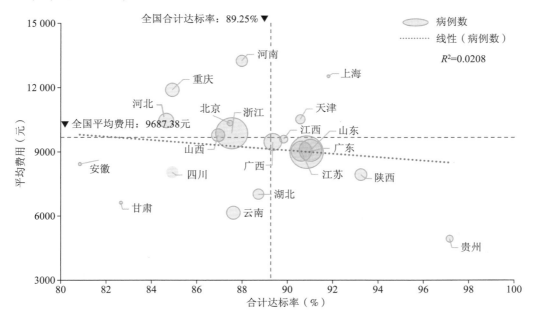

图 3-4-1-54 2018 年剖宫产（CS）14 项质量指标完成率与平均住院费用的散布图

**（十一）慢性阻塞性肺疾病（急性发作 – 住院）（AECOPD）**

2018 年 22 个省（区、市）165 家医疗机构上报慢性阻塞性肺疾病（急性发作 – 住院）（AECOPD）有效数据 25 942 例。

**1. 2018 年慢性阻塞性肺疾病（急性发作 – 住院）（AECOPD）9 项质量指标完成情况**

2018 年慢性阻塞性肺疾病（急性发作 住院）（AECOPD）9 项质控指标合计完成率为 91.62%，与 2017 年 55.25% 相比提高 36.37 个百分点，与 2014 年 45.11% 相比提高 46.51 个百分点（图 3-4-1-55）。

**2. 2018 年慢性阻塞性肺疾病（急性发作 – 住院）（AECOPD）医疗资源消耗情况**

2018 年慢性阻塞性肺疾病（急性发作 – 住院）（AECOPD）平均住院日为 9.46 天，与 2017 年相比降低 1.14 天，与 2014 年相比降低 2.45 天；平均住院费用为 10 908.16 元，与 2017 年相比降低 709.37 元，与 2014 年相比下降 554.74 元，其中，药品费用为 4296.91 元，与 2017 年相比降低 673.34 元，与 2014 年相比降低 962.19 元（图 3-4-1-56）。

**3. 2018 年各省（区、市）慢性阻塞性肺疾病（急性发作 – 住院）（AECOPD）9 项质控指标组合完成率情况**

2018 年各省（区、市）慢性阻塞性肺疾病（急性发作 – 住院）（AECOPD）9 项质控指标组合完成率高于全国平均水平的有江苏、重庆、陕西和山西 4 个省（区、市）（图 3-4-1-57）。

**4. 2018 年慢性阻塞性肺疾病（AECOPD）住院天数与住院费用四分位值**

2018 年慢性阻塞性肺疾病（急性发作 – 住院）（AECOPD）住院天数的中位数为 9.00 天，住院费用的中位数为 9422.83 元（图 3-4-1-58）。

**5. 2018 年慢性阻塞性肺疾病（急性发作 – 住院）（AECOPD）9 项质量指标完成率与平均住院费用关联性**

2018 年纳入慢性阻塞性肺疾病（急性发作 – 住院）（AECOPD）9 项质量指标完成率与平均住院费用相关性分析的有 14 个省（区、市）[仅列入 2018 年上报 ≥ 100 例的省（区、市）]，在确保质量的前提下，数据显示两者呈负相关关系（$R^2 = 0.2874$）（图 3-4-1-59）。

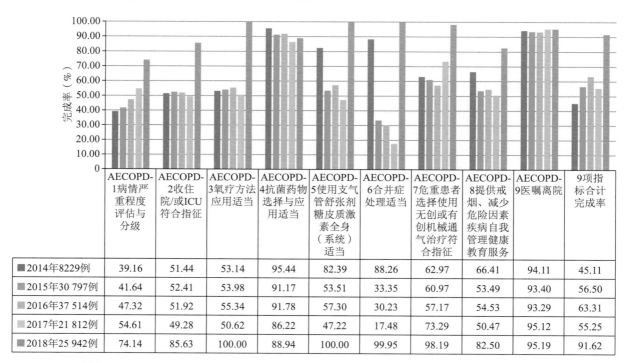

| | AECOPD-1病情严重程度评估与分级 | AECOPD-2收住院/或ICU符合指征 | AECOPD-3氧疗方法应用适当 | AECOPD-4抗菌药物选择与应用适当 | AECOPD-5使用支气管舒张剂糖皮质激素全身（系统）适当 | AECOPD-6合并症处理适当 | AECOPD-7危重患者选择使用无创或有创机械通气治疗符合指征 | AECOPD-8提供戒烟、减少危险因素疾病自我管理健康教育服务 | AECOPD-9医嘱离院 | 9项指标合计完成率 |
|---|---|---|---|---|---|---|---|---|---|---|
| 2014年8229例 | 39.16 | 51.44 | 53.14 | 95.44 | 82.39 | 88.26 | 62.97 | 66.41 | 94.11 | 45.11 |
| 2015年30 797例 | 41.64 | 52.41 | 53.98 | 91.17 | 53.51 | 33.35 | 60.97 | 53.49 | 93.40 | 56.50 |
| 2016年37 514例 | 47.32 | 51.92 | 55.34 | 91.78 | 57.30 | 30.23 | 57.17 | 54.53 | 93.29 | 63.31 |
| 2017年21 812例 | 54.61 | 49.28 | 50.62 | 86.22 | 47.22 | 17.48 | 73.29 | 50.47 | 95.12 | 55.25 |
| 2018年25 942例 | 74.14 | 85.63 | 100.00 | 88.94 | 100.00 | 99.95 | 98.19 | 82.50 | 95.19 | 91.62 |

图 3-4-1-55　2014—2018 年医疗机构慢性阻塞性肺疾病（急性发作 – 住院）（AECOPD）
9 项质量指标总体完成情况

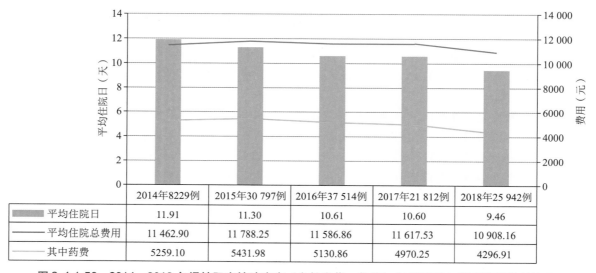

| | 2014年8229例 | 2015年30 797例 | 2016年37 514例 | 2017年21 812例 | 2018年25 942例 |
|---|---|---|---|---|---|
| 平均住院日 | 11.91 | 11.30 | 10.61 | 10.60 | 9.46 |
| 平均住院总费用 | 11 462.90 | 11 788.25 | 11 586.86 | 11 617.53 | 10 908.16 |
| 其中药费 | 5259.10 | 5431.98 | 5130.86 | 4970.25 | 4296.91 |

图 3-4-1-56　2014—2018 年慢性阻塞性肺疾病（急性发作 – 住院）（AECOPD）医疗资源消耗情况

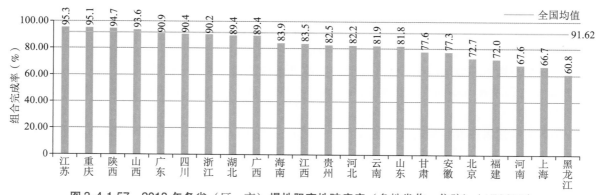

图 3-4-1-57　2018 年各省（区、市）慢性阻塞性肺疾病（急性发作 – 住院）（AECOPD）
9 项质控指标组合完成率

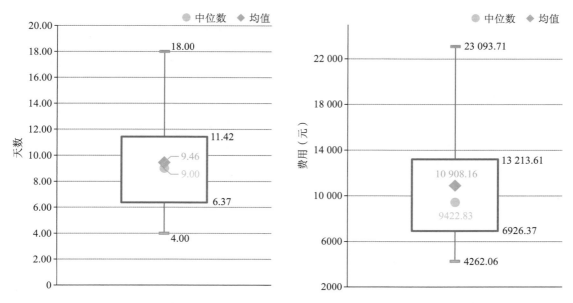

图 3-4-1-58　2018 年慢性阻塞性肺疾病（急性发作 – 住院）住院天数与住院费用四分位值

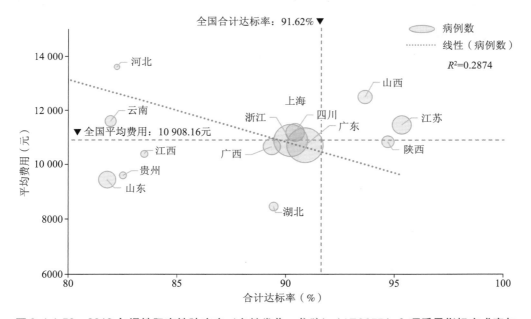

图 3-4-1-59　2018 年慢性阻塞性肺疾病（急性发作 – 住院）（AECOPD）9 项质量指标完成率与平均住院费用的散布图

**（十二）围手术期预防深静脉栓塞（二类手术，DVT）**

2018 年共有 15 个省（区、市）74 家医疗机构上报围手术期预防深静脉栓塞（二类手术，DVT）有效数据 2734 例。

**1. 二类手术**

（1）心脏瓣膜置换术 ICD-9-3M-3 35.20 ～ 28。

（2）脊柱融合术 ICD-9-3M-3 81.0、81.3、81.5。

**2. 围手术期预防深静脉栓塞（二类手术，DVT）5 项质量指标完成情况**

2018 年围手术期预防深静脉栓塞（二类手术，DVT）5 项质控指标合计完成率为 87.14%，与 2017 年的 77.71% 相比增加 9.43 个百分点，与 2014 年的 65.79% 相比增加 21.35 个百分点（图 3-4-1-60）。

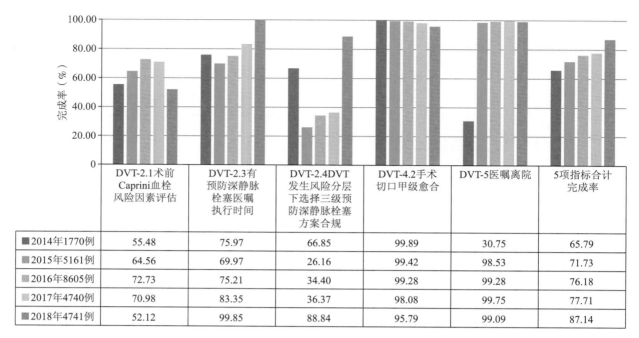

| | DVT-2.1术前Caprini血栓风险因素评估 | DVT-2.3有预防深静脉栓塞医嘱执行时间 | DVT-2.4DVT发生风险分层下选择三级预防深静脉栓塞方案合规 | DVT-4.2手术切口甲级愈合 | DVT-5医嘱离院 | 5项指标合计完成率 |
|---|---|---|---|---|---|---|
| ■2014年1770例 | 55.48 | 75.97 | 66.85 | 99.89 | 30.75 | 65.79 |
| ■2015年5161例 | 64.56 | 69.97 | 26.16 | 99.42 | 98.53 | 71.73 |
| ■2016年8605例 | 72.73 | 75.21 | 34.40 | 99.28 | 99.28 | 76.18 |
| ■2017年4740例 | 70.98 | 83.35 | 36.37 | 98.08 | 99.75 | 77.71 |
| ■2018年4741例 | 52.12 | 99.85 | 88.84 | 95.79 | 99.09 | 87.14 |

图 3-4-1-60　2014—2018 年医疗机构围手术期预防深静脉栓塞（二类手术，DVT）5 项质量指标总体完成情况

**3. 2018 年围手术期预防深静脉栓塞（二类手术，DVT）医疗资源消耗情况**

2018 年围手术期预防深静脉栓塞（二类手术，DVT）平均住院日为 16.43 天，与 2017 年相比减少 3.15 天；平均住院费用为 63 468.77 元，与 2017 年相比降低 21 576.64 元，其中，药费为 10 792.88 元，与 2017 年相比降低 3184.30 元，手术费用为 7144.47 元，与 2017 年相比降低 3839.16 元（图 3-4-1-61）。

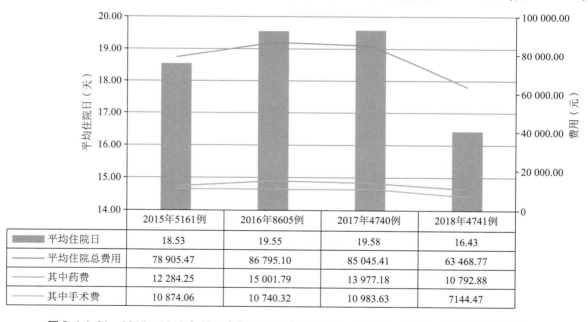

| | 2015年5161例 | 2016年8605例 | 2017年4740例 | 2018年4741例 |
|---|---|---|---|---|
| 平均住院日 | 18.53 | 19.55 | 19.58 | 16.43 |
| 平均住院总费用 | 78 905.47 | 86 795.10 | 85 045.41 | 63 468.77 |
| 其中药费 | 12 284.25 | 15 001.79 | 13 977.18 | 10 792.88 |
| 其中手术费 | 10 874.06 | 10 740.32 | 10 983.63 | 7144.47 |

图 3-4-1-61　2015—2018 年围手术期预防深静脉栓塞（二类手术，DVT）医疗资源消耗情况

**4. 2018 年各省（区、市）围手术期预防深静脉栓塞（二类手术，DVT）5 项质控指标组合完成率情况**

2018 年各省（区、市）上报围手术期预防深静脉栓塞（二类手术，DVT）5 项质控指标组合完成率高于全国平均水平的有江西、河北、四川、北京、重庆、广西、山东、山西和浙江 9 个省（区、市）（图 3-4-1-62）。

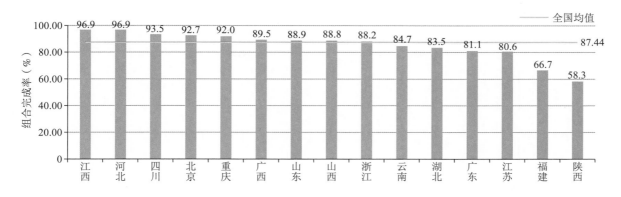

图 3-4-1-62　2018 年各省（区、市）围手术期预防深静脉栓塞（二类手术，DVT）5 项质控指标组合完成率

**5. 2018 年围手术期预防深静脉栓塞（二类手术，DVT）住院天数与住院费用四分位值**

2018 年围手术期预防深静脉栓塞（二类手术，DVT）住院天数的中位数为 15.00 天，住院费用的中位数为 55 537.20 元（图 3-4-1-63）。

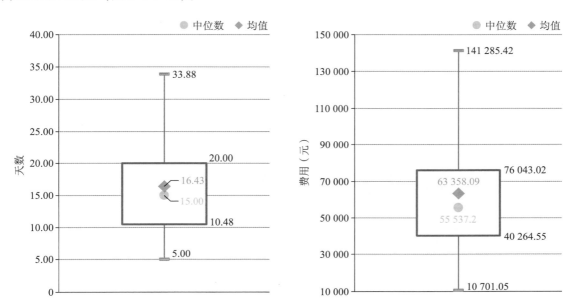

图 3-4-1-63　2018 年围手术期预防深静脉栓塞（二类手术，DVT）住院天数与住院费用四分位值

**6. 2018 年围手术期预防深静脉栓塞（二类手术，DVT）5 项质控指标组合完成率（%）与平均住院费用关联性**

2018 年纳入围手术期预防深静脉栓塞（二类手术，DVT）5 项质量指标完成率与平均住院费用相关性分析的有 9 个省（区、市）[仅列入 2018 年上报≥50 例的省（区、市）]，在确保质量的前提下，数据显示两者无明显相关关系（$R^2=0.0597$）（图 3-4-1-64）。

**7. 二类手术 DVT 指标**（图 3-4-1-65）

**（十三）短暂性脑缺血发作（TIA）**

本系统 2018 年首次开通"短暂性脑缺血发作（TIA）"病种质控数据上报，共有 18 个省（区、市）99 家医疗机构上报短暂性脑缺血发作（TIA）有效数据 3616 例。

**1. 2018 年短暂性脑缺血发作（TIA）9 项质量指标完成情况**

2018 年短暂性脑缺血发作（TIA）9 项质控指标合计完成率为 74.37%，其中 TIA-1 卒中接诊流程和 TIA-2 房颤患者的抗凝指标完成率较低，分别为 2.49% 和 13.01%（图 3-4-1-66）。

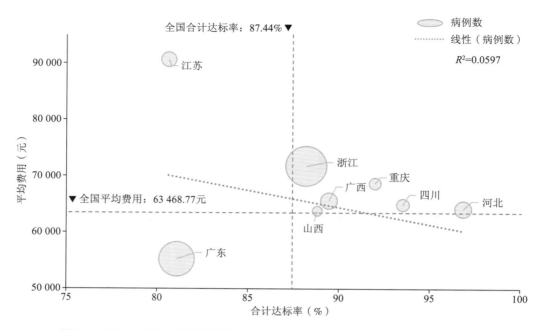

图 3-4-1-64 2018 年围手术期预防深静脉栓塞（二类手术，DVT）7 项质量指标
完成率与平均住院费用的散布图

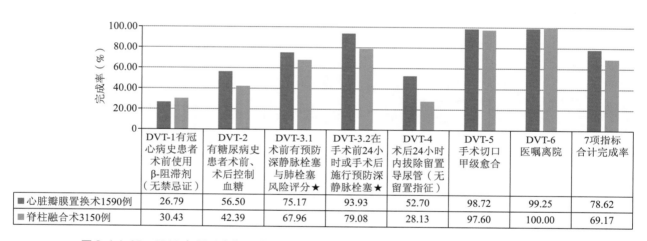

| | DVT-1有冠心病史患者术前使用β-阻滞剂（无禁忌证） | DVT-2有糖尿病史患者术前、术后控制血糖 | DVT-3.1术前有预防深静脉栓塞与肺栓塞风险评分★ | DVT-3.2在手术前24小时或手术后施行预防深静脉栓塞★ | DVT-4术后24小时内拔除留置导尿管（无留置指征） | DVT-5手术切口甲级愈合 | DVT-6医嘱离院 | 7项指标合计完成率 |
|---|---|---|---|---|---|---|---|---|
| ■心脏瓣膜置换术1590例 | 26.79 | 56.50 | 75.17 | 93.93 | 52.70 | 98.72 | 99.25 | 78.62 |
| ■脊柱融合术3150例 | 30.43 | 42.39 | 67.96 | 79.08 | 28.13 | 97.60 | 100.00 | 69.17 |

图 3-4-1-65 2018 年围手术期预防深静脉栓塞（DVT）7 项质量指标，二类手术各自完成率

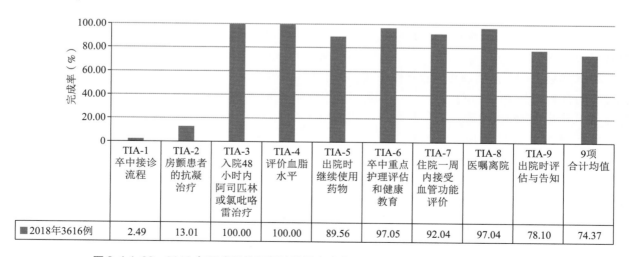

| | TIA-1卒中接诊流程 | TIA-2房颤患者的抗凝治疗 | TIA-3入院48小时内阿司匹林或氯吡咯雷治疗 | TIA-4评价血脂水平 | TIA-5出院时继续使用药物 | TIA-6卒中重点护理评估和健康教育 | TIA-7住院一周内接受血管功能评价 | TIA-8医嘱离院 | TIA-9出院时评估与告知 | 9项合计均值 |
|---|---|---|---|---|---|---|---|---|---|---|
| ■2018年3616例 | 2.49 | 13.01 | 100.00 | 100.00 | 89.56 | 97.05 | 92.04 | 97.04 | 78.10 | 74.37 |

图 3-4-1-66 2018 年医疗机构短暂性脑缺血发作（TIA）9 项质量指标总体完成情况

## 2. 2018 年短暂性脑缺血发作（TIA）医疗资源消耗情况

2018 年短暂性脑缺血发作（TIA）平均住院日为 7.35 天，平均住院费用 8680.23 元，其中，药品费用 2762.90 元（图 3-4-1-67）。

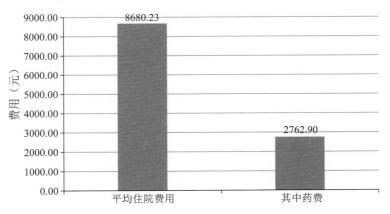

图 3-4-1-67 2014—2018 年短暂性脑缺血发作（TIA）医疗资源消耗情况

## 3. 2018 年各省（区、市）短暂性脑缺血发作（TIA）9 项质控指标组合完成率情况

2018 年各省（区、市）短暂性脑缺血发作（TIA）9 项质控指标组合完成率高于全国平均水平的有江苏、江西、陕西、山西和湖北 5 个省份（图 3-4-1-68）。

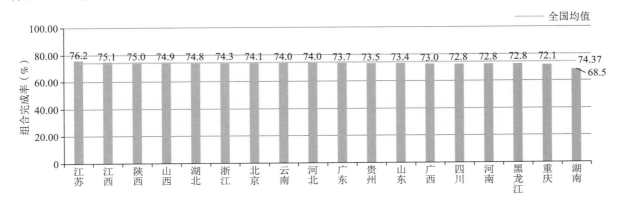

图 3-4-1-68 2018 年各省（区、市）短暂性脑缺血发作（TIA）9 项质控指标组合完成率

## 4. 2018 年短暂性脑缺血发作（TIA）住院天数与住院费用四分位值

2018 年短暂性脑缺血发作（TIA）住院天数的中位数为 7.00 天，住院费用的中位数为 7250.00 元（图 3-4-1-69）。

## 5. 2018 年短暂性脑缺血发作（TIA）9 项质量指标完成率与平均住院费用关联性

2018 年纳入短暂性脑缺血发作（TIA）9 项质量指标完成率与平均住院费用相关性分析的有 10 个省（区、市）[仅列入 2018 年上报≥100 例的省（区、市）]，在确保质量的前提下，数据显示两者呈负相关关系（$R^2 = 0.2498$）（图 3-4-1-70）。

### （十四）住院精神病患者安全和权益（HBIPS）

本系统首次开通"住院精神病患者安全和权益（HBIPS）"的质控数据上报，2018 年共有 10 个省（区、市）18 家医疗机构上报住院精神病患者安全和权益（HBIPS）有效数据 1808 例。

### 1. 2018 年住院精神病患者安全和权益（HBIPS）7 项质量指标完成情况

2018 年住院精神病患者安全和权益（HBIPS）7 项质控指标合计完成率为 74.23%，其中 HBIPS-6 出院时使用 1 种抗精神病或抗抑郁药物比率和 HBIPS-5 出院后持续服务计划制定率、实施率指标完成率较低，分别为 36.84% 和 50.33%（图 3-4-1-71）。

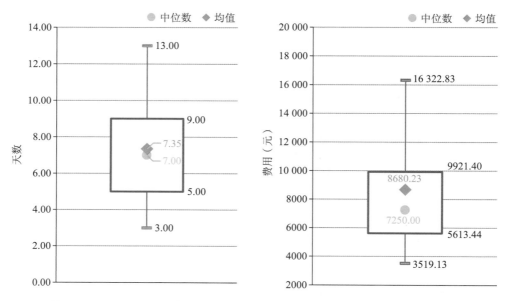

图 3-4-1-69  2018 年短暂性脑缺血发作（TIA）住院天数与住院费用四分位值

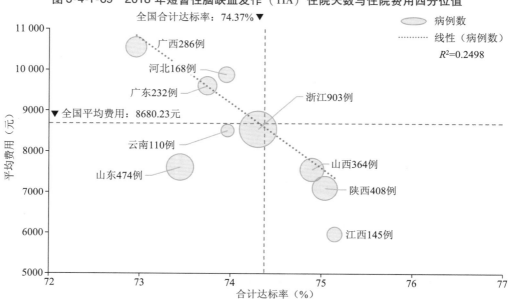

图 3-4-1-70  2018 年短暂性脑缺血发作（TIA）9 项质量指标完成率与平均住院费用的散布图

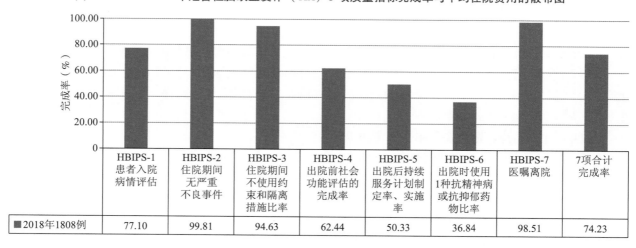

| | HBIPS-1<br>患者入院<br>病情评估 | HBIPS-2<br>住院期间<br>无严重<br>不良事件 | HBIPS-3<br>住院期间<br>不使用约<br>束和隔离<br>措施比率 | HBIPS-4<br>出院前社会<br>功能评估的<br>完成率 | HBIPS-5<br>出院后持续<br>服务计划制<br>定率、实施<br>率 | HBIPS-6<br>出院时使用<br>1种抗精神病<br>或抗抑郁药<br>物比率 | HBIPS-7<br>医嘱离院 | 7项合计<br>完成率 |
|---|---|---|---|---|---|---|---|---|
| ■2018年1808例 | 77.10 | 99.81 | 94.63 | 62.44 | 50.33 | 36.84 | 98.51 | 74.23 |

图 3-4-1-71  2018 年医疗机构住院精神病患者安全和权益（HBIPS）7 项质量指标总体完成情况

### 2. 2018 年住院精神病患者医疗资源消耗情况

2018 年住院精神病患者平均住院日为 21.75 天，平均住院费用 10 887.99 元，其中，药品费用 1438.55 元（图 3-4-1-72）。

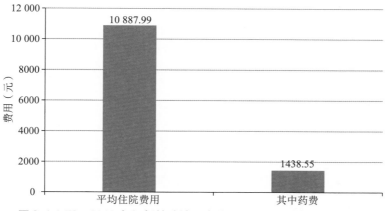

图 3-4-1-72　2018 年短暂性脑缺血发作（TIA）医疗资源消耗情况

### 3. 2018 年各省（区、市）住院精神病患者安全和权益（HBIPS）7 项质控指标组合完成率情况

2018 年各省（区、市）住院精神病患者安全和权益（HBIPS）7 项质控指标组合完成率高于全国平均水平的有云南、湖北、四川、重庆、浙江和山东 6 个省（区、市）（图 3-4-1-73）。

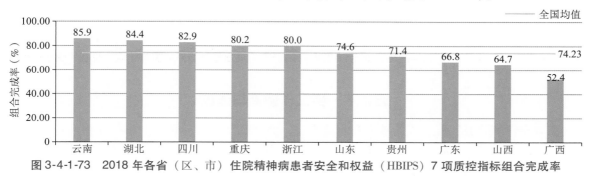

图 3-4-1-73　2018 年各省（区、市）住院精神病患者安全和权益（HBIPS）7 项质控指标组合完成率

### 4. 2018 年住院精神病患者住院天数与住院费用四分位值

2018 年住院精神病患者住院天数的中位数为 18.00 天，住院费用的中位数为 9713.60 元（图 3-4-1-74）。

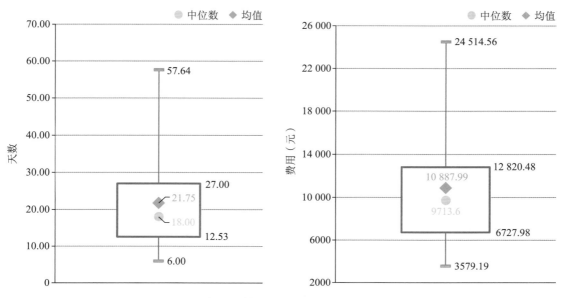

图 3-4-1-74　2018 年住院精神病患者住院天数与住院费用四分位值

**5. 2018 年住院精神病患者安全和权益（HBIPS）7 项质量指标完成率与平均住院费用关联性**

2018 年纳入住院精神病患者安全和权益（HBIPS）7 项质量指标完成率与平均住院费用相关性分析的有 7 个省份［仅列入 2018 年上报≥100 例的省（区、市）］，在确保质量的前提下，数据显示两者无相关关系（$R^2 = 0.0002$）（图 3-4-1-75）。

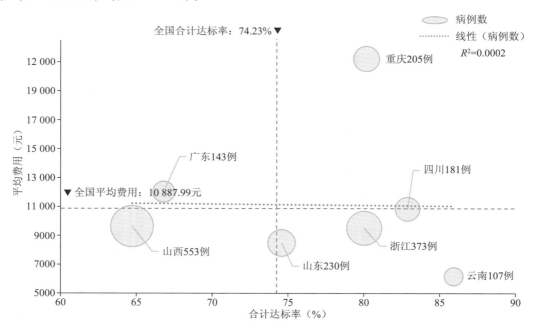

图 3-4-1-75　2018 年住院精神病患者安全和权益（HBIPS）7 项质量指标完成率与平均住院费用的散布图

## 五、下一步工作重点与建议

"质量安全管理"是医院工作的核心和永恒主题，而医疗质量管理是一个不断完善和持续改进的过程，要以质量监测指标数据来指导与促进未来医疗质量的发展。2016 年 9 月 25 日国家卫生计生委颁布了《医疗质量管理办法》，自 2016 年 11 月 1 日起施行，进一步明确了医疗质量管理的关键性和工作点。

**（一）病种质量管理终于跨过"70%"的门槛，奔向下一个质量管理的新高度**

本部分单病种质量报告是依据国家卫生健康委发布的第一、二、三批 11 个病种的单病种质量指标。2009 年至 2018 年 327 万例数据变化趋势表明，随着时间的推移，医疗机构对质量指标的执行力或质量绩效管理已有明显提升。但是，与全国医疗机构所处地位与功能任务相比、与国际先进水平相比，提升有限，可持续改进的空间较大，必须要加大医疗质量管理力度，向下一个质量管理的新高度努力。

**（二）建立本地区、本机构的医疗质量数据库，作为医疗质量持续改进的依据**

《医疗质量管理办法》第二十八条要求，医疗机构应当加强单病种质量管理与控制工作，建立本机构单病种管理的指标体系，制定单病种医疗质量参考标准，促进医疗质量精细化管理。

医疗机构要进一步强化特定（单）病种质量管理工作，建立本地区、本机构的单病种质量数据库，作为临床质量持续改进的依据。

根据这一要求，医疗机构应进一步加强质量数据的管理，具体建议如下。

（1）医疗机构院长或主要负责人将单病种质量监控与对应的临床路径组合管理，指定相关部门收集和分析相关信息，信息数据集中归口管理，方便质量管理人员调阅使用。

（2）医疗机构院长或主要负责人确定主要监测数据，包括基础质量、环节质量和终末质量，确定每项监测数据的范围、方法和频率。

（3）医疗机构院长或主要负责人确定由专门人员进行数据分析，包括自身对比，与其他医疗机构、与科学标准、与更好的做法进行比较。

（4）医疗机构实施"问责制管理"，将内部监测数据验证纳入科室/部门负责人岗位职责中，对数据质量和可靠性承担责任。

（5）医疗机构院长或主要负责人确定由专门人员运用 PDCA 原理及质量管理工具展示管理成效的变化趋势，有季度通报、半年小结、年度总结报告，并为公开的数据质量和结果的可靠性承担责任。

### （三）将"指标"转化为工作制度、工作流程和诊疗常规

减少临床差异，就是用正确的途径，在正确的时间，提供正确的治疗，实现同质化服务。

要将单病种质量指标转化为工作制度、工作流程和诊疗常规，以单病种的过程（环节）质量监控与对应的临床路径组合管理为中心，实施医疗质量的追踪评价，以问题为导向，促进医疗机构医疗服务质量和医院管理水平的持续改进。

### （四）建立临床多学科工作团队

《医疗质量管理办法》第二十七条要求，医疗机构应当加强临床专科服务能力建设，重视专科协同发展，制定专科建设发展规划并组织实施，推行"以患者为中心、以疾病为链条"的多学科诊疗模式。

单病种质量监控与对应的临床路径组合管理是以多学科、多科室、多专业团队协同 MDT 模式完成的诊疗过程，任何一个诊疗环节受阻，都会影响单病种质量管理的顺利完成。

如自 2011 年以来 ST 段抬高型心肌梗死（STEMI）、急性脑梗死（STK）2 个病种质量指标完成率一直徘徊在 55% ~ 60%，难以突破，就是因为没有形成真正的"绿色"通道，科室、部门之间存在壁垒及与监管机制未衔接的结果，但在国家卫生健康委启动"胸痛中心"建设工作后，"ST 段抬高型心肌梗死（STEMI）"质控数据有所突破，取得显著成效。

各科室、部门加强协调与沟通，特别是加强医疗、护理、医技及行政后勤的跨部门合作，打破科室、部门壁垒，建立和完善"接口"衔接监管机制，保证所有环节和人员都能按照规定时间和要求完成服务。

MDT 为患者提供整合的医疗服务，提供适合病情的规范化、个体化、连续性的治疗方案，从而在保证医疗安全的前提下使患者获得最佳疗效。

### （五）设置单病种"核心指标"，实施"医院临床质量管理目标"

参照国际医院质量管理先进经验，实施以"单病种质量"为基点的"临床诊疗质量评价"活动，体现优质医院的内涵质量层次与服务能力。

在国家卫生健康委已经发布的单病种质量监测指标中，设置"核心指标"，实施"医院临床质量管理目标"并长期监测，作为医院质量管理重要手段。

## 第二节　重点病种/手术过程质量指标（保障措施）
## 质量安全情况分析

本节是重点病种/手术过程质量指标（保障措施）质量安全情况分析的全国宏观调查部分，主要是对全国 6049 家二级、三级医疗机构 10 个病种/手术关键环节的 30 项质量保障措施落实情况进行调研分析。

<h3 style="text-align:center">一、概　　况</h3>

2018 年度对全国二级、三级综合与专科医院 10 个病种/手术关键环节的 30 项质量保障措施执行力的情况进行宏观调查和分析，为拟设置的"医院临床质量管理目标"、试行重点病种/手术关键环节的质量保障措施管理与控制工作的可行性提供信息支持，详见如下。

填报范围：所有诊疗下列病种与实施下列手术的二级、三级综合与专科医院。

全国各省（区、市）参加医疗服务与质量安全数据抽样调查的医院中，有 6049 家医疗机构纳入病种过程质量指标分析，其中综合医院 4912 家（三级公立综合 1360 家，三级民营综合 96 家，二级公立综合 2608 家，二级民营综合 848 家），儿童专科医院 58 家，妇产、妇儿专科医院 216 家，妇幼保健院 826 家，心血管病专科医院 37 家。各省纳入分析的机构数量详见图 3-4-2-1。

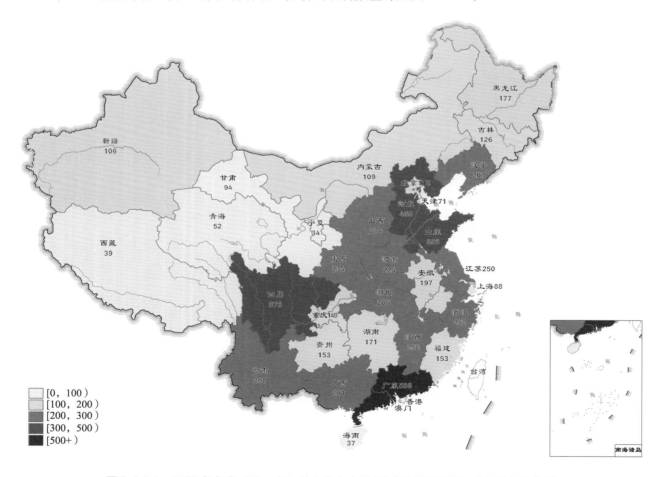

图 3-4-2-1　2018 年各省（区、市）纳入重点病种/手术过程质量指标分析的机构数量

## 二、10 个病种/手术关键环节的 30 项质量保障措施执行力分析

**（一）急性 ST 段抬高心肌梗死**（STEMI）（首次发病住院）

适用范围：三级、二级综合医院，三级、二级心血管医院。

分析范围：3235 所医院急性 ST 段抬高心肌梗死（STEMI）的出院患者 343 951 例。

**1. STEMI.1 到院即刻使用阿司匹林或氯吡格雷**（图 3-4-2-2 至图 3-4-2-4）

［分子］同期，到院即刻使用阿司匹林或氯吡格雷（无禁忌）的例数。

［分母］同期，急性 ST 段抬高心肌梗死（STEMI）的出院例数。

注释：主要诊断 ICD-10 四位亚目 I21.0、I21.1、I21.2、I21.3、I21.9。

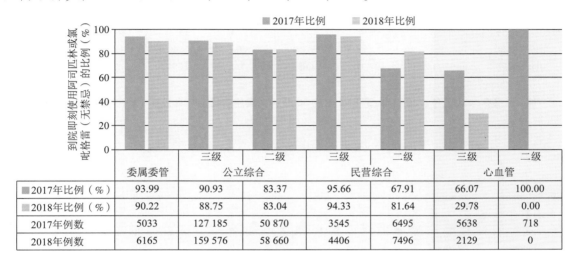

| | 委属委管 | 三级 | 二级 | 三级 | 二级 | 三级 | 二级 |
| --- | --- | --- | --- | --- | --- | --- | --- |
| | | 公立综合 | | 民营综合 | | 心血管 | |
| ■2017年比例（%） | 93.99 | 90.93 | 83.37 | 95.66 | 67.91 | 66.07 | 100.00 |
| ■2018年比例（%） | 90.22 | 88.75 | 83.04 | 94.33 | 81.64 | 29.78 | 0.00 |
| 2017年例数 | 5033 | 127 185 | 50 870 | 3545 | 6495 | 5638 | 718 |
| 2018年例数 | 6165 | 159 576 | 58 660 | 4406 | 7496 | 2129 | 0 |

图 3-4-2-2　2017 年、2018 年 STEMI 到院即刻使用阿司匹林或氯吡格雷（无禁忌）的比例

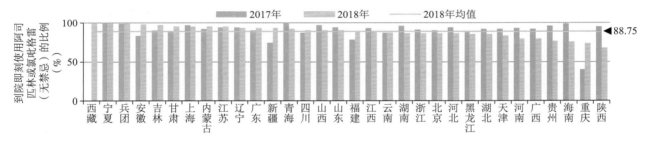

图 3-4-2-3　2017 年、2018 年各省（区、市）三级公立综合医院 STEMI 到院即刻使用阿司匹林或氯吡格雷（无禁忌）的比例

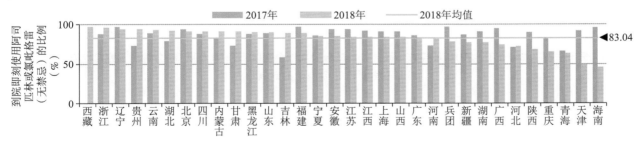

图 3-4-2-4　2017 年、2018 年各省（区、市）二级公立综合医院 STEMI 到院即刻使用阿司匹林或氯吡格雷（无禁忌）的比例

**2. STEMI.3.1 到院 30 分钟内实施溶栓治疗**（发病 12 小时内）（图 3-4-2-5 至图 3-4-2-7）

［分子］同期，到院 30 分钟内实施溶栓治疗（无禁忌）的例数。

［分母］同期，急性 ST 段抬高心肌梗死（STEMI）（发病 12 小时内）的出院例数。

注释：主要诊断 ICD-10："I21.0、I21.1、I21.2、I21.3、I21.9"，限发病 12 小时内。

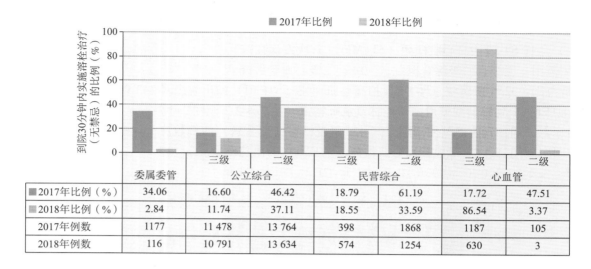

| | 委属委管 | 三级 | 二级 | 三级 | 二级 | 三级 | 二级 |
|---|---|---|---|---|---|---|---|
| | | 公立综合 | | 民营综合 | | 心血管 | |
| ■ 2017年比例（%） | 34.06 | 16.60 | 46.42 | 18.79 | 61.19 | 17.72 | 47.51 |
| ■ 2018年比例（%） | 2.84 | 11.74 | 37.11 | 18.55 | 33.59 | 86.54 | 3.37 |
| 2017年例数 | 1177 | 11 478 | 13 764 | 398 | 1868 | 1187 | 105 |
| 2018年例数 | 116 | 10 791 | 13 634 | 574 | 1254 | 630 | 3 |

图 3-4-2-5　2017 年、2018 年 STEMI 到院 30 分钟内实施溶栓治疗（发病 12 小时内）的比例

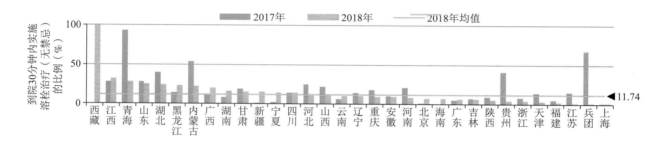

图 3-4-2-6　2017 年、2018 年各省（区、市）三级公立综合医院 STEMI 到院 30 分钟内实施溶栓治疗
（发病 12 小时内）的比例

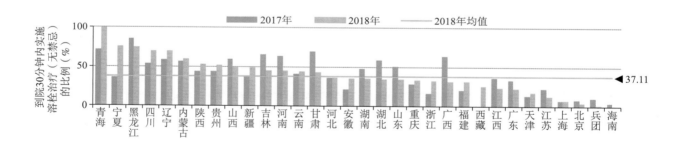

图 3-4-2-7　2017 年、2018 年各省（区、市）二级公立综合医院 STEMI 到院 30 分钟内实施溶栓治疗
（发病 12 小时内）的比例

**3. STEMI.3.2 到院 90 分钟内实施 PCI 治疗**（发病 24 小时内）（图 3-4-2-8 至图 3-4-2-10）

［分子］同期，到院 90 分钟内实施 PCI 治疗。

［分母］同期，急性 ST 段抬高心肌梗死（STEMI）（发病 24 小时内）的出院例数。

注释：主要诊断 ICD-10："I21.0、I21.1、I21.2、I21.3、I21.9"，限发病 24 小时内。

**4. STEMI.4 到达医院即刻使用 β 受体阻滞剂**（图 3-4-2-11 至图 3-4-2-13）

［分子］同期，到院即刻使用 β 受体阻滞剂（无禁忌）的例数。

［分母］同期，急性 ST 段抬高心肌梗死（STEMI）的出院例数。

注释：主要诊断 ICD-10："I21.0、I21.1、I21.2、I21.3、I21.9"。

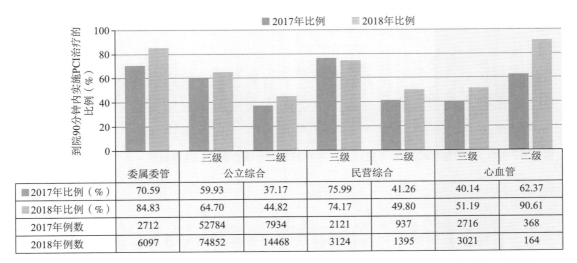

| | 委属委管 | 公立综合 | | 民营综合 | | 心血管 | |
|---|---|---|---|---|---|---|---|
| | | 三级 | 二级 | 三级 | 二级 | 三级 | 二级 |
| 2017年比例（%） | 70.59 | 59.93 | 37.17 | 75.99 | 41.26 | 40.14 | 62.37 |
| 2018年比例（%） | 84.83 | 64.70 | 44.82 | 74.17 | 49.80 | 51.19 | 90.61 |
| 2017年例数 | 2712 | 52784 | 7934 | 2121 | 937 | 2716 | 368 |
| 2018年例数 | 6097 | 74852 | 14468 | 3124 | 1395 | 3021 | 164 |

图 3-4-2-8　2017 年、2018 年 STEMI 到院 90 分钟内实施溶栓治疗（发病 24 小时内）的比例

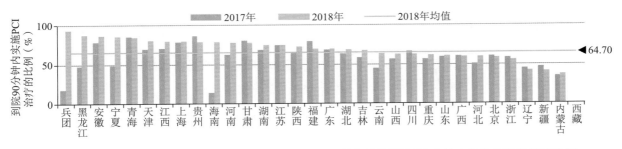

图 3-4-2-9　2017 年、2018 年各省（区、市）三级公立综合医院到院 90 分钟内实施 PCI 治疗的比例

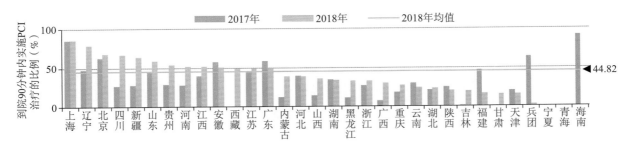

图 3-4-2-10　2017 年、2018 年各省（区、市）二级公立综合医院到院 90 分钟内实施 PCI 治疗的比例

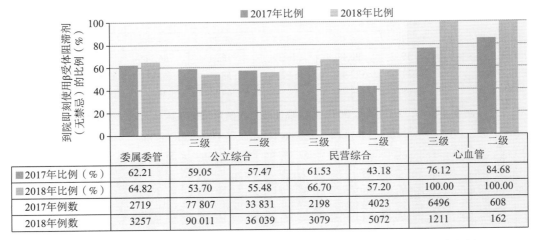

| | 委属委管 | 公立综合 | | 民营综合 | | 心血管 | |
|---|---|---|---|---|---|---|---|
| | | 三级 | 二级 | 三级 | 二级 | 三级 | 二级 |
| 2017年比例（%） | 62.21 | 59.05 | 57.47 | 61.53 | 43.18 | 76.12 | 84.68 |
| 2018年比例（%） | 64.82 | 53.70 | 55.48 | 66.70 | 57.20 | 100.00 | 100.00 |
| 2017年例数 | 2719 | 77 807 | 33 831 | 2198 | 4023 | 6496 | 608 |
| 2018年例数 | 3257 | 90 011 | 36 039 | 3079 | 5072 | 1211 | 162 |

图 3-4-2-11　2017 年、2018 年 STEMI 到达医院即刻使用 β 受体阻滞剂的比例

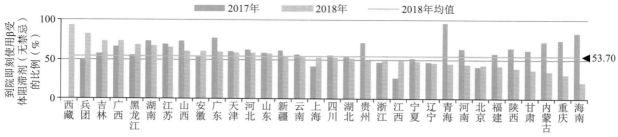

图 3-4-2-12　2017 年、2018 年各省（区、市）三级公立综合医院到院即刻使用 β 受体阻滞剂的比例

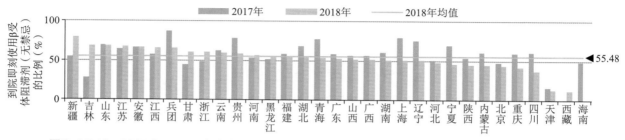

图 3-4-2-13　2017 年、2018 年各省（区、市）二级公立综合医院到院即刻使用 β 受体阻滞剂的比例

### 5．STEMI.5 住院期间用阿司匹林、β 受体阻滞剂、ACEI/ARB、他汀类药物有明示（无禁忌）

［分子1］同期，住院期间使用阿司匹林（无禁忌）的例数。

［分子2］同期，住院期间使用 β 受体阻滞剂（无禁忌）的例数。

［分子3］同期，住院期间使用 ACEI/ARB（无禁忌）的例数。

［分子4］同期，住院期间使用他汀类药物有明示（无禁忌）的例数。

［分母］同期，急性 ST 段抬高心肌梗死（STEMI）的出院例数。

注释：主要诊断 ICD-10 四位亚目 I21.0、I21.1、I21.2、I21.3、I21.9。

（1）同期，住院期间使用阿司匹林（无禁忌）的例数（图 3-4-2-14 至图 3-4-2-16）。

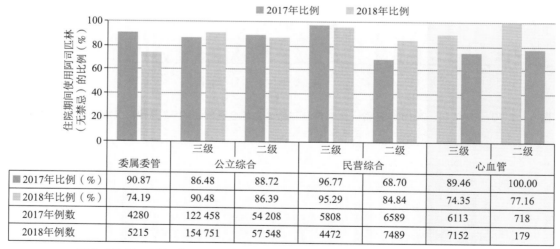

图 3-4-2-14　2017 年、2018 年医院住院期间使用阿司匹林（无禁忌）的比例

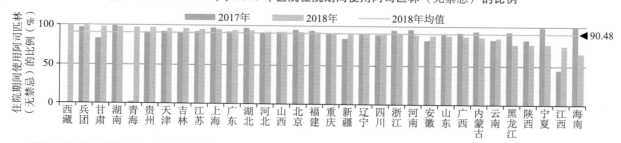

图 3-4-2-15　2017 年、2018 年各省（区、市）三级公立综合医院住院期间使用阿司匹林（无禁忌）的比例

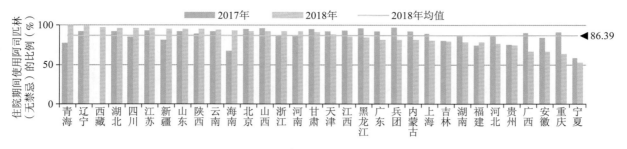

图 3-4-2-16　2017 年、2018 年各省（区、市）二级公立综合医院住院期间使用阿司匹林（无禁忌）的比例

（2）同期，住院期间使用 β 受体阻滞剂（无禁忌）的例数（图 3-4-2-17 至图 3-4-2-19）。

（3）同期，住院期间使用 ACEI/ARB（无禁忌）的例数（图 3-4-2-20 至图 3-4-2-22）。

（4）同期，住院期间使用他汀类药物有明示（无禁忌）的例数（图 3-4-2-23 至图 3-4-2-25）。

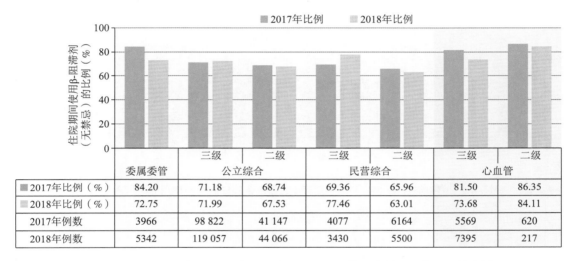

| | 委属委管 | 三级 | 二级 | 三级 | 二级 | 三级 | 二级 |
| --- | --- | --- | --- | --- | --- | --- | --- |
| | | 公立综合 | | 民营综合 | | 心血管 | |
| 2017年比例（%） | 84.20 | 71.18 | 68.74 | 69.36 | 65.96 | 81.50 | 86.35 |
| 2018年比例（%） | 72.75 | 71.99 | 67.53 | 77.46 | 63.01 | 73.68 | 84.11 |
| 2017年例数 | 3966 | 98 822 | 41 147 | 4077 | 6164 | 5569 | 620 |
| 2018年例数 | 5342 | 119 057 | 44 066 | 3430 | 5500 | 7395 | 217 |

图 3-4-2-17　2017 年、2018 年住院期间使用 β 受体阻滞剂（无禁忌）的比例

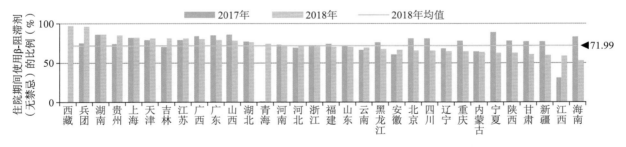

图 3-4-2-18　2017 年、2018 年各省（区、市）三级公立综合医院住院期间使用 β 受体阻滞剂（无禁忌）的比例

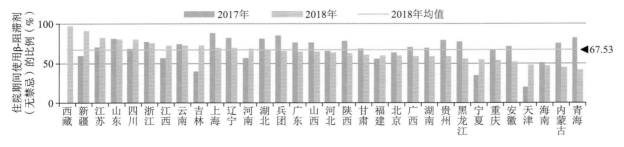

图 3-4-2-19　2017 年、2018 年各省（区、市）二级公立综合医院住院期间使用 β 受体阻滞剂（无禁忌）的比例

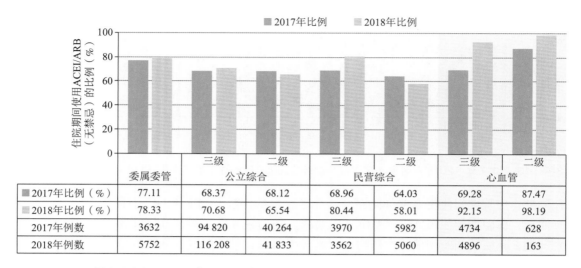

| | | 三级 | 二级 | 三级 | 二级 | 三级 | 二级 |
|---|---|---|---|---|---|---|---|
| | 委属委管 | 公立综合 | | 民营综合 | | 心血管 | |
| ■ 2017年比例（%） | 77.11 | 68.37 | 68.12 | 68.96 | 64.03 | 69.28 | 87.47 |
| ■ 2018年比例（%） | 78.33 | 70.68 | 65.54 | 80.44 | 58.01 | 92.15 | 98.19 |
| 2017年例数 | 3632 | 94 820 | 40 264 | 3970 | 5982 | 4734 | 628 |
| 2018年例数 | 5752 | 116 208 | 41 833 | 3562 | 5060 | 4896 | 163 |

图 3-4-2-20　2017 年、2018 年住院期间使用 ACEI/ARB（无禁忌）的比例

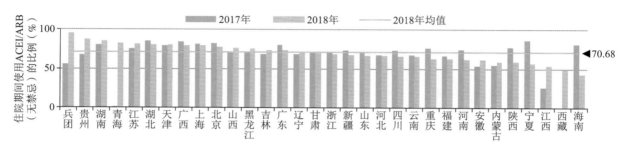

图 3-4-2-21　2017 年、2018 年各省（区、市）三级公立综合医院住院期间使用 ACEI/ARB（无禁忌）的比例

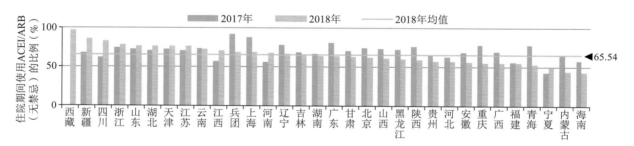

图 3-4-2-22　2017 年、2018 年各省（区、市）二级公立综合医院住院期间使用 ACEI/ARB（无禁忌）的比例

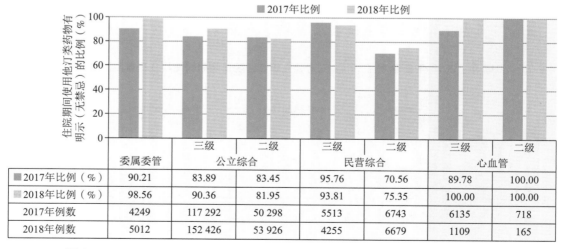

| | | 三级 | 二级 | 三级 | 二级 | 三级 | 二级 |
|---|---|---|---|---|---|---|---|
| | 委属委管 | 公立综合 | | 民营综合 | | 心血管 | |
| ■ 2017年比例（%） | 90.21 | 83.89 | 83.45 | 95.76 | 70.56 | 89.78 | 100.00 |
| ■ 2018年比例（%） | 98.56 | 90.36 | 81.95 | 93.81 | 75.35 | 100.00 | 100.00 |
| 2017年例数 | 4249 | 117 292 | 50 298 | 5513 | 6743 | 6135 | 718 |
| 2018年例数 | 5012 | 152 426 | 53 926 | 4255 | 6679 | 1109 | 165 |

图 3-4-2-23　2017 年、2018 年住院期间使用他汀类药物有明示（无禁忌）的比例

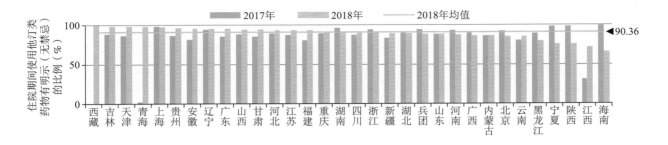

图 3-4-2-24　2017 年、2018 年各省（区、市）三级公立综合医院住院期间使用他汀类药物有明示（无禁忌）的比例

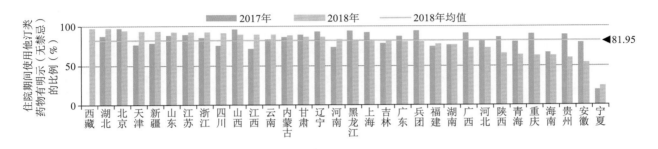

图 3-4-2-25　2017 年、2018 年各省（区、市）二级公立综合医院住院期间使用他汀类药物有明示（无禁忌）的比例

## 6．STEMI.6 出院带药使用阿司匹林、β 受体阻滞剂、ACEI/ARB、他汀类药物有明示（无禁忌）

［分子 1］同期，出院带药使用阿司匹林（无禁忌）的例数。

［分子 2］同期，出院带药使用 β 受体阻滞剂（无禁忌）的例数。

［分子 3］同期，出院带药使用 ACEI/ARB（无禁忌）的例数。

［分子 4］同期，出院带药使用他汀类药物有明示（无禁忌）的例数。

［分母］同期，急性 ST 段抬高心肌梗死（STEMI）的出院例数。

注释：主要诊断 ICD-10 四位亚目 I21.0、I21.1、I21.2、I21.3、I21.9。

（1）同期，出院带药使用阿司匹林（无禁忌）的例数（图 3-4-2-26 至图 3-4-2-28）。

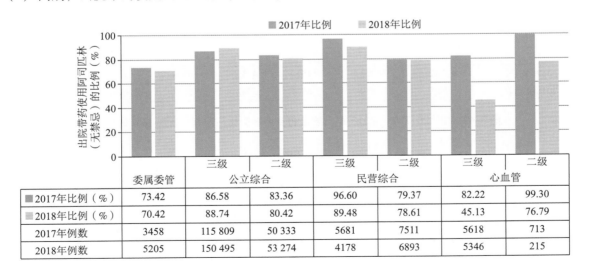

| | 委属委管 | 公立综合 三级 | 公立综合 二级 | 民营综合 三级 | 民营综合 二级 | 心血管 三级 | 心血管 二级 |
|---|---|---|---|---|---|---|---|
| ■2017年比例（%） | 73.42 | 86.58 | 83.36 | 96.60 | 79.37 | 82.22 | 99.30 |
| ■2018年比例（%） | 70.42 | 88.74 | 80.42 | 89.48 | 78.61 | 45.13 | 76.79 |
| 2017年例数 | 3458 | 115 809 | 50 333 | 5681 | 7511 | 5618 | 713 |
| 2018年例数 | 5205 | 150 495 | 53 274 | 4178 | 6893 | 5346 | 215 |

图 3-4-2-26　2017 年、2018 年出院带药使用阿司匹林（无禁忌）的比例

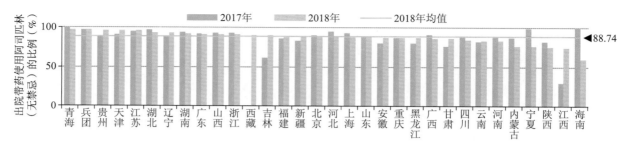

图 3-4-2-27　2017 年、2018 年各省（区、市）三级公立综合医院出院带药使用阿司匹林（无禁忌）的比例

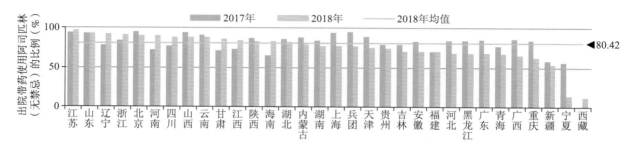

图 3-4-2-28　2017 年、2018 年各省（区、市）二级公立综合医院出院带药使用阿司匹林（无禁忌）的比例

（2）同期，出院带药使用 β 受体阻滞剂（无禁忌）的例数（图 3-4-2-29 至图 3-4-2-31）。

（3）同期，出院带药使用 ACEI/ARB（无禁忌）的例数（图 3-4-2-32 至图 3-4-2-34）。

（4）同期，出院带药使用他汀类药物有明示（无禁忌）的例数（图 3-4-2-35 至图 3-4-2-37）。

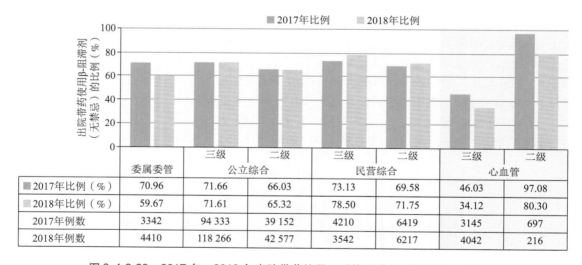

| | 委属委管 | 三级 | 二级 | 三级 | 二级 | 三级 | 二级 |
|---|---|---|---|---|---|---|---|
| | | 公立综合 | | 民营综合 | | 心血管 | |
| 2017年比例（%） | 70.96 | 71.66 | 66.03 | 73.13 | 69.58 | 46.03 | 97.08 |
| 2018年比例（%） | 59.67 | 71.61 | 65.32 | 78.50 | 71.75 | 34.12 | 80.30 |
| 2017年例数 | 3342 | 94 333 | 39 152 | 4210 | 6419 | 3145 | 697 |
| 2018年例数 | 4410 | 118 266 | 42 577 | 3542 | 6217 | 4042 | 216 |

图 3-4-2-29　2017 年、2018 年出院带药使用 β 受体阻滞剂（无禁忌）的比例

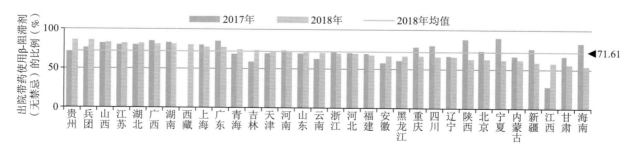

图 3-4-2-30　2017 年、2018 年各省（区、市）三级公立综合医院出院带药使用 β 受体阻滞剂（无禁忌）的比例

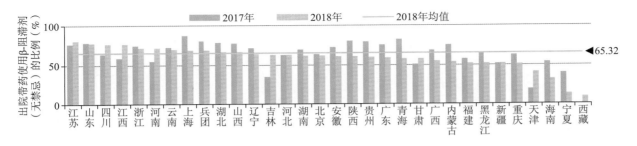

图 3-4-2-31　2017 年、2018 年各省（区、市）二级公立综合医院出院带药使用 β 受体阻滞剂（无禁忌）的比例

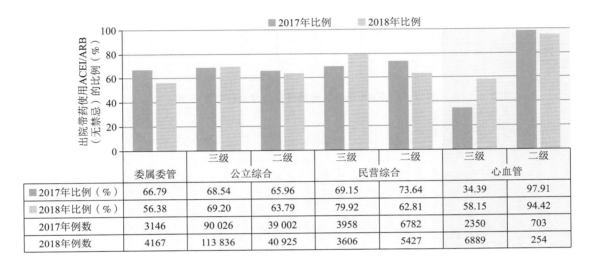

| | 委属委管 | 公立综合 | | 民营综合 | | 心血管 | |
| --- | --- | --- | --- | --- | --- | --- | --- |
| | | 三级 | 二级 | 三级 | 二级 | 三级 | 二级 |
| 2017年比例（%） | 66.79 | 68.54 | 65.96 | 69.15 | 73.64 | 34.39 | 97.91 |
| 2018年比例（%） | 56.38 | 69.20 | 63.79 | 79.92 | 62.81 | 58.15 | 94.42 |
| 2017年例数 | 3146 | 90 026 | 39 002 | 3958 | 6782 | 2350 | 703 |
| 2018年例数 | 4167 | 113 836 | 40 925 | 3606 | 5427 | 6889 | 254 |

图 3-4-2-32　2017 年、2018 年抽样医院出院带药使用 ACEI/ARB（无禁忌）的比例

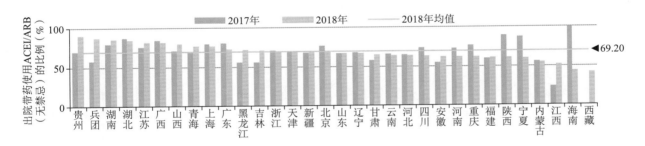

图 3-4-2-33　2017 年、2018 年各省（区、市）三级公立综合医院出院带药使用 ACEI/ARB（无禁忌）的例数

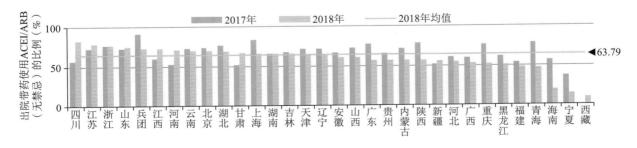

图 3-4-2-34　2017 年、2018 年各省（区、市）二级公立综合医院出院带药使用 ACEI/ARB（无禁忌）的例数

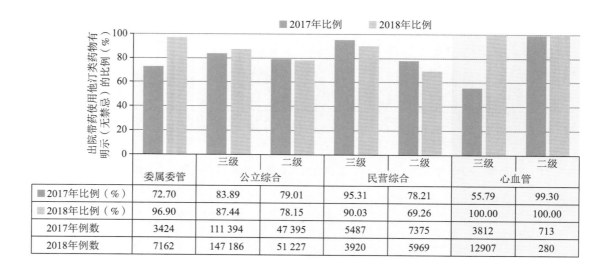

图 3-4-2-35　2017 年、2018 年出院带药使用他汀类药物有明示（无禁忌）的比例

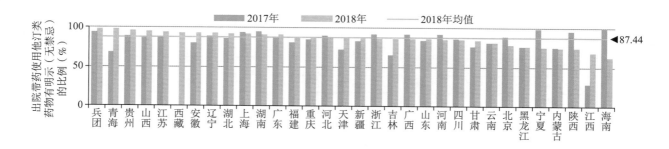

图 3-4-2-36　2017 年、2018 年各省（区、市）三级公立综合医院出院带药使用
他汀类药物有明示（无禁忌）的比例

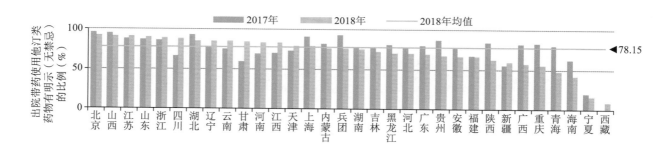

图 3-4-2-37　2017 年、2018 年各省（区、市）二级公立综合医院出院带药使用
他汀类药物有明示（无禁忌）的比例

## （二）心力衰竭

适用范围：三级、二级综合医院，三级、二级心血管医院。

分析范围：3165 所医院住院治疗的心力衰竭成人患者的出院患者 1 494 011 例。

**1．HF.1 实施左心室功能评价**（图 3-4-2-38 至图 3-4-2-40）

［分子］同期，实施左心室功能评价（LVEF）的例数。

［分母］同期，住院治疗的心力衰竭成人患者的出院例数。

注释：原发病 ICD-10 I05 至 I09，或 I11 至 I13，或 I20，或 I21 伴 I50。

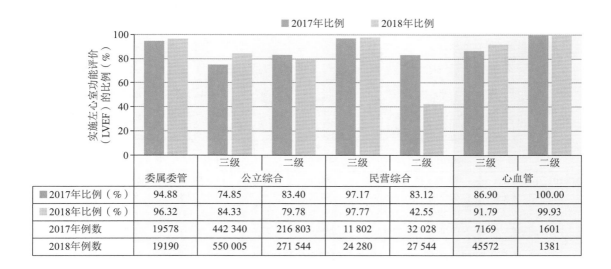

| | 委属委管 | 三级<br>公立综合 | 二级<br>公立综合 | 三级<br>民营综合 | 二级<br>民营综合 | 三级<br>心血管 | 二级<br>心血管 |
|---|---|---|---|---|---|---|---|
| 2017年比例（%） | 94.88 | 74.85 | 83.40 | 97.17 | 83.12 | 86.90 | 100.00 |
| 2018年比例（%） | 96.32 | 84.33 | 79.78 | 97.77 | 42.55 | 91.79 | 99.93 |
| 2017年例数 | 19578 | 442 340 | 216 803 | 11 802 | 32 028 | 7169 | 1601 |
| 2018年例数 | 19190 | 550 005 | 271 544 | 24 280 | 27 544 | 45572 | 1381 |

图 3-4-2-38  2017 年、2018 年抽样医院实施左心室功能评价（LVEF）的比例

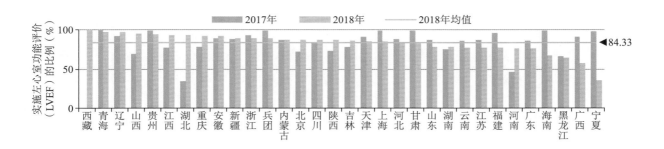

图 3-4-2-39  2017 年、2018 年各省（区、市）三级公立综合医院实施左心室功能评价（LVEF）的比例

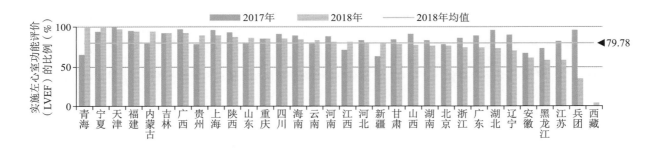

图 3-4-2-40  2017 年、2018 年各省（区、市）二级公立综合医院实施左心室功能评价（LVEF）的比例

## 2. HF.6 住院期间使用利尿剂、钾剂、ACEI/ARB、β 受体阻滞剂和醛固酮拮抗剂

［分子 1］同期，住院期间使用利尿剂 + 钾剂（无禁忌证者）的例数。

［分子 2］同期，住院期间使用 β 受体阻滞剂（无禁忌证者）的例数。

［分子 3］同期，住院期间使用醛固酮拮抗剂（无禁忌证者）的例数。

［分母］同期，住院治疗的心力衰竭成人患者的出院例数。

注释：原发病 ICD-10 I05 至 I09，或 I11 至 I13，或 I20，或 I21 伴 I50。

（1）同期，住院期间使用利尿剂 + 钾剂（无禁忌证者）的例数（图 3-4-2-41 至图 3-4-2-43）。

（2）同期，住院期间使用 β 受体阻滞剂（无禁忌证者）的例数（图 3-4-2-44 至图 3-4-2-46）。

（3）同期，住院期间使用醛固酮拮抗剂（无禁忌证者）的例数（图 3-4-2-47 至图 3-4-2-49）。

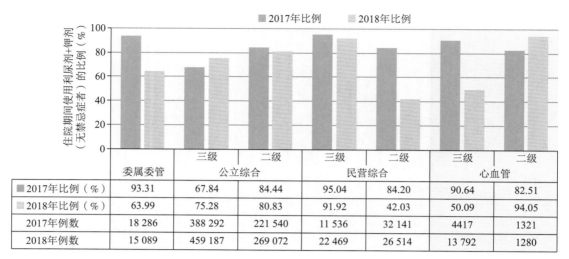

| | | 委属委管 | 三级 | 二级 | 三级 | 二级 | 三级 | 二级 |
|---|---|---|---|---|---|---|---|---|
| | | | 公立综合 | | 民营综合 | | 心血管 | |
| ■ | 2017年比例（%） | 93.31 | 67.84 | 84.44 | 95.04 | 84.20 | 90.64 | 82.51 |
| ■ | 2018年比例（%） | 63.99 | 75.28 | 80.83 | 91.92 | 42.03 | 50.09 | 94.05 |
| | 2017年例数 | 18 286 | 388 292 | 221 540 | 11 536 | 32 141 | 4417 | 1321 |
| | 2018年例数 | 15 089 | 459 187 | 269 072 | 22 469 | 26 514 | 13 792 | 1280 |

图 3-4-2-41　2017 年、2018 年住院期间使用利尿剂＋钾剂（无禁忌证者）的比例

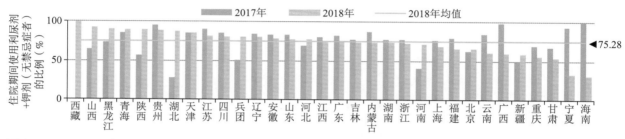

图 3-4-2-42　2017 年、2018 年各省（区、市）三级公立综合医院住院期间使用利尿剂＋钾剂（无禁忌证者）的比例

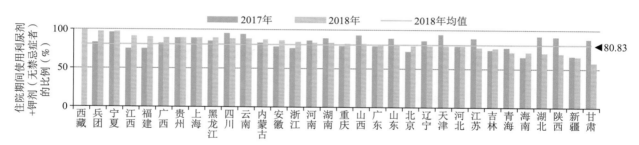

图 3-4-2-43　2017 年、2018 年各省（区、市）二级公立综合医院住院期间使用利尿剂＋钾剂（无禁忌证者）的比例

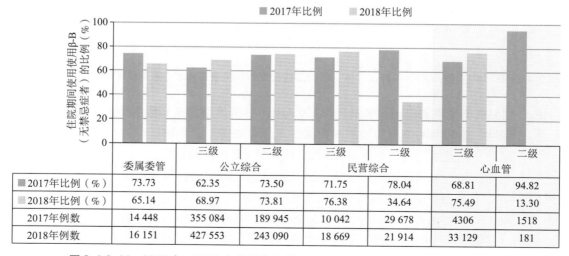

| | | 委属委管 | 三级 | 二级 | 三级 | 二级 | 三级 | 二级 |
|---|---|---|---|---|---|---|---|---|
| | | | 公立综合 | | 民营综合 | | 心血管 | |
| ■ | 2017年比例（%） | 73.73 | 62.35 | 73.50 | 71.75 | 78.04 | 68.81 | 94.82 |
| ■ | 2018年比例（%） | 65.14 | 68.97 | 73.81 | 76.38 | 34.64 | 75.49 | 13.30 |
| | 2017年例数 | 14 448 | 355 084 | 189 945 | 10 042 | 29 678 | 4306 | 1518 |
| | 2018年例数 | 16 151 | 427 553 | 243 090 | 18 669 | 21 914 | 33 129 | 181 |

图 3-4-2-44　2017 年、2018 年住院期间使用 β 受体阻滞剂（无禁忌证者）的比例

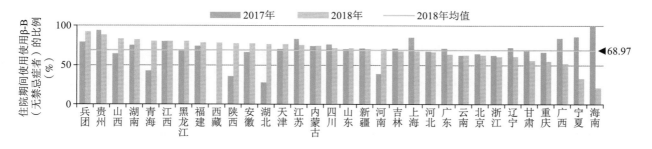

图 3-4-2-45　2017 年、2018 年各省（区、市）三级公立综合医院住院期间使用 β 受体阻滞剂（无禁忌证者）的比例

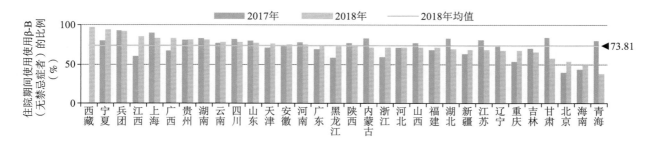

图 3-4-2-46　2017 年、2018 年各省（区、市）二级公立综合医院住院期间使用 β 受体阻滞剂（无禁忌证者）的比例

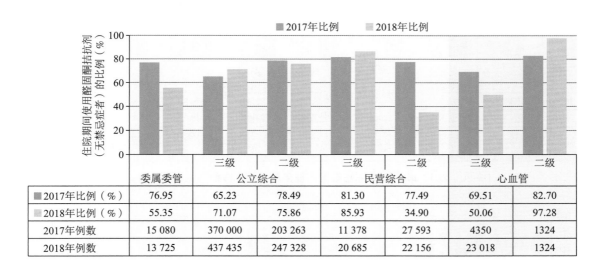

| | 委属委管 | 三级 | 二级 | 三级 | 二级 | 三级 | 二级 |
|---|---|---|---|---|---|---|---|
| | | 公立综合 | | 民营综合 | | 心血管 | |
| ■ 2017年比例（%） | 76.95 | 65.23 | 78.49 | 81.30 | 77.49 | 69.51 | 82.70 |
| 2018年比例（%） | 55.35 | 71.07 | 75.86 | 85.93 | 34.90 | 50.06 | 97.28 |
| 2017年例数 | 15 080 | 370 000 | 203 263 | 11 378 | 27 593 | 4350 | 1324 |
| 2018年例数 | 13 725 | 437 435 | 247 328 | 20 685 | 22 156 | 23 018 | 1324 |

图 3-4-2-47　2017 年、2018 年住院期间使用醛固酮拮抗剂（无禁忌证者）的比例

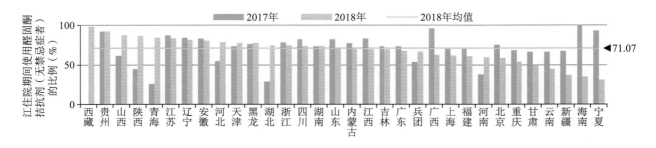

图 3-4-2-48　2017 年、2018 年各省（区、市）三级公立综合医院住院期间使用醛固酮拮抗剂（无禁忌证者）的比例

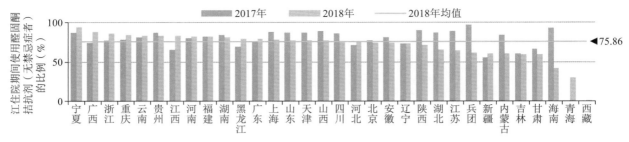

图 3-4-2-49　2017 年、2018 年各省（区、市）二级公立综合医院住院期间使用醛固酮拮抗剂（无禁忌证者）的比例

### 3．HF.7 出院带药使用利尿剂、钾剂、ACEI/ARB、β 受体阻滞剂和醛固酮拮抗剂

［分子 1］同期，出院带药使用利尿剂 + 钾剂（无禁忌证者）的例数。

［分子 2］同期，出院带药使用 β 受体阻滞剂（无禁忌证者）的例数。

［分子 3］同期，出院带药使用醛固酮拮抗剂（无禁忌证者）的例数。

［分母］同期，住院治疗的心力衰竭成人患者的出院例数。

注释：原发病 ICD-10 I05 至 I09，或 I11 至 I13，或 I20，或 I21 伴 I50。

（1）同期，出院带药使用利尿剂 + 钾剂（无禁忌证者）的例数（图 3-4-2-50 至图 3-4-2-52）。

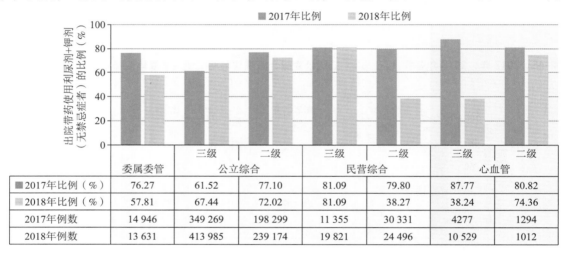

图 3-4-2-50　2017 年、2018 年出院带药使用利尿剂 + 钾剂（无禁忌证者）的比例

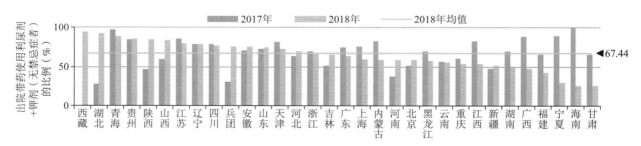

图 3-4-2-51　2017 年、2018 年各省（区、市）三级公立综合医院出院带药使用利尿剂 + 钾剂（无禁忌证者）的比例

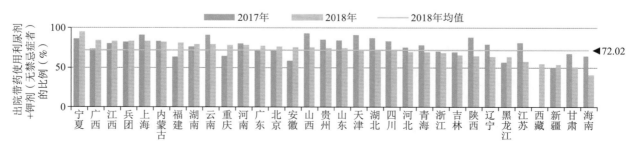

图 3-4-2-52　2017 年、2018 年各省（区、市）二级公立综合医院出院带药使用利尿剂 + 钾剂（无禁忌证者）的比例

（2）同期，出院带药使用 β 受体阻滞剂（无禁忌证者）的例数（图 3-4-2-53 至图 3-4-2-55）。

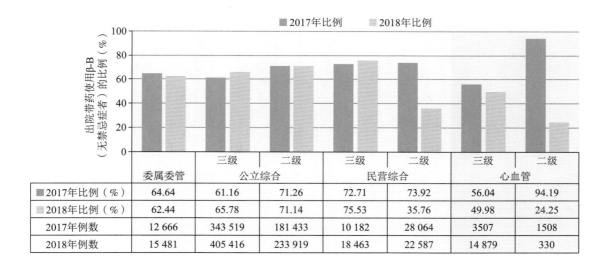

| | 委属委管 | 公立综合 | | 民营综合 | | 心血管 | |
| --- | --- | --- | --- | --- | --- | --- | --- |
| | | 三级 | 二级 | 三级 | 二级 | 三级 | 二级 |
| 2017年比例（%） | 64.64 | 61.16 | 71.26 | 72.71 | 73.92 | 56.04 | 94.19 |
| 2018年比例（%） | 62.44 | 65.78 | 71.14 | 75.53 | 35.76 | 49.98 | 24.25 |
| 2017年例数 | 12 666 | 343 519 | 181 433 | 10 182 | 28 064 | 3507 | 1508 |
| 2018年例数 | 15 481 | 405 416 | 233 919 | 18 463 | 22 587 | 14 879 | 330 |

图 3-4-2-53　2017 年、2018 年出院带药使用 β 受体阻滞剂（无禁忌证者）的比例

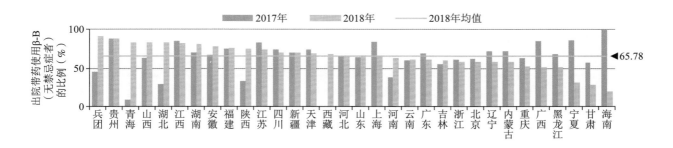

图 3-4-2-54　2017 年、2018 年各省（区、市）三级公立综合医院出院
带药使用 β 受体阻滞剂（无禁忌证者）的比例

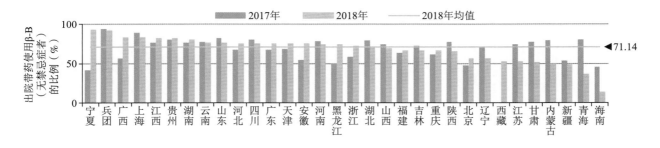

图 3-4-2-55　2017 年、2018 年各省（区、市）二级公立综合医院出院
带药使用 β 受体阻滞剂（无禁忌证者）的比例

（3）同期，出院带药间使用醛固酮拮抗剂（无禁忌证者）的例数（图 3-4-2-56 至图 3-4-2-58）。

**（三）社区获得性肺炎**（成人 - 首次住院）（CAP）

适用范围：综合医院。

分析范围：3052 所医院成人社区获得性肺炎（CAP）的出院患者 1 101 731 例。

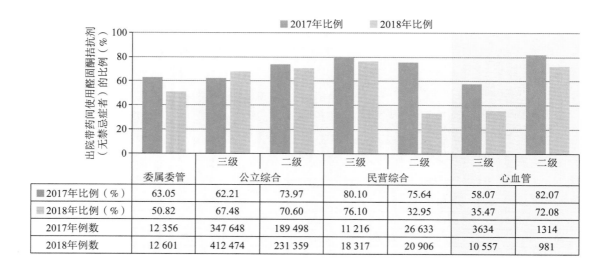

图 3-4-2-56　2017 年、2018 年出院带药间使用醛固酮拮抗剂（无禁忌证者）的比例

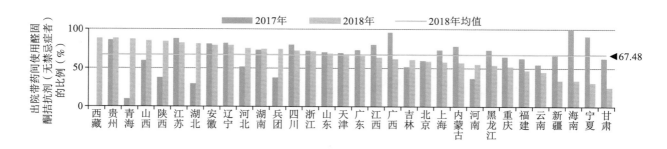

图 3-4-2-57　2017 年、2018 年各省（区、市）三级公立综合医院出院带药间使用
醛固酮拮抗剂（无禁忌证者）的比例

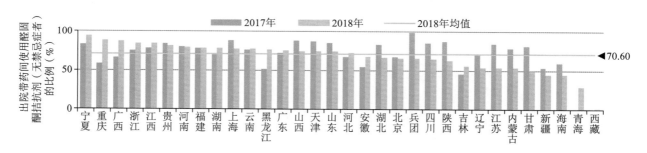

图 3-4-2-58　2017 年、2018 年各省（区、市）二级公立综合医院出院带药间使用
醛固酮拮抗剂（无禁忌证者）的比例

### 1. CAP.2 氧合评估（图 3-4-2-59 至图 3-4-2-61）

［分子］同期，急诊或住院 24 小时内进行首次动脉血气分析/脉搏血氧饱和度测定的例数。

［分母］同期，全部 CAP 住院的出院例数。

注释：主要诊断 ICD-10 编码类目为 J13、J14、J15、J16、J18，成人≥18 岁。

### 2. CAP.3 病原学诊断（重症）（图 3-4-2-62 至图 3-4-2-64）

［分子］同期，重症肺炎住院后首次采集血、痰培养标本的例数。

［分母］同期，全部重症肺炎 CAP 住院的出院例数。

注释：主要诊断 ICD-10 编码类目为 J13、J14、J15、J16、J18 之一，重症肺炎是还应符合重症肺炎诊断标准，或入住 ICU 标准，或 CURB-65 评分≥3 分，或 PSI 评分≥91 分任意之一的病例；成人≥18 岁。

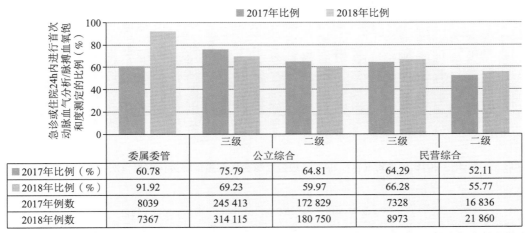

| | 委属委管 | 公立综合 | | 民营综合 | |
|---|---|---|---|---|---|
| | | 三级 | 二级 | 三级 | 二级 |
| 2017年比例（%） | 60.78 | 75.79 | 64.81 | 64.29 | 52.11 |
| 2018年比例（%） | 91.92 | 69.23 | 59.97 | 66.28 | 55.77 |
| 2017年例数 | 8039 | 245 413 | 172 829 | 7328 | 16 836 |
| 2018年例数 | 7367 | 314 115 | 180 750 | 8973 | 21 860 |

图 3-4-2-59 2017 年、2018 年急诊或住院 24 小时内进行首次动脉血气分析/脉搏血氧饱和度测定的比例

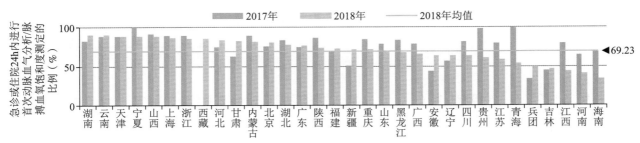

图 3-4-2-60 2017 年、2018 年各省（区、市）三级公立综合医院急诊或住院 24 小时内进行
首次动脉血气分析/脉搏血氧饱和度测定的比例

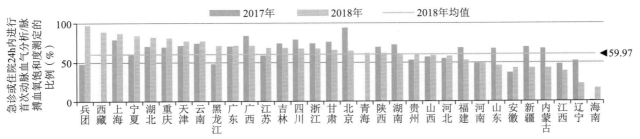

图 3-4-2-61 2017 年、2018 年各省（区、市）二级公立综合医院急诊或住院 24 小时内进行
首次动脉血气分析/脉搏血氧饱和度测定的比例

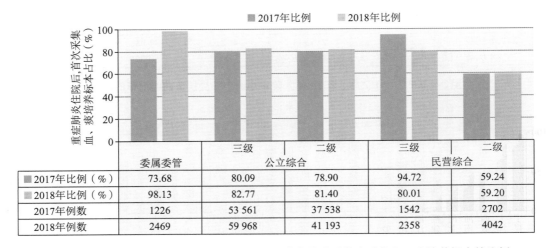

| | 委属委管 | 公立综合 | | 民营综合 | |
|---|---|---|---|---|---|
| | | 三级 | 二级 | 三级 | 二级 |
| 2017年比例（%） | 73.68 | 80.09 | 78.90 | 94.72 | 59.24 |
| 2018年比例（%） | 98.13 | 82.77 | 81.40 | 80.01 | 59.20 |
| 2017年例数 | 1226 | 53 561 | 37 538 | 1542 | 2702 |
| 2018年例数 | 2469 | 59 968 | 41 193 | 2358 | 4042 |

图 3-4-2-62 2017 年、2018 年抽样医院重症肺炎住院后首次采集血、痰培养标本的比例

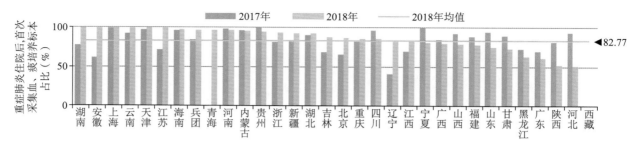

图 3-4-2-63　2017 年、2018 年各省（区、市）三级公立综合医院重症肺炎住院后首次采集血、痰培养标本的比例

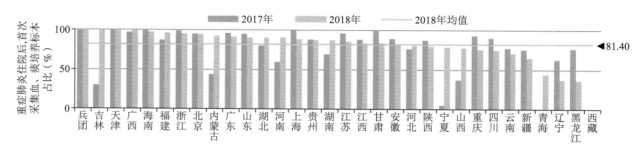

图 3-4-2-64　2017 年、2018 年各省（区、市）二级公立综合医院重症肺炎住院后首次采集血、痰培养标本的比例

### 3. CAP.4 入院 4 小时内接受抗菌药物治疗（图 3-4-2-65 至图 3-4-2-67）

［分子］同期，入院 4 小时内接受抗菌药物治疗的例数。

［分母］同期，全部 CAP 住院的出院例数。

注释：主要诊断 ICD-10 编码类目为 J13、J14、J15、J16、J18，成人≥18 岁。

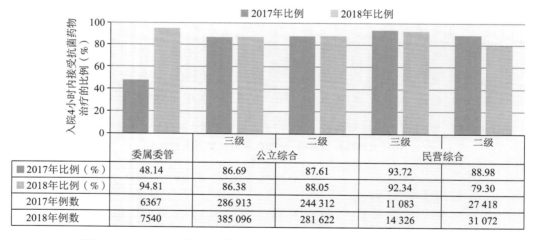

| | 委属委管 | 公立综合 | | 民营综合 | |
| --- | --- | --- | --- | --- | --- |
| | | 三级 | 二级 | 三级 | 二级 |
| 2017年比例（%） | 48.14 | 86.69 | 87.61 | 93.72 | 88.98 |
| 2018年比例（%） | 94.81 | 86.38 | 88.05 | 92.34 | 79.30 |
| 2017年例数 | 6367 | 286 913 | 244 312 | 11 083 | 27 418 |
| 2018年例数 | 7540 | 385 096 | 281 622 | 14 326 | 31 072 |

图 3-4-2-65　2017 年、2018 年入院 4 小时内接受抗菌药物治疗的比例

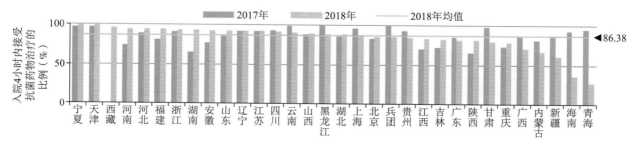

图 3-4-2-66　2017 年、2018 年各省（区、市）三级公立综合医院入院 4 小时内接受抗菌药物治疗的比例

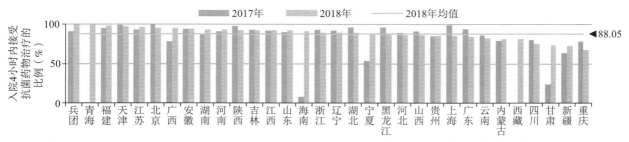

图 3-4-2-67　2017 年、2018 年各省（区、市）二级公立综合医院入院 4 小时内接受抗菌药物治疗的比例

## （四）儿童社区获得性肺炎（首次住院）（Cap）

适用范围：综合医院，儿童医院，妇产、妇儿医院，妇幼保健院。

分析范围：3559 所医院儿童社区获得性肺炎（Cap）的出院患者 2 461 853 例。

### 1. Cap-2 氧合评估（首次）（图 3-4-2-68 至图 3-4-2-70）

［分子］同期，急诊或住院 24 小时内进行首次动脉血气分析/脉搏血氧饱和度测定的例数。

［分母］同期，全部 Cap 住院的出院例数。

注释：主要诊断 ICD-10 编码类目为 J13、J14、J15、J16、J18。

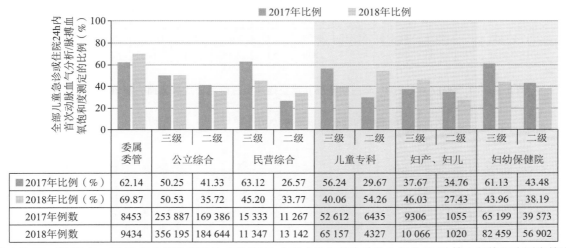

| | 委属委管 | 公立综合 三级 | 公立综合 二级 | 民营综合 三级 | 民营综合 二级 | 儿童专科 三级 | 儿童专科 二级 | 妇产、妇儿 三级 | 妇产、妇儿 二级 | 妇幼保健院 三级 | 妇幼保健院 二级 |
|---|---|---|---|---|---|---|---|---|---|---|---|
| 2017年比例（%） | 62.14 | 50.25 | 41.33 | 63.12 | 26.57 | 56.24 | 29.67 | 37.67 | 34.76 | 61.13 | 43.48 |
| 2018年比例（%） | 69.87 | 50.53 | 35.72 | 45.20 | 33.77 | 40.06 | 54.26 | 46.03 | 27.43 | 43.96 | 38.19 |
| 2017年例数 | 8453 | 253 887 | 169 386 | 15 333 | 11 267 | 52 612 | 6435 | 9306 | 1055 | 65 199 | 39 573 |
| 2018年例数 | 9434 | 356 195 | 184 644 | 11 347 | 13 142 | 65 157 | 4327 | 10 066 | 1020 | 82 459 | 56 902 |

图 3-4-2-68　2017 年、2018 年全部儿童急诊或住院 24 小时内进行首次动脉血气分析/脉搏血氧饱和度测定的比例

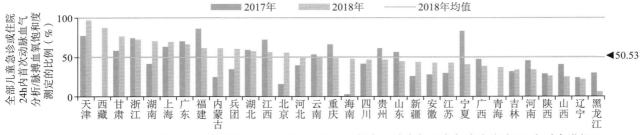

图 3-4-2-69　2017 年、2018 年各省（区、市）三级公立综合医院全部儿童急诊或住院 24 小时内进行首次动脉血气分析/脉搏血氧饱和度测定的比例

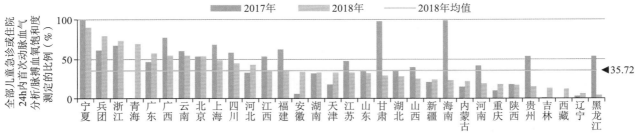

图 3-4-2-70　2017 年、2018 年各省（区、市）二级公立综合医院全部儿童急诊或住院 24 小时内进行首次动脉血气分析/脉搏血氧饱和度测定的比例

**2．Cap-3 病原学诊断**（重症）（图 3-4-2-71 至图 3-4-2-73）

［分子］同期，重症肺炎住院后首次采集血、痰培养标本的例数。

［分母］同期，全部重症肺炎 Cap 住院的出院例数。

注释：主要诊断 ICD-10 编码类目为 J13、J14、J15、J16、J18 之一，重症肺炎是还应符合重症肺炎诊断标准或入住 ICU 标准的病例。

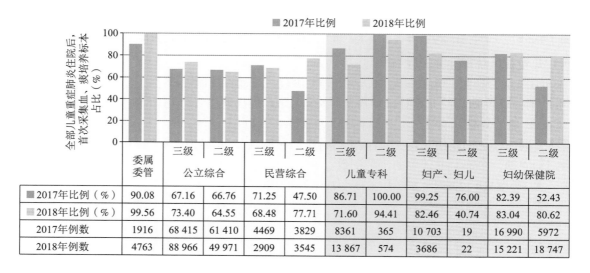

| | 委属委管 | 三级 | 二级 | 三级 | 二级 | 三级 | 二级 | 三级 | 二级 | 三级 | 二级 |
|---|---|---|---|---|---|---|---|---|---|---|---|
| | | 公立综合 | | 民营综合 | | 儿童专科 | | 妇产、妇儿 | | 妇幼保健院 | |
| 2017年比例（%） | 90.08 | 67.16 | 66.76 | 71.25 | 47.50 | 86.71 | 100.00 | 99.25 | 76.00 | 82.39 | 52.43 |
| 2018年比例（%） | 99.56 | 73.40 | 64.55 | 68.48 | 77.71 | 71.60 | 94.41 | 82.46 | 40.74 | 83.04 | 80.62 |
| 2017年例数 | 1916 | 68 415 | 61 410 | 4469 | 3829 | 8361 | 365 | 10 703 | 19 | 16 990 | 5972 |
| 2018年例数 | 4763 | 88 966 | 49 971 | 2909 | 3545 | 13 867 | 574 | 3686 | 22 | 15 221 | 18 747 |

图 3-4-2-71　2017 年、2018 年医院全部儿童重症肺炎住院后首次采集血、痰培养标本的比例

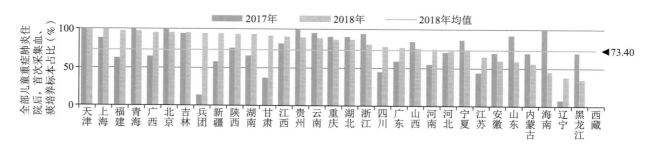

图 3-4-2-72　2017 年、2018 年各省（区、市）三级公立综合医院全部儿童重症肺炎住院后
首次采集血、痰培养标本的比例

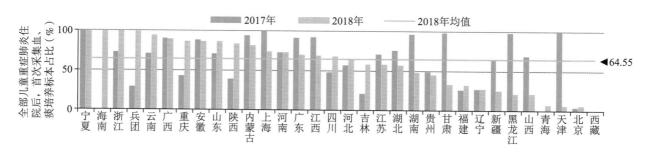

图 3-4-2-73　2017 年、2018 年各省（区、市）二级公立综合医院全部儿童重症肺炎住院后
首次采集血、痰培养标本的比例

**3．Cap-4 儿童入院 4 小时内接受抗菌药物治疗**（图 3-4-2-74 至图 3-4-2-76）

［分子］同期，儿童入院 4 小时内接受抗菌药物治疗的例数。

［分母］同期，全部 Cap 住院的出院例数。

注释：主要诊断 ICD-10 编码类目为 J13、J14、J15、J16、J18。

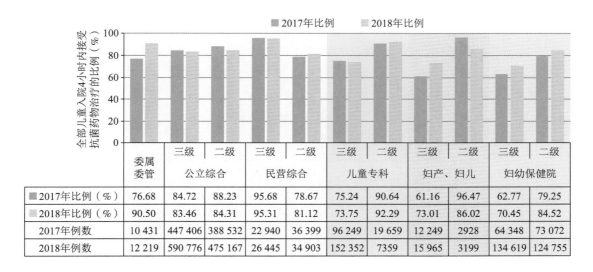

| | 委属委管 | 三级公立综合 | 二级公立综合 | 三级民营综合 | 二级民营综合 | 三级儿童专科 | 二级儿童专科 | 三级妇产、妇儿 | 二级妇产、妇儿 | 三级妇幼保健院 | 二级妇幼保健院 |
|---|---|---|---|---|---|---|---|---|---|---|---|
| 2017年比例（%） | 76.68 | 84.72 | 88.23 | 95.68 | 78.67 | 75.24 | 90.64 | 61.16 | 96.47 | 62.77 | 79.25 |
| 2018年比例（%） | 90.50 | 83.46 | 84.31 | 95.31 | 81.12 | 73.75 | 92.29 | 73.01 | 86.02 | 70.45 | 84.52 |
| 2017年例数 | 10 431 | 447 406 | 388 532 | 22 940 | 36 399 | 96 249 | 19 659 | 12 249 | 2928 | 64 348 | 73 072 |
| 2018年例数 | 12 219 | 590 776 | 475 167 | 26 445 | 34 903 | 152 352 | 7359 | 15 965 | 3199 | 134 619 | 124 755 |

图 3-4-2-74　2017 年、2018 年全部儿童入院 4 小时内接受抗菌药物治疗的比例

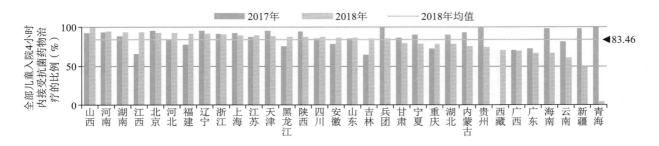

图 3-4-2-75　2017 年、2018 年各省（区、市）三级公立综合医院全部儿童入院 4 小时内接受抗菌药物治疗的比例

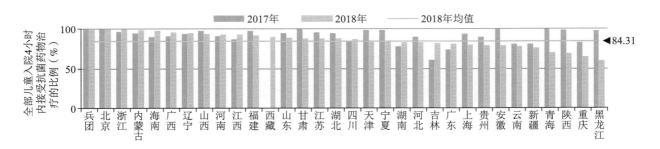

图 3-4-2-76　2017 年、2018 年各省（区、市）二级公立综合医院全部儿童入院 4 小时内接受抗菌药物治疗的比例

### （五）急性脑梗死（首次发病住院）

适用范围：综合医院。

分析范围：2829 所医院急性脑梗死住院（首次）的出院患者 1 872 300 例。

**1. STK.3 房颤患者的抗凝（无禁忌）治疗**（图 3-4-2-77 至图 3-4-2-79）

［分子］同期，房颤患者抗凝治疗的例数。

［分母］同期，急性脑梗死住院（首次）（入院前有房颤/房扑史，或者入院时经心电图诊断房颤或新发 LBBB）的出院例数。

注释：主要诊断 ICD-10 编码类目为 I63.0 至 I63.9，且入院前有房颤/房扑史，或者入院时经心电图诊断房颤或新发 LBBB。

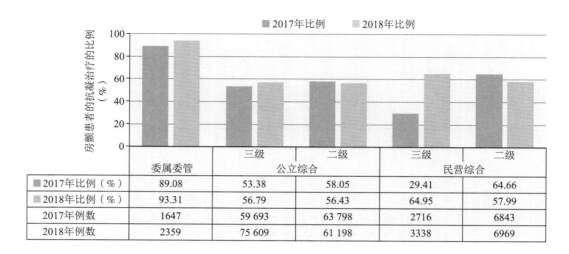

图 3-4-2-77　2017 年、2018 年综合医院房颤患者抗凝治疗的比例

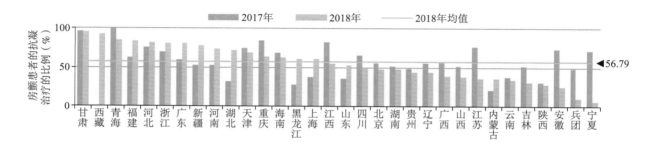

图 3-4-2-78　2017 年、2018 年各省（区、市）三级公立综合医院房颤患者抗凝治疗的比例

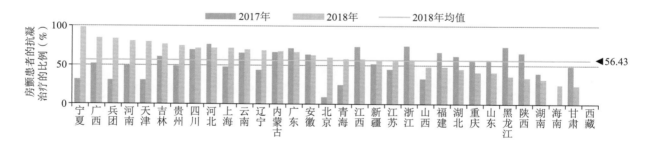

图 3-4-2-79　2017 年、2018 年各省（区、市）二级公立综合医院房颤患者抗凝治疗的比例

**2. STK.4 入院 48 小时内及出院时带药阿司匹林（无禁忌）或氯吡格雷治疗**

［分子1］同期，入院 48 小时内服用阿司匹林（无禁忌）或氯吡格雷的例数。

［分子2］同期，出院带药使用阿司匹林（无禁忌）或氯吡格雷的例数。

［分母］同期，急性脑梗死住院（首次）的出院例数。

注释：主要诊断 ICD-10 编码类目为 I63.0 至 I63.9。

（1）同期，入院 48 小时内服用阿司匹林（无禁忌）或氯吡格雷的例数（图 3-4-2-80 至图 3-4-2-82）。

（2）同期，出院带药使用阿司匹林（无禁忌）或氯吡格雷的例数（图 3-4-2-83 至图 3-4-2-85）。

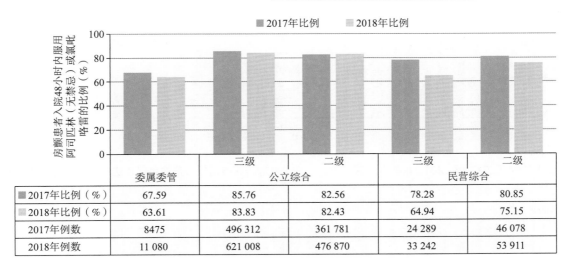

| | 委属委管 | 公立综合 | | 民营综合 | |
|---|---|---|---|---|---|
| | | 三级 | 二级 | 三级 | 二级 |
| ■2017年比例（%） | 67.59 | 85.76 | 82.56 | 78.28 | 80.85 |
| ■2018年比例（%） | 63.61 | 83.83 | 82.43 | 64.94 | 75.15 |
| 2017年例数 | 8475 | 496 312 | 361 781 | 24 289 | 46 078 |
| 2018年例数 | 11 080 | 621 008 | 476 870 | 33 242 | 53 911 |

图 3-4-2-80　2017 年、2018 年综合医院入院 48 小时内服用阿司匹林（无禁忌）或氯吡格雷的比例

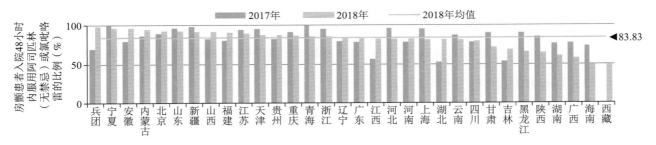

图 3-4-2-81　2017 年、2018 年各省（区、市）三级公立综合医院入院 48 小时内服用阿司匹林或氯吡格雷的比例

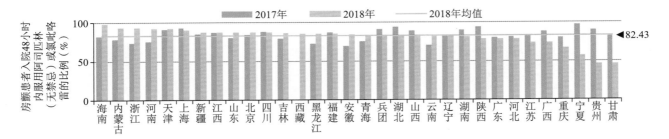

图 3-4-2-82　2017 年、2018 年各省（区、市）二级公立综合医院入院 48 小时内服用阿司匹林或氯吡格雷的比例

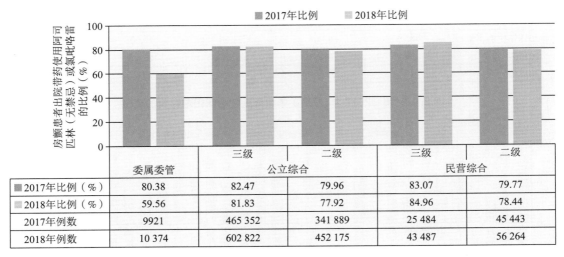

| | 委属委管 | 公立综合 | | 民营综合 | |
|---|---|---|---|---|---|
| | | 三级 | 二级 | 三级 | 二级 |
| ■2017年比例（%） | 80.38 | 82.47 | 79.96 | 83.07 | 79.77 |
| ■2018年比例（%） | 59.56 | 81.83 | 77.92 | 84.96 | 78.44 |
| 2017年例数 | 9921 | 465 352 | 341 889 | 25 484 | 45 443 |
| 2018年例数 | 10 374 | 602 822 | 452 175 | 43 487 | 56 264 |

图 3-4-2-83　2017 年、2018 年综合医院出院带药使用阿司匹林（无禁忌）或氯吡格雷的比例

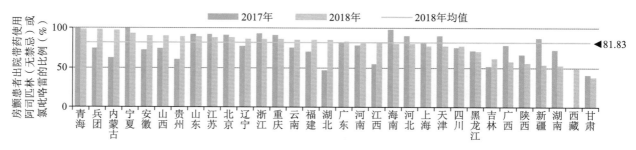

图 3-4-2-84　2017 年、2018 年各省（区、市）三级公立综合医院出院带药使用阿司匹林或氯吡格雷的比例

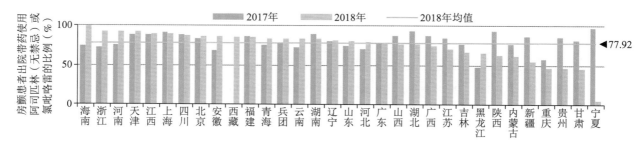

图 3-4-2-85　2017 年、2018 年各省（区、市）二级公立综合医院出院带药使用阿司匹林或氯吡格雷的比例

### 3. STK.6 吞咽困难评价（图 3-4-2-86 至图 3-4-2-88）

［分子］同期，吞咽困难评价的例数。

［分母］同期，急性脑梗死住院（首次）（限于"入院后 24 小时内，伴吞咽困难、不能正常进食饮水"的患者）的出院例数。

注释：主要诊断 ICD-10 编码类目为 I63.0 至 I63.9。

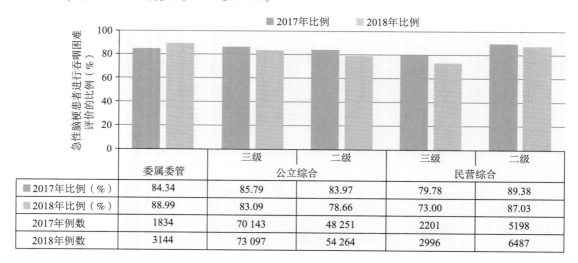

| | 委属委管 | 公立综合 | | 民营综合 | |
| --- | --- | --- | --- | --- | --- |
| | | 三级 | 二级 | 三级 | 二级 |
| 2017年比例（%） | 84.34 | 85.79 | 83.97 | 79.78 | 89.38 |
| 2018年比例（%） | 88.99 | 83.09 | 78.66 | 73.00 | 87.03 |
| 2017年例数 | 1834 | 70 143 | 48 251 | 2201 | 5198 |
| 2018年例数 | 3144 | 73 097 | 54 264 | 2996 | 6487 |

图 3-4-2-86　2017 年、2018 年综合医院吞咽困难评价的比例

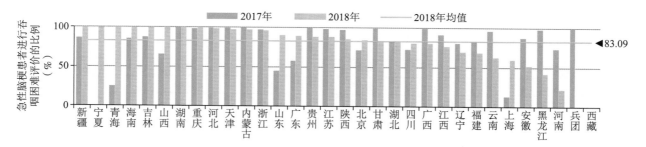

图 3-4-2-87　2017 年、2018 年各省（区、市）三级公立综合医院吞咽困难评价的比例

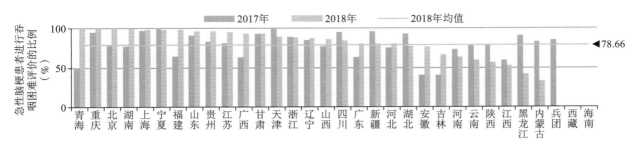

图 3-4-2-88　2017 年、2018 年各省（区、市）二级公立综合医院吞咽困难评价的比例

### 4. STK.7 预防深静脉血栓（DVT）（图 3-4-2-89 至图 3-4-2-91）

［分子］同期，预防深静脉血栓（含药物预防、物理治疗、肢体活动）的例数。

［分母］同期，急性脑梗死住院（首次）（限于"入院第二天患者不能下地行走，或者下肢肌力小于 3 级"的患者）的出院例数。

注释：主要诊断 ICD-10 编码类目为 I63.0 至 I63.9 之一，有预防深静脉血栓医嘱，包含药物预防、物理治疗、肢体主被动活动的医嘱之一。

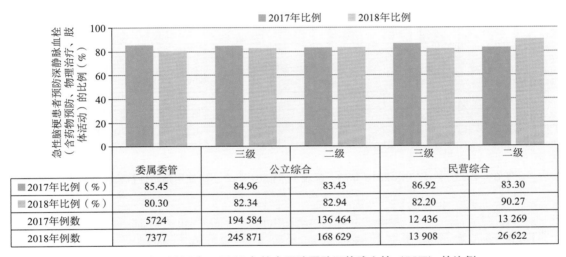

| | 委属委管 | 公立综合 | | 民营综合 | |
|---|---|---|---|---|---|
| | | 三级 | 二级 | 三级 | 二级 |
| 2017年比例（%） | 85.45 | 84.96 | 83.43 | 86.92 | 83.30 |
| 2018年比例（%） | 80.30 | 82.34 | 82.94 | 82.20 | 90.27 |
| 2017年例数 | 5724 | 194 584 | 136 464 | 12 436 | 13 269 |
| 2018年例数 | 7377 | 245 871 | 168 629 | 13 908 | 26 622 |

图 3-4-2-89　2017 年、2018 年综合医院预防深静脉血栓（DVT）的比例

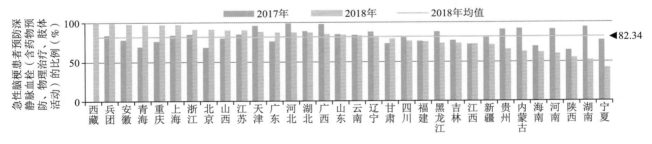

图 3-4-2-90　2017 年、2018 年各省（区、市）三级公立综合医院预防深静脉血栓的比例

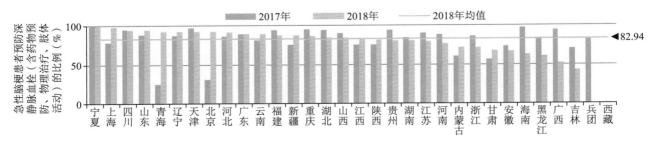

图 3-4-2-91　2017 年、2018 年各省（区、市）二级公立综合医院预防深静脉血栓的比例

### （六）全髋关节、全膝关节置换手术

适用范围：综合医院。

分析范围：3146 所医院实施全髋关节、全膝关节置换手术的出院患者 259 709 例。

#### 1. Hip/Knee.2. 预防性抗菌药物应用时机

［分子1］同期，手术前 0.5～2 小时使用预防性抗菌药物的例数。

［分子2］同期，预防性抗菌药物 72 小时内停用的例数。

［分母］同期，实施全髋关节、全膝关节置换手术的出院例数。

注释：主要手术 ICD-9-CM-3 编码 81.51、81.52、81.53、81.54、81.55。

（1）同期，手术前 0.5～2 小时使用预防性抗菌药物的例数（图 3-4-2-92 至图 3-4-2-94）。

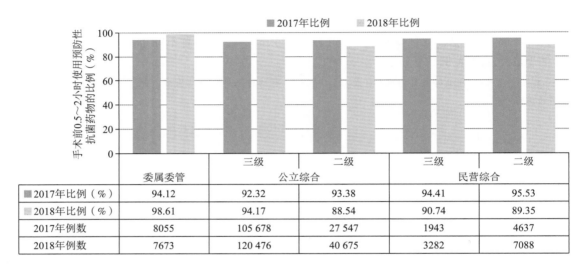

| | 委属委管 | 公立综合 | | 民营综合 | |
|---|---|---|---|---|---|
| | | 三级 | 二级 | 三级 | 二级 |
| 2017年比例（%） | 94.12 | 92.32 | 93.38 | 94.41 | 95.53 |
| 2018年比例（%） | 98.61 | 94.17 | 88.54 | 90.74 | 89.35 |
| 2017年例数 | 8055 | 105 678 | 27 547 | 1943 | 4637 |
| 2018年例数 | 7673 | 120 476 | 40 675 | 3282 | 7088 |

图 3-4-2-92　2017 年、2018 年综合医院手术前 0.5～2 小时使用预防性抗菌药物的比例

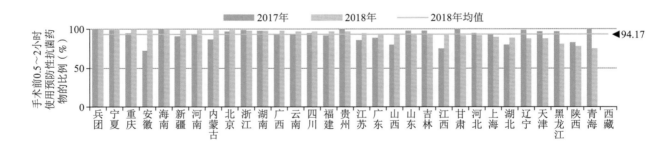

图 3-4-2-93　2017 年、2018 年各省（区、市）三级公立综合医院手术前 0.5～2 小时使用预防性抗菌药物的比例

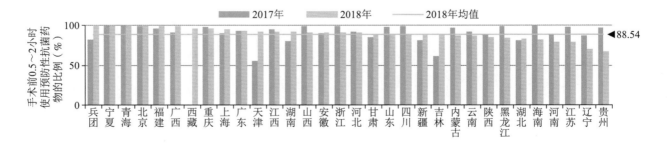

图 3-4-2-94　2017 年、2018 年各省（区、市）二级公立综合医院手术前 0.5～2 小时使用预防性抗菌药物的比例

（2）同期，预防性抗菌药物72小时内停用的例数（图3-4-2-95至图3-4-2-97）。

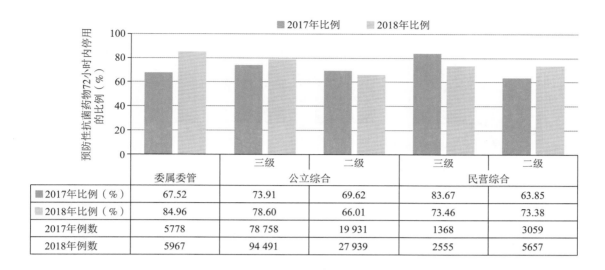

| | 委属委管 | 三级 | 二级 | 三级 | 二级 |
|---|---|---|---|---|---|
| | | 公立综合 | | 民营综合 | |
| 2017年比例（%） | 67.52 | 73.91 | 69.62 | 83.67 | 63.85 |
| 2018年比例（%） | 84.96 | 78.60 | 66.01 | 73.46 | 73.38 |
| 2017年例数 | 5778 | 78 758 | 19 931 | 1368 | 3059 |
| 2018年例数 | 5967 | 94 491 | 27 939 | 2555 | 5657 |

图3-4-2-95　2017年、2018年综合医院预防性抗菌药物72小时内停用的比例

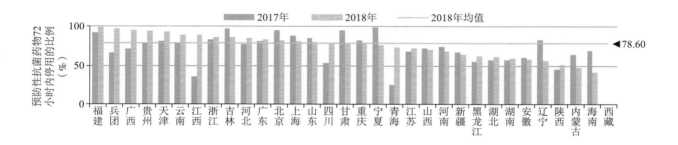

图3-4-2-96　2017年、2018年各省（区、市）三级公立综合医院预防性抗菌药物72小时内停用的比例

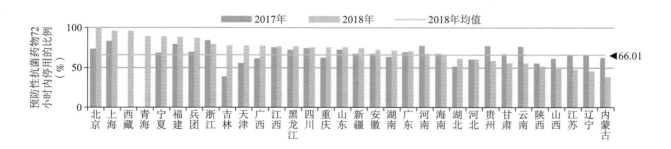

图3-4-2-97　2017年、2018年各省（区、市）二级公立综合医院预防性抗菌药物72小时内停用的比例

## 2. Hip/Knee. 3. 有预防深静脉血栓医嘱（图3-4-2-98至图3-4-2-100）

［分子］同期，有预防深静脉血栓（含药物预防、物理治疗）医嘱的例数。

［分母］同期，实施全髋关节、全膝关节置换手术的出院例数。

注释：主要手术ICD-9-CM-3编码81.51、81.52、81.53、81.54、81.55，有预防深静脉血栓医嘱，含药物预防、物理治疗、肢体主被动活动的医嘱之一。

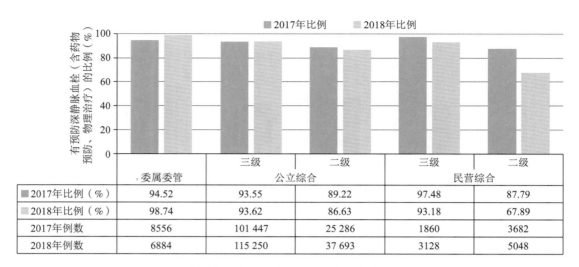

| | 委属委管 | 三级 | 二级 | 三级 | 二级 |
|---|---|---|---|---|---|
| | | 公立综合 | | 民营综合 | |
| ■ 2017年比例（%） | 94.52 | 93.55 | 89.22 | 97.48 | 87.79 |
| 2018年比例（%） | 98.74 | 93.62 | 86.63 | 93.18 | 67.89 |
| 2017年例数 | 8556 | 101 447 | 25 286 | 1860 | 3682 |
| 2018年例数 | 6884 | 115 250 | 37 693 | 3128 | 5048 |

图 3-4-2-98　2017 年、2018 年综合医院有预防深静脉血栓（含药物预防、物理治疗）医嘱的比例

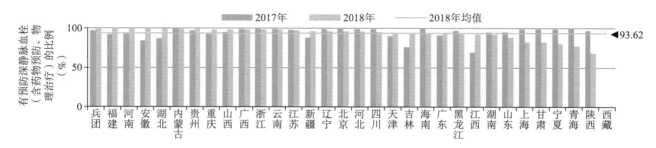

图 3-4-2-99　2017 年、2018 年各省（区、市）三级公立综合医院有预防深静脉血栓
（含药物预防、物理治疗）医嘱的比例

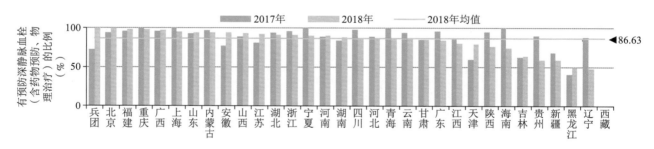

图 3-4-2-100　2017 年、2018 年各省（区、市）二级公立综合医院有预防深静脉血栓
（含药物预防、物理治疗）医嘱的比例

### （七）冠状动脉搭桥术

适用范围：综合医院、心血管医院。

分析范围：2155 所医院实施冠状动脉搭桥术的出院患者 34 858 例。

### 1. CABG.3. 使用乳房内动脉（首根血管桥）

［分子1］同期，首根血管桥使用乳房内（胸廓内）动脉的例数。

［分子2］同期，血管桥远端吻口≥2 个的例数。

［分母］同期，实施冠状动脉搭桥术的出院例数。

注释：主要手术 ICD-9-CM-3 编码 36.1。

（1）首根血管桥使用乳房内（胸廓内）动脉的例数（图 3-4-2-101 至图 3-4-2-103）。

（2）CABG.4 血管桥远端吻口≥2 个的例数（图 3-4-2-104 至图 3-4-2-106）。

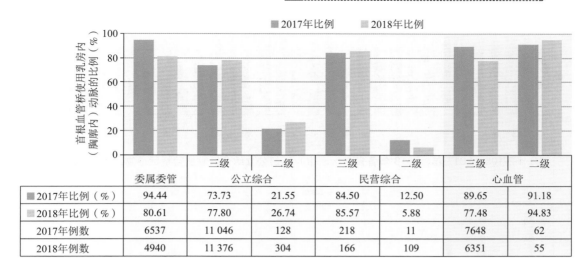

| | 委属委管 | 公立综合 | | 民营综合 | | 心血管 | |
|---|---|---|---|---|---|---|---|
| | | 三级 | 二级 | 三级 | 二级 | 三级 | 二级 |
| ■2017年比例（%） | 94.44 | 73.73 | 21.55 | 84.50 | 12.50 | 89.65 | 91.18 |
| ■2018年比例（%） | 80.61 | 77.80 | 26.74 | 85.57 | 5.88 | 77.48 | 94.83 |
| 2017年例数 | 6537 | 11 046 | 128 | 218 | 11 | 7648 | 62 |
| 2018年例数 | 4940 | 11 376 | 304 | 166 | 109 | 6351 | 55 |

图 3-4-2-101　2017 年、2018 年医院首根血管桥使用乳房内（胸廓内）动脉的比例

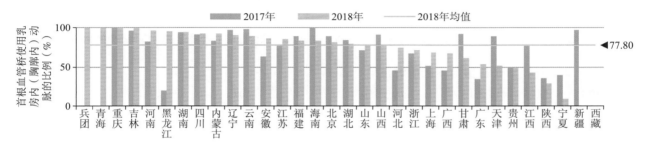

图 3-4-2-102　2017 年、2018 年各省（区、市）三级公立综合医院首根血管桥使用乳房内（胸廓内）动脉的比例

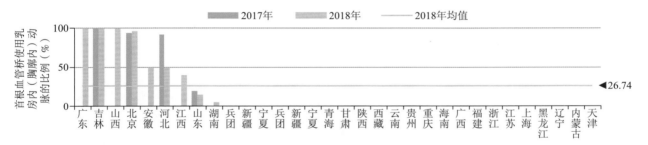

图 3-4-2-103　2017 年、2018 年各省（区、市）二级公立综合医院首根血管桥使用乳房内（胸廓内）动脉的比例

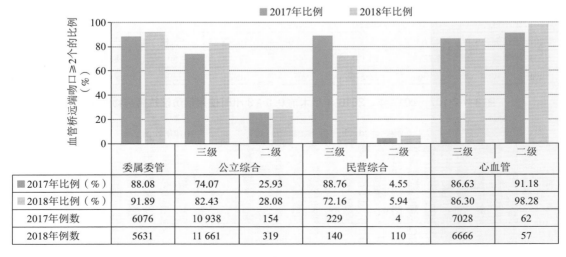

| | 委属委管 | 公立综合 | | 民营综合 | | 心血管 | |
|---|---|---|---|---|---|---|---|
| | | 三级 | 二级 | 三级 | 二级 | 三级 | 二级 |
| ■2017年比例（%） | 88.08 | 74.07 | 25.93 | 88.76 | 4.55 | 86.63 | 91.18 |
| ■2018年比例（%） | 91.89 | 82.43 | 28.08 | 72.16 | 5.94 | 86.30 | 98.28 |
| 2017年例数 | 6076 | 10 938 | 154 | 229 | 4 | 7028 | 62 |
| 2018年例数 | 5631 | 11 661 | 319 | 140 | 110 | 6666 | 57 |

图 3-4-2-104　2017 年、2018 年医院血管桥远端吻口 ≥2 个的比例

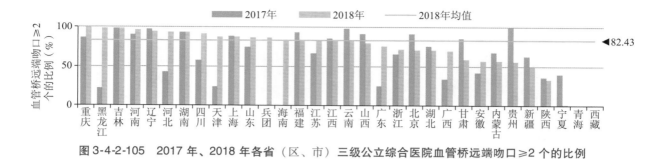

图 3-4-2-105　2017 年、2018 年各省（区、市）三级公立综合医院血管桥远端吻口≥2 个的比例

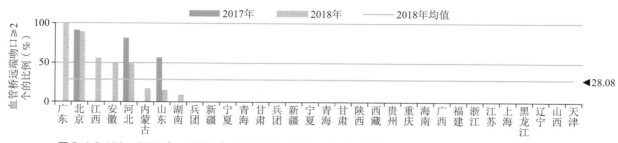

图 3-4-2-106　2017 年、2018 年各省（区、市）二级公立综合医院血管桥远端吻口≥2 个的比例

### 2．CABG.4.预防性抗菌药物应用时机

［分子 1］同期，手术前 0.5～2 小时使用预防性抗菌药物的例数。

［分子 2］同期，预防性抗菌药物 120 小时内停用的例数。

［分母］同期，实施冠状动脉搭桥术的出院例数。

注释：主要手术 ICD-9-CM-3 编码 36.1。

（1）手术前 0.5～2 小时使用预防性抗菌药物的例数（图 3-4-2-107 至图 3-4-2-109）。

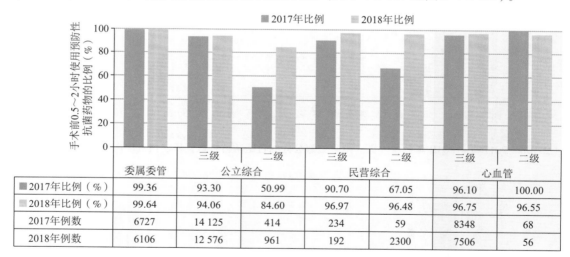

| | 委属委管 | 三级 | 二级 | 三级 | 二级 | 三级 | 二级 |
|---|---|---|---|---|---|---|---|
| | | 公立综合 | | 民营综合 | | 心血管 | |
| 2017年比例（%） | 99.36 | 93.30 | 50.99 | 90.70 | 67.05 | 96.10 | 100.00 |
| 2018年比例（%） | 99.64 | 94.06 | 84.60 | 96.97 | 96.48 | 96.75 | 96.55 |
| 2017年例数 | 6727 | 14 125 | 414 | 234 | 59 | 8348 | 68 |
| 2018年例数 | 6106 | 12 576 | 961 | 192 | 2300 | 7506 | 56 |

图 3-4-2-107　2017 年、2018 年手术前 0.5～2 小时使用预防性抗菌药物的比例

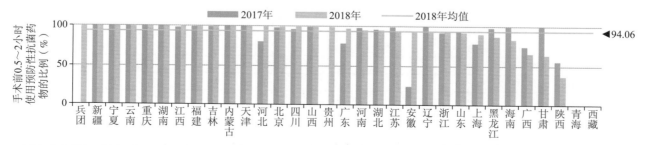

图 3-4-2-108　2017 年、2018 年各省（区、市）三级公立综合医院手术前 0.5～2 小时使用预防性抗菌药物的比例

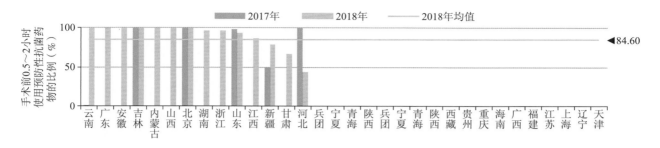

图 3-4-2-109　2017 年、2018 年各省（区、市）二级公立综合医院手术前 0.5 ~ 2 小时使用预防性抗菌药物的比例

（2）预防性抗菌药物 120 小时内停用的例数（图 3-4-2-110 至图 3-4-2-112）。

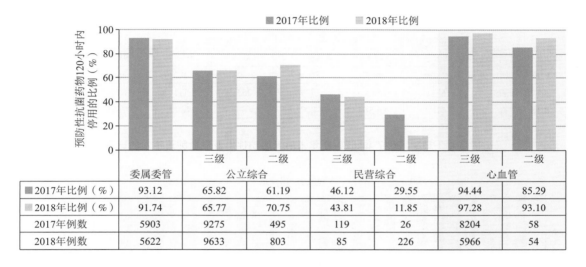

| | 委属委管 | 公立综合 | | 民营综合 | | 心血管 | |
| --- | --- | --- | --- | --- | --- | --- | --- |
| | | 三级 | 二级 | 三级 | 二级 | 三级 | 二级 |
| 2017年比例（%） | 93.12 | 65.82 | 61.19 | 46.12 | 29.55 | 94.44 | 85.29 |
| 2018年比例（%） | 91.74 | 65.77 | 70.75 | 43.81 | 11.85 | 97.28 | 93.10 |
| 2017年例数 | 5903 | 9275 | 495 | 119 | 26 | 8204 | 58 |
| 2018年例数 | 5622 | 9633 | 803 | 85 | 226 | 5966 | 54 |

图 3-4-2-110　2017 年、2018 年预防性抗菌药物 120 小时内停用的比例

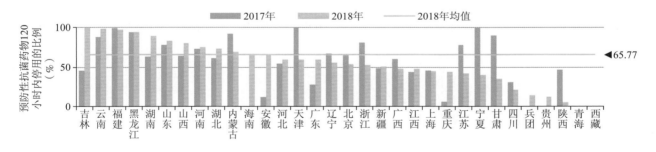

图 3-4-2-111　2017 年、2018 年各省（区、市）三级公立综合医院预防性抗菌药物 120 小时内停用的比例

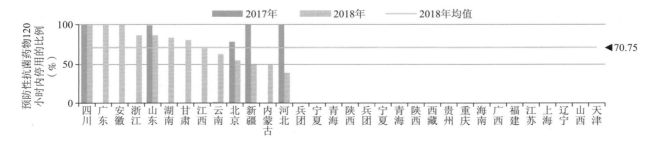

图 3-4-2-112　2017 年、2018 年各省（区、市）二级公立综合医院预防性抗菌药物 120 小时内停用的比例

### 3. CABG.5. 术后活动性出血或血肿再手术（图 3-4-2-113 至图 3-4-2-115）

［分子］同期无术后活动性出血或血肿再手术的例数。

［分母］同期，实施冠状动脉搭桥术的出院例数。

注释：主要手术 ICD-9-CM-3 编码 36.1。

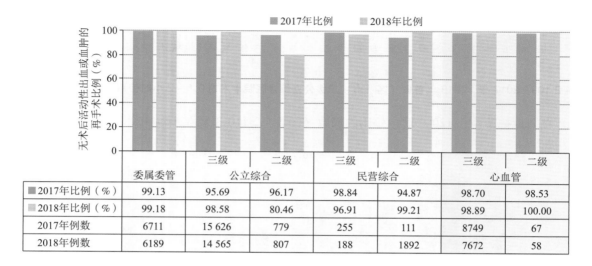

| | 委属委管 | 三级<br>公立综合 | 二级 | 三级<br>民营综合 | 二级 | 三级<br>心血管 | 二级 |
|---|---|---|---|---|---|---|---|
| 2017年比例（%） | 99.13 | 95.69 | 96.17 | 98.84 | 94.87 | 98.70 | 98.53 |
| 2018年比例（%） | 99.18 | 98.58 | 80.46 | 96.91 | 99.21 | 98.89 | 100.00 |
| 2017年例数 | 6711 | 15 626 | 779 | 255 | 111 | 8749 | 67 |
| 2018年例数 | 6189 | 14 565 | 807 | 188 | 1892 | 7672 | 58 |

图 3-4-2-113　2017 年、2018 年术后无活动性出血或血肿再手术的比例

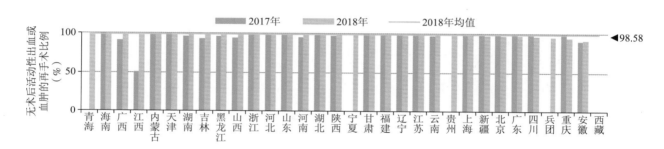

图 3-4-2-114　2017 年、2018 年各省（区、市）三级公立综合医院同期无术后活动性出血或血肿再手术的比例

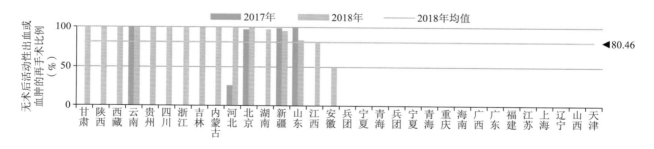

图 3-4-2-115　2017 年、2018 年各省（区、市）二级公立综合医院同期无术后活动性出血或血肿再手术的比例

### （八）儿童哮喘

适用范围：综合医院、儿童医院。

分析范围：2849 所医院儿童哮喘（住院）的出院患儿 76 072 例（2～18 岁）。

### 1. CAC-3 儿童哮喘住院期间接受全身类固醇（口服或静脉注射）治疗（图 3-4-2-116 至图 3-4-2-118）

［分子］同期，住院期间接受全身类固醇（口服或静脉注射）治疗患儿的例数。

［分母］同期，儿童哮喘住院患儿例数（2～18 岁）。

注释：主要诊断 ICD.10 编码与名称：J45-J46 哮喘（2～18 岁）。

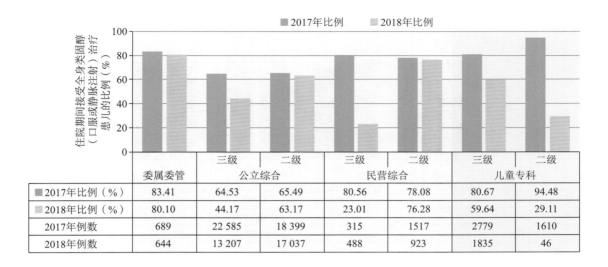

| | | 三级 | 二级 | 三级 | 二级 | 三级 | 二级 |
|---|---|---|---|---|---|---|---|
| | 委属委管 | 公立综合 | | 民营综合 | | 儿童专科 | |
| ■ 2017年比例（%） | 83.41 | 64.53 | 65.49 | 80.56 | 78.08 | 80.67 | 94.48 |
| ■ 2018年比例（%） | 80.10 | 44.17 | 63.17 | 23.01 | 76.28 | 59.64 | 29.11 |
| 2017年例数 | 689 | 22 585 | 18 399 | 315 | 1517 | 2779 | 1610 |
| 2018年例数 | 644 | 13 207 | 17 037 | 488 | 923 | 1835 | 46 |

图 3-4-2-116　2017 年、2018 年抽样医院住院期间接受全身类固醇（口服或静脉注射）治疗患儿的比例

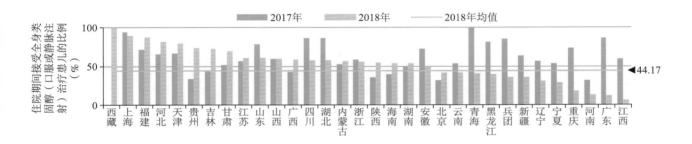

图 3-4-2-117　2017 年、2018 年各省（区、市）三级公立综合医院住院期间接受全身类固醇
（口服或静脉注射）治疗患儿的比例

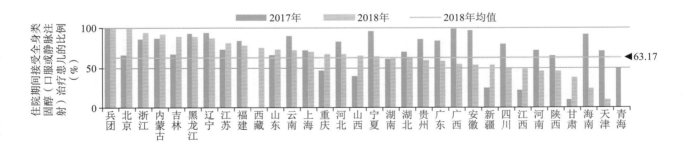

图 3-4-2-118　2017 年、2018 年各省（区、市）二级公立综合医院住院期间接受全身类固醇
（口服或静脉注射）治疗患儿的比例

## （九）急性胰腺炎

适用范围：综合医院。

分析范围：3111 所医院急性胰腺炎的出院患者 276 763 例（≥18 岁，非孕产妇）。

### 1. 急性胰腺炎入院 2 日以内接受 CT 检查（图 3-4-2-119 至图 3-4-2-121）

［分子］同期，入院 2 日以内接受 CT 检查的例数。

［分母］同期，急性胰腺炎住院患者例数（≥18 岁，非孕产妇）。

注释：①主要诊断 ICD.10 编码与名称：K85. 急性胰腺炎；②分子操作编码 ICD-9-CM-3 以 "88.01" 腹部 CT 检查。

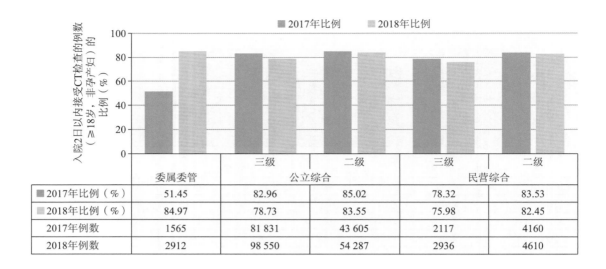

| | 委属委管 | 公立综合 | | 民营综合 | |
|---|---|---|---|---|---|
| | | 三级 | 二级 | 三级 | 二级 |
| ■ 2017年比例（%） | 51.45 | 82.96 | 85.02 | 78.32 | 83.53 |
| ▨ 2018年比例（%） | 84.97 | 78.73 | 83.55 | 75.98 | 82.45 |
| 2017年例数 | 1565 | 81 831 | 43 605 | 2117 | 4160 |
| 2018年例数 | 2912 | 98 550 | 54 287 | 2936 | 4610 |

图 3-4-2-119  2017 年、2018 年综合医院急性胰腺炎入院 2 日以内接受 CT 检查的比例

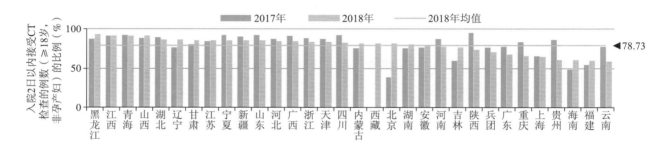

图 3-4-2-120  2017 年、2018 年各省（区、市）三级公立综合医院入院 2 日以内接受 CT 检查的比例

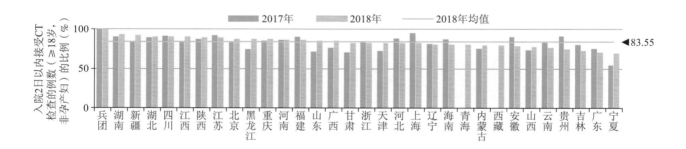

图 3-4-2-121  2017 年、2018 年各省（区、市）二级公立综合医院入院 2 日以内接受 CT 检查的比例

## （十）乳腺癌

适用范围：综合医院。

分析范围：2761 所医院 $T_{1\sim2}N_0M_0$ 住院乳腺癌手术的出院患者 97 976 例。

### 1. BC.1. $T_{1\sim2}N_0M_0$ 乳腺癌术前接受乳房前哨淋巴结活检（图 3-4-2-122 至图 3-4-2-124）

〔分子〕同期，乳腺癌术前接受乳房前哨淋巴结活检的例数。

〔分母〕同期，$T_{1\sim2}N_0M_0$ 住院乳腺癌手术出院患者的例数。

注释：主要诊断 ICD-10："C50" 乳腺癌，伴 ICD-9-CM-3 "85.4" 的病例总数。

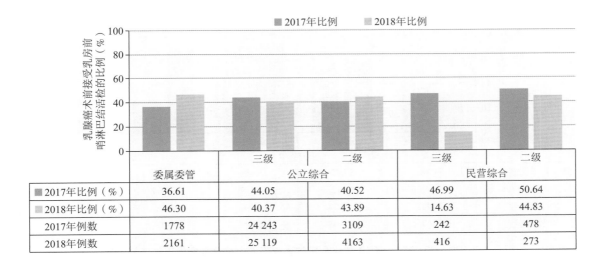

图 3-4-2-122　2017 年、2018 年综合医院 $T_{1\sim2}N_0M_0$ 乳腺癌术前接受乳房前哨淋巴结活检的比例

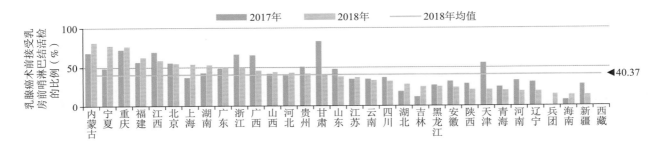

图 3-4-2-123　2017 年、2018 年各省（区、市）三级公立综合医院乳腺癌术前接受乳房前哨淋巴结活检的比例

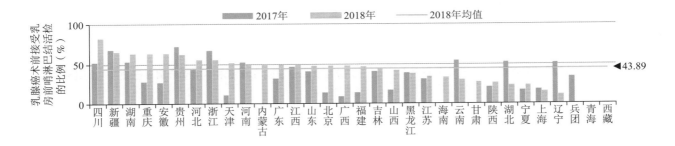

图 3-4-2-124　2017 年、2018 年各省（区、市）二级公立综合医院乳腺癌术前接受乳房前哨淋巴结活检的比例

**2. BC.2. $T_{1\sim2}N_0M_0$ 乳腺癌术中接受腋窝淋巴结清扫**（图 3-4-2-125 至图 3-4-2-127）

［分子］同期，乳腺癌术中接受腋窝淋巴结清扫的例数。

［分母］同期，$T_{1\sim2}N_0M_0$ 住院乳腺癌手术出院患者的例数。

注释：主要诊断 ICD-10："C50" 乳腺癌，伴 ICD-9-CM-3 "85.4" 的病例总数。

**3. BC.3.乳腺癌肿瘤直径 <2 cm，实施保乳根治术根治**（图 3-4-2-128 至图 3-4-2-130）

［分子］同期，乳腺癌实施保乳根治术根治的例数。

［分母］同期，$T_{1\sim2}N_0M_0$ 住院乳腺癌手术出院患者的例数。

注释：主要诊断 ICD-10："C50" 乳腺癌，伴 ICD-9-CM-3 "85.4" 的病例总数。

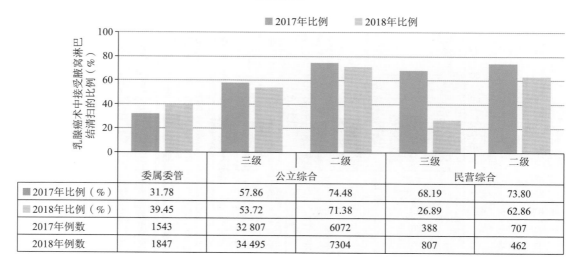

| | 委属委管 | 公立综合<br>三级 | 公立综合<br>二级 | 民营综合<br>三级 | 民营综合<br>二级 |
|---|---|---|---|---|---|
| 2017年比例（%） | 31.78 | 57.86 | 74.48 | 68.19 | 73.80 |
| 2018年比例（%） | 39.45 | 53.72 | 71.38 | 26.89 | 62.86 |
| 2017年例数 | 1543 | 32 807 | 6072 | 388 | 707 |
| 2018年例数 | 1847 | 34 495 | 7304 | 807 | 462 |

图 3-4-2-125　2017 年、2018 年综合医院乳腺癌术中接受腋窝淋巴结清扫的比例

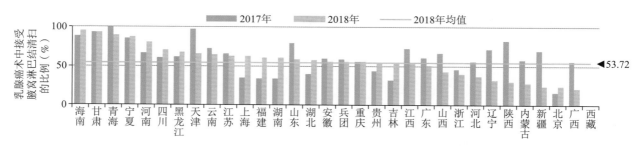

图 3-4-2-126　2017 年、2018 年各省（区、市）三级公立综合医院乳腺癌术中接受腋窝淋巴结清扫的比例

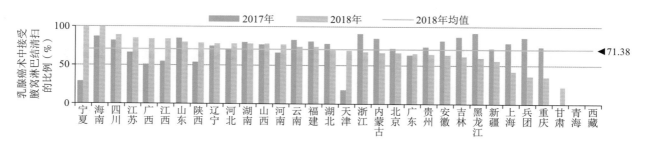

图 3-4-2-127　2017 年、2018 年各省（区、市）二级公立综合医院乳腺癌术中接受腋窝淋巴结清扫的比例

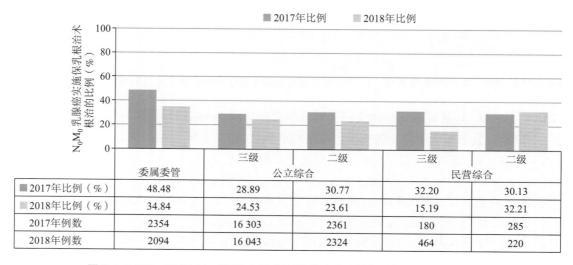

| | 委属委管 | 公立综合<br>三级 | 公立综合<br>二级 | 民营综合<br>三级 | 民营综合<br>二级 |
|---|---|---|---|---|---|
| 2017年比例（%） | 48.48 | 28.89 | 30.77 | 32.20 | 30.13 |
| 2018年比例（%） | 34.84 | 24.53 | 23.61 | 15.19 | 32.21 |
| 2017年例数 | 2354 | 16 303 | 2361 | 180 | 285 |
| 2018年例数 | 2094 | 16 043 | 2324 | 464 | 220 |

图 3-4-2-128　2017 年、2018 年综合医院乳腺癌实施保乳根治术根治的比例

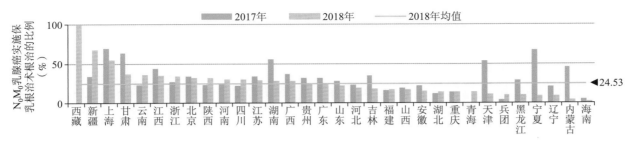

图 3-4-2-129 2017 年、2018 年各省（区、市）三级公立综合医院 $T_{1\sim2}N_0M_0$ 乳腺癌实施保乳根治术根治的比例

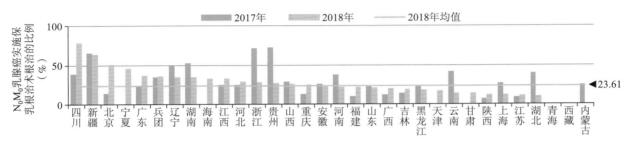

图 3-4-2-130 2017 年、2018 年各省（区、市）二级公立综合医院 $T_{1\sim2}N_0M_0$ 乳腺癌实施保乳根治术根治的比例

## 4. BC-4 乳腺癌术后实施激素受体或 HER-2 检查（图 3-4-2-131 至图 3-4-2-133）

［分子］同期，乳腺癌术后实施激素受体或 HER-2 检查的例数。

［分母］同期，$T_{1\sim2}N_0M_0$ 住院乳腺癌手术出院患者的例数。

注释：主要诊断 ICD-10："C50" 乳腺癌，伴 ICD-9-CM-3 "85.4" 的病例总数。

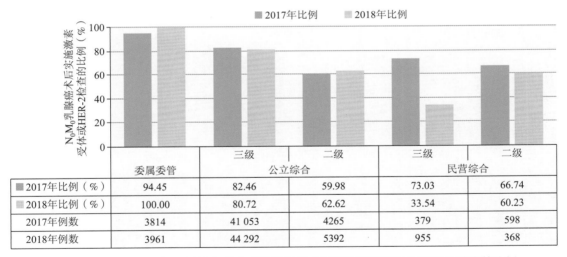

| | 委属委管 | 三级 | 二级 | 三级 | 二级 |
|---|---|---|---|---|---|
| | | 公立综合 | | 民营综合 | |
| ■ 2017年比例（%） | 94.45 | 82.46 | 59.98 | 73.03 | 66.74 |
| ■ 2018年比例（%） | 100.00 | 80.72 | 62.62 | 33.54 | 60.23 |
| 2017年例数 | 3814 | 41 053 | 4265 | 379 | 598 |
| 2018年例数 | 3961 | 44 292 | 5392 | 955 | 368 |

图 3-4-2-131 2017 年、2018 年综合医院乳腺癌术后实施激素受体或 HER-2 检查的比例

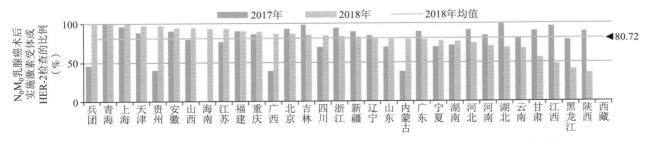

图 3-4-2-132 2017 年、2018 年各省（区、市）三级公立综合医院 $T_{1\sim2}N_0M_0$ 乳腺癌术后
实施激素受体或 HER-2 检查的比例

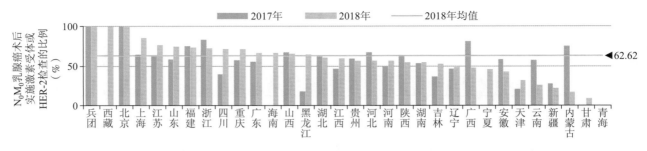

图 3-4-2-133　2017 年、2018 年各省（区、市）二级公立综合医院 $T_{1\sim2}N_0M_0$ 乳腺癌术后实施激素受体或 HER-2 检查的比例

第四部分

医疗安全基本情况分析

本部分主要围绕减少临床诊疗行为导致的相关疾病、关注患者的基本安全及减少对患者的伤害 3 个方面，对医疗机构的医疗安全情况进行分析。

# 第一章
# 减少临床诊疗行为导致的相关疾病

住院患者医院获得性指标（Inpatient Hospital-Acquired Condition Index，IHACI）是指患者住院期间新发生的不良情况或疾病，统称为医院获得性指标。医院获得性问题包括医源性指标和非医源性指标。本部分讨论的住院患者医院获得性指标，仅针对住院患者医院获得性指标中的医源性指标，其与医疗质量和患者安全直接相关。

分析数据来源于国家医疗质量管理与控制信息网（National Clinical Improvement System，NCIS）和全国三级公立医院绩效考核病案首页采集系统出院日期为 2016 年 1 月 1 日至 2018 年 12 月 31 日的病案首页 299 091 671 例数据，剔除异常信息后，最终有 295 230 818 例病案首页数据纳入分析。

本部分分析数据来源于剔除异常数据后的二级、三级医疗机构，具体各年份医疗机构分布情况如表 4-1-1-1 及表 4-1-1-2 所示。

表 4-1-1-1　2016—2018 年全国三级医疗机构分析数据分布情况

| 医院类别 | 医院机构数 | | | 趋势 | 出院人次 | | | 趋势 |
|---|---|---|---|---|---|---|---|---|
| | 2016年 | 2017年 | 2018年 | | 2016年 | 2017年 | 2018年 | |
| 综合医院 | 1242 | 1254 | 1272 | | 58 252 236 | 62 801 707 | 6 730 5874 | |
| 精神病医院 | 108 | 111 | 115 | | 692 433 | 765 893 | 842 408 | |
| 妇产（科）医院 | 84 | 87 | 89 | | 2 222 472 | 2 337 227 | 2 426 552 | |
| 其他专科医院 | 64 | 66 | 70 | | 1 488 878 | 1 575 695 | 1 650 808 | |
| 传染病医院 | 57 | 57 | 58 | | 691 542 | 724 326 | 771 330 | |
| 肿瘤医院 | 45 | 46 | 46 | | 1 954 094 | 2 156 831 | 2 470 975 | |
| 儿童医院 | 40 | 41 | 42 | | 1 574 186 | 1 740 194 | 1 925 770 | |
| 口腔医院 | 29 | 30 | 33 | | 81 318 | 87 992 | 96 297 | |
| 眼科医院 | 21 | 21 | 21 | | 269 078 | 262 203 | 282 393 | |
| 心血管病医院 | 10 | 12 | 14 | | 224 337 | 277 632 | 322 491 | |
| 胸科医院 | 11 | 12 | 12 | | 264 704 | 283 184 | 304 071 | |
| 结核病医院 | 9 | 9 | 10 | | 159 024 | 179 209 | 210 474 | |
| 康复医院 | 10 | 10 | 10 | | 63 653 | 69 723 | 76 612 | |
| 皮肤病医院 | 7 | 7 | 8 | | 17 965 | 21 914 | 24 305 | |
| 骨科医院 | 8 | 8 | 8 | | 155 915 | 172 565 | 185 883 | |
| 职业病医院 | 7 | 7 | 7 | | 28 050 | 31 065 | 31 766 | |
| 整形外科医院 | 2 | 2 | 2 | | 24 255 | 26 188 | 24 747 | |
| 耳鼻喉科医院 | 1 | 1 | 1 | | 31 534 | 41 721 | 50 810 | |
| 血液病医院 | 1 | 1 | 1 | | 21 548 | 23 846 | 27 686 | |
| 合计 | 1756 | 1782 | 1819 | | 68 217 222 | 73 579 115 | 79 031 252 | |

表 4-1-1-2　2016—2018 年全国二级医疗机构分析数据分布情况

| 医院类别 | 医院机构数 | | | 趋势 | 出院人次 | | | 趋势 |
|---|---|---|---|---|---|---|---|---|
| | 2016年 | 2017年 | 2018年 | | 2016年 | 2017年 | 2018年 | |
| 综合医院 | 1305 | 1536 | 1680 | | 19 215 145 | 23 446 563 | 26441935 | |
| 妇幼保健院 | 165 | 213 | 241 | | 988 223 | 1 303 934 | 1498353 | |
| 精神病医院 | 92 | 111 | 138 | | 153 849 | 196 928 | 242412 | |
| 妇产（科）医院 | 26 | 32 | 41 | | 79 400 | 98 718 | 86792 | |
| 传染病医院 | 13 | 17 | 23 | | 44 104 | 56 703 | 94242 | |
| 肿瘤医院 | 12 | 14 | 9 | | 69 447 | 108 022 | 40504 | |
| 儿童医院 | 5 | 4 | 7 | | 42 908 | 39 653 | 62068 | |
| 口腔医院 | 6 | 10 | 6 | | 8138 | 10 902 | 8868 | |
| 心血管病医院 | 2 | 3 | 4 | | 15 851 | 19 932 | 25 480 | |
| 其他专科医院 | 0 | 0 | 1 | | 0 | 0 | 4155 | |
| 合计 | 1626 | 1940 | 2150 | | 20 617 065 | 25 281 355 | 28 504 809 | |

## 一、医院获得性指标调查范围及其采用的指标

2016—2018 年全国 1819 家三级医院和 2150 家二级医院，从出院患者的病案首页信息中提取相应样本中符合住院患者医源性指标、住院 ICU 患者发生获得性指标和住院患者临床用药所致的有害效应指标的病例作为分子，再分别以出院患者总人次、手术患者总人次、阴道分娩总人次、剖宫产总人次、新生儿患者总人次、住院 ICU 患者总人次为分母，从而获得我国现阶段医院获得性指标的基线数据。5 类医院获得性指标具体如下。

**（一）住院患者手术后获得性指标的发生率**

术后肺栓塞、手术后深静脉血栓、手术后败血症、手术后出血或血肿、手术伤口裂开、手术后猝死、手术后呼吸衰竭、手术后生理/代谢紊乱、与手术/操作相关感染、手术过程中异物遗留、手术患者麻醉并发症、手术患者肺部感染、手术意外穿刺伤或撕裂伤、术后急性肾损伤、各系统术后并发症、植入物的并发症（不包括脓毒症）、移植的并发症、再植和截肢的并发症、介入操作与手术后患者其他并发症发生率。

**（二）住院产妇分娩获得性指标的发生率**

新生儿产伤、阴道分娩产妇产程和分娩期间并发症、剖宫产分娩产妇产程和分娩期间并发症发生率。

**（三）住院患者其他获得性指标的发生率**

住院患者压力性损伤（Ⅱ及Ⅱ以上）、输血反应、输注反应、医源性气胸、住院手术患者医院内跌倒/坠床所致髋部骨折、血液透析（不含日间治疗）所致并发症发生率。

**（四）住院 ICU 患者获得性指标的发生率**

住院 ICU 患者呼吸机相关性肺炎、血管导管相关性血流感染、导尿管相关性尿路感染发生率。

**（五）住院患者临床用药所致的有害效应发生率**

全身性抗菌药物、降血糖药、抗肿瘤药、抗凝剂、镇痛药和解热药、心血管系统用药、X 线造影剂及其他诊断性制剂的有害效应发生率。

## 二、获得性指标发生情况分析

**（一）住院患者获得性指标的总发生率**

2018 年在二级、三级医院出院患者中按出院患者总人次计算，符合医院获得性指标 ICD-10 编码条目数的总发生率呈逐年上升趋势。其中三级综合医院、三级专科医院较 2016 年分别上升了 0.66‰和 1.24‰，二级综合医院、二级专科医院较 2016 年分别上升了 1.59‰和 2.21‰（表 4-1-1-3）。

表 4-1-1-3　2016—2018 年住院患者获得性指标的总发生率

| 等级 | 机构类别 | 指标 | 2016 年 | 2017 年 | 2018 年 | 变化 |
|---|---|---|---|---|---|---|
| 委属委管 | 综合医院 | 出院人次 | 2 828 417 | 3 045 996 | 3 307 154 | |
| | | 出院患者中符合医院获得性指标 ICD-10 编码的条目数 | 13 619 | 13 950 | 16 747 | |
| | | 住院患者获得性指标的总发生率(‰) | 4.82 | 4.58 | 5.06 | |
| | 专科医院 | 出院人次 | 581 975 | 632 005 | 745 205 | |
| | | 出院患者中符合医院获得性指标 ICD-10 编码的条目数 | 2320 | 1437 | 2194 | |
| | | 住院患者获得性指标的总发生率(‰) | 3.99 | 2.27 | 2.94 | |
| 三级 | 综合医院 | 出院人次 | 58 252 236 | 62 801 707 | 67 305 874 | |
| | | 出院患者中符合医院获得性指标 ICD-10 编码的条目数 | 283 447 | 329 245 | 371 878 | |
| | | 住院患者获得性指标的总发生率(‰) | 4.87 | 5.24 | 5.53 | |
| | 专科医院 | 出院人次 | 9 964 986 | 10 777 408 | 11 725 378 | |
| | | 出院患者中符合医院获得性指标 ICD-10 编码的条目数 | 75 904 | 85 780 | 103 842 | |
| | | 住院患者获得性指标的总发生率(‰) | 7.62 | 7.96 | 8.86 | |
| 二级 | 综合医院 | 出院人次 | 19 215 145 | 23 446 563 | 26 441 935 | |
| | | 出院患者中符合医院获得性指标 ICD-10 编码的条目数 | 31 605 | 42 727 | 85 470 | |
| | | 住院患者获得性指标的总发生率(‰) | 1.64 | 1.82 | 3.23 | |
| | 专科医院 | 出院人次 | 1 401 920 | 1 834 792 | 2 062 874 | |
| | | 出院患者中符合医院获得性指标 ICD-10 编码的条目数 | 11 526 | 14 812 | 21 516 | |
| | | 住院患者获得性指标的总发生率(‰) | 8.22 | 8.07 | 10.43 | |
| 全国 | | 出院人次 | 88 834 287 | 98 860 470 | 107 536 061 | |
| | | 出院患者中符合医院获得性指标 ICD-10 编码的条目数 | 402 482 | 472 564 | 582 706 | |
| | | 住院患者获得性指标的总发生率(‰) | 4.53 | 4.78 | 5.42 | |

各省（区、市）获得性指标的发生情况详见图 4-1-1-1 至图 4-1-1-4。

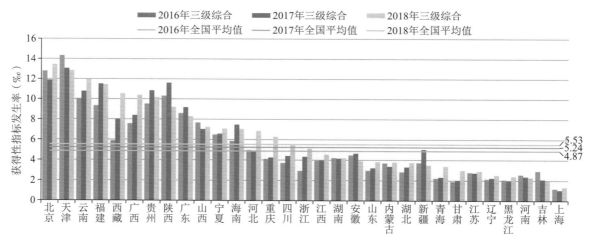

图 4-1-1-1　2016—2018 年各省（区、市）三级综合医院获得性指标发生率

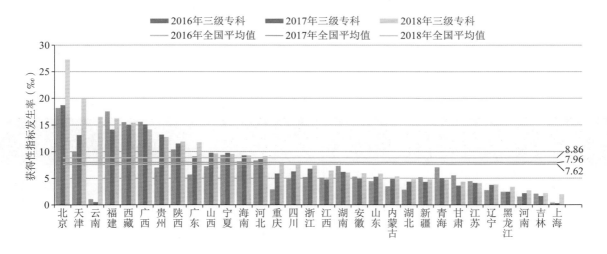

图 4-1-1-2　2016—2018 年各省（区、市）三级专科医院获得性指标发生率

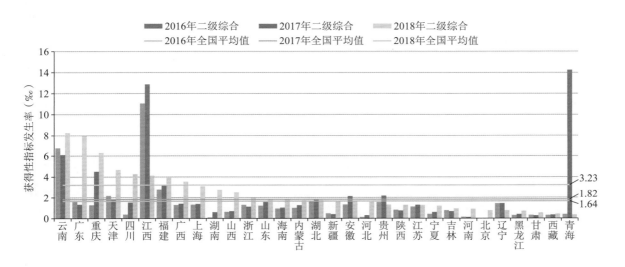

图 4-1-1-3　2016—2018 年各省（区、市）二级综合医院获得性指标发生率

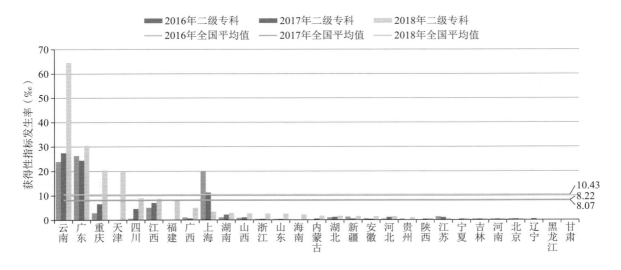

图 4-1-1-4　2016—2018 年各省（区、市）二级专科医院获得性指标发生率

**（二）住院患者手术后获得性指标的发生率**（按手术患者总人次计算的发生率，住院分娩患者除外）

2018年二级、三级医院住院患者手术后获得性指标的发生率较前两年逐年上升，其中三级综合医院、三级专科医院较2016年分别上升了1.24个千分点和0.81个千分点，二级综合医院较2016年上升了1.26个千分点（表4-1-1-4）。

表4-1-1-4 2016—2018年住院患者手术后获得性指标的发生率（住院分娩患者除外）

| 等级 | 机构类别 | 指 标 | 2016 年 | 2017 年 | 2018 年 | 变化 |
|---|---|---|---|---|---|---|
| 委属委管 | 综合医院 | 手术人次 | 941 058 | 996 663 | 1 076 025 | |
| | | 手术患者中符合医院获得性指标 ICD-10 编码的条目数 | 6125 | 6549 | 7906 | |
| | | 住院患者手术后获得性指标的发生率（住院分娩患者除外）(‰) | 6.51 | 6.57 | 7.35 | |
| | 专科医院 | 手术人次 | 271 304 | 286 678 | 312 345 | |
| | | 手术患者中符合医院获得性指标 ICD-10 编码的条目数 | 376 | 439 | 541 | |
| | | 住院患者手术后获得性指标的发生率（住院分娩患者除外）(‰) | 1.39 | 1.53 | 1.73 | |
| 三级 | 综合医院 | 手术人次 | 13 720 234 | 14 847 430 | 16 400 785 | |
| | | 手术患者中符合医院获得性指标 ICD-10 编码的条目数 | 103 142 | 122 930 | 143 718 | |
| | | 住院患者手术后获得性指标的发生率（住院分娩患者除外）(‰) | 7.52 | 8.28 | 8.76 | |
| | 专科医院 | 手术人次 | 2 618 225 | 2 857 257 | 3 102 391 | |
| | | 手术患者中符合医院获得性指标 ICD-10 编码的条目数 | 9564 | 10 635 | 13 849 | |
| | | 住院患者手术后获得性指标的发生率（住院分娩患者除外）(‰) | 3.65 | 3.72 | 4.46 | |
| 二级 | 综合医院 | 手术人次 | 1 501 194 | 2 039 619 | 3 610 507 | |
| | | 手术患者中符合医院获得性指标 ICD-10 编码的条目数 | 7375 | 10 256 | 22 260 | |
| | | 住院患者手术后获得性指标的发生率（住院分娩患者除外）(‰) | 4.91 | 5.03 | 6.17 | |
| | 专科医院 | 手术人次 | 182 072 | 250 206 | 379 361 | |
| | | 手术患者中符合医院获得性指标 ICD-10 编码的条目数 | 274 | 533 | 517 | |
| | | 住院患者手术后获得性指标的发生率（住院分娩患者除外）(‰) | 1.5 | 2.13 | 1.36 | |
| 全国 | | 手术人次 | 29 971 831 | 34 798 691 | 41 302 799 | |
| | | 手术患者中符合医院获得性指标 ICD-10 编码的条目数 | 120 355 | 144 354 | 180 344 | |
| | | 住院患者手术后获得性指标的发生率（住院分娩患者除外）(‰) | 4.02 | 4.15 | 4.37 | |

**（三）住院产妇分娩获得性指标的发生率**

**1．阴道分娩产程和分娩期间并发症的发生率**（按阴道分娩总人次计算的发生率）

2018年二级、三级综合医院阴道分娩产程和分娩期间并发症的发生率较前两年呈逐年上升趋势，其中，三级综合医院、三级专科医院分别上升了20.87个千分点和25.05个千分点，二级综合医院、二级专科医院分别上升了25.85个千分点和3.13个千分点（表4-1-1-5）。

表 4-1-1-5　2016—2018 年住院产妇阴道分娩产程和分娩期间并发症的发生率

| 等级 | 机构类别 | 指标 | 2016 年 | 2017 年 | 2018 年 | 变化 |
|---|---|---|---|---|---|---|
| 委属委管 | 综合医院 | 阴道分娩人次 | 46 046 | 41 969 | 40 685 | |
| | | 阴道分娩患者中符合医院获得性指标 ICD-10 编码的条目数 | 3204 | 2961 | 3699 | |
| | | 住院产妇阴道分娩产程和分娩期间并发症的发生率(‰) | 69.58 | 70.55 | 90.92 | |
| | 专科医院 | 阴道分娩人次 | 15 637 | 12 715 | 12 137 | |
| | | 阴道分娩患者中符合医院获得性指标 ICD-10 编码的条目数 | 1115 | 514 | 779 | |
| | | 住院产妇阴道分娩产程和分娩期间并发症的发生率(‰) | 71.31 | 40.42 | 64.18 | |
| 三级 | 综合医院 | 阴道分娩人次 | 1 927 891 | 1 887 274 | 1 709 858 | |
| | | 阴道分娩患者中符合医院获得性指标 ICD-10 编码的条目数 | 75 702 | 91 799 | 102 830 | |
| | | 住院产妇阴道分娩产程和分娩期间并发症的发生率(‰) | 39.27 | 48.64 | 60.14 | |
| | 专科医院 | 阴道分娩人次 | 763 132 | 754 347 | 722 730 | |
| | | 阴道分娩患者中符合医院获得性指标 ICD-10 编码的条目数 | 40 924 | 45 606 | 56 868 | |
| | | 住院产妇阴道分娩产程和分娩期间并发症的发生率(‰) | 53.63 | 60.46 | 78.68 | |
| 二级 | 综合医院 | 阴道分娩人次 | 589 103 | 726 074 | 744 696 | |
| | | 阴道分娩患者中符合医院获得性指标 ICD-10 编码的条目数 | 11 979 | 16 749 | 34 391 | |
| | | 住院产妇阴道分娩产程和分娩期间并发症的发生率(‰) | 20.33 | 23.07 | 46.18 | |
| | 专科医院 | 阴道分娩人次 | 164 695 | 209 853 | 271 105 | |
| | | 阴道分娩患者中符合医院获得性指标 ICD-10 编码的条目数 | 10 186 | 12 717 | 17 616 | |
| | | 按阴道分娩总人次计算的发生率(‰) | 61.85 | 60.6 | 64.98 | |
| 全国 | | 阴道分娩人次 | 3 444 821 | 3 577 548 | 3 448 389 | |
| | | 阴道分娩患者中符合医院获得性指标 ICD-10 编码的条目数 | 138 791 | 166 871 | 211 705 | |
| | | 住院产妇阴道分娩产程和分娩期间并发症的发生率(‰) | 40.29 | 46.64 | 61.39 | |

**2. 剖宫产产程和分娩期间并发症的发生率**（按剖宫产分娩总人次计算的发生率）

2018 年二级、三级综合医院剖宫产产程和分娩期间并发症的发生率逐年上升，其中三级综合医院、三级专科医院分别上升了 6.04 个千分点和 5.14 个千分点，二级综合医院、二级专科医院分别上升了 6.37 个千分点和 7.71 个千分点（表 4-1-1-6）。

表 4-1-1-6　2016—2018 年剖宫产产程和分娩期间并发症发生率

| 等级 | 机构类别 | 指　标 | 2016 年 | 2017 年 | 2018 年 | 变化 |
|---|---|---|---|---|---|---|
| 委属委管 | 综合医院 | 剖宫产人次 | 45 758 | 46 597 | 44 828 | |
| | | 剖宫产患者中符合医院获得性指标 ICD-10 编码的条目数 | 1546 | 1668 | 2202 | |
| | | 剖宫产产程和分娩期间并发症发生率(‰) | 33.79 | 35.8 | 49.12 | |
| | 专科医院 | 剖宫产人次 | 13 409 | 11 925 | 11 980 | |
| | | 剖宫产患者中符合医院获得性指标 ICD-10 编码的条目数 | 681 | 336 | 485 | |
| | | 剖宫产产程和分娩期间并发症发生率(‰) | 50.79 | 28.18 | 40.48 | |
| 三级 | 综合医院 | 剖宫产人次 | 1 330 525 | 1 456 732 | 1 434 451 | |
| | | 剖宫产患者中符合医院获得性指标 ICD-10 编码的条目数 | 33 013 | 39 772 | 44 259 | |
| | | 剖宫产产程和分娩期间并发症发生率(‰) | 24.81 | 27.3 | 30.85 | |
| | 专科医院 | 剖宫产人次 | 426 496 | 475 829 | 497 404 | |
| | | 剖宫产患者中符合医院获得性指标 ICD-10 编码的条目数 | 16 372 | 19 296 | 21 650 | |
| | | 剖宫产产程和分娩期间并发症发生率(‰) | 38.39 | 40.55 | 43.53 | |
| 二级 | 综合医院 | 剖宫产人次 | 300 188 | 399 320 | 412 386 | |
| | | 剖宫产患者中符合医院获得性指标 ICD-10 编码的条目数 | 1801 | 2668 | 5102 | |
| | | 剖宫产产程和分娩期间并发症发生率(‰) | 6.00 | 6.68 | 12.37 | |
| | 专科医院 | 剖宫产人次 | 75 800 | 111 789 | 151 434 | |
| | | 剖宫产患者中符合医院获得性指标 ICD-10 编码的条目数 | 620 | 1306 | 2407 | |
| | | 剖宫产产程和分娩期间并发症发生率(‰) | 8.18 | 11.68 | 15.89 | |
| 全国 | | 剖宫产人次 | 2 133 009 | 2 443 670 | 2 495 675 | |
| | | 剖宫产患者中符合医院获得性指标 ICD-10 编码的条目数 | 51 806 | 63 042 | 73 418 | |
| | | 剖宫产产程和分娩期间并发症发生率(‰) | 24.29 | 25.80 | 29.42 | |

**3. 新生儿产伤的发生率**（按产妇总人次计算的发生率）

2018 年二级、三级医院新生儿产伤的发生率呈逐年上升趋势。其中三级综合医院、三级专科医院分别上升了 13.42 个千分点和 16.19 个千分点，二级综合医院、二级专科医院分别上升了 18.63 个千分点和 2.46 个千分点（表 4-1-1-7）。

表 4-1-1-7　2016—2018 年新生儿产伤发生率

| 等级 | 机构类别 | 指　标 | 2016 年 | 2017 年 | 2018 年 | 变化 |
|---|---|---|---|---|---|---|
| 委属委管 | 综合医院 | 产妇人次 | 91 804 | 88 566 | 85 513 | |
| | | 新生儿患者中符合医院获得性指标 ICD-10 编码的条目数 | 4750 | 4629 | 5901 | |
| | | 新生儿患者产伤发生率(‰) | 51.74 | 52.27 | 69.01 | |
| | 专科医院 | 产妇人次 | 29 046 | 24 640 | 24 117 | |
| | | 新生儿患者中符合医院获得性指标 ICD-10 编码的条目数 | 1796 | 850 | 1264 | |
| | | 新生儿患者产伤发生率(‰) | 61.83 | 34.50 | 52.41 | |

| 等级 | 机构类别 | 指标 | 2016 年 | 2017 年 | 2018 年 | 变化 |
|---|---|---|---|---|---|---|
| 三级 | 综合医院 | 产妇人次 | 3 258 416 | 3 344 006 | 3 144 309 | |
| | | 新生儿患者中符合医院获得性指标 ICD-10 编码的条目数 | 108 715 | 131 571 | 147 089 | |
| | | 新生儿患者产伤发生率(‰) | 33.36 | 39.35 | 46.78 | |
| | 专科医院 | 产妇人次 | 1 189 628 | 1 230 176 | 1 220 134 | |
| | | 新生儿患者中符合医院获得性指标 ICD-10 编码的条目数 | 57 296 | 64 902 | 78 518 | |
| | | 新生儿患者产伤发生率(‰) | 48.16 | 52.76 | 64.35 | |
| 二级 | 综合医院 | 产妇人次 | 889 291 | 1 125 394 | 1 157 082 | |
| | | 新生儿患者中符合医院获得性指标 ICD-10 编码的条目数 | 13 780 | 19 417 | 39 493 | |
| | | 新生儿患者产伤发生率(‰) | 15.50 | 17.25 | 34.13 | |
| | 专科医院 | 产妇人次 | 240 495 | 321 642 | 422 539 | |
| | | 新生儿患者中符合医院获得性指标 ICD-10 编码的条目数 | 10 806 | 14 023 | 20 023 | |
| | | 新生儿患者产伤发生率(‰) | 44.93 | 43.60 | 47.39 | |
| 全国 | | 产妇人次 | 5 577 830 | 6 021 218 | 5 944 064 | |
| | | 新生儿患者中符合医院获得性指标 ICD-10 编码的条目数 | 190 597 | 229 913 | 285 123 | |
| | | 新生儿患者产伤发生率(‰) | 34.17 | 38.18 | 47.97 | |

注:鉴于目前全国三级公立医院绩效考核病案首页采集系统无法准确统计新生儿数量,故本部分分母部分"新生儿人数"用产妇分娩人次代替。

### 4. 剖宫产/阴道分娩产程和分娩期间并发症细项分析

2018 年三级综合医院 1 434 451 例剖宫产出院患者中, 44 259 例发生了产程和分娩期间并发症,各并发症细项排名前 5 位的分别是:其他的即刻产后出血(37.51%)、第三产程出血(24.47%)、胎盘滞留不伴有出血(14.76%)、产程中子宫破裂(6.38%) 和部分胎盘和胎膜滞留不伴有出血(3.68%)。2016 年三级综合医院 1 330 525 例剖宫产出院患者中, 33 013 例发生了产程和分娩期间并发症,各并发症细项排名前 5 位的分别是:其他的即刻产后出血(38.78%)、第三产程出血(19.62%)、胎盘滞留不伴有出血(13.15%)、产程中子宫破裂(4.24%) 和产程和分娩的其他特指并发症(3.84%)(表 4-1-1-8)。

表 4-1-1-8　2016 年、2018 年三级综合医院剖宫产产程和分娩期间并发症细项分析（按 2018 年三级综合医院剖宫产产程和分娩期间并发症细项发生总例数占比降序排列）

| 2016 年剖宫产患者（1 330 525 例） | | 三级综合医院 | 2018 年剖宫产患者（1 434 451 例） | |
| --- | --- | --- | --- | --- |
| 33 013 例剖宫产产程和分娩期间并发症，占剖宫产总例数比例：2.48% | | 产程和分娩期间并发症细项及对应 ICD 编码（前 20 位） | 44 259 例剖宫产产程和分娩期间并发症，占剖宫产总例数比例：3.09% | |
| 例数 | 占比 | | 占比 | 例数 |
| 12 802 例 38.78% | | 其他的即刻产后出血（O72.1） | 37.51% | 16 601 例 |
| 6476 例 19.62% | | 第三产程出血（O72.0） | 24.47% | 10 830 例 |
| 4342 例 13.15% | | 胎盘滞留不伴有出血（O73.0） | 14.76% | 6534 例 |
| 1400 例 4.24% | | 产程中子宫破裂（O71.1） | 6.38% | 2822 例 |
| 895 例 2.71% | | 部分胎盘和胎膜滞留不伴有出血（O73.1） | 3.68% | 1627 例 |
| 981 例 2.97% | | 产程开始前子宫破裂（O71.0） | 2.99% | 1325 例 |
| 1269 例 3.84% | | 产程和分娩的其他特指并发症（O75.8） | 2.86% | 1265 例 |
| 887 例 2.69% | | 延迟性和继发性产后出血（O72.2） | 2.23% | 989 例 |
| 335 例 1.01% | | 剖宫产术的伤口破裂（O90.0） | 1.72% | 762 例 |
| 315 例 0.95% | | 产科手术伤口的感染（O86.0） | 1.11% | 492 例 |
| 238 例 0.72% | | 产程和分娩期间或以后休克（O75.1） | 0.88% | 389 例 |
| 267 例 0.81% | | 产程期间其他的感染（O75.3） | 0.70% | 310 例 |
| 222 例 0.67% | | 产后凝血缺陷（O72.3） | 0.67% | 295 例 |
| 92 例 0.28% | | 产程期间发热，不可归类在他处者（O75.2） | 0.55% | 244 例 |
| 384 例 1.16% | | 产程和分娩未特指的并发症（O75.9） | 0.39% | 174 例 |
| 41 例 0.12% | | 伤及盆腔器官的其他产科损伤（O71.5） | 0.20% | 88 例 |
| 66 例 0.20% | | 宫颈的产科裂伤（O71.3） | 0.18% | 81 例 |
| 54 例 0.16% | | 产科手术和操作的其他并发症（O75.4） | 0.14% | 63 例 |
| 1 例 0% | | 产程和分娩期间脊髓和硬膜外麻醉诱发的头痛（O74.5） | 0.14% | 62 例 |
| 49 例 0.15% | | 盆腔的产科血肿（O71.7） | 0.14% | 60 例 |

　　2018 年二级综合医院 412 386 例剖宫产出院患者中，有 5102 例发生了产程和分娩期间并发症，各并发症细项排名前 5 位的分别是：其他的即刻产后出血（40.32%）、第三产程出血（17.54%）、胎盘滞留不伴有出血（10.35%）、产程中子宫破裂（4.86%）和剖宫产术的伤口破裂（4.41%）。2016 年二级综合医院 300 188 例剖宫产出院患者中，1801 例发生了剖宫产产程和分娩期间并发症，各并发症细项排名前 5 位的分别是：其他的即刻产后出血（45.36%）、第三产程出血（14.44%）、胎盘滞留不伴有出血（8.83%）、产程和分娩的其他特指并发症（4.11%）和产程中子宫破裂（3.16%）（表 4-1-1-9）。

表 4-1-1-9　2016 年、2018 年二级综合医院剖宫产产程和分娩期间并发症细项分析（按 2018 年二级综合医院剖宫产产程和分娩期间并发症细项发生总例数占比降序排列）

| 2016 年剖宫产患者（300 188 例） | | 二级综合医院 | 2018 年剖宫产患者（412 386 例） | |
| --- | --- | --- | --- | --- |
| 1801 例剖宫产产程和分娩期间并发症，占剖宫产总例数比例：0.60% | | 产程和分娩期间并发症细项及对应 ICD 编码（前 20 位） | 5102 例剖宫产产程和分娩期间并发症，占剖宫产总例数比例：1.24% | |
| 例数 | 占比 | | 占比 | 例数 |
| 817 例 45.36% | | 其他的即刻产后出血（O72.1） | 40.32% | 2057 例 |
| 260 例 14.44% | | 第三产程出血（O72.0） | 17.54% | 895 例 |
| 159 例 8.83% | | 胎盘滞留不伴有出血（O73.0） | 10.35% | 528 例 |
| 57 例 3.16% | | 产程中子宫破裂（O71.1） | 4.86% | 248 例 |

续表

| 2016 年剖宫产患者（300 188 例） | | 二级综合医院 | 2018 年剖宫产患者（412 386 例） | |
|---|---|---|---|---|
| 1801 例剖宫产产程和分娩期间并发症，占剖宫产总例数比例：0.60% | | 产程和分娩期间并发症细项及对应 ICD 编码（前 20 位） | 5102 例剖宫产产程和分娩期间并发症，占剖宫产总例数比例：1.24% | |
| 例数 | 占比 | | 占比 | 例数 |
| 21 例 | 1.17% | 剖宫产术的伤口破裂（O90.0） | 4.41% | 225 例 |
| 74 例 | 4.11% | 产程和分娩的其他特指并发症（O75.8） | 3.55% | 181 例 |
| 30 例 | 1.67% | 延迟性和继发性产后出血（O72.2） | 2.63% | 134 例 |
| 31 例 | 1.72% | 产科手术伤口的感染（O86.0） | 2.02% | 103 例 |
| 28 例 | 1.55% | 部分胎盘和胎膜滞留不伴有出血（O73.1） | 1.90% | 97 例 |
| 30 例 | 1.67% | 产程开始前子宫破裂（O71.0） | 1.61% | 82 例 |
| 7 例 | 0.39% | 产程期间其他的感染（O75.3） | 1.06% | 54 例 |
| 9 例 | 0.50% | 伤及盆腔器官的其他产科损伤（O71.5） | 0.45% | 23 例 |
| 31 例 | 1.72% | 产程和分娩期间或以后休克（O75.1） | 0.43% | 22 例 |
| 5 例 | 0.28% | 产程期间发热，不可归类在他处者（O75.2） | 0.33% | 17 例 |
| 1 例 | 0.06% | 宫颈的产科裂伤（O71.3） | 0.31% | 16 例 |
| 7 例 | 0.39% | 产后凝血缺陷（O72.3） | 0.27% | 14 例 |
| 0 例 | 0% | 人工破膜后分娩延迟（O75.5） | 0.22% | 11 例 |
| 1 例 | 0.06% | 产程和分娩未特指的并发症（O75.9） | 0.18% | 9 例 |
| 2 例 | 0.11% | 产科手术和操作的其他并发症（O75.4） | 0.16% | 8 例 |
| 4 例 | 0.22% | 盆腔的产科血肿（O71.7） | 0.14% | 7 例 |

　　2018 年三级综合医院 1 709 858 例阴道分娩出院患者中，有 102 830 例发生了产程和分娩期间并发症，各并发症细项排名前 5 位的分别是：分娩时 Ⅱ 度会阴裂伤（28.34%），其他的即刻产后出血（21.59%），宫颈的产科裂伤（16.67%），部分胎盘和胎膜滞留不伴有出血（15.12%），仅产科高位阴道裂伤（12.35%）。2016 年三级综合医院 1 927 891 例阴道分娩出院患者中，有 75 702 例发生了产程和分娩期间并发症，各并发症细项排名前 5 位的分别是：其他的即刻产后出血（21.19%），宫颈的产科裂伤（19.06%），分娩时 Ⅱ 度会阴裂伤（18.80%），部分胎盘和胎膜滞留不伴有出血（15.88%），仅产科高位阴道裂伤（13.82%）（表 4-1-1-10）。

表 4-1-1-10　2016 年、2018 年三级综合医院阴道分娩产程和分娩期间并发症细项分析（按 2018 年三级综合医院阴道分娩产程和分娩期间并发症细项发生总例数占比降序排列）

| 2016 年阴道分娩（1 927 891 例） | | 三级综合医院 | 2018 年阴道分娩（1 709 858 例） | |
|---|---|---|---|---|
| 75 702 例阴道分娩产程和分娩期间并发症，占阴道分娩总例数比例：3.93% | | 产程和分娩期间并发症细项及对应 ICD 编码（前 20 位） | 102 830 例阴道分娩产程和分娩期间并发症，占阴道分娩总例数比例：6.01% | |
| 例数 | 占比 | | 占比 | 例数 |
| 14 233 例 | 18.80% | 分娩时 Ⅱ 度会阴裂伤（O70.1） | 28.34% | 29 144 例 |
| 16 040 例 | 21.19% | 其他的即刻产后出血（O72.1） | 21.59% | 22 197 例 |
| 14 430 例 | 19.06% | 宫颈的产科裂伤（O71.3） | 16.67% | 17 143 例 |
| 12 022 例 | 15.88% | 部分胎盘和胎膜滞留不伴有出血（O73.1） | 15.12% | 15 546 例 |
| 10 463 例 | 13.82% | 仅产科高位阴道裂伤（O71.4） | 12.35% | 12 703 例 |
| 3230 例 | 4.27% | 产程和分娩的其他特指并发症（O75.8） | 4.63% | 4764 例 |
| 2416 例 | 3.19% | 分娩时未特指的会阴裂伤（O70.9） | 4.17% | 4288 例 |

续表

| 2016 年阴道分娩（1 927 891 例） | | 三级综合医院 | 2018 年阴道分娩（1 709 858 例） | |
| --- | --- | --- | --- | --- |
| 75 702 例阴道分娩产程和分娩期间并发症，占阴道分娩总例数比例:3.93% | | 产程和分娩期间并发症细项及对应 ICD 编码（前 20 位） | 102 830 例阴道分娩产程和分娩期间并发症，占阴道分娩总例数比例:6.01% | |
| 例数 | 占比 | | 占比 | 例数 |
| 4516 例 | 5.97% | 胎盘滞留不伴有出血（O73.0） | 4.06% | 4178 例 |
| 2335 例 | 3.08% | 以前剖宫产术后的阴道分娩（O75.7） | 2.98% | 3065 例 |
| 1611 例 | 2.13% | 第三产程出血（O72.0） | 1.89% | 1943 例 |
| 1740 例 | 2.30% | 延迟性和继发性产后出血（O72.2） | 1.78% | 1830 例 |
| 2521 例 | 3.33% | 盆腔的产科血肿（O71.7） | 1.40% | 1440 例 |
| 222 例 | 0.29% | 分娩时Ⅲ度会阴裂伤（O70.2） | 0.34% | 348 例 |
| 106 例 | 0.14% | 产程和分娩未特指的并发症（O75.9） | 0.33% | 335 例 |
| 172 例 | 0.23% | 会阴产科的伤口破裂（O90.1） | 0.29% | 299 例 |
| 191 例 | 0.25% | 伤及骨盆关节和韧带的产科损害（O71.6） | 0.25% | 252 例 |
| 63 例 | 0.08% | 产程期间发热，不可归类在他处者（O75.2） | 0.20% | 210 例 |
| 130 例 | 0.17% | 产科手术伤口的感染（O86.0） | 0.19% | 194 例 |
| 81 例 | 0.11% | 产科伤口的血肿（O90.2） | 0.12% | 125 例 |
| 36 例 | 0.05% | 产程期间其他的感染（O75.3） | 0.10% | 105 例 |

2018 年二级综合医院 744 696 例阴道分娩出院患者中，有 34 391 例发生了产程和分娩期间并发症，各并发症细项排名前 5 位的分别是：分娩时Ⅱ度会阴裂伤（41.20%）、宫颈的产科裂伤（20.37%）、仅产科高位阴道裂伤（18.25%）、其他的即刻产后出血（13.68%），部分胎盘和胎膜滞留不伴有出血（6.28%）。2016 年二级综合医院 589 103 例阴道分娩出院患者中，有 11 979 例发生了产程和分娩期间并发症，各并发症细项排名前 5 位的分别是：分娩时Ⅱ度会阴裂伤（38.90%）、其他的即刻产后出血（16.16%）、宫颈的产科裂伤（14.52%）、仅产科高位阴道裂伤（10.20%）、部分胎盘和胎膜滞留不伴有出血（9.12%）（表 4-1-1-11）。

表 4-1-1-11　2016 年、2018 年二级综合医院阴道分娩产程和分娩期间并发症细项分析（按 2018 年三级综合医院阴道分娩产程和分娩期间并发症细项发生总例数占比降序排列）

| 2016 年阴道分娩（589 103 例） | | 二级综合医院 | 2018 年阴道分娩（744 696 例） | |
| --- | --- | --- | --- | --- |
| 11 979 例阴道分娩产程和分娩期间并发症，占阴道分娩总例数比例:2.03% | | 产程和分娩期间并发症细项及对应 ICD 编码（前 20 位） | 34 391 例阴道分娩产程和分娩期间并发症，占阴道分娩总例数比例:4.62% | |
| 例数 | 占比 | | 占比 | 例数 |
| 4660 例 | 38.90% | 分娩时Ⅱ度会阴裂伤（O70.1） | 41.20% | 14 168 例 |
| 1739 例 | 14.52% | 宫颈的产科裂伤（O71.3） | 20.37% | 7007 例 |
| 1222 例 | 10.20% | 仅产科高位阴道裂伤（O71.4） | 18.25% | 6277 例 |
| 1936 例 | 16.16% | 其他的即刻产后出血（O72.1） | 13.68% | 4706 例 |
| 1092 例 | 9.12% | 部分胎盘和胎膜滞留不伴有出血（O73.1） | 6.28% | 2159 例 |
| 679 例 | 5.67% | 胎盘滞留不伴有出血（O73.0） | 4.24% | 1459 例 |
| 93 例 | 0.78% | 分娩时未特指的会阴裂伤（O70.9） | 4.20% | 1443 例 |
| 425 例 | 3.55% | 产程和分娩的其他特指并发症（O75.8） | 3.23% | 1110 例 |

| 2016 年阴道分娩（589 103 例） | | 二级综合医院 | 2018 年阴道分娩（744 696 例） | |
|---|---|---|---|---|
| 11 979 例阴道分娩产程和分娩期间并发症，占阴道分娩总例数比例：2.03% | | 产程和分娩期间并发症细项及对应 ICD 编码（前 20 位） | 34 391 例阴道分娩产程和分娩期间，并发症占阴道分娩总例数比例：4.62% | |
| 例数 | 占比 | | 占比 | 例数 |
| 221 例 | 1.84% | 盆腔的产科血肿（O71.7） | 2.28% | 784 例 |
| 310 例 | 2.59% | 以前剖宫产术后的阴道分娩（O75.7） | 2.03% | 698 例 |
| 205 例 | 1.71% | 第三产程出血（O72.0） | 1.63% | 562 例 |
| 144 例 | 1.20% | 延迟性和继发性产后出血（O72.2） | 1.40% | 483 例 |
| 15 例 | 0.13% | 会阴产科的伤口破裂（O90.1） | 0.31% | 105 例 |
| 34 例 | 0.28% | 分娩时Ⅲ度会阴裂伤（O70.2） | 0.28% | 95 例 |
| 34 例 | 0.28% | 伤及骨盆关节和韧带的产科损害（O71.6） | 0.22% | 76 例 |
| 26 例 | 0.22% | 产科手术伤口的感染（O86.0） | 0.17% | 59 例 |
| 21 例 | 0.18% | 其他特指的产科创伤（O71.8） | 0.13% | 46 例 |
| 0 例 | 0% | 人工破膜后分娩延迟（O75.5） | 0.10% | 36 例 |
| 15 例 | 0.13% | 产程和分娩期间或以后休克（O75.1） | 0.07% | 24 例 |
| 6 例 | 0.05% | 产科伤口的血肿（O90.2） | 0.07% | 23 例 |

### （四）住院患者其他获得性指标的发生率（按出院患者总人次计算的发生率）

2018 年二级、三级医院住院患者住院期间发生其他获得性指标的发生率较 2016 年略有上升，其中，三级综合医院较 2016 年下降了 0.08 个千分点，二级综合医院、二级专科医院较 2016 年分别上升了 0.29 个千分点和 0.06 个千分点（表 4-1-1-12）。

表 4-1-1-12　2016—2018 年住院患者其他获得性指标的发生率

| 等级 | 机构类别 | 指标 | 2016 年 | 2017 年 | 2018 年 | 变化 |
|---|---|---|---|---|---|---|
| 委属委管 | 综合医院 | 出院人次 | 2 828 417 | 3 045 996 | 3 307 154 | |
| | | 出院患者中其他获得性指标 ICD-10 编码的条目数 | 2617 | 2604 | 2835 | |
| | | 住院患者其他获得性指标的发生率（‰） | 0.93 | 0.85 | 0.86 | |
| | 专科医院 | 出院人次 | 581 975 | 632 005 | 745 205 | |
| | | 出院患者中其他获得性指标 ICD-10 编码的条目数 | 82 | 79 | 99 | |
| | | 住院患者其他获得性指标的发生率（‰） | 0.14 | 0.12 | 0.13 | |
| 三级 | 综合医院 | 出院人次 | 58 252 236 | 62 801 707 | 67 305 874 | |
| | | 出院患者中其他获得性指标 ICD-10 编码的条目数 | 71 376 | 77 088 | 77 182 | |
| | | 住院患者其他获得性指标的发生率（‰） | 1.23 | 1.23 | 1.15 | |
| | 专科医院 | 出院人次 | 9 964 986 | 10 777 408 | 11 725 378 | |
| | | 出院患者中其他获得性指标 ICD-10 编码的条目数 | 7088 | 7175 | 8377 | |
| | | 住院患者其他获得性指标的发生率（‰） | 0.71 | 0.67 | 0.71 | |

| 等级 | 机构类别 | 指　标 | 2016 年 | 2017 年 | 2018 年 | 变化 |
|---|---|---|---|---|---|---|
| 二级 | 综合医院 | 出院人次 | 19 215 145 | 23 446 563 | 26 441 935 | |
| | | 出院患者中其他获得性指标 ICD-10 编码的条目数 | 9356 | 11 768 | 20 746 | |
| | | 住院患者其他获得性指标的发生率(‰) | 0.49 | 0.5 | 0.78 | |
| | 专科医院 | 出院人次 | 1 401 920 | 1 834 792 | 2 062 874 | |
| | | 出院患者中其他获得性指标 ICD-10 编码的条目数 | 211 | 318 | 441 | |
| | | 住院患者其他获得性指标的发生率(‰) | 0.15 | 0.17 | 0.21 | |
| 全国 | | 出院人次 | 88 834 287 | 98 860 470 | 107 536 061 | |
| | | 出院患者中其他获得性指标 ICD-10 编码的条目数 | 88 031 | 96 349 | 106 746 | |
| | | 住院患者其他获得性指标的发生率(‰) | 0.99 | 0.97 | 0.99 | |

### （五）住院 ICU 患者获得性指标的发生率

#### 1. 住院 ICU 患者呼吸机相关性肺炎发生率

2018 年二级、三级医院住院 ICU 患者呼吸机相关性肺炎的发生率较 2016 年有所上升。其中三级专科医院上升了 1.02 个千分点，三级综合医院无明显变化。二级综合医院、二级专科医院分别上升 0.25 个千分点和上升 1.78 个千分点（表 4-1-1-13）。

表 4-1-1-13　住院 ICU 患者呼吸机相关性肺炎的发生率

| 等级 | 机构类别 | 指　标 | 2016 年 | 2017 年 | 2018 年 | 变化 |
|---|---|---|---|---|---|---|
| 委属委管 | 综合医院 | 住院 ICU 人次 | 22 577 | 23 091 | 24 048 | |
| | | 住院 ICU 患者呼吸机相关性肺炎人次 | 51 | 51 | 54 | |
| | | 住院 ICU 患者呼吸机相关性肺炎的发生率(‰) | 2.26 | 2.21 | 2.25 | |
| | 专科医院 | 住院 ICU 人次 | 1010 | 1167 | 2353 | |
| | | 住院 ICU 患者呼吸机相关性肺炎人次 | 1 | 0 | 0 | |
| | | 住院 ICU 患者呼吸机相关性肺炎的发生率(‰) | 0.99 | 0 | 0 | |
| 三级 | 综合医院 | 住院 ICU 人次 | 587 978 | 639 148 | 700 899 | |
| | | 住院 ICU 患者呼吸机相关性肺炎人次 | 960 | 1006 | 1135 | |
| | | 住院 ICU 患者呼吸机相关性肺炎的发生率(‰) | 1.63 | 1.57 | 1.62 | |
| | 专科医院 | 住院 ICU 人次 | 79 151 | 76 799 | 78 679 | |
| | | 住院 ICU 患者呼吸机相关性肺炎人次 | 150 | 189 | 230 | |
| | | 住院 ICU 患者呼吸机相关性肺炎的发生率(‰) | 1.90 | 2.46 | 2.92 | |

续表

| 等级 | 机构类别 | 指标 | 2016 年 | 2017 年 | 2018 年 | 变化 |
|---|---|---|---|---|---|---|
| 二级 | 综合医院 | 住院 ICU 人次 | 151 437 | 179 581 | 241 938 | |
| | | 住院 ICU 患者呼吸机相关性肺炎人次 | 100 | 115 | 219 | |
| | | 住院 ICU 患者呼吸机相关性肺炎的发生率(‰) | 0.66 | 0.64 | 0.91 | |
| | 专科医院 | 住院 ICU 人次 | 1486 | 3108 | 3830 | |
| | | 住院 ICU 患者呼吸机相关性肺炎人次 | 2 | 2 | 12 | |
| | | 住院 ICU 患者呼吸机相关性肺炎的发生率(‰) | 1.35 | 0.64 | 3.13 | |
| 全国 | | 住院 ICU 人次 | 820 052 | 898 636 | 1025 346 | |
| | | 住院 ICU 患者呼吸机相关性肺炎人次 | 1212 | 1312 | 1596 | |
| | | 住院 ICU 患者呼吸机相关性肺炎的发生率(‰) | 1.48 | 1.46 | 1.56 | |

注：鉴于目前全国三级公立医院绩效考核病案首页采集系统未纳入"重症监护室"相关指标的收集，故本部分住院 ICU 患者总人次按照入院科别、转院科别或者出院科别为"重症医学科"纳入计算（下同）。

**2. 住院 ICU 患者血管导管相关性血流感染发生率**

2018 年二级、三级医院住院 ICU 患者血管导管相关性血流感染的发生率总体呈逐年上升趋势。其中，三级综合医院、三级专科医院则分别上升了 2.34 个千分点和 2.50 个千分点，二级综合医院、二级专科医院分别上升了 2.06 个千分点和 0.52 个千分点（表 4-1-1-14）。

表 4-1-1-14 2016—2018 年住院 ICU 患者血管导管相关性血流感染的发生率

| 等级 | 机构类别 | 指标 | 2016 年 | 2017 年 | 2018 年 | 变化 |
|---|---|---|---|---|---|---|
| 委属委管 | 综合医院 | 住院 ICU 人次 | 22 577 | 23 091 | 24 048 | |
| | | 住院 ICU 患者血管导管相关性血流感染人次 | 452 | 579 | 539 | |
| | | 住院 ICU 患者血管导管相关性血流感染的发生率(‰) | 20.02 | 25.07 | 22.41 | |
| | 专科医院 | 住院 ICU 人次 | 1010 | 1167 | 2353 | |
| | | 住院 ICU 患者血管导管相关性血流感染人次 | 37 | 50 | 40 | |
| | | 住院 ICU 患者血管导管相关性血流感染的发生率(‰) | 36.63 | 42.84 | 17.00 | |
| 三级 | 综合医院 | 住院 ICU 人次 | 587 978 | 639 148 | 700 899 | |
| | | 住院 ICU 患者血管导管相关性血流感染人次 | 2639 | 3111 | 4786 | |
| | | 住院 ICU 患者血管导管相关性血流感染的发生率(‰) | 4.49 | 4.87 | 6.83 | |
| | 专科医院 | 住院 ICU 人次 | 79 151 | 76 799 | 78 679 | |
| | | 住院 ICU 患者血管导管相关性血流感染人次 | 93 | 144 | 289 | |
| | | 住院 ICU 患者血管导管相关性血流感染的发生率(‰) | 1.17 | 1.88 | 3.67 | |
| 二级 | 综合医院 | 住院 ICU 人次 | 151 437 | 179 581 | 241 938 | |
| | | 住院 ICU 患者血管导管相关性血流感染人次 | 33 | 69 | 551 | |
| | | 住院 ICU 患者血管导管相关性血流感染的发生率(‰) | 0.22 | 0.38 | 2.28 | |
| | 专科医院 | 住院 ICU 人次 | 1486 | 3108 | 3830 | |
| | | 住院 ICU 患者血管导管相关性血流感染人次 | 0 | 2 | 2 | |
| | | 住院 ICU 患者血管导管相关性血流感染的发生率(‰) | 0 | 0.64 | 0.52 | |
| 全国 | | 住院 ICU 人次 | 820 052 | 898 636 | 1 025 346 | |
| | | 住院 ICU 患者血管导管相关性血流感染人次 | 2765 | 3326 | 5628 | |
| | | 住院 ICU 患者血管导管相关性血流感染的发生率(‰) | 3.37 | 3.70 | 5.49 | |

### 3. 住院 ICU 患者导尿管相关性尿路感染发生率

2018 年二级、三级医院住院 ICU 患者导尿管相关性尿路感染的发生率均高于前 2 年。其中，三级综合医院、三级专科医院分别上升了 4.25 个千分点和 4.37 个千分点，二级综合医院、二级专科医院分别上升了 5.55 个千分点和 8.62 个千分点（表 4-1-1-15）。

表 4-1-1-15　2016—2018 年住院 ICU 患者导尿管相关性尿路感染的发生率

| 等级 | 机构类别 | 指　　标 | 2016 年 | 2017 年 | 2018 年 | 变化 |
|---|---|---|---|---|---|---|
| 委属委管 | 综合医院 | 住院 ICU 人次 | 22 577 | 23 091 | 24 048 | |
| | | 住院 ICU 患者导尿管相关性尿路感染人次 | 7 | 6 | 56 | |
| | | 住院 ICU 患者导尿管相关性尿路感染的发生率(‰) | 0.31 | 0.26 | 2.33 | |
| | 专科医院 | 住院 ICU 人次 | 1010 | 1167 | 2353 | |
| | | 住院 ICU 患者导尿管相关性尿路感染人次 | 2 | 1 | 5 | |
| | | 住院 ICU 患者导尿管相关性尿路感染的发生率(‰) | 1.98 | 0.86 | 2.12 | |
| 三级 | 综合医院 | 住院 ICU 人次 | 587 978 | 639 148 | 700 899 | |
| | | 住院 ICU 患者导尿管相关性尿路感染人次 | 1439 | 613 | 4698 | |
| | | 住院 ICU 患者导尿管相关性尿路感染的发生率(‰) | 2.45 | 0.96 | 6.70 | |
| | 专科医院 | 住院 ICU 人次 | 79 151 | 76 799 | 78 679 | |
| | | 住院 ICU 患者导尿管相关性尿路感染人次 | 21 | 34 | 365 | |
| | | 住院 ICU 患者导尿管相关性尿路感染的发生率(‰) | 0.27 | 0.44 | 4.64 | |
| 二级 | 综合医院 | 住院 ICU 人次 | 151 437 | 179 581 | 241 938 | |
| | | 住院 ICU 患者导尿管相关性尿路感染人次 | 11 | 84 | 1360 | |
| | | 住院 ICU 患者导尿管相关性尿路感染的发生率(‰) | 0.07 | 0.47 | 5.62 | |
| | 专科医院 | 住院 ICU 人次 | 1486 | 3108 | 3830 | |
| | | 住院 ICU 患者导尿管相关性尿路感染人次 | 0 | 0 | 33 | |
| | | 住院 ICU 患者导尿管相关性尿路感染的发生率(‰) | 0 | 0 | 8.62 | |
| 全国 | | 住院 ICU 人次 | 820 052 | 898 636 | 1 025 346 | |
| | | 住院 ICU 患者导尿管相关性尿路感染人次 | 1471 | 731 | 6456 | |
| | | 住院 ICU 患者导尿管相关性尿路感染的发生率(‰) | 1.79 | 0.81 | 6.30 | |

### （六）住院患者临床用药所致的有害效应发生率

2016—2018 年二级、三级医院住院患者临床用药所致有害效应的发生率逐年上升。三级综合医院、三级专科医院分别上升了 0.05 个千分点和 0.14 个千分点，二级综合医院上升了 0.02 千分点（表 4-1-1-16）。

表 4-1-1-16　2016—2018 年住院患者临床用药所致的有害效应发生率

| 等级 | 机构类别 | 指　　标 | 2016 年 | 2017 年 | 2018 年 | 变化 |
|---|---|---|---|---|---|---|
| 委属委管 | 综合医院 | 出院人次 | 2 828 417 | 3 045 996 | 3 307 154 | |
| | | 临床用药所致的有害效应人次 | 104 | 122 | 141 | |
| | | 住院患者临床用药所致的有害效应发生率(‰) | 0.04 | 0.04 | 0.04 | |
| | 专科医院 | 出院人次 | 581 975 | 632 005 | 745 205 | |
| | | 临床用药所致的有害效应人次 | 40 | 19 | 252 | |
| | | 住院患者临床用药所致的有害效应发生率(‰) | 0.07 | 0.03 | 0.34 | |

续表

| 等级 | 机构类别 | 指标 | 2016 年 | 2017 年 | 2018 年 | 变化 |
|------|---------|------|---------|---------|---------|------|
| 三级 | 综合医院 | 出院人次 | 58 252 236 | 62 801 707 | 67 305 874 | |
| | | 临床用药所致的有害效应人次 | 3633 | 4527 | 7395 | |
| | | 住院患者临床用药所致的有害效应发生率(‰) | 0.06 | 0.07 | 0.11 | |
| | 专科医院 | 出院人次 | 9 964 986 | 10 777 408 | 11 725 378 | |
| | | 临床用药所致的有害效应人次 | 1233 | 2863 | 3043 | |
| | | 住院患者临床用药所致的有害效应发生率(‰) | 0.12 | 0.27 | 0.26 | |
| 二级 | 综合医院 | 出院人次 | 19 215 145 | 23 446 563 | 26 441 935 | |
| | | 临床用药所致的有害效应人次 | 978 | 1345 | 1815 | |
| | | 住院患者临床用药所致的有害效应发生率(‰) | 0.05 | 0.06 | 0.07 | |
| | 专科医院 | 出院人次 | 1 401 920 | 1 834 792 | 2 062 874 | |
| | | 临床用药所致的有害效应人次 | 9 | 8 | 21 | |
| | | 住院患者临床用药所致的有害效应发生率(‰) | 0.01 | 0.00 | 0.01 | |
| 全国 | | 出院人次 | 88 834 287 | 98 860 470 | 107 536 061 | |
| | | 临床用药所致的有害效应人次 | 5853 | 8743 | 12 274 | |
| | | 住院患者临床用药所致的有害效应发生率(‰) | 0.07 | 0.09 | 0.11 | |

## 三、医院获得性指标与死亡率、平均住院日、平均住院人次费用的相关性

详见图 4-1-1-5。

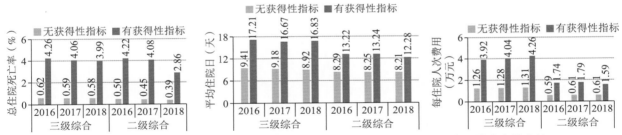

图 4-1-1-5 2016—2018 年出院诊断中发生医院获得性疾病的患者与未发生的患者的比较

### (一)三级综合医院

#### 1. 医院获得性指标与死亡率

三级综合医院 2018 年未发生医院获得性指标的患者总住院死亡率为 0.58%，发生医院获得性指标的患者总住院死亡率为 3.99%，发生医院获得性指标的总住院死亡率是未发生患者的 6.88 倍。

#### 2. 医院获得性指标与平均住院日

三级综合医院 2018 年未发生医院获得性指标的患者平均住院日为 8.92 天，发生医院获得性指标的患者平均住院日为 16.83 天，相差 7.91 天。

#### 3. 医院获得性指标与每住院人次费用

三级综合医院 2018 年未发生医院获得性指标的患者每住院人次费用为 13 085.40 元，发生医院获得性指标的患者每住院人次费用为 42 587.40 元，两者相差 29 502.00 元。

### (二)二级综合医院

#### 1. 医院获得性指标与死亡率

二级综合医院 2018 年未发生医院获得性指标的总住院死亡率为 0.39%，发生医院获得性指标的患者总住院死亡率为 2.86%，发生医院获得性指标患者的总住院死亡率是未发生患者的 7.33 倍。

## 2. 医院获得性指标与平均住院日

二级综合医院 2018 年未发生医院获得性指标的患者平均住院日为 8.21 天，发生医院获得性指标的患者平均住院日为 12.28 天，两者相差 4.07 天。

## 3. 医院获得性指标与每住院人次费用

二级综合医院 2018 年未发生医院获得性指标的患者每住院人次费用为 6123.20 元，发生医院获得性指标的患者每住院人次费用为 15 883.81 元，两者相差 9760.61 元。

## 四、各类医院获得性指标 ICD-10 编码的条目数分布情况

2016—2018 年各类医院获得性指标 ICD-10 编码的条目数分布基本一致，发生例数呈逐年上升趋势。2018 年三级综合医院各类医院获得性指标 ICD-10 编码的条目数量前 5 位中，首位是阴道分娩产妇产程和分娩期间并发症，其后依次为各系统术后并发症、手术患者肺部感染、剖宫产分娩产妇产程和分娩期间并发症和住院手术患者医院内跌倒/坠床所致髋部骨折；二级综合医院各类医院获得性指标 ICD-10 编码的条目数量前 5 位中，首位是阴道分娩产妇产程和分娩期间并发症，其后依次为住院手术患者医院内跌倒/坠床所致髋部骨折、各系统术后并发症、手术患者肺部感染和剖宫产分娩产妇产程和分娩期间并发症（图 4-1-1-6，表 4-1-1-17）。

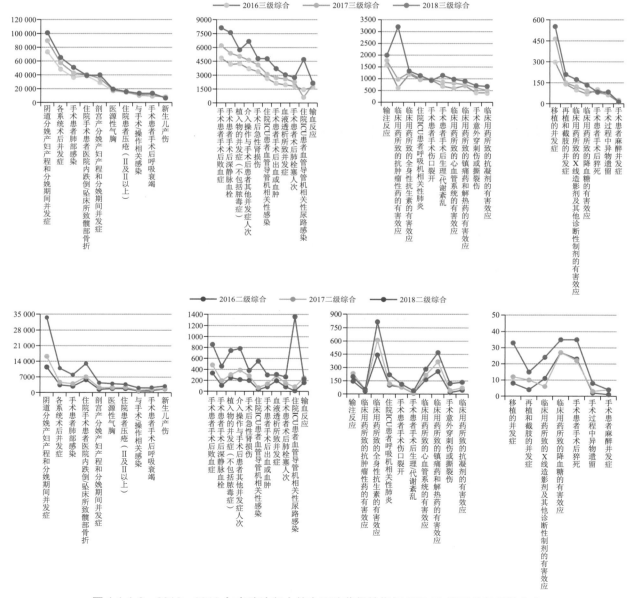

图 4-1-1-6　2016—2018 年出院诊断中符合医院获得性指标 ICD-10 编码的条目数分布

表 4-1-1-17  2016—2018 年出院诊断中符合医院获得性指标 ICD-10 编码的条目数及其占出院人次的比例

| 三级医院 | | | 获得性指标名称 | 二级医院 | | |
| 占出院人次比例（‰） | 例数 | 年份 | | 年份 | 例数 | 占出院人次比例（‰） |
|---|---|---|---|---|---|---|
| 1.07 | 73 107 | 2016 | 1.阴道分娩产妇产程和分娩期间并发症 | 2016 | 11423 | 0.55 |
| 1.22 | 89 560 | 2017 | | 2017 | 16 160 | 0.64 |
| 1.28 | 100 983 | 2018 | | 2018 | 33 512 | 1.18 |
| 0.70 | 48 015 | 2016 | 2.手术患者肺部感染 | 2016 | 3398 | 0.16 |
| 0.78 | 57 401 | 2017 | | 2017 | 4592 | 0.18 |
| 0.82 | 65 142 | 2018 | | 2018 | 10 931 | 0.38 |
| 0.53 | 36 256 | 2016 | 3.各系统术后并发症 | 2016 | 2821 | 0.14 |
| 0.58 | 42 876 | 2017 | | 2017 | 3923 | 0.16 |
| 0.64 | 50 840 | 2018 | | 2018 | 7981 | 0.28 |
| 0.56 | 38 265 | 2016 | 4.剖宫产分娩产妇产程和分娩期间并发症 | 2016 | 5717 | 0.28 |
| 0.55 | 40 487 | 2017 | | 2017 | 7013 | 0.28 |
| 0.50 | 39 228 | 2018 | | 2018 | 12 983 | 0.46 |
| 0.42 | 28 559 | 2016 | 5.住院手术患者医院内跌倒/坠床所致髋部骨折 | 2016 | 1405 | 0.07 |
| 0.48 | 34 986 | 2017 | | 2017 | 2217 | 0.09 |
| 0.50 | 39 903 | 2018 | | 2018 | 4366 | 0.15 |
| 0.25 | 16 851 | 2016 | 6.住院患者压力性损伤（Ⅱ及Ⅱ以上） | 2016 | 1779 | 0.09 |
| 0.25 | 18 635 | 2017 | | 2017 | 2261 | 0.09 |
| 0.25 | 19 415 | 2018 | | 2018 | 3995 | 0.14 |
| 0.21 | 14 614 | 2016 | 7.医源性气胸 | 2016 | 1788 | 0.09 |
| 0.21 | 15 796 | 2017 | | 2017 | 2376 | 0.09 |
| 0.20 | 15 792 | 2018 | | 2018 | 3694 | 0.13 |
| 0.15 | 10 120 | 2016 | 8.与手术/操作相关感染 | 2016 | 736 | 0.04 |
| 0.16 | 11 518 | 2017 | | 2017 | 991 | 0.04 |
| 0.17 | 13 363 | 2018 | | 2018 | 2137 | 0.07 |
| 0.13 | 8868 | 2016 | 9.手术患者手术后呼吸衰竭 | 2016 | 933 | 0.05 |
| 0.15 | 10 686 | 2017 | | 2017 | 1435 | 0.06 |
| 0.17 | 13 499 | 2018 | | 2018 | 2307 | 0.08 |
| 0.12 | 8147 | 2016 | 10.新生儿产伤 | 2016 | 1684 | 0.08 |
| 0.10 | 7567 | 2017 | | 2017 | 1813 | 0.07 |
| 0.08 | 6510 | 2018 | | 2018 | 2930 | 0.10 |
| 0.07 | 4840 | 2016 | 11.手术患者手术后败血症 | 2016 | 334 | 0.02 |
| 0.08 | 6194 | 2017 | | 2017 | 480 | 0.02 |
| 0.10 | 8118 | 2018 | | 2018 | 856 | 0.03 |
| 0.06 | 4159 | 2016 | 12.手术患者手术后深静脉血栓 | 2016 | 106 | 0.01 |
| 0.07 | 5365 | 2017 | | 2017 | 194 | 0.01 |
| 0.10 | 7606 | 2018 | | 2018 | 458 | 0.02 |
| 0.06 | 4235 | 2016 | 13.介入操作与手术后患者其他并发症 | 2016 | 249 | 0.01 |
| 0.07 | 5040 | 2017 | | 2017 | 304 | 0.02 |
| 0.07 | 5746 | 2018 | | 2018 | 743 | 0.03 |
| 0.05 | 3692 | 2016 | 14.植入物的并发症 | 2016 | 214 | 0.01 |
| 0.06 | 4621 | 2017 | | 2017 | 388 | 0.02 |
| 0.08 | 6666 | 2018 | | 2018 | 781 | 0.03 |
| 0.05 | 3382 | 2016 | 15.住院ICU患者血管导管机相关性感染 | 2016 | 199 | 0.01 |
| 0.06 | 4115 | 2017 | | 2017 | 284 | 0.01 |
| 0.06 | 4796 | 2018 | | 2018 | 382 | 0.01 |
| 0.04 | 2639 | 2016 | 16.手术患者手术后出血或血肿 | 2016 | 33 | 0 |
| 0.04 | 3111 | 2017 | | 2017 | 69 | 0 |
| 0.06 | 4786 | 2018 | | 2018 | 551 | 0.02 |
| 0.03 | 2118 | 2016 | 17.血液透析所致并发症 | 2016 | 84 | 0 |
| 0.04 | 2733 | 2017 | | 2017 | 138 | 0.01 |
| 0.05 | 3715 | 2018 | | 2018 | 301 | 0.01 |

| 三级医院 | | | 获得性指标名称 | 二级医院 | | |
|---|---|---|---|---|---|---|
| 占出院人次比例（‰） | 例数 | 年份 | | 年份 | 例数 | 占出院人次比例（‰） |
| 0.03 | 1959 | 2016 | 18.住院ICU患者血管导管机相关性尿路感染 | 2016 | 195 | 0.01 |
| 0.04 | 2606 | 2017 | | 2017 | 286 | 0.01 |
| 0.04 | 3050 | 2018 | | 2018 | 311 | 0.01 |
| 0.03 | 1815 | 2016 | 19.手术患者术后肺栓塞 | 2016 | 84 | 0 |
| 0.03 | 2276 | 2017 | | 2017 | 148 | 0.01 |
| 0.03 | 2763 | 2018 | | 2018 | 266 | 0.01 |
| 0.02 | 1439 | 2016 | 20.输血反应 | 2016 | 11 | 0 |
| 0.01 | 613 | 2017 | | 2017 | 84 | 0 |
| 0.06 | 4698 | 2018 | | 2018 | 1360 | 0.05 |
| 0.02 | 1683 | 2016 | 21.临床用药所致的抗肿瘤性药的有害效应 | 2016 | 161 | 0.01 |
| 0.03 | 2047 | 2017 | | 2017 | 249 | 0.01 |
| 0.03 | 2162 | 2018 | | 2018 | 227 | 0.01 |
| 0.02 | 1565 | 2016 | 22.输注反应 | 2016 | 145 | 0.01 |
| 0.02 | 1769 | 2017 | | 2017 | 233 | 0.01 |
| 0.03 | 1997 | 2018 | | 2018 | 197 | 0.01 |
| 0.01 | 610 | 2016 | 23.临床用药所致的全身性药的有害效应 | 2016 | 33 | 0 |
| 0.01 | 974 | 2017 | | 2017 | 50 | 0 |
| 0.04 | 3200 | 2018 | | 2018 | 52 | 0 |
| 0.02 | 1185 | 2016 | 24.手术患者手术后生理/代谢紊乱 | 2016 | 441 | 0.02 |
| 0.02 | 1260 | 2017 | | 2017 | 611 | 0.02 |
| 0.02 | 1329 | 2018 | | 2018 | 816 | 0.03 |
| 0.01 | 960 | 2016 | 25.住院ICU患者呼吸机相关性肺炎 | 2016 | 100 | 0 |
| 0.01 | 1006 | 2017 | | 2017 | 115 | 0 |
| 0.01 | 1135 | 2018 | | 2018 | 219 | 0.01 |
| 0.01 | 948 | 2016 | 26.手术患者手术伤口裂开 | 2016 | 77 | 0 |
| 0.01 | 970 | 2017 | | 2017 | 77 | 0 |
| 0.01 | 930 | 2018 | | 2018 | 111 | 0 |
| 0.01 | 681 | 2016 | 27.临床用药所致的心血管系统的有害效应 | 2016 | 10 | 0 |
| 0.01 | 857 | 2017 | | 2017 | 15 | 0 |
| 0.01 | 1144 | 2018 | | 2018 | 38 | 0 |
| 0.01 | 590 | 2016 | 28.临床用药所致的镇痛药和解热药的有害效应 | 2016 | 164 | 0.01 |
| 0.01 | 814 | 2017 | | 2017 | 215 | 0.01 |
| 0.01 | 981 | 2018 | | 2018 | 283 | 0.01 |
| 0.01 | 701 | 2016 | 29.临床用药所致的抗凝剂的有害效应 | 2016 | 257 | 0.01 |
| 0.01 | 755 | 2017 | | 2017 | 365 | 0.01 |
| 0.01 | 899 | 2018 | | 2018 | 470 | 0.02 |
| 0.01 | 404 | 2016 | 30.手术意外穿刺伤或撕裂伤 | 2016 | 18 | 0 |
| 0.01 | 614 | 2017 | | 2017 | 41 | 0 |
| 0.01 | 710 | 2018 | | 2018 | 120 | 0 |
| 0.01 | 381 | 2016 | 31.手术后急性肾损伤 | 2016 | 45 | 0 |
| 0.01 | 512 | 2017 | | 2017 | 71 | 0 |
| 0.01 | 680 | 2018 | | 2018 | 135 | 0 |
| 0 | 296 | 2016 | 32.移植的并发症 | 2016 | 8 | 0 |
| 0.01 | 464 | 2017 | | 2017 | 12 | 0 |
| 0.01 | 552 | 2018 | | 2018 | 33 | 0 |
| 0 | 139 | 2016 | 33.临床用药所致的X线造影剂及其他诊断性制剂的有害效应 | 2016 | 4 | 0 |
| 0 | 149 | 2017 | | 2017 | 10 | 0 |
| 0 | 209 | 2018 | | 2018 | 15 | 0 |
| 0 | 97 | 2016 | 34.再植和截肢的并发症 | 2016 | 11 | 0 |
| 0 | 121 | 2017 | | 2017 | 6 | 0 |
| 0 | 173 | 2018 | | 2018 | 24 | 0 |

续表

| 三级医院 | | | 获得性指标名称 | 二级医院 | | |
|---|---|---|---|---|---|---|
| 占出院人次比例（‰） | 例数 | 年份 | | 年份 | 例数 | 占出院人次比例（‰） |
| 0 | 69 | 2016 | 35.临床用药所致的降血糖的有害效应 | 2016 | 27 | 0 |
| 0 | 91 | 2017 | | 2017 | 27 | 0 |
| 0 | 133 | 2018 | | 2018 | 35 | 0 |
| 0 | 101 | 2016 | 36.手术患者手术后猝死 | 2016 | 23 | 0 |
| 0 | 80 | 2017 | | 2017 | 22 | 0 |
| 0 | 84 | 2018 | | 2018 | 35 | 0 |
| 0 | 63 | 2016 | 37.手术过程中异物遗留 | 2016 | 2 | 0 |
| 0 | 65 | 2017 | | 2017 | 3 | 0 |
| 0 | 84 | 2018 | | 2018 | 8 | 0 |
| 0 | 12 | 2016 | 38.手术患者麻醉并发症 | 2016 | 1 | 0 |
| 0 | 25 | 2017 | | 2017 | 4 | 0 |
| 0 | 14 | 2018 | | 2018 | 4 | 0 |

注：按2016—2018年三级综合医院总出院患者医院获得性指标ICD-10编码的条目数降序排列。

数据表明，患者在住院期间新发生的医院获得性疾病的诊断治疗，会造成额外的医疗资源浪费和医疗保险金的浪费，加重患者的经济负担。同时，患者住院期间新发生的医院获得性疾病在一定程度上会影响患者安全，给患者造成身体和心理上的伤害，从而导致患者病情复杂化，甚至威胁生命。

1999年美国医疗卫生保健质量委员会与美国医学研究所发表的《错误人人皆有，构建一个更安全的保健系统》中提到，在医院有10%的患者会发生医源性疾病，而其中40%的医源性疾病是可以预防的。

各级卫生健康行政部门和各级各类医疗机构要将"医院获得性指标管理的持续改进"放到重要位置，尤其是手术与分娩的安全管理和并发症的预防，从管理政策上、管理制度体系中提出有效管理机制和措施，促进医疗机构在手术与分娩的安全管理和并发症方面的持续改进，从而提高医疗质量，保障患者安全，减少医疗资源的浪费。

## 五、展　望

以2018年三级综合医院发生38种获得性指标的出院患者人次、死亡率、平均住院日和住院总费用为基准，若每年三级综合医院获得性指标发生率降低5%～10%，则三级综合医院住院总费用将减少5.01亿元～10.01亿元；死亡患者减少635～1269人。

# 第二章

# 关注患者的基本安全
# ——低风险组疾病数据分析

低风险组疾病是指由疾病本身导致死亡的可能性极低（≤0.5%）的疾病，其死亡原因多是因为临床过程发生了失误和偏差。如果"低风险组"的病例死亡率上升，表明临床过程中有差错存在的可能性较大，因此低风险组疾病死亡率是反映医疗质量比较敏感的宏观指标。因国家目前暂未发布低风险组疾病目录，本章引用的是我国第1周期医院评审实施文件中所列"115个低风险组疾病"［即常见多发的、导致死亡的可能性极低（≤0.5%）的疾病］，从住院病历首页出院诊断栏的主要诊断项中，按115个疾病（详见注）ICD-10类目编码提取相关病种数据进行分析，作为当前我国低风险组疾病医疗质量监测的基线数据，供各医疗机构参考。

**（一）数据来源**

本次数据来源于2个部分：第一部分为NCIS采集的2016—2018年全国31个省（区、市）共1681家二级综合医院病案首页数据；第二部分为全国三级公立医院绩效考核病案首页采集系统收集的2016—2018年全国31个省（区、市）共1273家三级综合医院的病案首页数据。

**（二）采集数据方法**

从上述三级综合和二级综合医院病历首页的出院主要诊断栏中，利用低风险组疾病对应的ICD-10编码三位类目进行提取。

其他器官的结核（A18），疱疹病毒感染（B00），带状疱疹（B02），其他以皮肤和黏膜损害为特征的病毒感染（B08），慢性病毒性肝炎（B18），甲状腺恶性肿瘤（C73），消化系统其他和不明确部位的良性肿瘤（D13），骨和关节软骨性肿瘤（D16），良性脂肪瘤样肿瘤（D17），血管瘤和淋巴瘤，任何部位（D18），乳房良性肿瘤（D24），子宫平滑肌瘤（D25），卵巢良性肿瘤（D27），其他和未特指部位的良性肿瘤（D36），缺铁性贫血（D50），紫癜和其他出血性情况（D69），甲状腺毒症（甲状腺功能亢进症）（E05），甲状腺的其他（E07），胰岛素依赖型糖尿病（E10），非胰岛素依赖型糖尿病（E11），癫痫（G40），短暂性大脑缺血发作和相关的综合征（G45），眼睑的其他疾患（H02），结膜的其他疾患（H11），老年性白内障（H25），其他白内障（H26），视网膜脱离和断裂（H33），青光眼（H40），前庭功能疾患（H81），其他听觉丧失（H91），特发性（原发性）高血压（I10），心绞痛（I20），阵发性心动过速（I47），动脉粥样硬化（I70），静脉炎和血栓性静脉炎（I80），下肢静脉曲张（I83），痔（I84），其他部位的静脉曲张（I86），静脉的其他疾患（I87），急性喉炎和气管炎（J04），多发性和未特指部位的急性上呼吸道感染（J06），急性支气管炎（J20），急性细支气管炎（J21），慢性鼻窦炎（J32），鼻息肉（J33），鼻和鼻窦的其他疾病（J34），扁桃体和腺样体慢性疾病（J35），声带和喉疾病，不可归类在他处（J38），支气管炎，未特指未急性或慢性（J40），哮喘（J45），涎腺疾病（K11），口炎和有关损害（K12），胃-食管反流性疾病（K21），食管的其他疾病（K22），胃溃疡（K25），胃炎和十二指肠炎（K29），胃和十二指肠的其他疾病（K31），急性阑尾炎（K35），腹股沟疝（K40），其他非感染性胃肠炎和结肠炎（K52），肛门及直肠区的裂和瘘（K60），肛门和直肠区脓肿（K61），肠的其他疾病（K63），胆石症（K80），皮肤和皮下组织其他局部感染（L08），其他类风湿性关节炎（M06），其他关节炎（M13），膝关节病（M17），脊椎关节强硬（M47），其他脊椎病（M48），其他椎间盘疾患（M51），其他软组织疾患，不可归类在他处（M79），骨坏死（M87），复发性和持续性血尿（N02），肾病综合征（N04），急性肾小管-间质肾炎（N10），梗阻性和反流性尿路病（N13），肾和输尿管结石（N20），前列腺增生（N40），鞘膜积液和精子囊肿（N43），睾丸炎和附睾炎（N45），子宫内膜异位症（N80），卵巢、输卵管和阔韧带的非炎性疾患（N83），异位妊娠（O00），受孕的其他异常产物（O02），妊娠早期出血（O20），为主要与妊娠有关的其他情况给予的孕妇的医疗（O26），为已知或可疑胎儿异常和损害给予的产妇医疗（O35），为其他已知或可疑的胎儿问题给予的孕产妇医疗（O36），胎膜早破（O42），假临产（O47），早产（O60），产程和分娩并发脐带并发症（O69），单胎顺产（O80），经剖宫产术的单胎分娩（O82），可归类在他处的孕产妇的其他疾病并发于妊娠、分娩和产褥期（O99），先天性肺炎（P23），其他和未特指原因所致的新生儿黄疸（P59），新生儿的其他大脑障碍（P91），腭裂（Q35），头晕和眩晕（R42），惊厥，不可归类在他处者（R56），头部浅表损伤（S00），肋骨、胸骨和胸部脊柱骨折（S22），肩和上臂骨折（S42），前臂骨折（S52），在腕和手水平的骨折（S62），小腿（包裹踝）骨折（S82），膝关节和韧带脱位、扭伤和劳损（S83），身体未特指部位的损伤（T14），消化道内异物（T18），正常妊娠监督（Z34），其他矫形外科的随诊治疗（Z47），其他手术的随诊医疗（Z48），其他医疗照顾（Z51）。

## 一、115 个低风险组疾病基本情况

### （一）115 个低风险组疾病的整体分布情况

2016—2018 年，1273 家三级综合医院 115 个低风险组疾病出院人次数占各年度总出院人次的比例分别为 43.29%、43.22%、43.30%，1681 家二级综合医院 115 个低风险组疾病出院人次数占总出院人次的比例分别为 38.18%、38.32%、39.11%，二级综合医院呈逐年上升趋势（图 4-2-1-1）。

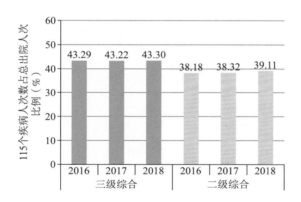

图 4-2-1-1　2016—2018 年全国二级、三级综合医院 115 个低风险组疾病出院总人次占总出院人次比例

### （二）115 个低风险组疾病基本情况

2016—2018 年，二级、三级综合医院 115 个低风险组疾病的出院患者总人次数、住院死亡率、平均住院日、每住院人次费用及 31 天非计划重返率详见表 4-2-1-1。

表 4-2-1-1　2016—2018 年二级、三级综合医院 115 个低风险组疾病整体情况

| 疾病名称 | 指标 | 三级综合医院 | | | 二级综合医院 | | | 变化趋势 | |
| --- | --- | --- | --- | --- | --- | --- | --- | --- | --- |
| | | 2016 年 | 2017 年 | 2018 年 | 2016 年 | 2017 年 | 2018 年 | 三级 | 二级 |
| 115 个低风险组疾病 | 出院人次 | 58 252 236 | 62 801 707 | 67 305 874 | 19 215 145 | 23 446 563 | 26 441 935 | | |
| | 例数 | 25 219 843 | 27 143 111 | 29 143 576 | 7 335 658 | 8 983 969 | 10 349 044 | | |
| | 死亡率（%） | 0.08 | 0.07 | 0.07 | 0.10 | 0.09 | 0.11 | | |
| | 平均住院日（天） | 8.17 | 7.99 | 7.76 | 7.29 | 7.31 | 7.46 | | |
| | 每住院人次费用（元） | 1 0297.75 | 8667.36 | 1 0953.57 | 5172.85 | 5418.81 | 5601.12 | | |
| | 重返率（%） | 1.64 | 1.77 | 1.78 | 0.60 | 0.62 | 0.30 | | |

三级综合医院 115 个低风险组疾病出院患者总人次数分别为 25 219 842 人次、27 143 111 人次和 29 143 576 人次，占总出院患者人次数的比例分别为 43.29%、43.22% 和 43.30%；住院死亡率分别为 0.08%、0.07% 和 0.07%，呈略微下降趋势；患者平均住院日分别为 8.17 天、7.99 天、7.76 天，整体呈逐年下降趋势；患者每住院人次费用分别为 10 297.75 元、8667.36 元和 10 953.57 元；患者 31 天内非计划重返率分别为 1.64%、1.77% 和 1.78%，呈上升趋势。

二级综合医院 115 个低风险组疾病出院患者总人次数分别为 7 335 658 人次、8 983 969 人次和 10 349 044 人次，占总出院患者人次数的比例分别为 38.18%、38.32% 和 39.14%；住院死亡率分别为 0.10%、0.09% 和 0.11%；患者平均住院日分别为 7.29 天、7.31 天和 7.46 天，呈逐年增长趋势；患者每住院人次费用为 5172.85 元、5418.81 元和 5601.12 元，呈缓慢上升趋势；患者 31 天内非计划重返率分别为 0.60%、0.62% 和 0.30%，2018 年较前两年下降较为明显。

## 二、115 个低风险组疾病死亡率前 20 位疾病的基本情况

### （一）115 个低风险组疾病死亡率前 20 位疾病变化情况

2016 年和 2018 年三级综合医院 115 个低风险组疾病的死亡率除疾病动脉粥样硬化和胃溃疡均保持首位和第 3 位不变外，其余病种变化明显，其中其他部位的静脉曲张从 2016 年的第 19 位上升到 2018 年的第 2 位（图 4-2-1-2）。

2016 年和 2018 年二级综合医院 115 个低风险组疾病的死亡率排名变化明显。2016 年排名前 5 位的病种为甲状腺恶性肿瘤、其他医疗照顾、癫痫、食管的其他疾病、动脉粥样硬化，2018 年排名前 5 位的病种是其他医疗照顾、鼻和鼻窦的其他疾患、动脉粥样硬化、甲状腺恶性肿瘤、其他部位的静脉曲张，其他医疗照顾在 2 年中均排在前 2 位（图 4-2-1-3）。

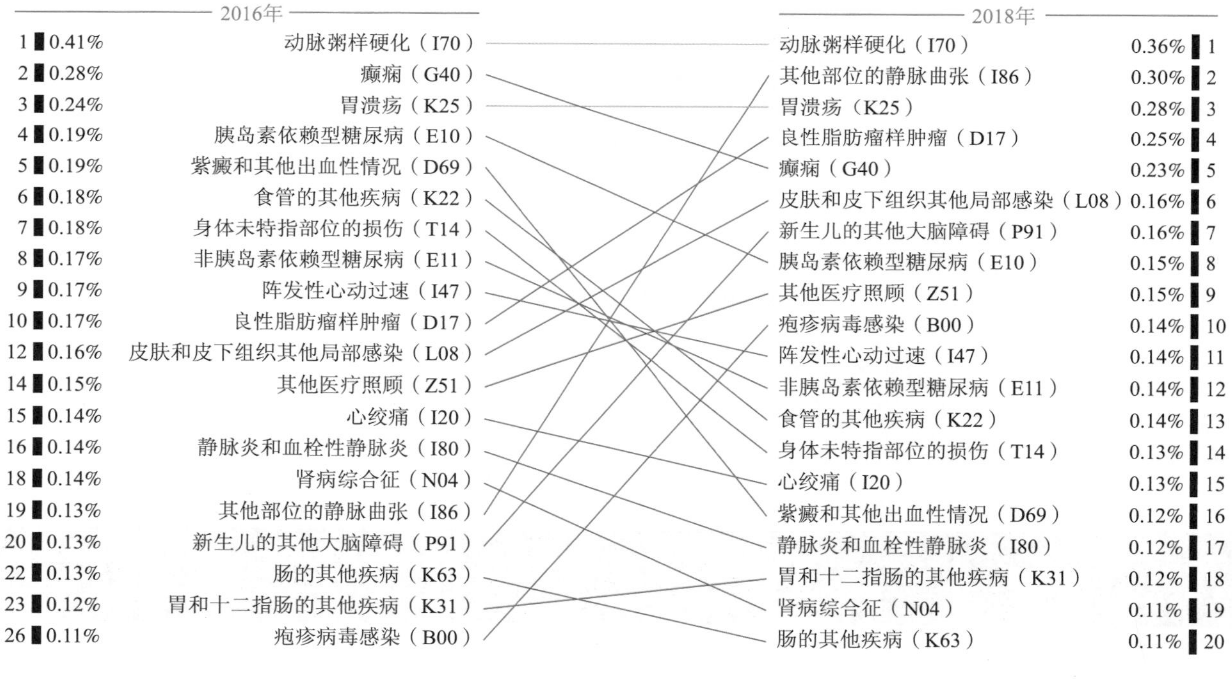

| 2016年 | | 2018年 |
| --- | --- | --- |
| 1 ■0.41% 动脉粥样硬化（I70） | 动脉粥样硬化（I70） | 0.36% ■1 |
| 2 ■0.28% 癫痫（G40） | 其他部位的静脉曲张（I86） | 0.30% ■2 |
| 3 ■0.24% 胃溃疡（K25） | 胃溃疡（K25） | 0.28% ■3 |
| 4 ■0.19% 胰岛素依赖型糖尿病（E10） | 良性脂肪瘤样肿瘤（D17） | 0.25% ■4 |
| 5 ■0.19% 紫癜和其他出血性情况（D69） | 癫痫（G40） | 0.23% ■5 |
| 6 ■0.18% 食管的其他疾病（K22） | 皮肤和皮下组织其他局部感染（L08） | 0.16% ■6 |
| 7 ■0.18% 身体未特指部位的损伤（T14） | 新生儿的其他大脑障碍（P91） | 0.16% ■7 |
| 8 ■0.17% 非胰岛素依赖型糖尿病（E11） | 胰岛素依赖型糖尿病（E10） | 0.15% ■8 |
| 9 ■0.17% 阵发性心动过速（I47） | 其他医疗照顾（Z51） | 0.15% ■9 |
| 10 ■0.17% 良性脂肪瘤样肿瘤（D17） | 疱疹病毒感染（B00） | 0.14% ■10 |
| 12 ■0.16% 皮肤和皮下组织其他局部感染（L08） | 阵发性心动过速（I47） | 0.14% ■11 |
| 14 ■0.15% 其他医疗照顾（Z51） | 非胰岛素依赖型糖尿病（E11） | 0.14% ■12 |
| 15 ■0.14% 心绞痛（I20） | 食管的其他疾病（K22） | 0.14% ■13 |
| 16 ■0.14% 静脉炎和血栓性静脉炎（I80） | 身体未特指部位的损伤（T14） | 0.13% ■14 |
| 18 ■0.14% 肾病综合征（N04） | 心绞痛（I20） | 0.13% ■15 |
| 19 ■0.13% 其他部位的静脉曲张（I86） | 紫癜和其他出血性情况（D69） | 0.12% ■16 |
| 20 ■0.13% 新生儿的其他大脑障碍（P91） | 静脉炎和血栓性静脉炎（I80） | 0.12% ■17 |
| 22 ■0.13% 肠的其他疾病（K63） | 胃和十二指肠的其他疾病（K31） | 0.12% ■18 |
| 23 ■0.12% 胃和十二指肠的其他疾病（K31） | 肾病综合征（N04） | 0.11% ■19 |
| 26 ■0.11% 疱疹病毒感染（B00） | 肠的其他疾病（K63） | 0.11% ■20 |

图 4-2-1-2　2016 年、2018 年全国三级综合医院 115 个低风险疾病组死亡率排名前 20 位变化情况

### （二）115 个低风险组疾病死亡率前 20 位疾病对应的第二诊断前 5 位诊断的情况

对二级、三级综合医院 115 个低风险组疾病死亡率排名前 20 位的疾病进行扩展分析，列举其第二诊断排名前 5 位的诊断疾病名称（按照 ICD-10 诊断亚目编码提取），并分析其对应第二诊断的发生例数占该疾病例数的比例。

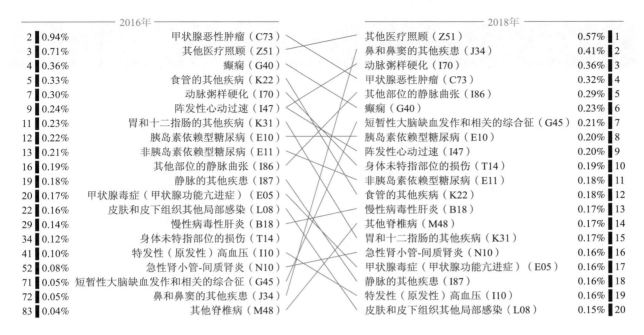

| 2016年 | | | | 2018年 | |
|---|---|---|---|---|---|
| 2 | 0.94% | 甲状腺恶性肿瘤（C73） | 其他医疗照顾（Z51） | 0.57% | 1 |
| 3 | 0.71% | 其他医疗照顾（Z51） | 鼻和鼻窦的其他疾患（J34） | 0.41% | 2 |
| 4 | 0.36% | 癫痫（G40） | 动脉粥样硬化（I70） | 0.36% | 3 |
| 5 | 0.33% | 食管的其他疾病（K22） | 甲状腺恶性肿瘤（C73） | 0.32% | 4 |
| 7 | 0.30% | 动脉粥样硬化（I70） | 其他部位的静脉曲张（I86） | 0.29% | 5 |
| 9 | 0.24% | 阵发性心动过速（I47） | 癫痫（G40） | 0.23% | 6 |
| 11 | 0.23% | 胃和十二指肠的其他疾病（K31） | 短暂性大脑缺血发作和相关的综合征（G45） | 0.21% | 7 |
| 12 | 0.22% | 胰岛素依赖型糖尿病（E10） | 胰岛素依赖型糖尿病（E10） | 0.20% | 8 |
| 13 | 0.21% | 非胰岛素依赖型糖尿病（E11） | 阵发性心动过速（I47） | 0.20% | 9 |
| 16 | 0.19% | 其他部位的静脉曲张（I86） | 身体未特指部位的损伤（T14） | 0.19% | 10 |
| 19 | 0.18% | 静脉的其他疾患（I87） | 非胰岛素依赖型糖尿病（E11） | 0.18% | 11 |
| 20 | 0.17% | 甲状腺毒症（甲状腺功能亢进症）（E05） | 食管的其他疾病（K22） | 0.18% | 12 |
| 22 | 0.16% | 皮肤和皮下组织其他局部感染（L08） | 慢性病毒性肝炎（B18） | 0.17% | 13 |
| 29 | 0.14% | 慢性病毒性肝炎（B18） | 其他脊椎病（M48） | 0.17% | 14 |
| 34 | 0.12% | 身体未特指部位的损伤（T14） | 胃和十二指肠的其他疾病（K31） | 0.17% | 15 |
| 41 | 0.10% | 特发性（原发性）高血压（I10） | 急性肾小管-间质肾炎（N10） | 0.16% | 16 |
| 52 | 0.08% | 急性肾小管-间质肾炎（N10） | 甲状腺毒症（甲状腺功能亢进症）（E05） | 0.16% | 17 |
| 71 | 0.05% | 短暂性大脑缺血发作和相关的综合征（G45） | 静脉的其他疾患（I87） | 0.16% | 18 |
| 72 | 0.05% | 鼻和鼻窦的其他疾患（J34） | 特发性（原发性）高血压（I10） | 0.16% | 19 |
| 83 | 0.04% | 其他脊椎病（M48） | 皮肤和皮下组织其他局部感染（L08） | 0.15% | 20 |

图 4-2-1-3　2016 年、2018 年全国二级综合医院 115 个低风险疾病组死亡率排名前 20 位变化情况

　　2018 年，在三级综合医院死亡率排名前 20 位疾病中，动脉粥样硬化死亡率最高，为 0.36%，考虑死亡率与伴发疾病相关联，从结果分析可见其相对应第二诊断名称前 5 位的疾病为特发性（原发性）高血压（18.57%）、非胰岛素依赖型糖尿病不伴有并发症（5.18%）、动脉硬化性心脏病（4.16%）、四肢动脉的动脉粥样硬化（4.02%）及下肢动脉栓塞和血栓形成（2.93%）（表 4-2-1-2）。

表 4-2-1-2　2018 年三级综合医院低风险组死亡率前 20 位疾病第二诊断前 5 位占比

| 疾病名 | 2018 年三级综合医院 115 个疾病死亡率前 20 疾病对应第二诊断 | | | |
|---|---|---|---|---|
| | 死亡率排名 | 死亡率（%） | 第二诊断频数前 5 位名称及其 ICD | 该诊断占该疾病例数占比（%） |
| 动脉粥样硬化（I70） | 第 1 位 | 0.36 | 特发性（原发性）高血压（I10.X） | 18.57 |
| | | | 非胰岛素依赖型糖尿病不伴有并发症（E11.9） | 5.18 |
| | | | 动脉硬化性心脏病（I25.1） | 4.16 |
| | | | 四肢动脉的动脉粥样硬化（I70.2） | 4.02 |
| | | | 下肢动脉栓塞和血栓形成（I74.3） | 2.93 |
| 其他部位的静脉曲张（I86） | 第 2 位 | 0.30 | 包皮过长、包茎和嵌顿包茎（N47.X） | 5.87 |
| | | | 男性生殖器官标本的，未特指的异常所见（R86.9） | 4.43 |
| | | | 男性生殖器官其他特指的疾患（N50.8） | 4.32 |
| | | | 其他和未特指的肝硬变（K74.6） | 3.46 |
| | | | 男性不育症（N46.X） | 1.73 |
| 胃溃疡（K25） | 第 3 位 | 0.28 | 未特指的慢性胃炎（K29.5） | 6.76 |
| | | | 未特指的贫血（D64.9） | 5.82 |
| | | | 急性腹膜炎（K65.0） | 5.61 |
| | | | 其他胃炎（K29.6） | 4.86 |
| | | | 急性出血后贫血（D62.X） | 4.64 |

续表

| 疾病名 | 2018 年三级综合医院 115 个疾病死亡率前 20 疾病对应第二诊断 | | | |
|---|---|---|---|---|
| | 死亡率排名 | 死亡率(%) | 第二诊断频数前 5 位名称及其 ICD | 该诊断占该疾病例数占比(%) |
| 良性脂肪瘤样肿瘤(D17) | 第 4 位 | 0.25 | 特发性(原发性)高血压(I10.X) | 6.34 |
| | | | 非胰岛素依赖型糖尿病不伴有并发症(E11.9) | 1.30 |
| | | | 躯干皮肤和皮下组织良性脂肪瘤样肿瘤(D17.1) | 0.94 |
| | | | 四肢皮肤和皮下组织良性脂肪瘤样肿瘤(D17.2) | 0.87 |
| | | | 动脉硬化性心脏病(I25.1) | 0.70 |
| 癫痫(G40) | 第 5 位 | 0.23 | 特发性(原发性)高血压(I10.X) | 5.09 |
| | | | 未特指的脑梗死(I63.9) | 4.19 |
| | | | 脑梗死后遗症(I69.3) | 2.99 |
| | | | 未特指的急性上呼吸道感染(J06.9) | 2.92 |
| | | | 其他脑梗死(I63.8) | 2.08 |
| 皮肤和皮下组织其他局部感染(L08) | 第 6 位 | 0.16 | 特发性(原发性)高血压(I10.X) | 6.19 |
| | | | 非胰岛素依赖型糖尿病不伴有并发症(E11.9) | 4.16 |
| | | | 皮肤和皮下组织未特指的局部感染(L08.9) | 2.88 |
| | | | 其他特指的手术后状态(Z98.8) | 1.77 |
| | | | 未特指的糖尿病不伴有并发症(E14.9) | 1.53 |
| 新生儿的其他大脑障碍(P91) | 第 7 位 | 0.16 | 未特指的先天性肺炎(P23.9) | 11.04 |
| | | | 未特指的新生儿黄疸(P59.9) | 7.71 |
| | | | 其他早产婴儿(P07.3) | 5.29 |
| | | | 轻度和中度出生窒息(P21.1) | 2.84 |
| | | | 新生儿短暂性心肌缺血(P29.4) | 2.33 |
| 其他医疗照顾(Z51) | 第 8 位 | 0.15 | 未特指的乳房恶性肿瘤(C50.9) | 9.18 |
| | | | 未特指的支气管或肺恶性肿瘤(C34.9) | 7.12 |
| | | | 直肠恶性肿瘤(C20.X) | 3.79 |
| | | | 未特指的胃恶性肿瘤(C16.9) | 3.10 |
| | | | 特发性(原发性)高血压(I10.X) | 2.81 |
| 胰岛素依赖型糖尿病(E10) | 第 9 位 | 0.15 | 胰岛素依赖型糖尿病伴有酮症酸中毒(E10.1) | 10.25 |
| | | | 1 型糖尿病伴有神经的并发症(E10.4) | 9.22 |
| | | | 胰岛素依赖型糖尿病不伴有并发症(E10.9) | 8.22 |
| | | | 1 型糖尿病伴有眼的并发症(E10.3) | 3.32 |
| | | | 1 型糖尿病伴有肾的并发症(E10.2) | 3.24 |
| 非胰岛素依赖型糖尿病(E11) | 第 10 位 | 0.14 | 2 型糖尿病伴有神经的并发症(E11.4) | 16.59 |
| | | | 特发性(原发性)高血压(I10.X) | 9.74 |
| | | | 非胰岛素依赖型糖尿病伴有周围循环并发症(E11.5) | 8.13 |
| | | | 2 型糖尿病伴有眼的并发症(E11.3) | 5.58 |
| | | | 非胰岛素依赖型糖尿病不伴有并发症(E11.9) | 5.37 |

续表

| 疾病名 | 死亡率排名 | 死亡率（%） | 2018 年三级综合医院 115 个疾病死亡率前 20 疾病对应第二诊断 | | 该诊断占该疾病例数占比（%） |
|---|---|---|---|---|---|
| | | | 第二诊断频数前 5 位名称及其 ICD | | |
| 食管的其他疾病（K22） | 第 11 位 | 0.14 | 未特指的慢性胃炎（K29.5） | | 10.28 |
| | | | 慢性浅表性胃炎（K29.3） | | 7.14 |
| | | | 其他胃炎（K29.6） | | 5.69 |
| | | | 胃和十二指肠息肉（K31.7） | | 4.32 |
| | | | 胃－食管反流性疾病伴有食管炎（K21.0） | | 3.04 |
| 阵发性心动过速（I47） | 第 12 位 | 0.14 | 未特指的心律失常（I49.9） | | 13.73 |
| | | | 特发性（原发性）高血压（I10.X） | | 8.49 |
| | | | 动脉硬化性心脏病（I25.1） | | 5.19 |
| | | | 室上性心动过速（I47.1） | | 4.78 |
| | | | 其他特指的传导疾患（I45.8） | | 4.29 |
| 疱疹病毒感染（B00） | 第 13 位 | 0.14 | 未特指的急性支气管炎（J20.9） | | 3.13 |
| | | | 未特指的急性扁桃体炎（J03.9） | | 2.51 |
| | | | 肝功能检查的异常结果（R94.5） | | 2.02 |
| | | | 未特指的急性上呼吸道感染（J06.9） | | 1.86 |
| | | | 发热性惊厥（R56.0） | | 1.74 |
| 身体未特指部位的损伤（T14） | 第 14 位 | 0.13 | 身体未特指部位的浅表损伤（T14.0） | | 3.78 |
| | | | 特发性（原发性）高血压（I10.X） | | 2.61 |
| | | | 头部未特指的损伤（S09.9） | | 2.44 |
| | | | 未特指的多处浅表损伤（T00.9） | | 2.24 |
| | | | 身体未特指部位的开放性伤口（T14.1） | | 2.06 |
| 心绞痛（I20） | 第 15 位 | 0.13 | 身体未特指部位的浅表损伤（T14.0） | | 3.78 |
| | | | 特发性（原发性）高血压（I10.X） | | 2.61 |
| | | | 头部未特指的损伤（S09.9） | | 2.44 |
| | | | 未特指的多处浅表损伤（T00.9） | | 2.24 |
| | | | 身体未特指部位的开放性伤口（T14.1） | | 2.06 |
| 静脉炎和血栓性静脉炎（I80） | 第 16 位 | 0.12 | 特发性（原发性）高血压（I10.X） | | 9.69 |
| | | | 肺栓塞未提及急性肺源性心脏病（I26.9） | | 4.60 |
| | | | 下肢静脉曲张不伴有溃疡或炎症（I83.9） | | 3.82 |
| | | | 四肢动脉的动脉粥样硬化（I70.2） | | 2.85 |
| | | | 下肢其他深部脉管的静脉炎和血栓性静脉炎（I80.2） | | 2.80 |
| 胃和十二指肠的其他疾病（K31） | 第 17 位 | 0.12 | 未特指的慢性胃炎（K29.5） | | 17.19 |
| | | | 慢性浅表性胃炎（K29.3） | | 11.05 |
| | | | 其他胃炎（K29.6） | | 6.98 |
| | | | 结肠息肉（K63.5） | | 4.72 |
| | | | 胃和十二指肠息肉（K31.7） | | 3.31 |

| 疾病名 | 2018 年三级综合医院 115 个疾病死亡率前 20 疾病对应第二诊断 | | | |
|---|---|---|---|---|
| | 死亡率排名 死亡率（%） | 第二诊断频数前 5 位名称及其 ICD | | 该诊断占该疾病例数占比（%） |
| 紫癜和其他 出血性情况 （D69） | 第 18 位　0.12 | 未特指的急性上呼吸道感染（J06.9） | | 8.53 |
| | | 变应性［过敏性］紫癜（D69.0） | | 4.00 |
| | | 未特指的急性扁桃体炎（J03.9） | | 3.44 |
| | | 特发性（原发性）高血压（I10.X） | | 3.43 |
| | | 未特指的急性支气管炎（J20.9） | | 2.59 |
| 肠的其他 疾病（K63） | 第 19 位　0.11 | 未特指的慢性胃炎（K29.5） | | 6.64 |
| | | 特发性（原发性）高血压（I10.X） | | 6.25 |
| | | 直肠息肉（K62.1） | | 5.26 |
| | | 未特指的非感染性胃肠炎和结肠炎（K52.9） | | 3.88 |
| | | 慢性浅表性胃炎（K29.3） | | 3.33 |
| 急性支 气管炎 （J20） | 第 20 位　0.11 | 未特指的急性扁桃体炎（J03.9） | | 3.48 |
| | | 特发性（原发性）高血压（I10.X） | | 3.17 |
| | | 未特指的肺气肿（J43.9） | | 2.67 |
| | | 发热性惊厥（R56.0） | | 2.23 |
| | | 未特指的非感染性胃肠炎和结肠炎（K52.9） | | 2.11 |

　　2018 年，二级综合医院 115 个低风险组疾病死亡率排名前 20 位疾病中，其他医疗照顾死亡率最高，为 0.57%，考虑死亡率与伴发疾病相关联，从结果分析可见其相对应第二诊断名称前 5 位的疾病为未特指的支气管或肺恶性肿瘤（7.99%）、未特指的乳房恶性肿瘤（4.81%）、未特指的胃恶性肿瘤（3.63%）、直肠恶性肿瘤（2.94%）、特发性（原发性）高血压（2.70%），可见恶性肿瘤和高血压是第一诊断为"其他医疗照顾死亡"的根本原因（表 4-2-1-3）。

表 4-2-1-3　2018 年二级综合医院低风险组死亡率前 20 位疾病第二诊断前五位占比

| 疾病名 | 2018 年二级综合医院 115 个疾病死亡率前 20 疾病对应第二诊断 | | | |
|---|---|---|---|---|
| | 死亡率排名 死亡率（%） | 第二诊断频数前 5 位名称及其 ICD | | 该诊断占该疾病例数占比（%） |
| 其他医疗 照顾（Z51） | 第 1 位　0.57 | 未特指的支气管或肺恶性肿瘤（C34.9） | | 7.99 |
| | | 未特指的乳房恶性肿瘤（C50.9） | | 4.81 |
| | | 未特指的胃恶性肿瘤（C16.9） | | 3.63 |
| | | 直肠恶性肿瘤（C20.X） | | 2.94 |
| | | 特发性（原发性）高血压（I10.X） | | 2.70 |
| 鼻和鼻窦的 其他疾患 （J34） | 第 2 位　0.41 | 慢性鼻炎（J31.0） | | 18.91 |
| | | 未特指的慢性鼻窦炎（J32.9） | | 11.52 |
| | | 鼻甲肥大（J34.3） | | 5.60 |
| | | 鼻出血（R04.0） | | 4.30 |
| | | 未特指的变应性鼻炎（J30.4） | | 3.95 |

续表

| 疾病名 | 死亡率排名 | 死亡率(%) | 2018 年二级综合医院 115 个疾病死亡率前20 疾病对应第二诊断 | | |
|---|---|---|---|---|---|
| | | | 第二诊断频数前5 位名称及其 ICD | 该诊断占该疾病例数占比(%) | |
| 动脉粥样硬化(I70) | 第3 位 | 0.36 | 特发性(原发性)高血压(I10.X) | | 11.78 |
| | | | 动脉硬化性心脏病(I25.1) | | 6.93 |
| | | | 未特指的脑梗死(I63.9) | | 3.41 |
| | | | 非胰岛素依赖型糖尿病不伴有并发症(E11.9) | | 3.15 |
| | | | 未特指的大脑动脉的闭塞和狭窄(I66.9) | | 2.13 |
| 甲状腺恶性肿瘤(C73) | 第4 位 | 0.32 | 未特指的非毒性甲状腺肿(E04.9) | | 9.81 |
| | | | 特发性(原发性)高血压(I10.X) | | 5.08 |
| | | | 非毒性单个甲状腺结节(E04.1) | | 3.00 |
| | | | 自身免疫性甲状腺炎(E06.3) | | 2.73 |
| | | | 头、面和颈部淋巴结继发性和未特指的恶性肿瘤(C77.0) | | 2.31 |
| 其他部位的静脉曲张(I86) | 第5 位 | 0.29 | 包皮过长、包茎和嵌顿包茎(N47.X) | | 4.59 |
| | | | 其他和未特指的肝硬变(K74.6) | | 4.08 |
| | | | 男性生殖器官其他特指的疾患(N50.8) | | 3.10 |
| | | | 男性生殖器官标本的,未特指的异常所见(R86.9) | | 1.81 |
| | | | 未特指的鞘膜积液(N43.3) | | 1.74 |
| 癫痫(G40) | 第6 位 | 0.23 | 未特指的脑梗死(I63.9) | | 6.26 |
| | | | 特发性(原发性)高血压(I10.X) | | 5.93 |
| | | | 脑梗死后遗症(I69.3) | | 4.61 |
| | | | 脑内出血后遗症(I69.1) | | 3.22 |
| | | | 未特指的急性上呼吸道感染(J06.9) | | 2.18 |
| 短暂性大脑缺血发作和相关的综合征(G45) | 第7 位 | 0.21 | 特发性(原发性)高血压(I10.X) | | 19.89 |
| | | | 未特指的脑梗死(I63.9) | | 8.12 |
| | | | 其他脑梗死(I63.8) | | 5.02 |
| | | | 动脉硬化性心脏病(I25.1) | | 4.34 |
| | | | 2 型糖尿病(E11.9) | | 2.68 |
| 胰岛素依赖型糖尿病(E10) | 第8 位 | 0.20 | 胰岛素依赖型糖尿病伴有酮症酸中毒(E10.1) | | 7.63 |
| | | | 胰岛素依赖型糖尿病不伴有并发症(E10.9) | | 6.62 |
| | | | 1 型糖尿病伴有神经的并发症(E10.4) | | 5.13 |
| | | | 糖尿病伴有神经的并发症(E14.4) | | 3.24 |
| | | | 糖尿病伴有酮症酸中毒(E14.1) | | 2.48 |
| 阵发性心动过速(I47) | 第9 位 | 0.20 | 动脉硬化性心脏病(I25.1) | | 8.01 |
| | | | 特发性(原发性)高血压(I10.X) | | 7.68 |
| | | | 未特指的心律失常(I49.9) | | 4.75 |
| | | | 未特指的慢性胃炎(K29.5) | | 1.81 |
| | | | 心房过早除极(I49.1) | | 1.76 |

续表

| 疾病名 | 死亡率排名 | 死亡率（%） | 第二诊断频数前5位名称及其ICD | | 该诊断占该疾病例数占比（%） |
|---|---|---|---|---|---|
| | | | 2018年二级综合医院115个疾病死亡率前20疾病对应第二诊断 | | |
| 身体未特指部位的损伤（T14） | 第10位 | 0.19 | 身体未特指部位的浅表损伤（T14.0） | | 3.55 |
| | | | 未特指的多处浅表损伤（T00.9） | | 2.18 |
| | | | 特发性（原发性）高血压（I10.X） | | 1.64 |
| | | | 身体未特指部位的开放性伤口（T14.1） | | 1.47 |
| | | | 脑震荡（S06.0） | | 1.01 |
| 非胰岛素依赖型糖尿病（E11） | 第11位 | 0.18 | 2型糖尿病伴有神经的并发症（E11.4） | | 11.57 |
| | | | 特发性（原发性）高血压（I10.X） | | 9.18 |
| | | | 非胰岛素依赖型糖尿病不伴有并发症（E11.9） | | 4.88 |
| | | | 2型糖尿病伴有眼的并发症（E11.3） | | 4.83 |
| | | | 非胰岛素依赖型糖尿病伴有周围循环并发症（E11.5） | | 4.26 |
| 食管的其他疾病（K22） | 第12位 | 0.18 | 未特指的慢性胃炎。（K29.5） | | 10.68 |
| | | | 慢性浅表性胃炎（K29.3） | | 6.65 |
| | | | 其他胃炎（K29.6） | | 5.79 |
| | | | 胃和十二指肠息肉（K31.7） | | 3.00 |
| | | | 特发性（原发性）高血压（I10.X） | | 2.52 |
| 慢性病毒性肝炎（B18） | 第13位 | 0.17 | 其他和未特指的肝硬变（K74.6） | | 7.55 |
| | | | 未特指的慢性胃炎。（K29.5） | | 3.44 |
| | | | 特发性（原发性）高血压（I10.X） | | 3.05 |
| | | | 脂肪肝，不可归类在他处者（K76.0） | | 2.53 |
| | | | 肝硬化（K74.1） | | 2.29 |
| 其他脊椎病（M48） | 第14位 | 0.17 | 其他特指的椎间盘移位（M51.2） | | 11.43 |
| | | | 特发性（原发性）高血压（I10.X） | | 6.03 |
| | | | 脊椎病（M48.9） | | 3.90 |
| | | | 骨质疏松（M81.9） | | 2.43 |
| | | | 脊椎骨脱离（M43.0） | | 1.81 |
| 急性肾小管-间质肾炎（N10） | 第15位 | 0.17 | 未特指的慢性胃炎（K29.5） | | 14.32 |
| | | | 慢性浅表性胃炎（K29.3） | | 8.48 |
| | | | 胃炎，其他的（K29.6） | | 5.81 |
| | | | 急性腹膜炎（K65.0） | | 3.78 |
| | | | 特发性（原发性）高血压（I10.X） | | 2.60 |
| 静脉炎和血栓性静脉炎（I80） | 第16位 | 0.16 | 特发性（原发性）高血压（I10.X） | | 5.39 |
| | | | 肾结石（N20.0） | | 4.39 |
| | | | 非胰岛素依赖型糖尿病不伴有并发症（E11.9） | | 3.79 |
| | | | 低钾血症（E87.6） | | 1.98 |
| | | | 动脉硬化性心脏病（I25.1） | | 1.65 |

| 疾病名 | 2018 年二级综合医院 115 个疾病死亡率前 20 疾病对应第二诊断 | | | |
| --- | --- | --- | --- | --- |
| | 死亡率排名 | 死亡率(%) | 第二诊断频数前 5 位名称及其 ICD | 该诊断占该疾病例数占比(%) |
| 甲状腺毒症（甲状腺功能亢进症）（E05） | 第 17 位 | 0.16 | 未特指的甲状腺毒症(E05.9) | 9.48 |
| | | | 心房颤动和扑动(I48.X) | 3.43 |
| | | | 特发性(原发性)高血压(I10.X) | 3.37 |
| | | | 甲状腺毒症伴有弥漫性甲状腺肿(E05.0) | 3.28 |
| | | | 肝功能检查的异常结果(R94.5) | 2.74 |
| 静脉的其他疾患（I87） | 第 18 位 | 0.16 | 特发性(原发性)高血压(I10.X) | 10.29 |
| | | | 下肢静脉曲张不伴有溃疡或炎症(I83.9) | 7.07 |
| | | | 四肢动脉的动脉粥样硬化(I70.2) | 2.78 |
| | | | 未特指的下肢静脉炎和血栓性静脉炎(I80.3) | 2.49 |
| | | | 动脉硬化性心脏病(I25.1) | 2.28 |
| 特发性（原发性）高血压（I10） | 第 19 位 | 0.16 | 动脉硬化性心脏病(I25.1) | 8.80 |
| | | | 未特指的脑梗死(I63.9) | 7.36 |
| | | | 高血压心脏病不伴有(充血性)心力衰竭(I11.9) | 5.83 |
| | | | 非胰岛素依赖型糖尿病不伴有并发症(E11.9) | 5.07 |
| | | | 其他脑梗死(I63.8) | 3.51 |
| 皮肤和皮下组织其他局部感染（L08） | 第 20 位 | 0.15 | 特发性(原发性)高血压(I10.X) | 5.12 |
| | | | 非胰岛素依赖型糖尿病不伴有并发症(E11.9) | 3.64 |
| | | | 未特指的糖尿病不伴有并发症(E14.9) | 1.49 |
| | | | 皮肤和皮下组织未特指的局部感染(L08.9) | 1.39 |
| | | | 痛风(M10.9) | 0.69 |

## 三、各省份 115 个低风险组疾病死亡率基本情况

在 31 个省份的 1273 家三级综合医院中，2016 年 115 个低风险组疾病出院患者人次数占总出院患者人次数的比例全国均值为 43.29%，其中，黑龙江最低（37.95%），西藏最高（46.44%）；2017 年全国均值为 43.22%，其中黑龙江最低（37.88%），青海最高（47.90%）；2018 年全国均值为 43.30%，其中黑龙江最低（38.04%），江苏最高（46.51%）。

在三级综合医院中，2016 年 115 个低风险组疾病出院患者死亡率全国均值为 0.08%，其中福建最低（0.01%），北京最高（0.51%）；2017 年全国均值为 0.07%，其中江苏省和福建最低（0.01%），北京最高（0.56%）；2018 年全国均值为 0.07%，其中浙江和福建最低（0.01%），北京最高（0.56%）（表 4-2-1-4）。

在 31 个省份的 1681 家二级综合医院中，2016 年 115 个低风险组疾病出院患者人次数占总出院患者人次数的比例均值为 38.42%，其中黑龙江最低（26.77%），青海最高（59.21%）；2017 年全国均值为 38.52%，其中黑龙江最低（25.21%），宁夏最高（46.27%）；2018 年全国均值为 39.11%，其中黑龙江最低（21.08%），云南最高（43.46%）。

在二级综合医院中，2016 年 115 个低风险组疾病出院患者死亡率全国均值为 0.10%，其中青海和宁夏最低（0），北京最高（1.05%）；2017 年全国均值为 0.09%，其中青海最低（0），北京最高（1.34%）；2018 年全国均值为 0.11%，其中湖南和甘肃最低（0.01%），北京最高（1.70%）（表 4-2-1-5）。

表 4-2-1-4　2016—2018 年三级综合医院 115 个疾病各省区市三年出院占比和死亡率占比（按照 2018 年死亡率降序排列）

| 省份 | 2016年 | | | | | 2017年 | | | | | 2018年 | | | | |
|---|---|---|---|---|---|---|---|---|---|---|---|---|---|---|---|
| | 115个疾病例数 | 总出院人次 | 115个疾病出院占比(%) | 115个疾病死亡例数 | 115疾病死亡率(%) | 115个疾病例数 | 总出院人次 | 115个疾病出院占比(%) | 115个疾病死亡例数 | 115疾病死亡率(%) | 115个疾病例数 | 总出院人次 | 115个疾病出院占比(%) | 115个疾病死亡例数 | 115个疾病死亡率(%) |
| 北京 | 656 622 | 1 470 413 | 44.66 | 3357 | 0.51 | 679 203 | 1 545 292 | 43.95 | 3776 | 0.56 | 726 731 | 1 666 807 | 43.60 | 4103 | 0.56 |
| 辽宁 | 1 162 816 | 2 855 422 | 40.72 | 2878 | 0.25 | 1 264 212 | 2 994 625 | 42.22 | 3184 | 0.25 | 1 379 214 | 3 250 240 | 42.43 | 3553 | 0.26 |
| 吉林 | 484 265 | 1 248 778 | 38.78 | 1243 | 0.26 | 516 424 | 1 298 535 | 39.77 | 1182 | 0.23 | 558 308 | 1 353 134 | 41.26 | 1423 | 0.25 |
| 黑龙江 | 725 014 | 1 910 538 | 37.95 | 878 | 0.12 | 765 247 | 2 020 320 | 37.88 | 1270 | 0.17 | 794 320 | 2 088 286 | 38.04 | 1467 | 0.18 |
| 内蒙古 | 458 400 | 1 037 215 | 44.20 | 547 | 0.12 | 509 262 | 1 133 539 | 44.93 | 632 | 0.12 | 559 499 | 1 238 802 | 45.16 | 487 | 0.09 |
| 宁夏 | 167 381 | 364 630 | 45.90 | 84 | 0.05 | 169 289 | 371 550 | 45.56 | 72 | 0.04 | 180 139 | 392 255 | 45.92 | 127 | 0.07 |
| 西藏 | 12 012 | 25 865 | 46.44 | 6 | 0.05 | 14 522 | 35 751 | 40.62 | 16 | 0.11 | 24 764 | 60 228 | 41.12 | 18 | 0.07 |
| 湖北 | 1 590 414 | 3 498 294 | 45.46 | 878 | 0.06 | 1 697 540 | 3 787 715 | 44.82 | 1085 | 0.06 | 1 817 543 | 4 074 952 | 44.60 | 1146 | 0.06 |
| 湖南 | 1 011 377 | 2 434 327 | 41.55 | 558 | 0.06 | 1 138 068 | 2 701 658 | 42.12 | 655 | 0.06 | 1 213 377 | 2 875 190 | 42.20 | 729 | 0.06 |
| 上海 | 575 483 | 1 366 081 | 42.13 | 473 | 0.08 | 630 409 | 1 478 252 | 42.65 | 496 | 0.08 | 699 558 | 1 646 104 | 42.50 | 431 | 0.06 |
| 新疆 | 537 862 | 1 211 873 | 44.38 | 814 | 0.15 | 577 000 | 1 293 985 | 44.59 | 251 | 0.04 | 602 949 | 1 336 000 | 45.13 | 356 | 0.06 |
| 天津 | 220 878 | 542 659 | 40.70 | 110 | 0.05 | 232 214 | 563 999 | 41.17 | 113 | 0.05 | 249 631 | 588 982 | 42.38 | 153 | 0.06 |
| 青海 | 137 707 | 309 308 | 44.52 | 82 | 0.06 | 152 603 | 318 560 | 47.90 | 113 | 0.07 | 137 926 | 335 636 | 41.09 | 87 | 0.06 |
| 四川 | 2 001 578 | 4 690 894 | 42.67 | 1136 | 0.06 | 2 141 574 | 5 065 798 | 42.28 | 1114 | 0.05 | 2 222 576 | 5 260 756 | 42.25 | 1021 | 0.05 |
| 河北 | 910 530 | 2 029 178 | 44.87 | 507 | 0.06 | 969 442 | 2 150 943 | 45.07 | 542 | 0.06 | 1 028 622 | 2 262 704 | 45.46 | 563 | 0.05 |
| 安徽 | 827 058 | 1 861 704 | 44.42 | 447 | 0.05 | 904 119 | 2 042 778 | 44.26 | 419 | 0.05 | 949 772 | 2 131 898 | 44.55 | 454 | 0.05 |
| 广西 | 731 893 | 1 741 100 | 42.04 | 497 | 0.07 | 810 868 | 1 931 778 | 41.98 | 458 | 0.06 | 867 195 | 2 089 958 | 41.49 | 424 | 0.05 |
| 广东 | 2 261 202 | 5 217 994 | 43.33 | 1233 | 0.05 | 2 407 950 | 5 577 997 | 43.17 | 1131 | 0.05 | 2 543 177 | 5 923 253 | 42.94 | 1007 | 0.04 |
| 河南 | 1 143 104 | 2 799 843 | 40.83 | 700 | 0.06 | 1 266 188 | 3 115 182 | 40.65 | 634 | 0.05 | 1 445 072 | 3 486 311 | 41.45 | 625 | 0.04 |
| 陕西 | 639 450 | 1 396 091 | 45.80 | 343 | 0.05 | 698 595 | 1 528 407 | 45.71 | 295 | 0.04 | 775 501 | 1 683 522 | 46.06 | 348 | 0.04 |
| 贵州 | 506 974 | 1 214 977 | 41.73 | 509 | 0.1 | 580 636 | 1 404 944 | 41.33 | 315 | 0.05 | 648 940 | 1 582 913 | 41.00 | 250 | 0.04 |
| 重庆 | 429 529 | 964 509 | 44.53 | 230 | 0.05 | 444 210 | 1 013 666 | 43.82 | 192 | 0.04 | 453 460 | 1 031 919 | 43.94 | 180 | 0.04 |
| 山东 | 1 812 381 | 3 925 847 | 46.17 | 491 | 0.03 | 1 954 536 | 4 260 738 | 45.87 | 528 | 0.03 | 2 152 054 | 4 664 026 | 46.14 | 581 | 0.03 |
| 云南 | 537 181 | 1 296 590 | 41.43 | 206 | 0.04 | 570 824 | 1 402 907 | 40.69 | 179 | 0.03 | 612 304 | 1 515 372 | 40.41 | 172 | 0.03 |
| 山西 | 449 364 | 982 980 | 45.71 | 205 | 0.05 | 478 735 | 1 052 949 | 45.47 | 129 | 0.03 | 523 951 | 1 139 530 | 45.98 | 154 | 0.03 |
| 海南 | 191 871 | 460 613 | 41.66 | 43 | 0.02 | 202 803 | 492 598 | 41.17 | 57 | 0.03 | 206 371 | 512 751 | 40.25 | 60 | 0.03 |
| 江苏 | 1 857 899 | 4 034 791 | 46.05 | 357 | 0.02 | 1 985 079 | 4 329 397 | 45.85 | 277 | 0.01 | 2 125 701 | 4 570 054 | 46.51 | 332 | 0.02 |
| 江西 | 589 346 | 1 376 839 | 42.80 | 169 | 0.03 | 629 564 | 1 469 922 | 42.83 | 131 | 0.02 | 684 283 | 1 621 654 | 42.20 | 157 | 0.02 |
| 甘肃 | 276 938 | 669 038 | 41.39 | 62 | 0.02 | 300 298 | 732 879 | 40.98 | 82 | 0.03 | 325 091 | 816 730 | 39.80 | 58 | 0.02 |
| 浙江 | 1 537 007 | 3 625 973 | 42.39 | 277 | 0.02 | 1 634 499 | 3 905 688 | 41.85 | 291 | 0.02 | 1 785 845 | 4 218 988 | 42.33 | 220 | 0.01 |
| 福建 | 776 307 | 1 687 872 | 45.99 | 113 | 0.01 | 817 198 | 1 779 355 | 45.93 | 110 | 0.01 | 849 702 | 1 886 919 | 45.03 | 114 | 0.01 |
| 全国 | 25 219 843 | 58 252 236 | 43.29 | 19 433 | 0.08 | 27 143 111 | 62 801 707 | 43.22 | 19 729 | 0.07 | 29 143 567 | 67 305 874 | 43.30 | 20 800 | 0.07 |

表 4-2-1-5 2016—2018 年二级综合医院 115 个疾病各省区市三年出院占比和死亡率占比（按照 2018 年死亡率降序排列）

| 省份 | 2016 年 | | | | | 2017 年 | | | | | 2018 年 | | | | |
| --- | --- | --- | --- | --- | --- | --- | --- | --- | --- | --- | --- | --- | --- | --- | --- |
| | 115 个疾病例数 | 总出院人次 | 115 个疾病出院占比 (%) | 115 个疾病死亡例数 | 115 疾病死亡率 (%) | 115 个疾病例数 | 总出院人次 | 115 个疾病出院占比 (%) | 115 个疾病死亡例数 | 115 疾病死亡率 (%) | 115 个疾病例数 | 总出院人次 | 115 个疾病出院占比 (%) | 115 个疾病死亡例数 | 115 个疾病死亡率 (%) |
| 北京 | 102 326 | 247 600 | 41.33 | 1072 | 1.05 | 122 451 | 299 834 | 40.84 | 1641 | 1.34 | 91 310 | 218 454 | 41.80 | 1553 | 1.70 |
| 山西 | 164 483 | 429 523 | 38.29 | 402 | 0.24 | 187 939 | 482 155 | 38.98 | 485 | 0.26 | 365 462 | 903 670 | 40.44 | 4575 | 1.25 |
| 辽宁 | 100 726 | 313 576 | 32.12 | 68 | 0.07 | 134 709 | 404 591 | 33.30 | 183 | 0.14 | 118 472 | 400 991 | 29.54 | 288 | 0.24 |
| 吉林 | 31 926 | 101 868 | 31.34 | 17 | 0.05 | 41 830 | 136 617 | 30.62 | 27 | 0.06 | 73 179 | 226 331 | 32.33 | 116 | 0.16 |
| 上海 | 175 980 | 439 442 | 40.05 | 1482 | 0.84 | 199 270 | 515 107 | 38.69 | 386 | 0.19 | 209 898 | 541 598 | 38.76 | 255 | 0.12 |
| 四川 | 393 488 | 1 150 526 | 34.20 | 229 | 0.06 | 487 441 | 1 446 771 | 33.69 | 218 | 0.04 | 284 028 | 993 940 | 28.58 | 319 | 0.11 |
| 黑龙江 | 40 782 | 152 355 | 26.77 | 26 | 0.06 | 67 506 | 267 793 | 25.21 | 61 | 0.09 | 50 381 | 238 969 | 21.08 | 43 | 0.09 |
| 内蒙古 | 62 300 | 166 918 | 37.32 | 42 | 0.07 | 82 436 | 221 904 | 37.15 | 207 | 0.25 | 49 644 | 146 707 | 33.84 | 44 | 0.09 |
| 湖北 | 370 164 | 831 542 | 44.52 | 249 | 0.07 | 447 436 | 1 003 468 | 44.59 | 233 | 0.05 | 590 832 | 1 371 807 | 43.07 | 448 | 0.08 |
| 海南 | 39 702 | 112 090 | 35.42 | 4 | 0.01 | 38 078 | 104 466 | 36.45 | 19 | 0.05 | 21 255 | 63 992 | 33.22 | 17 | 0.08 |
| 山东 | 606 799 | 1 644 678 | 36.89 | 1459 | 0.24 | 700 734 | 1 885 956 | 37.16 | 1523 | 0.22 | 790 622 | 1 969 203 | 40.15 | 561 | 0.07 |
| 宁夏 | 20 480 | 47 719 | 42.92 | 1 | 0 | 39 042 | 84 371 | 46.27 | 7 | 0.02 | 51 526 | 136 736 | 37.68 | 38 | 0.07 |
| 广东 | 744 755 | 1 777 351 | 41.90 | 444 | 0.06 | 826 296 | 1 982 194 | 41.69 | 645 | 0.08 | 931 934 | 2 251 695 | 41.39 | 545 | 0.06 |
| 天津 | 31 371 | 85 878 | 36.53 | 10 | 0.03 | 35 491 | 100 083 | 35.46 | 32 | 0.09 | 30 443 | 87 922 | 34.63 | 19 | 0.06 |
| 云南 | 502 082 | 1 166 308 | 43.05 | 98 | 0.02 | 605 830 | 1 412 494 | 42.89 | 107 | 0.02 | 879 910 | 2 024 793 | 43.46 | 416 | 0.05 |
| 广西 | 367 606 | 919 689 | 39.97 | 193 | 0.05 | 427 504 | 1 076 882 | 39.70 | 295 | 0.07 | 397 962 | 1 023 775 | 38.87 | 205 | 0.05 |
| 河北 | 425 388 | 1 284 127 | 33.13 | 219 | 0.05 | 491 676 | 1 479 010 | 33.24 | 534 | 0.11 | 720 537 | 1 966 968 | 36.63 | 306 | 0.04 |
| 新疆 | 337 653 | 757 208 | 44.59 | 170 | 0.05 | 420 541 | 1 016 334 | 41.38 | 357 | 0.08 | 223 891 | 515 459 | 43.44 | 100 | 0.04 |
| 河南 | 446 078 | 1 308 417 | 34.09 | 312 | 0.07 | 532 411 | 1 582 783 | 33.64 | 341 | 0.06 | 669 146 | 1 877 025 | 35.65 | 189 | 0.03 |
| 陕西 | 173 884 | 420 374 | 41.36 | 51 | 0.03 | 271 803 | 647 517 | 41.98 | 79 | 0.03 | 554 317 | 1 284 616 | 43.15 | 188 | 0.03 |
| 重庆 | 318 205 | 781 509 | 40.72 | 167 | 0.05 | 382 714 | 906 269 | 42.23 | 140 | 0.04 | 377 592 | 887 344 | 42.55 | 104 | 0.03 |
| 安徽 | 235 146 | 580 400 | 40.51 | 104 | 0.04 | 338 977 | 822 256 | 41.23 | 107 | 0.03 | 370 395 | 923 171 | 40.12 | 124 | 0.03 |
| 福建 | 173 744 | 489 144 | 35.52 | 13 | 0.01 | 196 471 | 557 885 | 35.22 | 20 | 0.01 | 291 988 | 693 926 | 42.08 | 93 | 0.03 |
| 贵州 | 184 642 | 459 534 | 40.18 | 82 | 0.04 | 250 686 | 666 023 | 37.64 | 92 | 0.04 | 263 836 | 729 347 | 36.17 | 87 | 0.03 |
| 青海 | 1 501 | 2 535 | 59.21 | 0 | 0 | 6 011 | 15 505 | 38.77 | 0 | 0 | 26 078 | 61 753 | 42.23 | 7 | 0.03 |
| 江西 | 526 825 | 1 277 052 | 41.25 | 140 | 0.03 | 651 349 | 1 552 353 | 41.96 | 180 | 0.03 | 577 423 | 1 415 081 | 40.80 | 101 | 0.02 |
| 江苏 | 325 429 | 917 875 | 35.45 | 385 | 0.12 | 399 163 | 1 056 224 | 37.79 | 88 | 0.02 | 468 996 | 1 171 293 | 40.04 | 87 | 0.02 |
| 浙江 | 173 358 | 466 229 | 37.18 | 49 | 0.03 | 225 408 | 565 924 | 39.83 | 63 | 0.03 | 354 118 | 955 822 | 37.05 | 55 | 0.02 |
| 湖南 | 260 665 | 764 655 | 34.09 | 35 | 0.01 | 355 922 | 985 332 | 36.12 | 38 | 0.01 | 367 634 | 974 389 | 37.73 | 53 | 0.01 |
| 甘肃 | 45 011 | 119 023 | 37.82 | 10 | 0.02 | 63 685 | 168 462 | 37.80 | 9 | 0.01 | 144 662 | 399 686 | 36.19 | 8 | 0.01 |
| 全国 | 7 382 499 | 19 215 145 | 38.42 | 7533 | 0.10 | 9 030 810 | 23 446 563 | 38.52 | 8117 | 0.09 | 10 347 471 | 26 456 463 | 39.11 | 10 944 | 0.11 |

鉴于本年度第 1 次进行 115 个低风险组疾病死亡率基线情况的分析，各省（区、市）数据分析结果，尤其是二级综合医院的数据分析结果受病案首页上传数量及质量的影响较大，结果仅供参考。

## 四、小　　结

通过对 115 个低风险组疾病数据进行分析发现，导致低风险组某些疾病死亡率相对较高情况发生的原因可以大致分为以下两类。

（1）住院病案首页的出院主要诊断填写不合理，不符国家卫生健康委关于主要诊断填写的要求。

（2）部分医疗机构可能存在医疗质量问题，需要从医院管理层面上，对常见、多发疾病的诊疗行为加以规范与改进。

# 第三章

# 减少对患者的伤害
## ——医疗安全（不良）事件数据分析

本部分数据引自国家卫生健康委医政医管局主管的国家医疗质量管理与控制信息网（www.ncis.cn）的"年度全国医疗质量抽样调查系统"中，综合、专科医院调查表的第六部分"医疗安全（不良）事件/错误报告"及"医疗安全报告和学习系统"。

### 第一节　医院内部医疗安全（不良）事件报告工作调研概况

保障患者安全、提高医疗服务质量是医院的基本工作。收集医院内部医疗安全（不良）事件上报信息，分析相关数据，发现制度流程实践过程中存在的问题并提出改进建议，是保障医疗安全的重要途径，这一做法已被很多国家所采用。

自 2017 年开始，国家卫生健康委医政医管局在全国医疗质量抽样调查中增加医院内部"医疗安全（不良）事件/错误报告"的信息，至今已是第 3 年的收集，旨在为国家医疗质量与安全管理提供基线数据。

### 医疗安全（不良）事件的定义、类别与性质

注：与国家医疗质量管理与控制信息网（www.ncis.cn）升级后的新版"医疗安全报告与学习系统 v3.0"保持一致。

**1. 定义**（试行）

定义①是指在医院内被工作人员主动发现的，患者在接受诊疗服务过程中出现的，除了患者自身疾病自然过程之外的各种因素所致的不安全（不良）现象或事件之外，但是，可能是需及时处置的或无需处置的，以及尚未形成事实的隐患，但都可通过医院进行持续改进活动而减少发生的。

定义②是指医院患者诊疗过程中发生意外的、不希望发生的或有潜在危险的事件/错误（属于国家法律法规已明文规定医院应当署名通报的事件除外）。

**2. 医疗安全（不良）事件类别**（试行）

Ⅰ级事件：发生错误，造成患者死亡（包括损害程度Ⅰ级）

Ⅱ级事件：发生错误，且造成患者伤害（包括损害程度 E、F、G、H 级）

Ⅲ级事件：发生错误，但未造成患者伤害（包括损害程度 B、C、D 级）

Ⅳ级事件：错误未发生（错误隐患）（包括损害程度 A 级）

**3. 给患者造成损害的轻重程度**（试行）

A 级　客观环境或条件可能引发不良事件（不良事件隐患）

B 级　不良事件发生但未累及患者

C 级　不良事件累及到患者但没有造成伤害

D 级　不良事件累及到患者需要进行监测以确保患者不被伤害，或需通过干预阻止伤害发生

E 级　不良事件造成患者暂时性伤害并需要进行治疗或干预

F 级　不良事件造成患者暂时性伤害并需要住院或延长住院时间

G 级　不良事件造成患者永久性伤害

H 级　不良事件发生并导致患者需要治疗挽救生命

I 级　不良事件发生导致患者死亡

## 第二节 医疗安全（不良）事件/错误质量安全调研情况分析

### 一、2019 年全国抽样医院填报的医疗安全（不良）事件/错误发生情况

选择 2019 年全国医疗质量抽样调查中"医疗安全（不良）事件/错误报告"填报完整度较好的医院 4062 家（包括三级公立医院 1470 家、二级公立医院 2073 家、三级民营医院 89 家、二级民营医院 430 家）进行 2018 年度医疗安全（不良）事件发生情况数据分析，不同机构类别分布见表 4-3-2-1。

表 4-3-2-1　2018 年不同机构类别医院纳入医疗安全（不良）事件调研分析的分布情况（家）

| 机构类别 | 专科类别 | 三级公立 | 二级公立 | 三级民营 | 二级民营 | 合计 |
|---|---|---|---|---|---|---|
| 综合医院 | / | 1158 | 1692 | 69 | 366 | 3285 |
| 专科医院 | 传染病专科 | 64 | 25 | — | — | 89 |
| | 儿童专科 | 33 | 5 | — | 8 | 46 |
| | 妇产、妇儿专科 | 21 | 10 | 8 | 43 | 82 |
| | 妇幼保健院 | 136 | 329 | — | — | 465 |
| | 心血管/心脑血管专科 | 14 | — | 3 | 5 | 22 |
| | 肿瘤专科 | 44 | 12 | 9 | 8 | 73 |
| 合计 | | 1470 | 2073 | 89 | 430 | 4062 |

#### （一）医疗机构每百名出院人次不良事件/错误发生总体情况

2018 年度，抽样的 4062 家医疗机构，每百名出院人次不良事件/错误［包括主动（署名）上报及院内系统（匿名）上报］发生例数均值为 0.56，其四分位分布情况详见图 4-3-2-1 及图 4-3-2-2。

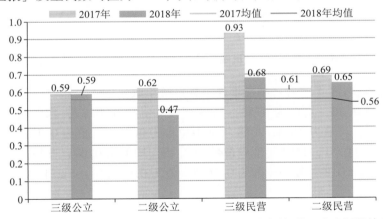

图 4-3-2-1　2017 年、2018 年每百名出院人次不良事件/错误发生例数情况

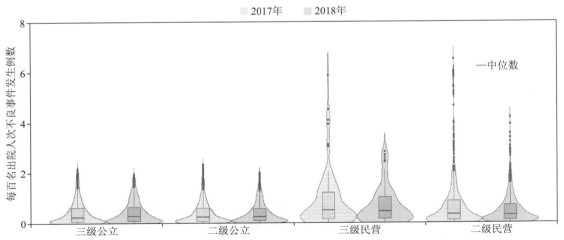

图 4-3-2-2　2017 年、2018 年每百名出院人次全部不良事件/错误发生例数四分位分布

　　每百名出院人次不良事件/错误［包括主动（署名）上报及院内系统（匿名）上报］发生例数，三级公立医院 2017 年度中位数为 0.29，均值为 0.55，2018 年度中位数为 0.32，均值为 0.59；二级公立医院 2017 年度中位数为 0.27，均值为 0.52，2018 年度中位数为 0.28，均值为 0.47；三级民营医院 2017 年度中位数为 0.54，均值为 0.88，2018 年度中位数为 0.51，均值为 0.68；二级民营医院 2017 年度中位数为 0.41，均值为 0.66，2018 年度中位数为 0.34，均值为 0.65。

　　每百名出院人次医院应当主动署名报告的事件发生例数，三级公立医院 2017 年度中位数为 0.05，均值为 0.07，2018 年度中位数为 0.05，均值为 0.06；二级公立医院 2017 年度中位数为 0.05，均值为 0.17，2018 年度中位数为 0.05，均值为 0.07；三级民营医院 2017 年度中位数为 0.09，均值为 0.10，2018 年度中位数为 0.07，均值为 0.08；二级民营医院 2017 年度中位数为 0.07，均值为 0.08，2018 年度中位数为 0.07，均值为 0.08（图 4-3-2-3）。

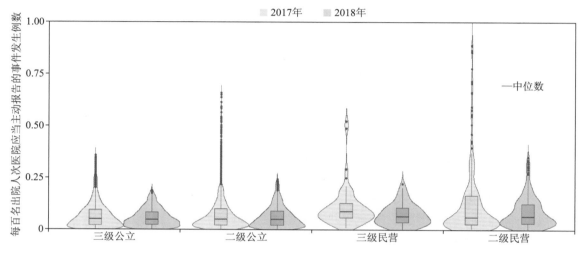

图 4-3-2-3　2017 年、2018 年每百名出院人次医院应当主动（署名）报告的五类事件发生例数四分位分布情况

　　每百名出院人次医院内部（匿名）不良事件报告系统中收集的不良事件/错误发生例数，三级公立医院 2017 年度中位数为 0.26，均值为 0.53，2018 年度中位数为 0.29，均值为 0.57；二级公立医院 2017 年度中位数为 0.26，均值为 0.42，2018 年度中位数为 0.26，均值为 0.45；三级民营医院 2017 年度中位数为 0.48，均值为 0.81，2018 年度中位数为 0.42，均值为 0.64；二级民营医院 2017 年度中位数为 0.39，均值为 0.66，2018 年度中位数为 0.36，均值为 0.66（图 4-3-2-4）。

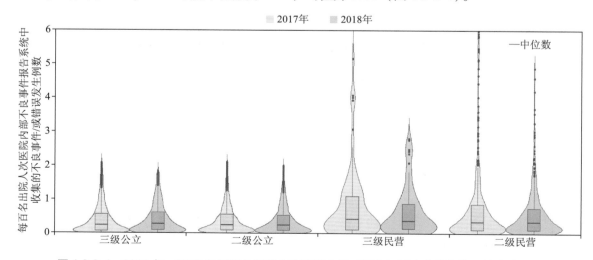

图 4-3-2-4　2017 年、2018 年每百名出院人次医院内部（匿名）不良事件报告系统中收集的不良事件/错误发生例数四分位分布情况

## （二）院均不良事件发生例数

通过监测我们发现，各医疗机构对医院不良事件/错误的管理仍有所欠缺，院均不良事件/错误上报例数远低于实际发生例数，三级医院不良事件上报例数明显多于二级医院（图4-3-2-5）。下一步，对医院安全文化的认知及管理仍需加强。

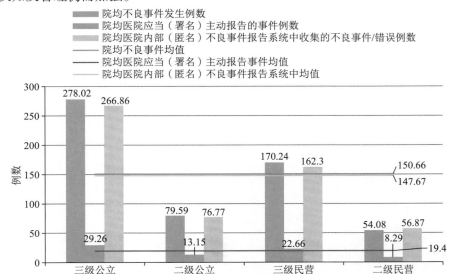

图 4-3-2-5　2018 年院均不良事件发生情况

## （三）床均不良事件发生情况

相关性情况见图 4-3-2-6 及图 4-3-2-7。

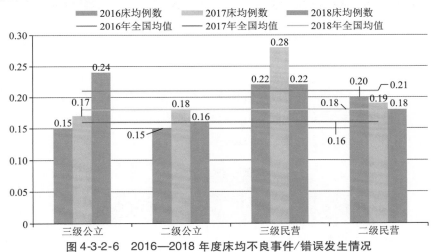

图 4-3-2-6　2016—2018 年度床均不良事件/错误发生情况

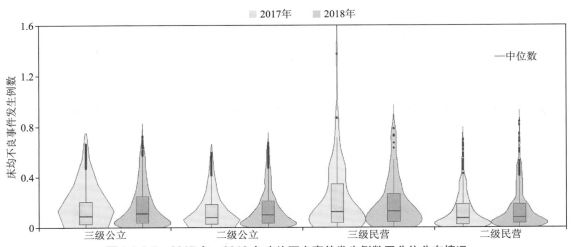

图 4-3-2-7　2017 年、2018 年床均不良事件发生例数四分位分布情况

## 二、医院应当主动（署名）报告的"五类"事件发生情况

**（一）医院应当主动（署名）报告的"五类"事件的例数及构成情况**

（1）抽样医院共填写应当主动（署名）报告的"五类"事件 62 730 例（图 4-3-2-8），其中：

➤ 发生"住院患者失踪"隐患或行为的 2363 例

➤ 发生"住院患者自杀"隐患或行为的 1759 例

➤ 发生"产房新生儿被抱错"隐患或行为的 33 例

➤ 发生"手术、介入诊疗患者、术式及部位选择错误"隐患或行为 630 例

➤ 发生"住院患者坠床与跌倒"隐患或行为的 57 945 例

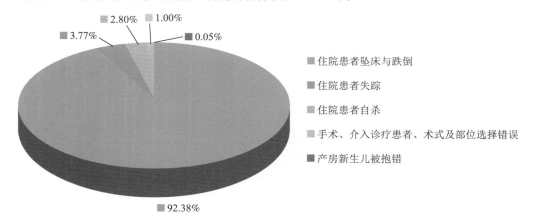

图 4-3-2-8　抽样医院应当主动（署名）报告的"五类"事件类别构成比例

（2）62 730 例"五类"事件的类别与造成损害的轻重程度（图 4-3-2-9），其中：

➤ Ⅰ级事件：发生错误，造成患者死亡（损害程度ⅠⅠ级）747 例（1.19%）

➤ Ⅱ级事件：发生错误，且造成患者伤害（损害程度 E、F、G、H 级）14 169 例（22.59%）

➤ Ⅲ级事件：发生错误，但未造成患者伤害（包括损害程度 B、C、D 级）39 994（63.76%）

➤ Ⅳ级事件：错误未发生（错误隐患）（包括损害程度 A 级）7820 例（12.47%）

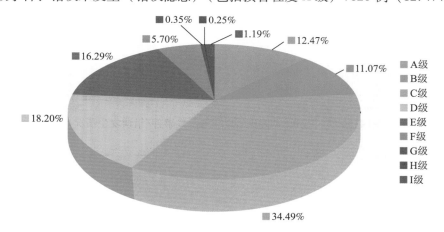

图 4-3-2-9　2019 年抽样医院应当主动（署名）报告的"五类"事件给患者造成损害级别构成比例

**（二）不同级别类别医疗机构"五类"事件发生的分布情况**

抽样医院应当主动（署名）报告的"五类"事件中，三级公立医院 38 270 例，二级公立医院 20 447 例，三级民营医院 1518 例，二级民营医院 2495 例，公立医院是主动报告事件的主力。在不同级别类别医院中，应当主动报告的事件占比最高的均为"住院患者坠床与跌倒"，占比最低的均为"产房新生儿被抱错"（图 4-3-2-10）。

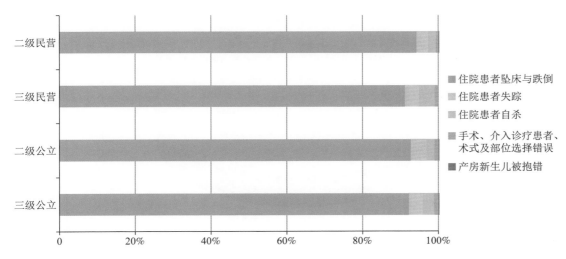

图 4-3-2-10　2018 年不同级别类别医院应当主动（署名）报告的"五类"事件各自构成比较

## 三、医院内部（匿名）不良事件报告系统中收集的不良事件/错误

**（一）医院内部（匿名）不良事件报告系统中收集的不良事件/错误例数及构成情况**

抽样医院共填报各自医院内部不良事件（匿名）报告系统中收集的不良事件/错误 553759 例，排前 3 位的分别是"药品使用与管理错误"185 219 例（33.45%），"护理（基础）操作与管理错误"84 661 例（15.29%），"医疗设施、设备使用与管理错误"49 135 例（8.87%）（图 4-3-2-11，图 4-3-2-12）。其中：

Ⅰ级事件：发生错误，造成患者死亡（损害程度 Ⅰ 级）1579 例（0.29%）；

Ⅱ级事件：发生错误，且造成患者伤害（损害程度 E、F、G、H 级）48 125 例（8.69%）；

Ⅲ级事件：发生错误，但未造成患者伤害（包括损害程度 B、C、D 级）320 485 例（57.87%）；

Ⅳ级事件：错误未发生（错误隐患）（包括损害程度 A 级）183 570 例（33.15%）。

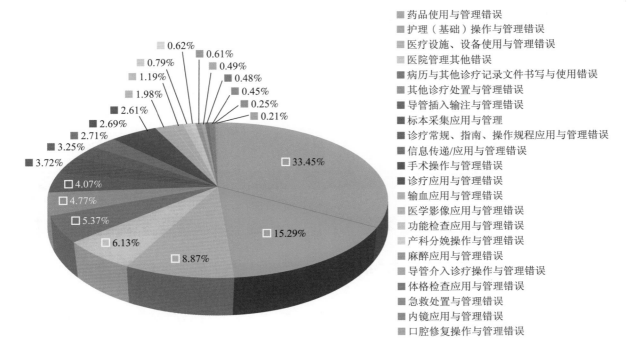

图 4-3-2-11　抽样医院内部（匿名）系统收集的医疗安全（不良）事件/错误类别构成

517

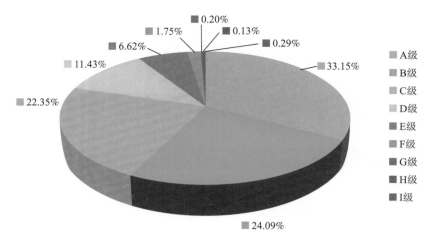

图 4-3-2-12 抽样医院内部（匿名）系统收集的医疗安全（不良）事件/错误给患者造成损害级别构成

**（二）不同级别类别医疗机构收集的医疗安全（不良）事件/错误的分布情况**

抽样医院应当主动报告的事件中，三级公立医院 374 119 例（67.56%），二级公立医院 145 142 例（26.21%），三级民营医院 13 633 例（2.46%），二级民营医院 20 865 例（3.77%），三级公立医院内部报告系统中收集医疗安全（不良）事件/错误占比最高。

不同级别类别医院中，"药品使用与管理错误"占比最高，排名第 2 位的为"护理（基础）操作与管理错误"，而二

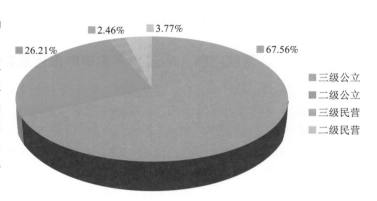

图 4-3-2-13 不同级别类别医院内部（匿名）系统收集医疗安全（不良）事件例数比较

级民营医院为"病历与其他整理记录文件书写与使用错误"，这与上一年度结论一致（图 4-3-2-13，图 4-3-2-14）。

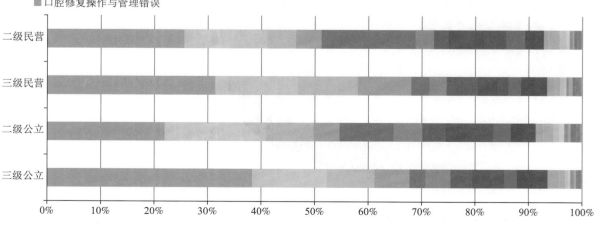

图 4-3-2-14 不同级别类别医院内部系统收集医疗安全（不良）事件构成比较

## 四、各省份不良事件/错误上报总体情况

收集医疗不良事件信息，发布警示信息，从而发现医院安全系统存在的不足，提高目前医院的系统安全水平，跨出建立医疗安全体系持续改进的第一步，这一做法已被国际上广泛采用。

从本年度各省份被抽样医疗机构内部不良事件指标上报总体情况来看，上报例数越多及相关比值越高的省份，并非是医疗安全情况不佳，而是明确表达了该省份（如前3位的浙江省、广东省、山东省）的医疗机构对"不良事件"上报工作的重视程度较高（表4-3-2-2）。提高医疗安全的措施到位，进而为下一步促进医院文化建设，应用质量管理工具，深入开展安全持续改进工作，营造了良好的医疗安全文化氛围。

表 4-3-2-2　2018 年各省（区、市）抽样纳入医疗机构医疗安全（不良）事件发生总体情况
（按照抽样医疗机构不良事件指标上报例数降序排列）

| 省份 | 抽样医疗机构数 | 抽样医疗机构不良事件指标上报例数 | 每百名出院人次不良事件发生例数 | 床均不良事件发生例数 | 其中，每百名出院人次医院应当主动（署名）报告的事件发生例数 | 床均医院应当（署名）主动报告的事件发生例数 | 其中，每百名出院人次医院内部（匿名）不良事件报告系统中收集的不良事件/错误发生例数 | 床均医院内部（匿名）不良事件报告系统中收集的不良事件/错误发生例数 |
|---|---|---|---|---|---|---|---|---|
| 浙江 | 226 | 91 000 | 1.34 | 0.35 | 0.1 | 0.03 | 1.38 | 0.35 |
| 广东 | 399 | 61 863 | 0.59 | 0.24 | 0.07 | 0.03 | 0.55 | 0.23 |
| 山东 | 295 | 54 551 | 0.57 | 0.23 | 0.06 | 0.03 | 0.54 | 0.22 |
| 江苏 | 193 | 34 877 | 0.49 | 0.2 | 0.06 | 0.03 | 0.45 | 0.19 |
| 河北 | 251 | 34 222 | 0.61 | 0.23 | 0.06 | 0.02 | 0.61 | 0.23 |
| 福建 | 101 | 32 395 | 1.21 | 0.51 | 0.06 | 0.03 | 1.25 | 0.52 |
| 河南 | 154 | 27 982 | 0.43 | 0.17 | 0.05 | 0.02 | 0.39 | 0.16 |
| 四川 | 284 | 25 736 | 0.41 | 0.16 | 0.06 | 0.02 | 0.36 | 0.14 |
| 江西 | 204 | 24 978 | 0.63 | 0.24 | 0.11 | 0.04 | 0.57 | 0.22 |
| 湖北 | 139 | 24 155 | 0.49 | 0.2 | 0.06 | 0.02 | 0.46 | 0.18 |
| 云南 | 197 | 22 612 | 0.5 | 0.21 | 0.06 | 0.02 | 0.48 | 0.2 |
| 陕西 | 180 | 20 260 | 0.52 | 0.2 | 0.07 | 0.03 | 0.48 | 0.19 |
| 新疆 | 69 | 17 566 | 0.98 | 0.41 | 0.05 | 0.02 | 0.95 | 0.4 |
| 广西 | 141 | 14 855 | 0.39 | 0.17 | 0.05 | 0.02 | 0.38 | 0.16 |
| 安徽 | 106 | 13 564 | 0.39 | 0.15 | 0.07 | 0.03 | 0.35 | 0.14 |
| 重庆 | 101 | 12 754 | 0.53 | 0.2 | 0.1 | 0.04 | 0.47 | 0.18 |
| 湖南 | 118 | 12 310 | 0.33 | 0.13 | 0.06 | 0.02 | 0.3 | 0.12 |
| 北京 | 73 | 10 000 | 0.48 | 0.19 | 0.06 | 0.02 | 0.47 | 0.18 |
| 贵州 | 81 | 8988 | 0.38 | 0.16 | 0.05 | 0.02 | 0.36 | 0.15 |
| 山西 | 138 | 8785 | 0.43 | 0.06 | 0.04 | 0.01 | 0.47 | 0.06 |
| 内蒙古 | 60 | 8771 | 0.71 | 0.24 | 0.1 | 0.03 | 0.68 | 0.23 |

续表

| 省份 | 抽样医疗机构数 | 抽样医疗机构不良事件指标上报例数 | 每百名出院人次不良事件发生例数 | 床均不良事件发生例数 | 其中，每百名出院人次医院应当主动（署名）报告的事件发生例数 | 床均医院应当（署名）主动报告的事件发生例数 | 其中，每百名出院人次医院内部（匿名）不良事件报告系统中收集的不良事件/错误发生例数 | 床均医院内部（匿名）不良事件报告系统中收集的不良事件/错误发生例数 |
|---|---|---|---|---|---|---|---|---|
| 甘肃 | 44 | 8690 | 0.73 | 0.26 | 0.06 | 0.02 | 0.77 | 0.28 |
| 上海 | 79 | 8129 | 0.29 | 0.14 | 0.04 | 0.02 | 0.29 | 0.14 |
| 辽宁 | 124 | 6065 | 0.17 | 0.06 | 0.03 | 0.01 | 0.18 | 0.06 |
| 海南 | 30 | 4825 | 0.67 | 0.26 | 0.09 | 0.04 | 0.63 | 0.24 |
| 天津 | 53 | 4536 | 0.39 | 0.14 | 0.04 | 0.01 | 0.37 | 0.13 |
| 吉林 | 69 | 4216 | 0.23 | 0.08 | 0.03 | 0.01 | 0.24 | 0.08 |
| 青海 | 30 | 3962 | 0.89 | 0.29 | 0.07 | 0.02 | 0.88 | 0.28 |
| 黑龙江 | 59 | 3357 | 0.18 | 0.06 | 0.02 | 0.01 | 0.18 | 0.06 |
| 兵团 | 18 | 3196 | 0.78 | 0.28 | 0.1 | 0.04 | 0.68 | 0.25 |
| 宁夏 | 27 | 2039 | 0.32 | 0.12 | 0.03 | 0.01 | 0.31 | 0.11 |
| 西藏 | 20 | 897 | 0.86 | 0.23 | 0.04 | 0.01 | 0.88 | 0.24 |
| 全国 | 4063 | 612 136 | 0.56 | 0.21 | 0.06 | 0.02 | 0.54 | 0.2 |

## 第三节　医疗安全（不良）事件过程质量情况分析

对 2018 年度国家医疗质量管理与控制信息网（www.ncis.cn）升级后的新版"医疗安全报告与学习系统 v3.0"接收的全国各级医疗机构自愿上报的医疗安全（不良）事件（以下简称"不良事件"）数据，最终共有 6995 条不良事件数据纳入分析。

### 一、医疗安全（不良）事件类别及设置情况

医疗安全报告与学习系统将不良事件分为 15 类，分别为：药品使用与管理类、治疗与处置使用与管理类、医技检查使用与管理类、临床护理与管理类、导管使用与管理类、设备器械使用与管理类、输血使用与管理类、麻醉使用与管理类、手术使用与管理类、跌倒坠床事件类、输液反应事件类、住院压力性损伤事件类、体内假体装置植入物和移植物事件、药物不良反应事件、其他安全管理及意外伤害事件类。

2018 年，6995 条不良事件数据中占比最多的前五位的医疗安全（不良）事件分别为临床护理与管理类（19.17%）、其他安全管理及意外伤害事件类（15.26%）、药品使用与管理类（13.22%）、药物不良反应事件（11.10%）、跌倒坠床事件类（7.69%），占全部发生事件的 2/3（图 4-3-3-1）。

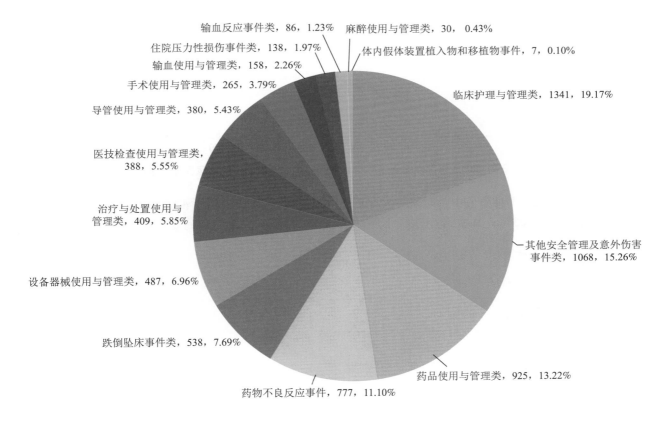

图 4-3-3-1　2018 年医疗安全（不良）事件发生类别

### 二、医疗安全（不良）事件发生情况

2018 年，在 6995 条不良事件数据中，医疗安全（不良）事件等级从重到轻共分为四类。其中，Ⅲ级事件（发生错误，但未造成患者伤害）发生的占比最高，为 64.57%；发生错误，且造成患者伤害或死亡（Ⅰ级事件和Ⅱ级事件）发生的占比为 16.64%（表 4-3-3-1）。

表 4-3-3-1　2018 年医疗安全（不良）事件类别情况

| 事 件 等 级 | 例数 | 百分比（%） |
|---|---|---|
| Ⅰ级事件：发生错误，造成患者死亡（包括损害程度Ⅰ级） | 34 | 0.49 |
| Ⅱ级事件：发生错误，且造成患者伤害（包括损害程度 E、F、G、H 级） | 1130 | 16.15 |
| Ⅲ级事件：发生错误，但未造成患者伤害（包括损害程度 B、C、D 级） | 4517 | 64.57 |
| Ⅳ级事件：错误未发生（错误隐患）（包括损害程度 A 级） | 1252 | 17.90 |
| 无法确定 | 62 | 0.89 |

给患者造成损害的轻重程度分级情况如图 4-3-3-2 所示，不良事件累及到患者但没有造成伤害的占比最高（C 级 37.11%），超过三分之一；客观环境或条件可能引发不良事件（A 级不良事件隐患）占比为 17.90%；而不良事件造成患者暂时性伤害并需要进行治疗或干预（E 级）为 13.85%；其中，82.48% 不良事件未发生或未给患者造成伤害（A ~ D 级）。

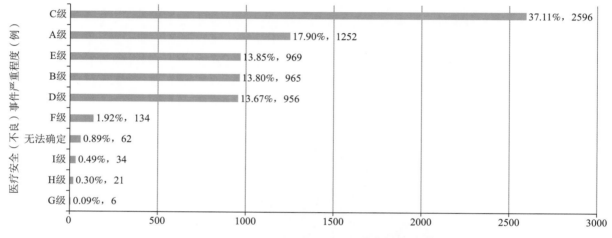

图 4-3-3-2　2018 年医疗安全（不良）事件给患者造成损害的轻重程度分级情况

2018 年度上报的不良事件中，对事件发生时当事患者诊疗途径进行了汇总分析，其中，住院发生的比例最高，为 74.25%；其次诊疗途径不明的，占 14.44%；占比最少的是访客或家属，为 0.30%（图 4-3-3-3）。

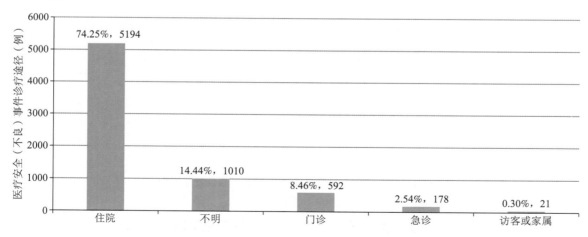

图 4-3-3-3　2018 年医疗安全（不良）事件发生当事患者诊疗途径

医疗安全报告与学习系统收集了不良事件发生地点情况，主要地点包括：门诊、急诊、普通病房（含病房、走廊、浴室、护理站等病房所涵盖之区域）、高危服区域（手术室、介入室、分娩室与血液透析室等）、重症诊疗单元（ICU、CCU、RCU、血液透析中心）、日间诊疗单元（手术、肿瘤化疗等）、医技科室、公共活动区、其他服务区域、不明。其中，不良事件发生最多的地点是普通病房（61.12%），医技科室占6%，门诊为5.03%（图4-3-3-4）。

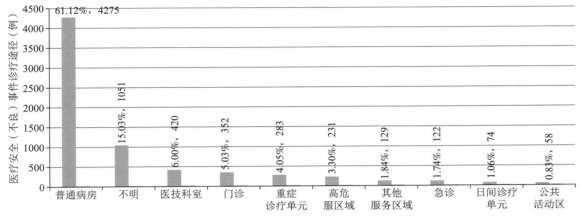

图4-3-3-4　2018年医疗安全（不良）事件发生地点

图4-3-3-5展示了医疗机构不良事件发生后的处置方式情况，其中占比最多的是对症处置（43.19%），无须需处置的占33.42%，需要进行紧急救治的占4.90%。

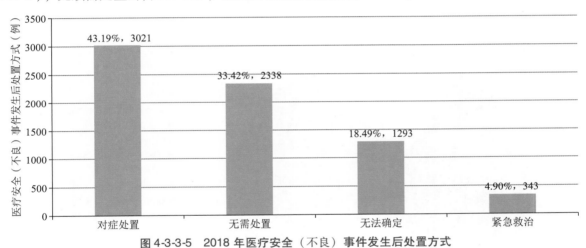

图4-3-3-5　2018年医疗安全（不良）事件发生后处置方式

## 三、医疗安全（不良）事件造成的影响

### （一）不良事件发生涉及人数情况

2018年度医疗安全报告与学习系统对不良事件发生涉及人数情况进行了收集，其中71.27%的不良事件涉及1人，涉及2人的占7.13%，涉及3人的占4.13%；不良事件涉及人数超过3人以上的仅占3.73%（表4-3-3-2）。

表4-3-3-2　2018年医疗安全（不良）事件发生涉及人数情况

| 涉及人数 | 例数 | 百分比（%） |
| --- | --- | --- |
| 1人 | 4985 | 71.27 |
| 2人 | 499 | 7.13 |
| 3人 | 289 | 4.13 |
| 4人 | 90 | 1.29 |
| 5人 | 62 | 0.89 |

| 涉及人数 | 例数 | 百分比（％） |
|---|---|---|
| 6 人 | 59 | 0.84 |
| 7 人 | 7 | 0.10 |
| 8 人 | 5 | 0.07 |
| 9 人 | 3 | 0.04 |
| 10 人 | 2 | 0.03 |
| >10 人 | 33 | 0.47 |
| 不明 | 961 | 13.74 |

**（二）患者所处的诊疗疾病状态**

2018 年度对于不良事件发生时，患者所处的诊疗疾病状态进行统计分析，其中，不良事件发生时，患者患有呼吸系统疾病、神经系统疾病、消化系统疾病及肿瘤的占比分别为 10.64%、8.55%、6.83%、6.79%，约占所有患者的三分之一；而所患疾病不明的占比最多，为 28.25%（图 4-3-3-6）。

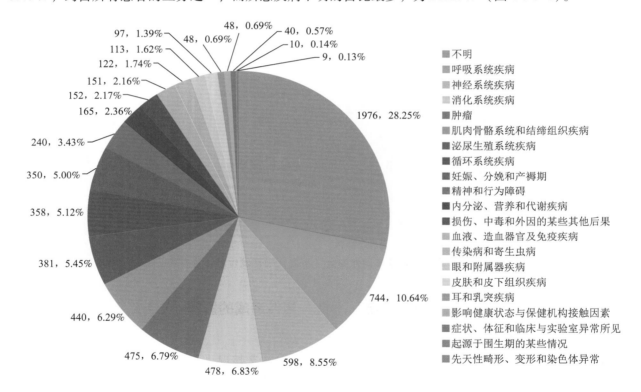

图 4-3-3-6 2018 年不良事件发生时患者诊疗疾病情况

**（三）不良事件的发生给患者造成的功能损害**

在所有上报的不良事件中，不良事件的发生给患者造成的损害，医疗安全报告与学习系统对其做了分类，包含：皮肤黏膜功能损害、呼吸系统功能损害、泌尿系统功能损害、下肢功能损害、神经系统功能损害、心血管系统功能损害、上肢功能损害、行走损害、意识损害、视觉损害、精神损害、痴呆/记忆损害、语言损害、听觉损害、无任何损害及无法确定。如图 4-3-3-7 所示，48.03% 的不良事件未对患者造成任何损害，无法确定是否对患者造成损害的占比为 31.97%，对患者造成皮肤黏膜功能损害的占比为 11.48%，其他功能损害占比较小，共占 8.52%。

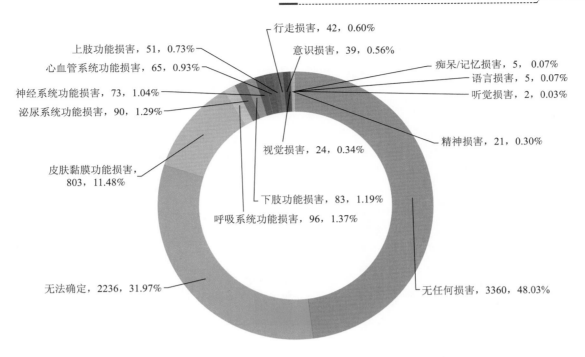

图 4-3-3-7 2018 年医疗安全（不良）事件给患者造成的损害情况

## 四、医疗安全（不良）事件发生当事人的情况

2018 年度所有上报的医疗安全（不良）事件中，不良事件发生人占比最多的为护士/护工，占不良事件发生数的一半以上；其次为医师，约占三分之一的比例；药剂人员占比相对较小，为2.73%；这三类人员发生不良事件的数量的占比超过90%（图4-3-3-8）。

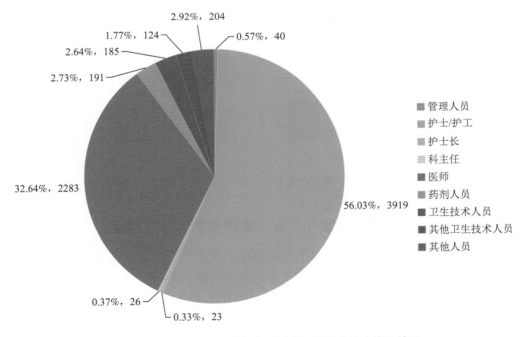

图 4-3-3-8 2018 年医疗安全（不良）事件发生人岗位情况

在所有上报的不良事件中，不良事件发生人的职称情况如图4-3-3-9所示。其中，初级职称的工作人员发生不良事件的比例超过一半，占54.64%；其次是中级职称，为26.93%；排在第三位无职称的工作人员，为9.26%；而副高及以上职称的工作人员发生不良事件的比例不到10%。从图4-3-3-10可

以看出，工作年限越长的工作人员发生不良事件的比例越小。其中，工作5年及以下的人员发生不良事件的例数最多，占47.78%；其次为6~10年，为27.77%；工作15年及以下的人员发生不良事件的例数约占85%；工作20年以上的人员发生不良事件占比为7.22%。

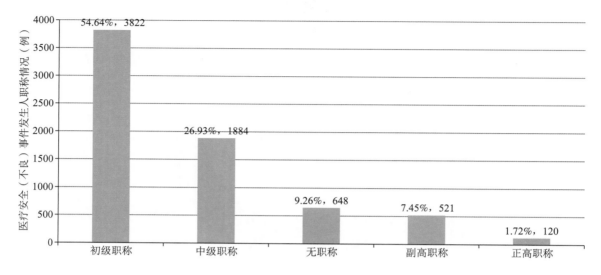

图4-3-3-9　2018年医疗安全（不良）事件发生人职称情况

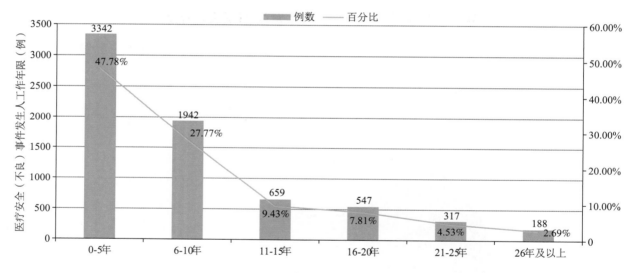

图4-3-3-10　2018年医疗安全（不良）事件发生人工作年限情况

## 五、医疗安全（不良）事件预防方法及措施

2018年，医疗安全报告与学习系统收集了不良事件上报人员关于预防该类医疗安全（不良）事件再次发生的方法与措施，并设置了5类内容、23条选项供填报人进行回答。其中超过一半选择了"加强教育培训"；选择"其他可能因素"的为24.65%；选择"加强相互间的沟通"占20.67%；而更新规章制度流程和改善医院行政管理系统运行模式占比较少（图4-3-3-11）。

在选择"加强培训教育"中，超过一半选择了"加强卫生技术人员技能培训教育"，其次是"加强现行制度流程、指南规范的再教育培训"；在"更新规章制度流程中"选择最多的是"加强更新后的制度流程、指南规范的培训教育"；在"改变医院行政管理系统运行模式"中，"改进公共服务设施的配置"是选择最多的；在"加强相互间的沟通"中，最令人关注的两项为"改变与患者和亲属的沟通模式"及"加强卫生技术人员间的相互沟通"（表4-3-3-3）。

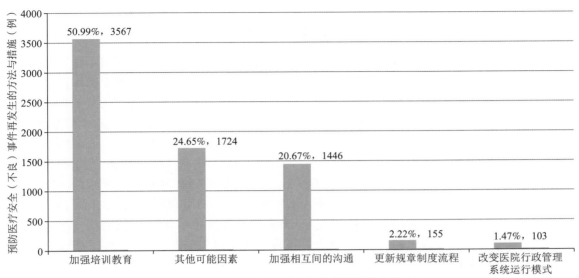

图 4-3-3-11　2018 年预防不良事件再次发生的方法

表 4-3-3-3　2018 年预防不良事件再次发生的措施

| 方　法　与　措　施 | | 例数 | 百分比（%） |
|---|---|---|---|
| 加强培训教育 | 加强患者与亲属健康培训教育 | 704 | 10.06 |
| | 加强卫生技术人员技能培训教育 | 1889 | 27.01 |
| | 加强卫生技术人员维护患者合法权益的培训教育 | 43 | 0.61 |
| | 加强现行制度流程、指南规范的再培训教育 | 863 | 12.34 |
| | 其他 | 68 | 0.97 |
| 更新规章制度流程 | 加强更新后的制度流程、指南规范的培训教育 | 38 | 0.54 |
| | 制定与更新规章制度 | 16 | 0.23 |
| | 制定与更新患者安全目标 | 26 | 0.37 |
| | 制定与更新患者服务流程 | 31 | 0.44 |
| | 制定与更新临床医嘱的警示系统 | 12 | 0.17 |
| | 制定与更新临床诊疗指南 | 26 | 0.37 |
| | 其他 | 6 | 0.09 |
| 改变医院行政管理系统运行模式 | 改进公共服务设施的配置 | 53 | 0.76 |
| | 改善人力资源配置与应急调配 | 17 | 0.24 |
| | 建立管理制度与规范执行力监管与通报 | 13 | 0.19 |
| | 医院行政管理流程 | 12 | 0.17 |
| | 医院行政管理制度 | 3 | 0.04 |
| | 其他 | 5 | 0.07 |
| 加强相互间的沟通 | 改变行政管理系统的沟通模式 | 12 | 0.17 |
| | 改变与患者和亲属的沟通模式 | 821 | 11.74 |
| | 加强卫生技术人员相互间的沟通 | 331 | 4.73 |
| | 其他 | 282 | 4.03 |
| 其他可能因素 | | 1724 | 24.65 |
| 合　计 | | 6995 | 100 |

# 六、小　结

医疗安全（不良）事件报告工作是有效提升医疗质量与安全管理成效的重要手段。1999年美国医疗卫生保健质量委员会与美国医学研究所发表的《错误人人皆有，构建一个更安全的保健系统》书中，作者1997年对2个州3360万住院患者进行调查，发现其中不良事件发生率分别为2.6%和3.7%，有4.4万人死于医疗差错。2001年，英国Charles Vincent对1014个诊疗记录进行回顾性研究，发现10.8%的患者发生了不良事件，三分之一的不良事件导致中度或重度残疾或死亡；而其中一半的不良事件是可以通过护理等手段进行预防。2009年M Zegers等人对荷兰21家医院的7926条住院记录进行回顾性调查，发现不良事件平均发生率为5.7%。美国卫生与公共服务部2010年《ADVERSE EVENTS IN HOSPITALS：NATIONAL INCIDENCE AMONG MEDICARE BENEFICIARIES》报告中提到13.5%的Medicare参保住院患者在住院期间发生了不良事件。0.6%的患者发生了国家品质论坛（National Quality Forum，NQF）严重可报告事件（符合NQF重大可报告事件清单中的事件），1.0%的患者发生了HAC事件，发生不良事件的患者中13.1%患者发生了F～I级的伤害。1.5%的患者发生了导致死亡的不良事件（I级）。2019年Keisuke Tanaka等对妇产医院不良事件发生率进行了系统综述，最终纳入3个研究进行分析，发现妇产医院不良事件发生率为10.8%，其中52.5%是可以预防的，不良事件造成的死亡率为1.2%。

我国早在2007年中国医院协会制定安全目标时，就将"鼓励主动报告医疗安全不良事件"作为患者安全目标提出，2009年由卫生部医政司主办，中国医院协会承办的医疗安全（不良）事件上报系统上线，开始实施不良事件匿名、自愿性质的上报监测。2013年该系统正式归入医政医管局建设的"国家医疗质量管理与控制信息网"（www.ncis.cn），由国家卫生健康委医院管理研究所负责管理，继续进行不良事件过程质量监测工作。

在此系统基础上，自2017年开始，国家卫生健康委医政医管局在全国医疗质量抽样调查中增加"医疗安全（不良）事件/错误报告"数据收集，至今已是第3年，旨在为国家医疗质量与安全管理提供基线数据。从数据分析结果看，2019年全国医疗质量抽样调查中抽取的2018年度4063家医疗机构每百名出院人次不良事件/错误的发生例数均值仅为0.61，远远低于当前国际上的平均水平，一方面，可能存在部分医疗机构漏报、瞒报、不报的实际情况，另一方面，多数医疗机构在医疗安全管理的理念和对"事件"的认知上仍然存在明显的差距，需要进一步开展医院安全文化建设，强化医疗安全不良事件管理工作，建设更安全的医疗卫生系统仍然任重而道远。

下一步，建议今后各级各类医疗机构应在以下几方面加强医疗安全（不良）事件的管理：

一是，进一步认真贯彻与落实国家卫生健康委医政医管局发布《关于进一步加强患者安全管理工作的通知》（国卫办医发〔2018〕5号）的要求，完善医疗安全（不良）事件管理相关制度与工作机制，引导和鼓励医务人员主动发现和上报医疗安全（不良）事件的积极性，构建非惩罚性文化氛围。

二是，国家医疗质量管理与控制信息网（www.ncis.cn）升级后的新版"医疗安全报告与学习系统v3.0"，自2020年起面向全国各级各类医疗机构开放数据接口，接受各级医疗机构自愿上报的医疗安全（不良）事件，及时发布相关学习信息。

三是，各级医疗机构要不断加强培训工作，重点明确安全事件的分级、分类管理，持续提高医务人员识别与防范医疗安全（不良）事件的意识和能力。

四是，建立完善本机构的医疗安全（不良）事件报告信息系统，利用信息系统对事件信息进行全面分析，从中查找事件风险点和关键环节，不断持续改进医疗质量，促进医疗安全（不良）事件的有效管理，运用好质量管理工具，持续开展医院安全文化建设活动。

# 第五部分

# 基于 DRGs 的医疗服务绩效差异评价

本报告是采用"疾病诊断相关分组（Diagnosis Related Groups，DRGs）的医疗服务绩效评价"工具，对2016年至2018年全国及各省（区、市）医疗服务进行绩效评价，同时对呼吸内科等13个临床专科进行服务绩效评价。

样本来自国家医院质量监测系统（HQMS）和国家医疗质量管理与控制信息网（NCIS）收集的2016年至2018年3638家二级、三级医院2.7亿例住院病案首页数据。

本项评价的目的是为各省（区、市）、各医院、各医疗机构、各临床科室运用"DRGs的医疗服务绩效评价"工具，开展医疗服务绩效差异评价活动，提供对照的基础数据。

评价是基于按DRGs医疗服务绩效评价指标*，采用"2018版全国诊断相关分组（CN-DRG 2018）"分组方案，围绕住院服务"能力""效率""安全"3个维度进行评价，具体评价指标见表5-0-0-1。

表 5-0-0-1　2018 年基于 DRGs 进行医疗服务绩效评价指标一览表

| 维度 | 指标 | 评价内容 | 指 标 性 质 |
|---|---|---|---|
| 能力 | DRGs 组数 | 治疗病例所覆盖疾病类型的范围 | 高优指标，指标值越高，治疗疾病类型越广，能力越强。 |
| | 病例组合指数 | 治疗病例的平均技术难度水平 | 高优指标，指标值越高，治疗病例的平均技术水平越高。 |
| 效率 | 费用消耗指数 | 治疗同类疾病所花费的费用 | 低优指标，指数值越低，说明治疗同类疾病的费用效率越高。 |
| | 时间消耗指数 | 治疗同类疾病所花费的时间 | 低优指标，指数值越低，说明治疗同类疾病的时间效率越高。 |
| 安全 | 低风险组死亡率 | 疾病本身导致死亡概率极低的病例死亡率 | 低优指标，指标值越低，医疗安全水平越好。 |
| | 中低风险组死亡率 | 疾病本身导致死亡概率较低的病例死亡率 | 低优指标，指标值越低，医疗安全水平越好。 |
| | 高风险组死亡率 | 疾病本身导致死亡概率较高的病例死亡率 | 低优指标，指标值越低，急危重症治疗能力越好。 |

---

＊ 国家卫生健康委员会医政医管局，北京市卫生计生委信息中心. CN-DRGs 分组方案（2018 版）[M]. 北京：北京大学医学出版社，2019.

# 第一章

# 全国及各省份医疗服务
# DRGs 绩效差异评价

## 第一节 全国二级、三级医院医疗服务 DRGs 绩效差异评价

### 1. 医疗服务能力

2016—2018 年，全国二级、三级医院总体医疗服务广度呈上升趋势，DRGs 组数中位数由 430 组提升至 436 组。其中，三级医院 DRGs 组数的中位数由 535 组增加至 563 组，二级医院 DRGs 组数的中位数由 328 组增加至 331 组（图 5-1-1-1）。

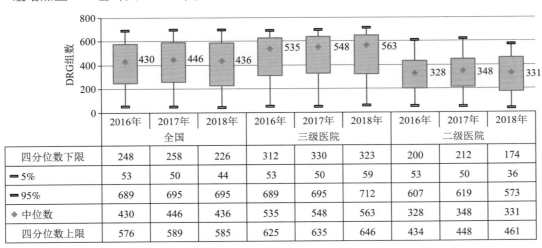

| | 2016年 | 2017年 | 2018年 | 2016年 | 2017年 | 2018年 | 2016年 | 2017年 | 2018年 |
|---|---|---|---|---|---|---|---|---|---|
| | | 全国 | | | 三级医院 | | | 二级医院 | |
| 四分位数下限 | 248 | 258 | 226 | 312 | 330 | 323 | 200 | 212 | 174 |
| ▬5% | 53 | 50 | 44 | 53 | 50 | 59 | 53 | 50 | 36 |
| ▬95% | 689 | 695 | 695 | 689 | 695 | 712 | 607 | 619 | 573 |
| ◆ 中位数 | 430 | 446 | 436 | 535 | 548 | 563 | 328 | 348 | 331 |
| 四分位数上限 | 576 | 589 | 585 | 625 | 635 | 646 | 434 | 448 | 461 |

图 5-1-1-1　2016—2018 年二级、三级医院 DRGs 组数变化

2016—2018 年，全国二级、三级医院总体 CMI 在 0.15～2.84 范围内变动，2018 年中位数为 0.87，病例组合指数（case mix index，CMI）的变动范围小于 2016 年和 2017 年，离散度降低。其中，三级医院 CMI 的中位数由 0.95 上升至 0.97，二级医院 CMI 的中位数 2016 年和 2017 年由 0.84 降低至 2018 年的 0.80（图 5-1-1-2）。

### 2. 医疗服务效率

2016—2018 年，全国二级、三级医院总体住院费用效率略微下降，2018 年费用消耗指数为 0.85，相比 2016 年增加了 0.04，但费用消耗指数仍远低于 1.00 的平均水平，费用效率仍然较高。三级医院费用效率保持稳定，2016 年至 2018 年费用消耗指数的中位数均为 1.03。二级医院费用消耗指数的中位数由 0.64 上升至 0.70，二级医院费用消耗指数中位数虽然较低，但总体变异较大（费用消耗指数最大值为 18.53，最小值为 0.07），需进一步关注（图 5-1-1-3）。

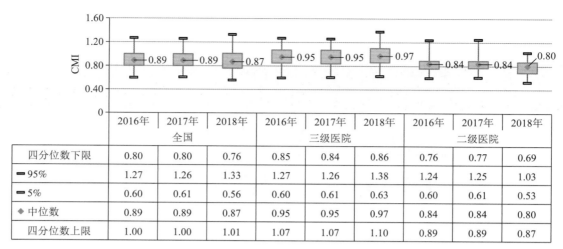

| | 2016年 | 2017年 | 2018年 | 2016年 | 2017年 | 2018年 | 2016年 | 2017年 | 2018年 |
|---|---|---|---|---|---|---|---|---|---|
| | | 全国 | | | 三级医院 | | | 二级医院 | |
| 四分位数下限 | 0.80 | 0.80 | 0.76 | 0.85 | 0.84 | 0.86 | 0.76 | 0.77 | 0.69 |
| ━ 95% | 1.27 | 1.26 | 1.33 | 1.27 | 1.26 | 1.38 | 1.24 | 1.25 | 1.03 |
| ━ 5% | 0.60 | 0.61 | 0.56 | 0.60 | 0.61 | 0.63 | 0.60 | 0.61 | 0.53 |
| ◆ 中位数 | 0.89 | 0.89 | 0.87 | 0.95 | 0.95 | 0.97 | 0.84 | 0.84 | 0.80 |
| 四分位数上限 | 1.00 | 1.00 | 1.01 | 1.07 | 1.07 | 1.10 | 0.89 | 0.89 | 0.87 |

图 5-1-1-2　2016—2018 年二级、三级医院 CMI 变化

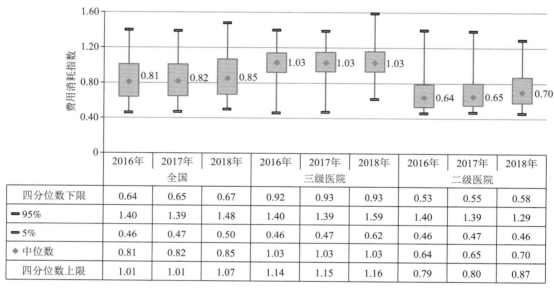

| | 2016年 | 2017年 | 2018年 | 2016年 | 2017年 | 2018年 | 2016年 | 2017年 | 2018年 |
|---|---|---|---|---|---|---|---|---|---|
| | | 全国 | | | 三级医院 | | | 二级医院 | |
| 四分位数下限 | 0.64 | 0.65 | 0.67 | 0.92 | 0.93 | 0.93 | 0.53 | 0.55 | 0.58 |
| ━ 95% | 1.40 | 1.39 | 1.48 | 1.40 | 1.39 | 1.59 | 1.40 | 1.39 | 1.29 |
| ━ 5% | 0.46 | 0.47 | 0.50 | 0.46 | 0.47 | 0.62 | 0.46 | 0.47 | 0.46 |
| ◆ 中位数 | 0.81 | 0.82 | 0.85 | 1.03 | 1.03 | 1.03 | 0.64 | 0.65 | 0.70 |
| 四分位数上限 | 1.01 | 1.01 | 1.07 | 1.14 | 1.15 | 1.16 | 0.79 | 0.80 | 0.87 |

图 5-1-1-3　2016—2018 年二级、三级医院费用消耗效率变化

2016—2018 年，全国二级、三级医院总体住院时间效率保持稳定，2016 年和 2017 年时间消耗指数的中位数均为 1.00，2018 年为 1.01，略有增长。其中，三级医院时间消耗指数的中位数由 1.03 略升至 1.04，二级医院时间消耗指数的中位数由 0.95 上升至 0.98（图 5-1-1-4）。

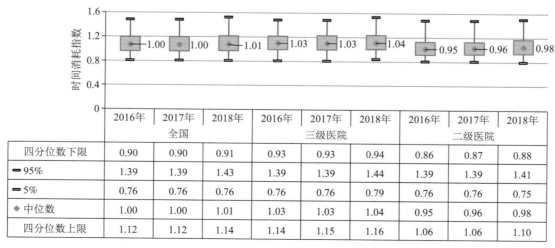

| | 2016年 | 2017年 | 2018年 | 2016年 | 2017年 | 2018年 | 2016年 | 2017年 | 2018年 |
|---|---|---|---|---|---|---|---|---|---|
| | | 全国 | | | 三级医院 | | | 二级医院 | |
| 四分位数下限 | 0.90 | 0.90 | 0.91 | 0.93 | 0.93 | 0.94 | 0.86 | 0.87 | 0.88 |
| ━ 95% | 1.39 | 1.39 | 1.43 | 1.39 | 1.39 | 1.44 | 1.39 | 1.39 | 1.41 |
| ━ 5% | 0.76 | 0.76 | 0.76 | 0.76 | 0.76 | 0.79 | 0.76 | 0.76 | 0.75 |
| ◆ 中位数 | 1.00 | 1.00 | 1.01 | 1.03 | 1.03 | 1.04 | 0.95 | 0.96 | 0.98 |
| 四分位数上限 | 1.12 | 1.12 | 1.14 | 1.14 | 1.15 | 1.16 | 1.06 | 1.06 | 1.10 |

图 5-1-1-4　2016—2018 年二级、三级医院时间消耗效率变化

### 3. 医疗安全

2016—2018 年，全国二级、三级医院总体医疗安全水平有所提升，2018 年（0.033%）低风险组死亡率相比 2016 年（0.048%）下降了 0.015%。其中，三级医院低风险组死亡率由 2016 年的 0.047% 降低至 2018 年的 0.033%；二级医院低风险组死亡率由 2016 年的 0.049% 降低至 2018 年的 0.035%（图 5-1-1-5）。

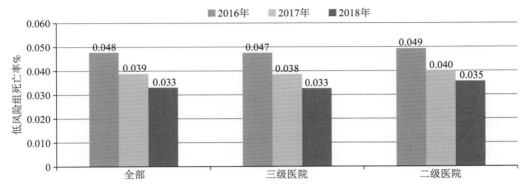

图 5-1-1-5　2016—2018 年二级、三级医院低风险组死亡率变化情况

## 第二节  各省份三级医院医疗服务 DRGs 绩效差异评价

### 1. 医疗服务能力

2018 年各省份三级医院 DRGs 组数中位数最高的为云南省（656 组），其次是广西壮族自治区（626 组）。与 2016 年相比，2018 年 DRGs 组增长最快的省份为西藏自治区，DRGs 组数中位数从 2016 年的 322 组增加至 2018 年的 430 组，增长 33.54%；黑龙江省 DRGs 组数 2018 年则比 2016 年下降 0.99%。各省份三级医院 DRGs 组数排名变化见图 5-1-2-1。

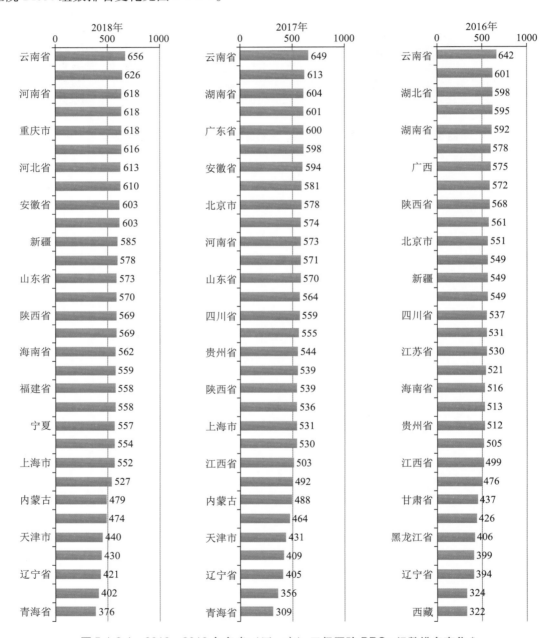

图 5-1-2-1  2016—2018 年各省（区、市）三级医院 DRGs 组数排名变化 *

---

* 为了利于图形展示，以下省（区、市）在图中采用了简称：广西壮族自治区（广西）、新疆维吾尔自治区（新疆）、宁夏回族自治区（宁夏）、质蒙古自治区（内蒙古）、西藏自治区（西藏），下同。

2018 年三级医院 CMI 中位数最高的为北京市（1.24），其次是河北省（1.07）、天津市和上海市（1.04）。北京市、天津市、河北省和上海市 CMI 名列前茅，CMI 保持平稳，提示这些省（区、市）疾病诊治的平均技术水平均维持在较高水平。与 2016 年相比，2018 年 CMI 增长最快的为西藏自治区，CMI 中位数从 2016 年的 0.84 提高至 2018 年的 0.89；青海省 CMI 下降较多，从 2016 年 0.83 下降至 2018 年的 0.79。各省（区、市）三级医院 CMI 排名变化见图 5-1-2-2。

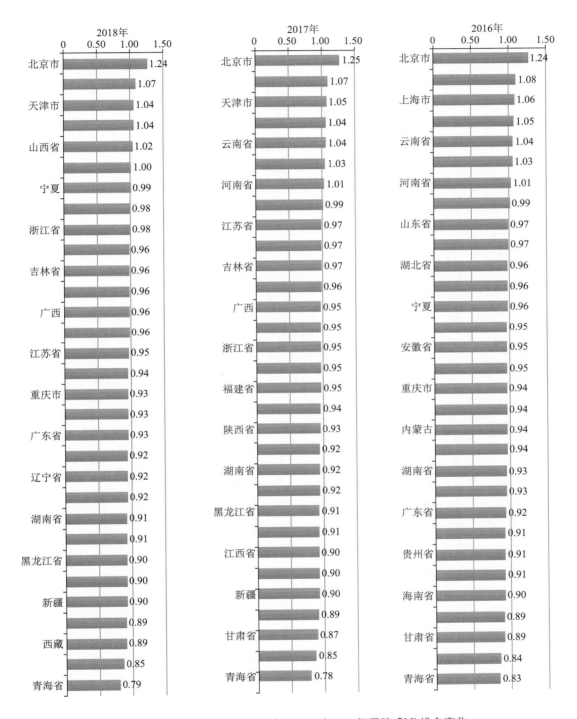

图 5-1-2-2　2016—2018 年各省（区、市）三级医院 CMI 排名变化

### 2. 医疗服务效率

2018年三级医院费用消耗指数最低的为北京市（0.74），其次为河南省（0.79）和上海市（0.82）。2016年至2018年北京市的费用消耗指数中位数在各省（区、市）中均最低，费用效率较高。2018年费用消耗指数下降最快的为青海省，费用消耗指数中位数由2016年的1.20的减少至2018年的1.04。宁夏回族自治区费用效率降低较多，费用消耗指数中位数从2016年的0.74增加至2018年的0.90。各省（区、市）三级医院费用效率排名变化见图5-1-2-3。

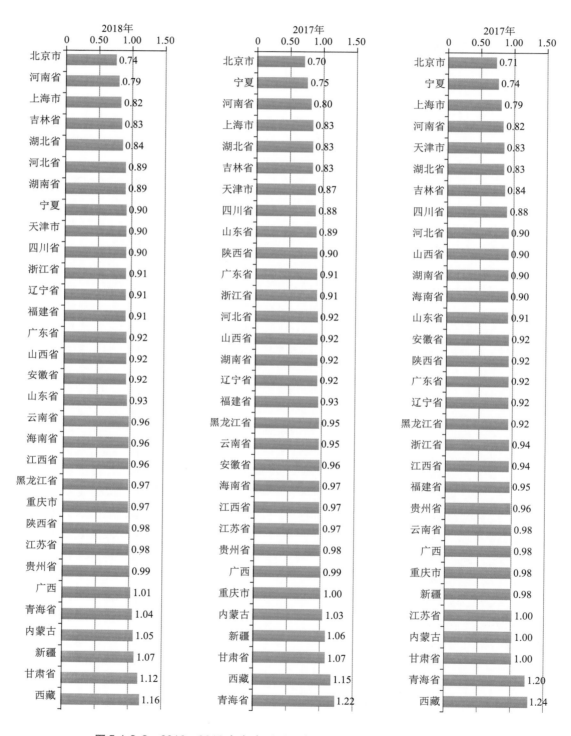

图 5-1-2-3　2016—2018 年各省（区、市）三级医院费用效率排名变化

　　2018 年三级医院时间消耗指数最低的为上海市（0.78），其次为北京市（0.90）和海南省（0.90）；2016 年至 2018 年三级医院时间效率排名前两位的均为上海市和北京市。与 2016 年相比，2018 年三级医院时间消耗指数下降最多的为海南省，降低率为 7.22%（从 0.97 减少至 0.90）；西藏自治区时间效率有所下降，时间消耗指数增长 23.30%（中位数从 1.03 增加至 1.27）。各省份三级医院时间效率排名变化见图 5-1-2-4。

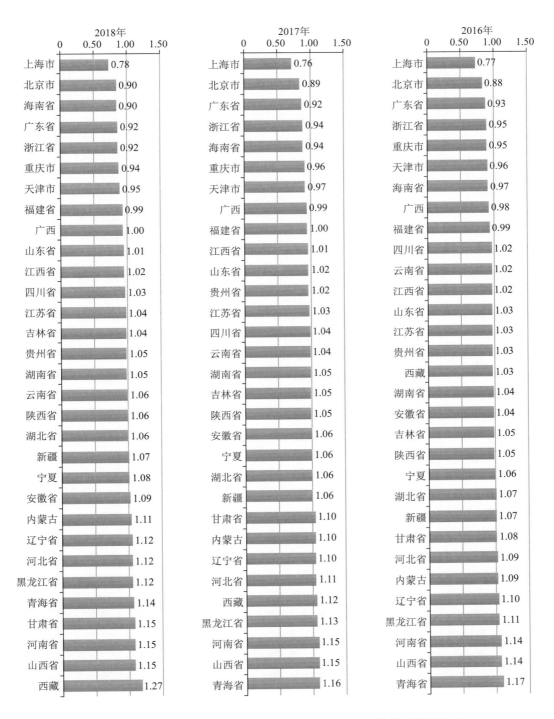

图 5-1-2-4　2016—2018 年各省（区、市）三级医院时间效率排名变化

### 3．医疗安全

2018 年浙江省三级医院低风险组死亡率为 0.008%，为 31 个省（区、市）最低，较 2016 年下降了 0.003%。2016—2018 年，新疆维吾尔族自治区三级医院低风险组死亡率连续下降，2018 年（0.031%）比 2016 年（0.163%）减少了 0.132%；内蒙古自治区则略有上升，2018 年（0.095%）比 2016 年（0.050%）增加了 0.045%。各省（区、市）三级医院低风险组死亡率排名变化见图 5-1-2-5。

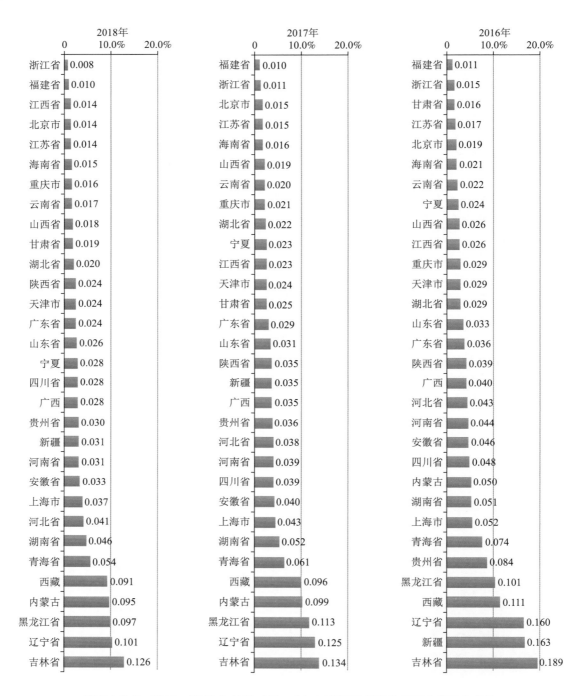

图 5-1-2-5　2016—2018 年各省（区、市）三级医院低风险组死亡率排名变化

## 第二章

# 各临床专科 DRGs 绩效差异评价

### 第一节 心血管内科 DRGs 绩效差异评价

本报告以三级医院 2016—2018 年数据质量合格的 1319 万心血管内科病例为样本，对心血管内科专科进行分析。纳入分析的病例数中，2016 年年出院例数 100 例以上的医院 959 家，2017 年年出院例数 100 例以上的医院 979 家，2018 年年出院例数 100 例以上的医院 1612 家。

**1. 医疗服务能力**

2016—2018 年，心血管内科医疗服务广度上升，三级医院 DRGs 组数的中位数由 54 增加至 59。2018 年三级医院 DRGs 组数 95% 分位数为 70（图 5-2-1-1）。

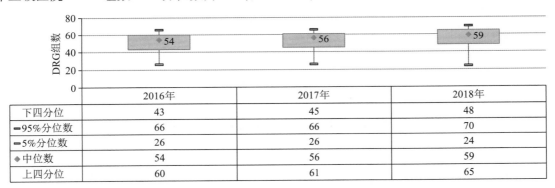

| | 2016年 | 2017年 | 2018年 |
|---|---|---|---|
| 下四分位 | 43 | 45 | 48 |
| —95%分位数 | 66 | 66 | 70 |
| —5%分位数 | 26 | 26 | 24 |
| ◆中位数 | 54 | 56 | 59 |
| 上四分位 | 60 | 61 | 65 |

图 5-2-1-1　2016—2018 年心血管内科医疗服务广度

2016—2018 年，心血管内科医疗服务难度略有波动，三级医院 CMI 的中位数由 1.18 上升到 1.19 后又降低至 1.09。2018 年三级医院 CMI 的 95% 分位数为 1.65（图 5-2-1-2）。

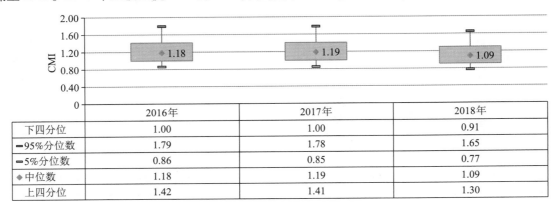

| | 2016年 | 2017年 | 2018年 |
|---|---|---|---|
| 下四分位 | 1.00 | 1.00 | 0.91 |
| —95%分位数 | 1.79 | 1.78 | 1.65 |
| —5%分位数 | 0.86 | 0.85 | 0.77 |
| ◆中位数 | 1.18 | 1.19 | 1.09 |
| 上四分位 | 1.42 | 1.41 | 1.30 |

图 5-2-1-2　2016—2018 年心血管内科医疗服务难度

### 2. 医疗服务效率

2016—2018 年，心血管内科费用效率上升，三级医院费用消耗指数的中位数由 0.98 降低至 0.94。2018 年费用效率较高的医院费用消耗指数（下四分位）为 0.78（图 5-2-1-3）。

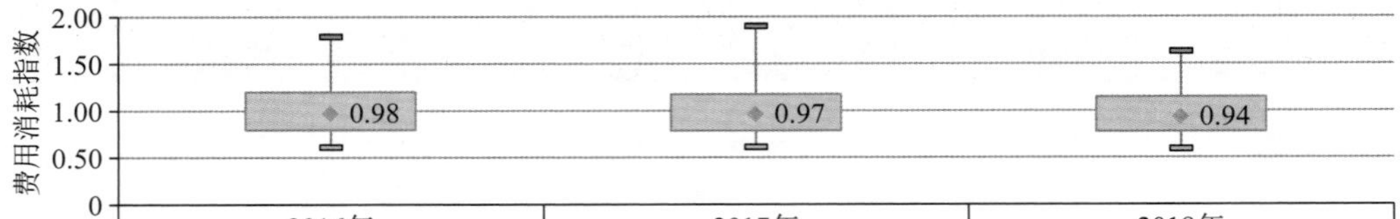

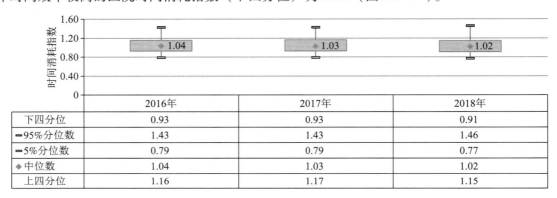

| | 2016年 | 2017年 | 2018年 |
|---|---|---|---|
| 下四分位 | 0.80 | 0.79 | 0.78 |
| ━95%分位数 | 1.79 | 1.90 | 1.63 |
| ━5%分位数 | 0.61 | 0.61 | 0.59 |
| ◆中位数 | 0.98 | 0.97 | 0.94 |
| 上四分位 | 1.21 | 1.18 | 1.15 |

图 5-2-1-3　2016—2018 年心血管内科费用效率

2016—2018 年，心血管内科时间效率上升，三级医院时间消耗指数的中位数由 1.04 降低至 1.02。2018 年时间效率较高的医院时间消耗指数（下四分位）为 0.91（图 5-2-1-4）。

| | 2016年 | 2017年 | 2018年 |
|---|---|---|---|
| 下四分位 | 0.93 | 0.93 | 0.91 |
| ━95%分位数 | 1.43 | 1.43 | 1.46 |
| ━5%分位数 | 0.79 | 0.79 | 0.77 |
| ◆中位数 | 1.04 | 1.03 | 1.02 |
| 上四分位 | 1.16 | 1.17 | 1.15 |

图 5-2-1-4　2016—2018 年心血管内科时间效率

### 3. 医疗安全

2016—2018 年，心血管内科医疗安全有显著提升，三级医院中低风险组死亡率由 0.16% 降低至 0.06%（图 5-2-1-5）。

2016—2018 年，心血管内科急危重病例救治能力提升，三级医院高风险组死亡率由 11.64% 降低至 11.06%（图 5-2-1-6）。

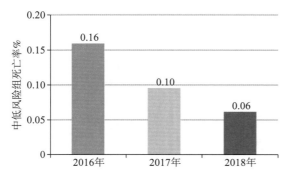

图 5-2-1-5　2016—2018 年心血管内科医疗安全

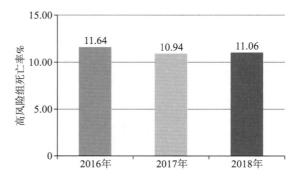

图 5-2-1-6　2016—2018 年心血管内科急危重病例救治能力

## 第二节　呼吸内科 DRGs 绩效差异评价

本报告以 2016—2018 年数据质量合格的 1141 万呼吸内科病例为样本，对呼吸内科专科进行分析。纳入分析的病例数中，2016 年年出院例数 100 例以上的医院 1050 家，2017 年年出院例数 100 例以上的医院 886 家，2018 年年出院例数 100 例以上的医院 1744 家。

### 1. 医疗服务能力

2016—2018 年，呼吸内科医疗服务广度上升，三级医院 DRGs 组数的中位数由 33 增加至 34。2018 年三级医院 DRGs 组数 95% 分位数为 41（图 5-2-2-1）。

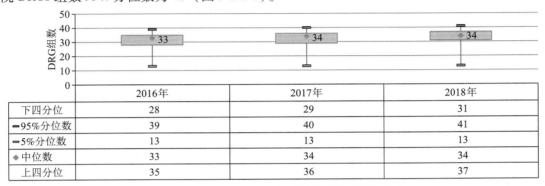

| | 2016年 | 2017年 | 2018年 |
|---|---|---|---|
| 下四分位 | 28 | 29 | 31 |
| ━95%分位数 | 39 | 40 | 41 |
| ━5%分位数 | 13 | 13 | 13 |
| ◆中位数 | 33 | 34 | 34 |
| 上四分位 | 35 | 36 | 37 |

图 5-2-2-1　2016—2018 年呼吸内科医疗服务广度

2016—2018 年，呼吸内科医疗服务难度略有下降，三级医院 CMI 的中位数由 1.07 降低至 0.97。2018 年三级医院 CMI 的 95% 分位数为 1.31（图 5-2-2-2）。

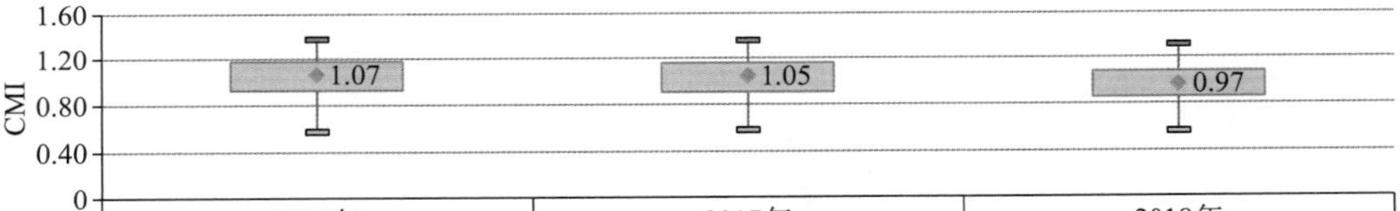

| | 2016年 | 2017年 | 2018年 |
|---|---|---|---|
| 下四分位 | 0.93 | 0.91 | 0.86 |
| ━95%分位数 | 1.38 | 1.36 | 1.31 |
| ━5%分位数 | 0.57 | 0.58 | 0.56 |
| ◆中位数 | 1.07 | 1.05 | 0.97 |
| 上四分位 | 1.18 | 1.16 | 1.08 |

图 5-2-2-2　2016—2018 年呼吸内科医疗服务难度

### 2. 医疗服务效率

2016—2018 年，呼吸内科费用效率略有波动，三级医院费用消耗指数的中位数由 1.01 上升到 1.04 后又降低至 1.02。2018 年费用效率较高的医院费用消耗指数（下四分位）为 0.83（图 5-2-2-3）。

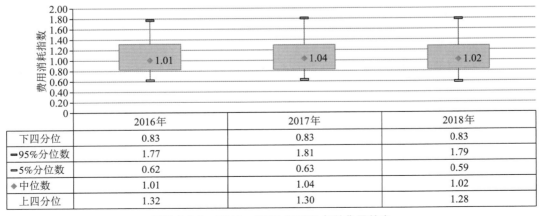

| | 2016年 | 2017年 | 2018年 |
|---|---|---|---|
| 下四分位 | 0.83 | 0.83 | 0.83 |
| ━95%分位数 | 1.77 | 1.81 | 1.79 |
| ━5%分位数 | 0.62 | 0.63 | 0.59 |
| ◆中位数 | 1.01 | 1.04 | 1.02 |
| 上四分位 | 1.32 | 1.30 | 1.28 |

图 5-2-2-3　2016—2018 年呼吸内科费用效率

2016—2018 年，呼吸内科时间效率上升，三级医院时间消耗指数的中位数由 1.03 降低至 1.01。2018 年时间效率较高的医院时间消耗指数（下四分位）为 0.92（图 5-2-2-4）。

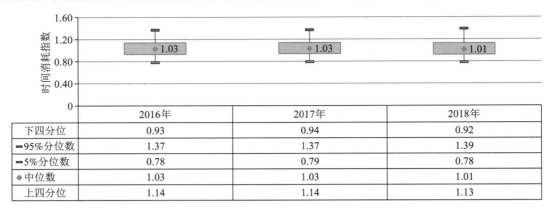

| | 2016年 | 2017年 | 2018年 |
|---|---|---|---|
| 下四分位 | 0.93 | 0.94 | 0.92 |
| ━95%分位数 | 1.37 | 1.37 | 1.39 |
| ━5%分位数 | 0.78 | 0.79 | 0.78 |
| ◆中位数 | 1.03 | 1.03 | 1.01 |
| 上四分位 | 1.14 | 1.14 | 1.13 |

图 5-2-2-4　2016—2018 年呼吸内科时间效率

### 3. 医疗安全

2016—2018 年，呼吸内科医疗安全有显著提升，三级医院中低风险组死亡率由 0.20% 降低至 0.12%（图 5-2-2-5）。

2016—2018 年，呼吸内科急危重病例救治能力提升，三级医院高风险组死亡率由 7.59% 降低至 6.58%（图 5-2-2-6）。

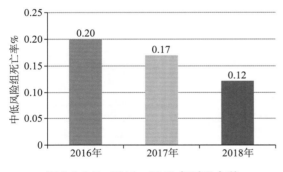

图 5-2-2-5　2016—2018 年呼吸内科医疗安全

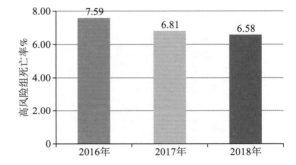

图 5-2-2-6　2016—2018 年呼吸内科急危重病例救治能力

## 第三节 普通外科 DRGs 绩效差异评价

本报告以 2016—2018 年数据质量合格的 912 万普通外科病例为样本，对普通外科专科进行分析。纳入分析的病例数中，2016 年年出院例数 100 例以上医院 985 家，2017 年年出院例数 100 例以上医院 1003 家，2018 年年出院例数 100 例以上医院 1635 家。

### 1. 医疗服务能力

2016—2018 年，普通外科医疗服务广度上升，三级医院 DRGs 组数的中位数由 45 增加至 50。2018 年三级医院 DRGs 组数 95% 分位数为 58（图 5-2-3-1）。

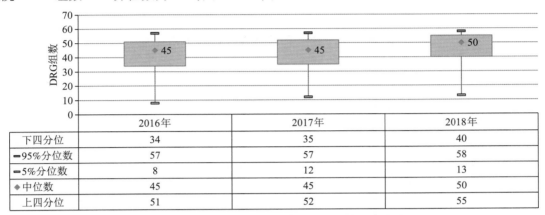

| | 2016年 | 2017年 | 2018年 |
|---|---|---|---|
| 下四分位 | 34 | 35 | 40 |
| ━95%分位数 | 57 | 57 | 58 |
| ━5%分位数 | 8 | 12 | 13 |
| ◆中位数 | 45 | 45 | 50 |
| 上四分位 | 51 | 52 | 55 |

图 5-2-3-1 2016—2018 年普通外科医疗服务广度

2016—2018 年，普通外科医疗服务难度上升，三级医院 CMI 的中位数由 1.35 上升至 1.36。2018 年三级医院 CMI 的 95% 分位数为 2.11（图 5-2-3-2）。

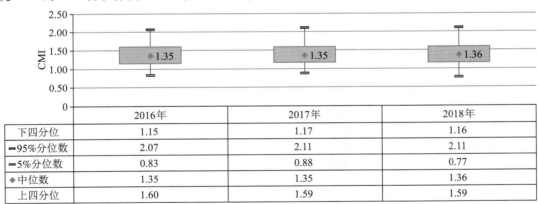

| | 2016年 | 2017年 | 2018年 |
|---|---|---|---|
| 下四分位 | 1.15 | 1.17 | 1.16 |
| ━95%分位数 | 2.07 | 2.11 | 2.11 |
| ━5%分位数 | 0.83 | 0.88 | 0.77 |
| ◆中位数 | 1.35 | 1.35 | 1.36 |
| 上四分位 | 1.60 | 1.59 | 1.59 |

图 5-2-3-2 2016—2018 年普通外科医疗服务难度

### 2. 医疗服务效率

2016—2018 年，普通外科费用效率上升，三级医院费用消耗指数的中位数由 0.97 降低至 0.95。2018 年费用效率较高的医院费用消耗指数（下四分位）为 0.79（图 5-2-3-3）。

2016—2018 年，普通外科时间效率降低，三级医院时间消耗指数的中位数由 1.03 上升至 1.05。2018 年时间效率较高的医院时间消耗指数（下四分位）为 0.92（图 5-2-3-4）。

### 3. 医疗安全

2016—2018 年，普通外科医疗安全有显著提升，三级医院中低风险组死亡率由 0.12% 降低至 0.07%（图 5-2-3-5）。

2016—2018 年，普通外科急危重病例救治能力明显波动，三级医院高风险组死亡率由 7.45% 上升到 11.27% 后又降低至 4.25%（图 5-2-3-6）。

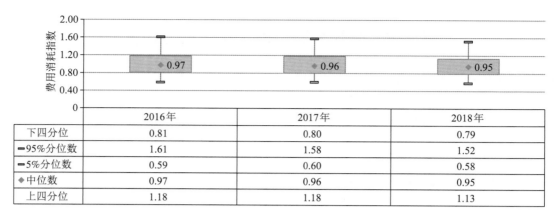

| | 2016年 | 2017年 | 2018年 |
|---|---|---|---|
| 下四分位 | 0.81 | 0.80 | 0.79 |
| ━95%分位数 | 1.61 | 1.58 | 1.52 |
| ━5%分位数 | 0.59 | 0.60 | 0.58 |
| ◆中位数 | 0.97 | 0.96 | 0.95 |
| 上四分位 | 1.18 | 1.18 | 1.13 |

图 5-2-3-3　2016—2018 年普通外科费用效率

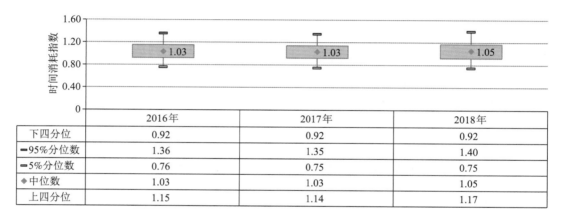

| | 2016年 | 2017年 | 2018年 |
|---|---|---|---|
| 下四分位 | 0.92 | 0.92 | 0.92 |
| ━95%分位数 | 1.36 | 1.35 | 1.40 |
| ━5%分位数 | 0.76 | 0.75 | 0.75 |
| ◆中位数 | 1.03 | 1.03 | 1.05 |
| 上四分位 | 1.15 | 1.14 | 1.17 |

图 5-2-3-4　2016—2018 年普通外科时间效率

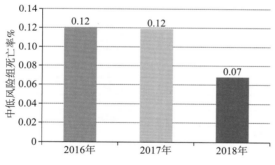

图 5-2-3-5　2016—2018 年普通外科
医疗安全

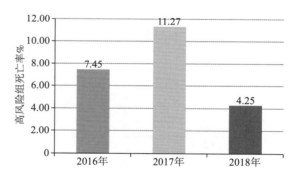

图 5-2-3-6　2016—2018 年普通外科
急危重病例救治能力

## 第四节　胸外科DRGs绩效差异评价

本报告以2016—2018年数据质量合格的206万胸外科病例为样本，对胸外科专科进行分析。纳入分析的病例数中，2016年年出院例数100例以上医院821家，2017年年出院例数100例以上医院856家，2018年年出院例数100例以上医院1434家。

**1. 医疗服务能力**

2016—2018年，胸外科医疗服务广度上升，三级医院DRGs组数的中位数由13增加至14。2018年三级医院DRGs组数95%分位数为19（图5-2-4-1）。

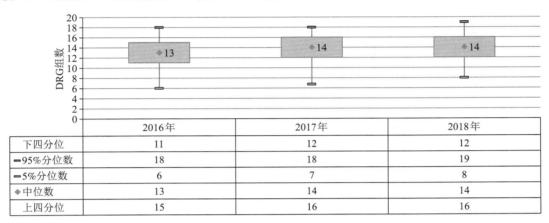

| | 2016年 | 2017年 | 2018年 |
|---|---|---|---|
| 下四分位 | 11 | 12 | 12 |
| ▬95%分位数 | 18 | 18 | 19 |
| ▬5%分位数 | 6 | 7 | 8 |
| ◆中位数 | 13 | 14 | 14 |
| 上四分位 | 15 | 16 | 16 |

图5-2-4-1　2016—2018年胸外科医疗服务广度

2016—2018年，胸外科医疗服务难度上升，三级医院CMI的中位数由1.78上升至1.84。2018年三级医院CMI的95%分位数为2.96（图5-2-4-2）。

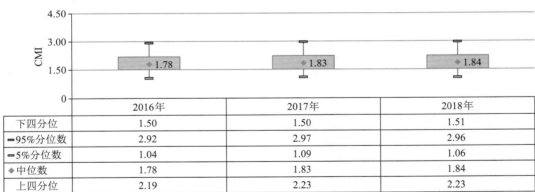

| | 2016年 | 2017年 | 2018年 |
|---|---|---|---|
| 下四分位 | 1.50 | 1.50 | 1.51 |
| ▬95%分位数 | 2.92 | 2.97 | 2.96 |
| ▬5%分位数 | 1.04 | 1.09 | 1.06 |
| ◆中位数 | 1.78 | 1.83 | 1.84 |
| 上四分位 | 2.19 | 2.23 | 2.23 |

图5-2-4-2　2016—2018年胸外科医疗服务难度

**2. 医疗服务效率**

2016—2018年，胸外科费用效率上升，三级医院费用消耗指数的中位数由0.95降低至0.93。2018年费用效率较高的医院费用消耗指数（下四分位）为0.77（图5-2-4-3）。

2016—2018年，胸外科时间效率保持稳定，三级医院时间消耗指数的中位数2016年、2017年、2018年均为1.04。2018年时间效率较高的医院时间消耗指数（下四分位）为0.93（图5-2-4-4）。

**3. 医疗安全**

2016—2018年，胸外科医疗安全略有波动，三级医院中低风险组死亡率由0.10%降低到0.07%后又上升至0.08%（图5-2-4-5）。

2016—2018年，胸外科急危重病例救治能力下降，三级医院高风险组死亡率由2.80%上升至4.02%（图5-2-4-6）。

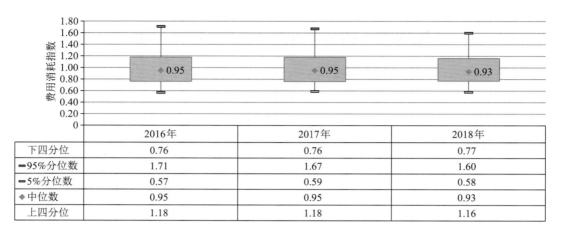

| | 2016年 | 2017年 | 2018年 |
|---|---|---|---|
| 下四分位 | 0.76 | 0.76 | 0.77 |
| ▬95%分位数 | 1.71 | 1.67 | 1.60 |
| ▬5%分位数 | 0.57 | 0.59 | 0.58 |
| ◆中位数 | 0.95 | 0.95 | 0.93 |
| 上四分位 | 1.18 | 1.18 | 1.16 |

图 5-2-4-3　2016—2018 年胸外科费用效率

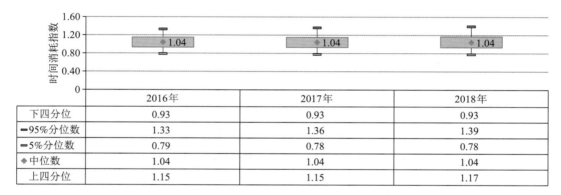

| | 2016年 | 2017年 | 2018年 |
|---|---|---|---|
| 下四分位 | 0.93 | 0.93 | 0.93 |
| ▬95%分位数 | 1.33 | 1.36 | 1.39 |
| ▬5%分位数 | 0.79 | 0.78 | 0.78 |
| ◆中位数 | 1.04 | 1.04 | 1.04 |
| 上四分位 | 1.15 | 1.15 | 1.17 |

图 5-2-4-4　2016—2018 年胸外科时间效率

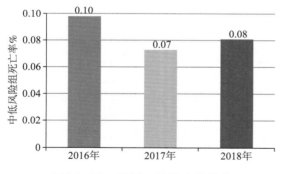

图 5-2-4-5　2016—2018 年胸外科
医疗安全

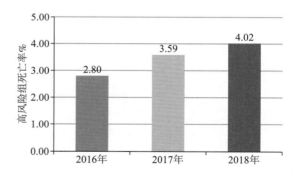

图 5-2-4-6　2016—2018 年胸外科急危重
病例救治能力

# 第五节　心脏大血管外科 DRGs 绩效差异评价

本报告以 2016—2018 年数据质量合格的 70 万心脏大血管外科病例为样本，对心脏大血管外科专科进行分析。纳入分析的病例数中，2016 年年出院例数 100 例以上医院 261 家，2017 年年出院例数 100 例以上医院 278 家，2018 年年出院例数 100 例以上医院 500 家。

## 1. 医疗服务能力

2016—2018 年，心脏大血管外科医疗服务广度保持稳定，三级医院 DRGs 组数的中位数 2016 年、2017 年、2018 年均为 19。2018 年三级医院 DRGs 组数 95% 分位数为 25（图 5-2-5-1）。

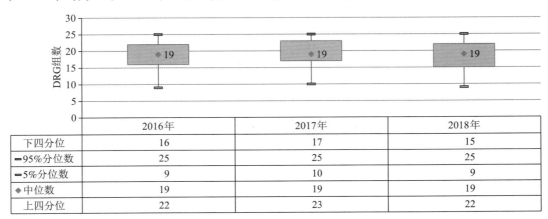

| | 2016年 | 2017年 | 2018年 |
|---|---|---|---|
| 下四分位 | 16 | 17 | 15 |
| ━95%分位数 | 25 | 25 | 25 |
| ━5%分位数 | 9 | 10 | 9 |
| ◆中位数 | 19 | 19 | 19 |
| 上四分位 | 22 | 23 | 22 |

图 5-2-5-1　2016—2018 年心脏大血管外科医疗服务广度

2016—2018 年，心脏大血管外科医疗服务难度略有波动，三级医院 CMI 的中位数由 5.54 上升到 5.69 后又降低至 5.65。2018 年三级医院 CMI 的 95% 分位数为 6.98（图 5-2-5-2）。

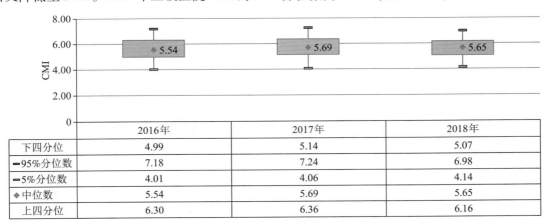

| | 2016年 | 2017年 | 2018年 |
|---|---|---|---|
| 下四分位 | 4.99 | 5.14 | 5.07 |
| ━95%分位数 | 7.18 | 7.24 | 6.98 |
| ━5%分位数 | 4.01 | 4.06 | 4.14 |
| ◆中位数 | 5.54 | 5.69 | 5.65 |
| 上四分位 | 6.30 | 6.36 | 6.16 |

图 5-2-5-2　2016—2018 年心脏大血管外科医疗服务难度

## 2. 医疗服务效率

2016—2018 年，心脏大血管外科费用效率上升，三级医院费用消耗指数的中位数由 0.93 降低至 0.89。2018 年费用效率较高的医院费用消耗指数（下四分位）为 0.76（图 5-2-5-3）。

2016—2018 年，心脏大血管外科时间效率上升，三级医院时间消耗指数的中位数由 1.07 降低至 1.04。2018 年时间效率较高的医院时间消耗指数（下四分位）为 0.90（图 5-2-5-4）。

## 3. 医疗安全

2016—2018 年，心脏大血管外科医疗安全略有波动，三级医院中低风险组死亡率由 0.14% 上升到 0.17% 后又降低至 0.12%（图 5-2-5-5）。

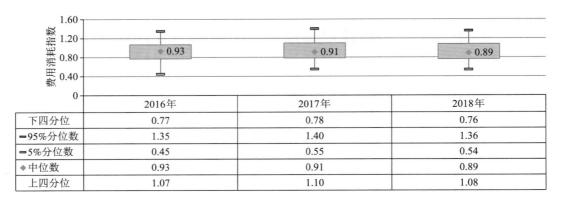

| | 2016年 | 2017年 | 2018年 |
|---|---|---|---|
| 下四分位 | 0.77 | 0.78 | 0.76 |
| ━95%分位数 | 1.35 | 1.40 | 1.36 |
| ━5%分位数 | 0.45 | 0.55 | 0.54 |
| ◆中位数 | 0.93 | 0.91 | 0.89 |
| 上四分位 | 1.07 | 1.10 | 1.08 |

图 5-2-5-3  2016—2018 年心脏大血管外科费用效率

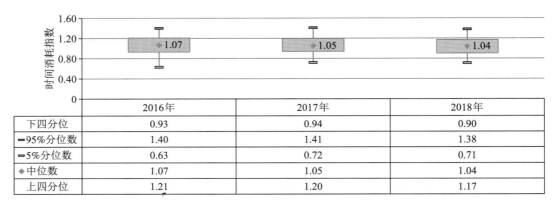

| | 2016年 | 2017年 | 2018年 |
|---|---|---|---|
| 下四分位 | 0.93 | 0.94 | 0.90 |
| ━95%分位数 | 1.40 | 1.41 | 1.38 |
| ━5%分位数 | 0.63 | 0.72 | 0.71 |
| ◆中位数 | 1.07 | 1.05 | 1.04 |
| 上四分位 | 1.21 | 1.20 | 1.17 |

图 5-2-5-4  2016—2018 年心脏大血管外科时间效率

2016—2018 年，心脏大血管外科急危重病例救治能力提升，三级医院高风险组死亡率由 6.93% 降低至 6.23%（图 5-2-5-6）。

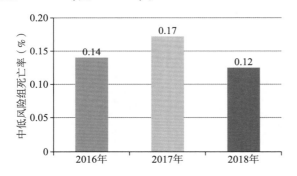

图 5-2-5-5  2016—2018 年心脏大血管外科
医疗安全

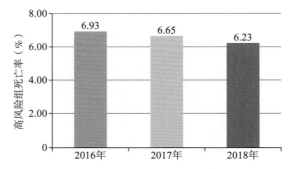

图 5-2-5-6  2016—2018 年心脏大血管外科
急危重病例救治能力

## 第六节　神经外科 DRGs 绩效差异评价

本报告以 2016—2018 年数据质量合格的 301 万神经外科病例为样本，对神经外科专科进行分析。纳入分析的病例数中，2016 年年出院例数 100 例以上医院 870 家，2017 年年出院例数 100 例以上医院 893 家，2018 年年出院例数 100 例以上医院 1457 家。

### 1. 医疗服务能力

2016—2018 年，神经外科医疗服务广度上升，三级医院 DRGs 组数的中位数由 18 增加至 22。2018 年三级医院 DRGs 组数 95% 分位数为 27（图 5-2-6-1）。

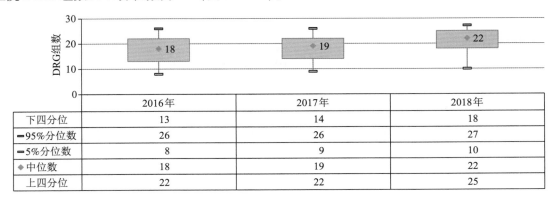

|  | 2016年 | 2017年 | 2018年 |
|---|---|---|---|
| 下四分位 | 13 | 14 | 18 |
| ─95%分位数 | 26 | 26 | 27 |
| ─5%分位数 | 8 | 9 | 10 |
| ◆中位数 | 18 | 19 | 22 |
| 上四分位 | 22 | 22 | 25 |

图 5-2-6-1　2016—2018 年神经外科医疗服务广度

2016—2018 年，神经外科医疗服务难度上升，三级医院 CMI 的中位数由 2.59 上升至 2.74。2018 年三级医院 CMI 的 95% 分位数为 4.21（图 5-2-6-2）。

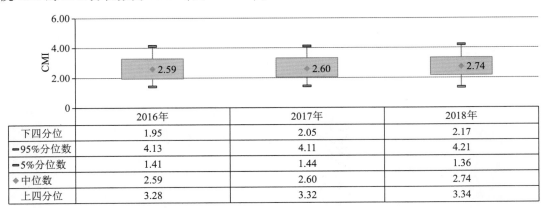

|  | 2016年 | 2017年 | 2018年 |
|---|---|---|---|
| 下四分位 | 1.95 | 2.05 | 2.17 |
| ─95%分位数 | 4.13 | 4.11 | 4.21 |
| ─5%分位数 | 1.41 | 1.44 | 1.36 |
| ◆中位数 | 2.59 | 2.60 | 2.74 |
| 上四分位 | 3.28 | 3.32 | 3.34 |

图 5-2-6-2　2016—2018 年神经外科医疗服务难度

### 2. 医疗服务效率

2016—2018 年，神经外科费用效率略有波动，三级医院费用消耗指数的中位数由 0.95 降低到 0.93 后又上升至 0.97。2018 年费用效率较高的医院费用消耗指数（下四分位）为 0.78（图 5-2-6-3）。

2016—2018 年，神经外科时间效率上升，三级医院时间消耗指数的中位数由 1.05 降低至 1.04。2018 年时间效率较高的医院时间消耗指数（下四分位）为 0.94（图 5-2-6-4）。

### 3. 医疗安全

2016—2018 年，神经外科医疗安全略有波动，三级医院中低风险组死亡率由 0.14% 上升到 0.19% 后又降低至 0.16%（图 5-2-6-5）。

2016—2018 年，神经外科急危重病例救治能力下降，三级医院高风险组死亡率由 7.68% 上升至 8.45%（图 5-2-6-6）。

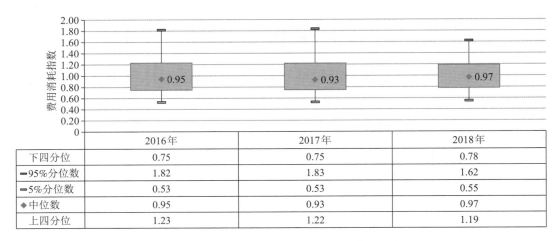

| | 2016年 | 2017年 | 2018年 |
|---|---|---|---|
| 下四分位 | 0.75 | 0.75 | 0.78 |
| ▬ 95%分位数 | 1.82 | 1.83 | 1.62 |
| ▬ 5%分位数 | 0.53 | 0.53 | 0.55 |
| ◆ 中位数 | 0.95 | 0.93 | 0.97 |
| 上四分位 | 1.23 | 1.22 | 1.19 |

图 5-2-6-3　2016—2018 年神经外科费用效率

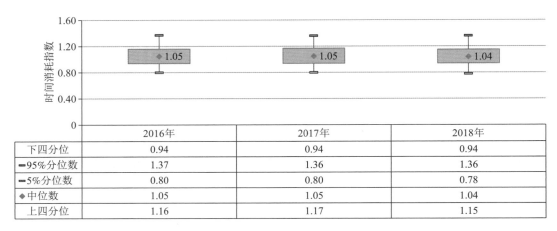

| | 2016年 | 2017年 | 2018年 |
|---|---|---|---|
| 下四分位 | 0.94 | 0.94 | 0.94 |
| ▬ 95%分位数 | 1.37 | 1.36 | 1.36 |
| ▬ 5%分位数 | 0.80 | 0.80 | 0.78 |
| ◆ 中位数 | 1.05 | 1.05 | 1.04 |
| 上四分位 | 1.16 | 1.17 | 1.15 |

图 5-2-6-4　2016—2018 年神经外科时间效率

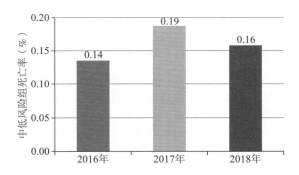

图 5-2-6-5　2016—2018 年神经外科
医疗安全

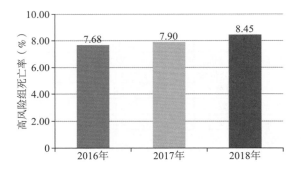

图 5-2-6-6　2016—2018 年神经外科急危重
病例救治能力

## 第七节 泌尿外科 DRGs 绩效差异评价

本报告以 2016—2018 年数据质量合格的 369 万泌尿外科病例为样本，对泌尿外科专科进行分析。纳入分析的病例数中，2016 年年出院例数 100 例以上医院 890 家，2017 年年出院例数 100 例以上医院 923 家，2018 年年出院例数 100 例以上医院 1538 家。

### 1. 医疗服务能力

2016—2018 年，泌尿外科医疗服务广度上升，三级医院 DRGs 组数的中位数由 23 增加至 29。2018 年三级医院 DRGs 组数 95% 分位数为 33（图 5-2-7-1）。

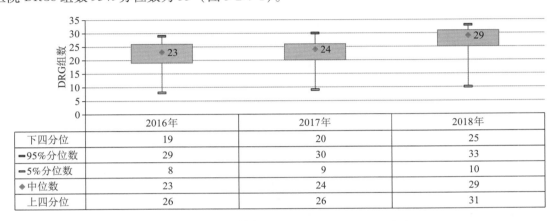

| | 2016年 | 2017年 | 2018年 |
|---|---|---|---|
| 下四分位 | 19 | 20 | 25 |
| ▬95%分位数 | 29 | 30 | 33 |
| ▬5%分位数 | 8 | 9 | 10 |
| ◆中位数 | 23 | 24 | 29 |
| 上四分位 | 26 | 26 | 31 |

图 5-2-7-1　2016—2018 年泌尿外科医疗服务广度

2016—2018 年，泌尿外科医疗服务难度上升，三级医院 CMI 的中位数由 1.05 上升至 1.09。2018 年三级医院 CMI 的 95% 分位数为 1.53（图 5-2-7-2）。

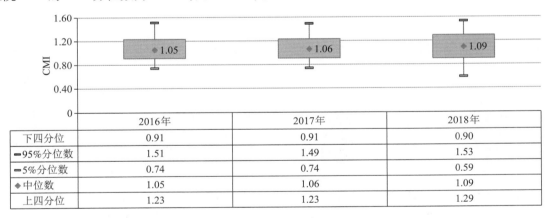

| | 2016年 | 2017年 | 2018年 |
|---|---|---|---|
| 下四分位 | 0.91 | 0.91 | 0.90 |
| ▬95%分位数 | 1.51 | 1.49 | 1.53 |
| ▬5%分位数 | 0.74 | 0.74 | 0.59 |
| ◆中位数 | 1.05 | 1.06 | 1.09 |
| 上四分位 | 1.23 | 1.23 | 1.29 |

图 5-2-7-2　2016—2018 年泌尿外科医疗服务难度

### 2. 医疗服务效率

2016—2018 年，泌尿外科费用效率上升，三级医院费用消耗指数的中位数由 0.96 降低至 0.94。2018 年费用效率较高的医院费用消耗指数（下四分位）为 0.77（图 5-2-7-3）。

2016—2018 年，泌尿外科时间效率略有波动，三级医院时间消耗指数的中位数稳定在 1.07 左右。2018 年时间效率较高的医院时间消耗指数（下四分位）为 0.91（图 5-2-7-4）。

### 3. 医疗安全

2016—2018 年，泌尿外科医疗安全略有波动，三级医院中低风险组死亡率由 0.05% 上升到 0.11% 后又降低至 0.04%（图 5-2-7-5）。

2016—2018 年，泌尿外科急危重病例救治能力下降，三级医院高风险组死亡率由 6.79% 上升至 9.65%（图 5-2-7-6）。

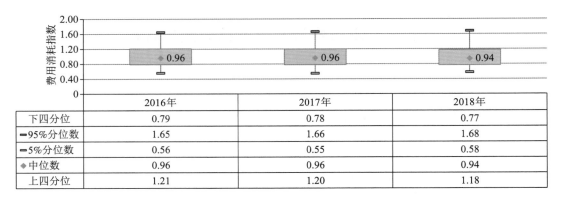

| | 2016年 | 2017年 | 2018年 |
|---|---|---|---|
| 下四分位 | 0.79 | 0.78 | 0.77 |
| ━95%分位数 | 1.65 | 1.66 | 1.68 |
| ━5%分位数 | 0.56 | 0.55 | 0.58 |
| ◆中位数 | 0.96 | 0.96 | 0.94 |
| 上四分位 | 1.21 | 1.20 | 1.18 |

图 5-2-7-3　2016—2018 年泌尿外科费用效率

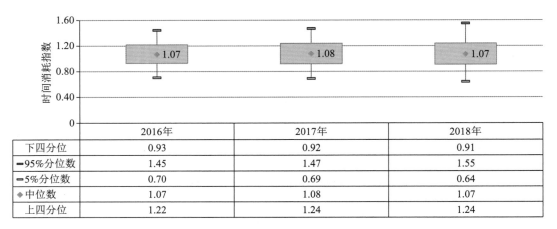

| | 2016年 | 2017年 | 2018年 |
|---|---|---|---|
| 下四分位 | 0.93 | 0.92 | 0.91 |
| ━95%分位数 | 1.45 | 1.47 | 1.55 |
| ━5%分位数 | 0.70 | 0.69 | 0.64 |
| ◆中位数 | 1.07 | 1.08 | 1.07 |
| 上四分位 | 1.22 | 1.24 | 1.24 |

图 5-2-7-4　2016—2018 年泌尿外科时间效率

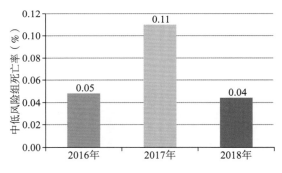

图 5-2-7-5　2016—2018 年泌尿外科
医疗安全

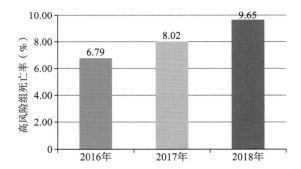

图 5-2-7-6　2016—2018 年泌尿外科急危重
病例救治能力

## 第八节　骨科 DRGs 绩效差异评价

本报告以 2016—2018 年数据质量合格的 1386 万骨科病例为样本，对骨科专科进行分析。纳入分析的病例数中，2016 年年出院例数 100 例以上医院 1016 家，2017 年年出院例数 100 例以上医院 1039 家，2018 年年出院例数 100 例以上医院 1678 家。

### 1. 医疗服务能力

2016—2018 年，骨科医疗服务广度上升，三级医院 DRGs 组数的中位数由 52 增加至 55。2018 年三级医院 DRGs 组数 95% 分位数为 64（图 5-2-8-1）。

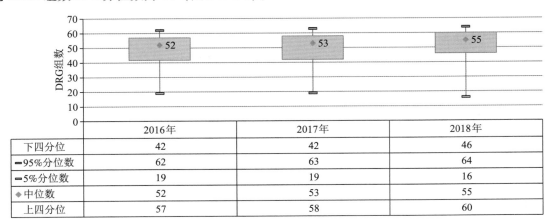

| | 2016年 | 2017年 | 2018年 |
|---|---|---|---|
| 下四分位 | 42 | 42 | 46 |
| ▬95%分位数 | 62 | 63 | 64 |
| ▬5%分位数 | 19 | 19 | 16 |
| ◆中位数 | 52 | 53 | 55 |
| 上四分位 | 57 | 58 | 60 |

图 5-2-8-1　2016—2018 年骨科医疗服务广度

2016—2018 年，骨科医疗服务难度略有下降，三级医院 CMI 的中位数由 1.26 降低至 1.23。2018 年三级医院 CMI 的 95% 分位数为 1.72（图 5-2-8-2）。

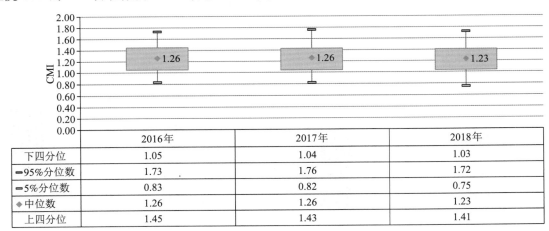

| | 2016年 | 2017年 | 2018年 |
|---|---|---|---|
| 下四分位 | 1.05 | 1.04 | 1.03 |
| ▬95%分位数 | 1.73 | 1.76 | 1.72 |
| ▬5%分位数 | 0.83 | 0.82 | 0.75 |
| ◆中位数 | 1.26 | 1.26 | 1.23 |
| 上四分位 | 1.45 | 1.43 | 1.41 |

图 5-2-8-2　2016—2018 年骨科医疗服务难度

### 2. 医疗服务效率

2016—2018 年，骨科费用效率略有波动，三级医院费用消耗指数的中位数稳定在 0.91 左右。2018 年费用效率较高的医院费用消耗指数（下四分位）为 0.75（图 5-2-8-3）。

2016—2018 年，骨科时间效率略有降低，三级医院时间消耗指数的中位数由 1.04 上升至 1.05。2018 年时间效率较高的医院时间消耗指数（下四分位）为 0.91（图 5-2-8-4）。

### 3. 医疗安全

2016—2018 年，骨科医疗安全有显著提升，三级医院中低风险组死亡率由 0.08% 降低至 0.06%（图 5-2-8-5）。

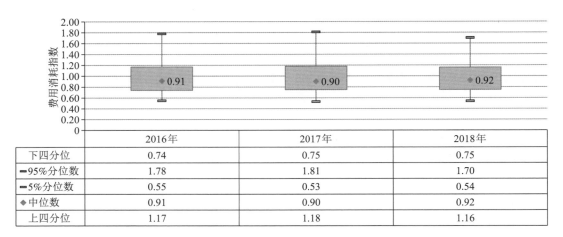

图 5-2-8-3　2016—2018 年骨科费用效率

| | 2016年 | 2017年 | 2018年 |
|---|---|---|---|
| 下四分位 | 0.74 | 0.75 | 0.75 |
| ━95%分位数 | 1.78 | 1.81 | 1.70 |
| ━5%分位数 | 0.55 | 0.53 | 0.54 |
| ◆中位数 | 0.91 | 0.90 | 0.92 |
| 上四分位 | 1.17 | 1.18 | 1.16 |

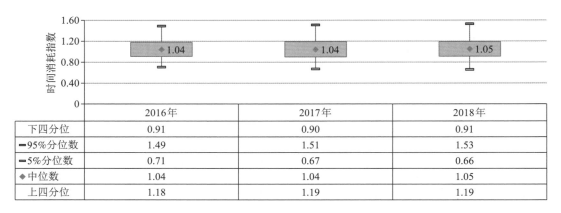

图 5-2-8-4　2016—2018 年骨科时间效率

| | 2016年 | 2017年 | 2018年 |
|---|---|---|---|
| 下四分位 | 0.91 | 0.90 | 0.91 |
| ━95%分位数 | 1.49 | 1.51 | 1.53 |
| ━5%分位数 | 0.71 | 0.67 | 0.66 |
| ◆中位数 | 1.04 | 1.04 | 1.05 |
| 上四分位 | 1.18 | 1.19 | 1.19 |

2016—2018 年，骨科急危重病例救治能力提升，三级医院高风险组死亡率由 8.94% 降低至 7.84%（图 5-2-8-6）。

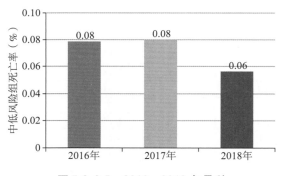

图 5-2-8-5　2016—2018 年骨科
医疗安全

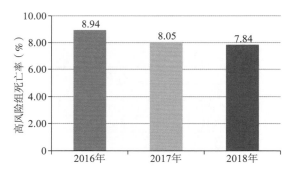

图 5-2-8-6　2016—2018 年骨科急危重
病例救治能力

## 第九节　眼科 DRGs 绩效差异评价

本报告以 2016—2018 年数据质量合格的 546 万眼科病例为样本，对眼科专科进行分析。纳入分析的病例数中，2016 年年出院例数 100 例以上医院 1115 家，2017 年年出院例数 100 例以上医院 884 家，2018 年年出院例数 100 例以上医院 1415 家。

### 1. 医疗服务能力

2016—2018 年，眼科医疗服务广度上升，三级医院 DRGs 组数的中位数由 17 增加至 18。2018 年三级医院 DRGs 组数 95% 分位数为 21（图 5-2-9-1）。

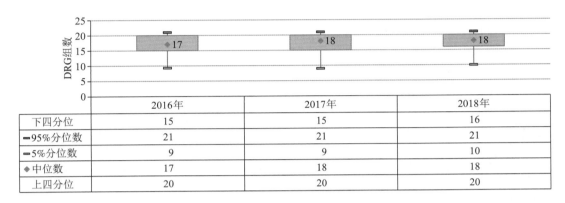

| | 2016年 | 2017年 | 2018年 |
|---|---|---|---|
| 下四分位 | 15 | 15 | 16 |
| ▬95%分位数 | 21 | 21 | 21 |
| ▬5%分位数 | 9 | 9 | 10 |
| ◆中位数 | 17 | 18 | 18 |
| 上四分位 | 20 | 20 | 20 |

图 5-2-9-1　2016—2018 年眼科医疗服务广度

2016—2018 年，眼科医疗服务难度保持稳定，三级医院 CMI 的中位数 2016 年、2017 年、2018 年均为 0.62。2018 年三级医院 CMI 的 95% 分位数为 0.71（图 5-2-9-2）。

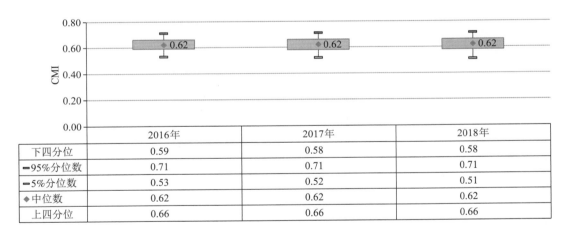

| | 2016年 | 2017年 | 2018年 |
|---|---|---|---|
| 下四分位 | 0.59 | 0.58 | 0.58 |
| ▬95%分位数 | 0.71 | 0.71 | 0.71 |
| ▬5%分位数 | 0.53 | 0.52 | 0.51 |
| ◆中位数 | 0.62 | 0.62 | 0.62 |
| 上四分位 | 0.66 | 0.66 | 0.66 |

图 5-2-9-2　2016—2018 年眼科医疗服务难度

### 2. 医疗服务效率

2016—2018 年，眼科费用效率上升，三级医院费用消耗指数的中位数由 0.96 降低至 0.93。2018 年费用效率较高的医院费用消耗指数（下四分位）为 0.76（图 5-2-9-3）。

2016—2018 年，眼科时间效率略有波动，三级医院时间消耗指数的中位数由 1.10 上升到 1.12 后又降低至 1.11。2018 年时间效率较高的医院时间消耗指数（下四分位）为 0.87（图 5-2-9-4）。

### 3. 医疗安全

2016—2018 年，眼科医疗安全略有波动，三级医院中低风险组死亡率由 0.04% 上升到 0.08% 后又降低至 0.02%。该专科无高风险组病例，故不对其急危重病例救治能力进行评价（图 5-2-9-5）。

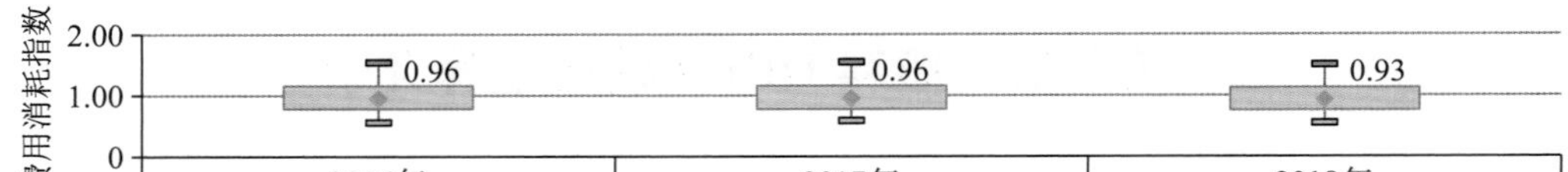

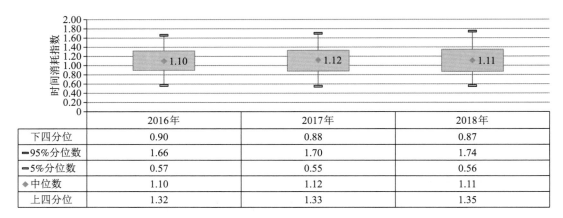

| 费用消耗指数 | 2016年 | 2017年 | 2018年 |
|---|---|---|---|
| 下四分位 | 0.79 | 0.78 | 0.76 |
| ▬95%分位数 | 1.54 | 1.55 | 1.50 |
| ▬5%分位数 | 0.56 | 0.59 | 0.55 |
| ◆中位数 | 0.96 | 0.96 | 0.93 |
| 上四分位 | 1.16 | 1.16 | 1.13 |

图 5-2-9-3　2016—2018 年眼科费用效率

| 时间消耗指数 | 2016年 | 2017年 | 2018年 |
|---|---|---|---|
| 下四分位 | 0.90 | 0.88 | 0.87 |
| ▬95%分位数 | 1.66 | 1.70 | 1.74 |
| ▬5%分位数 | 0.57 | 0.55 | 0.56 |
| ◆中位数 | 1.10 | 1.12 | 1.11 |
| 上四分位 | 1.32 | 1.33 | 1.35 |

图 5-2-9-4　2016—2018 年眼科时间效率

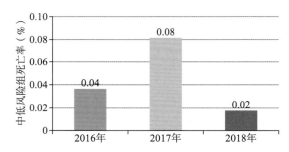

图 5-2-9-5　2016—2018 年眼科医疗安全

## 第十节 耳鼻喉科 DRGs 绩效差异评价

本报告以 2016—2018 年数据质量合格的 608 万耳鼻喉科病例为样本，对耳鼻喉科专科进行分析。纳入分析的病例数中，2016 年年出院例数 100 例以上医院 1013 家，2017 年年出院例数 100 例以上医院 1040 家，2018 年年出院例数 100 例以上医院 1650 家。

### 1. 医疗服务能力

2016—2018 年，耳鼻喉科医疗服务广度上升，三级医院 DRGs 组数的中位数由 22 增加至 24。2018 年三级医院 DRGs 组数 95% 分位数为 27（图 5-2-10-1）。

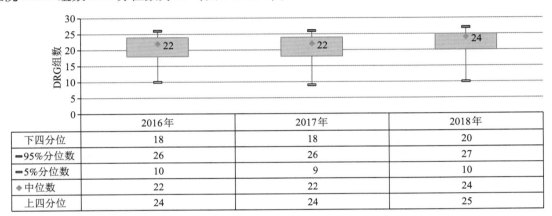

| | 2016年 | 2017年 | 2018年 |
|---|---|---|---|
| 下四分位 | 18 | 18 | 20 |
| ▬95%分位数 | 26 | 26 | 27 |
| ▬5%分位数 | 10 | 9 | 10 |
| ◆ 中位数 | 22 | 22 | 24 |
| 上四分位 | 24 | 24 | 25 |

图 5-2-10-1　2016—2018 年耳鼻喉科医疗服务广度

2016—2018 年，耳鼻喉科医疗服务难度略有下降，三级医院 CMI 的中位数由 0.70 降低至 0.66。2018 年三级医院 CMI 的 95% 分位数为 1.03（图 5-2-10-2）。

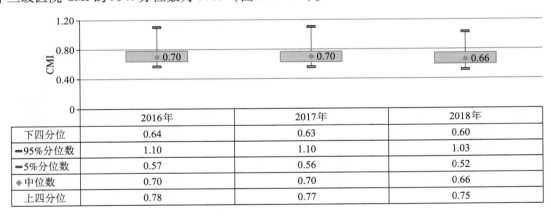

| | 2016年 | 2017年 | 2018年 |
|---|---|---|---|
| 下四分位 | 0.64 | 0.63 | 0.60 |
| ▬95%分位数 | 1.10 | 1.10 | 1.03 |
| ▬5%分位数 | 0.57 | 0.56 | 0.52 |
| ◆ 中位数 | 0.70 | 0.70 | 0.66 |
| 上四分位 | 0.78 | 0.77 | 0.75 |

图 5-2-10-2　2016—2018 年耳鼻喉科医疗服务难度

### 2. 医疗服务效率

2016—2018 年，耳鼻喉科费用效率上升，三级医院费用消耗指数的中位数由 0.99 降低至 0.97。2018 年费用效率较高的医院费用消耗指数（下四分位）为 0.78（图 5-2-10-3）。

2016—2018 年，耳鼻喉科时间效率略有波动，三级医院时间消耗指数的中位数由 1.03 上升到 1.04 后又降低至 1.03。2018 年时间效率较高的医院时间消耗指数（下四分位）为 0.89（图 5-2-10-4）。

### 3. 医疗安全

2016—2018 年，耳鼻喉科医疗安全略有波动，三级医院中低风险组死亡率由 0.13% 上升到 0.15% 后又降低至 0.05%（图 5-2-10-5）。

2016—2018 年，耳鼻喉科急危重病例救治能力略有波动，三级医院高风险组死亡率由 4.22% 降低到 4.00% 后又上升至 4.36%（图 5-2-10-6）。

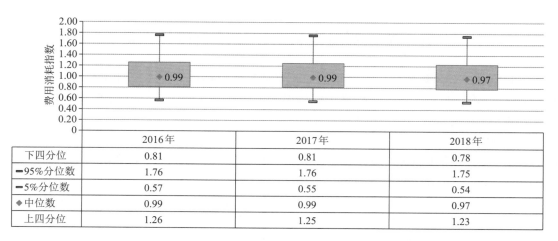

| | 2016年 | 2017年 | 2018年 |
|---|---|---|---|
| 下四分位 | 0.81 | 0.81 | 0.78 |
| ━95%分位数 | 1.76 | 1.76 | 1.75 |
| ━5%分位数 | 0.57 | 0.55 | 0.54 |
| ◆中位数 | 0.99 | 0.99 | 0.97 |
| 上四分位 | 1.26 | 1.25 | 1.23 |

图 5-2-10-3　2016—2018 年耳鼻喉科费用效率

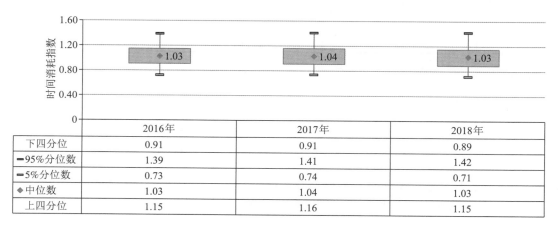

| | 2016年 | 2017年 | 2018年 |
|---|---|---|---|
| 下四分位 | 0.91 | 0.91 | 0.89 |
| ━95%分位数 | 1.39 | 1.41 | 1.42 |
| ━5%分位数 | 0.73 | 0.74 | 0.71 |
| ◆中位数 | 1.03 | 1.04 | 1.03 |
| 上四分位 | 1.15 | 1.16 | 1.15 |

图 5-2-10-4　2016—2018 年耳鼻喉科时间效率

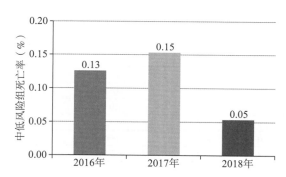

图 5-2-10-5　2016—2018 年耳鼻喉科
医疗安全

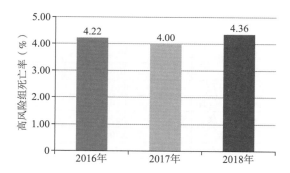

图 5-2-10-6　2016—2018 年耳鼻喉科急危重
病例救治能力

## 第十一节  妇科 DRGs 绩效差异评价

本报告以 2016—2018 年数据质量合格的 884 万妇科病例为样本，对妇科专科进行分析。纳入分析的病例数中，2016 年年出院例数 100 例以上医院 1002 家，2017 年年出院例数 100 例以上医院 1027 家，2018 年年出院例数 100 例以上医院 1640 家。

### 1. 医疗服务能力

2016—2018 年，妇科医疗服务广度上升，三级医院 DRGs 组数的中位数由 24 增加至 25。2018 年三级医院 DRGs 组数 95% 分位数为 27（图 5-2-11-1）。

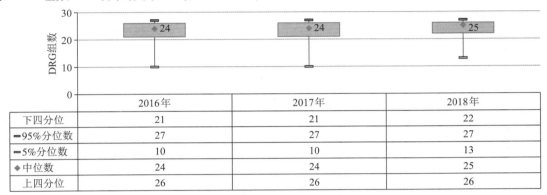

| | 2016年 | 2017年 | 2018年 |
|---|---|---|---|
| 下四分位 | 21 | 21 | 22 |
| ━95%分位数 | 27 | 27 | 27 |
| ━5%分位数 | 10 | 10 | 13 |
| ◆中位数 | 24 | 24 | 25 |
| 上四分位 | 26 | 26 | 26 |

图 5-2-11-1  2016—2018 年妇科医疗服务广度

2016—2018 年，妇科医疗服务难度略有波动，三级医院 CMI 的中位数由在 0.78 左右波动。2018 年三级医院 CMI 的 95% 分位数为 1.12（图 5-2-11-2）。

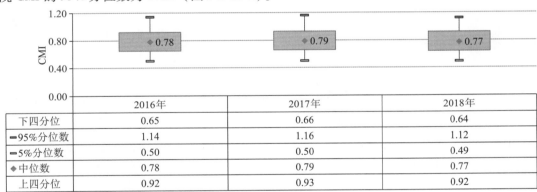

| | 2016年 | 2017年 | 2018年 |
|---|---|---|---|
| 下四分位 | 0.65 | 0.66 | 0.64 |
| ━95%分位数 | 1.14 | 1.16 | 1.12 |
| ━5%分位数 | 0.50 | 0.50 | 0.49 |
| ◆中位数 | 0.78 | 0.79 | 0.77 |
| 上四分位 | 0.92 | 0.93 | 0.92 |

图 5-2-11-2  2016—2018 年妇科医疗服务难度

### 2. 医疗服务效率

2016—2018 年，妇科费用效率略有上升，三级医院费用消耗指数的中位数由 0.97 降低至 0.95。2018 年费用效率较高的医院费用消耗指数（下四分位）为 0.79（图 5-2-11-3）。

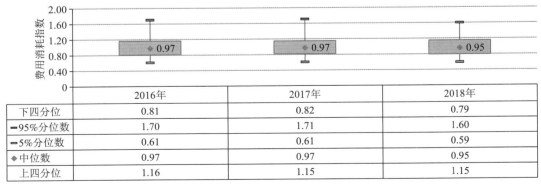

| | 2016年 | 2017年 | 2018年 |
|---|---|---|---|
| 下四分位 | 0.81 | 0.82 | 0.79 |
| ━95%分位数 | 1.70 | 1.71 | 1.60 |
| ━5%分位数 | 0.61 | 0.61 | 0.59 |
| ◆中位数 | 0.97 | 0.97 | 0.95 |
| 上四分位 | 1.16 | 1.15 | 1.15 |

图 5-2-11-3  2016—2018 年妇科费用效率

2016—2018 年，妇科时间效率略有波动，三级医院时间消耗指数的中位数稳定在 1.06 左右。2018 年时间效率较高的医院时间消耗指数（下四分位）为 0.91（图 5-2-11-4）。

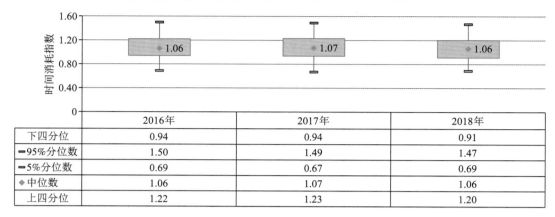

| | 2016年 | 2017年 | 2018年 |
|---|---|---|---|
| 下四分位 | 0.94 | 0.94 | 0.91 |
| ▬95%分位数 | 1.50 | 1.49 | 1.47 |
| ▬5%分位数 | 0.69 | 0.67 | 0.69 |
| ◆中位数 | 1.06 | 1.07 | 1.06 |
| 上四分位 | 1.22 | 1.23 | 1.20 |

图 5-2-11-4  2016—2018 年妇科时间效率

### 3. 医疗安全

2016—2018 年，妇科医疗安全有显著提升，三级医院中低风险组死亡率由 0.13% 降低至 0.04%（图 5-2-11-5）。

2016—2018 年，妇科急危重病例救治能力略有波动，三级医院高风险组死亡率由 6.00% 上升到 7.75% 后又降低至 7.70%（图 5-2-11-6）。

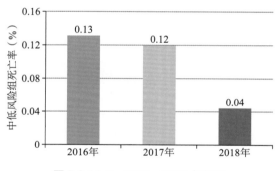

图 5-2-11-5  2016—2018 年妇科
医疗安全

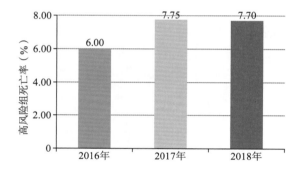

图 5-2-11-6  2016—2018 年妇科急危重
病例救治能力

## 第十二节　新生儿科 DRGs 绩效差异评价

本报告以 2016—2018 年数据质量合格的 44 万新生儿科病例为样本，对新生儿科专科进行分析。纳入分析的病例数中，2016 年年出院例数 100 例以上医院 210 家，2017 年年出院例数 100 例以上医院 224 家，2018 年年出院例数 100 例以上医院 257 家。

### 1. 医疗服务能力

2016—2018 年，新生儿科医疗服务广度上升，三级医院 DRGs 组数的中位数由 4 增加至 7。2018 年三级医院 DRGs 组数 95% 分位数为 9（图 5-2-12-1）。

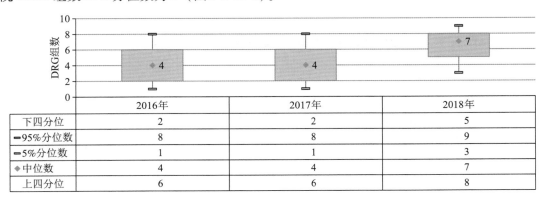

|  | 2016年 | 2017年 | 2018年 |
|---|---|---|---|
| 下四分位 | 2 | 2 | 5 |
| ▬95%分位数 | 8 | 8 | 9 |
| ▬5%分位数 | 1 | 1 | 3 |
| ◆中位数 | 4 | 4 | 7 |
| 上四分位 | 6 | 6 | 8 |

图 5-2-12-1　2016—2018 年新生儿科医疗服务广度

2016—2018 年，新生儿科医疗服务难度上升，三级医院 CMI 的中位数由 2.12 上升至 2.28。2018 年三级医院 CMI 的 95% 分位数为 4.31（图 5-2-12-2）。

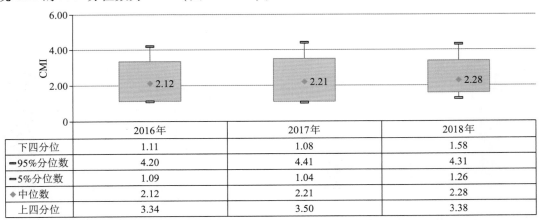

|  | 2016年 | 2017年 | 2018年 |
|---|---|---|---|
| 下四分位 | 1.11 | 1.08 | 1.58 |
| ▬95%分位数 | 4.20 | 4.41 | 4.31 |
| ▬5%分位数 | 1.09 | 1.04 | 1.26 |
| ◆中位数 | 2.12 | 2.21 | 2.28 |
| 上四分位 | 3.34 | 3.50 | 3.38 |

图 5-2-12-2　2016—2018 年新生儿科医疗服务难度

### 2. 医疗服务效率

2016—2018 年，新生儿科费用效率略有波动，三级医院费用消耗指数的中位数由 1.09 降低到 1.07 后又上升至 1.08。2018 年费用效率较高的医院费用消耗指数（下四分位）为 0.70（图 5-2-12-3）。

2016—2018 年，新生儿科时间效率略有波动，三级医院时间消耗指数的中位数由 1.07 上升到 1.09 后又降低至 1.07。2018 年时间效率较高的医院时间消耗指数（下四分位）为 0.86（图 5-2-12-4）。

### 3. 医疗安全

2016—2018 年，新生儿科医疗安全有显著提升，三级医院中低风险组死亡率由 0.21% 降低至 0.07%（图 5-2-12-5）。

2016—2018 年，新生儿科急危重病例救治能力略有波动，三级医院高风险组死亡率由 22.65% 降低到 19.55% 后又上升至 27.03%（图 5-2-12-6）。

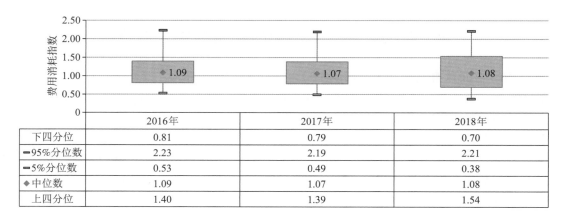

| | 2016年 | 2017年 | 2018年 |
|---|---|---|---|
| 下四分位 | 0.81 | 0.79 | 0.70 |
| ▬95%分位数 | 2.23 | 2.19 | 2.21 |
| ▬5%分位数 | 0.53 | 0.49 | 0.38 |
| ◆中位数 | 1.09 | 1.07 | 1.08 |
| 上四分位 | 1.40 | 1.39 | 1.54 |

图 5-2-12-3　2016—2018 年新生儿科费用效率

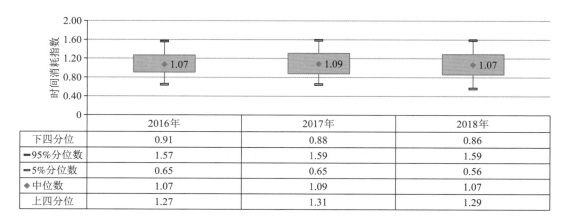

| | 2016年 | 2017年 | 2018年 |
|---|---|---|---|
| 下四分位 | 0.91 | 0.88 | 0.86 |
| ▬95%分位数 | 1.57 | 1.59 | 1.59 |
| ▬5%分位数 | 0.65 | 0.65 | 0.56 |
| ◆中位数 | 1.07 | 1.09 | 1.07 |
| 上四分位 | 1.27 | 1.31 | 1.29 |

图 5-2-12-4　2016—2018 年新生儿科时间效率

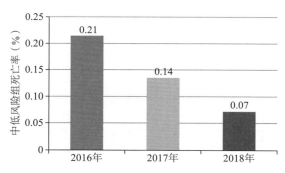

图 5-2-12-5　2016—2018 年新生儿科
医疗安全

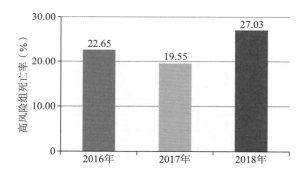

图 5-2-12-6　2016—2018 年新生儿科急危重
病例救治能力

## 第十三节　神经内科 DRGs 绩效差异评价

本报告以 2016—2018 年数据质量合格的 1921 万神经内科病例为样本，对神经内科专科进行分析。纳入分析的病例数中，2016 年年出院例数 100 例以上医院 1003 家，2017 年年出院例数 100 例以上医院 1049 家，2018 年年出院例数 100 例以上医院 1679 家。

### 1. 医疗服务能力

2016—2018 年，神经内科医疗服务广度上升，三级医院 DRGs 组数的中位数由 30 增加至 32。2018 年三级医院 DRGs 组数 95% 分位数为 36（图 5-2-13-1）。

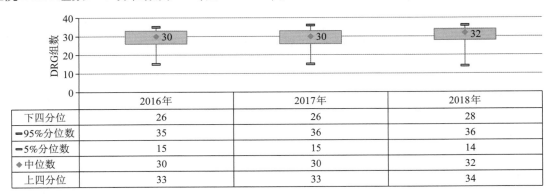

|  | 2016年 | 2017年 | 2018年 |
| --- | --- | --- | --- |
| 下四分位 | 26 | 26 | 28 |
| ▬95%分位数 | 35 | 36 | 36 |
| ▬5%分位数 | 15 | 15 | 14 |
| ◆中位数 | 30 | 30 | 32 |
| 上四分位 | 33 | 33 | 34 |

图 5-2-13-1　2016—2018 年神经内科医疗服务广度

2016—2018 年，神经内科医疗服务难度略有下降，三级医院 CMI 的中位数由 1.17 下降至 1.10。2018 年三级医院 CMI 的 95% 分位数为 1.47（图 5-2-13-2）。

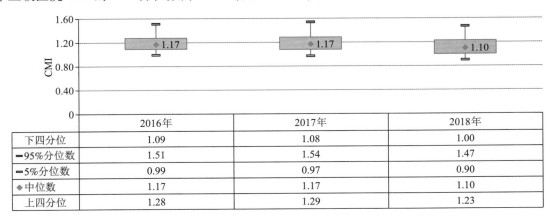

|  | 2016年 | 2017年 | 2018年 |
| --- | --- | --- | --- |
| 下四分位 | 1.09 | 1.08 | 1.00 |
| ▬95%分位数 | 1.51 | 1.54 | 1.47 |
| ▬5%分位数 | 0.99 | 0.97 | 0.90 |
| ◆中位数 | 1.17 | 1.17 | 1.10 |
| 上四分位 | 1.28 | 1.29 | 1.23 |

图 5-2-13-2　2016—2018 年神经内科医疗服务难度

### 2. 医疗服务效率

2016—2018 年，神经内科费用效率略有上升，三级医院费用消耗指数的中位数由 1.02 降低至 1.01。2018 年费用效率较高的医院费用消耗指数（下四分位）为 0.80（图 5-2-13-3）。

2016—2018 年，神经内科时间效率上升，三级医院时间消耗指数的中位数由 1.04 降低至 1.02。2018 年时间效率较高的医院时间消耗指数（下四分位）为 0.92（图 5-2-13-4）。

### 3. 医疗安全

2016—2018 年，神经内科医疗安全有显著提升，三级医院中低风险组死亡率由 0.20% 降低至 0.11%（图 5-2-13-5）。

2016—2018 年，神经内科急危重病例救治能力提升，三级医院高风险组死亡率由 9.28% 降低至 8.12%（图 5-2-13-6）。

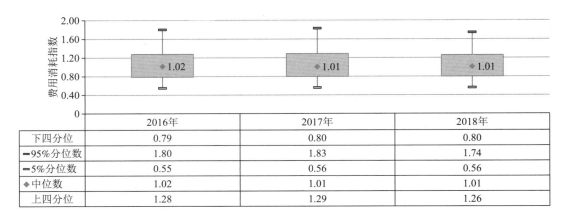

| | 2016年 | 2017年 | 2018年 |
|---|---|---|---|
| 下四分位 | 0.79 | 0.80 | 0.80 |
| ━95%分位数 | 1.80 | 1.83 | 1.74 |
| ━5%分位数 | 0.55 | 0.56 | 0.56 |
| ◆中位数 | 1.02 | 1.01 | 1.01 |
| 上四分位 | 1.28 | 1.29 | 1.26 |

图 5-2-13-3　2016—2018 年神经内科费用效率

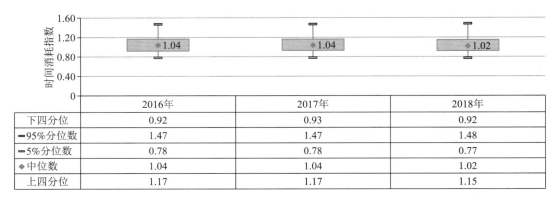

| | 2016年 | 2017年 | 2018年 |
|---|---|---|---|
| 下四分位 | 0.92 | 0.93 | 0.92 |
| ━95%分位数 | 1.47 | 1.47 | 1.48 |
| ━5%分位数 | 0.78 | 0.78 | 0.77 |
| ◆中位数 | 1.04 | 1.04 | 1.02 |
| 上四分位 | 1.17 | 1.17 | 1.15 |

图 5-2-13-4　2016—2018 年神经内科时间效率

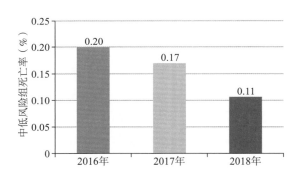

图 5-2-13-5　2016—2018 年神经内科
医疗安全

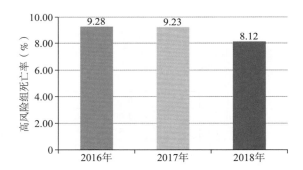

图 5-2-13-6　2016—2018 年神经内科急危重
病例救治能力

# 附录1

# 全国各省（区、市）（包含新疆兵团）填报医院填报情况

自 2015 年起，国家卫生健康委每年组织开展全国医疗服务和质量安全数据网络抽样调查，并在此基础上形成了《年度国家医疗服务与质量安全报告》（下称《报告》）。该报告为全面评估我国医疗服务与质量管理现况、促进医疗质量提升等提供了较为客观、科学的数据参考，备受行业内外的广泛关注。在数据抽样调查中，参与数据网络上报的医疗机构均表现出极大的热情和工作积极性，填报的数据也充分展现了本机构的医疗服务状况及医疗质量水平，更为科学评价行业医疗质量水平提供了充足的数据基础。但在整理各级医疗机构上报的数据过程中，我们发现，医疗机构填报工作执行的完整度、有效性、工作效率、数据正确性等均有差异，部分数据指标的填报情况直接反映出医疗机构医疗质量管理能力和水平，甚至折射出医疗机构对医疗质量管理的重视程度。因此，从 2018 年度开始，《报告》以全国医疗质量抽样调查数据结果为依据，遴选客观指标，根据各医疗机构上报数据对其展现的医疗质量水平进行星级医院评价，以期起到加强医疗质量精细化管理的政策导向作用，鼓励先进，促进各级各类医疗机构更加重视医疗质量数据化管理及信息上报工作；同时督促各级卫生健康行政部门及医疗机构进一步加强医疗质量指标化管理，提高质量管理信息化水平。

2019 年全国医疗质量抽样调查延续 2018 年逻辑校验、区间设置、异常值提醒、数据提交限制等设置，以填报完整度、病案首页上传情况、重点病种数据、重点手术数据、恶性肿瘤数据、过程质量标准数据等重点填报项的数据质量为主要评分依据。

星级医院评分依据上报数据的质量情况，按照表1所列的各项评价指标进行加分或减分。全部医疗机构统一标准，统一设定各医疗机构填报工作质量均应当具备 8（★）级水平，然后根据各医疗机构填报数据实际情况进行加分或减分（★代表 1 分，☆代表 0.5 分），9★为最高分，0 为最低分，用 0 表示。

表1 星级医院评分指标及分值情况

| 星级类别 | 考核类型 | 考核项目 | 得★数 | 核算标准 | 分值 |
|---|---|---|---|---|---|
| 1 | 医院整体填报情 | 数据上报情况 | 扣★ | 未提交当年度抽样调查数据 | −1 |
| | | | ★ | 参与当年病案首页上传且与当年填报的出院人次数一致 | 1 |
| | | | 不扣分 | 参与当年病案首页上传但与当年填报的出院人次数不一致 | 0 |

| 星级类别 | 考核类型 | 考核项目 | 得★数 | 核算标准 | 分值 |
|---|---|---|---|---|---|
| 1 | | 数据上报情况 | 扣★ | 没有床位数但填报了当年出院人次或上传了病案首页数据；<br>有床位数但是没有上报当年填报的出院人次数；<br>有床位数但未参与当年病案首页上传 | -1 |
| 2 | 医院整体填报情况 | 工作连续性※ | ★ | 参加数据上报5年 | 1 |
| | | | ☆ | 参加数据上报4年 | 0.5 |
| | | | 不扣分 | 参加数据上报1~3年 | 0 |
| 3 | | 填报完整度（$t$） | 不扣分 | 若无床位数，$t \geqslant 80\%$；<br>若有床位数，$t \geqslant 95\%$ | 0 |
| | | | 扣★ | 若无床位数，$t < 98.0\%$；<br>若有床位数，$t < 99.5\%$ | -1 |
| 4 | | 整体"/"率（$p$，质控指标无法统计或医疗项目未开展） | 不扣分 | 若无床位数，$p = 0$；<br>若有床位数，$p \leqslant 10\%$ | 0 |
| | | | 扣☆ | 若无床位数，$0 < p \leqslant 1\%$；<br>若有床位数，$10\% < p \leqslant 20\%$ | -0.5 |
| | | | 扣★ | 若无床位数，$p > 1\%$；<br>若有床位数，$p > 20\%$ | -1 |
| 5 | | 工作配合度 | 扣★ | 数据核查/清洗阶段不配合编写组人员电话沟通 | -1 |
| 6 | 重点填报项数据质量 | 重点病种&手术数据&恶性肿瘤数据质量（$x$，指本考核填报项内数据"/""//"的项目数占本考核项总数的比例） | 不扣分 | $x \leqslant 25\%$ | 0 |
| | | | 扣☆ | $25\% < x \leqslant 50\%$ | -0.5 |
| | | | 扣★ | $x > 50\%$ | -1 |
| 6 | | 重点病种&手术数据&肿瘤全"0"率 | 扣★ | 本考核项内所有指标均为0 | -1 |
| 7 | | 不良事件数据质量（$x$，指本考核填报项内数据"/""//"的项目数占本考核项总数的比例） | 不扣分 | $x \leqslant 25\%$ | 0 |
| | | | 扣☆ | $25\% < x \leqslant 50\%$ | -0.5 |
| | | | 扣★ | $x > 50\%$ | -1 |
| 7 | | 不良事件数据质量全"0"率 | 扣★ | 本考核项内所有指标均为0 | -1 |
| 8 | | 过程质量指标（$x$，指本考核填报项内数据"/""//"的项目数占本考核项总数的比例） | 不扣分 | $x \leqslant 25\%$ | 0 |
| | | | 扣☆ | $25\% < x \leqslant 50\%$ | -0.5 |
| | | | 扣★ | $x > 50\%$ | -1 |
| 8 | | 过程质量指标全"0"率 | 扣★ | 本考核项内所有指标均为0 | -1 |
| 9 | | 填报人数据质量 | 不扣分 | 医院登记信息中数据填报人和联系电话均完整准确 | 0 |
| | | | 扣★ | 医院登记信息中无数据填报人或联系电话，或联系电话错误 | -1 |

对本年度各省（区、市）（包含新疆兵团）星级评分（满分9分）均值进行升序排列见表2。

表2　各省（区、市）（包含新疆兵团）数据质量评分平均得分情况

| 省份 | 医疗机构数 | 完整度（%） | 整体"/"率（%） | 星级总评分 | 省份 | 医疗机构数 | 完整度（%） | 整体"/"率（%） | 星级总评分 |
|---|---|---|---|---|---|---|---|---|---|
| 新疆兵团 | 21 | 96.17 | 11.08 | 6.43 | 河北 | 572 | 92.47 | 15.06 | 4.83 |
| 上海 | 136 | 94.32 | 13.72 | 5.73 | 新疆 | 122 | 83.07 | 13.19 | 4.67 |
| 广东 | 699 | 93.43 | 15.56 | 5.41 | 河南 | 291 | 84.42 | 14.04 | 4.58 |
| 浙江 | 328 | 90.85 | 13.91 | 5.39 | 广西 | 259 | 83.01 | 14.00 | 4.57 |
| 北京 | 166 | 87.72 | 14.04 | 5.23 | 辽宁 | 289 | 85.24 | 17.63 | 4.45 |
| 江苏 | 368 | 87.20 | 12.98 | 5.21 | 云南 | 398 | 83.37 | 17.87 | 4.45 |
| 山东 | 525 | 92.59 | 14.44 | 5.19 | 湖北 | 317 | 73.04 | 11.87 | 4.44 |
| 四川 | 509 | 81.46 | 12.33 | 5.16 | 甘肃 | 127 | 80.57 | 13.68 | 4.20 |
| 天津 | 113 | 92.92 | 19.26 | 5.10 | 湖南 | 257 | 77.82 | 14.34 | 4.16 |
| 江西 | 324 | 89.71 | 13.06 | 5.08 | 贵州 | 216 | 81.45 | 14.91 | 4.15 |
| 山西 | 346 | 91.15 | 17.06 | 5.01 | 安徽 | 280 | 79.31 | 15.16 | 4.10 |
| 重庆 | 194 | 90.36 | 15.70 | 4.98 | 内蒙古 | 150 | 80.69 | 13.17 | 4.05 |
| 海南 | 45 | 97.30 | 20.14 | 4.94 | 青海 | 74 | 73.00 | 14.74 | 4.03 |
| 宁夏 | 44 | 93.39 | 18.43 | 4.86 | 吉林 | 212 | 76.80 | 16.91 | 4.02 |
| 福建 | 197 | 87.33 | 13.33 | 4.85 | 西藏 | 42 | 90.90 | 18.61 | 3.90 |
| 陕西 | 310 | 87.16 | 17.51 | 4.84 | 黑龙江 | 256 | 78.19 | 16.40 | 3.75 |

本年度共有39家国家卫生健康委委属委管医院进行数据上报，星级评分情况见表3。

表3　委属委管医院（39家）星级评分情况

| 医院名称 | 完整度（%） | 整体"/"率（%） | 星级总评分 | 医院名称 | 完整度（%） | 整体"/"率（%） | 星级总评分 |
|---|---|---|---|---|---|---|---|
| 中山大学孙逸仙纪念医院 | 100 | 8.65 | ★★★★★★★★★ | 吉林大学第二医院 | 99.82 | 3.00 | ★★★★★★★ |
| 中日友好医院 | 100 | 3.74 | ★★★★★★★★★ | 华中科技大学同济医学院附属协和医院 | 100 | 4.34 | ★★★★★★★ |
| 北京大学第一医院 | 100 | 4.46 | ★★★★★★★★★ | 华中科技大学同济医学院附属同济医院 | 100 | 3.74 | ★★★★★★★ |
| 北京大学第三医院 | 100 | 3.62 | ★★★★★★★★★ | 华中科技大学同济医学院附属梨园医院 | 100 | 7.77 | ★★★★★★★ |
| 中山大学附属口腔医院 | 100 | 8.98 | ★★★★★★★★☆ | 复旦大学附属中山医院 | 100 | 7.06 | ★★★★★★★ |
| 西安交通大学口腔医院 | 100 | 7.06 | ★★★★★★★★☆ | 中山大学肿瘤防治中心 | 100 | 9.20 | ★★★★★☆ |
| 四川大学华西口腔医院 | 100 | 5.18 | ★★★★★★★★☆ | 复旦大学附属华山医院 | 99.97 | 15.40 | ★★★★★☆ |
| 复旦大学附属肿瘤医院 | 99.54 | 11.65 | ★★★★★★★★☆ | 北京大学人民医院 | 100 | 3.63 | ★★★★★☆ |
| 北京大学口腔医院 | 100 | 9.57 | ★★★★★★★★☆ | 北京大学第六医院 | 100 | 35.90 | ★★★★★☆ |
| 中南大学湘雅三医院 | 100 | 1.40 | ★★★★★★★★ | 中南大学湘雅二医院 | 100 | 12.14 | ★★★★★★ |
| 中国医学科学院肿瘤医院 | 100 | 0.86 | ★★★★★★★★ | 山东大学第二医院 | 100 | 8.30 | ★★★★★★ |
| 吉林大学中日联谊医院 | 100 | 8.14 | ★★★★★★★★ | 四川大学华西医院 | 100 | 9.37 | ★★★★☆ |
| 复旦大学附属妇产科医院 | 100 | 0.99 | ★★★★★★★★ | 吉林大学第一医院 | 100 | 13.07 | ★★★★★ |
| 复旦大学附属儿科医院 | 100 | 2.97 | ★★★★★★★★ | 中南大学湘雅医院 | 99.72 | 14.79 | ★★★★ |
| 吉林大学口腔医院 | 100 | 8.97 | ★★★★★★★☆ | 中国医学科学院血液病医院 | 100 | 18.08 | ★★★☆ |
| 北京医院 | 100 | 6.13 | ★★★★★★★☆ | 中国医学科学院北京协和医院 | 73.26 | 1.29 | ★★ |
| 中山大学附属第一医院 | 99.94 | 2.49 | ★★★★★★★ | 西安交通大学医学院第一附属医院 | 50.43 | 8.71 | ☆ |
| 中山大学附属第三医院 | 99.75 | 5.11 | ★★★★★★★ |  |  |  |  |
| 中国医学科学院阜外医院 | 100 | 0.75 | ★★★★★★★ |  |  |  |  |
| 西安交通大学第二附属医院 | 100 | 16.98 | ★★★★★★★ |  |  |  |  |
| 四川大学华西第二医院 | 100 | 5.13 | ★★★★★★★ |  |  |  |  |
| 山东大学齐鲁医院 | 100 | 7.59 | ★★★★★★★ |  |  |  |  |

　　各省（区、市）（包含新疆兵团）医疗机构星级评分情况如下，由于篇幅限制，仅保留填报数据工作评分前10的医疗机构，作为数据填报红榜（表4～表35）；数据填报质量较差的医疗机构（本年度抽取医院评分低于4.5的三级医疗机构），作为数据填报白榜（表36）供参考。其他医疗机构数据填报质量星级评分情况详见国家医疗质量管理与控制信息网（www.ncis.cn）。

表4　新疆兵团星级评分情况

| 医院名称 | 完整度（%） | 整体"/"率（%） | 星级总评分 | 医院名称 | 完整度（%） | 整体"/"率（%） | 星级总评分 |
| --- | --- | --- | --- | --- | --- | --- | --- |
| 新疆生产建设兵团第三师医院 | 100 | 5.94 | ★★★★★★★★★☆ | 新疆生产建设兵团第十师北屯医院 | 100 | 4.83 | ★★★★★★★☆ |
| 新疆生产建设兵团第七师医院 | 100 | 8.74 | ★★★★★★★★☆ | 新疆生产建设兵团第六师医院 | 100 | 7.17 | ★★★★★★★☆ |
| 新疆生产建设兵团第一师医院 | 99.71 | 8.14 | ★★★★★★★★ | 新疆生产建设兵团第四师医院 | 100 | 9.45 | ★★★★★★★☆ |
| 新疆生产建设兵团第二师库尔勒医院 | 100 | 5.89 | ★★★★★★★★ | 新疆生产建设兵团第十三师红星医院 | 99.06 | 5.65 | ★★★★★★★ |
| 新疆生产建设兵团医院 | 100 | 6.25 | ★★★★★★★★ | 图木舒克市人民医院 | 100 | 0.05 | ★★★★★★★ |

表5　上海市星级评分情况

| 医院名称 | 完整度（%） | 整体"/"率（%） | 星级总评分 | 医院名称 | 完整度（%） | 整体"/"率（%） | 星级总评分 |
| --- | --- | --- | --- | --- | --- | --- | --- |
| 上海市同济医院 | 99.78 | 7.94 | ★★★★★★★★ | 上海市嘉定区中心医院 | 99.83 | 4.40 | ★★★★★★★★ |
| 复旦大学附属金山医院 | 99.64 | 1.20 | ★★★★★★★★ | 上海建工医院 | 99.6 | 7.16 | ★★★★★★★★ |
| 上海市闵行区中心医院 | 100 | 6.91 | ★★★★★★★★ | 上海市第六人民医院金山分院 | 100 | 12.96 | ★★★★★★★★ |
| 上海市第一人民医院宝山分院 | 100 | 2.24 | ★★★★★★★★ | 上海市东方医院 | 100 | 4.14 | ★★★★★★★★ |
| 复旦大学附属肿瘤医院 | 99.54 | 11.65 | ★★★★★★★★☆ | 上海市嘉定区安亭医院 | 100 | 3.20 | ★★★★★★★★ |

表6　广东省星级评分情况

| 医院名称 | 完整度（%） | 整体"/"率（%） | 星级总评分 | 医院名称 | 完整度（%） | 整体"/"率（%） | 星级总评分 |
| --- | --- | --- | --- | --- | --- | --- | --- |
| 中山大学孙逸仙纪念医院 | 100 | 8.65 | ★★★★★★★★ | 深圳远东妇产医院 | 100 | 1.89 | ★★★★★★★★☆ |
| | | | | 深圳市孙逸仙心血管医院 | 100 | 1.83 | ★★★★★★★★☆ |
| 广州市花都区第二人民医院 | 100 | 6.57 | ★★★★★★★★ | 中山大学附属口腔医院 | 100 | 8.98 | ★★★★★★★☆ |
| 广州市红十字会医院 | 100 | 7.86 | ★★★★★★★★ | 东莞市第三人民医院（东莞市石龙人民医院） | 100 | 4.11 | ★★★★★★★★ |
| 东莞市人民医院 | 100 | 5.94 | ★★★★★★★☆ | | | | |
| 深圳市妇幼保健院 | 100 | 1.49 | ★★★★★★★☆ | 东莞市常平医院 | 100 | 7.67 | ★★★★★★★★ |

表7 浙江省星级评分情况

| 医院名称 | 完整度(%) | 整体"/"率(%) | 星级总评分 | 医院名称 | 完整度(%) | 整体"/"率(%) | 星级总评分 |
|---|---|---|---|---|---|---|---|
| 浙江医院 | 100 | 4.44 | ★★★★★★★★★ | 温州市第七人民医院 | 100 | 1.80 | ★★★★★★★★ |
| 杭州市西溪医院 | 100 | 5.29 | ★★★★★★★★ | 衢州市第三医院 | 100 | 8.68 | ★★★★★★★★ |
| 宁海县妇幼保健院 | 100 | 6.13 | ★★★★★★★★ | 金华市第二医院 | 100 | 5.74 | ★★★★★★★★ |
| 长兴县妇幼保健院 | 100 | 3.91 | ★★★★★★★★ | 湖州市第三人民医院 | 100 | 7.33 | ★★★★★★★★ |
| 舟山市妇幼保健院 | 100 | 0.78 | ★★★★★★★★ | 浙江大学医学院附属第二医院 | 100 | 8.03 | ★★★★★★★☆ |

表8 北京市星级评分情况

| 医院名称 | 完整度(%) | 整体"/"率(%) | 星级总评分 | 医院名称 | 完整度(%) | 整体"/"率(%) | 星级总评分 |
|---|---|---|---|---|---|---|---|
| 中日友好医院 | 100 | 3.74 | ★★★★★★★★ | 北京肿瘤医院 | 99.87 | 0.13 | ★★★★★★★★ |
| 北京市石景山医院 | 100 | 6.89 | ★★★★★★★★ | 首都医科大学附属北京朝阳医院 | 100 | 1.74 | ★★★★★★★☆ |
| 北京大学第三医院 | 100 | 3.62 | ★★★★★★★★ | | | | |
| 北京大学第一医院 | 100 | 4.46 | ★★★★★★★★ | 首都医科大学附属北京妇产医院 | 99.86 | 1.98 | ★★★★★★★☆ |
| 北京回龙观医院 | 100 | 4.70 | ★★★★★★★★ | | | | |
| 北京市朝阳区桓兴肿瘤医院 | 99.85 | 7.00 | ★★★★★★★★ | 首都医科大学附属北京口腔医院 | 100 | 5.97 | ★★★★★★★☆ |

表9 江苏省星级评分情况

| 医院名称 | 完整度(%) | 整体"/"率(%) | 星级总评分 | 医院名称 | 完整度(%) | 整体"/"率(%) | 星级总评分 |
|---|---|---|---|---|---|---|---|
| 南京市高淳人民医院 | 100 | 4.53 | ★★★★★★★★ | 扬州市第三人民医院 | 100 | 6.25 | ★★★★★★★★ |
| 南通市第一人民医院 | 99.83 | 3.74 | ★★★★★★★★ | 常州市妇幼保健院 | 100 | 1.69 | ★★★★★★★★ |
| 睢宁县人民医院 | 100 | 4.07 | ★★★★★★★★ | 镇江市妇幼保健院 | 100 | 3.57 | ★★★★★★★★ |
| 仪征市人民医院 | 100 | 9.65 | ★★★★★★★★ | 南通市精神卫生中心(南通市第四人民医院) | 100 | 5.96 | ★★★★★★★★ |
| 镇江市第一人民医院 | 100 | 5.74 | ★★★★★★★★ | 南京脑科医院 | 100 | 3.57 | ★★★★★★★★ |

表10 山东省星级评分情况

| 医院名称 | 完整度(%) | 整体"/"率(%) | 星级总评分 | 医院名称 | 完整度(%) | 整体"/"率(%) | 星级总评分 |
|---|---|---|---|---|---|---|---|
| 济宁医学院附属医院 | 100 | 2.28 | ★★★★★★★★ | 济南市第五人民医院 | 100 | 5.29 | ★★★★★★★☆ |
| 平度市人民医院 | 100 | 8.29 | ★★★★★★★★ | 济南市中心医院 | 100 | 6.82 | ★★★★★★★☆ |
| 威海市中心医院 | 100 | 1.69 | ★★★★★★★★ | 山东省妇幼保健院 | 99.52 | 2.44 | ★★★★★★★☆ |
| 潍坊市益都中心医院 | 100 | 5.19 | ★★★★★★★★ | 潍坊市精神卫生中心 | 100 | 13.49 | ★★★★★★★☆ |
| 枣庄市精神卫生中心 | 100 | 6.47 | ★★★★★★★★ | 济南市口腔医院 | 100 | 6.30 | ★★★★★★★☆ |

表 11　四川省星级评分情况

| 医院名称 | 完整度(%) | 整体"/"率(%) | 星级总评分 | 医院名称 | 完整度(%) | 整体"/"率(%) | 星级总评分 |
|---|---|---|---|---|---|---|---|
| 大邑县人民医院 | 99.69 | 7.27 | ★★★★★★★★ | 内江市妇幼保健院 | 100 | 8.12 | ★★★★★★★ |
| 成都市新都区第二人民医院 | 100 | 1.41 | ★★★★★★★★ | 成都市妇女儿童中心医院 | 100 | 2.83 | ★★★★★★★ |
| 泸县人民医院 | 99.57 | 6.70 | ★★★★★★★★ | 资阳市精神病医院 | 100 | 4.77 | ★★★★★★★ |
| 凉山州妇幼保健计划生育服务中心凉山州妇幼保健院凉山州妇女儿童医院 | 99.57 | 2.66 | ★★★★★★★★ | 广元市精神卫生中心 | 100 | 0.07 | ★★★★★★★ |
|  |  |  |  | 成都大学附属医院 | 100 | 5.31 | ★★★★★★★☆ |
|  |  |  |  | 武胜县人民医院 | 99.63 | 0.41 | ★★★★★★★☆ |

表 12　天津市星级评分情况

| 医院名称 | 完整度(%) | 整体"/"率(%) | 星级总评分 | 医院名称 | 完整度(%) | 整体"/"率(%) | 星级总评分 |
|---|---|---|---|---|---|---|---|
| 天津市第五中心医院 | 100 | 7.08 | ★★★★★★★★ | 天津市滨海新区塘沽妇产医院 | 100 | 4.29 | ★★★★★★★ |
| 泰达国际心血管病医院 | 100 | 0.99 | ★★★★★★★☆ | 天津市中心妇产科医院 | 100 | 3.00 | ★★★★★★★ |
| 天津市海河医院 | 100 | 5.91 | ★★★★★★★★ | 天津市天津医院 | 100 | 6.13 | ★★★★★★☆ |
| 天津华兴医院 | 100 | 4.58 | ★★★★★★★★ | 天津市北辰医院 | 99.71 | 8.99 | ★★★★★★☆ |
| 天津市第二人民医院 | 100 | 12.46 | ★★★★★★★★ | 天津市儿童医院 | 100 | 9.62 | ★★★★★★☆ |

表 13　江西省星级评分情况

| 医院名称 | 完整度(%) | 整体"/"率(%) | 星级总评分 | 医院名称 | 完整度(%) | 整体"/"率(%) | 星级总评分 |
|---|---|---|---|---|---|---|---|
| 南昌大学第二附属医院 | 100 | 3.31 | ★★★★★★★★ | 高安市人民医院 | 100 | 6.98 | ★★★★★★★☆ |
| 九江市第五人民医院 | 100 | 6.42 | ★★★★★★★★ | 南昌大学附属口腔医院 | 100 | 7.13 | ★★★★★★★☆ |
| 赣州市肿瘤医院 | 100 | 0.07 | ★★★★★★★★ | 崇仁县人民医院 | 100 | 1.25 | ★★★★★★★ |
| 萍乡市人民医院 | 100 | 5.25 | ★★★★★★★☆ | 南城县人民医院 | 100 | 14.66 | ★★★★★★★ |
| 新余钢铁集团有限公司中心医院 | 100 | 6.34 | ★★★★★★★☆ | 广昌县人民医院 | 100 | 5.73 | ★★★★★★★ |

表 14　山西省星级评分情况

| 医院名称 | 完整度(%) | 整体"/"率(%) | 星级总评分 | 医院名称 | 完整度(%) | 整体"/"率(%) | 星级总评分 |
|---|---|---|---|---|---|---|---|
| 太原市第四人民医院 | 100 | 7.18 | ★★★★★★★★ | 大同市第三人民医院 | 100 | 7.90 | ★★★★★★★ |
| 晋城市妇幼保健院 | 100 | 9.01 | ★★★★★★★★ |  |  |  |  |
| 运城市妇幼保健院 | 100 | 1.47 | ★★★★★★★★ | 南郊区医疗集团 南郊区医疗集团人民医院 南郊区人民医院 | 100 | 0.05 | ★★★★★★★ |
| 大同煤矿集团有限责任公司总医院 | 100 | 3.31 | ★★★★★★★☆ |  |  |  |  |
| 晋中市第二人民医院 | 100 | 8.48 | ★★★★★★★☆ | 晋城市人民医院 | 100 | 12.87 | ★★★★★★★ |
| 太原市精神病医院 | 100 | 10.31 | ★★★★★★★☆ | 平遥县人民医院 | 100 | 2.97 | ★★★★★★★ |

表15　重庆市星级评分情况

| 医院名称 | 完整度(%) | 整体"/"率(%) | 星级总评分 | 医院名称 | 完整度(%) | 整体"/"率(%) | 星级总评分 |
|---|---|---|---|---|---|---|---|
| 重庆市万州区人民医院 | 99.88 | 5.48 | ★★★★★★★★ | 重庆市开州区人民医院 | 100 | 1.82 | ★★★★★★★☆ |
| 重庆医科大学附属儿童医院 | 100 | 4.69 | ★★★★★★★★ | 重庆市急救医疗中心(重庆市第四人民医院) | 100 | 4.85 | ★★★★★★★ |
| 重庆市精神卫生中心 | 100 | 6.37 | ★★★★★★★ | 重庆市垫江县人民医院 | 100 | 9.81 | ★★★★★★★ |
| 云阳县人民医院 | 99.65 | 6.78 | ★★★★★★★☆ | 重庆医科大学附属第一医院 | 100 | 2.38 | ★★★★★★★ |
| 重庆市第十三人民医院 | 100 | 9.69 | ★★★★★★★☆ | 重庆市綦江区人民医院 | 100 | 9.02 | ★★★★★★★ |

表16　海南省星级评分情况

| 医院名称 | 完整度(%) | 整体"/"率(%) | 星级总评分 | 医院名称 | 完整度(%) | 整体"/"率(%) | 星级总评分 |
|---|---|---|---|---|---|---|---|
| 琼海市人民医院 | 100 | 8.49 | ★★★★★★☆ | 定安县人民医院 | 100 | 16.54 | ★★★★★☆ |
| 海口市妇幼保健院 | 100 | 1.23 | ★★★★★☆ | 海南省第二人民医院 | 100 | 19.14 | ★★★★☆ |
| 海南省安宁医院 | 100 | 1.95 | ★★★★★☆ | 儋州市人民医院 | 100 | 5.02 | ★★★★☆ |
| 海南医学院第一附属医院 | 100 | 8.23 | ★★★★☆ | 白沙黎族自治县人民医院 | 99.75 | 15.95 | ★★★★☆ |
| 海南省人民医院 | 100 | 11.33 | ★★★★☆ | 海南省妇幼保健院 | 99.51 | 8.39 | ★★★★☆ |

表17　宁夏回族自治区星级评分情况

| 医院名称 | 完整度(%) | 整体"/"率(%) | 星级总评分 | 医院名称 | 完整度(%) | 整体"/"率(%) | 星级总评分 |
|---|---|---|---|---|---|---|---|
| 银川市第一人民医院 | 100 | 7.71 | ★★★★★★★☆ | 宁夏回族自治区妇幼保健院 | 99.87 | 8.39 | ★★★★★★ |
| 宁夏回族自治区第四人民医院 | 100 | 6.21 | ★★★★★★★ | 银川市口腔医院 | 100 | 0.43 | ★★★★★★ |
| 宁夏第五人民医院 | 100 | 7.08 | ★★★★★★ | 固原市原州区人民医院 | 100 | 17.94 | ★★★★★☆ |
| 宁夏回族自治区宁东医院 | 100 | 5.83 | ★★★★★★ | 石嘴山市第一人民医院 | 100 | 11.00 | ★★★★★☆ |
| 中卫市人民医院 | 100 | 3.58 | ★★★★★★ | 吴忠市人民医院 | 100 | 12.41 | ★★★★★☆ |

表18　福建省星级评分情况

| 医院名称 | 完整度(%) | 整体"/"率(%) | 星级总评分 | 医院名称 | 完整度(%) | 整体"/"率(%) | 星级总评分 |
|---|---|---|---|---|---|---|---|
| 惠安县医院 | 100 | 1.80 | ★★★★★★☆ | 南平市建阳第一医院 | 100 | 7.25 | ★★★★★★ |
| 厦门市儿童医院 | 99.6 | 4.47 | ★★★★★★☆ | 福建省南平市第一医院 | 100 | 8.53 | ★★★★★★ |
| 福州市第一医院 | 100 | 7.13 | ★★★★★★ | 武夷山市立医院 | 100 | 2.89 | ★★★★★★ |
| 福建医科大学附属第一医院 | 100 | 6.16 | ★★★★★★ | 泉州市第一医院 | 100 | 12.99 | ★★★★★★ |
| 福州市晋安区医院 | 100 | 3.68 | ★★★★★★ | 厦门大学附属第一医院 | 100 | 3.61 | ★★★★★★ |

表 19　陕西省星级评分情况

| 医院名称 | 完整度(%) | 整体"/"率(%) | 星级总评分 | 医院名称 | 完整度(%) | 整体"/"率(%) | 星级总评分 |
|---|---|---|---|---|---|---|---|
| 西安交通大学口腔医院 | 100 | 7.06 | ★★★★★★★☆ | 商南县医院 | 100 | 5.78 | ★★★★★★★★ |
| 镇坪县医院 | 100 | 0.19 | ★★★★★★★★ | 镇安县医院 | 100 | 8.17 | ★★★★★★★★ |
| 宝鸡市中心医院 | 100 | 0.03 | ★★★★★★★★ | 渭南市第二医院 | 100 | 2.11 | ★★★★★★★★ |
| 汉中市中心医院 | 100 | 5.00 | ★★★★★★★★ | 西安医学院第一附属医院 | 100 | 5.08 | ★★★★★★★★ |
| 商州区人民医院 | 100 | 4.92 | ★★★★★★★★ | 长安医院 | 100 | 7.92 | ★★★★★★★★ |

表 20　河北省星级评分情况

| 医院名称 | 完整度(%) | 整体"/"率(%) | 星级总评分 | 医院名称 | 完整度(%) | 整体"/"率(%) | 星级总评分 |
|---|---|---|---|---|---|---|---|
| 廊坊经济技术开发区人民医院 | 100 | 6.92 | ★★★★★★★☆ | 承德钢铁集团有限公司职工医院 | 100 | 4.92 | ★★★★★★★★ |
| 开滦总医院 | 100 | 1.14 | ★★★★★★★☆ | 河北医科大学第四医院 | 100 | 7.59 | ★★★★★★★★ |
| 迁西康力医院 | 100 | 7.60 | ★★★★★★★☆ | 石家庄市第一医院 | 100 | 6.20 | ★★★★★★★★ |
| 曲阳县人民医院 | 100 | 6.75 | ★★★★★★★★ | 河北省人民医院 | 100 | 3.90 | ★★★★★★★★ |
| 河北大学附属医院 | 100 | 3.88 | ★★★★★★★★ | 石家庄市栾城人民医院 | 100 | 8.01 | ★★★★★★★★ |

表 21　新疆维吾尔自治区星级评分情况

| 医院名称 | 完整度(%) | 整体"/"率(%) | 星级总评分 | 医院名称 | 完整度(%) | 整体"/"率(%) | 星级总评分 |
|---|---|---|---|---|---|---|---|
| 温宿县人民医院 | 100 | 1.32 | ★★★★★★★☆ | 乌鲁木齐市妇幼保健院 | 100 | 2.67 | ★★★★★★★★ |
| 新疆医科大学第五附属医院 | 100 | 15.21 | ★★★★★★★☆ | 阿克苏地区第一人民医院 | 99.71 | 8.17 | ★★★★★★★ |
| 精河县人民医院 | 99.87 | 8.93 | ★★★★★★★★ | 库车县人民医院 | 97.11 | 23.95 | ★★★★★★★ |
| 新疆医科大学第一附属医院 | 100 | 0.23 | ★★★★★★★★ | 博湖县人民医院 | 99.95 | 9.29 | ★★★★★★★ |
| 新疆维吾尔自治区第六人民医院 | 100 | 4.67 | ★★★★★★★★ | 洛浦县人民医院 | 100 | 5.24 | ★★★★★★★★ |

表 22　河南省星级评分情况

| 医院名称 | 完整度(%) | 整体"/"率(%) | 星级总评分 | 医院名称 | 完整度(%) | 整体"/"率(%) | 星级总评分 |
|---|---|---|---|---|---|---|---|
| 郑州市中心医院 | 100 | 7.12 | ★★★★★★★☆ | 河南省人民医院 | 100 | 1.77 | ★★★★★★★★ |
| 桐柏县人民医院 | 100 | 5.69 | ★★★★★★★★ | 濮阳市第五人民医院 | 100 | 0.83 | ★★★★★★★★ |
| 南阳南石医院 | 100 | 0.76 | ★★★★★★★★ | 洛阳市第五人民医院 | 100 | 3.52 | ★★★★★★★★ |
| 禹州市人民医院 | 100 | 5.13 | ★★★★★★★★ | 河南省洛阳荣康医院 | 100 | 2.99 | ★★★★★★★★ |
| 登封市人民医院 | 100 | 3.01 | ★★★★★★★★ | 西峡县人民医院 | 100 | 2.70 | ★★★★★★★☆ |

表23　广西壮族自治区星级评分情况

| 医院名称 | 完整度(%) | 整体"/"率(%) | 星级总评分 | 医院名称 | 完整度(%) | 整体"/"率(%) | 星级总评分 |
|---|---|---|---|---|---|---|---|
| 南宁市妇幼保健院 | 100 | 1.18 | ★★★★★★★★ | 玉林市第一人民医院 | 100 | 8.36 | ★★★★★★★★ |
| 百色市妇幼保健院 | 100 | 2.27 | ★★★★★★★☆ | 融安县妇幼保健院 | 100 | 2.09 | ★★★★★★★ |
| 广西医科大学附属口腔医院 | 100 | 6.46 | ★★★★★★★☆ | 梧州市妇幼保健院 | 100 | 2.41 | ★★★★★★★ |
| 全州县人民医院 | 99.49 | 1.85 | ★★★★★★★ | 玉林市妇幼保健院 | 100 | 4.02 | ★★★★★★★ |
| 来宾市人民医院 | 100 | 7.67 | ★★★★★★★ | 广西壮族自治区脑科医院 | 100 | 0.79 | ★★★★★★★ |

表24　辽宁省星级评分情况

| 医院名称 | 完整度(%) | 整体"/"率(%) | 星级总评分 | 医院名称 | 完整度(%) | 整体"/"率(%) | 星级总评分 |
|---|---|---|---|---|---|---|---|
| 大连医科大学附属第二医院 | 100 | 3.43 | ★★★★★★★★ | 本溪市中心医院 | 100 | 9.85 | ★★★★★★★ |
| 瓦房店第三医院 | 100 | 9.62 | ★★★★★★★☆ | 沈阳市第四人民医院 | 100 | 11.58 | ★★★★★★★ |
| 大连市妇幼保健院 | 100 | 5.25 | ★★★★★★★☆ | 辽宁电力中心医院 | 100 | 12.70 | ★★★★★★★ |
| 大连市妇女儿童医疗中心 | 100 | 4.87 | ★★★★★★★☆ | 大连市第六人民医院 | 100 | 16.79 | ★★★★★★★ |
|  |  |  |  | 沈阳市第六人民医院 | 100 | 1.63 | ★★★★★★★ |
|  |  |  |  | 锦州市传染病医院 | 100 | 6.08 | ★★★★★★★ |

表25　云南省星级评分情况

| 医院名称 | 完整度(%) | 整体"/"率(%) | 星级总评分 | 医院名称 | 完整度(%) | 整体"/"率(%) | 星级总评分 |
|---|---|---|---|---|---|---|---|
| 楚雄市人民医院 | 100 | 5.84 | ★★★★★★★☆ | 云南省第三人民医院 | 100 | 7.64 | ★★★★★★★ |
| 建水县人民医院 | 100 | 5.27 | ★★★★★★★☆ | 耿马傣族佤族自治县人民医院 | 100 | 5.83 | ★★★★★★★ |
| 富宁县人民医院 | 99.62 | 5.70 | ★★★★★★★☆ | 曲靖市第一人民医院 | 100 | 3.86 | ★★★★★★★ |
| 楚雄彝族自治州人民医院 | 99.73 | 8.39 | ★★★★★★★ | 罗平县人民医院 | 100 | 6.94 | ★★★★★★★ |
| 泸西县人民医院 | 100 | 9.88 | ★★★★★★★ | 玉溪市第三人民医院 | 100 | 7.57 | ★★★★★★★ |

表26　湖北省星级评分情况

| 医院名称 | 完整度(%) | 整体"/"率(%) | 星级总评分 | 医院名称 | 完整度(%) | 整体"/"率(%) | 星级总评分 |
|---|---|---|---|---|---|---|---|
| 蕲春县人民医院 | 100 | 4.05 | ★★★★★★★☆ | 武汉市普仁医院 | 100 | 4.53 | ★★★★★★★ |
| 宜昌市第二人民医院 | 100 | 4.33 | ★★★★★★★☆ | 武汉市东西湖区人民医院 | 99.43 | 8.30 | ★★★★★★★ |
| 宜昌市中心人民医院 | 99.93 | 5.21 | ★★★★★★★☆ | 武汉市汉口医院 | 100 | 8.13 | ★★★★★★★ |
| 荆州市中心医院 | 100 | 4.12 | ★★★★★★★ | 武汉市黄陂区人民医院 | 100 | 0.36 | ★★★★★★★ |
| 天门市第一人民医院 | 100 | 4.63 | ★★★★★★★ | 武汉市第五医院 | 100 | 8.66 | ★★★★★★★ |

表 27　甘肃省星级评分情况

| 医院名称 | 完整度 (%) | 整体"/"率(%) | 星级总评分 | 医院名称 | 完整度 (%) | 整体"/"率(%) | 星级总评分 |
|---|---|---|---|---|---|---|---|
| 甘肃省人民医院 | 100 | 0.61 | ★★★★★★★ | 甘肃省肿瘤医院 | 99.62 | 10.73 | ★★★★★★☆ |
| 兰州市第一人民医院 | 99.59 | 4.24 | ★★★★★★☆ | 甘肃省文县第一人民医院 | 100 | 0.05 | ★★★★★★ |
| 庆阳市人民医院 | 100 | 6.81 | ★★★★★★☆ | 甘肃省武威肿瘤医院 | 100 | 1.46 | ★★★★★★ |
| 华池县人民医院 | 100 | 6.71 | ★★★★★★☆ | 兰州大学第一医院 | 100 | 3.64 | ★★★★★☆ |
| 甘肃省妇幼保健院 | 99.75 | 0.82 | ★★★★★★☆ | 武威市人民医院 | 100 | 5.90 | ★★★★★☆ |

表 28　湖南省星级评分情况

| 医院名称 | 完整度 (%) | 整体"/"率(%) | 星级总评分 | 医院名称 | 完整度 (%) | 整体"/"率(%) | 星级总评分 |
|---|---|---|---|---|---|---|---|
| 郴州市第三人民医院 | 99.96 | 5.45 | ★★★★★★★ | 衡阳市妇幼保健院 | 99.68 | 2.03 | ★★★★★★ |
| 衡山县人民医院 | 99.8 | 0.99 | ★★★★★★★ | 湖南省妇幼保健院 | 100 | 3.88 | ★★★★★★ |
| 溆浦县人民医院 | 100 | 5.81 | ★★★★★★★ | 怀化市妇幼保健院 | 100 | 4.90 | ★★★★★★ |
| 中南大学湘雅三医院 | 100 | 1.40 | ★★★★★★★ | 长沙市精神病医院 | 100 | 2.89 | ★★★★★★ |
| 湖南省胸科医院 | 100 | 4.59 | ★★★★★★★ | 湘西土家族苗族自治州荣复医院 | 100 | 3.63 | ★★★★★★ |

表 29　贵州省星级评分情况

| 医院名称 | 完整度 (%) | 整体"/"率(%) | 星级总评分 | 医院名称 | 完整度 (%) | 整体"/"率(%) | 星级总评分 |
|---|---|---|---|---|---|---|---|
| 贵阳市口腔医院 | 100 | 8.22 | ★★★★★★★☆ | 遵义医学院附属医院 | 100 | 8.66 | ★★★★★★☆ |
| 遵义润心精神病医院 | 99.35 | 3.28 | ★★★★★★★ | 遵义市妇幼保健院 | 100 | 9.16 | ★★★★★★☆ |
| 贵州医科大学第三附属医院 | 100 | 3.42 | ★★★★★★☆ | 贵州省人民医院 | 100 | 0.78 | ★★★★★★ |
| 兴仁县人民医院 | 100 | 12.20 | ★★★★★★☆ | 贵州省瓮安县人民医院 | 100 | 9.48 | ★★★★★★ |
| 松桃苗族自治县人民医院 | 99.79 | 10.72 | ★★★★★★☆ | 惠水县人民医院 | 100 | 0.05 | ★★★★★★ |

表 30　安徽省星级评分情况

| 医院名称 | 完整度 (%) | 整体"/"率(%) | 星级总评分 | 医院名称 | 完整度 (%) | 整体"/"率(%) | 星级总评分 |
|---|---|---|---|---|---|---|---|
| 安徽医科大学附属口腔医院 | 100 | 0.15 | ★★★★★★★☆ | 马鞍山市人民医院 | 100 | 10.81 | ★★★★★★ |
| 太湖县人民医院 | 100 | 1.72 | ★★★★★★★ | 阜阳市第二人民医院 | 100 | 2.81 | ★★★★★★ |
| 蚌埠医学院第二附属医院 | 100 | 3.68 | ★★★★★★★ | 淮南市妇幼保健院 | 100 | 0.16 | ★★★★★★ |
| 安徽医科大学附属巢湖医院 | 100 | 4.52 | ★★★★★★★ | 马鞍山市妇幼保健院 | 99.86 | 2.23 | ★★★★★★ |
| 合肥市第三人民医院 | 100 | 6.54 | ★★★★★★★ | 利辛县人民医院 | 100 | 16.70 | ★★★★★★☆ |

表31　内蒙古自治区星级评分情况

| 医院名称 | 完整度(%) | 整体"/"率(%) | 星级总评分 | 医院名称 | 完整度(%) | 整体"/"率(%) | 星级总评分 |
|---|---|---|---|---|---|---|---|
| 内蒙古自治区妇幼保健院 | 100 | 6.21 | ★★★★★★★★★ | 通辽市医院 | 99.58 | 4.48 | ★★★★★★☆ |
| 林西县医院 | 100 | 9.96 | ★★★★★★★★ | 通辽市传染病医院 | 100 | 12.27 | ★★★★★★☆ |
| 呼伦贝尔市精神卫生中心 | 100 | 4.69 | ★★★★★★★★ | 包头市肿瘤医院 | 100 | 6.59 | ★★★★★★☆ |
| 内蒙古自治区肿瘤医院 | 98.81 | 5.35 | ★★★★★★★ | 阿拉善盟中心医院 | 100 | 7.80 | ★★★★★★ |
| 赤峰市宁城县中心医院 | 100 | 3.30 | ★★★★★★☆ | 赤峰市医院 | 99.8 | 9.37 | ★★★★★★ |

表32　青海省星级评分情况

| 医院名称 | 完整度(%) | 整体"/"率(%) | 星级总评分 | 医院名称 | 完整度(%) | 整体"/"率(%) | 星级总评分 |
|---|---|---|---|---|---|---|---|
| 青海省心脑血管病专科医院 | 99.84 | 0.08 | ★★★★★★★☆ | 青海省海北藏族自治州第一人民医院 | 100 | 8.95 | ★★★★★☆ |
| 西宁市第一人民医院 | 100 | 7.42 | ★★★★★★★ | 互助土族自治县人民医院 | 100 | 1.73 | ★★★★★☆ |
| 青海省第四人民医院 | 100 | 5.42 | ★★★★★★★ | 青海省海西州人民医院 | 99.87 | 12.50 | ★★★★★☆ |
| 青海省妇幼保健院 | 100 | 9.66 | ★★★★★★☆ | | | | |
| 青海省妇女儿童医院 | 100 | 10.17 | ★★★★★★☆ | 青海省西宁市第二人民医院 | 100 | 10.38 | ★★★★★☆ |
| 西宁市第三人民医院 | 100 | 9.43 | ★★★★★★ | | | | |

表33　吉林省星级评分情况

| 医院名称 | 完整度(%) | 整体"/"率(%) | 星级总评分 | 医院名称 | 完整度(%) | 整体"/"率(%) | 星级总评分 |
|---|---|---|---|---|---|---|---|
| 白山市中心医院 | 100 | 4.47 | ★★★★★★★☆ | 吉林省神经精神病医院 | 100 | 5.95 | ★★★★★★★ |
| 长春市儿童医院 | 100 | 9.69 | ★★★★★★★☆ | 梅河口市中心医院 | 100 | 17.06 | ★★★★★★☆ |
| 珲春市人民医院 | 100 | 2.64 | ★★★★★★★ | 东丰县妇幼保健计划生育服务中心 | 100 | 12.50 | ★★★★★★☆ |
| 吉林大学中日联谊医院 | 100 | 8.14 | ★★★★★★★ | 吉林大学口腔医院 | 100 | 8.97 | ★★★★★★☆ |
| 长春市传染病医院 | 99.55 | 2.98 | ★★★★★★★ | 白城中心医院 | 100 | 7.04 | ★★★★★★ |

表34　西藏自治区星级评分情况

| 医院名称 | 完整度(%) | 整体"/"率(%) | 星级总评分 | 医院名称 | 完整度(%) | 整体"/"率(%) | 星级总评分 |
|---|---|---|---|---|---|---|---|
| 昌都市人民医院 | 99.83 | 15.66 | ★★★★★★☆ | 波密县人民医院 | 99.88 | 3.25 | ★★★★★ |
| 西藏拉萨市墨竹工卡县人民医院 | 100 | 1.58 | ★★★★★ | 昂仁县卫生服务中心 | 99.66 | 2.63 | ★★★★★ |
| 萨迦县卫生服务中心 | 99.48 | 0.06 | ★★★★★ | 洛扎县卫生服务中心 | 100 | 1.97 | ★★★★★ |
| 琼结县人民医院 | 100 | 2.19 | ★★★★★ | 西藏自治区第三人民医院 | 100 | 24.47 | ★★★★★ |
| 工布江达县卫生服务中心 | 100 | 3.34 | ★★★★★ | 阿里地区人民医院 | 99.82 | 16.76 | ★★★★☆ |

表35 黑龙江省星级评分情况

| 医院名称 | 完整度（%） | 整体"/"率（%） | 星级总评分 | 医院名称 | 完整度（%） | 整体"/"率（%） | 星级总评分 |
|---|---|---|---|---|---|---|---|
| 黑龙江省传染病防治院 | 100 | 11.50 | ★★★★★★★☆ | 桦南县人民医院 | 100 | 2.22 | ★★★★★★☆ |
| 哈尔滨二四二医院 | 100 | 5.76 | ★★★★★★★ | 哈尔滨市儿童医院 | 100 | 11.18 | ★★★★★★☆ |
| 哈尔滨市第五医院 | 100 | 8.99 | ★★★★★★★ | 牡丹江心血管病医院 | 100 | 0.36 | ★★★★★★☆ |
| 黑龙江省林业第二医院 | 100 | 7.15 | ★★★★★★★ | 大庆龙南医院 | 100 | 0.53 | ★★★★★★ |
| 鸡西市人民医院 | 99.61 | 3.32 | ★★★★★★☆ | 牡丹江市第一人民医院 | 100 | 3.49 | ★★★★★★ |

表36 医疗机构星级评分白榜（星级评分≤4.5分）

| 统计用医院名称（2018年度） | 省（区、市） | 医院级别 | 医院类型 | 完整度（%） | 整体"/"率（%） | 星级总评分 |
|---|---|---|---|---|---|---|
| 安徽医科大学附属阜阳医院 | 安徽 | 三级 | 综合 | 100 | 13.04 | ★★★★☆ |
| 黄山首康医院 | 安徽 | 三级 | 综合 | 100 | 30.47 | ★★★★☆ |
| 铜陵市人民医院 | 安徽 | 三级 | 综合 | 100 | 15.76 | ★★★★☆ |
| 皖北煤电集团总医院 | 安徽 | 三级 | 综合 | 99.85 | 27.12 | ★★★★☆ |
| 首都医科大学宣武医院 | 北京 | 三级 | 综合 | 71.7 | 6.27 | ★★★★☆ |
| 北京大学国际医院 | 北京 | 三级 | 综合 | 99.76 | 14.43 | ★★★★☆ |
| 福建省立医院 | 福建 | 三级 | 综合 | 100 | 20.30 | ★★★★☆ |
| 福建省立金山医院 | 福建 | 三级 | 综合 | 100 | 25.00 | ★★★★☆ |
| 邵武市立医院 | 福建 | 三级 | 综合 | 99.65 | 11.35 | ★★★★☆ |
| 临夏回族自治州人民医院 | 甘肃 | 三级 | 综合 | 99.74 | 19.65 | ★★★★☆ |
| 茂名石化医院 | 广东 | 三级 | 综合 | 100 | 14.85 | ★★★★☆ |
| 汕头市潮阳区大峰医院 | 广东 | 三级 | 综合 | 99.6 | 27.76 | ★★★★☆ |
| 深圳龙城医院 | 广东 | 三级 | 综合 | 100 | 15.39 | ★★★★☆ |
| 深圳市萨米医疗中心 | 广东 | 三级 | 综合 | 100 | 74.24 | ★★★★☆ |
| 肇庆市第一人民医院 | 广东 | 三级 | 综合 | 100 | 20.86 | ★★★★☆ |
| 德江县人民医院 | 贵州 | 三级 | 综合 | 99.85 | 17.91 | ★★★★☆ |
| 海口市人民医院 | 海南 | 三级 | 综合 | 82.49 | 8.78 | ★★★★☆ |
| 河北中石油中心医院 | 河北 | 三级 | 综合 | 100 | 15.61 | ★★★★☆ |
| 河南大学第一附属医院 | 河南 | 三级 | 综合 | 100 | 12.61 | ★★★★☆ |
| 河南大学淮河医院 | 河南 | 三级 | 综合 | 99.8 | 37.73 | ★★★★☆ |
| 大庆油田总医院 | 黑龙江 | 三级 | 综合 | 100 | 16.97 | ★★★★☆ |
| 哈尔滨市阿城区人民医院 | 黑龙江 | 三级 | 综合 | 100 | 26.42 | ★★★★☆ |
| 哈尔滨嘉润医院 | 黑龙江 | 三级 | 综合 | 100 | 34.10 | ★★★★☆ |
| 肇东市第一医院 | 黑龙江 | 三级 | 综合 | 100 | 19.21 | ★★★★☆ |
| 长江航运总医院 | 湖北 | 三级 | 综合 | 99.96 | 25.08 | ★★★★☆ |
| 衡阳市中心医院 | 湖南 | 三级 | 综合 | 100 | 11.78 | ★★★★☆ |
| 松原吉林油田医院 | 吉林 | 三级 | 综合 | 99.72 | 17.53 | ★★★★☆ |

续表

| 统计用医院名称（2018 年度） | 省(区、市) | 医院级别 | 医院类型 | 完整度（%） | 整体"/"率（%） | 星级总评分 |
|---|---|---|---|---|---|---|
| 淮安市第二人民医院 | 江苏 | 三级 | 综合 | 100 | 10.27 | ★★★★☆ |
| 江苏省省级机关医院 | 江苏 | 三级 | 综合 | 100 | 18.02 | ★★★★☆ |
| 南通市通州区人民医院 | 江苏 | 三级 | 综合 | 100 | 17.33 | ★★★★☆ |
| 九江学院附属医院 | 江西 | 三级 | 综合 | 100 | 43.03 | ★★★★☆ |
| 建平县医院 | 辽宁 | 三级 | 综合 | 100 | 31.56 | ★★★★☆ |
| 朝阳市第二医院 | 辽宁 | 三级 | 综合 | 100 | 17.25 | ★★★★☆ |
| 北票市中心医院 | 辽宁 | 三级 | 综合 | 100 | 21.59 | ★★★★☆ |
| 凌源市中心医院 | 辽宁 | 三级 | 综合 | 100 | 25.66 | ★★★★☆ |
| 大连市第五人民医院 | 辽宁 | 三级 | 综合 | 99.96 | 28.86 | ★★★★☆ |
| 丹东市第一医院 | 辽宁 | 三级 | 综合 | 100 | 25.40 | ★★★★☆ |
| 宽甸满族自治县中心医院 | 辽宁 | 三级 | 综合 | 100 | 42.05 | ★★★★☆ |
| 葫芦岛市中心医院 | 辽宁 | 三级 | 综合 | 100 | 25.17 | ★★★★☆ |
| 锦州市中心医院 | 辽宁 | 三级 | 综合 | 100 | 20.90 | ★★★★☆ |
| 辽河油田总医院 | 辽宁 | 三级 | 综合 | 100 | 9.11 | ★★★★☆ |
| 沈阳医学院附属中心医院 | 辽宁 | 三级 | 综合 | 100 | 20.93 | ★★★★☆ |
| 沈阳市第十人民医院（沈阳市胸科医院） | 辽宁 | 三级 | 综合 | 100 | 21.05 | ★★★★☆ |
| 鄂尔多斯市准格尔旗中心医院 | 内蒙古 | 三级 | 综合 | 100 | 27.14 | ★★★★☆ |
| 内蒙古自治区人民医院 | 内蒙古 | 三级 | 综合 | 100 | 21.69 | ★★★★☆ |
| 海南藏族自治州人民医院 | 青海 | 三级 | 综合 | 99.8 | 13.17 | ★★★★☆ |
| 青海红十字医院 | 青海 | 三级 | 综合 | 99.86 | 29.54 | ★★★★☆ |
| 邹平县人民医院 | 山东 | 三级 | 综合 | 100 | 11.29 | ★★★★☆ |
| 青岛市胶州中心医院 | 山东 | 三级 | 综合 | 100 | 29.88 | ★★★★☆ |
| 北大医疗淄博医院 | 山东 | 三级 | 综合 | 99.31 | 6.16 | ★★★★☆ |
| 稷山县人民医院 | 山西 | 三级 | 综合 | 100 | 6.00 | ★★★★☆ |
| 安康市人民医院 | 陕西 | 三级 | 综合 | 100 | 17.18 | ★★★★☆ |
| 陕西省第二人民医院 | 陕西 | 三级 | 综合 | 100 | 34.93 | ★★★★☆ |
| 西安市红会医院 | 陕西 | 三级 | 综合 | 100 | 38.64 | ★★★★☆ |
| 延安市人民医院 | 陕西 | 三级 | 综合 | 100 | 20.07 | ★★★★☆ |
| 上海交通大学医学院附属新华医院 | 上海 | 三级 | 综合 | 100 | 17.01 | ★★★★☆ |
| 上海市奉贤区中心医院 | 上海 | 三级 | 综合 | 99.96 | 15.01 | ★★★★☆ |
| 南江县人民医院 | 四川 | 三级 | 综合 | 100 | 13.26 | ★★★★☆ |
| 四川省医学科学院·四川省人民医院 | 四川 | 三级 | 综合 | 100 | 11.99 | ★★★★☆ |
| 成都市龙泉驿区第一人民医院 | 四川 | 三级 | 综合 | 100 | 28.80 | ★★★★☆ |
| 德昌县人民医院 | 四川 | 三级 | 综合 | 99.64 | 20.37 | ★★★★☆ |
| 凉山彝族自治州第二人民医院 | 四川 | 三级 | 综合 | 100 | 21.39 | ★★★★☆ |

| 统计用医院名称（2018 年度） | 省(区、市) | 医院级别 | 医院类型 | 完整度（%） | 整体"/"率（%） | 星级总评分 |
|---|---|---|---|---|---|---|
| 四川省射洪县人民医院 | 四川 | 三级 | 综合 | 99.8 | 20.89 | ★★★★☆ |
| 乐至县人民医院 | 四川 | 三级 | 综合 | 100 | 14.12 | ★★★★☆ |
| 阿里地区人民医院 | 西藏 | 三级 | 综合 | 99.82 | 16.76 | ★★★★☆ |
| 拉萨市人民医院 | 西藏 | 三级 | 综合 | 100 | 15.33 | ★★★★☆ |
| 那曲市人民医院 | 西藏 | 三级 | 综合 | 100 | 11.09 | ★★★★☆ |
| 山南市人民医院 | 西藏 | 三级 | 综合 | 99.62 | 12.35 | ★★★★☆ |
| 克孜勒苏柯尔克孜自治州人民医院 | 新疆 | 三级 | 综合 | 99.96 | 25.36 | ★★★★☆ |
| 昆明市第一人民医院甘美国际医院 | 云南 | 三级 | 综合 | 100 | 11.26 | ★★★★☆ |
| 昆明同仁医院 | 云南 | 三级 | 综合 | 99.57 | 24.87 | ★★★★☆ |
| 嘉兴市第二医院 | 浙江 | 三级 | 综合 | 99.59 | 15.60 | ★★★★☆ |
| 浙江大学医学院附属儿童医院 | 浙江 | 三级 | 儿童专科 | 100 | 25.45 | ★★★★☆ |
| 福建省妇幼保健院 | 福建 | 三级 | 妇幼保健院 | 100 | 30.54 | ★★★★☆ |
| 贵港市妇幼保健院 | 广西 | 三级 | 妇幼保健院 | 100 | 31.61 | ★★★★☆ |
| 攀枝花市妇幼保健院 | 四川 | 三级 | 妇幼保健院 | 100 | 33.18 | ★★★★☆ |
| 黔西南布依族苗族自治州妇幼保健院 | 贵州 | 三级 | 妇幼保健院 | 100 | 16.85 | ★★★★☆ |
| 四川省妇幼保健院 | 四川 | 三级 | 妇幼保健院 | 100 | 43.88 | ★★★★☆ |
| 伊春市妇幼保健院 | 黑龙江 | 三级 | 妇幼保健院 | 100 | 2.98 | ★★★★☆ |
| 郑州市妇幼保健院 | 河南 | 三级 | 妇幼保健院 | 100 | 14.78 | ★★★★☆ |
| 鞍山市妇儿医院 | 辽宁 | 三级 | 妇儿专科 | 100 | 30.21 | ★★★★☆ |
| 黑龙江省第三医院 | 黑龙江 | 三级 | 精神专科 | 100 | 39.76 | ★★★★☆ |
| 保山市第三人民医院 | 云南 | 三级 | 精神专科 | 100 | 33.21 | ★★★★☆ |
| 通辽市精神卫生中心 | 内蒙古 | 三级 | 精神专科 | 100 | 54.58 | ★★★★☆ |
| 宁夏回族自治区宁安医院 | 宁夏 | 三级 | 精神专科 | 100 | 30.97 | ★★★★☆ |
| 山东省肿瘤医院 | 山东 | 三级 | 肿瘤专科 | 100 | 19.99 | ★★★★☆ |
| 佳木斯市肿瘤医院 | 黑龙江 | 三级 | 肿瘤专科 | 100 | 14.82 | ★★★★☆ |
| 牡丹江市肿瘤医院 | 黑龙江 | 三级 | 肿瘤专科 | 100 | 22.89 | ★★★★☆ |
| 贵州省肿瘤医院 | 贵州 | 三级 | 肿瘤专科 | 100 | 16.85 | ★★★★☆ |
| 辽宁省肿瘤医院 | 辽宁 | 三级 | 肿瘤专科 | 99.66 | 32.78 | ★★★★☆ |
| 安徽省立医院 | 安徽 | 三级 | 综合 | 100 | 14.94 | ★★★★ |
| 六安市第二人民医院 | 安徽 | 三级 | 综合 | 99.71 | 10.78 | ★★★★ |
| 南平市人民医院 | 福建 | 三级 | 综合 | 100 | 14.79 | ★★★★ |
| 酒钢医院 | 甘肃 | 三级 | 综合 | 99.57 | 26.04 | ★★★★ |
| 兰州市第二人民医院 | 甘肃 | 三级 | 综合 | 100 | 52.50 | ★★★★ |
| 深圳华侨医院 | 广东 | 三级 | 综合 | 99.55 | 33.05 | ★★★★ |
| 遵义医学院第五附属（珠海）医院 | 广东 | 三级 | 综合 | 100 | 22.24 | ★★★★ |

续表

| 统计用医院名称（2018年度） | 省(区、市) | 医院级别 | 医院类型 | 完整度（%） | 整体"/"率（%） | 星级总评分 |
|---|---|---|---|---|---|---|
| 广西壮族自治区民族医院 | 广西 | 三级 | 综合 | 100 | 20.72 | ★★★★ |
| 南宁市第一人民医院 | 广西 | 三级 | 综合 | 99.34 | 13.94 | ★★★★ |
| 毕节市第一人民医院 | 贵州 | 三级 | 综合 | 100 | 18.13 | ★★★★ |
| 仁怀市人民医院 | 贵州 | 三级 | 综合 | 99.56 | 35.05 | ★★★★ |
| 沧州市人民医院 | 河北 | 三级 | 综合 | 97.77 | 14.39 | ★★★★ |
| 河北燕达医院 | 河北 | 三级 | 综合 | 100 | 16.50 | ★★★★ |
| 唐山市第二医院 | 河北 | 三级 | 综合 | 100 | 27.90 | ★★★★ |
| 河南省安阳市人民医院 | 河南 | 三级 | 综合 | 100 | 24.06 | ★★★★ |
| 焦作煤业(集团)有限责任公司中央医院 | 河南 | 三级 | 综合 | 99.83 | 29.21 | ★★★★ |
| 新乡医学院第三附属医院 | 河南 | 三级 | 综合 | 99.58 | 26.24 | ★★★★ |
| 黑龙江省医院 | 黑龙江 | 三级 | 综合 | 95.8 | 25.25 | ★★★★ |
| 哈尔滨医科大学附属第二医院 | 黑龙江 | 三级 | 综合 | 99.67 | 23.82 | ★★★★ |
| 黑龙江省农垦宝泉岭管理局中心医院 | 黑龙江 | 三级 | 综合 | 99.15 | 18.27 | ★★★★ |
| 黑龙江省农垦北安管理局中心医院 | 黑龙江 | 三级 | 综合 | 100 | 10.39 | ★★★★ |
| 黑龙江省农垦九三管理局中心医院 | 黑龙江 | 三级 | 综合 | 100 | 18.31 | ★★★★ |
| 齐齐哈尔建华医院 | 黑龙江 | 三级 | 综合 | 100 | 15.50 | ★★★★ |
| 中国葛洲坝集团中心医院 | 湖北 | 三级 | 综合 | 100 | 42.64 | ★★★★ |
| 怀化市第二人民医院靖州医院 | 湖南 | 三级 | 综合 | 100 | 18.73 | ★★★★ |
| 邵阳学院附属第一医院 | 湖南 | 三级 | 综合 | 100 | 33.26 | ★★★★ |
| 中南大学湘雅医院 | 湖南 | 三级 | 综合 | 99.72 | 14.79 | ★★★★ |
| 株洲市中心医院 | 湖南 | 三级 | 综合 | 100 | 9.21 | ★★★★ |
| 吉化集团公司总医院 | 吉林 | 三级 | 综合 | 99.65 | 12.28 | ★★★★ |
| 长春市中心医院 | 吉林 | 三级 | 综合 | 100 | 21.97 | ★★★★ |
| 南昌市第三医院 | 江西 | 三级 | 综合 | 100 | 26.73 | ★★★★ |
| 宜春市人民医院 | 江西 | 三级 | 综合 | 100 | 27.06 | ★★★★ |
| 鞍山市第三医院 | 辽宁 | 三级 | 综合 | 100 | 26.83 | ★★★★ |
| 大连大学附属新华医院 | 辽宁 | 三级 | 综合 | 98.95 | 21.55 | ★★★★ |
| 葫芦岛市第二人民医院 | 辽宁 | 三级 | 综合 | 100 | 23.00 | ★★★★ |
| 锦州市第二医院 | 辽宁 | 三级 | 综合 | 100 | 51.69 | ★★★★ |
| 格尔木市人民医院 | 青海 | 三级 | 综合 | 100 | 29.60 | ★★★★ |
| 青海省交通医院 | 青海 | 三级 | 综合 | 97.11 | 18.29 | ★★★★ |
| 中国石化集团胜利石油管理局胜利医院 | 山东 | 三级 | 综合 | 100 | 24.15 | ★★★★ |
| 淄博市临淄区人民医院 | 山东 | 三级 | 综合 | 99.65 | 35.30 | ★★★★ |
| 太原钢铁（集团）有限公司总医院 | 山西 | 三级 | 综合 | 100 | 9.16 | ★★★★ |
| 河津市人民医院 | 山西 | 三级 | 综合 | 100 | 33.55 | ★★★★ |

续表

| 统计用医院名称（2018 年度） | 省(区、市) | 医院级别 | 医院类型 | 完整度（%） | 整体"/"率（%） | 星级总评分 |
|---|---|---|---|---|---|---|
| 西安大兴医院 | 陕西 | 三级 | 综合 | 100 | 36.09 | ★★★★ |
| 崇州市人民医院 | 四川 | 三级 | 综合 | 99.85 | 13.93 | ★★★★ |
| 叙永县人民医院 | 四川 | 三级 | 综合 | 100 | 28.90 | ★★★★ |
| 兴文县人民医院 | 四川 | 三级 | 综合 | 100 | 21.63 | ★★★★ |
| 自贡市第四人民医院（自贡市急救中心） | 四川 | 三级 | 综合 | 100 | 18.19 | ★★★★ |
| 天津市第三中心医院 | 天津 | 三级 | 综合 | 100 | 24.55 | ★★★★ |
| 林芝市人民医院 | 西藏 | 三级 | 综合 | 99.74 | 25.47 | ★★★★ |
| 日喀则市人民医院 | 西藏 | 三级 | 综合 | 99.7 | 29.40 | ★★★★ |
| 大理大学第一附属医院 | 云南 | 三级 | 综合 | 100 | 32.23 | ★★★★ |
| 弥勒第一医院 | 云南 | 三级 | 综合 | 100 | 21.58 | ★★★★ |
| 浙江萧山医院 | 浙江 | 三级 | 综合 | 99.9 | 20.49 | ★★★★ |
| 海宁市人民医院 | 浙江 | 三级 | 综合 | 100 | 37.46 | ★★★★ |
| 慈林医院 | 浙江 | 三级 | 综合 | 99.55 | 17.84 | ★★★★ |
| 鞍山市千山医院 | 辽宁 | 三级 | 传染病专科 | 100 | 62.56 | ★★★★ |
| 抚顺市传染病医院 | 辽宁 | 三级 | 传染病专科 | 100 | 56.22 | ★★★★ |
| 武汉市妇女儿童医疗保健中心 | 湖北 | 三级 | 儿童专科 | 100 | 16.42 | ★★★★ |
| 洛阳市妇女儿童医疗保健中心 | 河南 | 三级 | 妇幼保健院 | 100 | 32.11 | ★★★★ |
| 南通市妇幼保健院 | 江苏 | 三级 | 妇幼保健院 | 100 | 2.81 | ★★★★ |
| 天津市妇女儿童保健中心 | 天津 | 三级 | 妇幼保健院 | 99.75 | 11.46 | ★★★★ |
| 铜仁市妇幼保健院 | 贵州 | 三级 | 妇幼保健院 | 100 | 34.59 | ★★★★ |
| 长春市妇产医院 | 吉林 | 三级 | 妇产专科 | 80.3 | 1.31 | ★★★★ |
| 黑龙江玛丽亚妇产医院 | 黑龙江 | 三级 | 妇产专科 | 100 | 29.31 | ★★★★ |
| 哈尔滨市第一专科医院 | 黑龙江 | 三级 | 精神专科 | 100 | 42.55 | ★★★★ |
| 佳木斯市精神病医院 | 黑龙江 | 三级 | 精神专科 | 100 | 55.71 | ★★★★ |
| 苏州市广济医院 | 江苏 | 三级 | 精神专科 | 76.6 | 36.37 | ★★★★ |
| 昭通市精神卫生中心 | 云南 | 三级 | 精神专科 | 100 | 69.15 | ★★★★ |
| 江西康宁医院樟树医院 | 江西 | 三级 | 精神专科 | 100 | 60.65 | ★★★★ |
| 重庆市合川区精神卫生中心 | 重庆 | 三级 | 精神专科 | 100 | 48.56 | ★★★★ |
| 营口市第四人民医院 | 辽宁 | 三级 | 精神专科 | 98.45 | 6.30 | ★★★★ |
| 安徽省肿瘤医院 | 安徽 | 三级 | 肿瘤专科 | 100 | 35.56 | ★★★★ |
| 临沂市肿瘤医院 | 山东 | 三级 | 肿瘤专科 | 100 | 43.85 | ★★★★ |
| 成都圣贝牙科医院 | 四川 | 三级 | 口腔专科 | 86.67 | 0.29 | ★★★★ |
| 阜阳市人民医院 | 安徽 | 三级 | 综合 | 99.97 | 26.92 | ★★★☆ |
| 阜阳民生医院 | 安徽 | 三级 | 综合 | 99.72 | 14.34 | ★★★☆ |
| 航天中心医院 | 北京 | 三级 | 综合 | 100 | 34.01 | ★★★☆ |

| 统计用医院名称（2018 年度） | 省(区、市) | 医院级别 | 医院类型 | 完整度（%） | 整体"/"率（%） | 星级总评分 |
|---|---|---|---|---|---|---|
| 白银市中心医院 | 甘肃 | 三级 | 综合 | 100 | 21.43 | ★★★☆ |
| 平凉市人民医院 | 甘肃 | 三级 | 综合 | 99.68 | 22.11 | ★★★☆ |
| 安顺市人民医院 | 贵州 | 三级 | 综合 | 99.67 | 29.48 | ★★★☆ |
| 威宁彝族回族苗族自治县人民医院 | 贵州 | 三级 | 综合 | 100 | 34.39 | ★★★☆ |
| 贵州医科大学附属乌当医院 | 贵州 | 三级 | 综合 | 99.96 | 18.90 | ★★★☆ |
| 清镇市第一人民医院 | 贵州 | 三级 | 综合 | 88 | 4.92 | ★★★☆ |
| 河北北方学院附属第二医院 | 河北 | 三级 | 综合 | 99.96 | 24.61 | ★★★☆ |
| 济源市人民医院 | 河南 | 三级 | 综合 | 99.49 | 33.11 | ★★★☆ |
| 大兴安岭地区妇幼保健院 | 黑龙江 | 三级 | 综合 | 1.01 | 0 | ★★★☆ |
| 齐齐哈尔医学院附属第三医院 | 黑龙江 | 三级 | 综合 | 99.79 | 28.54 | ★★★☆ |
| 浠水县人民医院 | 湖北 | 三级 | 综合 | 100 | 20.63 | ★★★☆ |
| 荆州市第二人民医院 | 湖北 | 三级 | 综合 | 100 | 19.60 | ★★★☆ |
| 武汉市汉阳医院 | 湖北 | 三级 | 综合 | 99.86 | 11.33 | ★★★☆ |
| 武汉亚心总医院 | 湖北 | 三级 | 综合 | 100 | 71.62 | ★★★☆ |
| 常德市第四人民医院 | 湖南 | 三级 | 综合 | 99.92 | 38.94 | ★★★☆ |
| 娄底市第一人民医院 | 湖南 | 三级 | 综合 | 99.21 | 23.08 | ★★★☆ |
| 株洲市人民医院 | 湖南 | 三级 | 综合 | 98.2 | 10.84 | ★★★☆ |
| 吉林市中心医院 | 吉林 | 三级 | 综合 | 99.74 | 35.82 | ★★★☆ |
| 公主岭市中心医院 | 吉林 | 三级 | 综合 | 99.91 | 31.60 | ★★★☆ |
| 江西省抚州市第一人民医院 | 江西 | 三级 | 综合 | 100 | 26.61 | ★★★☆ |
| 于都县人民医院 | 江西 | 三级 | 综合 | 100 | 20.82 | ★★★☆ |
| 鞍山市长大医院 | 辽宁 | 三级 | 综合 | 94.87 | 12.42 | ★★★☆ |
| 中国医科大学附属第一医院鞍山医院 | 辽宁 | 三级 | 综合 | 100 | 13.40 | ★★★☆ |
| 呼和浩特市第一医院 | 内蒙古 | 三级 | 综合 | 99.68 | 31.96 | ★★★☆ |
| 青海省康乐医院 | 青海 | 三级 | 综合 | 3.12 | 0 | ★★★☆ |
| 菏泽市立医院 | 山东 | 三级 | 综合 | 43.69 | 7.72 | ★★★☆ |
| 寿光东城医院 | 山东 | 三级 | 综合 | 100 | 16.45 | ★★★☆ |
| 山西省汾阳医院 | 山西 | 三级 | 综合 | 89.03 | 11.92 | ★★★☆ |
| 西安市中心医院 | 陕西 | 三级 | 综合 | 100 | 91.20 | ★★★☆ |
| 杨凌示范区医院 | 陕西 | 三级 | 综合 | 99.18 | 20.07 | ★★★☆ |
| 上海交通大学医学院附属第九人民医院 | 上海 | 三级 | 综合 | 100 | 23.20 | ★★★☆ |
| 第二军医大学第三附属医院 | 上海 | 三级 | 综合 | 100 | 25.67 | ★★★☆ |
| 四川友谊医院 | 四川 | 三级 | 综合 | 1.01 | 0 | ★★★☆ |
| 宣汉县人民医院 | 四川 | 三级 | 综合 | 100 | 23.96 | ★★★☆ |
| 川北医学院附属医院 | 四川 | 三级 | 综合 | 100 | 24.10 | ★★★☆ |

续表

| 统计用医院名称（2018年度） | 省(区、市) | 医院级别 | 医院类型 | 完整度（%） | 整体"/"率（%） | 星级总评分 |
|---|---|---|---|---|---|---|
| 四川省自贡市第一人民医院 | 四川 | 三级 | 综合 | 0.91 | 0 | ★★★☆ |
| 天津市职业病防治院 | 天津 | 三级 | 综合 | 1.01 | 0 | ★★★☆ |
| 博尔塔拉蒙古自治州人民医院 | 新疆 | 三级 | 综合 | 99.81 | 15.22 | ★★★☆ |
| 克拉玛依市中心医院 | 新疆 | 三级 | 综合 | 3.05 | 0 | ★★★☆ |
| 新疆维吾尔自治区人民医院 | 新疆 | 三级 | 综合 | 13.45 | 0 | ★★★☆ |
| 云南新昆华医院 | 云南 | 三级 | 综合 | 1.01 | 0 | ★★★☆ |
| 树兰（杭州）医院 | 浙江 | 三级 | 综合 | 1.01 | 0 | ★★★☆ |
| 宁波明州医院 | 浙江 | 三级 | 综合 | 3.05 | 0 | ★★★☆ |
| 温州医科大学附属第一医院 | 浙江 | 三级 | 综合 | 100 | 29.21 | ★★★☆ |
| 重庆医科大学附属永川医院 | 重庆 | 三级 | 综合 | 55.32 | 3.10 | ★★★☆ |
| 重庆医科大学附属第三医院（捷尔医院） | 重庆 | 三级 | 综合 | 99.78 | 15.06 | ★★★☆ |
| 上海交通大学医学院附属上海儿童医学中心 | 上海 | 三级 | 儿童专科 | 86.79 | 2.05 | ★★★☆ |
| 秦皇岛市妇幼保健院 | 河北 | 三级 | 妇幼保健院 | 100 | 36.79 | ★★★☆ |
| 银川市妇幼保健院 | 宁夏 | 三级 | 妇幼保健院 | 100 | 4.72 | ★★★☆ |
| 包钢第三职工医院 | 内蒙古 | 三级 | 妇产专科 | 74.6 | 7.27 | ★★★☆ |
| 菏泽市第三人民医院 | 山东 | 三级 | 精神专科 | 80.36 | 17.84 | ★★★☆ |
| 楚雄彝族自治州精神病医院 | 云南 | 三级 | 精神专科 | 100 | 48.08 | ★★★☆ |
| 瓦房店第四医院有限公司 | 辽宁 | 三级 | 精神专科 | 100 | 37.58 | ★★★☆ |
| 青岛大学附属心血管病医院 | 山东 | 三级 | 心血管/心脑血管专科 | 99.65 | 22.52 | ★★★☆ |
| 青岛阜外心血管病医院 | 山东 | 三级 | 心血管/心脑血管专科 | 99.73 | 47.12 | ★★★☆ |
| 中国医学科学院血液病医院 | 天津 | 三级 | 肿瘤专科 | 100 | 18.08 | ★★★☆ |
| 广州中医药大学金沙洲医院 | 广东 | 三级 | 综合 | 100 | 16.02 | ★★★☆ |
| 安徽医科大学第一附属医院 | 安徽 | 三级 | 综合 | 99.83 | 33.35 | ★★★ |
| 合肥市滨湖医院 | 安徽 | 三级 | 综合 | 100 | 22.19 | ★★★ |
| 晋江市医院 | 福建 | 三级 | 综合 | 100 | 30.72 | ★★★ |
| 白银市第二人民医院 | 甘肃 | 三级 | 综合 | 99.63 | 29.50 | ★★★ |
| 南方医院太和分院 | 广东 | 三级 | 综合 | 100 | 39.26 | ★★★ |
| 广州新市医院 | 广东 | 三级 | 综合 | 99.95 | 59.24 | ★★★ |
| 贵州医科大学附属白云医院 | 贵州 | 三级 | 综合 | 1.01 | 0 | ★★★ |
| 黔东南州人民医院 | 贵州 | 三级 | 综合 | 100 | 11.57 | ★★★ |
| 牡丹江市第二人民医院 | 黑龙江 | 三级 | 综合 | 100 | 31.63 | ★★★ |
| 齐齐哈尔医学院附属第一医院 | 黑龙江 | 三级 | 综合 | 100 | 21.68 | ★★★ |
| 阳新县人民医院 | 湖北 | 三级 | 综合 | 1.01 | 0 | ★★★ |

续表

| 统计用医院名称（2018 年度） | 省(区、市) | 医院级别 | 医院类型 | 完整度（%） | 整体"/"率（%） | 星级总评分 |
|---|---|---|---|---|---|---|
| 湘潭市第一人民医院 | 湖南 | 三级 | 综合 | 96.04 | 15.47 | ★★★ |
| 辽源矿业(集团)有限责任公司职工总医院 | 吉林 | 三级 | 综合 | 100 | 40.60 | ★★★ |
| 常州市第三人民医院 | 江苏 | 三级 | 综合 | 100 | 64.87 | ★★★ |
| 辽宁省阜新市第二人民医院 | 辽宁 | 三级 | 综合 | 99.73 | 39.98 | ★★★ |
| 绥中县医院 | 辽宁 | 三级 | 综合 | 100 | 39.17 | ★★★ |
| 巴彦淖尔市医院 | 内蒙古 | 三级 | 综合 | 97.44 | 30.05 | ★★★ |
| 世博高新医院 | 山东 | 三级 | 综合 | 99.6 | 23.83 | ★★★ |
| 上海交通大学医学院附属瑞金医院 | 上海 | 三级 | 综合 | 72.98 | 7.39 | ★★★ |
| 四川宝石花医院 | 四川 | 三级 | 综合 | 99.5 | 38.73 | ★★★ |
| 阿勒泰地区人民医院 | 新疆 | 三级 | 综合 | 1.01 | 0 | ★★★ |
| 伊犁哈萨克自治州友谊医院 | 新疆 | 三级 | 综合 | 100 | 22.06 | ★★★ |
| 昆明医科大学第一附属医院 | 云南 | 三级 | 综合 | 89.47 | 11.85 | ★★★ |
| 普洱市人民医院 | 云南 | 三级 | 综合 | 0.78 | 0.74 | ★★★ |
| 吉林省结核病医院 | 吉林 | 三级 | 传染病专科 | 97.93 | 28.01 | ★★★ |
| 北京京都儿童医院 | 北京 | 三级 | 儿童专科 | 100 | 32.68 | ★★★ |
| 鄂州市妇幼保健院 | 湖北 | 三级 | 妇幼保健院 | 97.51 | 11.07 | ★★★ |
| 乐山市市中区妇幼保健院 | 四川 | 三级 | 妇幼保健院 | 27.59 | 0.92 | ★★★ |
| 商洛市妇幼保健院 | 陕西 | 三级 | 妇幼保健院 | 100 | 55.32 | ★★★ |
| 咸宁市妇幼保健院 | 湖北 | 三级 | 妇幼保健院 | 100 | 9.56 | ★★★ |
| 四平市妇婴医院 | 吉林 | 三级 | 妇产专科 | 100 | 33.96 | ★★★ |
| 北京爱育华妇儿医院 | 北京 | 三级 | 妇儿专科 | 100 | 30.43 | ★★★ |
| 沈阳市辽中区精神病医院 | 辽宁 | 三级 | 精神专科 | 79.86 | 0 | ★★★ |
| 抚顺煤矿脑科医院 | 辽宁 | 三级 | 精神专科 | 74.97 | 17.10 | ★★★ |
| 河南省安阳市肿瘤医院 | 河南 | 三级 | 肿瘤专科 | 100 | 29.39 | ★★★ |
| 长沙珂信肿瘤医院 | 湖南 | 三级 | 肿瘤专科 | 100 | 31.86 | ★★★ |
| 长春肿瘤医院 | 吉林 | 三级 | 肿瘤专科 | 100 | 1.28 | ★★★ |
| 首都医科大学附属北京世纪坛医院 | 北京 | 三级 | 综合 | 47.92 | 3.13 | ★★☆ |
| 北京马应龙长青肛肠医院 | 北京 | 三级 | 综合 | 0.29 | 0 | ★★☆ |
| 福建省龙岩市第一医院 | 福建 | 三级 | 综合 | 3.12 | 0 | ★★☆ |
| 兰州大学第一医院东岗院区 | 甘肃 | 三级 | 综合 | 2.02 | 0 | ★★☆ |
| 天水四零七医院 | 甘肃 | 三级 | 综合 | 1.01 | 0 | ★★☆ |
| 桂林市第二人民医院 | 广西 | 三级 | 综合 | 69.11 | 0.67 | ★★☆ |
| 武汉市第四医院 | 湖北 | 三级 | 综合 | 77.38 | 11.95 | ★★☆ |
| 武汉市中心医院 | 湖北 | 三级 | 综合 | 5.61 | 0.18 | ★★☆ |
| 中国人民解放军武汉总医院 | 湖北 | 三级 | 综合 | 1.51 | 0 | ★★☆ |

| 统计用医院名称（2018 年度） | 省(区、市) | 医院级别 | 医院类型 | 完整度（%） | 整体"/"率（%） | 星级总评分 |
|---|---|---|---|---|---|---|
| 怀化市第一人民医院 | 湖南 | 三级 | 综合 | 1.11 | 0.10 | ★★☆ |
| 张家界市人民医院 | 湖南 | 三级 | 综合 | 5.81 | 0.08 | ★★☆ |
| 长沙市第三医院 | 湖南 | 三级 | 综合 | 100 | 42.69 | ★★☆ |
| 吉林国文医院 | 吉林 | 三级 | 综合 | 100 | 78.35 | ★★☆ |
| 南京医科大学附属逸夫医院 | 江苏 | 三级 | 综合 | 6.63 | 2.41 | ★★☆ |
| 南京鼓楼医院 | 江苏 | 三级 | 综合 | 58.42 | 2.09 | ★★☆ |
| 南京鼓楼医院集团宿迁市人民医院 | 江苏 | 三级 | 综合 | 18.61 | 4.11 | ★★☆ |
| 江西省赣州市立医院 | 江西 | 三级 | 综合 | 100 | 23.01 | ★★☆ |
| 中国人民解放军第九四医院 | 江西 | 三级 | 综合 | 1.11 | 0 | ★★☆ |
| 大连经济技术开发区医院 | 辽宁 | 三级 | 综合 | 1.01 | 0 | ★★☆ |
| 内蒙古包钢医院 | 内蒙古 | 三级 | 综合 | 2.5 | 0 | ★★☆ |
| 鄂尔多斯市中心医院（东胜部） | 内蒙古 | 三级 | 综合 | 1.01 | 0 | ★★☆ |
| 鄂尔多斯市中心医院 | 内蒙古 | 三级 | 综合 | 76.45 | 4.22 | ★★☆ |
| 青海仁济医院 | 青海 | 三级 | 综合 | 2.77 | 0 | ★★☆ |
| 鲁西南医院 | 山东 | 三级 | 综合 | 99.79 | 67.68 | ★★☆ |
| 上海市胸科医院 | 上海 | 三级 | 综合 | 1.01 | 0 | ★★☆ |
| 德阳市第二人民医院 | 四川 | 三级 | 综合 | 33.93 | 0.19 | ★★☆ |
| 四川省科学城医院 | 四川 | 三级 | 综合 | 1.01 | 0 | ★★☆ |
| 南部县人民医院 | 四川 | 三级 | 综合 | 7.64 | 0 | ★★☆ |
| 营山县人民医院 | 四川 | 三级 | 综合 | 0.85 | 0 | ★★☆ |
| 攀枝花市第二人民医院 | 四川 | 三级 | 综合 | 3.05 | 0.29 | ★★☆ |
| 西藏自治区人民医院 | 西藏 | 三级 | 综合 | 100 | 28.43 | ★★☆ |
| 哈密市中心医院 | 新疆 | 三级 | 综合 | 18.42 | 0 | ★★☆ |
| 新疆维吾尔自治区职业病医院 | 新疆 | 三级 | 综合 | 6.5 | 0 | ★★☆ |
| 迪庆藏族自治州人民医院 | 云南 | 三级 | 综合 | 99.73 | 24.30 | ★★☆ |
| 怒江傈僳族自治州人民医院 | 云南 | 三级 | 综合 | 100 | 26.31 | ★★☆ |
| 杭州市红十字会医院 | 浙江 | 三级 | 综合 | 7.09 | 0 | ★★☆ |
| 景德镇市妇幼保健院 | 江西 | 三级 | 妇幼保健院 | 68.77 | 38.22 | ★★☆ |
| 普洱市妇幼保健院 | 云南 | 三级 | 妇幼保健院 | 100 | 38.44 | ★★☆ |
| 湘潭市妇幼保健院 | 湖南 | 三级 | 妇幼保健院 | 100 | 44.27 | ★★☆ |
| 岳阳市妇幼保健院 | 湖南 | 三级 | 妇幼保健院 | 100 | 30.27 | ★★☆ |
| 鄂尔多斯妇产医院 | 内蒙古 | 三级 | 妇产专科 | 99.56 | 61.14 | ★★☆ |
| 黑龙江天元妇产医院 | 黑龙江 | 三级 | 妇产专科 | 67.31 | 4.69 | ★★☆ |
| 垫江县精神卫生中心(垫江县第二人民医院) | 重庆 | 三级 | 精神专科 | 84.87 | 15.13 | ★★☆ |
| 安徽医科大学第四附属医院 | 安徽 | 三级 | 综合 | 100 | 22.75 | ★★ |

续表

| 统计用医院名称（2018 年度） | 省(区、市) | 医院级别 | 医院类型 | 完整度（%） | 整体"/"率（%） | 星级总评分 |
|---|---|---|---|---|---|---|
| 中国医学科学院北京协和医院 | 北京 | 三级 | 综合 | 73.26 | 1.29 | ★★ |
| 漳州正兴医院 | 福建 | 三级 | 综合 | 54.1 | 6.61 | ★★ |
| 天水市第一人民医院 | 甘肃 | 三级 | 综合 | 100 | 40.76 | ★★ |
| 贺州市人民医院 | 广西 | 三级 | 综合 | 0.78 | 0.28 | ★★ |
| 贵阳市公共卫生救治中心 | 贵州 | 三级 | 综合 | 1.01 | 0 | ★★ |
| 铜仁市人民医院 | 贵州 | 三级 | 综合 | 87.42 | 13.72 | ★★ |
| 遵义市播州区人民医院 | 贵州 | 三级 | 综合 | 17.03 | 3.58 | ★★ |
| 焦作市人民医院 | 河南 | 三级 | 综合 | 3.06 | 0 | ★★ |
| 许昌市中心医院 | 河南 | 三级 | 综合 | 88.24 | 1.67 | ★★ |
| 哈尔滨医科大学附属第四医院 | 黑龙江 | 三级 | 综合 | 56.72 | 6.35 | ★★ |
| 佳木斯大学附属第一医院 | 黑龙江 | 三级 | 综合 | 8.28 | 0.62 | ★★ |
| 黑龙江农垦建三江人民医院 | 黑龙江 | 三级 | 综合 | 100 | 23.45 | ★★ |
| 丰县人民医院 | 江苏 | 三级 | 综合 | 56.6 | 4.82 | ★★ |
| 辽阳市第三人民医院 | 辽宁 | 三级 | 综合 | 1.01 | 0 | ★★ |
| 大石桥市中心医院 | 辽宁 | 三级 | 综合 | 100 | 35.43 | ★★ |
| 内蒙古科技大学包头医学院第一附属医院 | 内蒙古 | 三级 | 综合 | 1.34 | 0 | ★★ |
| 呼伦贝尔市人民医院 | 内蒙古 | 三级 | 综合 | 1.01 | 0 | ★★ |
| 宜宾市第二人民医院 | 四川 | 三级 | 综合 | 17.72 | 1.14 | ★★ |
| 连云港市妇幼保健院 | 江苏 | 三级 | 妇幼保健院 | 1.36 | 0 | ★☆ |
| 枣庄市妇幼保健院 | 山东 | 三级 | 妇幼保健院 | 14.19 | 0.84 | ★★ |
| 肇庆市妇幼保健院 | 广东 | 三级 | 妇幼保健院 | 1.36 | 0 | ★★ |
| 合肥市精神病医院 | 安徽 | 三级 | 精神专科 | 1.57 | 0 | ★★ |
| 平凉市精神卫生中心 | 甘肃 | 三级 | 精神专科 | 1.57 | 0 | ★★ |
| 河北燕达陆道培医院 | 河北 | 三级 | 肿瘤专科 | 37.68 | 4.66 | ★★ |
| 北京中诺口腔医院 | 北京 | 三级 | 口腔专科 | 58.73 | 43.57 | ★★ |
| 安庆市第一人民医院 | 安徽 | 三级 | 综合 | 100 | 31.32 | ★☆ |
| 福建省福清市医院 | 福建 | 三级 | 综合 | 1.16 | 0 | ★☆ |
| 福州市第二医院 | 福建 | 三级 | 综合 | 4.78 | 0.19 | ★☆ |
| 酒泉市人民医院 | 甘肃 | 三级 | 综合 | 71.57 | 9.93 | ★☆ |
| 兰州市第五医院 | 甘肃 | 三级 | 综合 | 1.01 | 0 | ★☆ |
| 贵阳市第一人民医院 | 贵州 | 三级 | 综合 | 5 | 0.19 | ★☆ |
| 新乡市第二人民医院 | 河南 | 三级 | 综合 | 89.14 | 46.39 | ★☆ |
| 哈尔滨市第二医院 | 黑龙江 | 三级 | 综合 | 3.05 | 0 | ★☆ |
| 双鸭山市人民医院 | 黑龙江 | 三级 | 综合 | 0.91 | 0 | ★☆ |
| 黑龙江省农垦红兴隆管理局中心医院 | 黑龙江 | 三级 | 综合 | 3.05 | 0 | ★☆ |

| 统计用医院名称（2018 年度） | 省(区、市) | 医院级别 | 医院类型 | 完整度（%） | 整体"/"率（%） | 星级总评分 |
|---|---|---|---|---|---|---|
| 恩施市中心医院 | 湖北 | 三级 | 综合 | 5.33 | 0 | ★☆ |
| 监利县人民医院 | 湖北 | 三级 | 综合 | 3.05 | 0 | ★☆ |
| 武汉市金银潭医院 | 湖北 | 三级 | 综合 | 2.91 | 0 | ★☆ |
| 武汉钢铁（集团）公司第二职工医院 | 湖北 | 三级 | 综合 | 1.01 | 0 | ★☆ |
| 郴州市第四人民医院 | 湖南 | 三级 | 综合 | 1.01 | 0 | ★☆ |
| 邵阳学院附属第二医院 | 湖南 | 三级 | 综合 | 2.91 | 0 | ★☆ |
| 隆回县人民医院 | 湖南 | 三级 | 综合 | 2.48 | 0.66 | ★☆ |
| 平江县第一人民医院 | 湖南 | 三级 | 综合 | 11.3 | 0 | ★☆ |
| 岳阳市一人民医院 | 湖南 | 三级 | 综合 | 6.2 | 0 | ★☆ |
| 武警湖南总队医院 | 湖南 | 三级 | 综合 | 2.95 | 0 | ★☆ |
| 前郭尔罗斯蒙古族自治县医院 | 吉林 | 三级 | 综合 | 35.92 | 0.09 | ★☆ |
| 大连市皮肤病医院 | 辽宁 | 三级 | 综合 | 2.23 | 0 | ★☆ |
| 阜新矿业（集团）有限责任公司总医院 | 辽宁 | 三级 | 综合 | 1.01 | 0 | ★☆ |
| 鄂尔多斯市达拉特旗人民医院 | 内蒙古 | 三级 | 综合 | 1.01 | 0 | ★☆ |
| 黄南藏族自治州人民医院 | 青海 | 三级 | 综合 | 18.94 | 4.04 | ★☆ |
| 商洛市中心医院 | 陕西 | 三级 | 综合 | 14.91 | 4.72 | ★☆ |
| 十堰市妇幼保健院 | 湖北 | 三级 | 妇幼保健院 | 77.59 | 23.41 | ★☆ |
| 宜春市妇幼保健院 | 江西 | 三级 | 妇幼保健院 | 20.31 | 0 | ★☆ |
| 鹤岗鹤矿医院 | 黑龙江 | 三级 | 综合 | 58.29 | 5.75 | ★ |
| 随州市曾都医院 | 湖北 | 三级 | 综合 | 74.11 | 35.90 | ★ |
| 包头市传染病医院 | 内蒙古 | 三级 | 传染病专科 | 1.59 | 0 | ★ |
| 常德市妇幼保健院 | 湖南 | 三级 | 妇幼保健院 | 11.7 | 0 | ★ |
| 德宏傣族景颇族自治州妇幼保健院 | 云南 | 三级 | 妇幼保健院 | 64.58 | 59.15 | ★ |
| 重庆市妇幼保健院 | 重庆 | 三级 | 妇幼保健院 | 14.8 | 0 | ★ |
| 云南省阜外心血管病医院 | 云南 | 三级 | 心血管/心脑血管专科 | 1.54 | 0 | ★ |
| 武汉市第六医院 | 湖北 | 三级 | 综合 | 46.27 | 2.16 | ☆ |
| 西安交通大学医学院第一附属医院 | 陕西 | 三级 | 综合 | 50.43 | 8.71 | ☆ |
| 西双版纳农垦医院 | 云南 | 三级 | 综合 | 85.04 | 17.56 | ☆ |
| 安钢职工总医院 | 河南 | 三级 | 综合 | 43.63 | 14.54 | 0 |

# 医疗质量控制指标

## 一、呼吸内科专业医疗质量控制指标（2019 年版）

**（一）急性肺血栓栓塞症**

**指标一、急性肺血栓栓塞症（PTE）患者确诊检查比例**（RES-PTE-01）

**定义**：单位时间内，出院诊断为急性 PTE 患者行确诊检查的人数与同期急性 PTE 患者总数的比值。

**计算公式**：

$$急性\ PTE\ 患者确诊检查比例 = \frac{急性\ PTE\ 患者行确诊检查人数}{同期急性\ PTE\ 患者总数} \times 100\%$$

**意义**：确诊检查对急性 PTE 的诊断具有重要意义，是确诊急性 PTE 不可或缺的条件。

**说明**：急性 PTE 确诊检查包括 CT 肺动脉造影、放射性核素肺通气灌注扫描、磁共振肺动脉造影、肺动脉造影中任一项。

**指标二、急性 PTE 患者行深静脉血栓相关检查比例**（RES-PTE-02）

**定义**：单位时间内，急性 PTE 患者行深静脉血栓相关检查的人数与急性 PTE 患者总数的比值。

**计算公式**：

$$急性\ PTE\ 患者行深静脉血栓相关检查比例 = \frac{急性\ PTE\ 患者行深静脉血栓相关检查人数}{同期急性\ PTE\ 患者总数} \times 100\%$$

**意义**：深静脉血栓相关检查对急性 PTE 诊断及选择治疗方案具有重要意义。

**说明**：急性 PTE 患者行深静脉血栓相关检查包括静脉超声、CT 静脉造影、放射性核素静脉显象、磁共振静脉造影、静脉造影中任一项。

**指标三、急性 PTE 患者行危险分层相关检查比例**（RES-PTE-03）

**定义**：单位时间内，急性 PTE 患者行危险分层相关检查的人数与同期急性 PTE 患者总数的比值。

**计算公式**：

$$急性\ PTE\ 患者行危险分层相关检查比例 = \frac{急性\ PTE\ 患者行危险分层相关检查人数}{同期急性\ PTE\ 患者总数} \times 100\%$$

**意义**：急性 PTE 危险分层是确诊后制定治疗方案的前提，具有重要指导意义。

**说明**：危险分层相关检查包括影像学检查和心脏生物学标志物检查。其中影像学检查包括超声心动图或 CT 肺动脉造影检查；心脏生物学标志物包括 BNP/NT-proBNP、肌钙蛋白（表 1）。

表1  肺血栓栓塞症危险分层

| 危险分层 | 休克或低血压 | 影像学（右心室功能不全）[a] | 实验室指标（心脏生物学标志物升高）[b] |
|---|---|---|---|
| 高危 | + | + | + / − |
| 中高危 | − | + | + |
| 中低危 | − | + / −[c] | − / +[c] |
| 低危 | − | − | − |

注：a 右心功能不全（RVD）的诊断标准。影像学证据包括超声心动图或 CT 提示 RVD，超声检查符合下述 2 项指标即可诊断 RVD，①右心室扩张（右心室舒张末期内径/左心室舒张末期内径 >1.0 或 0.9）；②右心室前壁运动幅度减低（<5 mm）；③吸气时下腔静脉不萎陷；④三尖瓣反流速度增快，估测三尖瓣反流压 >30 mmHg。CTPA 检查符合四腔心层面发现的右心室扩张（右心室舒张末期内径/左心室舒张末期内径 >1.0 或 0.9）也可诊断 RVD。

b 心脏生物学标志物包括心肌损伤标志物（心脏肌钙蛋白 T 或 I）和心衰标志物（BNP、NT-proBNP）。

c 影像学和实验室指标两者之一阳性。

**指标四、住院期间行溶栓治疗的高危急性 PTE 患者比例**（RES-PTE-04）

**定义**：单位时间内，住院期间行溶栓治疗的高危急性 PTE 患者数与同期行溶栓治疗的急性 PTE 患者总数的比值。

**计算公式**：

$$住院期间行溶栓治疗的高危急性 PTE 患者比例 = \frac{住院期间行溶栓治疗的高危急性 PTE 患者数}{同期行溶栓治疗的急性 PTE 患者总数} \times 100\%$$

**意义**：溶栓治疗风险较高，仅适用于高危患者及中高危患者的补救治疗，该指标可反映医疗机构对溶栓治疗适应证的掌握情况。

**说明**：患者出现休克或者持续性低血压为可疑高危急性 PTE。休克或者持续性低血压是指收缩压 < 90 mmHg 和（或）下降 ≥40 mmHg，并持续 15 分钟以上，排除新发心律失常、血容量下降、脓毒血症。

**指标五、急性 PTE 患者住院期间抗凝治疗比例**（RES-PTE-05）

**定义**：单位时间内，急性 PTE 患者住院期间抗凝治疗人数与同期急性 PTE 患者总数的比值。

**计算公式**：

$$急性 PTE 患者住院期间抗凝治疗比例 = \frac{急性 PTE 患者住院期间抗凝治疗人数}{同期急性 PTE 患者总数} \times 100\%$$

**意义**：抗凝治疗为急性 PTE 基本治疗方法，可以有效地防止血栓再形成和复发，降低急性 PTE 患者的死亡率。

**指标六、急性 PTE 患者住院死亡率**（RES-PTE-06）

**定义**：单位时间内，住院急性 PTE 患者死亡人数与同期住院急性 PTE 患者总数的比值。

**计算公式**：

$$急性 PTE 患者住院死亡率 = \frac{住院急性 PTE 患者死亡人数}{同期住院急性 PTE 患者总数} \times 100\%$$

**意义**：反映医疗机构急性 PTE 患者疾病的严重程度及对急性 PTE 的救治能力。

**指标七、急性 PTE 患者住院期间发生大出血比例**（RES-PTE-07）

**定义**：单位时间内，住院急性 PTE 患者发生大出血的人数与同期住院急性 PTE 患者总数的比值。

**计算公式**：

$$急性 PTE 患者住院期间发生大出血比例 = \frac{急性 PTE 患者发生大出血的人数}{同期住院急性 PTE 患者总数} \times 100\%$$

**意义**：大出血是影响患者预后的重要因素之一，也是评价抗凝及溶栓等治疗手段安全性的重要指标之一。

**说明**：大出血定义

（1）致死性出血。

（2）某些重要部位或器官的出血，如颅内、脊柱内、腹膜后、关节内、心包等，以及因出血引起的骨筋膜室综合征。

（3）出血导致血流动力学不稳定，和/或在 24~48 小时引起的血红蛋白水平下降 20 g/L 以上，或需要输至少 2 个单位全血或红细胞。

（4）手术部位出血需要再次进行切开，关节镜或血管内介入等，或关节腔内出血致活动或伤口恢复推迟，使住院时间延长或伤口加深。

### （二）慢性阻塞性肺疾病（简称"慢阻肺"）急性加重

**指标一、慢阻肺急性加重患者住院期间行动脉血气分析比例**（RES-COPD-01）

**定义**：单位时间内，住院期间至少进行 1 次动脉血气分析的慢阻肺急性加重患者数占同期住院慢阻肺急性加重患者总数的比例。

**计算公式**：

$$慢阻肺急性加重患者住院期间行动脉血气分析比例 = \frac{住院期间行动脉血气分析慢阻肺急性加重患者数}{同期住院慢阻肺急性加重患者总数} \times 100\%$$

**意义**：反映慢阻肺急性加重患者的病情严重程度。

**指标二、慢阻肺急性加重患者住院期间胸部影像学检查比例**（RES-COPD-02）

**定义**：单位时间内，住院期间行胸部影像学检查（X 线/CT）的慢阻肺急性加重患者数占同期住院慢阻肺患者总数的比例。

**计算公式**：

$$慢阻肺急性加重患者住院期间胸部影像学检查比例 = \frac{住院期间行胸部影像学检查慢阻肺急性加重患者数}{同期住院慢阻肺急性加重患者总数} \times 100\%$$

**意义**：反映慢阻肺急性加重有无并发症及合并症。

**指标三、慢阻肺急性加重患者住院期间心电图检查比例**（RES-COPD-03）

**定义**：单位时间内，住院期间行心电图检查的慢阻肺急性加重患者数占同期住院慢阻肺患者总数的比例。

**计算公式**：

$$慢阻肺急性加重患者住院期间心电图检查比例 = \frac{住院期间进行心电图检查慢阻肺患者数}{同期住院慢阻肺患者总数} \times 100\%$$

**意义**：反映慢阻肺急性加重患者是否合并心律失常、心肌缺血、肺源性心脏病等。

**指标四、慢阻肺急性加重患者住院期间超声心动图检查比例**（RES-COPD-04）

**定义**：单位时间内，住院期间行超声心动图检查的慢阻肺急性加重患者数占同期住院慢阻肺急性加重患者总数的比例。

**计算公式**：

$$慢阻肺急性加重患者住院期间超声心动图检查比例 = \frac{住院期间进行超声心动图检查慢阻肺急性加重患者数}{同期住院慢阻肺急性加重患者总数} \times 100\%$$

**意义**：反映慢阻肺急性加重患者是否合并肺源性心脏病。

**指标五、慢阻肺急性加重患者住院期间抗感染治疗前病原学送检比例**（RES-COPD-05）

**定义**：单位时间内，住院慢阻肺急性加重患者抗感染治疗前病原学送检人数占同期住院慢阻肺急性加重患者总数的比例。

**计算公式**：

$$\frac{慢阻肺急性加重患者住院期间}{抗感染治疗前病原学送检比例} = \frac{住院慢阻肺急性加重患者抗感染治疗前病原学送检人数}{同期住院慢阻肺急性加重患者总数} \times 100\%$$

**意义**：反映慢阻肺急性加重患者的抗菌药物使用的规范性。

**说明**：病原学检查包括痰/肺泡灌洗液涂片、培养，鼻/咽拭子病毒检测，血培养等检查之一。

**指标六、慢阻肺急性加重患者住院期间雾化吸入支气管扩张剂应用比例**（RES-COPD-06）

**定义**：单位时间内，住院期间应用雾化吸入支气管扩张剂治疗的慢阻肺急性加重患者数占同期住院慢阻肺急性加重患者总数的比值。

**计算公式**：

$$\frac{慢阻肺急性加重患者住院期间}{雾化吸入支气管扩张剂应用比例} = \frac{住院期间应用雾化吸入支气管扩张剂治疗的慢阻肺急性加重患者数}{同期住院慢阻肺急性加重患者总数} \times 100\%$$

**意义**：反映慢阻肺急性加重期治疗的规范性。

**指标七、慢阻肺急性加重患者住院死亡率**（RES-COPD-07）

**定义**：单位时间内，住院慢阻肺急性加重患者死亡人数占同期住院慢阻肺急性加重患者总数的比例。

**计算公式**：

$$慢阻肺急性加重患者住院死亡率 = \frac{住院慢阻肺急性加重患者死亡人数}{同期住院慢阻肺急性加重患者总数} \times 100\%$$

**意义**：反映慢阻肺急性加重患者疾病严重程度。

**指标八、使用有创机械通气的慢阻肺急性加重患者死亡率**（RES-COPD-08）

**定义**：单位时间内，使用有创机械通气治疗的慢阻肺急性加重患者死亡人数占同期住院使用有创机械通气治疗的慢阻肺急性加重患者总数的比例。

**计算公式**：

$$\frac{使用有创机械通气慢阻肺}{急性加重患者死亡率} = \frac{使用有创机械通气治疗的慢阻肺急性加重患者死亡人数}{同期住院使用有创机械通气的慢阻肺急性加重患者总数} \times 100\%$$

**意义**：反映医疗机构对病情严重需要有创机械通气治疗的慢阻肺患者的救治能力。

## （三）住院成人社区获得性肺炎

**指标一、住院成人社区获得性肺炎（CAP）患者进行 CAP 严重程度评估的比例**（RES-CAP-01）

**定义**：单位时间内，进行了 CAP 严重程度评估的住院 CAP 患者数占同期住院 CAP 患者总数的比例。

**计算公式**：

$$住院 CAP 患者进行 CAP 严重程度评估的比例 = \frac{进行了 CAP 严重程度评估的住院 CAP 患者数}{同期住院 CAP 患者总数} \times 100\%$$

**意义**：反映 CAP 患者诊断的规范性。

**说明**：常用 CAP 严重程度评分系统见表2。

表2 常用 CAP 严重程度评分系统

| 评分系统 | 预测指标和计算方法 | 风险评分 |
|---|---|---|
| CURB-65 评分 | 共 5 项指标，满足 1 项得 1 分：（1）意识障碍；（2）尿素氮 >7 mmol/L；（3）呼吸频率 ≥30 次/分；（4）收缩压 < 90 mmHg 或舒张压 ≤60 mmHg；（5）年龄≥65 岁。 | 评估死亡风险<br>0～1 分：低危<br>2 分：中危<br>3～5 分：高危 |
| CRB-65 评分 | 共 4 项指标，满足 1 项得 1 分：（1）意识障碍；（2）呼吸频率≥30 次/分；（3）收缩压 < 90 mmHg 或舒张压 ≤ 60 mmHg；（4）年龄 ≥65 岁 | 评估死亡风险<br>0 分：低危，门诊治疗<br>1～2 分：中危，建议住院或严格随访下院外治疗<br>≥3 分：高危，应住院治疗 |
| PSI 评分 | 年龄（女性 –10 分）加所有危险因素得分总和：（1）居住在养老院（ +10 分）（2）基础疾病：肿瘤（ + 30 分）；肝病（ + 20 分）；充血性心力衰竭（ + 10 分）；脑血管疾病（ +10 分）；肾病（ +10 分）（3）体征：意识状态改变（ + 20 分）；呼吸频率≥30 次/分（ + 20 分）；收缩压 < 90 mmHg（ + 20 分）；体温 <35 ℃ 或≥40 ℃（ + 15 分）；脉搏≥125 次/分（ +10 分）（4）实验室检查：动脉血 pH < 7.35（ +30 分）；血尿素氮≥11 mmol/L（ +20 分）；血钠 < 130 mmol/L（ +20 分）；血糖≥ 14 mmol/L（ +10 分）；红细胞压积（Hct）< 30%（ +10 分）；$PaO_2$ < 60 mmHg（或指氧饱和度 <90%）（ +10 分）（5）胸部影像：胸腔积液（ +10 分） | 评估死亡风险<br>低危：Ⅰ 级（ < 50 岁，无基础疾病）；Ⅱ级（≤70 分）；Ⅲ级(71～90 分)<br>中危：Ⅳ级（91～130 分）<br>高危：Ⅴ级（ >130 分）<br>Ⅳ和Ⅴ级需要住院治疗 |
| CURXO 评分 | 主要指标：（1）动脉血 pH < 7.30；（2）收缩压 <90 mmHg<br>次要指标：（1）呼吸频率 >30 次/分；（2）意识障碍；（3）血尿素氮 >11 mmol/L；（4）$PaO_2$ < 54 mmHg 或氧合指数 <250 mmHg；（5）年龄≥80 岁；（6）X 线胸片示多叶或双侧肺受累 | 符合 1 项主要指标或 2 项以上次要指标，为重症 CAP |
| SMART-COP 评分 | 下列所有危险因素得分总和：收缩压 <90 mmHg（ +2 分）；X 线胸片多肺叶受累（ +1 分）；血清白蛋白 <35 g/L（ +1 分）；呼吸频率≥30 次/分（ >50 岁）或≥25 次/分（≤50 岁）（ +1 分）；心率≥125 次/分（ +1 分）；新发的意识障碍（ +1 分）；低氧血症（ +2 分）[$PaO_2$ < 70 mmHg 或指氧饱和度≤93% 或氧合指数 <333 mmHg（≤50 岁）；$PaO_2$ < 60 mmHg 或指氧饱和度≤90% 或氧合指数 <250 mmHg（ >50 岁）]动脉血 pH < 7.35（ +2 分） | 0～2 分：低风险<br>3～4 分：中度风险<br>5～6 分：高风险<br>7～8 分：极高风险 |

本表内容参考《中国成人社区获得性肺炎诊断和治疗指南（2016 年版）》。

**指标二、低危 CAP 患者住院比例**（RES-CAP-02）

**定义：** 单位时间内，住院低危 CAP 患者数占同期住院 CAP 患者总数的比例。

**计算公式：**

$$低危 CAP 患者住院比例 = \frac{住院低危 CAP 患者数}{同期住院 CAP 患者总数} \times 100\%$$

**意义**：反映对 CAP 患者住院指征的把握能力及对医疗资源的管理能力。根据 CAP 病情严重程度评估，低危患者应该门诊治疗。低危 CAP 患者住院治疗意味着占用有限的病床资源，造成不必要的医疗花费。

**说明**：低危 CAP 患者指的是采用上述某一 CAP 严重程度评分系统进行评估后死亡风险归为低危的患者，包括 CURB-65 评分 0～1 分，或者 CRB 评分 0 分，或者 PSI 评分≤90 分的患者。

### 指标三、CAP 患者住院期间抗感染治疗前病原学送检比例（RES-CAP-03）

**定义**：单位时间内，抗感染治疗前行病原学送检的住院 CAP 患者数占同期住院 CAP 患者总数的比例。

**计算公式**：

$$CAP\,患者住院期间抗感染治疗前病原学送检比例 = \frac{抗感染治疗前行病原学送检的住院\,CAP\,患者数}{同期住院\,CAP\,患者总数} \times 100\%$$

**意义**：反映医疗机构对 CAP 诊疗的规范性。

**说明**：病原学检查包括痰/肺泡灌洗液/胸腔积液涂片、培养，鼻/咽拭子病毒检测，非典型病原体检测，血培养等检查之一。

### 指标四、CAP 患者住院死亡率（RES-CAP-04）

**定义**：单位时间内，住院 CAP 患者死亡人数与同期住院 CAP 患者总数的比值。

**计算公式**：

$$CAP\,患者住院死亡率 = \frac{住院\,CAP\,患者死亡人数}{同期住院\,CAP\,患者总数} \times 100\%$$

**意义**：反映收治 CAP 患者的疾病严重程度。

### 指标五、住院 CAP 患者接受机械通气的比例（RES-CAP-05）

**定义**：单位时间内，住院期间接受机械通气（包括无创/有创机械通气）的 CAP 患者数与住院 CAP 患者总数的比值。

**计算公式**：

$$住院\,CAP\,患者接受机械通气的比例 = \frac{住院期间接受机械通气的\,CAP\,患者数}{同期住院\,CAP\,患者总数} \times 100\%$$

**意义**：机械通气是 CAP 患者合并呼吸衰竭时重要的治疗手段，该指标有助于评价收治患者的严重程度及相应治疗的规范性。

## 二、产科专业医疗质量控制指标（2019 年版）

### 指标一、剖宫产/初产妇剖宫产率（OB-CSR/PCS-01）

**1. 剖宫产率（OB-CSR-01）**

**定义**：单位时间内，剖宫产分娩产妇人数占同期分娩产妇（分娩孕周≥28 周）总人数的比例。

**计算公式**：

$$剖宫产率 = \frac{剖宫产分娩产妇人数}{同期分娩产妇总人数} \times 100\%$$

**意义**：反映妊娠干预情况，是产科质量重要过程指标。

**2. 初产妇剖宫产率（OB-PCS-01）**

**定义**：单位时间内，初产妇（妊娠≥28 周初次分娩的产妇，既往无 28 周及以上孕周分娩史）实施剖宫产手术人数占同期初产妇总人数的比例。

**计算公式**：

$$初产妇剖宫产率 = \frac{初产妇剖宫产人数}{同期初产妇总人数} \times 100\%$$

**意义**：反映初产妇人群中剖宫产干预情况。

### 指标二、阴道分娩椎管内麻醉使用率（OB-EPD-02）

**定义**：单位时间内，阴道分娩产妇实施椎管内麻醉人数（不含术中转剖宫产产妇人数）占同期阴道分娩产妇总人数（不含术中转剖宫产产妇人数）的比例。

**计算公式**：

$$阴道分娩椎管内麻醉使用率 = \frac{阴道分娩产妇实施椎管内麻醉人数}{同期阴道分娩产妇总人数} \times 100\%$$

**意义**：反映产科助产服务质量重要的过程指标。

### 指标三、早产/早期早产率（OB-PB/EPB-03）

**1. 早产率（OB-PB-03）**

**定义**：单位时间内，早产（孕周在 $28 \sim 36^{+6}$ 周之间的分娩）产妇人数占同期分娩产妇（分娩孕周 $\geq 28$ 周）总人数的比例。

**计算公式**：

$$早产率 = \frac{早产产妇人数}{同期分娩产妇总人数} \times 100\%$$

**意义**：早产是围产儿发病及死亡的重要原因，在保障母婴安全的情况下降低早产率是产科质量管理的重要目标。

**2. 早期早产率（OB-EPB-03）**

**定义**：单位时间内，早期早产（孕周在 $28 \sim 33^{+6}$ 周之间的分娩）产妇人数占同期分娩产妇（分娩孕周 $\geq 28$ 周）总人数的比例。

**计算公式**：

$$早期早产率 = \frac{早期早产产妇人数}{同期分娩产妇总人数} \times 100\%$$

**意义**：早期早产率与新生儿远期不良结局密切相关。

### 指标四、巨大儿发生率（OB-MS-04）

**定义**：单位时间内，巨大儿（出生体重 $\geq 4000\,g$）人数占同期活产数的比例。

**计算公式**：

$$巨大儿发生率 = \frac{巨大儿人数}{同期活产数} \times 100\%$$

**意义**：反映孕期体重管理的质量情况。

**说明**：活产数是指妊娠满 28 周及以上或出生体重达 1000 g 及以上，娩出后有心跳、呼吸、脐带搏动、肌张力 4 项生命体征之一的新生儿数。

### 指标五、严重产后出血发生率（OB-PPH-05）

**定义**：单位时间内，发生严重产后出血（分娩 24 小时内出血量 $\geq 1000\,mL$）的产妇人数占同期分娩产妇（分娩孕周 $\geq 28$ 周）总人数的比例。

**计算公式**：

$$严重产后出血发生率 = \frac{严重产后出血产妇人数}{同期分娩产妇总人数} \times 100\%$$

**意义**：严重产后出血为妊娠严重并发症，反映产科质量的重要结果指标。

### 指标六、严重产后出血患者输血率（OB-PPT-06）

**定义**：单位时间内，发生严重产后出血（分娩 24 小时内出血量 $\geq 1000\,mL$）实施输血治疗（含自体输血）人数占同期发生严重产后出血患者总数的比例。

计算公式：

$$严重产后出血患者输血率 = \frac{严重产后出血输血治疗人数}{同期严重产后出血患者总数} \times 100\%$$

意义：反映严重产后出血的发生情况及输血治疗的实施情况。

### 指标七、孕产妇死亡活产比（OB-MMR-07）

定义：单位时间内，孕产妇在孕期至产后 42 天内因各种原因造成的孕产妇死亡人数占同期活产数的比例。

计算公式：

$$孕产妇死亡活产比 = \frac{孕产妇死亡人数}{同期活产数} \times \frac{100000}{100000}$$

意义：反映医疗机构对严重母体疾病的处理及应急能力。

说明：（1）活产数是指妊娠满 28 周及以上或出生体重达 1000 g 及以上，娩出后有心跳、呼吸、脐带搏动、肌张力 4 项生命体征之一的新生儿数。

（2）本指标仅适用于提供分娩服务的医疗机构。

### 指标八、妊娠相关子宫切除率（OB-HYS-08）

定义：单位时间内，妊娠相关因素导致实施子宫切除人数占同期分娩产妇（分娩孕周≥28 周）总人数的比例。

计算公式：

$$妊娠相关子宫切除率 = \frac{妊娠相关子宫切除人数}{同期分娩产妇总人数} \times \frac{100000}{100000}$$

意义：产科子宫切除的实施多用于为了挽救致命性的产后出血，反映医疗机构处理严重产后出血的能力。

说明：（1）妊娠相关因素包括产前/产后出血、子宫破裂及感染等妊娠早期、中期和晚期出现的产科相关因素，不包括妇科肿瘤及其他妇科疾病相关因素。

（2）本指标仅适用于提供分娩服务的医疗机构。

### 指标九、产后或术后非计划再次手术率（OB-ROP-09）

定义：单位时间内，产妇在同一次住院期间，产后或术后因各种原因导致患者需重返手术室进行计划外再次手术（含介入手术）的人数占同期分娩产妇（分娩孕周≥28 周）总人数的比例。

计算公式：

$$产后或术后非计划再次手术率 = \frac{产后或术后发生非计划再次手术人数}{同期分娩产妇总人数} \times \frac{100000}{100000}$$

意义：反映医疗机构对于分娩过程处理及干预的有效性。

### 指标十、足月新生儿 5 分钟 Apgar 评分 <7 分发生率（OB-NA-10）

定义：单位时间内，足月新生儿（分娩孕周≥37 周）出生后 5 分钟 Apgar 评分 <7 分人数占同期内足月活产儿总数的比例。

计算公式：

$$足月新生儿 5 分钟 Apgar 评分 <7 分发生率 = \frac{足月新生儿 5 分钟 Apgar 评分 <7 分人数}{同期足月活产儿总数} \times 100\%$$

意义：反映新生儿窒息高危因素的产前识别及产时复苏能力。

说明：（1）足月活产儿是指妊娠满 37 周及以上，娩出后有心跳、呼吸、脐带搏动、肌张力 4 项生命体征之一的新生儿。

（2）Apgar 评分具体标准

1）皮肤颜色：评估新生儿肺部血氧交换的情况。全身皮肤呈粉红色为 2 分，四肢末梢呈青紫色为 1 分，全身呈青紫色或苍白为 0 分。

2）心率：评估新生儿心脏跳动的强度和节律性。心搏有力大于 100 次/分钟为 2 分，心搏微弱小于 100 次/分钟为 1 分，听不到心音为 0 分。

3）呼吸：评估新生儿中枢和肺脏的成熟度。呼吸规律为 2 分，呼吸节律不齐（如浅而不规则或急促费力）为 1 分，没有呼吸为 0 分。

4）肌张力：评估新生儿中枢反射及肌肉强健度。肌张力正常为 2 分，肌张力异常亢进或低下为 1 分，肌张力松弛为 0 分。

5）反射：评估新生儿对外界刺激的反应能力。对弹足底或其他刺激大声啼哭为 2 分，低声抽泣或皱眉为 1 分，毫无反应为 0 分。

## 三、神经系统疾病医疗质量控制指标（2020 年版）

### （一）癫痫与惊厥性癫痫持续状态

**指标一、癫痫发作频率记录率**（NEU-EPI-01）

**定义**：单位时间内，住院癫痫患者中各种发作类型的发作频率均得到记录的人数占同期住院癫痫患者总数的比例。

**计算公式**：

$$癫痫发作频率记录率 = \frac{各种发作类型的发作频率均得到记录的住院癫痫患者数}{同期住院癫痫患者总数} \times 100\%$$

**意义**：治疗癫痫的主要目标是减少发作频率。准确记录各种发作类型的发作频率是抗癫痫治疗的依据和基础，也与健康相关生活质量的改善密切相关，是反映癫痫治疗效果的重要过程指标之一。

**说明**：（1）癫痫指至少 2 次间隔 >24 小时的非诱发性（或反射性）痫性发作，或确诊某种癫痫综合征。参考国际抗癫痫联盟（ILAE）发布的《ILAE 官方报告：癫痫实用定义》。

（2）癫痫的发作分类包括局灶性发作、全面性发作、不明起始部位发作、未能分类发作。参考 ILAE 发布的《癫痫发作类型的操作分类：国际抗癫痫联盟意见书》。

**指标二、抗癫痫药物规范服用率**（NEU-EPI-02）

**定义**：单位时间内，住院癫痫患者（确诊 3 个月及以上）中近 3 个月按照癫痫诊断类型规范使用抗癫痫药物治疗的人数占同期住院癫痫患者（确诊 3 个月及以上）人数的比例。

**计算公式**：

$$抗癫痫药物规范服用率 = \frac{近 3 个月规范使用抗癫痫药物治疗的住院癫痫患者（确诊 3 个月及以上）数}{同期住院癫痫患者（确诊 3 个月及以上）总数} \times 100\%$$

**意义**：减少癫痫发作频率与患者生活质量密切相关，对于每一例确诊的患者，均应采用抗癫痫药物控制癫痫发作。反映医疗机构使用抗癫痫药物规范性。

**说明**：规范使用抗癫痫药物指患者依照发作类型服用恰当的抗癫痫药物，按照规范剂量，规律服用抗癫痫药物 3 个月及以上。参考中国成人癫痫患者长程管理共识专家协作组发布《关于成人癫痫患者长程管理的专家共识》。

**指标三、抗癫痫药物严重不良反应发生率**（NEU-EPI-03）

**定义**：单位时间内，住院癫痫患者病程中发生抗癫痫药物严重不良反应的人次数与同期住院癫痫患者总人次数的比值。

**计算公式**：

$$抗癫痫药物严重不良反应发生率 = \frac{病程中发生抗癫痫药物严重不良反应的住院癫痫患者人次数}{同期住院癫痫患者总人次数} \times 100\%$$

**意义：**反映医疗机构合理使用抗癫痫药物的合理性。

**说明：**抗癫痫药物严重不良反应指使用抗癫痫药物后导致患者需前往门诊就诊，并减药、停药或对症处理；或导致患者需要住院治疗；或住院时间延长；或导致胎儿先天性畸形或出生缺陷。

### 指标四、癫痫患者病因学检查完成率（NEU-EPI-04）

**定义：**单位时间内，住院癫痫患者完成神经影像学检查（如头颅 CT 或核磁共振）及脑电图学相关检查（普通或视频长程脑电图）的人数占同期住院癫痫患者总数的比例。

**计算公式：**

$$癫痫患者病因学检查完成率 = \frac{完成神经影像学及脑电图学相关检查的住院癫痫患者数}{同期住院癫痫患者总数} \times 100\%$$

**意义：**神经电生理及神经影像学是重要的明确癫痫病因的手段，其完成率反映医疗机构癫痫医疗质量。

**说明：**神经影像学检查指头部 CT 或核磁共振检查，脑电图学相关检查包括常规头皮脑电图监测或长程视频脑电图监测。癫痫患者病因学检查应完成神经影像学检查及脑电图学相关检查。

### 指标五、癫痫患者精神行为共患病筛查率（NEU-EPI-05）

**定义：**单位时间内，住院癫痫患者完成共患病（抑郁症、焦虑症）筛查人数占同期住院癫痫患者总数的比例。

**计算公式：**

$$癫痫患者精神行为共患病筛查率 = \frac{进行精神行为共患病筛查的住院癫痫患者数}{同期住院癫痫患者总数} \times 100\%$$

**意义：**精神和行为障碍是所有癫痫患者及家庭的一个重要担忧和负担，其带来的社会负担及负面影响远远大于患者本身的发作情况。该指标体现医疗机构对癫痫患者抑郁症及焦虑症为主的精神疾病共病筛查情况。

**说明：**癫痫患者精神行为共患病焦虑症、抑郁症筛查应使用经验证的中文版筛查量表。

### 指标六、育龄期女性癫痫患者妊娠宣教执行率（NEU-EPI-06）

**定义：**单位时间内，住院育龄期（18～44 岁，月经周期正常）女性癫痫患者（或照料者）在 1 年内至少接受过 1 次关于癫痫及治疗如何影响避孕或妊娠咨询者占同期育龄期女性住院癫痫患者的比例。

**计算公式：**

$$育龄期女性癫痫患者妊娠宣教执行率 = \frac{\begin{array}{c}每年至少接受过 1 次关于癫痫及其治疗如何影响避孕或\\妊娠的咨询的育龄期女性住院癫痫患者（或其照料者）数\end{array}}{同期住院育龄期女性癫痫患者总数} \times 100\%$$

**意义：**癫痫与生育能力下降、妊娠风险增加及新生儿畸形风险相关，该指标体现对育龄期女性癫痫患者的治疗方案计划性和管理水平。

**说明：**育龄期女性癫痫患者指确诊癫痫，且具有生育可能的女性（18～44 岁）患者。育龄期女性患者（或其照料者）应每年至少接收 1 次关于癫痫及其治疗对避孕、妊娠可能的影响的咨询，包括生殖内分泌情况的评估或相应的药物调整；避孕教育；围孕期叶酸增补知识普及；孕期癫痫及抗癫痫药物潜在风险讨论；妊娠安全教育；哺乳知识普及；针对妊娠需求进行药物评估或调整及其他相关问题。

### 指标七、癫痫患者择期手术在院死亡率（NEU-EPI-07）

**定义：**单位时间内，所有住院行癫痫择期手术的癫痫患者术后在院死亡率。

**计算公式：**

$$癫痫患者择期手术在院死亡率 = \frac{行癫痫择期手术后在院死亡患者数}{同期住院行癫痫择期手术的患者总数} \times 100\%$$

**意义：** 是反映医疗机构癫痫外科医疗质量的终点指标，体现了医疗机构癫痫外科的综合质量。

**说明：** 对两种及以上足量抗癫痫药物规范治疗失败的癫痫患者，应进行癫痫手术评估。癫痫手术评估检测包括头皮脑电图检测、发作期视频脑电图检测、头部核磁共振、头部 PET/CT 或 PET/MRI 及头部功能影像检测。对上述各项检测均提示一致的致病灶，应行择期手术。

### 指标八、癫痫患者术后并发症发生率（NEU-EPI-08）

**定义：** 单位时间内，所有住院行癫痫手术的癫痫患者术后并发症发生率。

**计算公式：**

$$癫痫患者术后并发症发生率 = \frac{行癫痫手术后在院并发症发生人数}{同期住院行癫痫手术的患者总数} \times 100\%$$

**意义：** 反映医疗机构癫痫外科手术术后并发症情况。控制术后并发症的发生有利于患者早期恢复和长期预后。

**说明：** 癫痫手术的术后并发症包括脑脊液漏、脑积水、颅内/颅外感染（浅表或深部）、颅内或硬膜外脓肿、缺血性脑血管病、颅内血肿、静脉窦血栓形成、深静脉血栓形成、肺栓塞、肺部感染、代谢紊乱、语言障碍、记忆障碍、偏瘫、精神障碍、视野缺损。

### 指标九、癫痫患者术后病理明确率（NEU-EPI-09）

**定义：** 单位时间内，所有住院行癫痫病灶切除手术的癫痫患者术后病理结果明确率。

**计算公式：**

$$癫痫患者术后病理明确率 = \frac{行癫痫手术后病理明确患者数}{同期住院行癫痫手术的患者总数} \times 100\%$$

**意义：** 反映医疗机构癫痫外科手术术后病理诊断明确情况。患者病理结果是后续治疗和预后的基石，明确病理结果，有助于患者长期治疗、随访及教育。

**说明：** 癫痫术后病理明确指规范确切的临床病理诊断，包括明确癫痫患者切除病灶的病理诊断为皮质发育畸形、局灶性皮质发育不良、结节性硬化、海马硬化、灰质异位、肿瘤、软化灶、胶质瘢痕、炎症、血管畸形、感染性病变、非特异性改变等。

### 指标十、癫痫手术患者出院时继续抗癫痫药物治疗率（NEU-EPI-10）

**定义：** 单位时间内，所有住院行手术治疗的癫痫患者出院时继续抗癫痫药物治疗率。

**计算公式：**

$$癫痫手术患者出院时继续抗癫痫药物治疗率 = \frac{出院时继续抗癫痫药物治疗的癫痫手术患者数}{同期住院行癫痫手术的患者总数} \times 100\%$$

**意义：** 反映医疗机构癫痫外科手术术后序贯治疗情况。完成癫痫手术治疗后，患者应该在专科医师指导下继续抗癫痫药物治疗以达到更优的癫痫发作控制。

**说明：** 癫痫手术患者出院时应按照既往药物治疗方案，规范服用抗癫痫药物。

### 指标十一、惊厥性癫痫持续状态发作控制率（NEU-EPI-11）

**定义：** 单位时间内，惊厥性癫痫持续状态患者中发作在接诊后 1 小时内得到控制的人数占同期住院惊厥性癫痫持续状态患者总数的比例。

**计算公式：**

$$惊厥性癫痫持续状态发作控制率 = \frac{发作在接诊后 1 小时内得到控制的惊厥性癫痫持续状态患者数}{同期住院惊厥性癫痫持续状态患者总数} \times 100\%$$

**意义：** 惊厥性癫痫持续状态治疗的主要目标是尽快控制痫性发作，减少神经损伤，与患者预后密切相关。

说明：（1）惊厥性癫痫持续状态是指，每次全身性强直－阵挛（GTC）发作持续5分钟以上；或2次以上，发作间期意识未能完全恢复。

（2）惊厥性癫痫持续状态在接诊后经观察期、第一阶段、第二阶段和第三阶段治疗后按照标准流程已经到60分钟的时间点，已经使用了第三阶段治疗仍无法控制发作时为超级难治性惊厥性癫痫持续状态。因此，采用接诊后1小时（60分钟）作为评估癫痫持续状态发作控制率的时间点。治疗阶段流程图参考《成人全面性惊厥性癫痫持续状态治疗中国专家共识》。

### 指标十二、惊厥性癫痫持续状态初始治疗标准方案应用率（NEU-EPI-12）

**定义：** 单位时间内，住院惊厥性癫痫持续状态患者中应用指南推荐的初始治疗标准方案治疗的患者数占同期住院惊厥性癫痫持续状态患者总数的比例。

**计算公式：**

$$惊厥性癫痫持续状态初始治疗标准方案应用率 = \frac{应用标准初始治疗方案治疗的住院惊厥性癫痫持续状态患者数}{同期住院惊厥性癫痫持续状态患者总数} \times 100\%$$

**意义：** 使用惊厥性癫痫持续状态治疗的初始治疗标准方案尽快控制发作，减少神经损伤，与患者预后密切相关。

**说明：** 初始治疗方案参考《成人全面性惊厥性癫痫持续状态治疗中国专家共识》。

### 指标十三、难治性惊厥性癫痫持续状态患者麻醉药物应用率（NEU-EPI-13）

**定义：** 单位时间内，住院难治性惊厥性癫痫持续状态患者应用麻醉药物治疗的人数占同期住院难治性惊厥性癫痫持续状态患者总数的比例。

**计算公式：**

$$难治性惊厥性癫痫持续状态患者麻醉药物应用率 = \frac{应用麻醉药物治疗的住院难治性惊厥性癫痫持续状态患者数}{同期住院难治性惊厥性癫痫持续状态患者总数} \times 100\%$$

**意义：** 难治性惊厥性癫痫持续状态一线、二线治疗药物均无效，死亡率高，应在这类患者中应用麻醉药物控制发作。

**说明：**（1）难治性惊厥性癫痫持续状态定义为经过第一阶段和第二阶段治疗均无效，已经进入第三阶段治疗的患者。

（2）麻醉药物指丙泊酚或咪达唑仑注射剂。

（3）难治性惊厥性癫痫持续状态的治疗方案参考《成人全面性惊厥性癫痫持续状态治疗中国专家共识》。

### 指标十四、难治性惊厥性癫痫持续状态患者气管插管或机械通气应用率（NEU-EPI-14）

**定义：** 单位时间内，收治入院的难治性惊厥性癫痫持续状态患者启动气管插管或机械通气治疗的人数占同期住院难治性惊厥性癫痫持续状态患者总数的比例。

**计算公式：**

$$难治性惊厥性癫痫持续状态患者气管插管或机械通气应用率 = \frac{启动气管插管或机械通气的难治性惊厥性癫痫持续状态住院患者数}{同期住院难治性惊厥性癫痫持续状态患者总数} \times 100\%$$

**意义：** 难治性惊厥性癫痫持续状态需给予必要的生命支持，尤其是呼吸支持（气管插管或机械通气），防止因惊厥时间过长而导致不可逆的脑损伤和重要脏器损伤。

### 指标十五、在院惊厥性癫痫持续状态患者脑电监测率（NEU-EPI-15）

**定义：** 单位时间内，住院惊厥性癫痫持续状态患者中入院24小时内完成同步脑电监测的人数占同期住院惊厥性癫痫持续状态患者总数的比例。

**计算公式：**

$$在院癫痫持续状态患者脑电监测率 = \frac{入院24小时内完成同步脑电监测的惊厥性癫痫持续状态患者数}{同期住院惊厥性癫痫持续状态患者总数} \times 100\%$$

**意义：** 完成同步脑电监测是惊厥性癫痫持续状态患者临床评估的核心。

**指标十六、在院惊厥性癫痫持续状态患者影像检查率**（NEU-EPI-16）

**定义：** 单位时间内，住院惊厥性癫痫持续状态患者中入院72小时内完成神经影像学检查的人数占同期住院惊厥性癫痫持续状态患者总数的比例。

**计算公式：**

$$在院惊厥性癫痫持续状态患者影像检查率 = \frac{入院72小时内完成神经影像学检查的惊厥性癫痫持续状态患者数}{同期住院惊厥性癫痫持续状态患者总数} \times 100\%$$

**意义：** 神经影像检查是惊厥性癫痫持续状态患者病因诊断的重要手段。

**说明：** 神经影像学检查指头部 MRI 或 CT 检查。

**指标十七、在院惊厥性癫痫持续状态患者脑脊液检查率**（NEU-EPI-17）

**定义：** 单位时间内，住院惊厥性癫痫持续状态患者中入院72小时内完成脑脊液相关病因学检查的人数占同期住院惊厥性癫痫持续状态患者总数的比例。

**计算公式：**

$$在院惊厥性癫痫持续状态患者脑脊液检查率 = \frac{入院72小时内完成脑脊液相关病因学检查的惊厥性癫痫持续状态患者数}{同期住院惊厥性癫痫持续状态患者总数} \times 100\%$$

**意义：** 脑脊液检查是惊厥性癫痫持续状态患者病因诊断的重要手段。

**说明：**（1）脑脊液病因学检查指脑脊液常规、生化、细胞学及病原学检查。

（2）入院72小时内及本次发病以来在院外完成的脑脊液病因学检查均纳入统计范围。

**指标十八、在院期间惊厥性癫痫持续状态患者病因明确率**（NEU-EPI-18）

**定义：** 单位时间内，住院惊厥性癫痫持续状态患者中在院期间病因学明确的患者数占同期住院惊厥性癫痫持续状态患者总数的比例。

**计算公式：**

$$在院期间惊厥性癫痫持续状态患者病因明确率 = \frac{住院期间病因学明确的惊厥性癫痫持续状态患者数}{同期住院惊厥性癫痫持续状态患者总数} \times 100\%$$

**意义：** 癫痫持续状态病因的筛查是临床治疗的重要依据，其完成率反映医疗机构癫痫医疗质量控制。

**说明：** 惊厥性癫痫持续状态的病因包括感染、脑血管病、肿瘤、中毒/代谢紊乱等。

**指标十九、惊厥性癫痫持续状态患者在院死亡率**（NEU-EPI-19）

**定义：** 单位时间内，住院惊厥性癫痫持续状态患者中院内死亡的患者数占同期住院惊厥性癫痫持续状态患者总数的比例。

**计算公式：**

$$惊厥性癫痫持续状态患者在院死亡率 = \frac{院内死亡的惊厥性癫痫持续状态住院患者数}{同期住院惊厥性癫痫持续状态患者总数} \times 100\%$$

**意义：** 惊厥性癫痫持续状态在院死亡率是评估在院癫痫持续状态治疗效果的终点指标。

**指标二十、惊厥性癫痫持续状态患者随访（出院 30 天内）死亡率**（NEU-EPI-20）

**定义**：单位时间内，住院惊厥性癫痫持续状态患者中出院 30 天内死亡患者数占同期住院惊厥性癫痫持续状态患者总数的比例。

**计算公式**：

$$惊厥性癫痫持续状态患者随访（出院 30 天内）死亡率 = \frac{出院 30 天内死亡的惊厥性癫痫持续状态患者数}{同期住院惊厥性癫痫持续状态患者总数} \times 100\%$$

**意义**：惊厥性癫痫持续状态患者随访死亡率是短期内评估惊厥性癫痫持续状态治疗效果的终点指标。

### （二）脑梗死

**指标一、脑梗死患者神经功能缺损评估率**（NEU-STK-01）

**定义**：单位时间内，入院时采用美国国立卫生研究院卒中量表（NIHSS）进行神经功能缺损评估的脑梗死患者数，占同期住院脑梗死患者总数的比例。

**计算公式**：

$$脑梗死患者神经功能缺损评估率 = \frac{入院时行神经功能缺损 NIHSS 评估的脑梗死患者数}{同期住院脑梗死患者总数} \times 100\%$$

**意义**：反映医疗机构收住院脑梗死患者病情评估开展情况。

**说明**：（1）美国国立卫生研究院卒中量表（NIHSS）参照《中国脑血管病临床管理指南》的中文翻译版本。

（2）脑梗死即缺血性卒中，采用《中国脑血管病临床管理指南》定义，是指因脑部血液循环障碍，缺血、缺氧所致的局限性脑组织缺血性坏死或软化。

**指标二、发病 24 小时内脑梗死患者急诊就诊 30 分钟内完成头颅 CT 影像学检查率**（NEU-STK-02）

**定义**：单位时间内，发病 24 小时内急诊就诊行头颅 CT 影像学检查的脑梗死患者中，30 分钟内获得头颅 CT 影像学诊断信息的患者所占的比例。

**计算公式**：

$$\begin{array}{c}发病 24 小时内脑梗死患者急诊就诊 \\ 30 分钟内完成头颅 CT 影像学检查率\end{array} = \frac{\begin{array}{c}发病 24 小时内急诊就诊的脑梗死患者 30 分钟内 \\ 获得头颅 CT 影像学诊断信息的人数\end{array}}{\begin{array}{c}同期发病 24 小时内急诊就诊行头颅 CT 影像学 \\ 检查的脑梗死患者总数\end{array}} \times 100\%$$

**意义**：反映医疗机构对发病 24 小时内脑梗死患者及时检查评估的能力。

**指标三、发病 24 小时内脑梗死患者急诊就诊 45 分钟内临床实验室检查完成率**（NEU-STK-03）

**定义**：单位时间内，发病 24 小时内到急诊就诊行实验室检查（包括血常规、血糖、凝血、电解质、肝肾功能）的脑梗死患者中，45 分钟内获得临床实验室诊断信息的患者所占的比例。

**计算公式**：

$$\begin{array}{c}发病 24 小时内脑梗死患者急诊就诊 \\ 45 分内临床实验室检查完成率\end{array} = \frac{\begin{array}{c}发病 24 小时内急诊就诊脑梗死患者 \\ 45 分钟内获得临床实验室诊断信息的人数\end{array}}{\begin{array}{c}同期发病 24 小时内急诊就诊 \\ 行实验室检查的脑梗死患者总数\end{array}} \times 100\%$$

**意义**：反映医疗机构对急性脑梗死患者及时评估检查的能力。

**指标四、发病 4.5 小时内脑梗死患者静脉溶栓率**（NEU-STK-04）

**定义**：单位时间内，发病 4.5 小时内静脉溶栓治疗的脑梗死患者数占同期发病 4.5 小时内到院的脑梗死患者总数的比例。

**计算公式：**

$$发病 4.5 小时内脑梗死患者静脉溶栓率 = \frac{发病 4.5 小时内静脉溶栓治疗的脑梗死患者数}{同期发病 4.5 小时到院的脑梗死患者总数} \times 100\%$$

**意义：** 反映医疗机构开展发病 4.5 小时内脑梗死患者静脉溶栓救治的能力。

### 指标五、静脉溶栓的脑梗死患者到院到给药时间小于 60 分钟的比例（NEU-STK-05）

**定义：** 单位时间内，从到院到给予静脉溶栓药物的时间（DNT）小于 60 分钟的脑梗死患者数，占同期给予静脉溶栓治疗的脑梗死患者总数的比例。

**计算公式：**

$$静脉溶栓的脑梗死患者 DNT 小于 60 分钟的比例 = \frac{静脉溶栓 DNT 小于 60 分钟的脑梗死患者数}{同期给予静脉溶栓治疗的脑梗死患者总数} \times 100\%$$

**意义：** 反映医疗机构对脑梗死患者救治的及时性。

### 指标六、发病 6 小时内前循环大血管闭塞性脑梗死患者血管内治疗率（NEU-STK-06）

**定义：** 单位时间内，在发病 6 小时内行血管内治疗的前循环大血管闭塞性脑梗死患者数，占同期发病 6 小时内到院的前循环大血管闭塞的脑梗死患者总数的比例。

**计算公式：**

$$\begin{array}{c}发病 6 小时内前循环大血管闭塞性\\脑梗死患者血管内治疗率\end{array} = \frac{\begin{array}{c}发病 6 小时内行血管内治疗的前循环大血管\\闭塞性脑梗死患者数\end{array}}{\begin{array}{c}同期发病 6 小时内到院的前循环大血管闭塞的\\脑梗死患者总数\end{array}} \times 100\%$$

**意义：** 反映医疗机构开展急性脑梗死血管内治疗的能力。

### 指标七、脑梗死患者入院 48 小时内抗血小板药物治疗率（NEU-STK-07）

**定义：** 单位时间内，入院 48 小时内给予抗血小板药物治疗的脑梗死患者数占同期住院脑梗死患者总数的比例。

**计算公式：**

$$\begin{array}{c}脑梗死患者入院 48 小时内\\抗血小板药物治疗率\end{array} = \frac{入院 48 小时内给予抗血小板药物治疗的脑梗死患者数}{同期住院脑梗死患者总数} \times 100\%$$

**意义：** 反映脑梗死急性期规范化诊疗情况。

**说明：** 抗血小板药物包括阿司匹林、氯吡格雷、替格瑞洛、西洛他唑、吲哚布芬、双嘧达莫、阿昔单抗、替罗非班、依替非巴肽。

### 指标八、非致残性脑梗死患者发病 24 小时内双重强化抗血小板药物治疗率（NEU-STK-08）

**定义：** 单位时间内，发病 24 小时内给予阿司匹林和氯吡格雷强化抗血小板药物治疗的非致残性脑梗死（NIHSS≤3 分）患者数，占同期住院非致残性脑梗死患者总数的比例。

**计算公式：**

$$\begin{array}{c}非致残性脑梗死患者发病 24 小时内\\双重强化抗血小板药物治疗率\end{array} = \frac{\begin{array}{c}发病 24 小时内给予双重强化抗血小板治疗的\\非致残性脑梗死患者数\end{array}}{同期住院非致残性脑梗死患者总数} \times 100\%$$

**意义：** 反映非致残性脑梗死急性期规范化诊疗情况。

### 指标九、不能自行行走的脑梗死患者入院 48 小时内深静脉血栓预防率（NEU-STK-09）

**定义：** 单位时间内，不能自行行走的脑梗死患者入院 48 小时内给予深静脉血栓（DVT）预防措施的人数，占同期不能自行行走住院脑梗死患者的比例。

**计算公式：**

不能自行行走的脑梗死患者入院 48 小时内 DVT 预防率 = $\dfrac{不能自行行走脑梗死患者入院48小时内给予深静脉血栓预防措施的人数}{同期不能自行行走的住院脑梗死患者总数} \times 100\%$

**意义：** 反映医疗机构减少住院期间并发症的诊疗措施执行情况。

**说明：** 深静脉血栓预防措施是指在常规治疗（阿司匹林和输液）基础上，联合间歇充气加压。

### 指标十、脑梗死患者住院 7 天内血管评价率（NEU-STK-10）

**定义：** 单位时间内，脑梗死患者住院 7 天内完善颈部和颅内血管评价的人数占同期住院脑梗死患者的比例。

**计算公式：**

脑梗死患者住院 7 天内血管评价率 = $\dfrac{住院7天内完善血管评价的脑梗死患者数}{同期住院脑梗死患者总数} \times 100\%$

**意义：** 反映脑梗死急性期规范化诊疗与评估情况。

**说明：**（1）颈部血管评价指颈部血管超声检查、颈部 CT 血管成像（CTA）检查、颈部对比剂增强磁共振血管成像（CE-MRA）检查或颈部数字减影血管造影（DSA）检查。

（2）颅内血管评价指经颅多普勒（TCD）检查，头部 CTA、MRA、DSA 检查。

### 指标十一、住院期间脑梗死患者他汀类药物治疗率（NEU-STK-11）

**定义：** 单位时间内，住院期间使用他汀类药物治疗的脑梗死患者数占同期住院脑梗死患者总数的比例。

**计算公式：**

住院期间脑梗死患者他汀类药物治疗率 = $\dfrac{住院期间使用他汀药物治疗的脑梗死患者数}{同期住院脑梗死患者总数} \times 100\%$

**意义：** 反映脑梗死急性期规范化诊疗情况。

### 指标十二、住院期间合并房颤的脑梗死患者抗凝治疗率（NEU-STK-12）

**定义：** 单位时间内，脑梗死合并房颤患者住院期间使用抗凝药物治疗的人数占同期住院脑梗死合并房颤患者总数的比例。

**计算公式：**

住院期间合并房颤的脑梗死患者抗凝治疗率 = $\dfrac{使用抗凝药物治疗的合并房颤的住院脑梗死患者数}{同期合并房颤的脑梗死住院患者总数} \times 100\%$

**意义：** 反映脑梗死急性期规范化诊疗情况。

**说明：** 口服抗凝剂包括华法林、达比加群酯、利伐沙班、阿哌沙班、依度沙班。

### 指标十三、脑梗死患者吞咽功能筛查率（NEU-STK-13）

**定义：** 单位时间内，进食、水前进行吞咽功能筛查的住院脑梗死患者数，占同期住院治疗的脑梗死患者总数的比例。

**计算公式：**

脑梗死患者吞咽功能筛查率 = $\dfrac{进食、水前进行吞咽功能筛查的住院脑梗死患者数}{同期住院脑梗死患者总数} \times 100\%$

**意义：** 反映医疗机构减少住院期间并发症的诊疗措施执行情况。

**说明：** 吞咽功能筛查工具包括洼田饮水试验、洼田吞咽功能障碍评价、Gugging 吞咽功能评估表（GUSS）、视频 X 线透视吞咽检查（VFSS）、显微内镜吞咽功能检查（FEES）。

### 指标十四、脑梗死患者康复评估率（NEU-STK-14）

**定义：** 单位时间内，进行康复评估的住院脑梗死患者数，占同期住院治疗的脑梗死患者总数的比例。

计算公式：

$$脑梗死患者康复评估率 = \frac{进行康复评估的住院脑梗死患者数}{同期脑梗死住院患者总数} \times 100\%$$

**意义**：反映医疗机构开展脑梗死患者康复评估的能力。

**说明**：康复评估是指康复科、康复治疗中心、多学科组成的卒中康复治疗小组或者康复专业人员给予的全面身体状况评估。

**指标十五、出院时脑梗死患者抗栓/他汀类药物治疗率**（NEU-STK-15）

**1. 出院时脑梗死患者抗栓治疗率**（NEU-STK-15A）

**定义**：单位时间内，出院时给予抗栓药物治疗（包括抗血小板药物和抗凝药物治疗）的脑梗死患者数占同期住院脑梗死患者总数的比例。

计算公式：

$$出院时脑梗死患者抗栓治疗率 = \frac{出院时给予抗栓药物治疗的脑梗死患者数}{同期住院脑梗死患者总数} \times 100\%$$

**2. 出院时脑梗死患者他汀类药物治疗率**（NEU-STK-15B）

**定义**：单位时间内，出院时给予他汀类药物治疗的脑梗死患者数占同期住院脑梗死患者总数的比例。

计算公式：

$$出院时脑梗死患者他汀药物治疗率 = \frac{出院时给予他汀药物治疗的脑梗死患者数}{同期住院脑梗死患者总数} \times 100\%$$

**意义**：反映脑梗死二级预防规范化诊疗情况。

**指标十六、出院时合并高血压/糖尿病/房颤的脑梗死患者降压/降糖药物/抗凝治疗率**（NEU-STK-16）

**1. 出院时合并高血压的脑梗死患者降压治疗率**（NEU-STK-16A）

**定义**：单位时间内，出院时给予降压药物治疗的合并高血压的脑梗死患者数，占同期合并高血压的住院脑梗死患者总数的比例。

计算公式：

$$出院时合并高血压的脑梗死患者降压治疗率 = \frac{出院时给予降压药物治疗的合并高血压的脑梗死患者数}{同期合并高血压的住院脑梗死患者总数} \times 100\%$$

**2. 出院时合并糖尿病的脑梗死患者降糖药物治疗率**（NEU-STK-16B）

**定义**：单位时间内，出院时给予降糖药物治疗的合并糖尿病的脑梗死患者数占同期合并糖尿病的住院脑梗死患者总数的比例。

计算公式：

$$出院时合并糖尿病的脑梗死患者降糖药物治疗率 = \frac{出院时给予降糖药物治疗的合并糖尿病的脑梗死患者数}{同期合并糖尿病的住院脑梗死患者总数} \times 100\%$$

**3. 出院时合并房颤的脑梗死患者抗凝治疗率**（NEU-STK-16C）

**定义**：单位时间内，出院时给予抗凝药物治疗的合并房颤的脑梗死患者数占同期合并房颤的住院脑梗死患者总数的比例。

计算公式：

$$出院时合并房颤的脑梗死患者抗凝治疗率 = \frac{出院时给予抗凝药物治疗的合并房颤的脑梗死患者数}{同期合并房颤的住院脑梗死患者总数} \times 100\%$$

**意义**：反映脑梗死二级预防规范化诊疗情况。

**指标十七、脑梗死患者住院死亡率**（NEU-STK-17）

**定义**：单位时间内，在住院期间死亡的脑梗死患者数占同期住院脑梗死患者总数的比例。

**计算公式**：

$$脑梗死患者住院死亡率 = \frac{住院期间死亡的脑梗死患者数}{同期住院脑梗死患者总数} \times 100\%$$

**意义**：反映医疗机构脑梗死诊疗的整体水平。

**指标十八、发病 24 小时内脑梗死患者血管内治疗率**（NEU-STK-18）

**定义**：单位时间内，发病 24 小时内行血管内治疗脑梗死患者数与同期收治发病 24 小时内脑梗死患者总数的比例。

**计算公式**：

$$发病 24 小时内脑梗死患者血管内治疗率 = \frac{发病 24 小时内行血管内治疗的脑梗死患者数}{同期收治发病 24 小时内脑梗死患者总数} \times 100\%$$

**意义**：反映医疗机构发病 24 小时内脑梗死患者行血管内治疗的现状，以及医疗机构脑梗死患者急救管理的质量。

**说明**：血管内治疗包含：动脉溶栓术、支架取栓术、血栓抽吸术、球囊扩张术、支架置入术。

**排除**：发病 24 小时内仅行颅脑 DSA 检查，未实施血管内治疗操作的脑梗死患者；发病 24 小时以上行血管内治疗的脑梗死患者。

**指标十九、发病 24 小时内脑梗死患者血管内治疗术前影像学评估率**（NEU-STK-19）

**定义**：单位时间内，发病 24 小时内脑梗死患者行血管内治疗术前行影像学评估人数占发病 24 小时内脑梗死患者行血管内治疗人数的比例。

**计算公式**：

$$发病 24 小时内脑梗死患者血管内治疗术前影像学评估率 = \frac{发病 24 小时内脑梗死患者行血管内治疗术前行影像学评估人数}{同期发病 24 小时内脑梗死患者行血管内治疗人数} \times 100\%$$

**意义**：反映医疗机构发病 24 小时内脑梗死患者行血管内治疗术前规范化影像评估的现状。

**说明**：术前影像学评估包含 ASPECTS 评分和多模式影像。ASPECTS 评分是一种基于 CT 检查的简单、可靠和系统的早期缺血改变评价方法，也可通过 CTP 及 MRI DWI 计算。多模式影像可基于 CTA、CTP 及多模式磁共振成像评估。

**指标二十、发病 24 小时内脑梗死患者行血管内治疗 90 分钟内完成动脉穿刺率**（NEU-STK-20）

**定义**：单位时间内，发病 24 小时内脑梗死患者行血管内治疗者中，从入院到完成动脉穿刺时间（DPT）在 90 分钟内的患者所占比例。

**计算公式**：

$$发病 24 小时内脑梗死患者行血管内治疗 90 分钟内完成动脉穿刺率 = \frac{发病 24 小时内脑梗死患者行血管内治疗从入院到完成动脉穿刺在 90 分钟内人数}{同期发病 24 小时内脑梗死患者行血管内治疗人数} \times 100\%$$

**意义**：反映医疗机构发病 24 小时内脑梗死患者行血管内治疗流程管理水平。

**指标二十一、发病 24 小时内脑梗死患者行血管内治疗 60 分钟内成功再灌注率**（NEU-STK-21）

**定义**：单位时间内，发病 24 小时内脑梗死患者行血管内治疗者中，从完成动脉穿刺到成功再灌注时间（PRT）在 60 分钟内的患者所占比例。

**计算公式**：

$$发病24小时内脑梗死患者行血管内治疗60分钟内成功再灌注率 = \frac{发病24小时内脑梗死患者行血管内治疗从完成动脉穿刺到成功再灌注时间在60分钟内人数}{同期发病24小时内脑梗死患者行血管内治疗人数} \times 100\%$$

**意义**：反映医疗机构发病24小时内脑梗死患者行血管内治疗技术水平。

**说明**：成功再灌注指改良脑梗死溶栓分级（mTICI）为2b/3级。

### 指标二十二、发病24小时内脑梗死患者行血管内治疗术后即刻再通率（NEU-STK-22）

**定义**：单位时间内，发病24小时内脑梗死患者行血管内治疗者中，术后即刻脑血管造影提示靶血管成功再通的患者所占比例。

**计算公式**：

$$发病24小时内脑梗死患者行血管内治疗术后即刻再通率 = \frac{发病24小时内脑梗死患者行血管内治疗术后即刻脑血管造影提示靶血管成功再通人数}{同期发病24小时内脑梗死患者行血管内治疗人数} \times 100\%$$

**意义**：反映医疗机构发病24小时内脑梗死患者行血管内治疗技术水平。

**说明**：靶血管成功再通指脑血管造影显示成功再灌注，即mTICI分级为2b/3级。

### 指标二十三、发病24小时内脑梗死患者行血管内治疗术中新发部位栓塞发生率（NEU-STK-23）

**定义**：单位时间内，发病24小时内脑梗死患者行血管内治疗者中，术中新发部位栓塞的患者所占比例。

**计算公式**：

$$发病24小时内脑梗死患者行血管内治疗术中新发部位栓塞发生率 = \frac{发病24小时内脑梗死患者行血管内治疗术中发生新发部位栓塞人数}{同期发病24小时内脑梗死患者行血管内治疗人数} \times 100\%$$

**意义**：反映医疗机构发病24小时内脑梗死患者行血管内治疗技术水平。

**说明**：术中新发部位栓塞指血管内治疗过程中，以前未受影响的区域发生新的栓塞，可能导致新的有症状的梗死，或需要对以前未受影响的血管进行额外治疗。

### 指标二十四、发病24小时内脑梗死患者行血管内治疗术后症状性颅内出血发生率（NEU-STK-24）

**定义**：单位时间内，发病24小时内脑梗死患者行血管内治疗者中，术后住院期间发生症状性颅内出血（sICH）的患者所占比例。

**计算公式**：

$$发病24小时内脑梗死患者行血管内治疗术后症状性颅内出血发生率 = \frac{发病24小时内脑梗死患者行血管内治疗术后住院期间发生症状性颅内出血人数}{同期发病24小时内脑梗死患者行血管内治疗人数} \times 100\%$$

**意义**：反映医疗机构发病24小时内脑梗死患者行血管内治疗临床结局。

**说明**：症状性颅内出血指术后CT扫描显示脑出血或蛛网膜下腔出血，神经功能缺损加重NIHSS评分增加≥4分或死亡。

### 指标二十五、发病24小时内脑梗死患者行血管内治疗术后90天mRS评估率（NEU-STK-25）

**定义**：单位时间内，发病24小时内脑梗死患者行血管内治疗者中，术后90天随访行改良Rankin量表（mRS）评估的患者所占比例。

**计算公式**：

$$发病24小时内脑梗死患者行血管内治疗术后90天mRS评估率 = \frac{发病24小时内脑梗死患者行血管内治疗术后90天行mRS评估人数}{同期发病24小时内脑梗死患者行血管内治疗人数} \times 100\%$$

**意义**：反映医疗机构发病24小时内脑梗死患者行血管内治疗预后评估情况。

**说明：**（1）术后 90 天随访包括电话随访、网络随访、门诊随访、再次住院。

（2）mRS 参照《中国脑血管病临床管理指南》。

**指标二十六、发病 24 小时内脑梗死患者行血管内治疗术后 90 天良好神经功能预后率**（NEU-STK-26）

**定义：**单位时间内，发病 24 小时内脑梗死患者行血管内治疗并在术后 90 天行 mRS 评估的患者中，达到良好神经功能预后的患者所占比例。

**计算公式：**

$$发病 24 小时内脑梗死患者行血管内治疗术后 90 天良好神经功能预后率 = \frac{发病 24 小时内脑梗死患者行血管内治疗并在术后 90 天行 mRS 评估达良好神经功能预后人数}{同期发病 24 小时内脑梗死患者行血管内治疗并在术后 90 天行 mRS 评估的患者总数} \times 100\%$$

**意义：**反映医疗机构发病 24 小时内脑梗死患者行血管内治疗术后总体临床获益水平。

**说明：**良好神经功能预后定义为 mRS 评分 0 – 2。

**指标二十七、发病 24 小时内脑梗死患者行血管内治疗术后死亡率**（NEU-STK-27）

**定义：**单位时间内，发病 24 小时内脑梗死患者行血管内治疗者中，术后住院期间、术后 90 天死亡的患者所占比例。

**计算公式：**

（1）发病 24 小时内脑梗死患者行血管内治疗术后住院期间死亡率（NEU-STK-27A）。

$$发病 24 小时内脑梗死患者行血管内治疗术后住院期间死亡率 = \frac{发病 24 小时内脑梗死患者行血管内治疗术后住院期间死亡人数}{同期发病 24 小时内脑梗死患者行血管内治疗人数} \times 100\%$$

（2）发病 24 小时内脑梗死患者行血管内治疗术后 90 天死亡率（NEU-STK-27B）。

$$发病 24 小时内脑梗死患者行血管内治疗术后 90 天死亡率 = \frac{发病 24 小时内脑梗死患者行血管内治疗术后 90 天死亡人数}{同期发病 24 小时内脑梗死患者行血管内治疗人数} \times 100\%$$

**意义：**反映医疗机构发病 24 小时内脑梗死患者行血管内治疗术后不良预后指标。

**说明：**术后随访包括电话随访、网络随访、门诊随访、再次住院。术后住院期间死亡以病案首页信息为依据。

**（三）帕金森病**

**指标一、住院帕金森病患者规范诊断率**（NEU-PD-01）

**定义：**单位时间内，使用国际运动障碍疾病协会标准（2015 年版）或中国帕金森病的诊断标准（2016 年版）进行诊断的住院帕金森病患者数占同期住院帕金森病患者总数的比例。

**计算公式：**

$$住院帕金森病患者规范诊断率 = \frac{使用国际运动障碍疾病协会标准（2015 年版）或中国帕金森病的诊断标准（2016 年版）诊断的住院帕金森病患者数}{同期住院帕金森病患者总数} \times 100\%$$

**意义：**反映医疗机构对于帕金森病规范性诊断的执行情况。有助于提高帕金森病诊疗质量。为制定适宜的治疗方案提供客观依据。

**说明：**帕金森病的最终诊断依靠病理诊断或尸检诊断。此处的诊断标准为临床诊断标准，参见国际运动障碍疾病协会（MDS）标准（2015 年版）诊断或中国帕金森病的诊断标准（2016 版）。临床诊断标准会定期更新。

**指标二、住院帕金森病患者完成头颅 MRI 或 CT 检查率**（NEU-PD-02）

**定义：**单位时间内，进行头部 MRI 或 CT 检查的住院帕金森病患者数占同期住院帕金森病患者总数的比例。

**计算公式：**

$$住院帕金森病患者完成头颅 MRI 或 CT 检查率 = \frac{进行头颅 MRI 或 CT 检查的住院帕金森病患者数}{同期住院帕金森病患者总数} \times 100\%$$

**意义：** 反映医疗机构对于帕金森病规范性的诊疗措施执行情况。提高帕金森病的鉴别诊断水平。

### 指标三、住院帕金森病患者进行急性左旋多巴试验评测率（NEU-PD-03）

**定义：** 单位时间内，进行急性左旋多巴试验评测的住院帕金森病患者数占同期住院帕金森病患者总数的比例。

**计算公式：**

$$住院帕金森病患者进行急性左旋多巴试验评测率 = \frac{\begin{array}{c}进行急性左旋多巴试验评测的\\住院帕金森病患者数\end{array}}{同期住院帕金森病患者总数} \times 100\%$$

**意义：** 急性左旋多巴试验是多巴胺能反应性评测方法，可以对帕金森病的诊断、鉴别诊断和用药选择提供合理、客观的参考。这项评测是帕金森病诊断标准中排除和支持的重要项目。反映医疗机构对于帕金森病规范性的诊疗措施执行情况。

**说明：** 多巴胺能反应性评测按照国际运动障碍疾病协会帕金森病诊断标准中推荐的方法进行。急性左旋多巴试验可以选择包括复方左旋多巴类药物在内的多种多巴胺能药物进行。测评的目的是为了进一步明确诊断和指导下一步治疗以及脑深部电刺激（DBS）术前评估。

### 指标四、住院帕金森病患者进行临床分期的比例（NEU-PD-04）

**定义：** 单位时间内，进行临床分期的住院帕金森病患者数占同期住院帕金森病患者总数的比例。

**计算公式：**

$$住院帕金森病患者进行临床分期的比例 = \frac{进行临床分期的住院帕金森病患者数}{同期住院帕金森病患者总数} \times 100\%$$

**意义：** 反映医疗机构对于帕金森病规范性的诊疗措施执行情况。有助于根据分期选择针对性治疗策略。为制定适宜的治疗方案提供客观依据。

**说明：** 临床分期是指 Hoehn-Yahr 分期。1 期，累及单侧肢体；2 期，双侧肢体症状但无平衡障碍；3 期，轻至中度双侧症状，姿势不稳，不能从后拉试验中恢复，但可自理；4 期，重度病残，不需要帮助仍能站立和行走；5 期，坐轮椅或卧床，完全依赖别人帮助。

### 指标五、住院帕金森病患者全面神经功能缺损评估率（NEU-PD-05）

**定义：** 单位时间内，进行全面神经功能缺损评估的住院帕金森病患者数占同期住院帕金森病患者总数的比例。

**计算公式：**

$$住院帕金森病患者全面神经功能缺损评估率 = \frac{进行全面神经功能缺损评估的住院帕金森病患者数}{同期住院帕金森病患者总数} \times 100\%$$

**意义：** 反映医疗机构对于帕金森病规范性的诊疗措施执行情况。有助于提高帕金森病住院病例的医疗质量。为制定适宜的治疗方案提供客观依据。

**说明：** 全面神经功能缺损评估包括 MDS-UPDRS 量表（国际运动障碍疾病协会统一的帕金森病评分量表）、UPDRS 量表（统一帕金森病评分量表）。

### 指标六、住院帕金森病患者运动并发症筛查率（NEU-PD-06）

**定义：** 单位时间内，进行运动并发症（包括运动波动、异动症）筛查的住院帕金森病患者数占同期住院帕金森病患者总数的比例。

**计算公式：**

$$住院帕金森病患者运动并发症筛查率 = \frac{进行运动并发症筛查的住院帕金森病患者数}{同期住院帕金森病患者总数} \times 100\%$$

**意义：** 反映医疗机构合理诊治运动并发症的措施执行情况。提高对帕金森病运动并发症准确、及时识别的比例，提高治疗水平。

**说明：** 运动并发症的筛查、评估方法参照国际运动障碍疾病协会推荐量表。

**指标七、住院帕金森病患者认知功能障碍筛查率**（NEU-PD-07）

**定义：** 单位时间内，进行认知功能障碍筛查的住院帕金森病患者数占同期住院帕金森病患者总数的比例。认知功能障碍筛查至少包括 MMSE 和 MoCA 量表评测。

**计算公式：**

$$住院帕金森病患者认知功能筛查率 = \frac{进行认知功能筛查的住院帕金森病患者数}{同期住院帕金森病患者总数} \times 100\%$$

**意义：** 反映医疗机构对于帕金森病合并认知障碍的规范性诊疗措施执行情况。提高对帕金森病合并认知障碍的准确、及时识别比例。选择药物治疗策略的重要依据之一。

**指标八、住院帕金森病体位性低血压筛查率**（NEU-PD-08）

**定义：** 单位时间内，进行体位性低血压筛查的住院帕金森病患者数占同期住院帕金森病患者总数的比例。

**计算公式：**

$$住院帕金森病患者体位性低血压筛查率 = \frac{进行体位性低血压筛查的住院帕金森病患者数}{同期住院治疗帕金森病患者总数} \times 100\%$$

**意义：** 反映医疗机构对于帕金森病患者合并体位性低血压的规范性诊疗措施执行情况。提高对帕金森病合并体位性低血压的准确、及时识别比例，提高患者生活质量。

**指标九、合并运动并发症的住院帕金森病患者 DBS 适应证筛选评估率**（NEU-PD-09）

**定义：** 进行 DBS（脑深部电刺激）适应证筛选评估的合并运动并发症的住院帕金森病患者数占同期合并运动并发症的住院帕金森病患者总数的比例。

**计算公式：**

$$\begin{array}{c}合并运动并发症的住院帕金森病\\患者 DBS 适应证筛选评估率\end{array} = \frac{进行 DBS 筛选的合并运动并发症的住院帕金森病患者数}{同期合并运动并发症的住院帕金森病患者总数} \times 100\%$$

**意义：** 反映医疗机构对于合并运动并发症的帕金森病规范化评估、治疗的水平。对严重运动并发症等是否应用 DBS 神经调控治疗的决策有重要意义。

**说明：** DBS 适应证筛选评估方法参照中华医学会脑深部电刺激治疗帕金森病的专家共识。

**指标十、住院帕金森病患者康复评估率**（NEU-PD-10）

**定义：** 单位时间内，进行康复评估的住院帕金森病患者数占同期住院帕金森病患者总数的比例。

**计算公式：**

$$住院帕金森病患者康复评估率 = \frac{进行康复评估的住院帕金森病患者数}{同期住院帕金森病患者总数} \times 100\%$$

**意义：** 反映医疗机构开展帕金森病患者康复评估的能力。

**说明：** 康复评估是指康复科、康复治疗中心或者康复专业人员进行的功能评估。

**指标十一、住院帕金森病患者焦虑症状和抑郁症状筛查率**（NEU-PD-11）

**定义：** 单位时间内，进行焦虑症状和抑郁症状筛查的住院帕金森病患者数占同期住院帕金森病患者总数的比例。

**计算公式：**

$$住院帕金森病患者焦虑症状和抑郁症状筛查率 = \frac{进行焦虑症状和抑郁症状筛查的住院帕金森病患者数}{同期住院帕金森病患者总数} \times 100\%$$

**意义：** 反映医疗机构对于帕金森病合并焦虑症状和抑郁症状的规范性诊疗措施执行情况。提高对帕金森病合并焦虑症状或抑郁症状的准确、及时识别比例，提高患者生活质量。

**说明：** 对住院帕金森病患者进行心理筛查主要包括焦虑和抑郁的筛查，参照国际运动障碍疾病协会推荐量表。

### （四）颈动脉支架置入术

**指标一、颈动脉支架置入术患者术前 mRS 评估率**（NEU-CAS-01）

**定义：** 单位时间内，术前行改良 Rankin 量表（mRS）评估的颈动脉支架置入术患者数占颈动脉支架置入术患者总数的比例。

**计算公式：**

$$颈动脉支架置入术患者术前 mRS 评估率 = \frac{术前行 mRS 评估的颈动脉支架置入术患者数}{同期颈动脉支架置入术患者总数} \times 100\%$$

**意义：** 反映医疗机构对颈动脉支架置入术患者术前规范化评估的现状。

**说明：** mRS 参照《中国脑血管病临床管理指南》。

**指标二、颈动脉支架置入术患者术前颈动脉无创影像评估率**（NEU-CAS-02）

**定义：** 单位时间内，术前行颈动脉无创影像评估的颈动脉支架置入术患者数占颈动脉支架置入术患者总数的比例。

**计算公式：**

$$颈动脉支架置入术患者术前颈动脉无创影像评估率 = \frac{术前行颈动脉无创影像评估的颈动脉支架置入术患者数}{同期颈动脉支架置入术患者总数} \times 100\%$$

**意义：** 反映医疗机构颈动脉支架置入术患者术前规范化评估现状。

**说明：** 颈动脉无创影像评估包含颈部血管彩超、颈动脉 CTA、颈动脉 CE-MRA、颈动脉 MRA。

**指标三、颈动脉支架置入术手术指征符合率**（NEU-CAS-03）

**定义：** 单位时间内，符合手术指征的颈动脉支架置入术患者数占颈动脉支架置入术患者总数的比例。

**计算公式：**

$$颈动脉支架置入术患者手术指征符合率 = \frac{符合手术指征的颈动脉支架置入术患者数}{同期颈动脉支架置入术患者总数} \times 100\%$$

1. 无症状颈动脉狭窄患者颈动脉支架置入术手术指征符合率（NEU-CAS-03A）

$$无症状颈动脉狭窄患者颈动脉支架置入术手术指征符合率 = \frac{无症状颈动脉狭窄患者行颈动脉支架置入术符合手术指征治疗人数}{同期无症状颈动脉狭窄患者行颈动脉支架置入术总人数} \times 100\%$$

2. 症状性颈动脉狭窄患者颈动脉支架置入术手术指征符合率（NEU-CAS-03B）

$$症状性颈动脉狭窄患者颈动脉支架置入术手术指征符合率 = \frac{症状性颈动脉狭窄患者行颈动脉支架置入术符合手术指征治疗人数}{同期症状性颈动脉狭窄患者行颈动脉支架置入术总人数} \times 100\%$$

**意义：** 反映医疗机构规范化开展颈动脉支架置入术情况。

**说明：** 颈动脉支架置入术手术指征参照中华医学会外科学会《颈动脉狭窄诊治指南》（2017 年版）。

**指标四、颈动脉支架置入术患者术前规范化药物治疗率**（NEU-CAS-04）

**定义**：单位时间内，颈动脉支架置入术患者术前规范化药物（双重抗血小板药物＋他汀类药物）治疗人数占颈动脉支架置入术患者总数的比例。

**计算公式**：

$$颈动脉支架置入术患者术前规范化药物治疗率 = \frac{颈动脉支架置入术患者术前规范化药物治疗人数}{同期颈动脉支架置入术患者总数} \times 100\%$$

1. 颈动脉支架置入术患者术前双重抗血小板药物治疗率（NEU-CAS-04A）

$$颈动脉支架置入术患者术前双重抗血小板药物治疗率 = \frac{颈动脉支架置入术患者术前双重抗血小板药物治疗人数}{同期颈动脉支架置入术患者总数} \times 100\%$$

2. 颈动脉支架置入术患者术前他汀类药物治疗率（NEU-CAS-04B）

$$颈动脉支架置入术患者术前他汀类药物治疗率 = \frac{颈动脉支架置入术患者术前他汀类药物治疗人数}{同期颈动脉支架置入术患者总数} \times 100\%$$

**意义**：反映医疗机构颈动脉支架置入术患者围术期规范化药物治疗现状。

**说明**：术前规范化药物治疗指使用双重抗血小板药物和他汀类药物治疗。术前双重抗血小板药物治疗指阿司匹林加氯吡格雷联合使用≥4天，或者术前使用负荷量。

**指标五、颈动脉支架置入术保护装置使用率**（NEU-CAS-05）

**定义**：单位时间内，颈动脉支架置入术使用保护装置人数占颈动脉支架置入术患者总数的比例。

**计算公式**：

$$颈动脉支架置入术保护装置使用率 = \frac{颈动脉支架置入术使用保护装置人数}{同期颈动脉支架置入术患者总数} \times 100\%$$

**意义**：反映医疗机构开展颈动脉支架置入术技术规范性。

**说明**：颈动脉支架置入术保护装置包含：远端滤伞保护装置，远端球囊保护装置，近端球囊保护装置，近端逆转流保护装置。

**指标六、颈动脉支架置入术技术成功率**（NEU-CAS-06）

**定义**：单位时间内，颈动脉支架置入术技术成功人数占颈动脉支架置入术患者总数的比例。

**计算公式**：

$$颈动脉支架置入术技术成功率 = \frac{颈动脉支架置入术技术成功人数}{同期颈动脉支架置入术患者总数} \times 100\%$$

**意义**：反映医疗机构开展颈动脉支架置入术技术规范性。

**说明**：颈动脉支架置入术技术成功定义为术后残余狭窄≤30%且术后血流mTICI分级3级。

**指标七、颈动脉支架置入术并发症发生率**（NEU-CAS-07）

**定义**：单位时间内，发生并发症的颈动脉支架置入术患者数占颈动脉支架置入术患者总数的比例。

**计算公式**：

$$颈动脉支架置入术并发症发生率 = \frac{发生并发症的颈动脉支架置入术患者数}{同期颈动脉支架置入术患者总数} \times 100\%$$

**意义**：反映医疗机构开展颈动脉支架置入术安全性指标。

**说明**：颈动脉支架置入术并发症包含以下内容。

（1）心血管并发症。颈动脉窦压力反射包括心动过缓、低血压和血管迷走神经反应；持续的低血压；围术期心肌梗死、心衰。

（2）缺血性并发症。栓子脱落栓塞、血栓形成、血管痉挛、动脉夹层等导致TIA和缺血性卒中。

（3）颅内出血。脑过度灌注综合征、高血压脑出血（主要位于基底节部位）、脑梗死后出血转化、合并颅内出血性疾患、血管穿孔。

（4）其他并发症。支架释放失败、支架变形、支架释放后移位、穿刺部位损伤、造影剂肾病。

**指标八、颈动脉支架置入术患者出院规范化药物治疗率**（NEU-CAS-08）

**定义**：单位时间内，出院时给予规范化药物治疗的颈动脉支架置入术患者数占颈动脉支架置入术患者总数的比例。

**计算公式**：

1. 颈动脉支架置入术患者出院双重抗血小板药物治疗率（NEU-CAS-08A）

$$\text{颈动脉支架置入术患者出院} \atop \text{双重抗血小板药物治疗率} = \frac{\text{出院时给予双重抗血小板药物治疗的颈动脉支架置入术患者数}}{\text{同期颈动脉支架置入术患者总数}} \times 100\%$$

2. 颈动脉支架置入术患者出院他汀类药物治疗率（NEU-CAS-08B）

$$\text{颈动脉支架置入术患者出院他汀类药物治疗率} = \frac{\text{出院时给予他汀类药物治疗的} \atop \text{颈动脉支架置入术患者数}}{\text{同期颈动脉支架置入术患者总数}} \times 100\%$$

3. 合并高血压的颈动脉支架置入术患者出院降压药物治疗率（NEU-CAS-08C）

$$\text{合并高血压的颈动脉支架置入术患者出院} \atop \text{降压药物治疗率} = \frac{\text{出院时给予降压药物治疗的合并高血压的} \atop \text{颈动脉支架置入术患者数}}{\text{同期合并高血压的颈动脉支架置入术患者总数}} \times 100\%$$

4. 合并糖尿病的颈动脉支架置入术患者出院降糖药物治疗率（NEU-CAS-08D）

$$\text{合并糖尿病的颈动脉支架置入术患者出院} \atop \text{降糖药物治疗率} = \frac{\text{出院时给予降糖药物治疗的合并糖尿病的} \atop \text{颈动脉支架置入术患者数}}{\text{同期合并糖尿病的颈动脉支架置入术患者总数}} \times 100\%$$

**意义**：反映医疗机构开展颈动脉支架置入术患者术后规范化药物治疗现状。

**说明**：术后出院时给予规范化药物治疗包含双重抗血小板药物；他汀类药物；合并高血压的颈动脉支架置入术患者术后出院时给予降压药物治疗；合并糖尿病的颈动脉支架置入术患者术后出院时给予降糖药物治疗。

**指标九、颈动脉支架置入术患者卒中和死亡发生率**（NEU-CAS-09）

**定义**：单位时间内，颈动脉支架置入术患者术后住院期间、术后30天卒中和死亡人数占颈动脉支架置入术患者总数的比例。

**计算公式**：

1. 颈动脉支架置入术患者术后住院期间卒中和死亡发生率（NEU-CAS-09A）

$$\text{颈动脉支架置入术患者术后住院期间卒中和死亡发生率} = \frac{\text{颈动脉支架置入术患者术后住院} \atop \text{期间卒中和死亡人数}}{\text{同期颈动脉支架置入术患者总数}} \times 100\%$$

2. 颈动脉支架置入术患者术后30天卒中和死亡发生率（NEU-CAS-09B）

$$\text{颈动脉支架置入术患者术后30天} \atop \text{卒中和死亡发生率} = \frac{\text{颈动脉支架置入术患者术后30天卒中和死亡人数}}{\text{同期颈动脉支架置入术患者完成术后30天随访人数}} \times 100\%$$

**意义**：反映医疗机构开展颈动脉支架置入术不良预后指标。

**说明**：术后随访包括电话随访、网络随访、门诊随访、再次住院。术后住院期间死亡以病案首页信息为依据。

**指标十、颈动脉支架置入术患者术后同侧缺血性卒中发生率**（NEU-CAS-10）

**定义**：单位时间内，颈动脉支架置入术患者术后30天、术后1年发生同侧缺血性卒中人数占颈动脉支架置入术患者总数的比例。

**计算公式**：

1. 颈动脉支架置入术患者术后30天同侧缺血性卒中发生率（NEU-CAS-10A）

$$\text{颈动脉支架置入术患者术后30天} \atop \text{同侧缺血性卒中发生率} = \frac{\text{颈动脉支架置入术患者术后30天发生同侧缺血性卒中人数}}{\text{同期颈动脉支架置入术患者完成术后30天随访人数}} \times 100\%$$

2. 颈动脉支架置入术患者术后1年同侧缺血性卒中发生率（NEU-CAS-10B）

$$\text{颈动脉支架置入术患者术后1年同} \atop \text{侧缺血性卒中发生率} = \frac{\text{颈动脉支架置入术患者术后1年发生同侧缺血性卒中人数}}{\text{同期颈动脉支架置入术患者完成术后1年随访人数}} \times 100\%$$

**意义**：反映医疗机构开展颈动脉支架置入术患者临床结局。

**说明**：同侧缺血性卒中指靶血管供血区发生的缺血性卒中。

**排除**：靶血管供血区发生的 TIA。

**（五）脑血管造影术**

**指标一、脑血管造影术（DSA）前无创影像评估率（NEU-DSA-01）**

**定义**：单位时间内，脑血管造影术前完善无创影像评估人数占行脑血管造影术的患者总数的比例。

**计算公式**：

$$\text{脑血管造影术前无创影像评估率} = \frac{\text{脑血管造影术前完善无创影像评估的患者数}}{\text{同期行脑血管造影术的患者总数}} \times 100\%$$

**意义**：反映医疗机构脑血管造影术的患者术前规范化评估现状。

**说明**：无创影像评估包含：颈部血管彩超、颈动脉 CTA、颈动脉 MRA、颈动脉 CE-MRA、经颅多普勒超声（TCD）、颅内 MRA、颅内 CTA、颅内 MRV、颅内 CTV。

**指标二、脑血管造影术中非离子型对比剂应用率（NEU-DSA-02）**

**定义**：单位时间内，脑血管造影术中应用非离子型对比剂的患者数占行脑血管造影术的患者总数的比例。

**计算公式**：

$$\text{脑血管造影术中非离子型对比剂应用率} = \frac{\text{脑血管造影术中应用非离子型对比剂的患者数}}{\text{同期行脑血管造影术的患者总数}} \times 100\%$$

**意义**：反映医疗机构脑血管造影术中对比剂应用情况。

**说明**：非离子型对比剂包含非离子型高渗单体对比剂（碘普罗胺、碘海醇、碘帕醇、碘佛醇、碘美普尔、碘比醇），非离子等渗双体对比剂（碘克沙醇）。

**指标三、脑血管造影术造影时相完整率（NEU-DSA-03）**

**定义**：单位时间内，脑血管造影术中靶血管造影显示时相完整的患者数占行脑血管造影术的患者总数的比例。

**计算公式**：

$$\text{脑血管造影术中造影时相完整率} = \frac{\text{脑血管造影术中靶血管造影显示时相完整的患者数}}{\text{同期行脑血管造影术的患者总数}} \times 100\%$$

**意义**：反映医疗机构脑血管造影术中操作规范情况。

**说明**：脑血管造影术中靶血管造影显示时相完整指动脉期、毛细血管期、静脉期、静脉窦期均显影。

**指标四、脑血管造影术造影阳性率（NEU-DSA-04）**

**定义**：单位时间内，脑血管造影术检查有异常发现的患者数占行脑血管造影术的患者总数的比例。

**计算公式**：

$$\text{脑血管造影术造影阳性率} = \frac{\text{脑血管造影术检查有异常发现的患者数}}{\text{同期行脑血管造影术的患者总数}} \times 100\%$$

**意义**：反映医疗机构脑血管造影术检查规范化诊疗情况。

**说明**：脑血管造影术检查有异常发现包含动脉粥样硬化、栓塞、狭窄、闭塞、动脉瘤、动静脉畸形、动静脉瘘、静脉窦闭塞、静脉窦狭窄、血管变异、颅内占位性病变、颅脑外伤所致各种脑外血肿、血管破裂出血。

### 指标五、脑血管造影术严重并发症发生率（NEU-DSA-05）

**定义：**单位时间内，脑血管造影术发生严重并发症的患者数占行脑血管造影术的患者总数的比例。

**计算公式：**

$$脑血管造影术严重并发症发生率 = \frac{脑血管造影术发生严重并发症的患者数}{同期行脑血管造影术的患者总数} \times 100\%$$

**意义：**反映医疗机构脑血管造影术安全性。

**说明：**严重并发症是指导致死亡或健康状况严重恶化的并发症，包括致命的疾病或者伤害、身体结构或者身体功能的永久性缺陷、需住院治疗或者延长住院时间、需要进行医疗或者手术介入以避免对身体结构或者身体功能造成永久性缺陷。

### 指标六、脑血管造影术穿刺点并发症发生率（NEU-DSA-06）

**定义：**单位时间内，脑血管造影术后住院期间发生穿刺点并发症的患者数占行脑血管造影术的患者总数的比例。

**计算公式：**

$$脑血管造影术穿刺点并发症发生率 = \frac{脑血管造影术后住院期间发生穿刺点并发症的患者数}{同期行脑血管造影术的患者总数} \times 100\%$$

**意义：**反映医疗机构脑血管造影术安全性。

**说明：**穿刺点并发症包含穿刺部位血肿；假性动脉瘤；动脉夹层、痉挛、狭窄或闭塞；动静脉瘘；腹膜后血肿；血管迷走神经反射。

### 指标七、脑血管造影术死亡率（NEU-DSA-07）

**定义：**单位时间内，脑血管造影术后住院期间死亡患者数占行脑血管造影术的患者总数的比例。

**计算公式：**

$$脑血管造影术死亡率 = \frac{脑血管造影术后住院期间死亡患者数}{同期行脑血管造影术的患者总数} \times 100\%$$

**意义：**反映医疗机构脑血管造影术安全性。

**说明：**脑血管造影术后住院期间死亡以病案首页信息为依据。

## 四、肾病专业医疗质量控制指标（2020年版）

**（一）IgA肾病**

### 指标一、肾活检患者术前检查完成率（NEP-IgA-01）

**定义：**肾活检患者2周内完成全部相关术前检查的比例。

**计算公式：**

$$肾活检患者术前检查完成率 = \frac{2周内完成术前检查的肾活检患者数}{同期肾活检患者总数} \times 100\%$$

**意义：**反映医疗机构肾活检术前检查规范水平。

**说明：**肾活检前必需的检查项目包括以下内容。

（1）血常规、尿常规。

（2）肝肾功能、凝血功能、感染性疾病筛查（乙肝、丙肝、梅毒、HIV）、补体C3、免疫球蛋白IgA、血型。

（3）24小时尿蛋白定量。

（4）超声检查（包括双肾形态和大小、输尿管和膀胱），以上所有检查均完成定义为完成检查。

**指标二、肾脏病理切片染色规范率**（NEP-IgA-02）

**定义**：肾活检术后 2 周内规范完成肾脏病理切片染色的患者比例。

**计算公式**：

$$肾脏病理切片染色规范率 = \frac{肾活检术后 2 周内规范完成肾脏病理切片染色患者数}{同期完成肾脏病理切片染色的患者总数} \times 100\%$$

**意义**：反映医疗机构实验室肾脏病理切片染色水平。

**说明**：病理切片染色至少包括光镜染色（HE、PAS、Masson、PASM）和免疫荧光染色（IgG、IgA、IgM、C3、C4 或 C1q、Fib），以上所有染色均完成定义为染色规范。

**指标三、IgA 肾病患者病理分型诊断率**（NEP-IgA-03）

**定义**：肾活检术后 2 周内完成肾脏病理分型诊断的 IgA 肾病患者比例。

**计算公式**：

$$IgA 肾病患者病理分型诊断率 = \frac{肾活检术后 2 周内完成肾脏病理分型诊断的 IgA 肾病患者数}{同期完成肾脏病理诊断的 IgA 肾病患者总数} \times 100\%$$

**意义**：反映医疗机构 IgA 肾病患者病理分型规范诊断水平。

**说明**：病理分型为 Lee 分级、Haas 分型或 Oxford 分型中的任意一种即可（表 3 ~ 表 5）。

表 3　Lee 氏分级

| 分级 | 评价内容 |
| --- | --- |
| Ⅰ级 | 肾小球绝大多数正常，偶尔轻度系膜增宽（节段）伴和（或）不伴细胞增殖，肾小管和肾间质则没有改变。 |
| Ⅱ级 | 肾小球示局灶系膜增殖和硬化（＜50%），有罕见小的新月体，肾小管和肾间质无损害。 |
| Ⅲ级 | 肾小球呈弥漫性系膜增殖和增宽（偶尔局灶节段），偶见小新月体和球囊粘连；局灶性肾间质水肿，偶见细胞浸润，罕见肾小管萎缩。 |
| Ⅳ级 | 肾小球病变呈重度弥漫性系膜增殖和硬化，部分或全部肾小球硬化，可见新月体（＜45%）。肾小管萎缩，肾间质浸润，偶见肾间质泡沫细胞。 |
| Ⅴ级 | 肾小球病变的性质类似Ⅳ级，但更严重，肾小球新月体形成＞45%；肾小管和肾间质病变类似于Ⅳ级，但更严重。 |

表 4　Haas 分型

| 分型 | 评价内容 |
| --- | --- |
| Ⅰ（轻微病变） | 肾小球仅有轻度系膜细胞增殖；无节段硬化，无新月体。 |
| Ⅱ（FSGS 样病变） | 肾小球呈现类似特发性 FSGS 样改变；伴肾小球系膜细胞轻度增殖；无新月体。 |
| Ⅲ（局灶增殖性肾小球肾炎） | 50% 左右的肾小球细胞增殖，细胞增殖最初仅限于系膜区，或由于毛细血管内细胞增殖致肾小球毛细血管袢阻塞。可见新月体。绝大多数Ⅲ型病变示肾小球节段细胞增殖（有的患者可无此病变）。 |
| Ⅳ（弥漫增殖性肾小球肾炎） | ＞50% 的肾小球细胞增殖，像Ⅲ型病变一样细胞增殖可是节段或球性的，可见新月体。 |
| Ⅴ（晚期慢性肾小球肾炎） | 40% 或以上的肾小球球性硬化，和/或≥40% 的小管萎缩或小管数减少（PAS），组织学可表现为上述各种肾小球病变。 |

表5 Oxford 分型

| 分型变量 | 评价内容 |
|---|---|
| M（系膜增殖） | 超过一半的肾小球系膜区超过 3 个系膜细胞记为 M1，否则为 M0。 |
| E（内皮增殖） | 肾小球毛细血管袢内细胞增殖引起袢腔狭窄记为 E1，否则为 E0。 |
| S（节段硬化） | 节段硬化或球囊粘连记为 S1，否则为 S0。 |
| T（肾小管萎缩/间质纤维化） | 肾小管萎缩或间质纤维化面积占肾皮质 0 ~ 25% 记为 T0，26% ~ 50% 记为 T1，>50% 记为 T2。 |
| C（细胞/纤维细胞性新月体） | 没有细胞/纤维细胞性新月体记为 C0，细胞/纤维细胞性新月体比例 <25% 记为 C1，细胞/纤维细胞性新月体比例 ≥25% 记为 C2。 |

**指标四、IgA 肾病患者 RAS 阻断剂的使用率**（NEP-IgA-04）

**定义**：适合使用 RAS 阻断剂的 IgA 肾病患者中使用 RAS 阻断剂的比例。

**计算公式**：

$$IgA\ 肾病患者\ RAS\ 阻断剂的使用率 = \frac{使用\ RAS\ 阻断剂的\ IgA\ 肾病患者数}{同期适合使用\ RAS\ 阻断剂的\ IgA\ 肾病患者数} \times 100\%$$

**意义**：反映医疗机构 IgA 肾病患者基础治疗达标水平。

**说明**：肾素-血管紧张素系统（RAS）阻断剂是指血管紧张素转化酶抑制剂，如贝那普利、福辛普利、培哚普利等和血管紧张素受体拮抗剂如氯沙坦、厄贝沙坦、替米沙坦等，适应证为 24 小时尿蛋白定量 >1 g 且患者可耐受、无 RAS 阻断剂应用禁忌证。禁忌证为双侧肾动脉狭窄或只有单侧肾脏而肾动脉狭窄或重度肾功能不全或低血压状态。

**指标五、IgA 肾病患者随访完成率**（NEP-IgA-05）

**定义**：IgA 肾病患者完成随访的患者比例。

**计算公式**：

$$IgA\ 肾病患者随访完成率 = \frac{完成随访的\ IgA\ 肾病患者数}{同期\ IgA\ 肾病患者总数} \times 100\%$$

**意义**：反映医疗机构 IgA 肾病随访管理水平。

**说明**：随访内容包括以下。

（1）每 3 个月完成 IgA 肾病患者尿常规、24 小时尿蛋白定量（或 Up/Ucr）检查。

（2）每 6 个月完成 IgA 肾病患者血常规、肾功能、肝功能、血钾、空腹血糖检查。

**指标六、IgA 肾病患者血压控制达标率**（NEP-IgA-06）

**定义**：血压 <130/80 mmHg 的 IgA 肾病患者占同期随访的 IgA 肾病患者总数的比例。

**计算公式**：

$$IgA\ 肾病患者血压控制达标率 = \frac{血压 <130/80\ mmHg\ 的\ IgA\ 肾病患者数}{同期随访的\ IgA\ 肾病患者总数} \times 100\%$$

**意义**：反映医疗机构 IgA 肾病患者血压管理水平。

**说明**：血压 <130/80 mmHg，要求收缩压和舒张压均达标。

**指标七、肾功能恶化率**（NEP-IgA-07）

**定义**：治疗 6 个月后，血肌酐倍增的 IgA 肾病患者比例。

**计算公式**：

$$肾功能恶化率 = \frac{治疗\ 6\ 个月后，血肌酐倍增的\ IgA\ 肾病患者数}{同期随访的\ IgA\ 肾病患者总数} \times 100\%$$

**意义**：反映医疗机构 IgA 肾病患者的治疗水平和患者预后情况。

说明：血肌酐倍增指血肌酐升高至基线值的 2 倍，基线值是治疗前患者血肌酐值。

**指标八、治疗 6 个月后 24 小时尿蛋白 <1 g 的患者比例**（NEP-IgA-08）

定义：IgA 肾病随访患者中治疗 6 个月后 24 小时尿蛋白 <1 g 的患者比例。

计算公式：

$$治疗 6 个月后 24 小时尿蛋白 <1 g 的患者比例 = \frac{治疗 6 个月后，24 小时尿蛋白 <1 g 的 IgA 肾病患者数}{同期随访的 IgA 肾病患者总数} \times 100\%$$

意义：反映医疗机构 IgA 肾病的治疗水平。

**指标九、肾活检严重并发症发生率**（NEP-IgA-09）

定义：肾活检发生严重并发症的患者比例。

计算公式：

$$肾活检严重并发症发生率 = \frac{肾活检发生严重并发症的 IgA 肾病患者数}{同期完成肾活检术的 IgA 肾病患者总数} \times 100\%$$

意义：反映医疗机构肾活检技术水平。

说明：严重并发症是指需要介入止血、肾切除方法干预治疗的并发症。

**指标十、激素、免疫抑制剂治疗的严重并发症发生率**（NEP-IgA-10）

定义：IgA 肾病患者应用激素、免疫抑制剂 6 个月内出现严重并发症的比例。

计算公式：

$$激素、免疫抑制剂治疗的严重并发症发生率 = \frac{应用激素、免疫抑制剂治疗 6 个月内出现严重并发症的 IgA 肾病患者数}{同期应用激素、免疫抑制剂治疗的 IgA 肾病患者总数} \times 100\%$$

意义：反映医疗机构 IgA 肾病患者激素、免疫抑制剂的治疗水平。

说明：严重并发症包含伴有呼吸衰竭的肺部感染、股骨头坏死、消化道出血。

## （二）血液净化技术

**第一部分　医院感染控制指标**

**指标一、治疗室消毒合格率**（NEP-D-01）

定义：血液透析室（中心）/腹膜透析室治疗室消毒合格的月份数量在当年所占的比例。

计算公式：

（1）血液透析治疗室消毒合格率（NEP-D-01A）。

$$血液透析治疗室消毒合格率 = \frac{血液透析治疗室消毒合格的月份数量}{12} \times 100\%$$

（2）腹膜透析治疗室消毒合格率（NEP-D-01B）。

$$腹膜透析治疗室消毒合格率 = \frac{腹膜透析治疗室消毒合格的月份数量}{12} \times 100\%$$

意义：反映医疗机构医院感染管理情况。

说明：合格标准为：空气平均菌落数 ≤4.0（5 分钟）CFU/皿和物品表面平均菌落数 ≤10.0 CFU/cm$^2$。

**指标二、透析用水生物污染检验合格率**（NEP-D-02）

定义：血液透析室（中心）的透析用水生物污染检验合格的月份/季度在当年所占的比例。

计算公式：

$$透析用水生物污染检验合格率 = \frac{透析用水生物污染检验合格月份数量（或季度数量）}{12（或 4）} \times 100\%$$

**意义：** 反映医疗机构医院感染管理情况。

**说明：** 合格标准为每月透析用水检验的细菌菌落数≤100 CFU/mL，每3个月检验的内毒素≤0.25 EU/mL，2项指标均符合为合格；并符合《血液透析和相关治疗用水》（YY 0572—2015）标准。

**指标三、新入血液透析患者血源性传染病标志物检验完成率**（NEP-D-03）

**定义：** 单位时间内，完成血源性传染病标志物检验的新入血液透析患者比例。

**计算公式：**

$$新入血液透析患者血源性传染病标志物检验完成率 = \frac{新入血液透析患者血源性传染病标志物检验的患者数}{同期新入血液透析患者总数} \times 100\%$$

**意义：** 反映医疗机构医院感染管理情况。

**说明：** 血源性传染病标志物检测包括乙型肝炎、丙型肝炎、梅毒及艾滋病检测。需要完成4种疾病相关指标检测。

**指标四、维持性血液透析患者血源性传染病标志物定时检验完成率**（NEP-D-04）

**定义：** 每6个月，完成血源性传染病标志物检验的维持性血液透析患者比例。

**计算公式：**

$$维持性血液透析患者血源性传染病标志物定时检验完成率 = \frac{每6个月完成血源性传染病标志物检验的患者数}{同期维持性血液透析患者总数} \times 100\%$$

**意义：** 反映医疗机构医院感染管理情况。

**说明：** 血源性传染病标志物检测包括乙型肝炎、丙型肝炎、梅毒及艾滋病检测。需要完成4种疾病相关指标检测。

**指标五、维持性血液透析患者的乙型肝炎和丙型肝炎发病率**（NEP-D-05）

**定义：** 每年新发生乙型肝炎和丙型肝炎的维持性血液透析患者比例。

**计算公式：**

$$维持性血液透析患者的乙型肝炎和丙型肝炎发病率 = \frac{维持性血液透析患者中每年新增乙型肝炎和丙型肝炎患者数}{同期维持性血液透析患者总数} \times 100\%$$

**意义：** 反映医疗机构医院感染管理情况。

**第二部分 透析质量管理指标**

**指标六、血液透析患者尿素清除指数（Kt/V）和尿素下降率（URR）控制率**（NEP-D-06）

**定义：** 单位时间内，单室Kt/V（spKt/V）>1.2且尿素下降率（URR）>65%的维持性血液透析患者比例。

**计算公式：**

$$血液透析Kt/V和URR控制率 = \frac{spKt/V > 1.2且URR > 65\%的维持性血液透析患者数}{同期维持性血液透析患者总数} \times 100\%$$

**意义：** 反映医疗机构的血液透析充分性。

**指标七、腹膜透析患者尿素清除指数（Kt/V）及总内生肌酐清除率（Ccr）控制率**（NEP-D-07）

**定义：** 单位时间内，Kt/V≥1.7/周且总Ccr≥50 L/1.73 m²/周的腹膜透析患者比例。

**计算公式：**

$$腹膜透析Kt/V及总Ccr控制率 = \frac{Kt/V≥1.7/周且总Ccr≥50 L/1.73 m^2/周的腹膜透析患者数}{同期腹膜透析患者总数} \times 100\%$$

**意义**：反映医疗机构的腹膜透析充分性。

**说明**：总 Ccr 包括残肾 Ccr 和腹膜透析 Ccr。

### 指标八、透析患者 $\beta_2$ 微球蛋白定时检验完成率（NEP-D-08）

**定义**：每 6 个月，完成 $\beta_2$ 微球蛋白检验的维持性血液透析/腹膜透析患者比例。

**计算公式**：

（1）维持性血液透析患者 $\beta_2$ 微球蛋白定时检验完成率（NEP-D-08A）。

$$维持性透析患者 \beta_2 微球蛋白定时检验完成率 = \frac{每 6 个月完成 \beta_2 微球蛋白维持性血液透析患者数}{同期维持性血液透析患者总数} \times 100\%$$

（2）腹膜透析患者 $\beta_2$ 微球蛋白定时检验完成率（NEP-D-08B）。

$$腹膜透析患者 \beta_2 微球蛋白定时检验完成率 = \frac{每 6 个月完成 \beta_2 微球蛋白腹膜透析患者数}{同期腹膜透析患者总数} \times 100\%$$

**意义**：反映医疗机构血液透析/腹膜透析治疗慢性并发症的监测情况。

### 指标九、血液透析患者透析间期体重增长控制率（NEP-D-09）

**定义**：单位时间内，透析间期体重增长 <5% 的维持性血液透析患者比例。

**计算公式**：

$$血液透析患者透析间期体重增长控制率 = \frac{透析间期体重增长 <5\% 的维持性血液透析患者数}{同期维持性血液透析患者总数} \times 100\%$$

**意义**：反映医疗机构对患者容量的管理情况。

### 指标十、维持性血液透析患者的动静脉内瘘长期使用率（NEP-D-10）

**定义**：单位时间内，同一动静脉内瘘持续使用时间 >2 年的维持性血液透析患者比例。

**计算公式**：

$$维持性血液透析患者的动静脉内瘘长期使用率 = \frac{\begin{array}{c}同一动静脉瘘持续使用时间 >2 年的\\维持性血液透析患者数\end{array}}{同期维持性血液透析患者总数} \times 100\%$$

**意义**：反映医疗机构对患者动静脉内瘘的管理情况。

### 指标十一、腹膜透析患者腹膜平衡试验记录定时完成率（NEP-D-11）

**定义**：每 6 个月，完成腹膜平衡试验记录的腹膜透析患者比例。

**计算公式**：

$$腹膜平衡试验记录定时完成率 = \frac{6 个月内完成腹膜平衡试验记录的腹膜透析患者数}{同期腹膜透析患者总数} \times 100\%$$

**意义**：反映医疗机构对患者腹膜功能的管理情况。

### 指标十二、腹膜透析退出患者治疗时间（NEP-D-12）

**定义**：单位时间内，退出患者的平均腹膜透析时间。

**计算公式**：

$$退出患者治疗时间 = \frac{退出患者腹膜透析病人月总和}{同期退出腹膜透析患者数}$$

**意义**：反映医疗机构腹膜透析技术生存的关键指标。

**说明**：退出患者是指退出腹膜透析治疗的患者，不包括因肾移植和肾功能恢复而退出患者。

**第三部分 透析并发症管理指标**

**指标十三、透析患者血常规定时检验率（NEP-D-13）**

**定义**：每3个月，完成血常规检验的维持性血液透析/腹膜透析患者比例。

**计算公式**：

（1）维持性血液透析患者血常规定时检验率（NEP-D-13A）。

$$维持性血液透析患者血常规定时检验完成率 = \frac{每3个月完成血常规检验的维持性血液透析患者数}{同期维持性血液透析患者总数} \times 100\%$$

（2）腹膜透析患者血常规定时检验率（NEP-D-13B）。

$$腹膜透析患者血常规定时检验完成率 = \frac{每3个月完成血常规检验的腹膜透析患者数}{同期腹膜透析患者总数} \times 100\%$$

**意义**：反映医疗机构对患者透析状态、并发症评估情况及患者管理情况。

**指标十四、透析患者血液生化定时检验率（NEP-D-14）**

**定义**：每3个月，完成血液生化检验的维持性血液透析/腹膜透析患者比例。

**计算公式**：

（1）维持性血液透析患者血液生化定时检验率（NEP-D-14A）。

$$维持性血液透析患者血液生化定时检验完成率 = \frac{每3个月完成血液生化检验的维持性血液透析患者数}{同期维持性血液透析患者总数} \times 100\%$$

（2）腹膜透析患者血液生化定时检验率（NEP-D-14B）。

$$腹膜透析患者血液生化定时检验完成率 = \frac{每3个月完成血液生化检验的腹膜透析患者数}{同期腹膜透析患者总数} \times 100\%$$

**意义**：反映医疗机构对患者透析状态、并发症评估情况及患者管理情况。

**说明**：血液生化项目包括采集血清检测谷丙转氨酶、谷草转氨酶、白蛋白、肌酐、尿素氮、尿酸、钾、钠、钙、磷、葡萄糖、甘油三酯、总胆固醇。

**指标十五、透析患者全段甲状旁腺素（iPTH）定时检验完成率（NEP-D-15）**

**定义**：每6个月，完成全段甲状旁腺素（iPTH）检验的维持性血液透析/腹膜透析患者比例。

**计算公式**：

（1）维持性血液透析患者iPTH定时检验完成率（NEP-D-15A）。

$$维持性血液透析患者iPTH定时检验完成率 = \frac{每6个月完成iPTH检验的维持性血液透析患者数}{同期维持性血液透析患者总数} \times 100\%$$

（2）腹膜透析患者iPTH定时检验完成率（NEP-D-15B）。

$$腹膜透析患者iPTH定时检验完成率 = \frac{每6个月完成iPTH检验的腹膜透析患者数}{同期腹膜透析患者总数} \times 100\%$$

**意义**：反映医疗机构对患者慢性肾脏病-矿物质与骨异常（CKD-MBD）评估管理情况。

**指标十六、透析患者的血清铁蛋白和转铁蛋白饱和度定时检验完成率（NEP-D-16）**

**定义**：每6个月，完成血清铁蛋白和转铁蛋白饱和度检验的维持性血液透析/腹膜透析患者比例。

**计算公式**：

（1）维持性血液透析患者的血清铁蛋白和转铁蛋白饱和度定时检验完成率（NEP-D-16A）。

$$维持性血液透析患者血清铁蛋白和转铁蛋白饱和度定时检验完成率 = \frac{每6个月完成血清铁蛋白和转铁蛋白饱和度检验的维持性血液透析患者数}{同期维持性血液透析患者总数} \times 100\%$$

（2）腹膜透析患者的血清铁蛋白和转铁蛋白饱和度定时检验完成率（NEP-D-16B）。

$$腹膜透析患者血清铁蛋白和转铁蛋白饱和度定时检验完成率 = \frac{每6个月完成血清铁蛋白和转铁蛋白饱和度检验的腹膜透析患者}{同期腹膜透析患者总数} \times 100\%$$

**意义：** 反映医疗机构对患者肾性贫血评估管理情况。

**说明：** 应同时完成血清铁蛋白和转铁蛋白饱和度检测。

### 指标十七、透析患者的血清前白蛋白定时检验完成率（NEP-D-17）

**定义：** 每6个月，完成血清前白蛋白检验的维持性血液透析/腹膜透析患者比例。

**计算公式：**

（1）维持性血液透析患者的血清前白蛋白定时检验完成率（NEP-D-17A）。

$$维持性血液透析患者血清前白蛋白定时检验完成率 = \frac{每6个月完成血清前白蛋白检验的维持性血液透析患者数}{同期维持性血液透析患者总数} \times 100\%$$

（2）腹膜透析患者的血清前白蛋白定时检验完成率（NEP-D-17B）。

$$腹膜透析患者血清前白蛋白定时检验完成率 = \frac{每6个月完成血清前白蛋白检验的腹膜透析患者数}{同期腹膜透析患者总数} \times 100\%$$

**意义：** 反映医疗机构对患者营养状态评估管理情况。

### 指标十八、透析患者的C反应蛋白（CRP）定时检验完成率（NEP-D-18）

**定义：** 每6个月，完成C反应蛋白（CRP）检验的维持性血液透析/腹膜透析患者比例。

**计算公式：**

（1）维持性血液透析患者的C反应蛋白（CRP）定时检验完成率（NEP-D-18A）。

$$维持性血液透析患者CRP定时检验完成率 = \frac{每6个月完成CRP检验的维持性血液透析患者数}{同期维持性血液透析患者总数} \times 100\%$$

（2）腹膜透析患者的C反应蛋白（CRP）定时检验完成率（NEP-D-18B）。

$$腹膜透析患者CRP定时检验完成率 = \frac{每6个月完成CRP检验的腹膜透析患者数}{同期腹膜透析患者总数} \times 100\%$$

**意义：** 反映医疗机构对患者微炎症和营养状态评估管理情况。

### 指标十九、透析患者高血压控制率（NEP-PD-19）

**定义：** 单位时间内，血压控制达标的维持性血液透析/腹膜透析患者比例。

**计算公式：**

（1）维持性血液透析患者高血压控制率（NEP-PD-19A）。

$$维持性血液透析患者高血压控制率 = \frac{血压控制达标的维持性血液透析患者数}{同期维持性血液透析患者总数} \times 100\%$$

（2）腹膜透析患者高血压控制率（NEP-PD-19B）。

$$腹膜透析患者高血压控制率 = \frac{血压控制达标的腹膜透析患者数}{同期腹膜透析患者总数} \times 100\%$$

**意义：** 反映医疗机构对患者高血压管理情况。

**说明：** 血液透析患者血压达标标准为60岁以下患者透析前血压 <140/90 mmHg；60岁以上患者透析前血压 <160/90 mmHg。腹膜透析患者血压达标标准为血压 <150/90 mmHg。需要收缩压和舒张压同时达标。

### 指标二十、透析患者肾性贫血控制率（NEP-D-20）

**定义：** 单位时间内，血红蛋白 ≥110 g/L 的维持性血液透析/腹膜透析患者比例。

**计算公式：**

（1）维持性血液透析患者肾性贫血控制率（NEP-D-20A）。

$$维持性血液透析患者肾性贫血控制率 = \frac{血红蛋白 \geqslant 110 \text{ g/L 的维持性血液透析患者数}}{同期维持性血液透析患者总数} \times 100\%$$

（2）腹膜透析患者肾性贫血控制率（NEP-D-20B）。

$$腹膜透析患者肾性贫血控制率 = \frac{血红蛋白 \geqslant 110 \text{ g/L 的腹膜透析患者数}}{同期腹膜透析患者总数} \times 100\%$$

**意义：**反映医疗机构对患者肾性贫血管理情况。

### 指标二十一、透析患者慢性肾脏病-矿物质与骨异常（CKD-MBD）指标控制率（NEP-D-21）

**定义：**单位时间内，CKD-MBD 指标控制达标的维持性血液透析/腹膜透析患者比例。

**计算公式：**

（1）维持性血液透析患者 CKD-MBD 指标控制率。

$$维持性血液透析患者 CKD\text{-}MBD 指标控制率 = \frac{CKD\text{-}MBD 指标控制达标的维持性血液透析患者数}{同期维持性血液透析患者总数} \times 100\%$$

（2）腹膜透析患者 CKD-MBD 指标控制率。

$$腹膜透析患者 CKD\text{-}MBD 指标控制率 = \frac{CKD\text{-}MBD 指标控制达标的腹膜透析患者数}{同期腹膜透析患者总数} \times 100\%$$

**意义：**反映医疗机构对患者 CKD-MBD 管理情况。

**说明：**CKD-MBD 指标控制达标的定义为血钙水平在 2.10～2.50 mmol/L、血磷水平在 1.13～1.78 mmol/L、iPTH 水平在正常值上限 2～9 倍。需要 3 项指标同时达标。

### 指标二十二、透析患者血清白蛋白控制率（NEP-D-22）

**定义：**单位时间内，血清白蛋白 35 g/L 的维持性血液透析/腹膜透析患者比例。

**计算公式：**

（1）维持性血液透析患者血清白蛋白控制率（NEP-D-22A）。

$$维持性血液透析患者血清白蛋白控制率 = \frac{血清白蛋白 \geqslant 35 \text{ g/L 的维持性血液透析患者数}}{同期维持性血液透析患者总数} \times 100\%$$

（2）腹膜透析患者血清白蛋白控制率（NEP-D-22B）。

$$腹膜透析患者血清白蛋白控制率 = \frac{血清白蛋白 \geqslant 35 \text{ g/L 的腹膜透析患者数}}{同期腹膜透析患者总数} \times 100\%$$

**意义：**反映医疗机构对患者营养状态管理情况。

## 五、肝脏移植技术医疗质量控制指标（2020 年版）

### 指标一、肝癌肝脏移植指标（LIT-01）

**1. 肝癌肝脏移植受者比例（LIT-01-01）**

**定义：**肝癌肝脏移植受者人数占同期肝脏移植手术受者总人数的比例。

**计算公式：**

$$肝癌肝脏移植受者比例 = \frac{肝癌肝脏移植受者人数}{同期肝脏移植手术受者总人数} \times 100\%$$

**2. 单发肿瘤，直径不超过 5 cm 的肝癌肝脏移植受者比例（LIT-01-02）**

**定义：**单发肿瘤，直径不超过 5 cm 的肝癌肝脏移植受者人数占同期肝癌肝脏移植手术受者总人数的比例。

**计算公式：**

$$单发肿瘤，直径不超过5cm的肝癌肝脏移植受者比例 = \frac{单发肿瘤，直径不超过5\,cm的肝癌肝脏移植受者人数}{同期肝癌肝脏移植手术受者总人数} \times 100\%$$

**3. 多发肿瘤，肿瘤数目不超过3个，最大直径不超过3 cm 的肝癌肝脏移植受者比例**（LIT-01-03）

**定义**：多发肿瘤，肿瘤数目不超过3个，最大直径不超过3 cm 的肝癌肝脏移植受者人数占同期肝癌肝脏移植手术受者总人数的比例。

**计算公式**：

$$多发肿瘤，肿瘤数目不超过3个，最大直径不超过3\,cm的肝癌肝脏移植受者比例 = \frac{多发肿瘤，肿瘤数目不超过3个，最大直径不超过3\,cm的肝癌肝脏移植受者人数}{同期肝癌肝脏移植手术受者总人数} \times 100\%$$

**意义**：反映医疗机构肝癌肝脏移植受者情况。

**指标二、肝脏移植手术指标**（LIT-02）

**1. 冷缺血时间比例**（LIT-02-01）

**定义**：冷缺血时间比例为冷缺血时间在不超过6小时（h），6~12 h 和 12 h 以上三个时间段中的肝脏移植手术人数分别占同期肝脏移植手术总人数的比例。

**计算公式**：

（1）冷缺血时间≤6小时比例（LIT-02-01A）。

$$冷缺血时间≤6小时比例 = \frac{冷缺血时间不超过6小时的手术人数}{同期肝脏移植手术总人数} \times 100\%$$

（2）6小时＜冷缺血时间≤12小时比例（LIT-02-01B）。

$$6小时＜冷缺血时间≤12小时比例 = \frac{冷缺血时间在6~12小时的手术人数}{同期肝脏移植手术总人数} \times 100\%$$

（3）冷缺血时间＞12小时比例（LIT-02-01C）。

$$冷缺血时间＞12小时比例 = \frac{冷缺血时间12小时以上的手术人数}{同期肝脏移植手术总人数} \times 100\%$$

**2. 无肝期比例**（LIT-02-02）

**定义**：无肝期比例为无肝期时间不超过60分钟，60~120分钟和120分钟以上3个时间段中的肝脏移植手术人数分别占同期肝脏移植手术总人数的比例。

**计算公式**：

1. 无肝期≤60分钟比例（LIT-02-02A）。

$$无肝期≤60分钟比例 = \frac{无肝期不超过60分钟的手术人数}{同期肝脏移植手术总人数} \times 100\%$$

2. 60分钟＜无肝期≤120分钟比例（LIT-02-02B）。

$$60分钟＜无肝期≤120分钟比例 = \frac{无肝期在60~120分钟的手术人数}{同期肝脏移植手术总人数} \times 100\%$$

3. 无肝期＞120分钟比例（LIT-02-02C）。

$$无肝期＞120分钟比例 = \frac{无肝期120分钟以上的手术人数}{同期肝脏移植手术总人数} \times 100\%$$

**3. 手术时间比例**（LIT-02-03）

**定义**：手术时间比例为手术时间在不超过6小时，6~10小时和10小时以上三个时间段中的肝脏移植手术人数分别占同期肝脏移植手术总人数的比例。

**计算公式**：

（1）手术时间≤6小时比例（LIT-02-03A）。

$$手术时间≤6小时比例 = \frac{手术时间不超过6小时的手术人数}{同期肝脏移植手术总人数} \times 100\%$$

（2）6 小时 < 手术时间 ≤10 小时比例（LIT-02-03B）。

$$6 \text{ 小时} < \text{手术时间} \leq 10 \text{ 小时比例} = \frac{\text{手术时间在} 6 \sim 10 \text{ 小时的手术人数}}{\text{同期肝脏移植手术总人数}} \times 100\%$$

（3）手术时间 > 10 小时比例（LIT-02-03C）。

$$\text{手术时间} > 10 \text{ 小时比例} = \frac{\text{手术时间在} 10 \text{ 小时以上的手术人数}}{\text{同期肝脏移植手术总人数}} \times 100\%$$

**4. 术中大出血发生率**（LIT-02-04）

**定义**：成人肝脏移植手术受者术中出血量在 2000 mL 及以上的手术人数占同期成人肝脏移植手术总人数的比例。

**计算公式：**

$$\text{术中大出血发生率} = \frac{\text{成人肝脏移植手术受者术中出血量在} 2000 \text{ mL 及以上的手术人数}}{\text{同期成人肝脏移植手术总人数}} \times 100\%$$

**意义**：通过监测手术相关指标，进行医疗机构横向和纵向比较了解本医疗机构手术安全情况。

**指标三、术后主要并发症指标**（LIT-03）

**1. 术后早期肝功能不全（EAD）发生率**（LIT-03-01）

**定义**：肝脏移植手术后发生 EAD 的手术人数占同期肝脏移植手术总人数的比例。

**计算公式：**

$$\text{术后 EAD 发生率} = \frac{\text{发生 EAD 的手术人数}}{\text{同期肝脏移植手术总人数}} \times 100\%$$

**说明**：符合下列一个或多个标准的病例视为发生 EAD。

（1）术后第 7 天总胆红素（TB）≥171 μmol/L（10 mg/dL）。

（2）术后第 7 天国际标准化比值（INR）≥1.6（应用抗凝药物原因除外）。

（3）术后 7 天内谷丙转氨酶（ALT）或谷草转氨酶（AST）> 2000 IU/L。

**2. 术后非计划二次手术率**（LIT-03-02）

**定义**：肝脏移植手术后发生非计划二次手术的手术人数占同期肝脏移植手术总人数的比例。

**计算公式：**

$$\text{术后非计划二次手术率} = \frac{\text{进行非计划二次手术的手术人数}}{\text{同期肝脏移植手术总人数}} \times 100\%$$

**说明**：非计划二次手术是指在同一次住院期间，因各种原因导致受者需进行的计划外再次手术。

**3. 术后血管并发症发生率**（1 周内、1 个月内、3 个月内）（LIT-03-03）

**定义**：肝脏移植手术后发生血管并发症的手术人数占同期肝脏移植手术总人数的比例。

**计算公式：**

$$\text{术后血管并发症发生率} = \frac{\text{发生血管并发症的手术人数}}{\text{同期肝脏移植手术总人数}} \times 100\%$$

**说明**：血管并发症包括肝动脉、肝静脉和门静脉系统的狭窄、血栓、出血。

**4. 术后超急性排斥反应、急性排斥反应发生率**（1 周内、1 个月内、6 个月内、1 年内）（LIT-03-04）

**定义**：肝脏移植手术后发生超急性排斥反应、急性排斥反应的手术人数占同期肝脏移植手术总人数的比例。

**计算公式：**

$$\text{术后超急性/急性排斥反应发生率} = \frac{\text{发生超急性/急性排斥反应的手术人数}}{\text{同期肝脏移植手术总人数}} \times 100\%$$

**说明**：超急性排斥反应指移植肝脏与受者血管接通后数分钟至 24 小时内发生的排斥反应。根据肝脏活检病理结果判定排斥反应。

**5. 术后胆道并发症发生率**（1个月内、6个月内、1年内）（LIT-03-05）

**定义**：肝脏移植手术后发生胆道并发症的手术人数占同期肝脏移植手术总人数的比例。

**计算公式：**

$$术后胆道并发症发生率 = \frac{术后发生胆道并发症的手术人数}{同期肝脏移植手术总人数} \times 100\%$$

**说明**：胆道并发症指具有临床表现，有影像学依据，需要进行手术或者介入性治疗的胆道狭窄、梗阻、胆瘘、胆汁瘤、胆结石、胆泥形成及 Odds 括约肌功能障碍。

**6. 术后耐药菌感染发生率**（1周内、1个月内、6个月内、1年内）（LIT-03-06）

**定义**：肝脏移植手术后发生耐药菌感染的手术人数占同期肝脏移植手术总人数的比例。

**计算公式：**

$$术后耐药菌感染发生率 = \frac{发生术后耐药菌感染的手术人数}{同期肝脏移植手术总人数} \times 100\%$$

**说明**：多重耐药肺炎克雷伯杆菌、大肠杆菌、阴沟肠杆菌、嗜麦芽寡养单胞菌、鲍曼不动杆菌、铜绿假单胞菌感染纳入耐药菌感染统计，其余暂不做统计。

**意义**：反映的是术后并发症发生比例，用于评价医疗机构肝脏移植技术的安全性，通过同级别医疗机构的横向比较，以及不同时间的纵向比较及时发现术后并发症的现状、趋势及危险因素，为其预防、控制和制定质量改进目标提供科学依据，提升医疗机构肝脏移植技术水平和术后管理质量。

### 指标四、受者术后生存指标（LIT-04）

**1. 术后早期死亡率**（LIT-04-01）

**定义**：肝脏移植术后30天内受者全因死亡人数占同期肝脏移植手术受者总人数的比例。

**计算公式：**

$$术后早期死亡率 = \frac{肝脏移植术后30天内受者全因死亡人数}{同期肝脏移植手术受者总人数} \times 100\%$$

**2. 受者术后生存率**（1年、3年、5年）（LIT-04-02）

**定义**：肝脏移植某一时间（1年、3年、5年）随访尚存活的受者人数占同期肝脏移植手术受者总人数的比例。

**计算公式：**

（1）良性肝病肝脏移植受者术后生存率（LIT-04-02A）。

$$良性肝病肝脏移植受者术后生存率 = \frac{肝脏移植手术后某一时间随访尚存活的良性肝病受者人数}{同期良性肝病肝脏移植手术受者总人数} \times 100\%$$

（2）肝癌肝脏移植受者术后生存率（LIT-04-02B）。

$$肝癌肝脏移植受者术后生存率 = \frac{肝脏移植手术后某一时间随访尚存活的肝癌肝脏移植受者人数}{同期肝癌肝脏移植手术受者总人数} \times 100\%$$

**3. 肝癌肝脏移植受者术后无瘤生存率**（1年、3年、5年）（LIT-04-03）

**定义**：肝癌肝脏移植某一时间（1年、3年、5年）无瘤存活的受者人数占同期肝癌肝脏移植手术受者总人数的比例。

**计算公式：**

$$肝癌肝脏移植受者术后无瘤生存率 = \frac{肝癌肝脏移植受者移植后某一时间无瘤存活的受者人数}{同期肝癌肝脏移植手术受者总人数} \times 100\%$$

**意义**：反映肝脏移植的中远期疗效，与医疗机构手术技术、术后医疗管理质量等情况密切相关，与同级医疗机构进行横向比较，评价医疗机构肝脏移植医疗技术与术后管理质量。

### 指标五、中国肝移植注册系统（CLTR）数据报送质量指标（LIT-05）

**1. 数据完整度**（LIT-05-01）

**定义**：向 CLTR 系统所报送数据的完整度累计值与同期肝脏移植总人数的比例。

**计算公式：**

$$数据完整度 = \frac{\sum 每例肝脏移植病例数据完整度得分}{同期肝脏移植总人数} \times 100\%$$

## 2. 数据及时性（LIT-05-02）

**定义：** 完成肝脏移植手术后72小时内向CLTR系统报送的病例数占同期肝脏移植总人数的比例。

**计算公式：**

$$数据及时性 = \frac{术后72小时内报送的病例数}{同期肝脏移植总人数} \times 100\%$$

## 3. 数据真实性（LIT-05-03）

**定义：** 向CLTR系统所报送数据的真实性总得分与同期肝脏移植总人数的比例。

**计算公式：**

$$数据真实性 = \frac{\sum 每例肝脏移植病例数据真实性得分}{同期肝脏移植总人数} \times 100\%$$

**说明：** 数据真实性采取加权赋分，依据以下两项内容进行考察，各占50%。

（1）查看所有病例相关数据报送情况是否合理，例如身高、体重、热缺血时间、冷缺血时间、手术时间、无肝期时间等重要参数是否在合理的阈值。

（2）按比例随机抽取各移植中心报送CLTR系统的肝脏移植病例，数据管理员提供所抽取病例的生存情况证明（如最近一次检查化验单）上交至国家肝脏移植质控中心，根据重要参数比对情况给出真实性得分。各中心随机抽取病例数的标准如表6所示。

表6 肝脏移植受者真实性抽取例数标准

| 统计时段内移植总数（例） | 抽取比例（%） | 抽取总数（例） |
|---|---|---|
| <10 | 100 | — |
| 10～50 | — | 10 |
| 50～100 | 20 | — |
| >100 | — | 20 |

## 4. 有效随访率（LIT-05-04）

**定义：** 肝脏移植手术后在CLTR系统中报送的有效随访例次数占同期肝脏移植应完成总例次数的比例（表7）。

**计算公式：**

$$有效随访率 = \frac{\sum \dfrac{每例肝脏移植病例一定时间内完成的有效随访次数}{同期每例肝脏移植病例应完成的有效随访次数}}{同期肝脏移植总人数} \times 100\%$$

表7 术后时间及应随访次数

| 术后时间 | 时间段末应随访次数 |
|---|---|
| 1个月 | 4次 |
| 1～3个月 | 8次 |
| 3～6个月 | 11次 |
| 6～12个月 | 14次 |
| 1～2年 | 18次 |
| 2～5年 | 24次 |
| >5年 | ** |

** 术后时间5年后，每半年随访1次，应随访次数依次累积。

**（五）受者失访率**（LIT-05-05）

**定义：** 肝脏移植手术后一定时间内失访的受者人数占同期肝脏移植手术受者总人数的比例。

**计算公式：**

$$受者失访率 = \frac{肝脏移植手术后一定时间内失访的受者人数}{同期肝脏移植手术受者总人数} \times 100\%$$

**说明：** 在 CLTR 系统中标记为"失访"的受者视为失访，除标记为"死亡""存活，再移植"的受者外，超过 1 年未更新随访状态的受者也视为失访。

**意义：** 数据及时性、完整度和真实性反映医疗机构实施肝脏移植手术后数据报送的规范性、及时程度和数据质量及医疗机构管理水平。提高数据质量有助于提高对各项指标分析的准确性，更明确地了解肝脏移植技术的现状和趋势，进行针对性的改进。长期随访与受者的中远期治疗密切相关，有效随访率和失访率，反映医疗机构肝脏移植术后中远期管理水平。

# 六、肾脏移植技术医疗质量控制指标（2020 年版）

**指标一、冷热缺血时间**（KTS-01）

**定义：** 热缺血时间≤10 分钟、冷缺血时间≤24 小时的肾脏移植人数分别占同期肾脏移植总人数的比例。

**计算公式：**

（一）热缺血时间≤10 分钟的比例（KTS-01A）。

$$热缺血时间≤10\ 分钟的比例 = \frac{热缺血时间≤10\ 分钟的人数}{同期肾脏移植总人数} \times 100\%$$

（二）冷缺血时间≤24 小时的比例（KTS-01B）。

$$冷缺血时间≤24\ 小时的比例 = \frac{冷缺血时间≤24\ 小时的人数}{同期肾脏移植总人数} \times 100\%$$

**意义：** 反映医疗机构肾脏移植技术水平和团队工作效率的重要过程指标之一。

**说明：**（1）热缺血时间，从供体心跳停止或肾动脉阻断（亲属间活体捐献）到冷灌注的时间。

（2）冷缺血时间，从供肾冷灌注开始到植入体内恢复血液再灌注的时间。

**指标二、亲属间活体捐献者重大并发症发生率**（KTS-02）

**定义：** 亲属间活体肾脏捐献者，术后 30 天内发生的重大并发症的人数占同期亲属间活体肾脏捐献者总人数的比例。

**计算公式：**

$$亲属间活体捐献者重大并发症发生率 = \frac{亲属间活体器官捐献者术后 30\ 天内重大并发症发生人数}{同期亲属活体肾脏移植总人数} \times 100\%$$

**意义：** 反映医疗机构亲属间活体肾脏移植技术水平和安全性的重要结果指标之一。

**说明：** 亲属间活体捐献者重大并发症包括围手术期死亡和 2000 ml 以上的大出血。

**指标三、术后 30 天内死亡率**（KTS-03）

**定义：** 肾脏移植术后 30 天内受者全因死亡人数占同期肾脏移植总人数的比例。

**计算公式：**

$$术后 30\ 天死亡率 = \frac{肾脏移植术后 30\ 天内受者全因死亡人数}{同期肾脏移植总人数} \times 100\%$$

**意义：** 体现肾脏移植手术操作的水平与近期治疗效果，用于评价医疗机构肾脏移植技术的安全性，是反映医疗机构肾脏移植技术水平的重要结果指标之一。

**指标四、移植肾功能延迟恢复发生率**（KTS-04）

**定义：** 肾脏移植术后发生移植肾功能延迟恢复（DGF）的受者人数占同期肾脏移植总人数的比例。

**计算公式：**

$$DGF\ 发生率 = \frac{肾脏移植术后发生\ DGF\ 受者人数}{同期肾脏移植总人数} \times 100\%$$

**意义：** 是反映医疗机构肾脏移植技术水平的重要过程指标之一。

**说明：** DGF 是指肾脏移植术后 1 周内需要透析治疗或术后 1 周血肌酐未下降至 400 μmol/L 以下。

**指标五、血管并发症发生率**（KTS-05）

**定义：** 肾脏移植术后 1 年内发生血管并发症的受者人数占同期肾脏移植总人数的比例。

**计算公式：**

$$血管并发症发生率 = \frac{肾脏移植术后\ 1\ 年内发生血管并发症的受者人数}{同期肾脏移植总人数} \times 100\%$$

**意义：** 是反映医疗机构肾脏移植技术水平的重要过程指标之一。

**说明：** 肾脏移植术后血管并发症主要包括移植肾动静脉破裂和血栓、移植肾动脉狭窄、移植肾动脉瘤。

**指标六、急性排斥反应发生率**（KTS-06）

**定义：** 肾脏移植术后 1 年内发生急性排斥反应受者人数占同期肾脏移植总人数的比例。

**计算公式：**

$$急性排斥反应发生率 = \frac{肾脏移植术后\ 1\ 年内发生急性排斥反应受者人数}{同期肾脏移植总人数} \times 100\%$$

**意义：** 反映医疗机构对肾脏移植术后急性排斥反应的防治水平，是体现医疗机构肾脏移植技术水平的重要过程指标之一。

**说明：** 急性排斥反应，是肾脏移植术后最常见的一种排斥反应，一般发生在肾脏移植术后几个小时至 6 个月内，临床上表现为发热、全身不适、移植肾肿大和疼痛，同时伴有移植肾功能突然减退。

**指标七、术后感染发生率**（KTS-07）

**定义：** 肾脏移植术后 100 天内发生感染的受者人数占同期肾脏移植总人数的比例。

**计算公式：**

$$术后感染发生率 = \frac{肾脏移植术后\ 100\ 天内发生感染的受者人数}{同期肾脏移植总人数} \times 100\%$$

**意义：** 体现医疗机构对肾脏移植术后感染的防治水平，是反映医疗机构肾脏移植技术水平的重要过程指标之一。

**说明：** 肾脏移植术后无症状的下尿路感染不在统计之列。

**指标八、中国肾脏移植科学登记系统（CSRKT）数据报送质量指标**（KTS-08）

**1. 数据完整度**（KTS-08-01）

**定义：** 向 CSRKT 系统报送数据的完整度得分累计值与同期肾脏移植总人数的比例。

**计算公式：**

$$数据完整度 = \frac{所有病例的完整度得分累计值}{同期肾脏移植总人数}$$

**意义：** 反映医疗机构实施肾脏移植手术后数据报送的完整性。

**说明：** 每例肾脏移植报送数据的完整度得分 =（实际录入的重要参数的数量/规定录入的重要参数总

数量）×100% 。

**2. 数据及时性**（KTS-08-02）

**定义**：完成肾脏移植手术后 72 小时内向 CSRKT 系统报送患者数占同期肾脏移植总人数的比例。

**计算公式**：

$$数据及时性 = \frac{术后\ 72\ 小时内报送的患者数}{同期肾脏移植总人数} \times 100\%$$

**意义**：反映医疗机构实施肾脏移植手术后，数据报送的及时程度。

**3. 数据真实性**（KTS-08-03）

**定义**：向 CSRKT 系统所报送数据的真实性总得分与同期肾脏移植总人数的比例。

**计算公式**：

$$数据真实性 = \frac{\sum 每例肾脏移植病例数据真实性得分}{同期肾脏移植总人数} \times 100\%$$

**意义**：反映医疗机构实施肾脏移植手术后，数据报送的质量及真实性程度。

**说明**：数据真实性采取加权赋分，依据以下两项内容进行考察，各占 50% 。

（1）查看所有病例相关数据报送情况是否合理，例如身高、体重、热缺血时间、冷缺血时间、手术时间、术后并发症等重要参数是否在合理的阈值。

（2）按比例随机抽取各移植中心报送 CSRKT 系统的肾脏移植病例，数据管理员提供所抽取病例的生存情况证明（如最近一次检查化验单）上交至国家肾脏移植质控中心，根据重要参数比对情况给出真实性得分。各中心随机抽取病例数的标准如表 8 所示。

表 8  肾脏移植受者真实性抽取例数标准

| 统计时段内移植总数（例） | 抽取比例（%） | 抽取总数（例） |
| --- | --- | --- |
| < 10 | 100 | — |
| 10 ～ 50 | — | 10 |
| 50 ～ 100 | 20 | — |
| > 100 | — | 20 |

**4. 受者总体随访质量**（KTS-08-04）

**定义**：该医疗机构所有病例的随访质量得分的平均值。

**计算公式**：

$$受者总体随访质量 = \frac{随访质量得分总和}{该机构同期肾脏移植总人数}$$

**意义**：反映肾脏移植术后受者的远期预后及该医疗机构对受者的管理水平。

**说明**：每例肾脏移植的随访质量得分 =（实际随访次数/应随访次数）×（实际录入的随访参数/应录入的随访参数）。

**指标九、移植肾生存率**（KTS-09）

**定义**：接受肾脏移植手术后，在某段时间（1 年、3 年、5 年等），移植肾脏的生存率。

**计算公式**：采用乘积极限法（Kaplan-Meier 法）计算。

**意义**：体现医疗机构对肾脏移植术后受者的综合管理水平，是反映医疗机构肾脏移植技术水平的重要结果指标之一。

**说明**：生存率需要和生存概率加以区别。例如：已知某医疗机构在术后 1 年内，有 98 例移植肾尚有功能，将其除以当年移植总人数（若为 100 例），即可得出该机构的 1 年移植肾生存概率为 98%。但由于没有引入具体的移植肾存活时间，生存概率不能反映移植肾的存活随着时间的变化情况。而生存分析中则能很好地解决这个问题。将医疗机构上报的移植肾失功的病例、相应的术后失功时间导入统计软件，采用 Kaplan-Meier 法，进行复杂运算后得出该机构在术后不同时间内的移植肾生存率。

## 七、心脏移植技术医疗质量控制指标（2020 年版）

**指标一、伦理委员会决议通过率**（HTS-01）

**定义**：单位时间内，术前经医疗机构伦理委员会讨论通过的心脏移植患者数占心脏移植总人数的比例。

**计算公式**：

$$伦理委员会决议通过率 = \frac{通过伦理委员会讨论的心脏移植手术人数}{同期心脏移植手术总人数} \times 100\%$$

**意义**：该指标反映医疗机构实施心脏移植手术的规范性。

**说明**：具备心脏移植机构的单位必须根据相关规定成立器官移植技术临床应用伦理委员会，在实施心脏移植手术前，需要经过伦理委员会充分论证实施手术的合理性和必要性。

**指标二、术前有创肺动脉压监测率**（HTS-02）

**定义**：单位时间内，术前进行有创肺动脉压监测的人数占心脏移植总人数的比例。

**计算公式**：

$$术前有创肺动脉压监测率 = \frac{术前进行有创肺动脉压监测的人数}{同期心脏移植手术总人数} \times 100\%$$

**意义**：该指标反映医疗机构实施心脏移植手术术前评估的规范性。

**说明**：术前进行有创肺动脉压监测，有助于了解肺动脉压等指标，帮助了解移植受者肺功能状况是否正常或及时治疗纠正。

**指标三、术前心肺运动试验检查率**（HTS-03）

**定义**：单位时间内，术前进行心肺运动试验（CPET）检查的心脏移植人数占心脏移植总人数的比例。

**计算公式**：

$$术前 CPET 检查率 = \frac{术前进行 CPET 检查的心脏移植手术人数}{同期心脏移植手术总人数} \times 100\%$$

**意义**：该指标反映医疗机构实施心脏移植手术术前评估的规范性。

**说明**：对不存在心肺运动试验禁忌证的移植候选者，采用该试验进行心脏移植入选评估，心肺运动试验检查能够帮助了解移植受者心脏以外器官功能状况是否正常或及时治疗纠正。

**指标四、供体心脏缺血时间≤6 小时的比例**（HTS-04）

**定义**：单位时间内，医疗机构获取的供体心脏的缺血时间≤6 小时的心脏移植例数占总例数的比例。

**计算公式**：

$$供体心脏缺血时间≤6 小时的比例 = \frac{供体心脏缺血时间≤6 小时的心脏移植例数}{同期心脏移植手术总例数} \times 100\%$$

**意义**：反映医疗机构心脏移植手术过程中供体心脏选择和维护的规范性。

**说明**：供体心脏缺血时间：从供体心脏的获取开始灌注到心脏移植手术后开始供血的时间。

**指标五、术中术后生命支持应用率**（HTS-05）

**定义**：单位时间内，心脏移植术中术后使用体外膜肺氧合（ECMO）、主动脉内球囊反搏（IABP）

和连续性肾脏替代治疗（CRRT）的人数占同期心脏移植总人数的比例。

**计算公式：**

（1）HTS-05-01。

$$ECMO\ 应用率 = \frac{术中术后使用\ ECMO\ 的心脏移植手术人数}{同期心脏移植手术总人数} \times 100\%$$

（2）HTS-05-02。

$$IABP\ 应用率 = \frac{术中术后使用\ IABP\ 的心脏移植手术人数}{同期心脏移植手术总人数} \times 100\%$$

（3）HTS-05-03。

$$CRRT\ 应用率 = \frac{术中术后使用\ CRRT\ 的心脏移植手术人数}{同期心脏移植手术总人数} \times 100\%$$

**意义：** 反映医疗机构实施心脏移植手术的医疗质量。

**指标六、术后机械通气时间≤48 小时的比例（HTS-06）**

**定义：** 单位时间内，心脏移植手术受者术后接受机械通气的时间≤48 小时的人数占心脏移植总人数的比例。

**计算公式：**

$$术后机械通气时间≤48\ 小时的比例 = \frac{术后机械通气时间≤48\ 小时的人数}{同期心脏移植手术总人数} \times 100\%$$

**意义：** 该指标反映医疗机构实施心脏移植手术的医疗质量。

**指标七、术后并发症发病率（HTS-07）**

**定义：** 单位时间内，心脏移植手术受者术后（自手术开始至出院）发生的手术相关并发症人数占同期心脏移植总人数的比例。

**计算公式：**

$$术后并发症发病率 = \frac{术后出现并发症的心脏移植人数}{同期心脏移植手术总人数} \times 100\%$$

**意义：** 反映医疗机构实施心脏移植手术的医疗质量。

**说明：** 手术相关并发症包括术后感染、心脏骤停、二次气管插管，气管切开和二次开胸手术。术后感染包括移植术后的细菌，真菌和病毒感染。

**指标八、术后院内死亡率（HTS-08）**

**定义：** 单位时间内，心脏移植手术受者术后（自手术开始至出院）全因死亡人数占同期心脏移植总人数的比例。

**计算公式：**

$$术后院内死亡率 = \frac{心脏移植手术受者术后全因死亡人数}{同期心脏移植手术总人数} \times 100\%$$

**意义：** 反映医疗机构实施心脏移植手术的医疗质量。

**指标九、术后存活率（HTS-09）**

**定义：** 根据术后随访数据计算心脏移植术后 30 天、1 年、3 年、5 年和 10 年存活的心脏移植受者人数占同期应随访心脏移植总人数的比例。

**计算公式：**

心脏移植术后（30天、1年、3年、5年、10年）存活率 = $\dfrac{\text{术后（30天、1年、3年、5年、10年）存活的心脏移植人数}}{\text{同期应随访心脏移植手术总人数}} \times 100\%$

**意义**：反映医疗机构心脏移植术后的随访规范性。

**说明**：心脏移植术后受者管理的目标是指导受者认识疾病，提高依从性，协助随访医师识别排斥反应，减少并发症和治疗，以获得长期生存和较高的生活质量。医疗机构应建立心脏移植术后随访档案，积极引导受者进行定期随访。

### 指标十、中国心脏移植注册登记数据报送质量指标（HTS-10）

**1. 数据完整度**（HTS-10-01）

**定义**：向中国心脏移植注册系统报送数据的完整度得分与同期心脏移植总人数的比例。

**计算公式**：

$$\text{数据完整度} = \dfrac{\sum \text{每例心脏移植手术上报数据完整度得分}}{\text{同期心脏移植手术总人数}} \times 100\%$$

**意义**：反映医疗机构实施心脏移植手术后数据报送的完整性。

**说明**：完整度得分由中国心脏移植质注册登记系统要求填报的移植手术主要参数计算。

**2. 数据及时性**（HTS-10-02）

**定义**：完成心脏移植手术后72小时内向中国心脏移植注册系统报送病例数占同期心脏移植总人数的比例。

**计算公式**：

$$\text{数据及时性} = \dfrac{\text{及时报送数据的手术例数}}{\text{同期心脏移植手术总人数}} \times 100\%$$

**意义**：反映医疗机构实施心脏移植手术后，数据报送的及时程度。

**说明**：每例心脏移植手术要求在术后72小时内在中国心脏移植注册系统进行数据填报，超过72小时为不及时填报。

**3. 随访完整度**（HTS-10-03）

**定义**：向中国心脏移植注册系统报送的随访数据完整度得分与同期心脏移植总人数的比例。

**计算公式**：

$$\text{随访完整度} = \dfrac{\sum \text{每例心脏移植受者出院随访数据完整度得分}}{\text{同期心脏移植手术总人数}} \times 100\%$$

**意义**：反映心脏移植术后受者的远期预后及该医疗机构对受者的管理规范性。

**说明**：心脏移植受者出院后需要定期接受随访，随访完整度得分根据上报到中国心脏移植注册系统受者随访的数据完整度总分计算。

## 八、肺脏移植技术医疗质量控制指标（2020年版）

### 指标一、肺脏移植绝对适应证占比（LUT-01）

**定义**：符合临床肺脏移植手术绝对适应证的手术人数占同期肺脏移植手术总数的比例。

**计算公式**：

$$\text{肺脏移植绝对适应证占比} = \dfrac{\text{符合肺脏移植手术绝对适应证的手术人数}}{\text{同期肺脏移植手术总人数}} \times 100\%$$

**意义**：反映肺脏移植手术患者选择的合理性、规范性。

**说明**：（1）肺脏移植绝对适应证范围。慢性终末期肺疾病患者经过最优化、最合理治疗，肺功能仍进行性降低，无进一步的内科或外科治疗可能，2年内因肺部疾病致死的风险极高（>50%），即应考虑肺脏移植。

（2）肺脏移植绝对适应证包括慢性阻塞性肺疾病（COPD）、$\alpha_1$ 抗胰蛋白酶缺乏/肺气肿、间质性肺疾病（ILD）、囊性纤维化（CF）/支气管扩张、肺动脉高压（PAH）等。其中 ILD 包括特发性间质性肺炎和风湿免疫疾病或其他因素继发的间质性肺病。

### 指标二、热缺血时间≤1 分钟比例（LUT-02）

**定义**：热缺血时间≤1 分钟的肺脏移植手术人数占同期肺脏移植手术总人数的比例。

**计算公式**：

$$热缺血时间≤1 分钟比例 = \frac{热缺血时间≤1 分钟的肺脏移植手术人数}{同期肺脏移植手术总人数} \times 100\%$$

**意义**：反映供体获取手术者的熟练程度及获取的及时性。

### 指标三、冷缺血时间≤12 小时比例（LUT-03）

**定义**：冷缺血时间≤12 小时的肺脏移植手术人数占同期肺脏移植手术总人数的比例。

**计算公式**：

$$冷缺血时间≤12 小时比例 = \frac{冷缺血时间≤12 小时的肺脏移植手术人数}{同期肺脏移植手术总人数} \times 100\%$$

**说明**：冷缺血时间是指从供体获取时肺动脉阻断到受体移植时肺动脉开放时的时间。

**意义**：反映手术者技术熟练程度及供体转运地点和时间的合理性。

### 指标四、术中异体输血≤1000 mL 手术比例（LUT-04）

**定义**：术中输入异体血≤1000 mL 的肺脏移植手术例数（包括未输血例数）占同期肺脏移植手术例数的比例。

**计算公式**：

$$术中异体输血≤1000 mL 手术比例 = \frac{术中输入异体血≤1000 mL 的肺脏移植手术例数}{同期肺脏移植手术总例数} \times 100\%$$

**意义**：反映肺脏移植医疗技术水平以及异体输血适应证的掌握情况。

### 指标五、术后二次开胸率（LUT-05）

**定义**：肺脏移植术后 1 个月内再次开胸的人数占同期肺脏移植总人数的比例。

**计算公式**：

$$术后二次开胸率 = \frac{肺脏移植术后 1 个月内再次开胸的人数}{同期肺脏移植手术总人数} \times 100\%$$

**意义**：反映医疗机构肺脏移植技术水平及术后管理水平。

### 指标六、术后 3 个月内感染发生率（LUT-06）

**定义**：肺脏移植术后 3 个月内发生感染的人数占同期肺脏移植总人数的比例。

**计算公式**：

（1）术后 3 个月内细菌感染发生率（LUT-06-01）。

$$术后 3 个月内细菌感染发生率 = \frac{肺脏移植术后 3 个月内发生细菌感染的人数}{同期肺脏移植手术总人数} \times 100\%$$

（2）术后 3 个月内真菌感染发生率（LUT-06-02）。

$$术后 3 个月内真菌感染发生率 = \frac{肺脏移植术后 3 个月内发生真菌感染的人数}{同期肺脏移植手术总人数} \times 100\%$$

（3）术后 3 个月内病毒感染发生率（LUT-06-03）。

术后 3 个月内病毒感染发生率 $= \dfrac{\text{肺脏移植术后 3 个月内发生病毒感染的人数}}{\text{同期肺脏移植手术总人数}} \times 100\%$

**意义**：反映肺脏移植术后管理水平。

**说明**：肺脏移植术后感染主要包括细菌感染、真菌感染及病毒感染。细菌感染包括血流感染、肺部感染、支气管感染、吻合口感染，常见致病菌包括多重耐药肺炎克雷伯菌、鲍曼不动杆菌和铜绿假单胞菌；真菌感染以曲霉感染为主，包括支气管感染、吻合口感染、侵袭性肺部感染和全身播散性感染；病毒感染包括 CMV 感染、社区获得性呼吸道病毒感染。其中社区获得性呼吸道病毒感染病原体包括：小RNA 病毒（鼻病毒、肠病毒），冠状病毒科（冠状病毒），副黏病毒科（呼吸道合胞病毒、副流感病毒和肺炎病毒），正黏病毒科（流行性感冒病毒 A、B），腺病毒科（腺病毒）。

### 指标七、术后 6 个月内气道吻合口并发症发生率（LUT-07）

**定义**：肺脏移植术后 6 个月内发生气道吻合口并发症的人数占同期肺脏移植总人数的比例。

**计算公式**：

术后 6 个月内气道吻合口并发症发生率 $= \dfrac{\text{术后 6 个月内发生气道吻合口并发症的肺脏移植人数}}{\text{同期肺脏移植手术总人数}} \times 100\%$

**意义**：反映医疗机构肺脏移植技术水平及术后管理水平。

**说明**：气道吻合并发症包括缺血坏死、裂开、狭窄和软化。

### 指标八、诊断符合率（LUT-08）

**定义**：诊断符合的人数占同期肺脏移植总人数的比例。

**计算公式**：

诊断符合率 $= \dfrac{\text{肺脏移植术后病理诊断与入院诊断相符合的人数}}{\text{同期肺脏移植总人数}} \times 100\%$

**意义**：反映医疗机构肺脏移植患者入院诊断的准确性。

**说明**：诊断符合是指肺脏移植患者的术后病理诊断与入院诊断相符合。

### 指标九、术后（6 个月、1 年、3 年、5 年、10 年）生存率（LUT-09）

**定义**：肺脏移植术后（6 个月、1 年、3 年、5 年、10 年）随访（失访者按未存活统计）尚存活的肺脏移植患者数占同期肺脏移植总人数的比例。

**计算公式**：

术后（6 个月、1 年、3 年、5 年、10 年）生存率 $= \dfrac{\begin{array}{c}\text{肺脏移植术后（6 个月、1 年、3 年、5 年、10 年）}\\ \text{随访尚存活的肺脏移植患者数}\end{array}}{\text{同期肺脏移植总人数}} \times 100\%$

**意义**：反映肺脏移植患者的近、远期疗效。

### 指标十、中国肺脏移植注册登记数据报送质量指标（HTS-10）

**1. 数据完整度（HTS-10-01）**

**定义**：向中国肺脏移植注册系统报送数据的完整度得分与同期肺脏移植总人数的比例。

**计算公式**：

数据完整度 $= \dfrac{\sum \text{每例肺脏移植手术上报数据完整度得分}}{\text{同期肺脏移植手术总人数}} \times 100\%$

**意义**：反映医疗机构实施肺脏移植手术后数据报送的完整性。

**说明**：完整度得分由中国肺脏移植注册登记系统要求填报的移植手术主要参数计算。

**2. 数据及时性（HTS-10-02）**

**定义**：完成肺脏移植手术后 72 小时内向中国肺脏移植注册系统报送病例数占同期肺脏移植总人数

的比例。

**计算公式：**

$$数据及时性 = \frac{及时报送数据的肺脏移植手术例数}{同期肺脏移植手术总人数} \times 100\%$$

**意义：** 反映医疗机构实施肺脏移植手术后，数据报送的及时程度。

**说明：** 每例肺脏移植手术要求在术后 72 小时内在中国肺脏移植注册系统进行数据填报，超过 72 小时为不及时填报。

**3. 随访完整度**（HTS-10-03）

**定义：** 向中国肺脏移植注册系统报送的肺脏移植术后随访的例次数占同期肺脏移植术后应当进行随访的总例次数的比例。

**计算公式：**

$$患者随访率 = \frac{肺脏移植术后随访的例次数}{同期肺脏移植术后应当进行随访的总例次数} \times 100\%$$

**意义：** 反映肺脏移植受者的远期预后及该医疗机构对受者的管理规范性。

**说明：** 肺脏移植受者出院后需要定期（每半年 1 次）接受随访。